全国高等职业教育护理专业教材

外科护理学
Surgical Nursing

主　编　张翠华　袁志勇
副主编　孙　宁　张宏英　文兆峰
编　者　（按姓名汉语拼音排序）

鄂桂艳（辽源职业技术学院医药分院）	邢增芳（沈阳医学院奉天医院）
高　文（沈阳医学院奉天医院）	余峰彬（攀枝花学院医学院）
刘丽新（沈阳医学院奉天医院）	袁志勇（菏泽医学专科学校）
卢秀丽（黑龙江省农垦总局总医院）	张翠华（黑龙江农垦职业学院护理分院）
孙　宁（宁夏师范学院医学院）	张宏英（黑龙江农垦职业学院护理分院）
王美顺（菏泽医学专科学校）	张秋丽（菏泽医学专科学校）
王兴英（辽源职业技术学院医药分院）	张晓霞（山东中医药高等专科学校）
文兆峰（菏泽医学专科学校）	赵宏亮（黑龙江农垦职业学院护理分院）
武永明（山西大同大学医学院）	朱继红（宁夏师范学院医学院）

北京大学医学出版社

WAIKE HULIXUE

图书在版编目（CIP）数据

外科护理学 / 张翠华，袁志勇主编．—北京：
北京大学医学出版社，2014.1（2018.8 重印）
 ISBN 978-7-5659-0725-8

Ⅰ．①外⋯　Ⅱ．①张⋯②袁⋯　Ⅲ．①外科学 – 护理学 –
高等职业教育 – 教材　Ⅳ．① R473.6

中国版本图书馆 CIP 数据核字（2014）第 011155 号

外科护理学

主　　编：张翠华　袁志勇
出版发行：北京大学医学出版社
地　　址：（100191）北京市海淀区学院路 38 号　北京大学医学部院内
电　　话：发行部 010-82802230；图书邮购 010-82802495
网　　址：http://www.pumpress.com.cn
E-mail：booksale@bjmu.edu.cn
印　　刷：北京瑞达方舟印务有限公司
经　　销：新华书店
责任编辑：韩忠刚　刘春艳　　责任校对：金彤文　　责任印制：罗德刚
开　　本：787mm × 1092mm　1/16　　印张：34.25　　字数：869 千字
版　　次：2014 年 5 月第 1 版　2018 年 8 月第 4 次印刷
书　　号：ISBN 978-7-5659-0725-8
定　　价：59.00 元
版权所有，违者必究
（凡属质量问题请与本社发行部联系退换）

全国高等职业教育护理专业教材编审委员会

学术顾问 郑修霞

主任委员 肖纯凌 沈阳医学院 院长

副主任委员（按姓氏笔画排序）

孔晓霞	菏泽医学专科学校	副校长
任云青	山西医科大学汾阳学院	副院长
向　宇	仙桃职业学院医学院	院长
孙　宁	宁夏师范学院医学院	院长
纪　霖	辽源职业技术学院医药分院	院长
李正直	宁夏医科大学	副校长
李洪亮	黑龙江农垦职业学院	副院长
战文翔	山东中医药高等专科学校	副校长
耿　杰	淄博职业学院护理学院	院长

委　　员（按姓氏笔画排序）

于淑霞　王　杰　王　雁　王凤荣　王克志
王炜振　王效杰　田　健　乔海兵　刘观昌
刘桂萍　齐云飞　李　玲　李　琳　李晓琳
吴晓露　宋维芳　汪晓静　张　庆　张　忠
张　勇　张凤萍　张炳盛　张翠华　陆予云
陈宝琅　陈艳东　陈焕芬　邵爱玉　郑友凡
袁志勇　倪月秋　高占玲　郭　宏　唐慧玲
鹿瑞云　景汇泉　鲁春光　谢明夫　潘永忠

序

护理工作是医疗卫生工作的一个重要组成部分,护理事业健康发展关系到人民群众的健康和生命安全。随着医学模式的转变,对护理工作和护理人员的要求越来越高。近年来国家陆续发布了《国家中长期教育改革和发展规划纲要(2010—2020年)》《关于全面提高高等职业教育教学质量的若干意见》以及新的《全国护士执业资格考试大纲》等文件,对高等职业教育护理专业教学提出了更高要求,教材建设也相应地面临新的考验。护理高等职业教育在为我国培养护理人才、提高人民健康水平中,发挥着极其重要的作用,如何发展护理高等职业教育已成为护理教育领域关注的首要问题。因此,只有不断更新观念,深化改革,抓住机遇,才能迎接新的挑战,使护理高等职业教育不断发展。

《教育部关于加强高职高专教育人才培养工作的意见》中指出:大力发展高等职业教育,培养和造就适应生产建设、管理、服务和技术第一线的高等技术应用型人才,客观上要求必须高度重视高等职业教育的教材改革和建设。本套教材正是为了适应新时期医学护理教育发展趋势,满足高等职业护理教育工作者和广大护理专业学生的需要而编写的。教材结合高等职业教育护理人才培养目标,内容与时俱进,充分体现护理特色,强调基础知识与基本技能并重,突出适用性、科学性、新颖性,体现"整体护理"和以"人"为中心的护理理念,引导学生自主学习。教材注重专业核心能力培养,与执业护士资格考试和护理实践紧密结合,紧跟临床护理的发展方向,加入"考点""案例""知识链接"等,具有很好的实用性。本套教材涵盖基础课教材七部:《人体解剖学》《组织学与胚胎学》《生物化学》《生理学》《病理学与病理生理学》《护理药理学》《病原生物学与免疫学》;专业课教材十六部:《基础护理学》《健康评估》《内科护理学》《外科护理学》《妇产科护理学》《儿科护理学》《急救护理学》《精神科护理学》《护理心理学》《护理学导论》《护理管理学》《中医护理学》《护理礼仪与人际沟通》《老年护理学》《社区护理学》《护理伦理学》。教材形式包括主教材、配套教材、多媒体课件。教材编写淡化学科意识,强化专业理念,注重体现医学人文教育理念,以促进学生素质的全面提高。在客观上,本套教材反映了当今护理学领域的新理论、新技术和新进展,拓展了护理教育的视野。

本套教材以专业培养目标为导向,以职业技能教育为根本,满足学科需要、教学需要、社会需要，既可以作为医学院校高等职业教育护理专业的教材，也可以作为临床医护人员了解和掌握护理问题的参考书。教材的编写得到全国多所医学院校领导及广大教育工作者大力支持和帮助，百余位奋斗在教学、科研和临床一线的学者专家，群策群力，同心同德，汇集各自的智慧和心血，阐述护理专业知识，介绍学科最新进展，汇编成本套教材，在此表示由衷感谢。

由于水平所限，整套教材编写难免存在提法不当和不足之处，诚挚期待医学教育界同仁和广大读者予以批评指正。

前 言

《外科护理学》是护理和助产专业的核心课程，是学生学习专科护理课程和从事临床护理工作的主干课程，是护士执业资格考试和学生就业考试必考课程。为了适应护理学快速发展及卫生职业教育发展的需要，本教材在编写中遵循了"基本理论、基本知识、基本技能"的原则，体现了科学性、先进性、人文性、启发性、适用性的思想。紧紧围绕高职高专护理人才培养目标，紧扣最新国家执业护士考试大纲，以专业核心能力的培养为根本，认真把握内容的选择及深浅度。

本教材的内容划分为六篇、二十二章，主要介绍外科护理基础知识与技能、颅脑外科患者护理、胸外科患者护理、普外科患者护理、泌尿外科患者护理、骨外科患者护理。每章前有涵盖了知识、能力、素质的学习目标，便于学习者明确学习目的，突出重点，每章后都附有小结，便于学习者复习及巩固。为便于读者把握内容主干，方便读者自主学习，使学习内容与职业岗位贴近，将外科护理知识按职业岗位进行了梳理、归类。为培养学生发现问题、分析问题及解决问题的能力，在每章中都配有案例及思考的问题。同时教材的内容紧密与护士执业考试相结合，在教材的相应位置设有考点提示，起到明示要点、启发思考的作用。为了使读者开拓视野，更好理解学习的内容，教材中除了正文内容外、插入了相关的知识链接。教材内容按护理评估、护理诊断、护理措施顺序编排，突出"以人为中心"的护理程序的工作方法，满足患者的健康需要。

为避免编写内容的重复，经与相关学科主编人进行了认真的讨论和研究，确定多器官功能不全综合征、复苏、重症监护、包扎与止血等内容由《急救护理学》课程编写。

在编写过程中，我们得到了临床护理专家及各编者所在单位相关领导的大力支持，并得到了护理同仁的热情鼓励和帮助、北京大学医学出版社编审人员的专业指导，在此表示衷心感谢！

在编写过程中，由于能力和水平有限，书中难免会出现错误和疏漏，敬请应用本教材的读者及护理同仁批评指正，以使之不断改进、不断完善。

张翠华　袁志勇

目 录

第一篇 外科护理基础知识与技能

第一章 认识外科护理学 ………………… 1
　第一节 外科护理学的概念与发展 …… 1
　　一、外科护理学的概念与范畴 …… 1
　　二、外科护理学的发展 …………… 2
　第二节 学习外科护理学的方法 ……… 3
　　一、树立正确而稳固的职业思想 … 3
　　二、以现代护理观为指导 ………… 4
　　三、重视理论与实践相结合 ……… 4
　第三节 外科护士应具备的素质 ……… 5
　　一、职业道德素质 ………………… 5
　　二、业务素质 ……………………… 5
　　三、人文素质 ……………………… 5
　　四、身体和心理素质 ……………… 5
第二章 水、电解质、酸碱失调患者的
　　　　护理 …………………………… 7
　第一节 体液的平衡 …………………… 7
　　一、体液的组成及分布 …………… 8
　　二、水、电解质平衡及调节 ……… 8
　　三、酸碱平衡与调节 ……………… 10
　第二节 外科常见体液代谢失衡患者的
　　　　　护理 ………………………… 11
　　一、水和钠代谢失衡患者的护理 … 11
　　二、钾代谢失调患者的护理 ……… 17
　　三、钙与镁代谢失调患者的护理 … 21
　　四、酸碱平衡失调患者的护理 …… 24
第三章 外科休克患者的护理 …………… 30
　第一节 概述 …………………………… 30
　第二节 常见外科休克 ………………… 40
　　一、失血性休克 …………………… 40
　　二、感染性休克患者的护理 ……… 41
第四章 麻醉患者的护理 ………………… 43
　第一节 概述 …………………………… 43
　　一、麻醉学的工作范畴和内容 …… 43
　　二、麻醉的分类 …………………… 43
　第二节 麻醉前的护理 ………………… 44
　第三节 局部麻醉患者的护理 ………… 47
　第四节 椎管内麻醉患者的护理 ……… 49
　　一、蛛网膜下腔阻滞麻醉 ………… 50
　　二、硬膜外腔阻滞麻醉 …………… 53
　第五节 全身麻醉患者的护理 ………… 55
　第六节 疼痛患者的护理 ……………… 62
第五章 围手术期患者护理 ……………… 68
　第一节 概述 …………………………… 68
　第二节 手术前患者的护理 …………… 69
　第三节 手术室护理工作 ……………… 77
　　一、手术室的布局、环境与设施要求
　　　　 ………………………………… 77
　　二、手术室的管理 ………………… 80
　　三、手术室护士主要岗位的工作任务
　　　　及职责 ………………………… 83
　　四、常用手术器械和物品 ………… 84
　　五、手术人员术前准备 …………… 94
　　六、手术患者的准备 ……………… 99
　　七、手术室的无菌操作原则 ……… 103
　　八、无菌器械桌的准备 …………… 104
　第四节 手术后患者护理 ……………… 107
第六章 外科感染患者的护理 …………… 118
　第一节 概述 …………………………… 118
　　一、外科感染的分类 ……………… 119
　　二、常见的化脓性致病菌 ………… 120
　　三、外科感染的病因 ……………… 120
　　四、病理与转归 …………………… 121

五、临床表现 …………………… 121
　　六、辅助检查 …………………… 122
　　七、处理原则 …………………… 122
　第二节　浅部软组织化脓性感染患者的
　　　　　护理 …………………………… 123
　　一、疖 …………………………… 123
　　二、痈 …………………………… 124
　　三、急性蜂窝织炎 ……………… 125
　　四、丹毒 ………………………… 126
　　五、急性淋巴管炎和淋巴结炎 … 126
　　六、脓肿 ………………………… 127
　　七、手部急性化脓性感染 ……… 127
　　八、化脓性感染患者的护理 …… 128
　第三节　全身性感染患者的护理 …… 132

　第四节　特异性感染患者的护理 …… 136
　　一、破伤风患者的护理 ………… 136
　　二、气性坏疽患者的护理 ……… 140
第七章　损伤患者的护理 ……………… **144**
　第一节　创伤患者的护理 …………… 144
　第二节　清创术及换药术 …………… 151
　　一、清创术 ……………………… 151
　　二、换药术 ……………………… 153
　第三节　烧伤患者的护理 …………… 156
　第四节　冻伤患者的护理 …………… 165
　第五节　蛇咬伤患者的护理 ………… 168
第八章　肿瘤患者的护理 ……………… **171**
　第一节　概述 ………………………… 171
　第二节　肿瘤患者的护理 …………… 177

第二篇　颅脑外科患者护理

第九章　颅脑外科疾病患者的护理 …… **186**
　第一节　颅内压增高患者的护理 …… 186
　第二节　颅脑损伤患者的护理 ……… 194
　　一、头皮损伤患者的护理 ……… 194

　　二、颅骨骨折患者的护理 ……… 196
　　三、脑损伤患者的护理 ………… 198
　第三节　颅内肿瘤患者的护理 ……… 206

第三篇　胸外科患者护理

第十章　胸部疾病患者的护理 ………… **210**
　第一节　胸部损伤患者的护理 ……… 210
　第二节　肺癌患者的护理 …………… 221
　第三节　食管癌患者的护理 ………… 231
　第四节　心脏疾病外科治疗患者的护理 238

　　一、概述 ………………………… 239
　　二、体外循环 …………………… 239
　　三、先天性心脏病 ……………… 239
　　四、后天性心脏病 ……………… 251

第四篇　普外科患者护理

第十一章　颈部疾病患者的护理 ……… **261**
　第一节　甲状腺解剖和生理概要 …… 261
　　一、甲状腺的解剖 ……………… 261
　　二、甲状腺的生理功能 ………… 262
　第二节　单纯性甲状腺肿患者的护理
　　　　 ………………………………… 263
　第三节　甲状腺功能亢进患者的护理
　　　　 ………………………………… 265
　第四节　甲状腺肿瘤患者的护理 …… 270

　　一、甲状腺腺瘤患者的护理 …… 270
　　二、甲状腺癌患者的护理 ……… 271
第十二章　乳房疾病患者的护理 ……… **275**
　第一节　解剖生理概要 ……………… 275
　第二节　急性乳房炎患者的护理 …… 276
　第三节　乳腺良性疾病患者的护理
　　　　 ………………………………… 278
　　一、乳腺囊性增生症患者的护理
　　　　 …………………………………… 278

二、乳腺纤维腺瘤患者的护理 …… 279
三、乳管内乳头状瘤患者的护理
　…………………………… 280
　第四节　乳腺癌患者的护理………… 281
第十三章　急性腹膜炎与腹部损伤患者
　　　　的护理…………………… **288**
　第一节　急性化脓性腹膜炎患者的护理
　…………………………… 288
　第二节　腹部损伤患者的护理……… 296
第十四章　腹外疝患者的护理………… **302**
第十五章　急性阑尾炎患者的护理…… **309**
第十六章　胃、十二指肠疾病外科治疗
　　　　的护理…………………… **317**
　第一节　胃、十二指肠解剖生理概要
　…………………………… 317
　　一、胃的解剖 ……………………… 317
　　二、胃的生理 ……………………… 319
　　三、十二指肠的解剖和生理 ……… 320
　第二节　胃、十二指肠溃疡患者外科
　　　　治疗的护理……………… 320
　第三节　胃癌患者的护理…………… 329
第十七章　肠梗阻的患者护理………… **334**
第十八章　结肠、直肠和肛管疾病患者
　　　　的护理…………………… **342**
　第一节　结、直肠与肛管解剖生理
　　　　概要……………………… 342
　　一、结肠、直肠和肛管解剖 ……… 342
　　二、结、直肠肛管的生理功能 …… 345
　第二节　大肠癌患者的护理………… 345
　第三节　直肠肛管良性疾病患者的

护理………………………… 354
　　一、痔 ……………………………… 355
　　二、肛裂 …………………………… 358
　　三、直肠肛管周围脓肿 …………… 359
　　四、肛瘘 …………………………… 361
第十九章　肝胆胰疾病患者的护理…… **365**
　第一节　门静脉高压症患者的护理
　…………………………… 365
　第二节　肝疾病患者的护理………… 371
　　一、肝脏的解剖与生理 …………… 371
　　二、细菌性肝脓肿 ………………… 373
　　三、原发性肝癌 …………………… 376
　第三节　胆道疾病患者的护理……… 383
　　一、概述 …………………………… 383
　　二、胆囊结石及胆囊炎 …………… 385
　　三、胆管结石及急性胆管炎 ……… 387
　　四、急性梗阻性化脓性胆管炎 …… 390
　　五、胆囊癌 ………………………… 393
　　六、胆管癌 ………………………… 395
　第四节　胰腺疾病患者的护理……… 397
　　一、急性胰腺炎 …………………… 397
　　二、胰腺癌 ………………………… 402
第二十章　周围血管疾病患者的护理
　………………………………… **407**
　第一节　下肢静脉曲张患者的护理
　…………………………… 407
　第二节　血栓闭塞性脉管炎患者的护理
　…………………………… 410
　第三节　深静脉血栓形成患者的护理
　…………………………… 415

第五篇　泌尿外科患者护理

第二十一章　泌尿、男性生殖系统疾病
　　　　　患者的护理…………… **421**
　第一节　泌尿外科主要症状及常见诊疗技
　　　　术及护理………………… 421
　　一、主要症状 ……………………… 421
　　二、常见诊疗技术 ………………… 423
　第二节　泌尿系统损伤患者的护理
　…………………………… 428

　　一、肾损伤 ………………………… 428
　　二、膀胱损伤 ……………………… 432
　　三、尿道损伤 ……………………… 435
　第三节　泌尿系结石患者的护理…… 438
　第四节　肾结核患者的护理………… 446
　第五节　良性前列腺增生症患者的护理
　…………………………… 451

第六节 泌尿系统肿瘤患者的护理 455
　一、肾癌 455
　二、膀胱癌 458

第六篇　骨外科患者护理

第二十二章　骨与关节疾病患者的护理 463
第一节　骨折患者的护理 463
　一、骨折概述 464
　二、骨折患者的护理 468
第二节　常见四肢骨折患者的护理 478
第三节　脊柱骨折与脊髓损伤患者的护理 488
　一、脊柱骨折 488
　二、脊髓损伤 493
第四节　关节脱位患者的护理 497
　一、概述 497
　二、常见关节脱位 500
第五节　颈肩痛和腰腿痛患者的护理 504
　一、颈椎病 504
　二、腰椎间盘突出症 509
第六节　骨与关节感染患者的护理 515
　一、急性血源性骨髓炎 515
　二、骨与关节结核患者的护理 519
第七节　骨肿瘤患者的护理 523
第八节　断肢（指）再植患者的护理 527

参考文献 534

第一篇　外科护理基础知识与技能

第一章　认识外科护理学

> **学习目标**
> 1. 复述外科护理学的概念。
> 2. 阐述外科学、外科护理学的发展概况。
> 3. 简述外科护士应具备的素质。
> 4. 应用外科护理学的学习方法学习本课程。

第一节　外科护理学的概念与发展

一、外科护理学的概念与范畴

（一）外科护理学的概念

外科学是研究外科疾病的发生、发展规律，诊断、治疗和预防方法，以及手术技能与围手术期处理的一门学科。护理学是一门独立的、综合性的、为人类健康服务的应用性学科。外科护理学是阐述和研究对外科患者进行整体护理的一门临床护理学科，与外科学和现代护理学的发展紧密相关。它包含医学基础、外科学、专科护理基础理论和技术，还包括护理心理学、护理伦理学和社会学等人文科学知识。外科护理学是护理学的重要分支，它以创伤、感染、肿瘤、畸形、梗阻、功能障碍等外科疾病患者为研究对象，在现代医学模式和护理观的指导下，以人的健康为中心，根据患者身心健康和社会、家庭、文化等需求，运用护理程序对患者提供整体护理。外科疾病多以手术和手法处理作为主要治疗手段，手术是外科疾病治疗的重要方法，而各种疾病的围手术期护理，即手术前、手术中、手术后的护理，亦成为外科护理中最重要的内容。外科护士的工作范畴包括：向患者提供有关外科疾病的预防、治疗、护理和康复的咨询、指导；协助患者接受各种诊断性检查、各项手术和非手术治疗；评估和满足患者的基本需要；协助预防并发症、康复锻炼和预防残障；开展科学研究工作，促进护理理论和实践的发展。

（二）外科护理学的范畴

1. 损伤　由暴力或其他致伤因子引起的人体组织破坏，如内脏破裂、骨折、烧伤等，多需经手术或手法处理，以修复组织和恢复功能。

2. 感染　由致病菌入侵人体导致局部组织、器官的损害、破坏，发生坏死和脓肿，这类局限性感染病灶适宜于手术治疗，如坏疽阑尾的切除、肝脓肿的切开引流等。

3. 肿瘤 绝大多数的肿瘤需要手术处理。良性肿瘤切除有良好的疗效；对恶性肿瘤，手术能达到根治、延长生存时间或者缓解症状的效果。

4. 畸形 先天性畸形，如唇裂、腭裂、先天性心脏病、肛管直肠闭锁等，均需实施手术治疗；后天性畸形，如烧伤后瘢痕挛缩等，多需手术整复，以恢复功能和改善外观。

5. 内分泌疾病 甲状腺及甲状旁腺功能亢进及胰岛细胞瘤等，常需手术治疗予以纠正。

6. 功能障碍 常见的有器官梗阻，如肠梗阻、尿路梗阻等；血液循环障碍，如下肢静脉曲张、门静脉高压症等；结石形成，如胆石症、尿路结石等。常需术治疗予以纠正。

7. 器官移植 器官移植是外科领域近年来发展比较快的实践和研究内容，单器官和多器官联合移植已在很多综合性医院开展。

8. 寄生虫病 如胆道蛔虫症、肝棘球蚴病等常需外科手术治疗。

近年来，外科学在广度和深度方面迅速发展，新技术不断建立和应用。外科学也不断细化：按人体各系统，可分为神经外科、血管外科、泌尿外科、内分泌外科和骨科等；按人体部位，可分为头颅外科、胸心外科和腹部外科；按年龄特点可分为成人外科和小儿外科；按手术方式可分为整复外科、显微外科和移植外科等。为提高外科护理的质量和水平，外科护理学也必然细化和专业化。

二、外科护理学的发展

早在旧石器时代我们的祖先就已开始用人工的器具——砭石治疗伤病，此为古代外科的萌芽时期。据甲骨文记载，夏商时代已有外科病症名及单列专科，有疾目、疾耳、疾齿、疾身、疾足的区分。《周礼·天官》有疾医、疡医、食医、兽医的划分。《周礼》分科的记载，是我国和世界医学史上医学分科的最早记载。春秋战国时期的巨著《内经》奠定了外科学的理论基础。《灵枢·痈疽》中载有几乎遍及身体各部位的痈疽疮疖，并最早提出用截趾术治疗脱疽。汉代出现了我国历史上最著名的外科学家华佗，他以麻沸散麻醉后进行死骨剔除术及剖腹术。张仲景的《金匮要略》中有肠痈、寒疝、浸淫疮、狐惑病的治疗方药，如大黄牡丹皮汤、薏苡附子败酱散、乌梅丸等，至今仍是外科急腹症的常用方。

现代外科学奠基于19世纪中叶，先后解决了手术疼痛、伤口感染和止血、输血等妨碍外科学发展的主要问题，使外科水平得到跨时代的大发展。1846年，美国Morton首先采用乙醚作为全身麻醉剂，解决了止痛问题。1846年，匈牙利Semmelweis要求医生接生前用漂白粉水洗手，使产妇死亡率从10%降到1%，这是抗感染术的开端。1867年，英国Lister报告，采用苯酚（石炭酸）冲洗手术器械，并用苯酚浸湿的纱布覆盖伤口，使截肢死亡率从46%降至15%。1877年，德国Bergmann采用蒸汽灭菌。1872年，英国Wells介绍止血钳。1873年，德国Esmarch在截肢时提倡用止血带控制出血。1902年，美国Landsteiner发现血型，使输血安全得以保证。1929年，英国弗莱明（Fleming）发现了青霉素。1935年，德国Domagk提倡用磺胺类药，使预防和治疗术后感染提高到了一个新的水平。同一时期，现代护理学的创始人弗洛伦斯·南丁格尔带领38名护理人员在克里米亚前线医院看护伤病员时，应用清洁、消毒、换药、包扎伤口、改善营养和修养环境等护理手段，使伤病员死亡率从50%降至2.2%，充分证实了护理工作在外科疾病患者治疗过程中的重要作用和意义，由此创建了护理学，并延伸出外科护理学。

20世纪，基础医学的发展和相关学科的融合对外科学的发展起到了举足轻重的作用。1906年同种异体角膜移植成功，1954年美国的医师们首次成功实施了一卵双生的兄弟间的肾移植，这与免疫学的发展密不可分。生物医学工程学的发展，使人造器官成为可能，1943年荷兰考夫（Kolff）将人工肾用于治疗急性肾衰竭获得成功，1906年斯塔尔（Stall）采用人造球形瓣膜更换二尖瓣成功。20世纪50年代以来，在临床上应用了人工心肺机、人工低温术，使体外循环心内直视手术得以进行。

进入20世纪80年代以后，外科基础理论的不断深入和新技术、新设备、新材料的积极应用，使外科学获得了突飞猛进的发展，特别是介入放射学的开展，应用显微导管进行超选择性血管插管，不但将诊断，同时也将治疗深入到病变的内部结构。1987年法国医生菲利普·莫略特（Phillip Mouret）首次在腹腔镜下完成了胆囊切除术，奠定了腹腔镜外科的基础，现在已迅速扩展到胃、肠、肝、胰等腹腔其他器官的手术中。

21世纪的外科将在肿瘤的基因诊断与治疗、器官克隆与移植、修复外科与微创外科等方面有飞速发展，各种内窥镜和导管技术将深入到人体各个脏器和部位，获得精确诊断。利用高清晰的图像系统及微型器械，传统手术操作将被微创的、准确细致的机械操作所取代，使创伤减少到最小程度。

我国外科护理学的发展与外科学的发展相辅相成、密不可分。1958年首例大面积烧伤患者抢救成功，1963年世界首例断肢再植在我国上海获得成功，即体现了外科学的发展，也是外科护理学发展的结果。

目前，我国外科学逐渐建立了比较完整的外科体系，发展迅速，外科护理也随之不断发展。在肾移植手术护理实践中，我国护理工作者总结出一整套科学、规范并成熟的经验，显示出较高的护理水准。肝移植、心肺移植相继开展，胰腺、甲状旁腺、脾移植等已在临床应用并取得较好的疗效。与之相随的手术室护理范围有了很大扩展，并进入到一个崭新的领域。移植病房的无菌管理，术后排斥反应的观察，以及患者心理适应等诸多课题，使护理科研跃上更高层次。断肢再植、拇指乃至全手再造与功能重建以及手外科护理持续保持国际领先地位。人工关节置换使许多患者能早期下床活动，其功能训练给护理提出了新的课题。格拉斯哥昏迷分级计分法的运用，使颅脑损伤程度的判断更为精确，并符合实际。显微神经外科的发展以及神经外科监护室各种仪器的不断更新，使护理质量与水准显著提高。现代外科学的发展，使外科护理学在一定的理论基础上不断走向更专、更细、更深，发展日益完善。

考点： 外科护理学的概念和范畴。

第二节 学习外科护理学的方法

一、树立正确而稳固的职业思想

学习外科护理学是为了掌握外科护理学的基本理论和技能，更好地为人类健康服务。作为外科护士，不仅要学习和掌握本学科相关的知识和技能，将其用于实践，还必须树立良好的职业思想。职业思想是护士社会价值和理想价值的具体体现，要与护士的职业劳动紧密结合。为人类健康服务需要有正确的思想指导和实质性内容，即在全心全意为患者服务的思想指导下，在实践中运用知识、奉献爱心。只有学习目的明确、有学习欲望和乐于为护理事业无私奉献者，才能心甘情愿地付出精力并学好外科护理学。只有当一个人所学的知识为人所需、为人所用时，才能真正体现知识的价值。

二、以现代护理观为指导

现代护理学理论包括四个框架性概念：人、环境、健康、护理。人是生理、心理、社会、精神、文化等多方面因素构成的统一体。世界卫生组织（World Health Organization，WHO）将健康定义为："健康不仅是没有身体上的疾病和缺陷，还要有完整的心理状态和良好的社会适应能力"，使人们对健康的认识发生了根本性改变。1980年美国护理学会将护理定义为："护理是诊断和处理人类对现存的或潜在的健康问题的反应。"从这一定义引申出：现代护理学是研究如何诊断和处理人类对存在的或潜在的健康问题反应的一门科学。强调"人的行为反应"，表现在人们对一件事从生理、心理、社会、文化和精神诸方面的行为反应。护理的宗旨就是帮助患者适应和改善内、外环境的压力，达到最佳的健康状态。

随着现代医学由单纯的"生物学"向"生物、心理、社会医学"模式转变，丰富了护理的内涵，拓宽了护士的职能，护士不仅要帮助和护理患者，还要向患者及家属提供健康教育和指导服务。护理工作将集治疗、康复、预防、保健于一身，护士的角色已由照顾者扩大到管理者、决策者、沟通者、健康教育者和研究者；护理服务对象由患者扩大到健康人群；护理服务场所由医院扩大至家庭、社区和社会；护理的服务期限涵盖了生命的全过程。护理是护士与患者共同参与的互动过程。护理的目的就是增强患者的应对和适应能力，提高其参与能力，满足患者对健康的各种需要，使之达到最佳的健康状态。

外科护士在护理实践中，应始终以人为本，以现代护理理念为指导，依据以护理程序为框架的整体护理模式，收集和分析资料、明确患者现有的和潜在的护理问题，采取有效的护理措施并评价其效果，最终达到帮助患者解决健康问题的目的。

三、重视理论与实践相结合

护理学是一门实践性很强的、为人类健康服务的应用性学科，医学发展本身就体现了理论与实践相结合的成果，因此护士必须遵循理论与实践相结合的原则。一方面要掌握好理论知识，另一方面必须参加实践，多学习、多动手、多观察，使学习过程成为吸收、总结、提高的过程。外科患者急症多、抢救多、病情重，变化复杂，伴随着身体的整体反应，微小的病情变化也不能忽视。因此外科护士只有将理论知识与临床护理实践灵活结合，才能通过微小的病情变化看到疾病的本质。此外，学习外科护理学应结合临床病例，使学习内容生动形象地展示，进一步印证、强化书本知识，才能更加牢固地掌握所学知识，才有助于解决护理实践中的一系列问题。外科患者危重者居多，病情变化快，加之手术后其局部解剖关系和生理功能发生了变化，术前、术后的护理问题也随之发生改变，护理重点必然随之转移。这就要求外科护士必须综合应用所学的解剖、生理、病理、生化和外科学知识，具有敏锐的观察能力，发现和分析患者身上现有或潜在的护理问题，有针对性地制定护理计划和实施护理措施，充分进行循证护理。

考点：学习外科护理学的方法。

第三节 外科护士应具备的素质

医学的发展、科学技术的进步、现代护理理念的更新、各学科知识的相互渗透和交叉，使外科护理学的内涵得到更广阔的延伸和发展。外科疾病复杂多变，有突发性或急、危、重症多等特点。这些特点对外科护士的综合素质提出了更高的要求。

一、职业道德素质

护士是人们心目中的白衣天使，肩负着救死扶伤、促进人类健康的神圣职责。这就要求护士具备崇高的道德素质和无私的奉献精神。作为外科护士，还要有高尚的护理职业风范，爱岗敬业，充分认识护理工作的重要性，热爱患者的生命，关爱患者的健康；要有高度的责任心、认真负责的工作态度和严谨慎独的工作作风，全心全意为人类的健康服务。

二、业务素质

外科护士必须具备护理工作者所需的基础理论、基本知识和基本技能。除此之外，还须掌握外科专业知识，如外科常见病的防治知识、外科护理知识以及外科急、危、重症救护知识等；有娴熟的技术操作能力，除掌握基本护理技术外，还应精通专科护理技术，能稳、快、准、好地完成各项护理工作；具有自我完善的能力，扩充和更新知识，掌握新技术；有良好的沟通交流能力，善于运用语言及非语言表达方式，与患者及其家属进行有效沟通；具有细致的观察能力和敏锐的判断能力，及时发现患者现存的、潜在的生理或心理问题，并协助医师进行有效处理，为患者解决身心方面的健康问题。

三、人文素质

随着时代的发展和社会文化的进步，护理对象对护理服务的要求越来越高，"以人为本、人文关怀"成为现代护理的主题。要全面提高护理质量，就必须在护理工作中坚持"以人为本"的核心理念，尊重患者、关心患者、理解患者，让患者感受到人文关怀和医学抚慰生命的善意，触摸到医务人员全心全意为患者服务的诚意。因此，要求外科护士仪表文雅大方，举止端庄稳重，服装整洁美观，待人彬彬有礼，要具有爱心、耐心、细心、诚心、责任心和同情心，在护理工作中关注患者在生理、心理、社会等各方面对健康问题的反应和对护理的需求，真正做到"以人为本"，使护士成为患者心目中名副其实的白衣天使。

四、身体和心理素质

外科护理工作有急诊多、工作量大、节奏快、突击性强等特点，这就要求外科护士必须具有健康的体魄和饱满的精神状态，才能胜任紧张而繁重的护理工作。外科患者病情急且变化快、突发事件较多，如果不具备过硬的心理素质和应急能力，就难以保证有效、及时地参与抢救和护理工作。外科患者有复杂的心理活动，他们除了身体上的痛苦之外，精神负担很重，往往担心受伤后发生残疾，怕手术中遇到意外，心情一般都很焦急、易怒，有时不能控制自己的情绪，因此，外科护士要有乐观开朗的性格，能体谅患者的心情，设身处地为患者着想，善于向患者和家属做解释，以自己镇静、安详和关切的态度使患者产生安全感，减轻其思想负担，增强其战胜疾病和恢复健康的信心。

考点：外科护士应具备的素质。

小结	外科护理学是阐述和研究对外科患者进行整体护理的一门临床护理学科。本章主要概述了外科护理学的概念、范畴和外科护理的发展，阐述了外科护士应具备高尚的道德素质、扎实的业务素质、突出的人文素质、良好的身心素质这四方面素质要求，并提出了树立正确和稳固的职业思想、以现代护理观为指导、重视理论与实践相结合等三方面学习外科护理学的方法。

（邢增芳　张翠华）

第二章 水、电解质、酸碱失调患者的护理

> **学习目标**
> 1. 复述常见水、电解质和酸碱平衡失调的概念。
> 2. 识别常见水、电解质和酸碱平衡失调的病因。
> 3. 比较等渗性缺水、低渗性缺水、高渗性缺水、水中毒的身体状况、处理原则和护理措施。
> 4. 比较低钾血症和高钾血症的身体状况、处理原则和护理措施。
> 5. 比较代谢性酸中毒、代谢性碱中毒、呼吸性酸中毒、呼吸性碱中毒的身体状况、处理原则和护理措施。

案例

男性,32 岁,体重 60 kg,因腹痛,呕吐 3 天入院。自诉口渴无力,尿少而黄。身体评估:T 38.4℃,P 87 次/分,BP 92/60 mmHg。精神萎靡,眼窝轻度下陷,口唇干燥,呼吸深快。腹胀,脐右侧可见手术瘢痕,有轻压痛,可见肠型,肠鸣音亢进,膝反射减弱。实验室检查:红细胞 55×10^{12}/L,CO_2CP 30 mmol/L,尿酸性增高。入院后胃肠减压抽出消化液 700 ml。

思考:

(1) 该患者有何种体液平衡失调?

(2) 该患者静脉输液应补什么?补多少?怎么补?

(3) 如何向患者及家属做健康教育?

第一节 体液的平衡

正常的体液容量、渗透压、电解质是维持机体代谢和各器官系统生理功能的基本保证。在神经-内分泌系统的调节下,机体始终维持着水、电解质、酸碱和渗透压的相对平衡。创伤、感染、手术及许多外科疾病均可能导致体内水、电解质和酸碱平衡的失调,若代谢失衡程度超过人体的代偿能力,常可产生严重后果,甚至危及生命。

体液平衡失调有三种表现,即容量失调、浓度失调和成分失调。容量失调是指等渗液体减少或增加,只引起细胞外液量改变,而细胞内液量无明显改变,如缺水或水中毒;浓度失调是指细胞外液量增加或减少,导致渗透压发生改变,如高钠或低钠血症;成分失调是指细胞外液中除钠离子以外的其他离子的浓度改变,如低钾或高钾血症、低钙或高钙血症、酸中毒

或碱中毒等，虽均有各自的病理生理影响，但不造成细胞外液渗透压的明显改变。

一、体液的组成及分布

体液是由水、电解质、低分子有机化合物及蛋白质等组成，广泛分布于组织细胞内、外。人体内体液总量因年龄、性别和胖瘦而异。成年男性的体液量约占体重的60%；女性因脂肪组织较多，体液量约占体重的55%；老年人的体液量占体重的45%～55%；小儿脂肪较少，故体液占体重的比例较高，婴幼儿可高达70%～80%，随着年龄增长和体内脂肪组织的增多，体液量有所下降，14岁以后少年的体液量占体重的比例已近似于成人。小儿和老人对体液变化比较敏感，小儿是因为体重的大部分是体液的缘故，而老年人则因为体液贮备少。体液总量随脂肪的增加而减少，故消瘦者体液占体重比例比肥胖者高，对缺水耐受性更大。

体液由细胞内液和细胞外液两部分组成。细胞内液大部分位于骨骼肌内。成年男性肌肉量较大，细胞内液可达体重的40%；而女性细胞内液约占体重的35%。细胞外液主要由血浆（血管内液）和组织间液两部分组成。男性、女性的细胞外液均占体重的20%，其中血浆量约占体重的5%，组织间液量约占体重的15%。

体液分布除以细胞内液和细胞外液区分外，还可以三个间隙的分布表示。第一间隙容纳细胞内液，是细胞进行物质代谢的场所；第二间隙容纳细胞外液的主体部分，即组织间液和血浆，该部分属功能性细胞外液，具有快速平衡水、电解质的作用；第三间隙指存在于体内各密闭腔隙中的一小部分组织间液，包括胸腔液、心包液、腹腔液、脑脊液、关节液、滑膜液、消化液和前房水等，虽有其各自功能，但对体液平衡的调节作用极小且慢，故称为非功能性细胞外液，仅占体重的1%～2%，占组织间液的10%。有些非功能性细胞外液的变化也可导致机体水、电解质、酸碱平衡显著失调，如消化液大量丢失可造成体液量及成分明显改变。

体液的主要成分是水和电解质。细胞外液中的主要阳离子为Na^+，主要阴离子为Cl^-、HCO_3^-和蛋白质。细胞内液中的主要阳离子为K^+和Mg^{2+}，主要阴离子为HPO_4^{2-}和蛋白质。细胞内、外液的渗透压基本相等，正常为290～310 mmol/L。渗透压的稳定对维持细胞内、外液平衡具有非常重要的意义。

二、水、电解质平衡及调节

（一）水平衡

人体内环境的稳定有赖于体内水分的恒定，人体每日摄入一定量的水，同时也排出相应量的水，达到每天出入水量的相对恒定（表2-1）。

表2-1　正常成人每日液体出入量（ml）的平衡

摄入量（ml）		排出量（ml）	
饮水	1600	尿	1500
食物含水	700	粪便	200
代谢氧化生水	200	皮肤蒸发	500
		呼吸蒸发	300
合计	2500	合计	2500

1. **无形失水** 又称为不显性失水。是指从皮肤和呼吸蒸发的水分，其中从皮肤每天蒸发水分 500 ml，呼吸蒸发约 300 ml。正常情况下无形失水比较恒定，在异常情况下失水量增多，如体温增高可增加水分蒸发，体温每升高 1℃，每日每千克体重将增加失水 3～5 ml；如明显出汗，失水更多，大汗湿透一身衬衣裤时丢失液体约 1000 ml；气管切开患者呼吸中失水是正常人的 2～3 倍，故对成人气管切开者每日要增加补充水分 800～1200 ml。

2. **尿液** 肾每日排泄体内固体代谢物 30～40 g，每溶解 1 g 溶质需 15 ml 水，因此每日尿量应不少于 500～600 ml。每日尿量为 500～600 ml 时尿比重（相对密度）高达 1.035，为减轻对肾的损害，机体通过自身调节，使 24 小时尿量维持在 1000～1500 ml，尿比重为 1.012。

3. **粪便** 消化道每天分泌的消化液总量约为 8200 ml，但只有 150 ml 左右由粪便排出，其余均被消化道重新吸收。在病理情况下，如频繁呕吐、严重腹泻、肠瘘等可引起水、电解质、酸碱平衡紊乱。

4. **代谢氧化生水** 又称为内生水，是指机体在新陈代谢过程中物质氧化最终生成的水，每天约 200 ml。在急性肾衰竭时，必须将内生水计入出入量。

（二）电解质平衡

1. **钠（Na^+）的平衡** Na^+ 为细胞外液的主要阳离子，主要来自食盐，通过小肠吸收，主要经尿液排出，一部分可经汗液排出。钠在维持细胞外液渗透压和容量中起决定性作用。钠减少可引起细胞外液渗透压降低、脱水或血容量不足；钠增多则造成细胞外液渗透压升高、水肿或血容量增加。正常血清钠浓度为 135～145 mmol/L，平均为 142 mmol/L。正常成人每日需氯化钠量为 6～9 g，一般正常饮食可满足此需要量。摄入过多时经肾排出增多，不足时肾排钠减少。

2. **钾（K^+）的平衡** K^+ 是细胞内液的主要阳离子，体内钾总量的 98% 在细胞内，2% 在细胞外液。钾的主要生理功能是维持细胞的正常代谢、维持细胞内液的渗透压和酸碱平衡、增加神经肌肉应激性、抑制心肌收缩力。正常血清钾的浓度为 3.5～5.5 mmol/L。成人在正常情况下对钾的日需量为 2～3 g，相当于 10% 氯化钾 20～30 ml。钾主要来自于含钾食物，经消化道吸收，80% 经肾排出。肾保钾能力较差，多吃多排，少吃少排，不吃照排，禁食 2 日不补钾，即可发生低钾血症。

（三）体液容量与渗透压平衡的调节

体液容量及渗透压的稳定是由神经-内分泌系统调节的。体液正常渗透压通过下丘脑-神经垂体-抗利尿激素系统来恢复和维持，血容量的恢复和维持则是通过肾素-醛固酮系统。此两系统共同作用于肾，调节水及钠等电解质的吸收及排泄，从而维持体液平衡，使机体内环境保持稳定。血容量与渗透压相比，前者对机体更为重要。所以当血容量锐减又兼有血浆渗透压降低时，前者对抗利尿激素的促进分泌作用远远强于低渗透压对抗利尿激素分泌的抑制作用。所以，应优先保持和恢复血容量，使重要器官的灌流得到保证，以维护其生命安全。

体内水分缺乏或丧失时，细胞外液渗透压增高，刺激下丘脑-神经垂体-抗利尿激素系统，产生口渴感而增加主动饮水；同时增加抗利尿激素（ADH）的分泌。ADH 作用于远曲肾小管和集合管上皮细胞，使其加强对水分的重吸收，减少尿量的生成，使水分保留于体内而达到降低细胞外液渗透压的效果。反之，体内水分过多时，细胞外液渗透压降低，口渴反射被抑制；同时，ADH 的分泌减少，尿量排出增加以维持渗透压。ADH 对体内水分变化反应十分敏感，当血浆渗透压较正常值增减约 2% 时，其分泌就出现相应的变化，以维持人体水分的动态平衡。

此外,肾素和醛固酮也参与体液平衡的调节。当细胞外液减少,尤其是循环血容量减少时,血管内压力下降,肾入球小动脉的压力也相应下降,位于管壁的压力感受器受到压力下降的刺激,使肾小球旁细胞增加肾素的分泌;同时,随着血容量的减少和血压的下降,肾小球滤过率也相应下降,使流经远曲肾小管的 Na^+ 量明显减少。钠的减少能刺激位于远曲肾小管致密斑的钠感受器,引起肾小球旁细胞增加肾素的分泌。全身血压下降也可使交感神经兴奋,刺激肾小球旁细胞分泌肾素。肾素催化存在于血浆中的血管紧张素原,使其转变为血管紧张素Ⅰ,再转变为血管紧张素Ⅱ,引起小动脉收缩和刺激肾上腺皮质球状带,增加醛固酮的分泌,促进远曲小管和集合管对 Na^+ 的重吸收和 K^+、H^+ 的排泌,使肾小管对水的重吸收增加,尿量减少,细胞外液即有所增加。循环血量增加和血压回升后,又可反过来抑制肾素的释放,使醛固酮分泌减少,从而减少对 Na^+ 的重吸收并使细胞外液量不再增加,维持内环境稳定。

三、酸碱平衡与调节

机体正常的生理活动和代谢功能需要一个酸碱度适宜的体液环境。通常人的体液保持着一定的 H^+ 浓度,使动脉血浆 pH 保持在 $7.40±0.05$,以维持正常的生理和代谢功能。但人体在代谢过程中不断产生酸性和碱性物质,使体液中的 H^+ 浓度经常有所变动。若体液中 H^+ 浓度变化过大,则血浆的 pH 变化超出正常范围,引起酸碱平衡失调,pH 低于 7.35 时称为酸中毒,pH 高于 7.45 时称为碱中毒。为了使血中 H^+ 浓度仅在很小的范围内变动,人体通过体液的缓冲系统、肺的呼吸和肾的排泄完成对酸碱的调节作用。

(一)血液缓冲系统

血浆中的缓冲系统以 HCO_3^-/H_2CO_3 最为重要,作用最快。HCO_3^- 的正常值平均为 24 mmol/L,H_2CO_3 平均为 1.2 mmol/L。两者比值为 $HCO_3^-/H_2CO_3 = 24/1.2 = 20:1$。只要 HCO_3^-/H_2CO_3 的比值保持为 20:1,血浆的 pH 即可维持于 7.40。

(二)呼吸调节

肺是排出体内挥发性酸的主要器官,主要是通过调节 CO_2 排出量来调节血中的 H_2CO_3 浓度。当血中 $PaCO_2$ 降低时,呼吸中枢受抑制,呼吸变浅变慢,减少 CO_2 排出,以保存血内 H_2CO_3;而在缺氧状态下,血中 $PaCO_2$ 升高时,则刺激颈动脉窦和主动脉弓的化学感受器,使呼吸中枢兴奋,导致呼吸加深加快,CO_2 迅速排出,以减少血内 H_2CO_3。

(三)肾调节

肾在酸碱平衡调节系统中起最重要的作用,肾通过改变排出固定酸及保留碱性物质的量来维持正常的血浆 HCO_3^- 浓度,使血浆 pH 不变。如果肾功能有异常,则不仅可影响其对酸碱平衡的正常调节,而且本身也会引起酸碱平衡紊乱。正常尿液的 pH 值为 6.0,肾调节酸碱平衡的速度是缓慢的,主要靠排出 H^+、回吸收 Na^+ 和 HCO_3^- 发挥作用。肾调节酸碱平衡的机制可归纳为:①通过 Na^+-H^+ 交换而排 H^+;②通过 HCO_3^- 重吸收而增加碱储备;③通过产生 NH_3 并与 H^+ 结合成 NH_4^+ 后排出而排 H^+;④通过尿的酸化过程而排 H^+。

考点:①体液的分布;②水、电解质平衡与调节;③酸碱平衡的调节。

第二节 外科常见体液代谢失衡患者的护理

一、水和钠代谢失衡患者的护理

(一)缺水与缺钠患者的护理

因体内钠产生的渗透压具有强大的吸水能力,水和钠关系十分密切,缺水和缺钠常同时存在。根据缺水和缺钠比例不同,将缺水与缺钠分为高渗性、低渗性和等渗性缺水三种不同类型(表 2-2)。

表 2-2 不同类型缺水的特征

缺水类型	丢失成分	临床表现	实验室检查
等渗性	等比例失钠和失水	口干、不渴	血浓缩,血钠正常
低渗性	失钠大于失水	神志差、不渴	血钠低
高渗性	失水大于失钠	口渴	血钠高

【护理评估】

1. 健康史

(1) 一般状态:①年龄——老年人常伴有多种慢性病和各类药物服用史,而且老年人器官功能逐渐衰退、新陈代谢减慢,对疾病的代偿能力相对较弱,易诱发体液失衡;②体重——评估体重变化,若在短时间内迅速减轻,多提示有水、钠缺失;③生活习惯——包括近期饮食、液体摄入及运动等情况,以评估水、钠缺失的原因;④既往史——是否存在导致水和钠代谢紊乱的相关因素,如昏迷、高热、急性腹膜炎、急性肠梗阻、大面积烧伤,反复呕吐、长期腹泻、肠瘘等;是否接受易引发体液失衡的治疗,如快速输入高渗液体、长期胃肠减压、气管切开、应用利尿剂等。

(2) 发病原因

1) 高渗性缺水(hypertonic dehydration)又称原发性缺水。水和钠同时丢失,但缺水多于缺钠,故血清钠高于 150 mmol/L,细胞外液呈高渗状态。严重缺水时,细胞内水分向外移出,导致细胞内、外液都有所减少。其发生的主要病因是:①水分摄入不足,如长期禁食、食管癌导致吞咽困难、危重或昏迷患者补水不足、经胃管或空肠造口管给予高浓度肠内营养液;②水分排出过多,如高热患者大量出汗,大面积烧伤暴露疗法、大面积开放性损伤创面蒸发大量水分、大剂量使用渗透性利尿剂、糖尿病患者血糖未控制致大量尿液排出等。

2) 低渗性缺水(hypotonic dehydration)亦称慢性缺水或继发性缺水。水、钠共同丢失,但失钠多于失水,血清钠低于 135 mmol/L 细胞外液呈低渗状态。水向细胞内转移,引起细胞水肿,而使细胞外缺水严重。主要原因是:①胃肠道消化液持续性丢失致钠盐丢失过多,如反复呕吐、长期胃肠减压或慢性肠梗阻等;②大创面的慢性渗液;③治疗性原因,如应用排钠利尿剂如氯噻酮、依他尼酸(利尿酸)等时未补给适量的钠盐,治疗等渗性缺水时过多补充水分而忽略钠的补充。

3) 等渗性缺水(isotonic dehydration)是外科最常见的缺水类型,水和钠成比例丢失,血清钠和细胞外液渗透压维持在正常范围。因可造成细胞外液量(包括循环血量)迅速减少,又称急性缺水或混合型缺水。产生的原因主要是:①消化液急性丧失,如肠外瘘、大量呕吐等；②体液丧失，如急性腹膜炎、肠梗阻、烧伤早期等。丧失体液的成分与细胞外液基本相同。

2．身体状况

（1）高渗性缺水：早期突出临床表现为口渴。根据缺水程度及症状不同，缺水分三度（表2-3）。

表2-3 缺水程度分度

缺水程度	身体状况	失水量（占体重%）
轻度缺水	口渴，尿少	2%～4%
中度缺水	除烦渴外，出现唇舌干燥、皮肤弹性差、眼窝凹陷，常有精神萎靡或烦躁，尿少，尿比重增高	4%～6%
重度缺水	除以上表现加重外，还出现中枢神经功能障碍：躁狂、幻觉、谵妄，甚至昏迷，或循环功能障碍：血压下降、休克	＞6%

（2）低渗性缺水：临床表现以较早出现周围循环衰竭为特点，而口渴不明显，根据缺钠程度，低渗性缺水分为轻度、中度和重度（表2-4）。

表2-4 缺钠程度的判断

缺钠程度	临床表现	血清钠浓度（mmol/L）	缺NaCl（g/kg体重）
轻度缺钠	疲乏、头晕、手足麻木、直立性晕倒，尿量正常或增多，尿钠及氯下降	130～135	0.5
中度缺钠	除上述症状外，还出现恶心、呕吐，脉搏细速，血压不稳、脉压缩小、皮肤弹性减退，尿量减少，尿比量低	120～130	0.5～0.75
重度缺钠	除以上表现加重外，还出现神志不清、肌痉挛性抽痛、出现木僵，甚至昏迷，常发生休克	＜120	0.75～1.25

（3）等渗性缺水：患者可出现恶心、呕吐、厌食、乏力、口唇干燥、眼窝凹陷、皮肤弹性降低及少尿等症状，口渴不明显。若在短期内体液丧失量达到体重的5%，患者有心跳加快、脉搏细速、肢端湿冷、血压不稳定或降低等血容量不足的表现。当体液继续丧失达体重的6%～7%时，患者有明显的休克表现。休克的微循环障碍必然导致酸性代谢产物的大量产生和积聚，因此常伴发代谢性酸中毒。如果患者丧失的体液主要为胃液，因有H^+的大量丧失，可伴发代谢性碱中毒。

3．心理-社会状况 外科多种疾病均可导致机体缺水或缺钠，患者的心理状态常常因病而异，有时可出现因心理问题而导致缺水，如入厕困难等行动不便时，怕增加别人的负担而减少饮水，导致水分摄入不足。

4．辅助检查

（1）高渗性缺水：①红细胞计数、血红蛋白量、血细胞比容轻度升高；②血钠浓度升高，在150 mmol/L以上；③尿比重高。

（2）低渗性缺水：①红细胞计数、血红蛋白量、血细胞比容及血尿素氮值均有增高；②血钠浓度低于135 mmol/L，血钠浓度越低，病情越重；③尿比重常在1.010以下，尿Na^+和Cl^-常明显减少。

(3) 等渗性缺水：①有血液浓缩现象，包括红细胞计数、血红蛋白量和血细胞比容均明显增高；②血清 Na^+、Cl^- 等含量一般无明显变化；③尿比重增高；④动脉血气分析可判别是否有酸（碱）中毒存在。

5．治疗与效果

（1）高渗性缺水

1）应积极处理致病原因。

2）无法口服的患者，可静脉滴注 5% 葡萄糖溶液或低渗的 0.45% 氯化钠溶液，补充已丧失的液体。计算补液量的方法：①根据临床表现，估计丧失水量占体重的百分比。然后按每丧失体重的 1% 补液 400～500 ml 计算。②根据血钠浓度计算补液量：

所需补水量（ml）= [测得血钠浓度（mmol/L）− 正常血钠浓度（mmol/L）]× 体重（kg）×4

为避免输入过量而致血容量的过分扩张及水中毒，计算所得的补水量，一般可分在两天内补给。此外，还应补给每日正常的水需要量 2000 ml。

应该注意，高渗性缺水者实际上也有缺钠，只是因为缺水更多，才使血钠浓度升高。所以，如果在纠正时只补给水分，不补适当的钠，将不能纠正缺钠，可能反过来出现低钠血症。如需纠正同时存在的缺钾，可在尿量超过 40 ml/h 后补钾。

（2）低渗性缺水

1）应积极处理致病原因。

2）针对低渗性缺水时细胞外液缺钠多于缺水的血容量不足的情况，应静脉输注含盐溶液或高渗盐水，以纠正细胞外液的低渗状态和补充血容量。轻、中度缺钠者，一般补充 5% 葡萄糖盐溶液。静脉输液原则是：输注速度应先快后慢，总输入量应分次完成。每 8～12h 根据临床表现及检测资料，包括血钠、氯浓度、动脉血气分析和中心静脉压等，随时调整输液计划。低渗性缺水的补钠量可按下列公式计算：

需补充的钠量（mmol）= [正常血钠浓度（mmol/L）− 测得血钠浓度（mmol/L）× 体重（kg）×0.6（女性为 0.5）

此公式仅作为补钠安全剂量的估计，以 17 mmol Na^+ 相当于 1 g 钠盐计算。一般当日先补 1/2 量，其余的 1/2 量第 2 天补给。

3）重度缺钠出现休克者，应先补足血容量，以改善微循环和组织器官的灌注。先输晶体溶液（复方乳酸氯化钠溶液、等渗盐水），后输胶体溶液（羟乙基淀粉、右旋糖酐和血浆）。然后可静脉滴注高渗盐水（一般为 5% 氯化钠溶液）200～300 ml，尽快纠正血钠过低，以进一步恢复细胞外液量和渗透压，使水从水肿的细胞中外移。输注高渗盐水时应严格控制滴速，每小时不应超过 100～150 ml。以后根据病情及血钠浓度再调整治疗方案。

（3）等渗性缺水

1）原发病的治疗十分重要，若能消除病因，则缺水将很容易纠正。

2）对等渗性缺水的治疗，是针对性地纠正其细胞外液的减少。可静脉滴注平衡盐溶液或等渗盐水，使血容量得到尽快补充。对已有脉搏细速和血压下降等症状者，表示细胞外液的丧失量已达体重的 5%，需从静脉快速滴注上述溶液约 3000 ml（按体重 60 kg 计算），以恢复其血容量。注意所输注的液体应该是含钠的等渗液，如果输注不含钠的葡萄糖溶液则会导致低钠血症。另外，静脉快速输注上述液体时必须监测心功能，包括心率、中心静脉压或肺动脉楔压等。对血容量不足表现不明显者，可给患者上述用量的 1/2～2/3，即 1500～2000 ml，以补充缺水、缺钠量。此外，还应补给日需要水量 2000 ml 和氯化钠 4.5 g。

平衡盐溶液的电解质含量和血浆内含量相仿，用来治疗等渗性缺水比较理想。目前常用的平衡盐溶液有乳酸钠和复方氯化钠溶液（1.86% 乳酸钠溶液和复方氯化钠溶液之比为 1∶2）与碳酸氢钠和等渗盐水溶液（1.25% 碳酸氢钠溶液和等渗盐水之比为 1∶2）两种。如果单用等渗盐水，因溶液中的氯含量比血清氯含量高 50 mmol/L（氯含量分别为 154 mmol/L 及 103 mmol/L），大量输入后有导致血氯浓度过高，引起高氯性酸中毒的危险。

3）在纠正缺水后，排钾量会有所增加，血清钾浓度也因细胞外液量的增加而被稀释降低，故应注意预防低钾血症的发生。一般在血容量补充使尿量达 40 ml/h 后，补钾即应开始。

考点： 三种不同类型缺水的病因、身体状况和处理原则。

【主要护理诊断/问题】

1．体液不足　与体液丢失过多或水、钠摄入不足有关。
2．皮肤完整性受损的危险　与缺水所致皮肤干燥、皲裂及水肿有关。
3．有受伤的危险　与意识障碍或低血压有关。
4．潜在并发症　低血容量性休克。

【护理措施】

1．一般护理

（1）鼓励患者多饮水，出汗时及时更换衣服，随时观察患者皮肤、黏膜状况，定时改变体位，进行局部按摩，保持皮肤清洁、干燥及完好；协助患者做好口腔清洁，对口唇、黏膜干燥者以甘油湿润。

（2）加强安全防护，密切观察情绪变化，及早发现患者意识混乱及定向感丧失的症状；协助患者采取适当的体位。对意识混乱及定向感丧失的患者，使用床栏和约束带，加强保护措施，避免受伤。监测血压，并告诫低血压患者从床上坐起或下床等改变体位时，应缓慢进行，以防直立性低血压造成眩晕而跌倒。移去环境中的危险品，减少意外伤害的可能。

2．维持充足的体液量

（1）配合医师积极处理原发疾病，以减少体液的丢失。

（2）实施体液疗法：故对已发生缺水和缺钠的患者，必须及时、正确地补充液体。补液过程中应据病情变化边治疗、边观察、边调整。补液时严格遵循定量、定性和定时的原则。

1）定量：补液总量包括已丧失量、继续丧失量和生理需要量 3 部分。

①已丧失量：亦称累积丧失量，即从发病到制定补液计划时已经累积损失的液体量。对高渗性、等渗性缺水患者，可按缺水程度估算，轻、中重度缺水补充的液体量分别为体重的 2%～4%、4%～6%、6% 以上，如 60 kg 体重的中度高渗性缺水患者，已失量（失水量）约是 60 kg×5%（4%～6%）＝3 kg（3000 ml）。对等渗性缺水患者，按缺钠程度估计累积失盐量，再将其转换为等渗盐水量，如 60 kg 体重的中度低渗性缺水患者，已失量（失盐量）约为 0.6 g（0.5～0.75）× 60 ＝ 36 g 氯化钠（相当于 0.9% 的氯化钠等渗盐水 4000 ml）。已失量的估算只是临床上粗略的估计，第 1 日一般只补给估算量的 1/2，其余量在第 2 日再酌情补给，以避免一次输入过多。②继续丧失量：或称额外损失量，指治疗过程中又继续丢失的体液量。包括内在性失液和外在性失液。内在性失液是指丢失在第三间隙的体液，如胸（腹）腔内积液、胃肠道积液等，失液虽重但并不出现体重减轻，所以应根据病情变化估计

补液量;外在性失液指出汗、呕吐、胃肠减压、创面渗出等丢失的体液,补充原则是"丢多少,补多少",故对呕吐、腹泻、体液引流、消化道瘘等患者要严格记录排出量。发热的患者,体温每升高1℃,每日每千克体重将增加失水3~5 ml;如明显出汗,失水更多,大汗湿透一身衬衣裤时丢失液体约1000 ml;气管切开患者呼吸中失水是正常人的2~3倍,故对成人气管切开者每日要增加水分丢失800~1200 ml。临床一般将继续损失量安排在次日补充。③生理需要量:一般成人每日需要水量约2000~2500 ml,其简单的计算方法是体重的第1个10 kg×100 ml/kg+第2个10 kg×50 ml/kg+其余体重×20 ml/kg。对于65岁以上或心脏疾病患者,实际补液量应少于上述计算所得量;小儿的体液量与体重之比高于成人,故每千克体重所需水量也较大。

2)定性:掌握"缺什么,补什么,宁少勿多"的原则,根据体液失衡的类型,选用电解质、非电解质、胶体和碱性溶液。①已丧失量:补液的性质取决于水、电解质及酸碱失衡的类型。高渗性缺水以补5%葡萄糖溶液为主,待基本缺水症状改善后,补适量生理盐水;低渗性缺水以补钠为主,中度以上缺钠给适量高渗盐水,并适当补水;等渗性缺水补给等渗盐溶液。②继续损失量:液体补充按实际丢失成分补给,消化液丢失一般补5%葡萄糖氯化钠溶液或平衡盐溶液,发热、气管切开者补充5%葡萄糖溶液为主,酌情补给10%氯化钾溶液20~30 ml。③生理需要量:按机体每日基础需要量配置,一般给5%葡萄糖氯化钠溶液500~1000 ml,5%~10%葡萄糖溶液1500 ml,酌情加入10%氯化钾溶液20~30 ml。

3)定时:每日及单位时间内的补液量及速度取决于体液丧失的量、速度及脏器功能状态。若各脏器代偿功能良好,应按先快后慢的原则进行分配补液量,即第1个8小时补充总量的1/2,剩余的1/2在后16小时内均匀输入。

(3)补液要求

1)途径:以浅静脉穿刺补充为主,补液量大时常需建立两条以上静脉通道,必要时通过静脉切开或作中心静脉插管来输液。

2)补液原则:掌握先盐后糖、先晶后胶、先快后慢、液种交替、尿畅补钾的原则。①先盐后糖:除高渗性缺水患者应先输入5%葡萄糖溶液外,一般先输入无机盐等渗液,后给葡萄糖溶液。因先补盐有利于稳定细胞外液渗透压和恢复细胞外液容量,而糖进入体内迅速被细胞利用,对维持体液渗透压的作用不大。②先晶后胶:一般先输入一定量的晶体溶液(常首选平衡盐溶液)以迅速扩容,改善血液浓缩状态,促进微循环血液灌注,然后输入适量胶体溶液以维持血浆胶体渗透压,恢复和稳定血容量。但对大失血所致的低血容量性休克,在抢救时应尽早地补给胶体溶液(全血、血浆、右旋糖酐等)。③先快后慢:对明显缺水的患者,早期输液要快速,即相当于补充已丧失量,以迅速改善缺水、缺钠状态;对休克患者常需两路静脉同时输入,必要时加压输液或作静脉切开插管输液。当患者一般情况好转后,应减慢速度,以减轻心肺负担。④液种交替:为避免在较长时间内单纯输注一种液体而造成体液平衡失调,对盐类、糖类、酸类、碱类、胶体类各种液体要交替输入。但是,低渗性缺水及高渗性缺水患者初期宜分别持续补充含盐溶液及葡萄糖溶液。⑤尿畅补钾:缺水、缺钠也常伴缺钾;缺水和酸中毒纠正后钾随尿排出增多,也可使血清钾下降,故应及时补钾。注意尿量必须在40 ml/h以上才可补钾,以免发生高血钾症。

3. 病情观察

(1)准确记录24小时液体出入量,及时送检血、尿标本,对比治疗前后的变化。

(2)观察治疗反应:补液过程中,必须严密观察治疗效果,注意不良反应。主要观察指标有：①精神状态，如乏力、萎靡、烦躁、嗜睡等症状的改善情况；②缺水征象，如口渴、皮肤弹性下降、眼窝内陷等表现的恢复程度；③生命体征，如血压、脉搏、呼吸、体温的改善情况；④辅助检查，如尿量和尿比重等常规检查、血液常规检查、血清电解质测定、肝肾功能检查、心电图、中心静脉压（CVP）监测等是否接近或恢复正常；⑤心肺功能，快速或大量输液时，要特别注意心肺功能监测，如患者心率增快、颈静脉怒张、呼吸短促、咳血性泡沫痰、两肺有湿啰音等，提示有心力衰竭与肺水肿的可能，应立即减慢或停止输液。输液开始或中途突然出现寒战、高热、恶心等，可能系输液反应，应减慢输液速度或停止输液，并遵医嘱给予处理，必要时可送检现用液体及输液器具。

4．心理护理 由于病情重，加之输液以及应用尿管、胃肠减压管、引流管等，使患者活动和生活不便，容易产生紧张、烦躁情绪，护士应表示理解，并给予鼓励、支持，让患者说出内心的忧虑；各种操作力求准确、迅速，最大限度地减轻患者不适，增强患者对护士的信赖和治愈的信心。

5．健康教育

（1）对高温环境作业者、进行高强度体液活动者，告知出汗较多时，要及时饮用含盐饮料。对矿井下、野外、航海工作者，告知其应主动接受水源断绝环境下的生存知识教育。

（2）凡能经口服途径补液者，尽量不使用静脉输液；病情无须静脉输液时，更不要随意使用静脉输液。

考点：体液疗法措施及补液原则。

（二）水中毒患者的护理

水中毒又称稀释性低血钠，系指机体的摄入水总量超过了排出水量，以致水分在体内储留，引起血浆渗透压下降和循环血量增多。水中毒较少发生。

【护理评估】

1．健康史

（1）一般状态：①年龄——老年人常伴有多种慢性病和各类药物服用史，而且老年人器官功能逐渐衰退，对疾病的代偿能力相对较弱，易诱发体液失衡；②体重——评估体重变化，若在短时间内迅速增加，多提示有水分在体内潴留；③生活习惯——包括近期饮食、液体摄入及运动等情况，以评估水钠潴留的原因；④既往史——是否存在导致水和钠代谢紊乱的相关因素，如腹水、挤压伤；是否存在心力衰竭、肾、肝或内分泌疾病或近期接受过快速补液治疗。

（2）发病原因：①各种原因所致的抗利尿激素分泌过多；②肾功能不全，排尿能力下降；③机体摄入水分过多或静脉输液过多。

2．身体状况 根据起病的急缓程度，分为急性水中毒和慢性水中毒两类。

（1）急性水中毒，因脑细胞肿胀和脑组织水肿可致颅内压增高，引起一系列神经、精神症状，如头痛、嗜睡、躁动、精神紊乱、定向能力失常、谵妄，甚至昏迷。若发生脑疝则出现相应的神经定位体征。

（2）慢性水中毒的症状往往被原发疾病的症状所掩盖。可有软弱无力、恶心、呕吐、嗜睡、体重明显增加、皮肤苍白而湿润等症状，一般无凹陷性水肿。

3．心理 - 社会状况 体内水的增加，特别是由于肺水肿造成的呼吸困难可使患者出现精神紧张，产生焦虑。眼睑水肿，体重增加可使人感觉自我形象受损。另外，患者及家属可因缺乏对疾病的认知，不能有效配合水摄入的控制。

4．辅助检查　红细胞计数、血红蛋白量、血细胞比容和血浆蛋白量及血浆渗透压均降低，红细胞平均容积增加和红细胞平均血红蛋白浓度降低；尿比重低；血清钠低于110 mmol/L。

5．治疗与效果　应立即停止水分摄入。程度较轻者在机体排出多余的水分后，水中毒即可解除。程度严重者，还需用利尿剂以促进水分的排出。一般可用渗透性利尿剂，如20%甘露醇或25%山梨醇200 ml，快速静脉滴注（20分钟内滴完），可减轻脑细胞水肿和增加水分排出。也可静脉注射袢利尿剂，如呋塞米（速尿）和依他尼酸。

【主要护理诊断/问题】

1．体液过多　与水分摄入过多、排出不足或脏器功能不全有关。
2．有受伤的危险　与意识障碍有关。
3．活动无耐力　与循环负荷过重导致疲倦有关。
4．潜在并发症　肺水肿、颅内压增高、脑疝。

【护理措施】

1．纠正体液量过多
（1）去除病因和诱因：①一经诊断，应立即停止水分摄入和可能继续增加体液量的各种治疗，如应用大量低渗液或清水洗胃、灌肠等；②对容易引起抗利尿激素分泌过多的高危患者，如疼痛、失血、休克、创伤及大手术等患者的输液治疗，应注意避免过量和过速；③急性肾功能不全和慢性心功能不全者，更应严格限制入水量。
（2）相应治疗的护理：①严格控制水分的摄入量，每日限制水分在700～1000 ml以下；②对严重水中毒者，除严禁水摄入外，还应静脉输注5%氯化钠溶液等，以迅速改善体液的低渗状态和减轻脑细胞肿胀，并酌情使用渗透性利尿剂（如20%甘露醇），以促进水分的排出；同时注意观察病情的动态变化和尿量。
2．减少受伤的危险　参见缺水与缺钠患者的护理。
3．观察病情　严密观察病情变化，及时评估脑水肿和肺水肿的程度。
4．健康教育　高温环境作业者和进行高温度体育活动者出汗较多时，应及时补充水分且饮用含盐饮料。

二、钾代谢失调患者的护理

钾是细胞内液的主要阳离子，体内钾总含量的98%存在于细胞内，任何可降低细胞完整性的状况都可影响钾的平衡。细胞外液的含钾量仅是总量的2%，人体正常血清钾的浓度是3.5～5.5 mmol/L。钾的主要生理功能是：参与、维持细胞的正常代谢，维持细胞内液的渗透压和酸碱平衡，维持神经肌肉组织的兴奋性，以及维持心肌正常功能等。钾的代谢异常有低钾血症（hypokalemia）和高钾血症（hyperkalemia），以前者为常见。

（一）低钾血症患者的护理

血钾浓度低于3.5 mmol/L表示有低钾血症，影响细胞的代谢及细胞膜的极化作用，进而影响神经肌肉系统、心脏血管系统、消化系统及肾的功能。

【护理评估】

1．健康史

（1）一般状态：了解常用饮食种类，有无偏食、厌食情况；询问有无禁食、呕吐、腹泻、胃肠减压、使用利尿剂、碱中毒等引起低钾血症的诱因和疾病。

（2）发病原因

1）钾摄入不足：①长期进食不足，如禁食、厌食、偏食；②补液患者长期接受不含钾盐的液体，或静脉营养液中钾盐补充不足。

2）钾排出过多：①应用呋塞米、依他尼酸等利尿剂，肾小管性酸中毒，急性肾衰竭的多尿期，以及盐皮质激素（醛固酮）过多等，使钾从肾排出过多；②呕吐、腹泻、持续胃肠减压、肠瘘等，使钾从肾外途径丧失。

3）体内钾分布异常：钾向组织内转移，见于大量输注葡萄糖和胰岛素、代谢性碱中毒等。

2．身体状况

（1）肌无力：为最早的表现，一般先表现为四肢肌软弱无力，以后延及躯干和呼吸肌。一旦呼吸肌受累，可致呼吸困难或窒息。还可有软瘫、腱反射减退或消失。

（2）消化系统症状：患者有厌食、恶心、呕吐和腹胀、肠鸣音减弱或消失等肠麻痹表现。

（3）心脏功能异常：第一心音低钝，心律失常，血压下降。

（4）中枢神经症状：表情淡漠、反应迟钝、定向力丧失，重者昏迷。

（5）代谢性碱中毒：血清钾过低时，一方面 K^+ 从细胞内移出，与 Na^+ 和 H^+ 的交换增加（每移出 3 个 K^+，即有 2 个 Na^+ 和 1 个 H^+ 移入细胞内），使细胞外液的 H^+ 浓度降低；另一方面，肾远曲小管 Na^+、K^+ 交换减少，Na^+、H^+ 交换增加，使排 H^+ 增多，故尿液呈酸性（反常性酸性尿）。这两方面的作用即可使患者发生低钾性碱中毒，可出现头晕、躁动、昏迷、面部和四肢抽动、手足搐搦、口周及手足麻木等碱中毒症状。

3．心理 - 社会状况　患者常因软弱无力甚至软瘫而焦虑和恐惧。

4．辅助检查

（1）实验室检查：血清钾浓度低于 3.5 mmol/L，pH 升高。

（2）心电图检查：典型的心电图改变为早期出现 T 波降低、变平或倒置，随后出现 ST 段降低、QT 间期延长和 U 波。并非每个患者都出现心电图改变，故心电图检查仅作为辅助性诊断手段。

5．治疗与效果

（1）治疗造成低钾的病因，减少或终止钾的丢失。

（2）分次补钾，边治疗边观察，临床常用 10% 氯化钾经静脉补给。由于补钾量是分次给予，因此要完全纠正体内的缺钾常需连续 3～5 天的治疗。

【主要护理诊断/问题】

1．有受伤的危险　与软弱无力和意识障碍有关。

2．活动无耐力　与四肢无力有关。

3．潜在并发症　心律失常、心脏停搏。

【护理措施】

1．一般护理　加强陪护，避免意外损伤；病情允许时，多进食肉类、牛奶、香蕉、橘子汁、番茄汁等含钾丰富的食物。

2．治疗护理

（1）积极控制病因：如止吐、止泻，以停止钾的继续丢失。

（2）及时补钾：以口服钾盐最安全，常选用10%氯化钾、枸橼酸钾等，指导患者将药物稀释后服用，以减轻对消化道的刺激。不能口服者可经静脉补钾，常用药物为10%氯化钾溶液。为预防高钾血症，静脉补钾必须遵循以下原则：

1）尿畅补钾：静脉补钾前先了解肾功能，因肾功能不良可影响钾离子排出。每小时尿量大于40 ml 或每日尿量大于 500 ml 方可补钾。

2）浓度不高：静脉滴注液体中含钾量不宜超过40 mmol/L，即含钾盐浓度不超过0.3%，禁止静脉直接推注氯化钾，以免血钾突然升高致心搏骤停。

3）速度勿快：溶液应缓慢滴注，输入钾量应控制在20 mmol/h 以下，即成人静脉滴注速度不超过60滴/分。因为细胞外液的钾总量仅60 mmol，如果含钾溶液输入过快，血钾浓度短期内明显增高，将有致命的危险。

4）总量限制：定时监测血钾浓度，及时调整每日补钾总量。补钾量可参考血钾浓度降低程度，一般每天补钾 40～80 mmol，以每克氯化钾相等于 13.4 mmol 钾计算，每天补氯化钾约 3～6 g。对于一般禁食而没有额外丢失者，每日补钾 2～3 g；严重缺钾的患者每日补钾总量不宜超过 6～8 g。

此外，低钾血症常伴有细胞外液的碱中毒，在补氯化钾后，一起输入的 Cl^- 则有助于减轻碱中毒。同时，氯缺乏会影响肾的保钾能力，所以输入氯化钾，不仅补充了 K^+，还可增强肾的保钾作用，有利于低钾血症的治疗。

3．减少受伤的危险　参见缺水与缺钠患者的护理。

4．病情观察　静脉补钾时，若患者输液部位有疼痛感，常提示液体中钾的浓度过高，应减慢输液速度或降低其浓度。严密观察呼吸、脉搏、血压、尿量，特别注意有无呼吸困难、心室颤动的发生。

5．心理护理　护士应理解患者焦虑和恐惧的情绪，给予鼓励、支持，让患者说出内心的感受，增强对疾病治愈的信心。

6．健康教育　长时间禁食或控制饮食、胃肠减压或近期有呕吐、腹泻者，应及时补钾，以防发生低钾血症。

考点：①低钾血症的病因及身体状况；②静脉补钾必须遵循的原则。

（二）高钾血症患者的护理

血钾浓度高于 5.5 mmol/L 表示有高钾血症。

【护理评估】

1．健康史

（1）一般状态：了解治疗和用药史，如输库存血、输入含钾溶液、应用保钾利尿剂等；有无外伤史，如烧伤、挤压伤等；了解有无肾功能不全、胰岛素分泌不足、盐皮质激素分泌不足等伴发疾病。

（2）发病原因

1）钾摄入过多：如口服或静脉输入过多氯化钾、使用含钾药物或大量输入保存期较久

的库血等;

2)钾排出减少:如急性及慢性肾衰竭、应用保钾利尿剂如螺内酯(安体舒通)、氨苯蝶啶等,以及盐皮质激素分泌不足等;

3)细胞内钾分布异常:细胞内钾移出至细胞外,见于溶血、严重组织损伤(如挤压综合征、大面积烧伤等)、代谢性酸中毒等。

2．身体状况

(1)高钾血症的临床表现无特异性。可因神经、肌肉应激性改变,患者很快由兴奋转为抑制状态,表现为神志模糊、感觉异常、乏力、肢体软弱无力、腹胀和腹泻等。

(2)严重高钾血症者有微循环障碍的临床表现,如皮肤苍白、发冷、青紫、低血压等。常有心动过缓或心律不齐。最危险的是高血钾可致心搏骤停,多发生于舒张期。血钾浓度超过 7 mmol/L 者,都会有心电图的异常变化。

3．心理 - 社会状况

由于肌无力、感觉异常和心律不齐可使患者产生焦虑。另外,患者可能缺乏控制钾入量方面的知识。

4．辅助检查 血清钾 > 5.5 mmol/L。典型的心电图改变为早期 T 波高而尖,Q-T 间期延长,P 波波幅下降,随后出现 QRS 波变宽,P-R 间期延长;心电图有辅助诊断价值。

5．治疗与效果

(1)病因治疗及禁钾:高钾血症有导致患者心搏骤停的危险,因此一经诊断,应寻找和去除引起高血钾的原因,积极治疗原发疾病。立即停用一切含钾的药物或溶液,避免进食含钾量高的食物。

(2)降低血钾浓度

1)促使 K^+ 转入细胞内:①输注高渗性碱性溶液。先静脉注射5% 碳酸氢钠溶液 60 ~ 100 ml,再继续静脉滴注碳酸氢钠溶液 100 ~ 200 ml。高渗性碱性溶液输入后可使血容量增加,不仅可使血清 K^+ 得到稀释,降低血钾浓度,又能使 K^+ 移入细胞内或随尿液排出。同时,还有助于酸中毒的治疗。注入的 Na^+ 可使肾远曲小管的 Na^+、K^+ 交换增加,使 K^+ 从尿中排出。②输注葡萄糖溶液及胰岛素。用 25% 葡萄糖溶液 100 ~ 200 ml,以每 5 g 糖加入胰岛素 1U 静脉滴注。可使 K^+ 转入细胞内,从而暂时降低血钾浓度。必要时,可以每 3 ~ 4 小时重复用药。③对于肾功能不全,不能输液过多者,可用 10 % 葡萄糖酸钙 100 ml,11.2% 乳酸钠溶液 50 ml,25% 葡萄糖溶液 400 ml,加入胰岛素 20 U,作 24 小时缓慢静脉滴入。

2)促使钾排泄:①可给呋塞米 40 mg 静脉注射。②口服阳离子交换树脂,每次 15 g,每日 4 次,可从消化道带走 K^+。为防止便秘、粪块堵塞,可同时口服山梨醇或甘露醇以导泻。③透析疗法,有腹膜透析和血液透析两种。用于上述治疗仍无法降低血钾浓度时。

(3)对抗心律失常:因钙与钾有对抗作用,静脉注射 10% 葡萄糖酸钙溶液 20 ml 能缓解 K^+ 对心肌的毒性作用,以对抗心律失常。必要时可重复使用。

【主要护理诊断 / 问题】

1．活动无耐力 与骨骼肌无力有关。

2．腹泻 与平滑肌活动过度及肠蠕动增加有关。

3．潜在并发症 心律失常、心搏骤停。

【护理措施】

1．恢复血清钾水平

（1）指导患者停用含钾药物，避免进食含钾量高的食物。

（2）遵医嘱用药以对抗心律失常及降低血钾水平。

（3）透析患者做好透析护理，参见内科护理学相关章节。

2．并发症的预防和急救

（1）加强生命体征的观察，严密监测患者的血钾、心率、心律、心电图；

（2）一旦发生心律失常应立即通知医师，积极协助治疗；若出现心搏骤停，立即实施心肺复苏。

3．健康教育　告知肾功减退及长期使用保钾利尿剂的患者，应限制含钾食物和药物的摄入，并定期复诊，监测血钾浓度，以防发生高钾血症。

三、钙与镁代谢失调患者的护理

（一）钙代谢失调患者的护理

人体内钙大部分（99%）以磷酸钙和碳酸钙的形式储存于骨骼中，细胞外液中钙含量很少，仅是总钙量的0.1%。血钙浓度为2.25～2.75 mmol/L，其中50%的钙以离子形式存在。钙有维持神经肌肉稳定性的作用。成人每日最低需要量为0.8 g，婴幼儿每日需要量为0.17～1.4 g，孕妇及哺乳妇女每日需要量为1.3～1.5 g。常见的钙代谢失调可分为低钙血症和高钙血症，以低钙血症多见。外科患者一般较少发生钙代谢紊乱。

【护理评估】

1．健康史

（1）一般状态

1）低钙血症：应了解有无原发性或继发性甲状旁腺功能减退；有无颈部手术史、大量输血、化疗、急性胰腺炎、胃肠道病变等；是否伴有维生素D缺乏、是否合并其他内分泌异常等。

2）高钙血症：应了解有无提示原发性甲状旁腺功能亢进症的病史，如肾结石导致的反复发作肾绞痛、血尿、全身骨痛和病理性骨折等，有无高钙血症的家族史，有无肾功能障碍；反复发作的胰腺炎有无胰胆管钙化，恶性肿瘤患者要注意有无高钙血症的存在。

（2）发病原因

1）低钙血症常见原因有急性重症胰腺炎、坏死性筋膜炎、肾衰竭、消化道瘘、甲状旁腺功能受损、降钙素分泌亢进、高磷酸血症、维生素D缺乏等。

2）高钙血症主要见于甲状旁腺功能亢进症，如甲状旁腺增生或腺瘤形成者；其次是骨转移性癌；其他原因有肾上腺皮质功能不全、肢端肥大症、嗜铬细胞瘤、急性肾功能衰竭、使用噻嗪类利尿药、多发性骨髓瘤、服用过量维生素D等。

2．身体状况

（1）低钙血症：临床表现与血清钙浓度降低后神经肌肉兴奋性增强有关。患者表现为易激动，有口周和指（趾）尖麻木及针刺感、手足抽搐、腱反射亢进以及Chvostek征（面神经叩击征）和Trousseau征（束臂加压征）阳性。

> **知识链接** **Chvostek 征和 Trousseau 征**
>
> Chvostek 征是轻扣外耳道前面神经引起面肌非随意收缩,正常健康人有 10% 存在,低钙血症、隐匿型营养性维生素 D 缺乏性手足搐搦症的患者常为阳性。
>
> Trousseau 征也称陶瑟征,可用止血带或血压计缚于前臂,充气至收缩压 20mm Hg 以上持续 3 分钟,也可用手用力压迫上臂静脉,使手血供减少促发腕痉挛。阳性可能是碱中毒、低镁血症、低钾血症或者高钾血症。

（2）高钙血症：主要表现为便秘和多尿。早期症状无特异性,患者可持续疲倦、乏力、食欲减退、恶心、呕吐、体重下降等；血钙浓度进一步增高时可出现严重头痛、背部和四肢疼痛、口渴、多尿等,甚至出现室性期前收缩和自发性室性节律。在甲状旁腺功能亢进症的病程后期,可致全身性骨质脱钙,发生多发性病理性骨折。

3．辅助检查

（1）低钙血症：血钙浓度低于 2 mmol/L 有诊断价值；部分患者可伴血清甲状旁腺素低于正常。

（2）高钙血症：血钙浓度高于 2.75 mmol/L；血清甲状旁腺素明显升高；部分患者可伴尿钙增加。

4．治疗与效果

（1）低钙血症

1）处理原发病,补充钙剂。可给予 10% 葡萄糖酸钙 10～20 ml 或 5% 氯化钙 10 ml 静脉注射,必要时 8～12 小时后重复注射；需要长期治疗者可口服钙剂和维生素 D,以逐步减少静脉补钙量。

2）纠正同时存在的碱中毒有利于提高血清离子钙浓度。

（2）高钙血症

1）处理原发病,促进钙排泄。通过给予低钙饮食、补液、应用乙二胺四乙酸（EDTA）、类固醇和硫酸钠等措施降低血清钙浓度。

2）对甲状旁腺功能亢进者,切除腺瘤或增生的腺组织即可治愈。

【主要护理诊断／问题】

1．低钙血症的主要护理诊断

（1）有受伤的危险　与低钙血症所致的手足抽搐及骨质疏松有关。

（2）知识缺乏　与补钙有关的知识。

2．高钙血症的主要护理诊断

（1）便秘　与高钙血症有关。

（2）营养失调,低于机体需要量　与恶心、呕吐、食欲缺乏有关。

（3）体液不足　与尿量增加有关。

【护理措施】

钙代谢失调护理的主要目标是预防因神经肌肉的应激性改变而导致的意外伤害,促进舒适,提高患者有关钙和维生素 D 的正确摄取方面的知识。

1. 纠正低钙血症时应注意:

(1) 低钙血症经补钙和维生素 D 效果不好,应考虑是否合并低镁血症。

(2) 静脉输注钙剂速度要慢,以免引起血压过低或心律不齐;避免局部渗漏,以防造成组织坏死。

(3) 慢性低血钙症常需要终身补充钙剂,为了达到最佳补钙效果,应该注意小剂量,餐中服用,同时补维生素 D;酌情口服小剂量氢氯噻嗪,减少尿钙排泄。

(4) 使用洋地黄的患者应慎用静脉补钙,否则容易导致洋地黄中毒。

2. 护理高钙血症患者应注意:

(1) 监测血清钙的动态变化,指导患者采取低钙饮食、多饮水,以降低血清钙水平。

(2) 鼓励患者多食粗纤维饮食,以利排便;便秘严重者,给予导泻或灌肠。

(3) 鼓励患者下床活动,以防骨质脱钙。

3. 健康教育

对低钙血症和高钙血症患者忽略或盲目补充钙和维生素 D 都会对健康造成不利影响。健康教育的重点是正确补充钙剂和维生素 D 的重要性及方法。

(二) 镁代谢失调患者的护理

约半数的镁离子(Mg^{2+})存在于骨骼内,其余几乎都在细胞内,细胞外液中仅有 1%。正常血镁浓度为 0.7 ~ 1.1 mmol/L,成人每日约需要 200 ~ 300 mg。镁对神经活动的控制、神经肌肉兴奋性的传递、肌肉收缩的维持及心脏激动性等方面均具有重要作用。镁代谢异常主要指细胞外液中镁浓度发生变化,包括低镁血症和高镁血症。

【护理评估】

1. 健康史

(1) 一般状态

1) 低镁血症:应了解有无长期禁食、慢性腹泻等病史;有无使用利尿剂和长期输液未补镁的用药史。

2) 高镁血症:应了解有无肾功能不全病史。

(2) 发病原因

1) 低镁血症:长期禁食,摄入不足、吸收障碍、慢性腹泻、长时期的胃肠道消化液丧失(如肠瘘)、使用利尿剂或长期营养疗法未能补充镁制剂。

2) 高镁血症:主要发生在肾功能不全时,偶可见于应用硫酸镁治疗子痫的过程中。烧伤早期、广泛性外伤或外科应激反应、严重细胞外液量不足和严重酸中毒等也可引起血清镁增高。

2. 身体状况

(1) 低镁血症:与低钙血症表现相似,主要表现为神经系统及肌肉功能亢进。患者精神紧张、易激动、烦躁不安、肌震颤、手足抽搐及 Chvostek 征阳性,可伴高血压、心动过速、记忆力减退、精神错乱和定向障碍等。血清镁浓度与机体镁缺乏不一定平行,即镁缺乏时血清镁浓度不一定降低,因此凡有诱因且症状者,就应疑有镁缺乏。

(2)高镁血症：主要表现为中枢和周围神经传导障碍。患者有乏力、疲倦、肌肉软弱无力、腱反射消失和血压下降等表现。严重者可发生呼吸抑制、嗜睡和昏迷，甚至心搏骤停。

3．辅助检查

(1)低镁血症：实验室检查血清镁低于 0.75 mmol/L。心电图示 QT 间期延长。镁负荷试验具有诊断价值。正常人在静脉输注氯化镁或硫酸镁 0.25 mmol/kg 后，注入量的 90% 很快从尿中排出；而镁缺乏者则尿镁很少，注入量的 40%～80% 被保留在体内。

(2)高镁血症：实验室检查血清镁高于 1.25 mmol/L，常伴血清钾升高。心电图改变与高钾血症相似，可显示 PR 间期延长，QRS 波增宽和 T 波增高。

4．治疗与效果

(1)低镁血症：症状较轻者口服镁剂。静脉补充镁剂时，应避免过量和过速，以防急性镁中毒和心搏骤停。可按 0.25 mmol/(kg·d) 的剂量静脉补充镁盐，重症者可按 1 mmol/(kg·d) 补充镁盐，常用氯化镁或硫酸镁。完全纠正镁缺乏需较长时间，因此在解除症状后仍应每天补硫酸镁 5～10 ml，持续 1～3 周。

(2)高镁血症：立即停用镁剂。静脉缓慢推注 10% 葡萄糖酸钙（或氯化钙）溶液 10～20 ml，以对抗镁对心脏和肌肉的抑制作用。同时积极纠正酸中毒和缺水。若疗效不佳，可行透析治疗。

【主要护理诊断/问题】

舒适受损　与低镁血症或高镁血症有关。

【护理措施】

1．加强监测　了解血清镁的动态变化趋势，一旦发现血清镁异常，及时通知医师。

2．低镁血症

(1)遵医嘱静脉滴注或肌内注射镁剂。肌内注射时应作深部注射，并经常更换注射部位，以防局部形成硬结而影响疗效。补镁过程中密切观察有无呼吸抑制、血压下降、腱反射减弱等镁中毒征象。

(2)由于完全纠正镁缺乏需较长时间，加之低镁血症所致的神经系统和肌肉功能亢进，患者易出现精神紧张、激动，故应鼓励和安慰患者，帮助其调节情绪、正确对待疾病。

3．高镁血症

(1)遵医嘱静脉缓慢注射钙剂，以对抗镁对心脏和肌肉的抑制作用；必要时行透析疗法，其护理参见内科护理学相关章节。

(2)告知肾功能减退的患者定期监测血镁浓度，以防发生高镁血症。

四、酸碱平衡失调患者的护理

pH、HCO_3^- 及 $PaCO_2$ 是反映机体酸碱平衡的三大基本因素。其中，HCO_3^- 反映代谢性因素，HCO_3^- 的原发性减少或增加，可引起代谢性酸中毒或代谢性碱中毒。$PaCO_2$ 反映呼吸性因素，$PaCO_2$ 的原发性增加或减少，则引起呼吸性酸中毒或呼吸性碱中毒。

（一）代谢性酸中毒患者的护理

代谢性酸中毒主要是体内酸性物质积聚或产生过多或体内 HCO_3^- 丢失过多所致，是临床最常见的酸碱平衡失调。

【护理评估】

1. 健康史

（1）一般状态：主要评估①有无严重腹泻、肠瘘或输尿管乙状结肠吻合术等病史；②有无休克、心脏病、贫血等造成无氧代谢产生大量乳酸；③有无糖尿病、长期禁食、高热等引起蛋白质、脂肪高代谢造成酮体积聚；④有无过量服用酸性药物情况，如水杨酸钠、氯化铵等；⑤有无肾功能不全导致排酸能力障碍。

（2）发病原因：引起体内 HCO_3^- 减少的常见原因有以下几方面。

1）碱性物质丢失过多：见于腹泻、肠瘘、胆瘘和胰瘘等，致大量碱性消化液丢失，造成 HCO_3^- 排出过多。

2）酸性物质生成过多：①任何原因引起的缺氧和组织灌注不足使组织缺血缺氧，细胞内无氧代谢可使丙酮酸及乳酸大量产生，引起乳酸性酸中毒，如严重损伤、腹膜炎、高热、失血性及感染性休克、抽搐、心搏骤停等。②糖尿病或长期不能进食，体内脂肪分解过多产生大量酮体，引起酮症酸中毒。③因治疗需要，应用氯化钠或盐酸精氨酸过多，以致血中 Cl^- 增多，也可引起酸中毒。

3）肾功能不全：由于肾小管功能障碍或应用肾毒性药物（如碳酸酐酶抑制剂）等，使内生性 H^+ 不能排出体外或 HCO_3^- 重吸收减少，均可致酸中毒。

（3）病理生理：直接或间接原因使体内 HCO_3^- 减少，血浆中 H_2CO_3 相对过多，机体通过肺和肾进行代偿性调节。一方面，体内 H^+ 浓度增高，刺激呼吸中枢发生代偿反应，表现为呼吸加深加快，加速 CO_2 的呼出，使动脉血 $PaCO_2$ 降低，HCO_3^-/H_2CO_3 的比值重新接近 20∶1，而保持血 pH 在正常范围，此即为代偿性代谢性酸中毒。另一方面，肾小管上皮细胞中的碳酸酐酶和谷氨酰胺酶活性增高，促进 H^+ 和 NH_3 的生成。H^+ 和 NH_3 形成 NH_4^+ 后排出，使 H^+ 的排出增加。此外，代偿性的 $NaHCO_3$ 重吸收也增加。但这些代偿是有限的。

2. 身体状况

（1）轻症时常被原发病所掩盖而无症状。

（2）重症时患者可出现①最突出的表现是呼吸深而快，是机体为加速排出 CO_2，以降低 H_2CO_3 浓度，肺代偿调节加强所致。有时呼出气体带有酮味，乃因发热、进食不足、糖尿病等使体内酮体生成过多。② H^+ 增高可抑制脑细胞代谢活动，患者可出现疲乏、眩晕、嗜睡等表现，严重者可出现神志不清或昏迷。③ H^+ 增高可刺激毛细血管扩张，患者面部潮红、口唇樱红色、心率加快、血压偏低，但休克患者因缺氧而发绀。④患者常有对称性肌张力减弱，腱反射减弱或消失，并伴有缺水的症状。⑤因酸中毒时 H^+ 增高，且常伴血 K^+ 增高，可降低心肌收缩力和周围血管对儿茶酚胺的敏感性，故患者易发生心律不齐、急性肾功能不全和休克，一旦发生很难纠正。

3. 心理-社会状况　由于疾病影响心肺功能，呼吸频率增加，可使患者产生焦虑和恐惧的情绪。另外，乏力和眩晕可加重患者的不适感觉。

4. 辅助检查

（1）动脉血气分析：①失代偿期血 pH < 7.35，血浆 HCO_3^- 浓度降低（正常值 22～27 mmol/L），$PaCO_2$ 正常（正常值 35～45 mmHg）。②代偿期血 pH 可在正常范围，但 HCO_3^-、剩余碱（BE，正常值 -3～3 mmol/L）和 $PaCO_2$ 均有一定程度的降低。

（2）血清电解质：可伴有血钾增高。

5. 治疗与效果　治疗原则是积极处理原发病、消除诱因，边治疗边观察，逐步纠正代谢性酸中毒。轻度代谢性酸中毒患者（血浆HCO_3^-为16～18 mmol/L）经消除病因和补液纠正缺水后，即可自行纠正，不必应用碱性药物。对血浆HCO_3^-低于15 mmol/L的重症代谢性酸中毒患者，应在补液的同时用碱剂治疗。常用的碱性药物是5%碳酸氢钠溶液。临床上根据酸中毒严重程度，首次可补给5%碳酸氢钠溶液100～250 ml，用后2～4小时复查动脉血气分析及血清电解质，根据测定结果再决定后续治疗方案。由于代谢性酸中毒时，血中离子化的钙增多，故即使患者有低钙血症，也可以不出现手足抽搐；但在酸中毒被纠正之后，离子化的钙减少，便会发生手足抽搐，应及时静脉注射葡萄糖酸钙以控制症状。过快纠正酸中毒还能引起大量K^+转移至细胞内，引起低钾血症，故应主要观察并补钾。

【主要护理诊断/问题】
1. 有受伤的危险　与代谢性酸中毒所致意识障碍有关。
2. 活动无耐力　与代谢性酸中毒所致肌张力减弱有关。
3. 潜在并发症：高钾血症、代谢性碱中毒。

【护理措施】
1. 观察病情　注意水、电解质、酸碱平衡的动态变化，注意心血管功能及脑功能的改变，及时遵医嘱作血气分析。
2. 消除或控制导致代谢性酸中毒危险的因素　如纠正高热、腹泻、缺水、休克，积极改善肾功能；保证足够热量供应，减少脂肪分解而生成过多酮体。
3. 及时补液　代谢性酸中毒常有脱水表现。轻度代谢性酸中毒，经补液纠正缺水后，酸中毒多可好转。
4. 使用碱性溶液　对病情较重者，应遵医嘱及时补给适量碱性溶液。静脉滴注5%碳酸氢钠时注意以下几点：
（1）5%碳酸氢钠不必稀释，可直接静脉滴注，但滴速应缓慢；
（2）碱性溶液宜单独滴入，其中不加入其他药物；
（3）补给5%碳酸氢钠时，应从患者补液总量中扣除等量等渗盐水，以免补钠过多；
（4）酸中毒时血离子化钙（Ca^{2+}）增多，血K^+亦增多，故常掩盖低钙血症或低钾血症，在补充碳酸氢钠后应注意观察缺钙或缺钾症状发生，并及时予以纠正。

考点：代谢性酸中毒的常见病因、身体状况及护理措施。

（二）代谢性碱中毒患者的护理
代谢性碱中毒主要是体内H^+丢失或HCO_3^-增多所致。

【护理评估】
1. 健康史
（1）一般状态：有无长期胃肠减压、呕吐等病史，询问是否长期服用碱性药物、利尿剂等。
（2）发病原因：引起体内HCO_3^-增多的常见原因有以下几方面。
1）胃液丧失过多：是外科患者发生代谢性碱中毒的最常见原因，如严重呕吐、长期胃肠减压等。
2）碱性物质摄入过多：如长期用碱性药物或大量输注库存血。库存血含抗凝剂入血后

可转化为 HCO_3^-。

3）低钾血症：钾缺乏时，细胞内的 K^+ 向细胞外转移，每 3 个 K^+ 从细胞内释出，就有 2 个 Na^+ 和 1 个 H^+ 进入细胞内，引起细胞内的酸中毒和细胞外的碱中毒。同时，在血容量不足的情况下，机体为了保存 Na^+，经远曲小管排出的 H^+ 及 K^+ 增多，HCO_3^- 重吸收也增加，加重了细胞外液的碱中毒及低钾血症，同时出现反常性酸性尿。

4）利尿药的作用：使用呋塞米、依他尼酸等利尿剂可抑制近曲肾小管对 Na^+ 和 Cl^- 的重吸收，并不影响远曲小管内 Na^+ 和 H^+ 的交换，因此，排出的 Cl^- 比 Na^+ 多，重吸收的 Na^+ 和 HCO_3^- 增多，发生低氯性碱中毒。

2．身体状况　轻者一般无明显表现，有时可有呼吸变浅、变慢或精神方面的异常，如谵妄、精神错乱或嗜睡；可有低钾血症和缺水的表现；重者可因脑或其他器官代谢障碍而发生昏迷。

3．心理-社会状况　患者易激动、烦躁不安，注意预防沟通障碍。

4．辅助检查

（1）动脉血气分析：①失代偿期血液 pH 和 HCO_3^- 明显增高，$PaCO_2$ 正常。②代偿期血液 pH 可基本正常，但 HCO_3^- 和 BE（碱剩余）均有一定程度的增高。

（2）血清电解质：可伴有低氯血症和低钾血症。

5．治疗与效果　纠正碱中毒不宜过于迅速，一般也不要求完全纠正。关键是积极治疗原发疾病，解除病因。

（1）对丧失胃液所致的代谢性碱中毒，可输注等渗盐水或葡萄糖盐水，既恢复了细胞外液量，又补充 Cl^-，用于纠正轻症低氯性碱中毒。

（2）代谢性碱中毒者多同时存在低钾血症，应在尿量超过 40 ml/h 后，给予补充氯化钾，可起到纠正细胞内、外离子的异常交换，终止尿中继续排 H^+ 的作用，有利于加速碱中毒的纠正。

（3）严重碱中毒时（血浆 HCO_3^- 为 45～50 mmol/L，pH＞7.65），可应用稀释的盐酸溶液或盐酸精氨酸溶液，以尽快排出过多的 HCO_3^-。每 4～6 小时监测血气分析及血电解质，根据监测结果调整治疗方案。盐酸溶液禁止经周围静脉输入，因一旦溶液渗漏会导致软组织坏死。

【主要护理诊断/问题】

1．有受伤的危险　与代谢性碱中毒致意识障碍有关。
2．低效性呼吸型态　与代谢性碱中毒致呼吸变浅、变慢有关。
3．潜在并发症　低钾血症、低钙血症、低氯血症。

【护理措施】

1．定期监测患者的生命体征、意识状态、动脉血气分析及血清电解质等。
2．盐酸溶液经中心静脉输入，应注意缓慢滴入（25～50 ml/h），以免造成溶血等反应。
3．盐酸精氨酸溶液可致高钾血症，故使用时需密切观察心电图和血清钾变化。
4．遵医嘱正确应用含钙、含钾药物。

（三）呼吸性酸中毒患者的护理

呼吸性酸中毒是指肺泡通气及换气功能减弱，不能充分排出体内生成的 CO_2，致血液中

$PaCO_2$ 增高引起的高碳酸血症。

【护理评估】

1．健康史

（1）一般状态：主要询问有无影响呼吸功能的病史及是否使用呼吸机，其他可参考呼吸性酸中毒的评估内容。

（2）发病原因：凡能引起肺泡通气不足的疾病均可导致呼吸性酸中毒，常见原因有①呼吸中枢抑制　全身麻醉过深、镇静剂过量、颅内压升高、延髓损伤等；②胸部活动受限　严重胸壁损伤、胸腔积液、严重气胸等；③呼吸道阻塞　肺炎、支气管异物、支气管或喉痉挛、慢性阻塞性肺疾病、肺水肿等；④呼吸机使用不当。

2．身体状况　主要表现为心肺功能的变化，患者出现胸闷、气促、呼吸困难、发绀、头痛、躁动不安等。重者可伴有血压下降、谵妄、昏迷等。脑缺氧可致脑水肿、脑疝，甚至呼吸骤停。

3．心理-社会状况　由于疾病影响心肺功能造成呼吸困难和乏力，易引起患者焦虑和不安。

4．辅助检查　动脉血气分析显示血液 pH 明显降低，$PaCO_2$ 增高，血浆 HCO_3^- 可正常。慢性呼吸性酸中毒时，血 pH 下降不明显，$PaCO_2$ 增高，血 HCO_3^- 亦有增高。

5．治疗与效果

机体对呼吸性酸中毒的代偿能力较差，而且常合并缺氧，对机体的危害性极大，因此除需尽快治疗原发病外，还须采取积极措施改善患者的通气功能。作气管插管或气管切开术并使用呼吸机，能有效地改善机体的通气及换气功能，应注意调整呼吸机的潮气量及呼吸频率，保证足够的有效通气量，既可将储留体内的 CO_2 迅速排出，又可纠正缺氧状态。一般将吸入氧浓度调节在 60%～70%。酸中毒重者适当使用氨丁三醇，即可增加 HCO_3^- 浓度，也可降低 $PaCO_2$。

【主要护理诊断/问题】

1．有受伤的危险　与中枢神经系统受抑制有关。

2．低效性呼吸型态　与呼吸中枢抑制、呼吸道梗阻、呼吸机管理不当有关。

【护理措施】

1．加强观察　持续监测呼吸频率、深度、呼吸肌运动情况，评估呼吸困难的程度，以便及时处理；定时监测生命体征、动脉血气分析及血清电解质；使用氨丁三醇治疗时，应加强肾功能的观察。

2．改善患者通气状况　解除呼吸道梗阻、调节呼吸机参数、协助医师行气管插管或气管切开等；给予低流量吸氧。

3．增进舒适　提供舒适环境，调整体位以利于呼吸，协助满足生活自理。

（四）呼吸性碱中毒患者的护理

呼吸性碱中毒是指肺泡通气过度，体内 CO_2 排出过多，导致 $PaCO_2$ 降低而引起的低碳酸血症。

【护理评估】

1．健康史

（1）一般状态：询问患者是否有癔症、精神过度紧张、发热、创伤、感染、中枢神经系统疾病、轻度肺水肿、肺栓塞、低氧血症、肝功能衰竭和呼吸机使用不当。

（2）发病原因：凡是引起过度通气的因素均可导致呼吸性碱中毒。常见原因有癔症、高热、中枢神经系统疾病、疼痛、严重创伤或感染、肝衰竭、呼吸机辅助通气过度等。

2．身体状况　多数患者有呼吸急促的表现。可有眩晕手足和口周麻木及针刺感，肌肉震颤、手足搐搦，常伴心率加快。

3．心理-社会状况　焦虑、恐惧、过度紧张可致呼吸性碱中毒，神经肌肉的应激性增加的症状，又可加重其精神紧张，如控制无效可形成恶性循环。

4．辅助检查　动脉血气分析显示血液 pH 值增高、$PaCO_2$ 和血浆 HCO_3^- 降低。

5．治疗与效果　积极治疗原发疾病的同时对症治疗。可用纸袋罩住口鼻，增加呼吸道无效腔，减少 CO_2 的呼出和丧失；或让患者吸入含 5%CO_2 的氧气，从而增加血液 $PaCO_2$。如系呼吸机使用不当所造成的通气过度，应调整呼吸频率及潮气量。对精神性通气过度者，可用镇静剂。

【主要护理诊断/问题】

1．焦虑　与感觉异常，肌肉震颤有关。

2．低效性呼吸型态　与呼吸过快过深有关。

3．有受伤的可能　与中枢神经系统功能异常及神经肌肉应激性增加有关。

【护理措施】

1．遵医嘱积极控制原发病，以消除导致呼吸性碱中毒的危险因素。

2．定时监测并记录患者的生命体征、出入量、意识状态、动脉血气分析结果等。

3．解释感觉异常的原因、说明配合治疗的意义；指导患者放慢呼吸速度、加大呼吸深度，告诉患者使用纸袋呼吸的意义和方法。

小结

本章学习了体液的平衡与调节和外科常见体液代谢失衡患者的护理。重点阐述了水、钠代谢紊乱中的三种类型缺水与缺钠及水中毒病因、身心状态、处理原则和护理措施，要求能运用相关知识对水、钠失衡患者正确实施液体疗法；能比较低钾血症和高钾血症的病因、身心状态和处理原则，尤其要熟记低钾血症静脉补钾原则，即：速度不能过快，一般速度不能超过 20 mmol/h（60~80 滴/分），浓度不能超过 40 mmol/L（0.3%），严禁静脉推注，每日补钾量一般为 40~80 mmol（3~6 g），尿量超过 40 ml/h 后再静脉补钾。代谢性酸中毒是外科常见的酸碱平衡失调，要在比较 4 种酸碱失衡种类的基础上，理解其发病原因、身心状态和处理原则。

（孙　宁　朱继红）

第三章 外科休克患者的护理

学习目标	1. 说出外科常见的休克类型，比较其病因与特点。 2. 解释休克各期表现与病理变化的联系。 3. 简述休克的治疗原则。 4. 提出休克患者的主要护理诊断。 5. 说明休克的病情观察要点、监测方法及意义。 6. 叙述休克患者的一般护理、扩容护理、应用血管活性药物的护理措施。

案例

男性，成人，因骑自行车跌倒，右肋部撞在路旁石块上，感腹痛，头晕，来医院急诊。入院后护理估计资料：患者精神紧张，面色苍白，P 120 次/分，细弱，BP 90/70 mmHg，口渴，尿少，腹腔穿刺有不凝固血液。临床诊断肝破裂。

思考：

（1）此患者是否存在休克？若存在，属于哪一类休克？处于哪一期？

（2）请写出患者当前的主要护理诊断。

（3）请写出相应的护理措施。

第一节 概 述

休克（shock）是机体受到强烈致病因素侵袭后，导致有效循环血容量锐减、组织血液灌流不足引起的以微循环障碍、细胞代谢紊乱和内脏器官功能受损为特点的临床综合征。休克发病急、进展快、并发症严重，其典型的表现是表情淡漠、面色苍白、四肢湿冷、脉搏细速、血压下降、呼吸急促、尿量减少和酸中毒。

【病因及分类】

根据引起的原因不同，休克可分为低血容量性休克、感染性休克、心源性休克、神经性休克和过敏性休克五类。在外科临床工作中以低血容量性休克和感染性休克最常见。

（一）低血容量休克

包括失血性休克、失液性休克、创伤性休克三类。临床上由于严重外伤、上消化道大出血、肝脾破裂、宫外孕等大出血引起的休克称为失血性休克。由于严重烧伤、急性肠梗阻、高位空肠瘘、急性腹膜炎等大量体液丢失所致的休克称为失液性休克。由于多发性骨折、挤压伤、大手术等严重创伤引起的休克称为创伤性休克。

(二) 感染性休克

由于严重的细菌感染（如脓毒血症、急性梗阻性化脓性胆管炎及急性弥漫性腹膜炎等）引起，多见于严重的革兰氏阴性杆菌感染，也可见于革兰氏阳性菌、真菌、病毒和立克次体的感染。临床上按其血流动力学改变分为低排高阻型（低动力型、心输出量减少、周围血管收缩）和高排低阻型（高动力型、心输出量增加，周围血管扩张）两类型。低排高阻型休克在血液动力学方面的改变，与一般低血容量休克相似，高排低阻型休克的主要特点是血压接近正常或略低，心输出量接近正常或略高，外周总阻力降低，中心静脉压接近正常或增高，动静脉血氧分压差缩小等。

(三) 心源性休克

由于急性心肌梗死、严重心律失常、心脏压塞、肺动脉栓塞等引起，使左心室收缩功能减退或舒张期充盈不足，致心排血量锐减所致。

(四) 神经源性休克

由于剧烈的刺激（如严重精神创伤、剧烈疼痛等），引起强烈的神经反射性血管扩张，有效循环量相对不足所致。

(五) 过敏性休克

常在使用血清制剂、青霉素等药物后发生，由于抗原抗体反应，组胺等物质释放，使外周小动脉和毛细血管骤然扩张引起休克。

【病理生理】

各类休克共同的病理生理基础是有效循环血量锐减和组织灌注不足，以及由此导致的微循环障碍、代谢改变及内脏器官继发性损害等。

(一) 微循环改变

微循环是组织摄氧和排出代谢产物的场所，其变化在休克发生、发展过程中起重要作用。根据休克发展不同阶段的病理生理特点可将微循环障碍分为三期。

1. 微循环收缩期　休克早期，由于有效循环血容量显著减少，引起动脉血压下降，刺激主动脉弓和颈动脉窦压力感受器引起血管舒缩中枢发生加压反射，交感-肾上腺轴兴奋导致大量儿茶酚胺释放以及肾素-血管紧张素分泌增加等环节，可引起心跳加快、心排出量增加以维持循环相对稳定；又通过选择性收缩外周（皮肤、骨骼肌）和内脏（如肝、脾、胃肠）的小血管使循环血量重新分布，保证心、脑等重要器官的有效灌注。由于内脏小动、静脉血管平滑肌及毛细血管前括约肌受儿茶酚胺等激素的影响发生强烈收缩，动静脉间短路和直捷通路开放，使外周血管阻力和回心血量均有所增加，维持血压基本正常；毛细血管前括约肌收缩和后括约肌相对开放，使微循环内出现"少灌多流"，真毛细血管网内血量减少，毛细血管内静水压降低，组织液回收入毛细血管网，可在一定程度上补充了循环血量。故此期称为休克代偿期，属休克早期。若能在此时去除病因，采取积极复苏措施，休克常较容易得到纠正。

2. 微循环扩张期　若休克未及时纠正，病情进一步发展，动静脉短路和直捷通路大量开放，流经毛细血管的血流继续减少，使原有的组织灌注不足会更加严重，组织细胞因严重缺氧处于无氧代谢状态，并出现能量不足、乳酸类代谢产物堆积，血管活性介质如组胺等的释放使毛细血管前括约肌松弛，毛细血管广泛扩张，而后括约肌由于对酸中毒耐受性较强，仍处于收缩状态，出现"多灌少流"，导致大量血液淤滞于毛细血管网内，使毛细血管内静水压升高、通透性增强，血浆外渗至血管外，使血液浓缩、血液黏稠度增加，致使回心血量进一步减少，血压下降，心排出量减少，心、脑等重要器官灌注不足，休克加重进入抑制期，属休克中期。

3．微循衰竭期　在休克后期，随着病情继续发展，休克进入不可逆性阶段。由于微循环内血液浓缩、血液黏稠度增加及酸性环境中血液呈高凝状态等，使红细胞与血小板容易发生凝集并在血管内形成微血栓，甚至发生弥散性血管内凝血（DIC）。随着各种凝血因子的消耗，纤维蛋白溶解系统被激活，可出现严重的出血倾向。此时，组织的血液灌注严重不足，细胞处于严重缺氧状态，加之酸性代谢产物和内毒素的作用，使细胞内的溶酶体膜破裂，释放多种水解酶，引起组织细胞自溶和死亡，导致广泛的组织损害，甚至多器官功能受损。此期称为休克失代偿期，属休克晚期。

（二）代谢的变化

1．在组织灌注不足和细胞缺氧时，体内葡萄糖以无氧代谢提供能量，产生的腺苷三磷酸（ATP）明显少于有氧代谢，休克时儿茶酚胺大量释放，促进胰高血糖素生成，同时抑制胰岛素分泌，可加速肝糖原和肌糖原分解及刺激垂体分泌促肾上腺皮质激素，使血糖升高。休克时血容量不足，使抗利尿激素和醛固酮分泌增加，引起水钠潴留，以维持血容量。

2．休克时体内葡萄糖的无氧代谢，使乳糖和丙酮酸等酸性代谢产物过多，加之肝因血液灌注不足，分解乳酸的能力减弱，引起代谢性酸中毒。休克时蛋白质分解加速，可使血液中尿素氮、肌酐、尿酸含量增加。

3．由于无氧代谢，ATP生成不足，细胞膜除通透性增加外，还出现钠-钾泵的功能失调，细胞外K^+无法进入细胞内，而Na^+大量进入细胞内，体液随之进入细胞内，引起细胞水肿、变性和坏死。细胞膜、线粒体膜、溶酶体膜等细胞器受到破坏时，可释放出大量引起细胞自溶和组织损伤的水解酶，其中最重要的是组织蛋白酶，可使组织蛋白分解而生成多种活性肽，对机体产生不利影响，进一步加重休克。

（三）内脏器官的继发性损害

休克时，内脏器官处于持续缺血、缺氧状态，可发生变性、出血、坏死，导致器官功能障碍甚至衰竭。若两个或两个以上的重要器官或系统同时或序贯发生功能障碍或衰竭，称为多器官功能障碍综合征（MODS）或多器官功能衰竭（MOF），是休克患者死亡的主要原因。

1．肺　低灌注和缺氧可损伤肺毛细血管的内皮细胞和肺泡上皮细胞。内皮细胞损伤可致毛细血管壁通透性增加而引起肺间质水肿；肺泡上皮细胞损伤可使表面活性物质生成减少，肺泡表面张力升高，继发肺泡萎陷而引起肺不张，进而出现氧弥散障碍，通气/血流比例失调，临床表现为进行性呼吸困难和缺氧，称为急性呼吸窘迫综合征（ARDS）。

2．肾　正常生理状况下，肾血流的80%供应肾皮质的肾单位。休克时由于儿茶酚胺、抗利尿激素、醛固酮分泌增加，导致肾血管收缩，肾血流量减少，肾小球滤过率降低，引起水、钠潴留，尿量减少。此时，肾内血流重新分布，主要转向肾髓质，近髓动、静脉短路大量开放，使肾皮质血流锐减，肾小管上皮细胞由于缺血而大量坏死，引起急性肾衰竭（ARF），表现为少尿或无尿。

3. 心　冠状动脉灌流量的 80% 来源于舒张期，由于休克时心率过快、舒张期过短或舒张压降低，使冠状动脉灌流量减少，心肌因缺血缺氧而受损。一旦心肌微循环内血栓形成，可引起局灶性心肌坏死和心功能衰竭。此外，休克时酸中毒及高血钾等均可加重心肌功能的损害，导致急性心力衰竭（AHF）。

4. 脑　休克早期，由于机体血液的重新分布及脑血管对儿茶酚胺的作用不敏感，使脑的血供基本能得以满足。但当休克进展并使动脉血压持续下降时，使脑灌注压和血流量下降而出现脑缺氧，并丧失对脑血流的调节作用。脑缺氧及酸中毒会引起脑细胞肿胀、血管壁通透性升高和血浆外渗，出现继发性脑水肿和颅内压增高，表现为意识障碍，甚至出现脑疝。

5. 肝　肝灌流障碍使肝的解毒及代谢功能减弱，并加重代谢紊乱及酸中毒。由于肝细胞缺血、缺氧，肝血窦及中央静脉内微血栓形成，肝小叶中心区坏死，甚至大块坏死，使肝的解毒和代谢功能不全，临床上可出现黄疸、转氨酶升高等，严重时可出现肝性脑病（HE）和肝衰竭。

6. 胃肠道　休克时胃肠道的变化对病情的发展有重要影响。当有效循环血量不足和血压降低时，胃肠等内脏和皮肤、骨骼肌等外周血管首先收缩，以保证心、脑等重要生命器官的灌注。此时胃肠道黏膜缺血、缺氧可使正常黏膜上皮细胞屏障功能受损，引起急性胃黏膜糜烂或应激性溃疡形成。表现为上消化道出血。此外，肠黏膜缺血，导致肠的屏障功能破坏，使肠道内的细菌或毒素移位进入血液循环，形成肠源性感染和毒血症，这是导致休克继续发展和发生多系统器官功能障碍综合征的重要原因。

以上内脏器官继发损害中，心、肺、肾的功能衰竭是造成休克死亡的三大原因，救治中更应重视。

【临床表现】

按照休克的发病过程，其临床表现可分为两个阶段，即休克代偿期和休克抑制期，也可称休克早期和休克期（表 3-1）。

休克代偿期：在这一阶段内，有效循环血量的减少使机体代偿机制启动。中枢神经系统兴奋性增强，交感 - 肾上腺轴兴奋。表现为精神紧张，但神志清醒、兴奋或烦躁不安、口渴、皮肤苍白、四肢湿冷、呼吸急促、脉率增快；收缩压正常或略高、舒张压升高、脉压减小；尿量正常或减少。此期若能得到及时处理，休克可很快被纠正。若处理不当，则进入休克抑制期。

休克抑制期：休克抑制期患者的意识改变十分明显，神情淡漠、反应迟钝，甚至出现意识模糊和昏迷可有口唇及肢端发绀、四肢冰冷；呼吸浅快、脉搏细速、血压进行性下降、尿少。严重者全身皮肤、黏膜明显发绀，四肢厥冷、脉搏微弱、血压测不出、尿少甚至无尿。若皮肤、黏膜出现瘀斑或鼻腔、牙龈、内脏出血，提示并发弥散性血管内凝血（DIC）。若出现进行性呼吸困难、烦躁、发绀，给予吸氧治疗不能改善呼吸状态，则提示并发呼吸窘迫综合征（ARDS）。此期患者常因继发多器官功能衰竭而死亡。

表 3-1 休克不同时期的临床表现

分期	程度	神志	口渴	皮肤黏膜 色泽	皮肤黏膜 温度	脉搏	血压	体表血管	尿量	估计失血量
休克代偿期	轻度	神志清楚伴有痛苦表情,烦躁不安	口渴	苍白	四肢湿冷	100次/分以下,有力	收缩压正常,舒张压增高,脉压<20 mmHg	正常	正常或减少	20%以下(800 ml以下)
休克抑制期	中度	神志尚清楚,表情淡漠、迟钝	很口渴	口唇及肢端发绀	四肢冰冷	100~120次/分	收缩压70~90 mmHg,脉压更小	表浅静脉塌陷,毛细血管充盈迟缓	少于30 ml/h	20%~40%(800~1600 ml)
休克抑制期	重度	意识模糊,神志不清昏迷	非常口渴,但可能无主诉	全身皮肤发绀,甚至瘀点、瘀斑	四肢厥冷	速而细弱或摸不清	收缩压在70 mmHg以下或测不到	表浅静脉塌陷,毛细血管充盈非常迟缓	少于20 ml/h或无尿	40%以上(1600 ml以上)

【辅助检查】

(一)实验室检查

1. 血、尿和粪常规检查 红细胞计数、血红蛋白值降低提示失血。血细胞比容增高提示血浆丢失。白细胞计数和中性粒细胞比例增加提示有感染存在。尿比重增高提示血液浓缩或血容量不足。粪便隐血阳性或黑便提示消化系统出血。

2. 血生化检查 包括肝、肾功能检查,血糖,血电解质等,了解患者是否合并多器官功能障碍综合征及细胞缺氧、电解质失调的程度等。

3. 动脉血乳酸盐的测定 休克患者组织灌注不足,引起无氧代谢和高乳酸血症,动脉血乳酸盐的值反映细胞缺氧的程度,监测有助于估计休克及复苏的变化趋势,正常值为 1.0~2.0 mmol/L。持续升高表示病情严重。

4. 动脉血气分析 有助于了解患者有无酸碱平衡失调。动脉血二氧化碳分压($PaCO_2$)正常值为 4.67~6.0 kPa(35~45 mmHg)。休克时,因肺过度换气,可致 $PaCO_2$ 低于正常;若 $PaCO_2$ 超过 6.0~6.6 kPa(45~50 mmHg),而患者通气良好,提示严重肺功能不全;$PaCO_2$ 高于 8.0 kPa(60 mmHg),吸入纯氧后仍无改善,应考虑有急性呼吸窘迫综合征(ARDS)。

5. 凝血功能检查 怀疑患者有 DIC 时,应检测血小板、出凝血时间、血浆纤维蛋白原、凝血酶原时间及其他凝血因子的消耗程度。当血小板计数低于 $80×10^9$/L,血浆纤维蛋白原少于 1.5 g/L 或呈进行性下降,凝血酶原时间较正常延长 3 秒以上时,应考虑有 DIC。

(二)影像学检查

创伤患者,应做相应部位的影像学检查,以排除骨骼、内脏或颅脑损伤。感染患者可通过 B 超发现深部感染灶,并判断感染的原因。

(三)血流动力学监测

1. 中心静脉压(CVP) 代表右心房或胸段腔静脉内的压力,其变化可反应血容量和右心功能。CVP 正常值为 5~10 cmH_2O。低于 5 cmH_2O 表示血容量不足;高于 15 cmH_2O 表示心功能不全；高于 20 cmH₂O 则提示充血性心力衰竭。

2．肺毛细血管楔压（PCWP） 应用 Swan-Ganz 气囊漂浮导管测量，反映肺静脉、左心房和右心室的压力。正常值为 0.8～2.0 kPa（6～15 mmHg）。PCWP 低于正常值，提示血容量不足（比 CVP 敏感）；PCWP 高于正常值，提示肺循环阻力增加，如肺水肿。因此，若发现 PCWP 增高，即使 CVP 正常，也应限制输液量，以免发生肺水肿。

3．心排血量（CO）和心脏指数（CI） CO＝心率×每搏心排出量，是指心脏每分钟将血液泵至周围循环的血量，可应用 Swan-Ganz 漂浮导管用热稀释法测得。正常成人 CO 值为 4～6 L/min。每平方米体表面积计算的心排血量值（CO）为心脏指数（CI）。CI 正常值为 2.5～3.5 L/（min·m²）。

【处理原则】

治疗的关键是尽早去除病因，迅速恢复有效循环血量，纠正微循环障碍，增强心肌功能，恢复机体正常代谢。

（一）一般紧急治疗

1．现场急救 积极处理导致休克的原发病及创伤，对大出血的患者，应立即采取措施控制大出血，包括加压包扎、止血带止血等，必要时可使用抗休克裤（图 3-1）。抗休克裤可起到止血作用，同时压迫下肢，增加回心血量，改善重要器官的血流灌注。

2．保证呼吸道通畅 松解领扣，解除气道压迫，保持呼吸道通畅。呼吸道通畅时，以鼻导管间歇性给氧，氧流量 6～8 L/min；缺氧严重时，需面罩给氧或机械通气；痰多、肺部感染严重或呼吸衰竭时，应做气管插管或气管切开，并尽早使用呼吸机辅助呼吸。

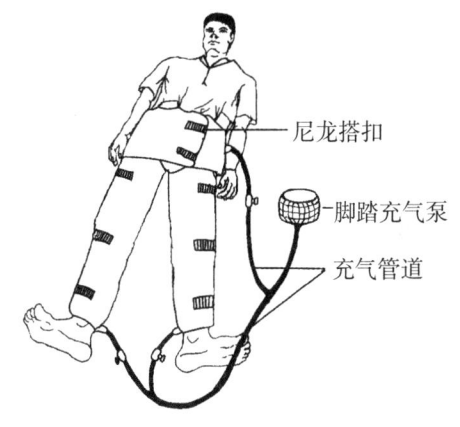

图 3-1 抗休克裤

3．取休克体位 头和躯干抬高 20°～30°，下肢抬高 15°～20°，以增加回心血量和减轻呼吸困难。注意避免过多搬动患者。

4．其他 注意给患者保暖，及早建立静脉通路，遵医嘱应用止痛剂等。

（二）补充血容量

是抗休克的基本措施，也是纠正休克引起的组织低灌注和缺氧的关键。原则是及时、快速、足量。因此应迅速建立静脉通道，结合患者皮肤温度、末梢循环及毛细血管充盈时间等情况，计算补液量。通常先快速输入扩容迅速的晶体液（如平衡盐溶液），再输入扩容作用持久的胶体液（如羟乙基淀粉）。当血细胞比容低于 25%～30% 时，给予浓缩红细胞；大量出血时可快速输注全血。近年来也将 3.0%～7.5% 高渗盐溶液用于休克复苏治疗，利用其高渗作用，将组织间隙和肿胀细胞内的水分吸收进入血管内，从而达到减轻组织细胞水肿并扩容的效果。

（三）积极处理原发病

为抗休克的根本措施。由外科疾病引起的休克，大多都存在需要外科手术处理的原发病灶，如内脏大出血、肠管坏死、消化道穿孔、腹内脓肿等。对大出血引起的休克，应在积极抗休克的同时迅速手术止血；对严重感染引起的休克，则应尽快恢复有效循环血量，当休克好转后，及时手术切除原发感染病灶。

（四）纠正酸碱平衡失调

由于酸性环境有利于氧和血红蛋白解离，增加组织供氧，有利于休克复苏。因此，不是很严重的酸性环境不需积极纠正，且在机体获得充足血容量和微循环得到改善后，轻度酸中毒即可缓解。但重度休克在经扩容治疗后仍有严重的代谢性酸中毒时，需用碱性药物治疗。常用药物是5%碳酸氢钠溶液。

（五）应用血管活性药物

主要包括血管收缩剂、血管扩张剂和强心药物。

1. 血管收缩剂　可使小动脉收缩，暂时升高血压，由于可使组织缺氧更加严重，应慎重选用。常用的血管收缩剂有去甲肾上腺素、间羟胺和多巴胺等。去甲肾上腺素能兴奋心肌、收缩血管、升高血压及增加冠状动脉血流量，作用时间短，是最常用的血管收缩剂之一。大剂量多巴胺可使血管收缩，外周阻力增加；小剂量则可增强心肌收缩力和增加心排血量，并扩张肾和胃肠道等内脏器官血管；抗休克时多采用小剂量。为提升血压，可将多巴胺与其他血管收缩剂合用而不增加多巴胺剂量。

2. 血管扩张剂　可解除小动脉痉挛，关闭动-静脉短路，改善微循环，但可使血管容量扩大，血容量相对不足而致血压下降，故只能在血容量已基本补足而患者发绀、四肢厥冷、毛细血管充盈不良等循环障碍未见好转时才考虑使用。常用的血管扩张剂有酚妥拉明、酚苄明、阿托品、山莨菪碱和东莨菪碱等。

3. 强心药　最常用的药物是强心苷，如毛花苷丙（西地兰）。强心药可增强心肌收缩力，减慢心率。在监测中心静脉压下，$CVP > 15\ cmH_2O$，但动脉压仍低时，可经静脉缓慢注射毛花苷丙，有效时可再给维持量。

（六）弥散性血管内凝血的治疗

弥散性血管内凝血（DIC）是休克晚期的表现。对诊断明确的DIC，应用肝素抗凝治疗，用量为1.0 mg/kg，每6小时一次。如为DIC晚期，纤维蛋白溶解系统功能亢进，可使用抗纤维蛋白溶解药，如氨甲苯酸、氨基己酸，以及抗血小板黏附和聚集的药物，如阿司匹林、双嘧达莫（潘生丁）和低分子右旋糖酐等。

（七）皮质类固醇的应用

皮质类固醇适用于严重休克，特别是感染性休克的治疗。用于治疗休克的主要作用有：①阻断α-受体兴奋作用，扩张血管，降低外周血管阻力，改善微循环；②保护细胞内溶酶体，防止溶酶体破裂；③增强心肌收缩力，增加心排血量；④增强线粒体功能，防止白细胞凝集；⑤促进糖异生，使乳酸转化为葡萄糖，减轻酸中毒。一般主张大剂量静脉滴注，如地塞米松1~3 mg/kg，一般只用1~2次，以防过多应用引起不良反应。但对严重休克患者，可考虑适当延长应用时间。

（八）其他药物

包括钙通道阻滞药如维拉帕米及硝苯地平等，吗啡类拮抗剂如纳洛酮，氧自由基清除剂如超氧化物歧化酶、三磷酸腺苷-氯化镁、依前列醇等。

考点：休克的定义、病因分类、病理生理、临床表现。

【护理评估】

（一）健康史

了解引起休克的各种原因，如有无腹痛和发热；有无因严重烧伤、损伤或感染引起的大量失血和失液；患者受伤或发病后的救治情况。

（二）身体状况

1. 全身情况

（1）意识和表情：意识是反映休克的敏感指标。休克早期患者呈现兴奋状态，烦躁不安；休克加重时则表情淡漠、意识模糊，反应迟钝，甚至昏迷。若患者意识清楚，对刺激反应正常，表明循环血量已基本补足。

（2）皮肤色泽和温度：评估有无皮肤及口唇黏膜苍白，四肢湿冷；休克晚期可出现发绀，皮肤呈现花斑状。补充血容量后，若四肢转暖，皮肤干燥，表示末梢循环恢复，休克有好转。

（3）生命体征

1) 血压和脉压：是最常用的监测指标，收缩压低于 90 mmHg，脉压差小于 20 mmHg，提示休克。

2) 脉搏：休克早期脉率增快，且出现在血压下降之前，因而是休克的早期诊断指标；休克加重时脉搏细弱，甚至摸不到。临床常根据脉率/收缩压（mmHg）计算休克指数，正常值约为 0.58，≥1.0 提示休克，>2.0 提示严重休克，估计失血量>50%。

3) 呼吸：注意呼吸次数及节律。出现呼吸急促、变浅、不规则提示病情恶化。呼吸次数>30 次/分或<8 次/分，提示病情危重。

4) 体温：休克患者大多数体温偏低，但感染性休克患者可有高热。若患者体温突然升高到 40℃以上或骤降至 36℃以下，提示病情危重。

（4）尿量和尿比重（相对密度）：尿量可反映肾血液灌注情况，也是反映组织灌流情况最佳的定量指标。若尿量<25 ml/h、尿比重增加，提示肾血管收缩或血容量不足。若血压正常而尿少、尿比重低，提示急性肾衰竭。

2. 局部情况　了解患者有无骨骼、肌肉和皮肤、软组织损伤；有无局部出血及出血量；腹部损伤者有无腹膜刺激征和移动性浊音；后穹窿穿刺有无不凝血液。

3. 辅助检查　了解各项实验室相关检查和血流动力学监测结果，以助判断病情和制定护理计划。

（三）心理-社会状况

了解患者及家属有无紧张、焦虑或恐惧、心理承受能力及对疾病治疗及预后的认识程度。了解引起不良情绪反应的原因。

【主要护理诊断/问题】

1. 体液不足　与急性大量失血、失液有关。
2. 组织灌注量改变　与肾、脑、心肺、胃肠及外周血管灌注减少有关。
3. 心输出量减少　与体液不足或心功能下降有关。
4. 气体交换受损　与微循环障碍、缺氧和呼吸形态改变等有关。
5. 体温过高或体温过低　与感染、组织灌注不良有关。
6. 有感染的危险　与机体免疫力降低、留置导尿管和静脉导管等有关。

7．有受伤的危险　与微循环障碍、烦躁不安、神志不清等有关。
8．潜在并发症　压疮、多系统器官功能障碍等。

【护理措施】

（一）补充血容量，恢复有效循环血量

1．专人护理　休克患者病情严重，应置于重危病房，并设专人护理。

2．建立静脉通路　迅速建立2条以上静脉通道，一条用于快速补液，另一条用于静脉给药。若患者肥胖或出现周围血管萎陷而使静脉穿刺困难，应立即中心静脉插管，同时监测CVP。

3．合理补液　一般先快速补给晶体液如平衡盐溶液、生理盐水、葡萄糖溶液等，以增加回心血量和心搏出量。然后再补充胶体溶液如全血、血浆、血浆增量剂、白蛋白等，以减少晶体液渗出至血管外。应根据患者的心肺功能、失血或失液量及动脉血压、中心静脉压监测结果调整补液速度（表3-2）。

表3-2　中心静脉压、血压与补液的关系

中心静脉压	血压	原因	处理原则
低	低	血容量严重不足	充分补液
低	正常	血容量不足	适当补液
高	低	心功能不全或血容量相对过多	给强心药，纠正酸中毒，舒张血管
高	正常	容量血管过度收缩	舒张血管
正常	低	心功能不全或血容量不足	补液试验*

*补液试验：取等渗盐水250 ml，于5～10分钟内经静脉滴入，若血压升高而中心静脉压不变，提示血容量不足；若血压不变而中心静脉压升高0.29～0.49 kPa（3～5 cmH$_2$O），则提示心功能不全。

4．记录出入量　输液时，特别是在抢救过程中，应有专人准确记录输入液体的种类、数量、时间及速度等，并详细记录24小时出入量，为后续治疗提供依据。

5．严密观察病情变化　定时监测脉搏、呼吸、血压及CVP变化，观察患者的意识、面唇色泽、肢端皮肤颜色及温度。患者意识变化可反映脑组织灌流情况，皮肤色泽、温度可反映体表灌注情况。若患者从烦躁转为平静、淡漠迟钝转为对答自如；口唇红润、肢体变暖，提示休克好转。

6．动态监测尿量与尿比重　留置尿管监测每小时尿量和尿比重。若患者尿量＞30 ml/h，提示休克好转。

（二）改善组织灌注

1．休克体位　采取平卧位或中凹位，将患者头和躯干抬高20°～30°、下肢抬高15°～20°，增加回心血量及改善呼吸功能。

2．抗休克裤的使用　抗休克裤是专为紧急抢救各种原因所致的低血容量性休克患者而设计的，充气后能在腹部和下肢施加可测量和可控制的压力，不仅可以控制腹部和下肢出血，还可以使体内有限的血液实现最优分配，优先供应心、肺、脑等重要生命器官。现场穿抗休克裤，只需1～2分钟，可使自身输血达750～1500 ml，迅速纠正休克。休克纠正后，为避免气囊放气过快引起低血压，应由腹部开始缓慢放气，每15分钟测量血压1次，若血压下降超过5 mmHg，应停止放气并重新注气。

3．用药护理

（1）浓度和速度：使用血管活性药物应从低浓度、慢滴速开始用药，并用心电监护仪每5～10分钟测1次血压，血压平稳后每15～30分钟测1次，根据血压调整药物浓度和控制用药速度，以防血压骤升或骤降。

（2）严防药液外渗：若注射部位出现红肿、疼痛，立即更换用药部位，并用0.25%普鲁卡因行局部封闭，以免皮下组织坏死。

（3）停药护理：血压平稳后，应逐渐降低药物浓度、减慢用药速度，直至停药，以免突然停药引起不良反应。

（4）强心药观察：对于心功能不全的患者，遵医嘱给予毛花苷丙等增强心肌功能的药物。用药过程中注意观察患者心率、心律及药物副作用。

（三）维持有效的气体交换

1．改善缺氧　经鼻导管给氧时，氧浓度为40%～50%、流量为6～8 L/min，以提高肺静脉血氧浓度；严重呼吸困难者，应行气管插管或气管切开，并尽早使用呼吸机辅助呼吸。

2．监测呼吸功能　密切观察患者的呼吸频率、节律、深浅度及面唇色泽变化，动态监测动脉血气、了解缺氧程度及呼吸功能。若患者出现进行性呼吸困难、发绀、氧分压＜60 mmHg（8 kPa），吸氧后无改善，则提示出现呼吸衰竭或ARDS，应立即报告医师，积极做好抢救准备并协助抢救。

3．保持呼吸道通畅　神志淡漠或昏迷患者，头应偏向一侧或置入通气管，以防舌后坠或呕吐物、气道分泌物等误吸，有气道分泌物时及时清除。在病情许可的情况下，鼓励患者做深呼吸，协助叩背并鼓励有效咳嗽、排痰；对气管插管或气管切开者及时吸痰；定时观察患者呼吸音变化，若发现肺部湿啰音或喉头痰鸣音，及时清除呼吸道分泌物，保持呼吸道通畅。协助患者定时做双上肢运动，促进肺扩张，以改善缺氧情况。

（四）观察和防治感染

休克时机体处于应激状态，免疫功能下降，抵抗力减弱，容易继发感染，应加强预防。

1．严格按照无菌技术原则执行各项护理操作。

2．避免误吸所致肺部感染；协助患者咳嗽、咳痰，及时清除呼吸道分泌物；必要时用α-糜蛋白酶每日3次超声波雾化吸入，有利于痰液稀释和排出。

3．加强留置导尿管的护理，预防泌尿系感染。

4．有创面和伤口者，注意观察伤口情况，及时更换敷料，保持创面和伤口清洁干燥。

5．遵医嘱合理应用有效抗生素。

（五）预防皮肤受损和意外损伤

1．预防压疮　病情许可时，协助患者每2小时翻身、叩背1次，按摩受压部位皮肤以预防压疮。

2．适当约束　对躁动或神志不清的患者，应加床旁护栏以防坠床；输液肢体应用夹板固定；必要时四肢以约束带固定，避免患者将输液管道或引流管等拔出。

（六）维持正常体温

1．监测体温　每4小时1次，密切观察体温变化。

2．保暖　休克时体温降低，应予以保暖。可用加盖棉被、毛毯和调节室温等措施进行保暖。不能用热水袋、电热毯等方法进行体表加温，以防烫伤及皮肤血管扩张，皮肤血管扩张可使心、肺、脑、肾等重要器官的血流灌注进一步减少。此外，加热可增加局部组织耗氧量，加重组织缺氧，不利于休克的纠正。

3．降温　高热患者予以物理降温，必要时遵医嘱药物降温。此外，还应注意病室内定时通风以调节室内温湿度；及时更换被汗液浸湿的衣、被等，做好患者的皮肤护理，保持床单清洁、干燥。

4．库存血的复温　低血容量性休克患者常需快速大量输血，但若输入低温保存的库存血易使患者体温降低。故输血前应注意将库存血置于常温下复温后再输入。

（七）健康教育

1．疾病预防　指导患者及家属加强自我保护，避免损伤或意外伤害。

2．疾病知识　向患者及家属讲解各项治疗护理的必要性及疾病的转归过程；讲解意外损伤后的初步处理和自救知识。

3．疾病康复　指导患者康复期应加强营养和功能锻炼，若发生高热或感染应及时就诊。

考点：休克的身体评估要点、护理诊断及护理措施。

第二节　常见外科休克

一、失血性休克

（一）病因

失血性休克主要见于大血管破裂、腹部损伤引起的肝、脾破裂、胃十二指肠出血、门静脉高压症所致的食管、胃底静脉曲张破裂等。通常在迅速失血超过全身总血量20%时，即会发生休克。

（二）处理原则

补充血容量和积极处理原发病、制止出血是治疗的关键。两者不能偏废，否则病情将无法控制。

1．补充血容量　失血性休克者所丢失的血液不一定都是可见血，应根据血压和脉率的变化来估计失血量。虽然失血性休克时，丧失的主要是血液，但补充血容量时，并不需要全部补充血液，而要快速扩充血容量，抓住时机及时增加静脉回流量。可先经静脉快速滴注等渗盐水或平衡盐溶液1000~2000ml，同时观察血压回升情况。然后根据血压、脉率、中心静脉压及血细胞比容等监测指标情况，决定是否给患者补充新鲜血或浓缩红细胞。

2．止血　对失血性休克的患者采取积极的止血处理非常重要。否则，即使补充了晶体液、胶体液，仍很难保持循环的稳定，休克也不能被纠正。因此，如果患者有活动性出血，应在补充血容量的同时，迅速控制出血。例如止血带、三腔双气囊管压迫、纤维胃镜止血等。若出血迅速、量大，不宜用非手术方法止血，应积极做好手术准备，尽早实施手术止血。

（三）护理措施

参见本章第一节。

考点：失血性休克的处理原则。

二、感染性休克患者的护理

（一）病因

感染性休克常继发于以革兰氏阴性杆菌为主的感染，如急性化脓性腹膜炎、急性梗阻性化脓性胆管炎、绞窄性肠梗阻及泌尿系感染等。革兰氏阴性杆菌释放的内毒素是导致休克的主要因素，故又称之为内毒素性休克。内毒素与体内的补体、抗体或其他成分结合，可刺激交感神经引起血管痉挛并损伤血管内皮细胞；同时，内毒素可促使体内多种炎性介质释放，引起全身炎症反应综合征（SIRS），表现为：①体温 > 38.5℃ 或 < 36℃；②心率 > 90 次/分；③呼吸急促 > 20 次/分或过度通气，$PaCO_2$ < 32 mmHg（4.3 kPa）；④白细胞计数 > 12×10^9/L 或 < 4×10^9/L，或未成熟白细胞 > 10%。SIRS 进一步发展可导致休克及 MODS。

（二）临床表现

感染性休克的血流动力学有低动力型（低排高阻型）和高动力型（高排低阻型）两种改变。

1．低动力型（低排高阻型）　表现为冷休克，主要为外周血管收缩，阻力增高，微循环淤滞，大量毛细血管渗出，使血容量和心排出量降低。患者表现为躁动不安、神志淡漠，甚至嗜睡、昏迷；皮肤呈苍白、发绀或花斑样改变；皮肤湿冷，体温降低；毛细血管充盈时间延长，脉搏细速、血压降低、脉压差减小（< 30 mmHg）；尿量减少（< 25 ml/h）。

2．高动力型（高排低阻型）　表现为暖休克，常见于革兰氏阳性菌感染引起的休克早期，主要为外周血管扩张，阻力降低，心排出量正常或稍高。患者表现为神志清楚、面色潮红，手足温暖干燥；脉率慢而有力，血压下降，但脉压较大（> 30 mmHg）。病情加重时暖休克可转为冷休克。

（三）处理原则

感染性休克的病理生理变化比较复杂，治疗也就比较困难。治疗原则是纠正休克与控制感染并重。存在休克时，将抗休克措施放在第一位，兼顾抗感染；休克纠正后，则控制感染成为重点。

1．补充血容量　首先快速输注平衡盐溶液或等渗盐溶液，再补充适量的胶体液，如人工胶体液、血浆或全血等。补液期间密切监测 CVP，以调整输液种类、量和速度等，确保机体维持理想的血液动力学状态。

2．控制感染　尽早处理原发感染灶。对未确定病原菌者，可先根据临床规律和经验选用敏感的抗生素，或用广谱抗生素。已知致病菌种类时，则应选用敏感而抗菌谱较窄的抗生素。

3．纠正酸碱失衡　感染性休克者常伴有不同程度的酸中毒，而且发生较早，须及时纠正。轻度酸中毒，在补足血容量后即可缓解。对重度酸中毒者，需经静脉输入 5% 碳酸氢钠溶液 200 ml，1 小时后复查动脉血气分析，根据结果决定继续用量。

4．血管活性药物的应用　经补充血容量、纠正酸中毒后，休克仍未见好转者，应考虑应用适当剂量血管扩张剂；有时还可联合应用 α- 受体兴奋为主、兼轻度 β- 受体兴奋作用的血管收缩剂和兼有 β- 受体兴奋作用的 α- 受体阻断剂，如山莨菪碱、多巴胺等，或者合用间羟胺、去甲肾上腺素，用以增强心肌收缩力、改善组织灌注。脓毒症时，如心功能受到损害而表现为心功能不全者,可给予毒毛苷丙、多巴酚丁胺等。

5．应用糖皮质激素　糖皮质激素能抑制多种炎性介质的释放,稳定溶酶体膜,缓解 SIRS。临床常用氢化可的松、地塞米松或甲泼尼龙等。应在病程的早期大剂量、短程使用,不宜超过 48 小时,否则有发生应激性溃疡和免疫抑制等并发症的可能。

6．其他治疗　包括营养支持,DIC 及重要器官功能不全的处理等。

（四）护理措施

感染性休克护理措施基本与失血性休克相同。不同的是暖休克时患者皮肤表现为干燥潮红,手足温暖,患者常有高热,若体温突然升至 40℃以上,则病情危重。故高热时,应予物理降温,可将冰帽或冰袋置于头部、腋下、腹股沟等处降温,也可用 4℃等渗生理盐水 100 ml 灌肠;必要时采用药物降温;病室内定时通风,调节室内温度。

其余护理措施参见本章第一节。

考点：全身炎症反应综合征的主要表现。感染性休克的临床表现。

小结	外科休克是机体在多种病因侵袭下引起的以有效循环血容量骤减、组织灌流不足、细胞代谢紊乱和功能受损为共同特点的病理生理改变的综合征。所有休克的共同特点是有效循环血量锐减。根据病因,可将休克分为低血容量性、感染性、心源性、神经性和过敏性休克五类。其中低血容量性休克和感染性休克是外科最常见的休克。通过学习本章内容能解释休克各期表现与病理变化的联系,提出休克患者的主要护理诊断,说明休克的病情观察要点、监测方法及意义,叙述休克患者的一般护理、扩容护理、应用血管活性药物的护理措施。

（张秋丽　高　文）

第四章　麻醉患者的护理

> 学习目标
> 1. 复述麻醉、全身麻醉、椎管内麻醉、局部麻醉的概念。
> 2. 描述各种麻醉常用方法和常见并发症的处理。
> 3. 熟记麻醉前准备、麻醉前给药和各种麻醉后护理。

第一节　概　述

一、麻醉学的工作范畴和内容

麻醉（anesthesia）是指用药物或其他方法使患者的整体或局部暂时失去感觉，以达到无痛的目的，为手术治疗或者其他医疗检查治疗提供条件。麻醉学（anesthesiology）是运用有关麻醉的基础理论、临床知识和技术以消除患者手术疼痛，保证患者安全，为手术创造良好条件的一门科学。理想的麻醉应具有安全、镇静、无痛、肌肉松弛、抑制反射的特点。麻醉前的护理是对接受麻醉患者护理工作的开始，此时期的护理工作对保证患者麻醉期间的安全，提高患者对麻醉和手术的耐受力，减少麻醉后的并发症具有重要意义。

临床麻醉是麻醉医师最主要的日常工作，具体工作内容包括：①麻醉前准备。对病情进行评估，制定最适宜的麻醉方案，预计麻醉手术过程中可能发生的问题，做好相应应对准备。②麻醉期间工作。实施麻醉，使患者在无痛、安静、无不良反应的情况下完成手术；为手术创造良好条件，尽可能满足某些手术的特殊需求（如肌松弛、低温、低血压等）；做好手术麻醉过程的监测和记录；根据麻醉过程的变化，作出有效处理。③麻醉后工作。将患者送回病房（或麻醉苏醒室），做好交接班；做好麻醉后随访和记录。

二、麻醉的分类

根据麻醉作用部位和所用药物的不同，临床麻醉分类如下。

1．全身麻醉　简称全麻，指麻醉药物经呼吸道吸入或静脉注射、肌内注射，产生中枢神经系统抑制，使患者意识消失而周身不感疼痛。它包括吸入麻醉和静脉麻醉。

2．局部麻醉　简称局麻，指将局麻药应用于身体局部，使身体某一部位的感觉神经传导功能暂时阻断，运动神经传导保持完好或有不同程度被阻滞，患者局部无痛而神志清醒。它包括表面麻醉、局部浸润麻醉、区域阻滞麻醉、神经及神经丛阻滞麻醉。

3．椎管内麻醉　是将局部麻醉药物注入椎管内的某一腔隙，使部分脊神经的传导功能发生可逆性阻滞的麻醉方法。包括蛛网膜下腔阻滞、硬脊膜外腔阻滞麻醉，其中硬脊膜外腔阻滞麻醉包括骶管阻滞。

4．复合麻醉　是合并或配合使用不同药物或方法施行麻醉的方法。它包括静吸复合麻醉、全麻与非全麻复合麻醉等。

5．基础麻醉　是在麻醉前使用，使患者进入类似睡眠状态，以利于其后麻醉处理的方法。

第二节　麻醉前的护理

【护理评估】

（一）健康史

1．疾病史　了解患者的病情、临床诊断，有无心血管系统、呼吸系统、中枢神经系统等疾病病史。

2．手术史　了解患者有无手术、麻醉史及其效果。

3．用药史　了解患者有无药物过敏史，是否使用抗高血压药、降血糖药、镇静药、激素类药，并了解使用时间和剂量。

4．个人史　了解患者有无药物或食物过敏史、药物成瘾史、吸烟及饮酒史。

（二）身体状况

评估患者全身重要器官的功能有无障碍；牙齿有无松动、缺损，有无义齿；脊柱是否有畸形、病变，活动是否受限；手术及麻醉穿刺部位有无感染病灶及皮肤病灶。

（三）心理 - 社会状况

了解其性格特征、人格类型，患者及家属的情绪状态，对手术、疾病、麻醉的认知度，家庭状况，经济状况，有无可利用的社会资源和支持系统等。

（四）辅助检查

评估患者常规实验室检查是否正常，如血、尿常规，血生化，肝、肾功能，凝血功能等；了解心电图、胸部 X 线检查及与疾病相关的特殊检查有无异常。

（五）麻醉风险评估

1．评估的时间　择期手术在术前一日；急诊手术在麻醉前。

2．评估的重点　循环功能（含血容量与血红蛋白）及呼吸功能（含呼吸道通畅与否），凝血功能和肝肾功能。

3．麻醉风险（病情）分级　根据麻醉前患者病情和体质状况，多采用美国麻醉医师协会（ASA）的标准将患者分为五级，即 ASA 分级。

Ⅰ级：指患者的心、肺、肝、肾及中枢神经系统功能正常，发育、营养良好，对麻醉和手术耐受良好，围手术期死亡率 0.06%～0.08%。

Ⅱ级：指患者的心、肺、肝、肾等实质器官有轻度病变，但代偿完全，日常活动不受限制，对一般麻醉和手术能耐受，围手术期死亡率 0.27%～0.40%。

Ⅲ级：指患者的心、肺、肝、肾等实质器官病变严重，功能受损在代偿范围内，日常活动受限，但尚能完成，对施行麻醉和手术有一定的顾虑和风险，围手术期死亡率 1.82%～4.30%。应做好充分麻醉前准备和并发症防治。

Ⅳ级：指患者的心、肺、肝、肾等实质器官病变严重，功能代偿不全，威胁生命安全，施行麻醉和手术风险很大，围手术期死亡率 7.80%～23.0%。即使术前准备充分，围手术期死亡率仍很高，应做好积极抢救，术前必须向手术医师和家属详细交代清楚。

Ⅴ级：指患者病情危重，已达濒死阶段，不论手术与否生命难以维持24小时，手术和麻醉异常危险，不宜进行手术，围手术期死亡率9.40%～50.7%。

如系急诊手术，在分类顺序之前加"急"（或"E"）字，以示麻醉风险大于择期手术。

【护理诊断】

1．焦虑/恐惧　与担忧麻醉与手术效果及预后有关。
2．知识缺乏　缺乏麻醉前准备及麻醉中配合的相关经验。
3．潜在并发症　局麻药物毒性反应、血压下降、心律失常、呼吸道阻塞、呼吸抑制、腰麻后头痛、全脊髓麻醉等。

【护理措施】

（一）心理护理

手术是一种有创伤性治疗方法。麻醉对患者来讲则更加陌生。因此，手术前患者难免紧张和焦虑，甚至有恐惧感。这种心理状态对生理功能都有不同程度的扰乱，并影响患者的恢复。有报道，术前焦虑程度与术后功能恢复之间存在相关性。术前血压升高、心率增快者并不少见，更为严重者可发生心肌梗死、脑梗死、应激性溃疡及消化道出血等。因此，在访视患者时，应以关心和鼓励的方法消除其思想顾虑和焦虑心情；必要时可酌情将麻醉方法、可能发生的不适感及如何配合等，向患者作恰当的解释；耐心听取和解答患者提出的问题，以取得患者的理解、信任和合作；对于过度紧张而难以自控者，应以药物治疗；有心理障碍者，应请心理学专家协助处理。

（二）纠正或改善病理生理状态

1．术前应改善营养不良状态，必要时可少量多次输血使血红蛋白达80 g/L以上，静脉补充白蛋白，使血浆白蛋白达30 g/L以上。因为营养不良可导致贫血、低蛋白血症、低血容量及某些维生素缺乏，使患者对麻醉、手术创伤及失血的耐受能力降低。

2．应纠正脱水、电解质紊乱和酸碱平衡失调，以免麻醉期间发生严重低血压和心律失常。

3．手术患者常合并内科疾病，麻醉科医师应充分认识并存病的病理生理改变，并对其严重程度作出正确评价，必要时请内科专家协助诊治。①合并心脏病者，应重视改善心脏功能。凡有心力衰竭史、心房颤动或心脏明显扩大者，应以洋地黄类药物治疗；但以洋地黄维持治疗者，手术当天应停药。长期服用受体阻滞剂治疗心绞痛、心律失常或高血压者，最好术前停药24～48小时；如因停药后症状加重者，可恢复用药直至手术当天。②合并高血压者，虽然不强调术前必需将血压降至正常，但应经过内科系统治疗以控制血压稳定；在选择抗高血压药时，应避免用中枢性降压药或酶抑制剂，以免麻醉期间发生顽固性低血压和心动过缓；其他降压药可持续用到手术当天，避免因停药而发生血压过度波动。③合并呼吸系统疾病者，术后肺部并发症可高达70%，而肺正常者仅3%。术前应检查肺功能、血气分析和肺X线片；停止吸烟至少2周，并进行呼吸功能训练；行雾化吸入和胸部物理治疗以促进排痰；应用有效抗生素3～5天以控制急、慢性肺部感染。④合并糖尿病者，择期手术应控制空腹血糖不高于8.3 mmol/L，尿糖低于（++），尿酮体阴性。急诊伴酮症酸中毒者，应静滴胰岛素消除酮体、纠正酸中毒后手术；如需立即手术者，也可在手术过程中补充胰岛素、输液并纠正酸中毒，但麻醉的风险明显增加。

(三)胃肠道准备

择期手术前应常规排空胃,以避免围手术期间发生胃内容的反流、呕吐或误吸,及由此而导致的吸入性肺炎或窒息。胃排空时间通常为4~6小时,而在应激情况下,如焦虑、创伤、疼痛等,胃排空时间可明显延长。因此,成人择期手术前应禁食12小时,禁水4~6小时。小儿术前应禁食(奶)4~8小时,禁水2~3小时。急症患者也应充分考虑胃排空问题。饱胃又需立即手术者,即使是区域阻滞或椎管内麻醉,也有发生呕吐和误吸的危险。如选用全麻,可行清醒气管内插管,以免发生呕吐和误吸。

(四)麻醉药过敏试验

普鲁卡因因能与血浆蛋白结合产生抗原或半抗原,可引起过敏反应,故在使用前常规做药物过敏试验。

(五)麻醉前用药

1. **目的** 消除患者紧张、焦虑及恐惧的心情,使患者情绪稳定,平稳地接受麻醉和手术;提高痛阈,增强麻醉药镇痛效果,减少局麻药的使用量,抑制局麻药毒性反应;抑制迷走神经兴奋性,减少呼吸道腺体的分泌,有利于保持呼吸道通畅和减少呼吸系统并发症;消除因手术或麻醉引起的不良反射,特别是迷走神经反射,维持血流动力学的稳定。

2. **常用药物** 主要有安定镇静药、催眠药、镇痛药、抗胆碱药等。

(1)安定镇静药:具有镇静、催眠、抗焦虑及抗惊厥的作用,并且可以预防局麻药物中毒。常用地西泮,成人口服量为2.5~5 mg,静脉或肌内注射量为5~10 mg,一般在手术前晚使用,以保证患者良好的睡眠。

(2)催眠药:具有镇静、催眠和抗惊厥作用,可以预防局麻药的毒性反应。常用苯巴比妥钠成人0.1~0.2 g,手术前30分钟肌内注射。

(3)镇痛药:可提高痛阈、强化麻醉效果、减少麻药用量和减轻内脏牵拉反应。术前不作常规用药,局部麻醉时可作为辅助用药。常用药物有:哌替啶,成人剂量为50~100 mg肌内注射;吗啡镇痛作用较强,成人剂量5~10 mg皮下注射。吗啡有明显抑制呼吸中枢的不良反应,小儿、老人慎用,孕妇临产前禁用,以免新生儿窒息;有呼吸功能障碍者禁用。

(4)抗胆碱药:可抑制迷走神经兴奋性,具有抑制腺体分泌、减少呼吸道和口腔分泌物的作用,从而可避免心动过缓和保持呼吸道通畅。常用药物有阿托品0.5 mg和东莨菪碱0.3 mg,手术前30分钟肌内注射。此类药物具有扩瞳作用,青光眼患者忌用。由于阿托品具有增强机体代谢,提高心率等作用,故甲状腺功能亢进、心动过速、高热、心脏病患者禁用,可改用东莨菪碱。

(六)麻醉机、监测仪、麻醉用具及药品的准备

为了使麻醉和手术能安全顺利进行,防止任何意外事件的发生,麻醉前必须对麻醉机、监测仪、麻醉用具及药品进行准备和检查。无论实施何种麻醉,都必须准备麻醉机、急救设备和药品。麻醉期间除必须监测患者的生命体征,如血压、呼吸、心电图、脉搏和体温外,还应根据病情和条件,选择适当的监测项目,如脉搏氧饱和度(SpO_2)、呼气末CO_2分压($ETCO_2$)、有创动脉压、中心静脉压(CVP)等。在麻醉实施前对已准备好的设备、用具和药品等,应再一次检查和核对。主要检查麻醉机密闭程度、气源及其压力、吸引器、麻醉喉镜、气管导管及连接管等,术中所用药品,必须经过核对后方可使用。

考点:手术前的饮食指导和麻醉前用药。

第三节 局部麻醉患者的护理

局部麻醉(local anesthesia)简称局麻,是应用局部麻醉药暂时阻断身体某一区域的神经传导,使其支配的区域痛觉消失、肌肉松弛。感觉神经被阻滞时,局部的痛觉及感觉的抑制或消失;运动神经同时被阻滞时,肌肉运动减弱或完全松弛。这种阻滞是暂时和完全可逆的。局麻适用于较表浅局限的中小手术。麻醉中患者清醒,重要器官功能干扰轻微,并发症少,简便经济。

【概述】

(一)常用局麻药

1. 局麻药物分类 目前常用的局麻药有数十种,按其化学结构分为酯类和酰胺类。

酯类局麻药有:普鲁卡因、氯普鲁卡因、丁卡因和可卡因等。酯类的代谢主要在血浆内被水解或被胆碱酯酶所分解;酯类局麻药所含的对氨基化合物可形成半抗原,引起超敏反应。

酰胺类局麻药有:利多卡因、丁哌卡因、罗哌卡因、甲哌卡因、依替杜卡因、丙胺卡因等。酰胺类在肝内被酰胺酶水解而代谢;酰胺类局麻药不能形成半抗原,故引起超敏反应者极为罕见。

2. 常用局麻药作用特性比较(表4-1)

表4-1 常用局麻药作用特性比较

		普鲁卡因	丁卡因	利多卡因	布比卡因	罗哌卡因
理化性质	解离常数(pKa)	9	8.5	7.9	8.1	8.1
	脂溶性	低	高	中等	高	高
	血浆蛋白结合率(%)	6	76	70	95	94
麻醉性能	效能	弱	强	中等	强	强
	弥散性能	弱	弱	强	中等	中等
	毒性	弱	强	中等	中等	中等
起效时间	表面麻醉	—	慢	中等	—	—
	局部浸润	快	—	快	快	快
	神经阻滞	慢	慢	快	中等	中等
作用时间(h)		0.75~1	2~3	1~2	5~6	4~6
一次限量(mg)		1000	40(表面麻醉) 80(神经阻滞)	200(表面麻醉) 400(神经阻滞)	150	200

(1)脂溶性:脂溶性越高,麻醉效能越强。

(2)血浆蛋白结合率(%):麻醉药与血浆蛋白结合后,会暂时失去药理活性。血浆蛋白结合率大则阻滞作用持续时间相应延长。

（二）常用局部麻醉方法

狭义的局部麻醉包括表面麻醉、局部浸润麻醉、区域阻滞、神经阻滞；广义的局部麻醉还包括蛛网膜下腔阻滞、硬膜外阻滞、骶管阻滞、静脉局部麻醉。本节只阐述狭义的局部麻醉。

1．表面麻醉（topic anesthesia）　将穿透力强的局麻药施用于黏膜表面，使其透过黏膜而阻滞位于黏膜下的神经末梢，使黏膜产生麻醉现象的麻醉方法。

（1）常用药物：临床常用的有1%～2%丁卡因、2%～4%利多卡因。

（2）麻醉方法：眼、鼻、咽喉、气管、尿道等处的浅表手术或内镜检查常用此法。一般眼部的表面麻醉采用滴入法，鼻腔手术采用鼻腔黏膜棉片浸药填敷法，咽喉、气管及支气管的手术采用喷雾法，尿道手术采用灌入法。

2．局部浸润麻醉（local infiltration anesthesia or block）　将局麻药分层注射于手术区域的组织内，阻滞神经末梢而达到麻醉作用的麻醉方法。

（1）常用药物：0.5%的普鲁卡因或0.25%～0.5%的利多卡因。最常用的是普鲁卡因，成人一次最大剂量为1.0g，与1∶20万的肾上腺素合用可持续45～60分钟；利多卡因成人一次最大剂量为500mg，可持续120分钟。

（2）麻醉方法：沿手术切口线自浅入深进针，分层注射局麻药，逐层阻滞组织中的神经末梢。注射局麻药时应加压，边注射边进针，使其在组织中形成张力性浸润，使神经末梢广泛接触，以增强麻醉效果。

3．区域阻滞麻醉（regional anesthesia）　包围手术区，在其四周和底部注射麻醉药，以阻滞支配手术区域的神经纤维，称区域阻滞。适用于肿块切除术，如乳房的良性肿瘤切除术、头皮手术等。

区域阻滞常用的麻醉药、操作要点与局部浸润麻醉相同，但不是沿切口注射麻醉药，而是环绕预切除的组织（如：小囊肿等）作包围注射，对悬垂的组织如舌、阴茎等，需环绕基底部注射。

4．神经阻滞麻醉（nerve block）　在神经干、丛、节的周围注射局麻药，阻滞其冲动传导，使所支配的区域产生麻醉作用，称神经阻滞。阻滞的程度不同，临床效果也不同，如果只有感觉神经受到阻滞，只能产生无痛或镇痛效果；如果感觉和运动神经都完全阻滞，则产生无痛和运动麻痹。

【主要护理诊断/问题】

潜在并发症　局麻药不良反应。

【护理措施】

（一）一般护理

局麻药对机体影响小，一般不需特殊护理。门诊手术若术中用药多、手术过程长，应在观察室休息片刻经观察无异常后方可离去；告知患者如有不适应即刻返院诊治。

（二）局麻药物的不良反应及护理

局部麻醉主要的并发症是局麻药物的不良反应，包括毒性反应和过敏反应两类，最常见的是毒性反应。

1．毒性反应

（1）引起局麻药物毒性反应的常见原因有：①一次用量超过患者的耐受量；②药物浓度

过高；③作用部位血液循环丰富，药物吸收过快；④不慎将药物误注入血管内；⑤患者因体质衰弱、特殊体质等原因而耐受力降低；⑥药物间相互影响使毒性增高。

（2）毒性反应的临床表现：常先有头晕、目眩、多语或躁动不安、寒战等。如及时停药，多数患者能逐渐缓解。若体内局麻药浓度继续增高，将出现意识不清、颜面和四肢肌肉震颤、抽搐和惊厥。继而发生全身抑制、呼吸困难、缺氧，致呼吸和循环衰竭死亡。

（3）局麻药毒性反应的预防：①麻醉前使用巴比妥类、地西泮、抗组织胺类药物，以提高毒性阈值。②限制麻醉药剂量，一次用量普鲁卡因不超过 1 g，利多卡因不超过 0.4 g，丁卡因不超过 0.1 g。③注药前回抽无回血方可注药，以防注入血管。④如无禁忌，局麻药内可加入肾上腺素，以促使局部血管收缩，减慢局麻药的吸收，减少毒性反应的发生，并能延长麻醉时间，但不能用于指（趾）、阴茎神经阻滞麻醉和高血压、心脏病、老年患者。⑤根据患者具体情况及用药部位酌减剂量。

（4）处理措施：毒性反应一旦发生，应立即停药，给予氧气吸入，加强通气。遵医嘱予以地西泮 0.1 mg/kg 静脉或肌内注射，以预防和控制抽搐发生；出现抽搐或惊厥者，可予以加用 2.5% 硫喷妥钠 1～2 mg/kg 缓慢静脉注射；必要时行气管插管控制呼吸。对有呼吸抑制或停止、严重低血压、心律不齐或心搏骤停者，加用升压药、输血输液、行心肺脑复苏。

2．过敏反应　此反应绝大部分是酯类局麻药过敏。表现为在使用少量局麻药后，出现荨麻疹、咽喉水肿、支气管痉挛、低血压及血管神经性水肿等，严重时可危及生命。一旦发生，立即停药，保持呼吸道通畅，吸氧；遵医嘱注射肾上腺素 0.2～0.5 mg，同时应用皮质激素和抗组胺药物治疗。

考点：常用局部药物的特性比较及局麻药不良反应的预防。

第四节　椎管内麻醉患者的护理

案例

女性，46 岁。腰麻下行"子宫肌瘤切除术"后 3 天出现头痛，自述抬头或坐起时头痛加重，平卧后减轻或消失。患者意识清醒，T 37.8℃，P 88 次 / 分，R 20 次 / 分，BP 132/86 mmHg。查体：瞳孔等大、等圆。脑电图检查未发现异常。

思考：

（1）引起该患者头痛最可能的原因是什么？

（2）患者头痛的发生与哪些因素有关？

（3）应采取什么措施预防其头痛的发生？

椎管内麻醉（intrathecal anesthesia）是将麻醉药物注入椎管内某一腔隙，可逆性阻滞脊神经根或脊神经的传导，使其所支配的区域产生痛觉消失、肌肉松弛的麻醉效果。椎管内可供麻醉的腔隙有两个，一是蛛网膜下腔（隙），另一是硬膜外腔（隙）。将麻醉药物注入其中分别称为蛛网膜下腔阻滞（又称腰麻）和硬膜外腔阻滞（又称硬膜外麻醉），统称椎管内麻醉。椎管内麻醉患者神志清醒，镇痛效果确切，肌肉松弛良好（图 4-1）。

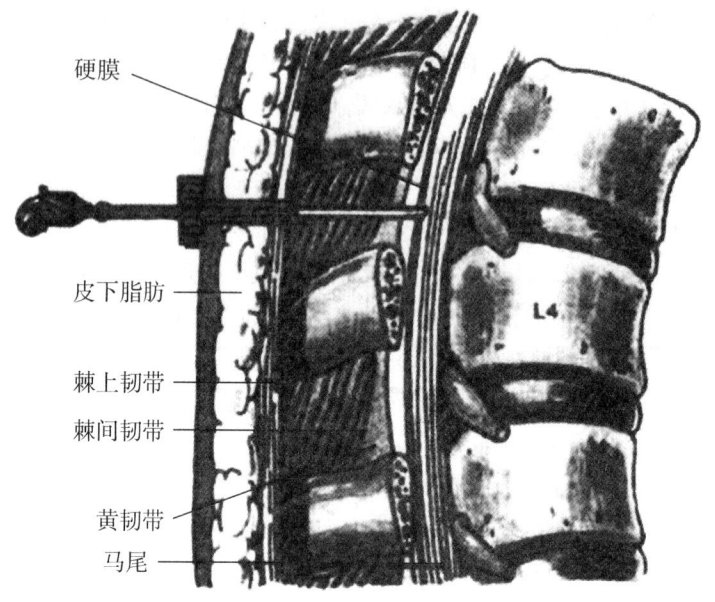

图 4-1 椎管穿刺层次的纵剖面

 知识链接　　　　　　　　　**椎管内麻醉的解剖基础**

1. 椎管　脊椎由 7 节颈（C）椎、12 节胸（T）椎、5 节腰（L）椎、5 节骶（S）椎、4 节尾（Co）椎组成。33 块脊椎的椎孔上下相连而形成的管状结构。患者仰卧时，C_3 和 L_3 处于最高位，T_5 和 S_4 处于最低位。位于骶骨内的椎管称为骶管。
2. 韧带　连接椎弓的韧带自外向内有棘上韧带、棘间韧带和黄韧带。穿刺针经皮肤至蛛网膜下腔或硬膜外腔时，须经过这三个韧带组织。
3. 脊膜　脊髓自内向外分别有三层被膜：软膜、蛛网膜和硬脊膜。
4. 硬脊膜外腔　为硬脊膜和椎管内壁（即黄韧带和骨膜）之间的潜在腔隙。
5. 蛛网膜下腔　为蛛网膜与软膜间的腔隙，其内充满脑脊液。
6. 脊髓和脊神经　脊髓上与延髓相连，其下端成人止于第 1、2 腰椎之间，儿童终止位置较低，新生儿在第 3 腰椎下缘。脊神经共 31 对，颈神经 8 对、胸神经 12 对、腰神经 5 对、骶神经 5 对、尾神经 1 对。与临床麻醉有关的脊神经在体表分布范围的解剖标志是：锁骨下由第 2 胸神经支配，乳头连线由第 4 胸神经支配，剑突由第 6 胸神经支配，肋缘连线由第 8 胸神经支配，脐部由第 10 胸神经支配，耻骨联合由第 12 胸神经支配，大腿前面由第 1～3 腰神经支配。

一、蛛网膜下腔阻滞麻醉

将局麻药注入到蛛网膜下腔阻滞脊神经传导，使其支配的相应区域产生麻醉作用的方法，称为蛛网膜下腔阻滞，简称腰麻。由于腰麻后的神经及循环系统并发症较多，麻醉时间也受限制，已多被硬膜外阻滞所取代。

【概述】

(一) 分类

1．按麻醉平面分类　可分为高平面腰麻、中平面腰麻、低平面腰麻。其中，高平面腰麻因可能发生呼吸和心搏骤停，临床已罕用；中平面腰麻适用于中腹部和下腹部手术；低平面腰麻适用于盆腔及下肢手术，临床最常用。

2．按根据所给局麻药液的比重与脑脊液比重的关系，可分为重比重腰麻、轻比重腰麻和等比重腰麻。

(二) 适应证和禁忌证

1．适应证　腰麻适用于 2～3 小时以内的下腹部、盆腔、下肢及肛门及会阴部手术。

2．禁忌证　①中枢神经系统疾病，如脊髓或脊神经根病变、颅内高压等；②休克、严重贫血及其他危重患者；③心血管疾病，如较重的高血压合并冠心病、各种心脏病合并心力衰竭者；④穿刺部位或附近皮肤有感染病灶；⑤脊柱畸形或结核；⑥精神病及不合作的小儿等。

(三) 常用局麻药

1．丁卡因　1% 丁卡因溶液 1 ml，加上 10% 葡萄糖溶液和 3% 麻黄碱溶液各 1 ml，配备成丁卡因重比重溶液，临床上简称 1∶1∶1 重比重液。1% 丁卡因溶液 1 ml，加注射用水 9 ml 配成 0.1% 浓度的轻比重溶液。成人一次用量为 8～10 mg，最多不超过 15 mg。起效时间约 5～10 分钟，作用时间 2～3 小时。

2．布比卡因　应用 10% 葡萄糖配备成重比重溶液或用注射用水配备成轻比重溶液。成人一次用量为 10～15 mg，最多不超过 20 mg。其起效时间约 5～10 分钟，作用时间 1.5～3 小时。

3．罗哌卡因　局麻药溶液配置同布比卡因。成人一次用量为 10～25 mg。

(四) 腰麻穿刺技术

通常采用侧卧位或坐位。首选穿刺点为 L3～4 脊间隙，其次为 L4～5、L2～3 脊间隙。

(五) 影响腰麻神经阻滞范围的因素

1．局麻药剂量　剂量 = 浓度 × 容积。是影响蛛网膜下腔阻滞范围最重要的因素。

2．腰麻药液的比重　重比重药液在脑脊液中易向低处扩散，轻比重药液在脑脊液中易向高处扩散。腰麻常用高于脑脊液比重的重比重麻醉药。

3．患者体位　根据所用药物的比重不同，通过调整患者体位，如头高或头低位，使局麻药在脑脊液中向不同方向扩散。如应用重比重麻醉药时，头高脚低卧位可得到双下肢和下腹部的麻醉，头高脚低侧卧位可得到单侧下肢的麻醉；严禁采取脚高头低位，以防麻醉平面过高引起呼吸和心脏骤停。

4．其他因素　包括穿刺间隙、腹腔压力和注药速度等。

【主要护理诊断/问题】

1．焦虑、恐惧　与对手术室环境陌生、担心麻醉安全性和手术愈后等有关。

2．潜在并发症　头痛、尿潴留、血压下降和心率缓慢、呼吸抑制、恶心呕吐等。

【护理措施】

(一) 一般护理

1．心理护理　做好相应的健康宣教及解释工作，介绍麻醉的过程及需要配合的要点，缓解或消除患者的焦虑及恐惧。

2. 体位　为预防腰麻后头痛，术后患者常规需去枕平卧6～8小时。

3. 病情观察　密切监测患者生命体征，防止麻醉后并发症的出现。

（二）麻醉中、麻醉后并发症的预防和护理

1. 血压下降及心率减慢　腰麻时血压下降可因脊神经被阻滞后，麻醉区域的血管扩张，回心血量减少，心排出量降低所致。血压下降的发生率和严重程度与麻醉平面有密切关系。麻醉平面愈高，发生血管舒张的范围愈广，故血压下降愈明显。一般低平面腰麻血压下降者较少。合并有高血压或血容量不足者，自身代偿能力低下，更容易发生低血压。

预防和护理措施：①完善患者的术前准备，对术前已存在高血压、低血压的患者，应有效控制血压，补足血容量。②术中密切观察患者的心率及血压变化，血压明显下降者可先快速静脉输注50%葡萄糖溶液100～200 ml，以扩充血容量，必要时可肌内注射麻黄碱。③心率慢者可静脉注射阿托品。

2. 呼吸抑制　常见于高平面腰麻的患者，因胸段脊神经阻滞，肋间肌麻痹，患者感到胸闷气促，吸气无力，说话费力，胸式呼吸减弱，发绀。当全部脊神经被阻滞，即发生全脊椎麻醉，患者呼吸停止，血压下降甚至心脏停搏。此外，平面过高可引起呼吸中枢的缺血缺氧，也是呼吸抑制的原因。

护理措施：①术中密切观察患者的呼吸、心率、血压和面色的变化，注意有无呼吸抑制的表现。②若患者出现呼吸功能不全，应给予吸氧，并同时借助面罩辅助呼吸，直至肋间肌张力恢复为止。③一旦患者发生呼吸、心搏骤停，应立即施行气管内插管、人工呼吸及胸外心脏按压等抢救措施。

3. 恶心、呕吐　常见于：①麻醉平面过高，发生低血压和呼吸抑制，造成脑缺血缺氧而兴奋呕吐中枢；②牵拉腹腔内脏，迷走神经亢进，胃肠蠕动增强；③患者对术中辅助用的哌替啶催吐作用较敏感。

预防及护理措施：①麻醉前应用阿托品，以降低迷走神经兴奋性。②术中密切观察患者反应，应针对原因进行处理，如提升血压、吸氧、暂停手术牵拉等。

4. 腰麻后头痛　是腰麻后最常见的并发症之一。一般多发生于腰麻后1～3天。特点是抬头和坐起时头痛较剧，平卧时减轻或消失。其发生的原因主要有：腰椎穿刺后脑脊液由穿刺针眼漏入硬膜外腔，导致颅内压降低，颅内血管扩张而引起血管性头痛，麻醉用药含有杂质或无菌技术不严格造成蛛网膜下腔感染等。

预防和护理措施：①腰麻操作时严格无菌操作，选择细的针穿刺，提高腰椎穿刺技术，避免反复穿刺。②术中、术后输注足量液体，预防脱水。③腰麻后常规去枕平卧6～8小时，以减少脑脊液经针孔外漏，预防头痛的发生。④对已发生头痛的患者，轻微者经卧床2～3天可自行消失；较重时安置平卧或头低位，每日增加输液量并遵医嘱给予镇痛剂或安定，无效时可采用原穿刺部位硬膜外腔注入中分子右旋糖酐30 ml，以减少脑脊液外溢，增加颅内压。

5. 尿潴留　是蛛网膜下腔阻滞麻醉后较常见的并发症。发生原因主要有局麻药使膀胱逼尿肌的神经暂时性受到抑制，下腹部或肛门及会阴部手术后切口疼痛不敢排尿，以及患者不习惯床上排尿等。

预防和护理措施：①术前协助患者练习床上排尿。②术后鼓励患者床上排尿，若无禁忌，可协助离床排尿，避免尿潴留发生。③若排尿困难，可采用按摩、热敷膀胱区，听流水声，针刺足三里、三阴交、阳陵泉等穴位来促进排尿。④若上述措施无效，则需在绝对无菌条件下进行导尿,解除尿潴留。

二、硬膜外腔阻滞麻醉

将局麻药注入到硬膜外腔,产生节段性脊神经阻滞,使其支配的相应区域产生麻醉作用的方法,称为硬膜外腔阻滞,简称硬膜外阻滞或硬膜外麻醉。

【概述】

(一)分类

1. 按给药方式分类 可分为单次硬膜外阻滞和连续硬膜外阻滞两种,连续硬膜外阻滞在临床上常用。

2. 按脊神经阻滞部位不同分类 ①高位硬膜外阻滞:于 $C_5 \sim T_6$ 进行穿刺,阻滞颈部及上胸段脊神经,适用于甲状腺、上肢或胸壁手术;②中位硬膜外阻滞:穿刺部位在 $T_6 \sim T_{12}$,阻滞中、下段胸神经,常用于腹部手术;③低位硬膜外阻滞:穿刺部位在腰部各棘突间隙,阻滞腰神经,用于下肢及盆腔手术;④骶管阻滞:经骶裂孔进行穿刺,阻滞骶神经,适用于肛门及会阴部手术。

(二)适应证和禁忌证

1. 适应证 最常用于腹部、腰部和下肢手术,其不受手术持续时间的限制,颈部、上肢及胸部手术也可应用,但在管理上较复杂。

2. 禁忌证 与腰麻相似,严重贫血、高血压病及心功能不全的患者应慎用;低血容量、穿刺部位皮肤感染、凝血功能障碍、脊柱畸形或结核、中枢神经系统疾病者禁用。

(三)常用麻醉药

用于硬膜外阻滞临床最常用的局麻药是利多卡因、丁卡因和布比卡因。

1. 利多卡因 一般使用浓度为 1.5%～2%,显效时间 5～8 分钟,作用持续时间 1～2 小时。反复用药后易出现快速耐药性。

2. 丁卡因 一般使用浓度为 0.25%～0.33%,显效时间 10～15 分钟,作用持续时间可达 3～4 小时。

3. 布比卡因 一般使用浓度为 0.5%～0.75%,显效时间 7～10 分钟,作用持续时间 2～4 小时。

(四)硬膜外穿刺置管

取支配手术区范围中央相应的棘突间隙作为穿刺间隙,穿刺体位同腰麻。常采用阻力消失法和毛细管负压法确定是否到达硬膜外腔。

(五)影响麻醉平面的因素

影响硬膜外阻滞平面的因素很多,如穿刺部位、导管的位置和方向、药物容量、注药方式以及患者的情况等均起重要作用。

1. 穿刺部位 麻醉平面高低取决于穿刺间隙的高低。若穿刺部位选择不当,会因麻醉平面过高而致呼吸循环功能抑制或因上、下平面不符合手术要求,导致麻醉失败。

2. 导管的位置和方向 头侧置管时,药物易向头侧扩散;尾侧置管时,药液多向尾侧;导管偏向一侧,可出现单侧麻醉;导管误入椎间孔,则阻滞单个脊神经。导管的位置、方向与麻醉的成败和阻滞范围有着密切的关系。

3. 药物容量和注药方式 麻醉药容量愈大、注药速度愈快,则阻滞范围愈广。反之亦然。在药量不变的情况下,一次集中注药,麻醉范围较广,分次注入则阻滞范围缩小。

4．患者的情况　婴幼儿、老年人、妊娠后期,注药后的麻醉范围较广,均应减少用药量。有些病理因素,如恶病质、脱水、腹内压增高等,可加速药物扩散,用药量的选择应格外慎重,并注意观察病情变化。

【主要护理诊断／问题】

1．焦虑、恐惧　与对手术室环境陌生、担心麻醉安全性和手术预后等有关。

2．潜在并发症　全脊髓麻醉、麻醉药毒性反应、呼吸抑制、血压下降、硬膜外血肿或感染、脊神经根或脊髓损伤、恶心呕吐等。

【护理措施】

（一）一般护理

1．心理护理　做好健康宣教及解释工作,向患者介绍麻醉的过程及需要配合的要点,缓解或消除患者的焦虑及恐惧。

2．体位　因交感神经阻滞使血压下降,故术后患者常规平卧4～6小时。生命体征平稳后即可按需卧位。

3．病情观察　密切监测患者生命体征,防止麻醉后并发症的出现。

（二）常见并发症的预防和护理

1．全脊髓麻醉（简称全脊麻）　如将硬膜外阻滞所用的局麻药全部或大部分注入蛛网膜下腔,即可导致全部脊神经被阻滞。患者可在数分钟内出现呼吸停止、血压下降,甚至意识丧失,若发现不及时或处理不当可导致患者心搏骤停。全脊髓麻醉是硬膜外麻醉最严重的并发症。

预防和护理措施：①熟练掌握硬膜外腔穿刺技术,防止穿破硬膜而误入蛛网膜下腔；②经导管注药前应回抽,无脑脊液回流后方可注药；③先给试验剂量3～5 ml,观察5～10分钟,如无局麻药误注入蛛网膜下腔表现,再继续注药；④麻醉中应防止患者躁动导致导管移位,并密切观察患者有无全脊髓麻醉现象出现。⑤一旦发生全脊髓麻醉应立即停止用药,行面罩正压通气或气管插管维持呼吸；加快输液并静注血管收缩药以维持血压正常,若发生心搏骤停,应立即进行心肺复苏。

2．局麻药毒性反应　大量药物经硬膜外腔丰富的静脉丛吸收；硬膜外导管误入血管丛,使局麻药直接注入血管内；或血管损伤,使注射的局麻药吸收过快等均可引起轻重不等的局麻药毒性反应,可表现为：嗜睡、眩晕、定向障碍和寒战等。严重者可出现意识不清、抽搐、呼吸困难、血压下降,甚至心搏和呼吸停止而死亡。

预防和护理措施：①注药前必须先回抽确定有无血液,避免局麻药误注入血管；②控制药物用量；③加强麻醉中观察。局麻药物毒性反应的观察与护理参见本章第二节。

3．血压下降　因交感神经被阻滞,阻力血管和容量血管扩张所致。尤其是上腹部手术时,因胸腰段交感神经阻滞范围较广,并可阻滞心交感神经引起心动过缓,更容易发生低血压。

护理措施：一旦发生,加快输液速度,必要时注射麻黄碱10～15 mg,以提升血压。

4．呼吸抑制　与肋间肌及膈肌运动抑制有关。

预防和护理措施：①为减轻对呼吸的抑制,采用小剂量、低浓度局麻药,以减轻运动神经阻滞。②在麻醉期间,严密观察患者的呼吸,常规面罩给氧,并做好呼吸急救准备。

5. 硬膜外血肿　多因穿刺和置管时损伤血管而导致硬膜外出血，如血肿压迫脊髓可致截瘫。患者表现为剧烈背痛，进行性脊髓压迫症状，伴肌无力、尿潴留、括约肌功能障碍，直至完全瘫痪。

预防和护理措施：①对有凝血功能障碍或正接受抗凝治疗的患者，应避免应用此麻醉；②密切观察有无进行性肌无力或截瘫表现；③一旦发现硬膜外血肿造成压迫脊髓的表现，应及时通知医生尽早行硬膜外穿刺抽出血液，必要时切开椎板，清除血肿，以解除压迫。

考点：椎管内麻醉的护理措施。

第五节　全身麻醉患者的护理

麻醉药经吸入、静脉、肌内或直肠灌注等途径进入体内，使患者意识消失，周身不感到疼痛，神经反射及肌肉活动都有不同程度的抑制，这种麻醉方法称为全身麻醉（简称全麻）。因其对中枢神经系统控制的可逆性、无时间限制、能满足全身各部位手术需要及患者较之局麻和椎管内麻醉更舒适安全，故全身麻醉已是目前临床最常使用的麻醉方法。

【概述】

（一）全身麻醉的分类

按麻醉药进入体内的不同途径，全麻可分为静脉麻醉和吸入麻醉。

1. 吸入麻醉　是全身麻醉的主要方法，是指麻醉药经呼吸道吸入肺内，再经肺泡毛细血管吸收进入血液循环，到达中枢神经系统，产生全身麻醉的方法。由于麻醉药经肺通气进入体内和排出，故麻醉深度的调节较其他方法更为容易。

2. 静脉麻醉　是将药物经静脉注入血液循环，通过血液循环作用于中枢神经系统而产生全身麻醉的方法。其优点是诱导迅速，呼吸道无刺激性，不污染手术室，患者苏醒期较平稳，使用时无需特殊设备；缺点是麻醉深度不易控制，容易产生迅速耐药，无肌松作用，长时间用药后可致体内蓄积和苏醒延迟。

（二）常用全身麻醉药

1. 吸入麻醉药

（1）氟烷：优点是麻醉性能强，术后恶心、呕吐发生率低，可降低心肌耗氧量，适用于冠心病患者的麻醉；缺点是安全范围小，有引起心律失常、肝功能损害的危险，禁用于肝功能不良者；禁与肾上腺素、去甲肾上腺素配伍。

（2）恩氟烷：又称安氟醚，优点是麻醉效能较强，麻醉诱导速度较快，可用于麻醉诱导和维持；不刺激气道，肌松弛效果好，可与肾上腺素合用。缺点是对中枢神经系统、心肌及呼吸系统有较强的抑制作用，可引起血压下降、反射性心率增快、呼吸增快，高浓度吸入时可产生惊厥，甚至抑制呼吸和循环。

（3）异氟烷：又称异氟醚，是恩氟烷的异构体，其麻醉效能强，低浓度时，对脑血流无影响；高浓度时，可使脑血管扩张，脑血流增加和颅内压增高；对心肌的抑制作用较轻，但可明显降低外周血管阻力；对呼吸有轻度抑制作用，对呼吸道有刺激。可用于麻醉诱导和维持。

（4）氧化亚氮：又称笑气，其麻醉作用甚弱，是目前广泛应用的吸入麻醉药之一。由于对呼吸、循环影响较小，常与强效吸入性全身麻醉药复合应用，以降低强效吸入全麻药的用量，减少副作用，并可加快麻醉诱导和苏醒。但是，其可致弥漫性缺氧，故需与氧同用，氧浓度控制在30%以上，此外，还会使体内气体容积增大，故肠梗阻、气腹、气胸患者不宜使用。

（5）七氟烷：又称七氟醚，其麻醉性能较强。对中枢神经系统有抑制作用，对脑血管有舒张作用，可引起颅内压增高。对心肌有轻度抑制，可降低外周血管阻力。对呼吸道无刺激，对呼吸有较强抑制作用。用于麻醉诱导和维持，麻醉后苏醒迅速，苏醒过程平稳。

（6）地氟烷：又称地氟醚，其麻醉效能较弱。可抑制大脑皮质的电活动，降低脑氧代谢率；对心肌有轻度抑制作用；对呼吸有轻度抑制作用；对呼吸道有轻度刺激。用于麻醉诱导和维持，麻醉诱导和苏醒都非常迅速。

2．静脉麻醉药

（1）硫喷妥钠：为超短时作用的巴比妥类药物。脂溶性高，静脉注射后几秒钟即可进入脑组织，麻醉作用迅速，无兴奋期。但由于此药在体内迅速重新分布，从脑组织转运到肌肉和脂肪等组织，因而作用维持时间短，脑中半衰期仅5分钟。硫喷妥钠的镇痛效应差，肌肉松弛不完全，临床主要用于诱导麻醉、基础麻醉和脓肿的切开引流、骨折、脱臼的闭合复位等短时手术。

因硫喷妥钠对呼吸中枢有明显抑制作用，新生儿、婴幼儿呼吸中枢易受抑制，故禁用。硫喷妥钠还易诱发喉头和支气管痉挛，故支气管哮喘者禁用。

（2）氯胺酮：为中枢兴奋性氨基酸递质NMDA（N-甲基门冬氨酸）受体的特异性阻断剂，能阻断痛觉冲动向丘脑和新皮质的传导，同时又能兴奋脑干及边缘系统。引起意识模糊、短暂性记忆缺失及满意的镇痛效应，但意识并未完全消失，常有梦幻、肌张力增加、血压上升。此状态又称分离麻醉。氯胺酮麻醉时对体表镇痛作用明显，内脏镇痛作用差，但诱导迅速。对呼吸影响轻微，对心血管具有明显兴奋作用，用于短时的体表小手术，如烧伤清创、切痂。

（3）丙泊酚（异丙酚）：对中枢神经有抑制作用，产生良好的镇静、催眠效应，起效快，作用时间短，苏醒迅速，无蓄积作用；能抑制咽喉反射，有利于插管，能降低颅内压和眼压，减少脑耗氧量及脑血流量；镇痛作用微弱；对循环系统有抑制作用，表现为血压下降，外周血管阻力降低；可用于门诊短小手术的辅助用药，也可作为全麻诱导、维持及镇静催眠辅助用药。

（4）依托咪酯：为强效、超短效催眠药，静脉注射后几秒内意识丧失，睡眠时间持续5分钟，无明显镇痛作用，故用于诱导麻醉时常需加用镇痛药、肌松药或吸入麻醉药。主要缺点是恢复期恶心、呕吐发生率高达50%，并可抑制肾上腺皮质激素合成。

3．麻醉性镇痛药

（1）哌替啶：具有镇痛、催眠、解除平滑肌痉挛的作用。对心肌有抑制作用，对呼吸也有轻度抑制作用。常作为麻醉前用药和麻醉辅助药，或用于术后镇痛。

（2）吗啡：为麻醉性镇痛药。作用于大脑边缘系统可消除紧张和焦虑，提高痛阈，解除疼痛，但有明显抑制呼吸中枢作用。常作为麻醉前用药和麻醉辅助药，也可与催眠药、肌松药合用行全静脉麻醉。

（3）芬太尼：为临床较常用的人工合成的强镇痛药，药理作用与吗啡类似，镇痛效力为吗啡的50～100倍；除镇痛作用外还有降低心率、抑制呼吸、减少平滑肌蠕动等作用。其副作用与吗啡类似，过量使用会引起呼吸抑制，严重可导致死亡。

4．肌肉松弛药　能阻断神经-肌传导功能而使肌肉松弛，无镇静、镇痛作用，是全麻时重要的辅助用药，可分为去极化肌松药和非去极化肌松药两类。

(1) 去极化肌松药：以琥珀胆碱为代表，起效快，肌肉松弛完全且短暂。临床主要用于全麻时气管内插管。不良反应有眼压升高、颅内压升高、高血钾、心律失常等。

(2) 非去极化肌松药：常用药物有哌库溴铵（潘可罗宁）、维库溴铵（万可罗宁）、阿曲库铵（卡肌宁）等。能与乙酰胆碱竞争神经肌肉接头的 NM 胆碱受体，但不激动受体，能竞争性阻断乙酰胆碱的去极化作用，使骨骼肌松弛，临床主要用于全麻诱导插管和术中维持肌肉松弛。重症肌无力者禁用，有哮喘史及过敏体质者慎用。

(三) 全身麻醉的实施

1. 全身麻醉的诱导 全身麻醉的诱导是指患者接受全麻药后，由清醒状态到神志消失，并进入全麻状态后进行气管内插管，这一阶段称为麻醉诱导期。诱导前应准备好麻醉机、气管插管用具及吸引器等，建立静脉通道，测定血压和心率的基础值，并监测心电图和血氧饱和度（SpO_2）。全麻诱导方法有 2 种。

(1) 吸入诱导法：又分开放点滴法和面罩吸入诱导法 2 种。目前常用后者，即将面罩扣于患者口鼻部，开启麻醉药挥发器，逐渐增加吸入浓度，待患者意识消失并进入麻醉第三期时，静脉注射肌松药后行气管内插管。

(2) 静脉诱导法：先以面罩吸入纯氧 2～3 分钟，增加氧储备并排出肺及组织内的氮气。根据病情选择合适的静脉麻醉药及剂量，如硫喷妥钠、依托咪酯、丙泊酚等，从静脉缓慢注入并严密监测患者的意识、循环和呼吸的变化。待患者神志消失后再注入肌松药，全身骨骼肌及下颌逐渐松弛，呼吸由浅到完全停止。这时应用麻醉面罩进行人工呼吸，然后进行气管内插管。插管成功后，立即与麻醉机相连接并行人工呼吸或机械通气。为减轻气管内插管引起的心血管反应，可在插管前静注芬太尼 3～5 μg/kg。与吸入诱导法相比，静脉诱导较迅速，患者也较舒适，无环境污染，但麻醉深浅的分期不明显，对循环的干扰较大。

2. 全身麻醉的维持 全麻维持期的主要任务是维持适当的麻醉深度以满足手术的要求，同时，加强对患者的管理，保证循环和呼吸等生理功能的稳定。临床有以下 3 种维持麻醉的给药途径。

(1) 吸入麻醉药维持：经呼吸道吸入一定浓度的吸入麻醉药，以维持适当的麻醉深度。目前吸入的气体麻醉药为氧化亚氮，挥发性麻醉药为氟化类麻醉药，如恩氟烷、异氟烷等。由于氧化亚氮的麻醉性能弱，高浓度吸入时有发生缺氧的危险，因而难以单独用于维持麻醉。挥发性麻醉药的麻醉性能强，高浓度吸入可使患者意识、痛觉消失，能单独维持麻醉。但肌松作用并不满意。因此，临床上常将 N_2O 与挥发性麻醉药合用，N_2O 的吸入浓度为 50%～70%，需要时可加用肌肉松弛药。

(2) 静脉麻醉药维持：指经静脉给药维持适当麻醉深度的方法。静脉给药方法有单次、分次和连续注入法 3 种，应根据手术需要和不同静脉全麻药的药理特点来选择给药方法。单一的静脉全麻药仅适用于全麻诱导和短小手术，而对复杂或时间较长的手术，多选择复合全身麻醉。

(3) 静脉复合麻醉：指两种或两种以上的全身麻醉药或（和）方法复合应用，彼此取长补短，已达到最佳临床麻醉效果。根据给药的途径不同复合麻醉可分为 2 种。

1) 全静脉麻醉：指在静脉麻醉诱导后，采用多种短效静脉麻醉药复合应用，以间断或连续静脉注射法维持麻醉。为加强麻醉效果，往往将静脉麻醉药、麻醉性镇痛药和肌松药结合在一起，这样既可发挥各种药物的优点，又可克服其不良作用。

2) 静吸复合麻醉：全静脉麻醉的深度缺乏明显的标志，给药时机较难把握，有时麻醉可突然减浅。因此，常在麻醉减浅时，间断吸入挥发性麻醉药。这样既可维持麻醉相对稳定，又可减少吸入麻醉药的用量，且有利于麻醉后迅速苏醒。

【护理评估】

（一）麻醉前和麻醉中评估

1．健康史　①一般资料：如年龄、性别、职业等，有无烟、酒等嗜好及药物成瘾史；②既往史：既往手术史、麻醉史；近期有无呼吸道或肺部感染；有无影响完成气管内插管的因素，如颌关节活动受限、下颌畸形或颈椎病等；有无中枢神经系统、心血管和呼吸系统等病史；③用药史：目前用药情况及不良反应，有无过敏史；④其他：如生育史、家族史等。

2．身体状况　①局部：有无牙齿缺少或松动、是否有义齿；②全身：包括意识和精神状态、生命体征；有无营养不良、发热、脱水及体重减轻；有无皮肤、黏膜出血及水肿等征象；③辅助检查：了解血、尿、大便常规、血生化检查、血气分析、心电图及影像学检查结果；有无重要脏器功能不全、凝血机制障碍及贫血、低蛋白血症等异常。

3．心理 - 社会状况　①评估患者及家属对麻醉方式、麻醉前准备、麻醉中护理配合和麻醉后康复知识的了解程度；②是否存在焦虑或恐惧等不良情绪；③主要担心的问题及家庭和单位对患者的支持程度等。

（二）麻醉后评估

1．术中情况　麻醉方式、麻醉药种类和用量；术中失血量、输血量和补液量；术中有无局麻药的全身中毒反应或呼吸心跳骤停等异常情况发生。

2．术后情况　①身体情况：患者的意识、血压、心率和体温，基本生理反射是否存在；感觉是否恢复，有无麻醉后并发症征象等；②辅助检查：血、尿常规、血生化检查、血气分析、重要脏器功能等检查结果有无异常；③心理 - 社会状况：患者对麻醉和术后不适（如恶心、呕吐、切口疼痛等）的认识，术后不适的情绪反应，其家庭和单位对患者的支持程度等。

【主要护理诊断 / 问题】

1．焦虑、恐惧　与对手术室环境陌生、担心麻醉安全性和手术预后等有关。

2．有受伤的危险　与麻醉未完全清醒或感觉未完全恢复有关。

3．知识缺乏　缺乏有关全麻麻醉前及麻醉后需注意及配合的知识。

4．潜在并发症　反流与误吸、呼吸道梗阻、通气量不足、低氧血症、高血压、低血压、心律失常、高热、抽搐和惊厥、苏醒延迟或不醒等。

【护理措施】

（一）心理护理

做好相应的健康宣教及解释工作，介绍麻醉的过程及需要配合的要点，耐心细致解释患者提出的问题，缓解或消除患者的焦虑及恐惧。

（二）常见并发症的防治

1．反流与误吸　全麻时容易发生反流和误吸，尤其以产科和小儿外科患者的发生率较高。由于患者的意识、咽喉部反射消失，一旦有反流物即可发生误吸。无论误吸物为固体食物或胃液，都可引起急性呼吸道梗阻。完全性呼吸道梗阻可立即导致窒息、缺氧，如不能及时解除梗阻，可危及患者的生命。误吸胃液可引起肺损伤、支气管痉挛和毛细血管通透性增加，结果导致肺水肿和肺不张。肺损伤的程度与胃液量和 pH 相关，吸入量越大，pH 越低，肺损伤越重。麻醉期间预防反流和误吸的主要措施包括：减少胃内容物的滞留，促进胃排空，降低胃液的 pH，降低胃内压，加强对呼吸道的保护。手术麻醉前应严格禁饮禁食，减少胃内容物。饱胃患者需要全麻时，应首选清醒气管内插管，可减少胃内容物的反流和误吸。

2．呼吸道梗阻

（1）上呼吸道梗阻：指声门以上的呼吸道梗阻。常见原因为机械性梗阻，如舌后坠、口腔内分泌物及异物阻塞、喉头水肿、喉痉挛等。不全梗阻表现为呼吸困难并有鼾声；完全梗阻者有鼻翼扇动和三凹征，虽有强烈的呼吸动作而无气体交换。①舌后坠时可将头后仰、托起下颌、置入口咽或鼻咽通气道，同时清除咽喉部的分泌物及异物，即可解除梗阻（图 4-2～图 4-4）。②喉头水肿多发生于婴幼儿及气管内插管困难者，也可因手术牵拉或刺激喉头引起，轻者可静脉注射皮质激素或雾化吸入肾上腺素，严重者应行紧急气管内插管或气管切开。③喉痉挛常因浅麻醉下或缺氧时刺激喉头而诱发，患者表现呼吸困难，吸气时有鸡鸣声，可因缺氧而出现发绀，喉痉挛者应解除诱因，并加压给氧或经环甲膜穿刺置管行加压给氧，无效时可静脉注射琥珀胆碱 25～50 mg 后行气管内插管。

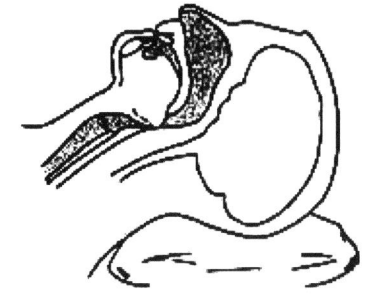 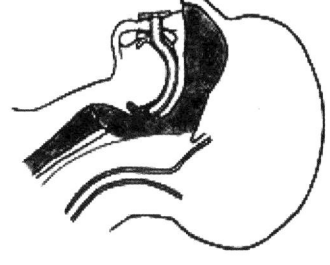 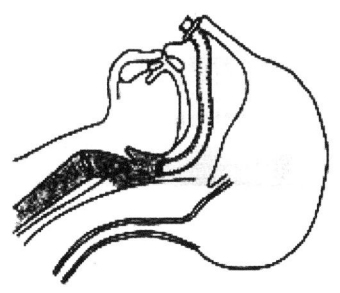

图 4-2　舌后坠引起呼吸道梗阻　　图 4-3　放置口咽通气道　　图 4-4　放置鼻咽通气道

（2）下呼吸道梗阻：指声门以下的呼吸道梗阻。常见原因为气管导管扭折、导管斜面过长而紧贴在气管壁上、分泌物或呕吐物误吸、支气管痉挛等。轻者者除肺部听到啰音外，可无明显症状；严重者出现呼吸困难、潮气量降低、气道阻力增高、发绀、心率增快和血压降低，如处理不及时可危及患者的生命。①麻醉前应仔细挑选气管导管，过软或不合格者应禁止使用，术中应经常检查导管的位置，避免因体位改变而引起导管扭折。②经常听诊肺部，及时清除呼吸道内的分泌物。③因支气管痉挛引起的下呼吸道梗阻，重要的缓解措施是维持适当的麻醉深度和良好的氧合，必要时可静注氨茶碱 0.25 mg 或氢化可的松 100 mg。

3．通气量不足　麻醉期间或麻醉后恢复期，由于颅脑手术的损伤，麻醉药、麻醉性镇痛药、镇静药和肌松药的残余作用，引起中枢性或外周性呼吸抑制。主要表现为 CO_2 潴留或（和）低氧血症，血气分析显示 $PaCO_2 > 50$ mmHg，pH < 7.30。①应给予机械通气维持呼吸直到呼吸功能的完全恢复，必要时遵医嘱给予拮抗药逆转。②胸、腹部手术后，疼痛刺激、腹胀、胸腹带过紧及过度肥胖等因素，可限制胸廓膨胀而导致通气不足，应加强术后镇痛，鼓励和帮助患者深吸气和咳嗽。

4．低氧血症　患者吸空气时，$SpO_2 < 90\%$，$PaO_2 < 60$ mmHg 或吸纯氧时 $PaO_2 < 90$ mmHg，即可诊断低氧血症。临床表现为呼吸急促、发绀、躁动不安、心动过速、心律紊乱、血压升

高等。常见原因和处理原则为：①麻醉机的故障、氧气供应不足可引起吸入氧浓度过低，气管内导管插入一侧支气管或脱出气管外以及呼吸道梗阻均可引起低氧血症，应及时纠正。②弥散性缺氧。多见于 N_2O 吸入麻醉，停止吸入 N_2O 后应吸纯氧 5～10 分钟。③肺不张。因分泌物过多或通气不足等因素引起肺容量降低所致。大范围肺不张可表现顽固性低氧血症，X 线胸片可见肺萎陷，应以纤维支气管镜吸痰，严重者应以 PEEP 治疗。④肺误吸。其严重程度取决于吸入物的 pH 及容量，pH 低于 2.5，容量大于 0.4 ml/kg 者危险性明显增加。轻者氧治疗有效，严重者应行机械通气治疗。⑤肺水肿。可发生于急性左心衰或肺毛细血管通透性增加。治疗包括强心、利尿、扩血管、吸氧及机械通气治疗。

5．低血压　麻醉期间收缩压下降超过基础值的 30% 或绝对值低于 80 mmHg 者应及时处理。临床表现为少尿或代谢性酸中毒。严重者可出现器官灌注不足体征，如心肌缺血、中枢神经功能障碍等。①麻醉过深可导致血压下降、脉压变窄，若麻醉前已有血容量不足者，表现更为明显。应在减浅麻醉的同时补充血容量。②术中失血过多可引起低血容量性休克，应监测尿量、血红蛋白及血细胞比容（HCT），必要时监测 CVP 或 PCWP 以指导输液输血。③过敏反应、肾上腺皮质功能低下及复温时，均可引起血管张力降低而导致低血压。治疗包括补充血容量，恢复血管张力（应用血管收缩药）及病因治疗。④术中牵拉内脏时常可引起反射性血压下降，同时发生心动过缓。应及时解除刺激，必要时给予阿托品治疗。

6．高血压　指麻醉期间舒张压高于 100 mmHg、收缩压高于基础值的 30% 或高于 160 mmHg。常见原因有：①并存疾病，如原发性高血压、甲状腺功能亢进、嗜铬细胞瘤、颅内压增高等；②手术、麻醉操作，如探查、压迫腹主动脉、气管插管等；③药物因素，如潘库溴铵、氯胺酮常可引起一过性血压升高。处理原则：①有高血压病史者，在全麻诱导前可静注芬太尼 3～5 μg/kg，以减轻气管插管引起的心血管反应。②术中根据手术刺激的程度调节麻醉深度，对顽固性高血压者，可行控制性降压以维持循环稳定。

7．心律失常　以窦性心动过速和房性期前收缩多见。可因麻醉过浅、心肺疾病、麻醉药对心脏起搏系统的抑制、麻醉和手术造成的全身缺氧、心肌缺血而诱发。应保持麻醉深度适宜，维持血流动力学稳定，维持心肌氧供应平衡，处理相关诱因。

8．高热、惊厥和抽搐　可能与全身麻醉药引起中枢性体温调节失调有关，或与脑组织细胞代谢紊乱、患者体质有关，常见于小儿麻醉。由于婴幼儿的体温调节中枢尚未发育完善，体温极易受环境温度的影响，若高热处理不及时，可引起抽搐甚至惊厥，一旦发现体温升高，应积极进行物理降温，特别是头部降温以防发生脑水肿。恶性高热表现为持续肌肉收缩，$PaCO_2$ 迅速升高，体温急剧上升（1℃ /5min），可超过 42℃，死亡率很高，应提高警惕。最容易诱发恶性高热的药物是琥珀胆碱和氟烷。

9．苏醒延迟或不醒　由于麻醉药物过量、复合用药过多或麻醉手术时间过长，术后苏醒常较晚。患者术前有肝、肾功能不全或明显贫血，使体内麻醉药物降解和排泄的速度较慢，苏醒可延迟。麻醉过程中有较长时间的低血压或缺氧，也会导致苏醒延迟。若患者麻醉后超过 2 小时意识和反射仍未见恢复，伴有躁动不安或瞳孔散大等征象，应考虑中枢神经系统有缺氧性损害。

（三）麻醉期间的监护

1．呼吸系统　主要观察呼吸频率、节律、深浅等。浅而快的呼吸是呼吸功能不全的表现，可引起低氧血症，可能的原因是麻醉过浅；浅而慢的呼吸，可能因麻醉过深抑制中枢，或椎管内麻醉平面过高；呼吸困难常因呼吸道梗阻引起。

2．循环系统　主要的观察内容是血压、脉搏、中心静脉压、肺毛细血管楔压、心电图、尿量、失血量等。麻醉过程中若患者血压下降、脉搏加快、脉压缩小，常提示患者有休克征兆。血压下降明显时，应减浅麻醉，同时补充血容量，减少内脏牵拉，利多卡因封闭内脏神经，必要时给予阿托品。对频发房性期前收缩可给予受体阻滞剂或洋地黄，室性期前收缩可给予利多卡因，心室颤动应立即进行电除颤，并按心肺复苏处理；一旦发生心搏骤停，立即行人工呼吸、心脏按压。

3．其他　①全身情况：注意表情、神志的变化，严重低血压和缺氧可使患者表情淡漠和意识丧失；②体温监测：特别注意对小儿的观察，体温过高可致代谢性酸中毒和高热惊厥，体温过低易发生麻醉过深而引起循环抑制，麻醉苏醒时间延长。

（四）麻醉恢复期护理

1．安置合理体位　全麻后未完全清醒时应取侧卧位或去枕平卧位头偏向一侧，以保持呼吸道通畅，防止呕吐物误吸引起窒息。麻醉作用消失，血压和脉搏平稳后，可根据手术部位改为其他卧位。

2．密切观察病情　全麻患者苏醒前应有专人护理，常规监测心电图、血压、脉搏、呼吸和SpO_2，每15～30分钟测量1次，直至患者完全清醒，呼吸循环功能稳定。同时观察意识、皮肤色泽、末梢循环，正确连接各种引流管，保持引流通畅，观察及记录引流量。注意防止因绷带包扎、石膏、夹板固定过紧，导致远端缺血坏死。

3．呼吸功能的维护　全麻患者应常规吸氧至血氧饱和度在自主呼吸下达到正常为止；保持呼吸道通畅，及时清除口咽部分泌物，对痰液黏稠、量多的患者，应鼓励有效咳嗽，并使用抗生素、氨茶碱及雾化吸入等，帮助排痰和预防感染。

4．维持循环功能的稳定　在麻醉恢复期，血压容易波动，应严密监测血压变化，若血压下降、脉快、中心静脉压低，应加快输液，必要时应遵医嘱使用麻黄碱维持血压。若心动过缓可用阿托品。

5．保持正常体温　术中长时间的暴露和大量输液均可使体温过低，术后应注意保暖，必要时可用热水袋，但对未清醒患者要注意避免烫伤。小儿体温中枢尚不健全，所以小儿麻醉应注意体温监测，一旦体温升高，即应积极物理降温，头部加冰帽防止脑水肿。

6．防止意外伤害　患者苏醒过程中可出现躁动不安或幻觉等，易发生意外伤害。此时期应注意适当防护，必要时加以约束，防止患者发生坠床、碰撞及不自觉的拔出输液管或引流管等意外伤害。

7．评估麻醉苏醒进展情况

（1）采用麻醉后评分法评定患者苏醒进展情况（表4-2），总分＞7分，提示可离开麻醉恢复室。

表4-2　麻醉患者苏醒监测指标评分表

评分	指标及评分标准				
	活动	呼吸	循环（收缩压较术前变化）	意识	色泽（面、口唇、指端色泽）
2	四肢均能活动	能深呼吸并咳嗽	＜20%	清醒、回答问题正确	正常
1	能活动2个肢体	呼吸困难或间断	20%～50%	呼其名能睁眼	苍白、灰暗
0	不能活动	无自主呼吸	＞50%	呼唤无反应	明显青紫

(2) 不用评分表者,麻醉患者可送回普通病房的要求:①神志清醒,定向能力恢复,能辨认时间、人物和地点;②能做深呼吸和有效咳嗽,呼吸频率和幅度正常,$SpO_2 > 95\%$;③血压、脉搏不超过术前值的±20%,并平稳维持30分钟以上,心电图无严重的心律失常和心肌缺血改变;④末梢循环良好,皮肤红润、温暖。

8. 缓解疼痛　详见第六节"疼痛患者的护理"。

(五) 健康教育

1. 麻醉前向患者解释麻醉方法和手术进程,讲述麻醉操作的配合要点及麻醉后注意事项。

2. 对术后存在严重疼痛,需带自控镇痛泵出院的患者,教会其对镇痛泵的自我管理和护理。嘱其若出现镇痛泵脱落、断裂或阻塞,及时就诊。

考点:全麻患者的护理措施。

第六节　疼痛患者的护理

疼痛是伴随着现有的或潜在的组织损伤而产生的主观感受,是机体对有害刺激的一种保护性防御反应。疼痛具有以下三个特征:①疼痛是一种身心不舒适的感觉;②疼痛是一种身心受到侵害的危险警告;③疼痛常伴随有生理、行为和情绪的反应。随着护理学的发展,增进患者舒适程度正成为整体护理工作的一项主要内容。疼痛增加了患者痛苦,影响休息、睡眠,甚至身体器官的生理功能,不利于患者恢复。因此,处理患者疼痛成为护理工作的一项重要内容。

【护理评估】

(一) 健康史

了解疼痛的原因、性质、部位、强度等;有无创伤(包括手术)、感染、缺血、梗阻、癌肿等引起疼痛的疾病;评估患者疼痛时的反应,包括生理和心理的反应,如疼痛发作的伴随症状及患者对疼痛的态度等。

(二) 身体状况

评估的目的在于掌握疼痛患者的情况,以便进行针对性处理。应从患者的主诉、生理反应和行为反应等方面进行综合分析。

1. 主诉　应与患者反复交谈,了解患者主诉中的如下情况:①疼痛反复发作情况及首次就诊时间;②本次疼痛开始的时间、持续时间和发作规律,如缓解或加剧情况;③疼痛的部位是否固定、明确,有无牵涉痛;④疼痛的性质,如针刺样、烧灼样、刀割样或持续性、阵发性等;⑤疼痛的程度,患者自己可用轻微、中等度、剧烈疼痛表示,或采用其他疼痛的测定方法进行评估;⑥疼痛的伴随症状,如恶心、呕吐、腹泻、发热等;⑦疼痛对日常生活的影响,如睡眠、饮食、注意力、躯体活动等;⑧患者对疼痛后果的忧虑,如影响经济收入、担心疾病预后、破坏个人形象等。

2. 生理反应　疼痛时由于自主神经系统的反射活动,常引起脉率加速、呼吸增快、血压升高、面色苍白、大汗淋漓和肌肉紧张等,剧烈疼痛还可以导致恶心、呕吐及晕厥,并造成极度疲劳。

3. 行为反应　疼痛时出现的反应有强迫体位、保护疼痛部位、皱眉、呻吟、握拳、咬牙、肌肉抽搐等。

（三）疼痛程度评估

1．口述疼痛评分法　每级1分，疼痛分为无痛、轻微疼痛、中度疼痛和剧烈疼痛（图4-5）。

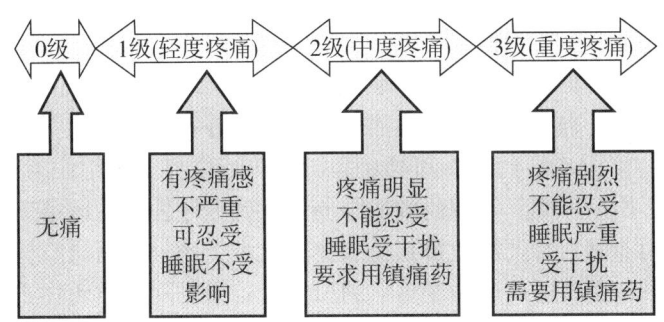

图 4-5　口述疼痛评分法

2．面部表情测量图（FES）（图4-6）。

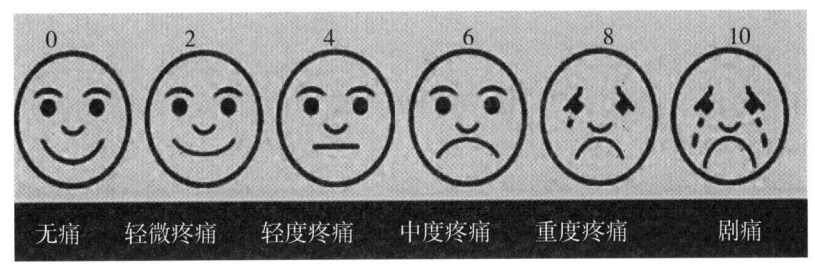

图 4-6　面部表情测量图

3．数字疼痛评分法（NRS）　是将疼痛的程度用0～10共11个数字表示，0表示无痛，10代表最痛，患者根据自身疼痛程度在这11个数字中挑选一个数字代表疼痛程度。0分，无疼痛；3分以下，有轻微疼痛，患者能忍受；4～6分，患者疼痛并影响睡眠，尚能忍受，应给予临床处置；7～10分，患者有强烈的疼痛，疼痛剧烈或难忍（图4-7）。

4．视觉模拟疼痛评分法（VAS）　是在白纸上画一条粗直线，通常为10 cm，有可滑动的游标，在线的两端分别附注词汇，一端为"无痛"，另一端为"最剧烈的疼痛"，患者可根据自己所感受的疼痛程度，在直线上某一点作一记号，以表示疼痛的强度及心理上的感受程度。从起点至记号处的距离长度也就是疼痛的量，分值越高，疼痛越重。

用0～10代表不同程度的疼痛：
0为无痛，1～3为轻度疼痛（疼痛尚不影响睡眠），4～6为中度疼痛，7～9为重度疼痛（不能入睡或睡眠中痛醒），10为剧痛。

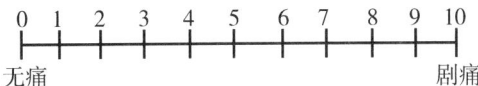

应该询问患者疼痛的严重程度，作出标记，或者让患者自己圈出一个最能代表自身疼痛程度的数字。此方法目前在临床上较为通用

图 4-7　数字疼痛评价量表

【护理措施】
（一）减少或消除引起疼痛的原因

解除疼痛刺激源，如外伤引起的疼痛，应根据情况采取止血、包扎、固定等措施；胸腹部手术后因为咳嗽、深呼吸引起伤口疼痛，应协助患者按压伤口后，再鼓励咳痰和深呼吸。

（二）缓解和解除疼痛的护理

1. 药物止痛　是解除疼痛的重要措施。护士应掌握药理知识，正确应用，对原因清楚的疼痛采用预防性用药，剂量小，且比疼痛后给药效果好；对诊断不明的疼痛不随意用镇痛药，以免掩盖症状，慎用成瘾药物。药物止痛时应执行世界卫生组织（WHO）推荐的3阶梯疗法，即遵循以下用药原则。①按药效的强弱依阶梯顺序使用。即第1阶段：主要针对轻度疼痛的患者，选用非阿片类药物、解热镇痛药、抗炎类药，如阿司匹林、布洛芬、对乙酰氨基酚等。第2阶段：主要适用于中度疼痛的患者，若用非阿片类药物止痛无效，可选用弱阿片类药物，如氨酚待因、可待因、曲马多等。第3阶段：主要用于重度和剧烈性癌痛的患者，选用强阿片类药，如吗啡、哌替啶、美沙酮、二氢埃托啡等。在癌痛治疗中，加用一些辅助药以减少主药的用量和副作用。常用的辅助药有：非甾体抗炎药，如阿司匹林类；弱安定药，如艾司唑仑和地西泮等；强安定药，如氯丙嗪和氟哌利多等；抗抑郁药，如阿米替林。②一般以口服为主。③按时服药。④根据患者的具体情况，用药剂量个体化。

2. 物理止痛　冷疗法能降低神经传导速度、减轻炎症和水肿，对急性疼痛效果较好。热疗法临床常用方法有热水袋、电热毯、红外线和紫外线、烤灯、热浴等，其作用机制是促进组织血液循环，松弛局部肌肉，减轻疼痛。

3. 按摩疗法　适用于多种疾病的治疗，如颈椎病、肩周炎、肱骨外上髁炎、腰椎间盘突出等，其主要作用是矫正骨关节位置的异常，松弛肌肉，改善局部血液循环，减轻疼痛。

4. 针灸止痛　根据疼痛部位，采用不同的穴位针疗，对神经性疼痛的效果优于药物疗法。

5. 经皮神经电刺激疗法　通过放置在身体相应部位皮肤上的电解板，将低压的低频或高频脉冲电流透过皮肤刺激神经，使患者有刺痛、颤动和蜂鸣的感觉，达到提高痛阈，缓解疼痛的目的。适用于慢性疼痛及术后急性疼痛的治疗。

6. 暗示疗法　常用安慰剂治疗，配合护士的言语暗示，强调止痛方法的镇痛时间及镇痛作用可起到良好的镇痛效果。

7. 患者自控镇痛（PCA）　PCA是在患者感觉疼痛时按压启动键通过由计算机控制的微量泵向体内注射设定量的药物，以达到满意的镇痛效果的一种方法。其特点是在医生设置的范围内，患者自己按需调控注射止痛药时机和剂量，达到不同患者、不同时刻、不同疼痛强度下的镇痛需要（图4-8）。

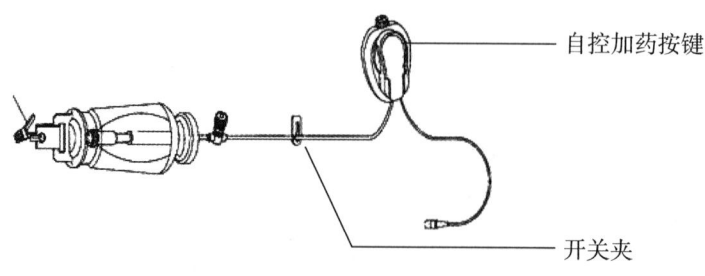

图4-8　患者自控镇痛泵

(1) PCA的种类（给药途径）：患者自控镇痛包括静脉自控镇痛（PCIA）、硬膜外自控镇痛（PCEA）、皮下自控镇痛（PCSA）、外周神经阻滞自控镇痛（PCNA）。

1）静脉PCA（PCIA）：是通过静脉系统给药。这种给药途径操作简单，目前应用最广。可通过外周静脉和锁骨下静脉置管给药，适用药物较多，具有镇痛作用的麻醉药如氯胺酮等均可使用。PCIA起效快，效果可靠，适应证广泛，如癌痛、术后痛、创伤痛、烧伤后疼痛、炎症疼痛等，但其用药针对性差，对全身影响较大，其镇痛效果略差于PCEA。

2）硬膜外腔PCA（PCEA）：通过硬膜外腔给药，适用于胸背以下区域性疼痛的治疗。PCEA用药量小，止痛效果可靠，持续时间长久，且作用范围局限，对全身影响相对较小。可用于术后镇痛、产科镇痛及癌性镇痛，但其操作相对复杂，无菌要求高。阿片类药物尤其吗啡用于硬膜外腔注射可发生延迟性呼吸抑制，因而PCEA的应用具有较高的选择性。

3）皮下PCA（PCSA）：皮下置管，患者自控皮下注入镇痛药，可分别采用吗啡、丁丙诺啡等药。管理较PCIA途径简单，并发症也较之少，药物的生物利用度为PCIA给药的80%。使用PCSA应注意定期更换皮下针放置位置，以免吸收不良造成镇痛不足。

4）外周神经阻滞PCA（PCNA）：在给予外周神经阻滞后留管，患者自控局麻药进行外周神经阻滞。常用于颈丛、臂丛、股神经、腰丛或坐骨神经处的PCA。

(2) 常用药物：①阿片类药物，如吗啡、哌替啶、芬太尼、阿芬太尼、曲马多等。②局部麻醉药物，如布比卡因、罗哌卡因等。③神经安定药，如氟哌利多、咪达唑仑（咪唑安定）等。

镇痛药物的选择根据病情和给药途径决定：PCEA给药多选择吗啡复合低浓度的局麻药，PCIA给药多选择芬太尼复合氟哌利多。

(3) 适应证与禁忌证

1）适应证：①术后急性疼痛治疗；②分娩期间、分娩后及剖宫产术后镇痛；③肿瘤疼痛的治疗。

2）禁忌证：不适合使用PCA的患者，包括年纪过大或过小、精神异常、无法控制按钮以及不愿意接受PCA的患者。

(4) PCA的优点：①PCA泵给药符合镇痛药物的药动学的原理，准确性高，能维持稳定的血药浓度，最大限度地避免了镇痛药的毒副作用；②止痛药的使用时机真正做到及时、迅速，基本解决了患者对止痛药需求的个体差异；③降低了并发症的发生率，减轻了疼痛所引起的不良反应，如应激、心肌缺血、肺不张及延迟功能锻炼；④避免了患者反复肌注的痛苦，减轻了患者焦虑、恐惧心理；⑤给药及时，定时观察病情变化即可，减轻了医生、护士的工作量；⑥便携式设计，治疗时不受体位及空间的限制；⑦有利于患者在任何时刻、不同疼痛强度下获得最佳止痛效果；⑧利于术后患者充分配合治疗和早期活动，促进早期康复，减轻了家庭及社会的负担。

(三) 一般护理

1．术前宣教 术前向患者讲明术后止痛的重要性，介绍PCA泵的原理及其安全性，说明使用要点。并向患者说明术后切口痛于2～3天后逐渐减轻的一般规律。

2．检查PCA泵 术后患者回到病房，护士应检查镇痛泵开关是否开启；针头、接口、导管有无脱落；导管接口有无漏液；连接管有无扭曲、折叠、受压；三通接头是否开启；并将PCA泵放置在低于患者心脏水平的位置，勿将PCA泵按钮放置于枕下或背部，以免受压而异常给药。

3．术后生命体征的监测 监测呼吸、循环系统是使用PCA泵护理的重点。因为常用药物吗啡或芬太尼，可引起低血压、呼吸抑制、窒息、肌肉僵直及心动过缓，如不及时治疗可发生呼吸停止、循环抑制及心脏停搏等。因此，对术后使用PCA泵的患者给予持续吸氧，并定时监测生命体征，做好记录。

4．局部穿刺部位的护理 由于PCA导管留置在四肢或腰背部，故应妥善固定，并保留PCA导管长度约20～30 cm，以避免患者翻身活动或更衣时易导致导管脱出或扭曲。同时应观察局部皮肤有无发红及脓性分泌物渗出，如发生感染应立即报告医师及时拔管并加强抗感染治疗，局部给予75%乙醇（酒精）湿敷。

5．皮肤护理 患者使用镇痛泵后，下半身有一定的知觉减退。因此，应协助患者定期翻身、变换体位，注意按摩受压部位的皮肤，保持床铺平整干燥，预防褥疮的发生。

6．术后镇痛期间的指导 告知患者应在感到疼痛时就按键给药，不要等到剧烈疼痛再给药，这样才能获得满意的镇痛效果，同时也以防使用不当而造成的疼痛或药物过量。

(四) 心理护理

1．减轻患者心理压力 护患之间建立良好的人际关系，护士主动关心体贴患者，耐心听取患者的诉说，尊重其对疼痛的反应，教会有关疼痛知识，使之掌握自控能力。护士应多安慰和鼓励患者，增强患者战胜疼痛的信心。向患者讲明疼痛和现代镇痛技术的基本知识，主动参与治疗。

2．为患者创造安静舒适的氛围 病房安静、清洁，最好住单人房间，利于患者休息和睡眠，以减轻患者疼痛。

3．分散注意力 可选择听音乐、有节律环行按摩、双眼凝视联想、有节律地深呼吸、松弛疗法等措施分散对疼痛的注意力。

(五) 术后镇痛并发症的护理

1．恶心、呕吐 由于吗啡等阿片类镇痛药物兴奋延髓的化学感受器导致患者恶心、呕吐。严重的呕吐可增加腹内压，引起伤口出血，加剧疼痛的发生。因此，呕吐时要注意伤口护理，协助或嘱咐患者用手按压伤口，减轻伤口张力，并采取侧卧位或头偏向一侧，防止呕吐物误吸，同时报告医生给予药物治疗，必要时应停止使用PCA泵。

2．呼吸抑制 在各种与阿片类药物相关的副作用中呼吸抑制是最致命的。呼吸频率作为观察呼吸抑制的常规指标不够灵敏，应尽可能采用血氧饱和度（SPO_2）监测。有轻度呼吸道梗阻、患者易唤醒时，只要病情允许，应尽量抬高患者体位，以增加血氧饱和度；当呼吸频率明显减慢时，应立即检查患者的意识状态、皮肤颜色以及气道是否通畅，协助医生给予相应救治。

3．皮肤瘙痒 多由吗啡诱发组胺释放引起。瘙痒多局限于头颈部，也可散发于躯体。轻度瘙痒1～2天可自行消失；对于较严重者，嘱咐患者避免抓伤皮肤，可应用抗组胺药物或炉甘石洗剂涂擦，以缓解症状；遵医嘱应给予抗组织胺药物治疗，如苯海拉明或非那根。

4．抑制肠蠕动 吗啡、芬太尼等阿片类药物有抑制肠蠕动的副作用，尤其使用PCIA的患者发生率较高。护士应注意观察患者的肠蠕动情况，尤其是腹部手术的患者会感到腹胀、排气时间延长、便秘等情况。腹部术后3天仍未排气的患者，应指导患者在病情允许的情况下多活动，如增加翻身次数或床边活动、热敷腹部等增进肠蠕动，严重腹胀的患者可持续胃肠减压或肛管排气。能进食的患者可以鼓励他多吃一些蔬菜和水果，如香蕉等，利于排便。

5．尿潴留 尿潴留是吗啡类镇痛药的不良反应，尤其使用PCEA的患者，因吗啡直接渗入蛛网膜下腔致尿潴留发生率较高。预防方法：术后使用PCA泵的患者常规留置尿管，拔尿管的时机应选择在停止镇痛泵后。

(六) 健康教育

根据患者的具体情况选择教育内容。一般包括疼痛的机制、疼痛的原因、如何面对疼痛、减轻或解除疼痛的自理技巧。

考点： 术后三阶梯止痛疗法和患者自控镇痛的方法及护理。

小结	本章主要从麻醉前准备、麻醉中配合、麻醉后护理三个环节介绍了局部麻醉、椎管内麻醉和全身麻醉的相关知识及护理要点，阐述了疼痛患者的护理措施。通过学习明确下列重点内容： 　　麻醉是指用药物或其他方法使患者的整体或局部暂时失去感觉，以达到无痛的目的，为手术治疗或者其他医疗检查治疗提供条件。 　　目前常用的麻醉方法有全身麻醉（静脉麻醉、吸入麻醉、复合麻醉）、局部麻醉（表面麻醉、局部浸润、区域阻滞、神经阻滞）、椎管内麻醉（蛛网膜下腔阻滞、硬脊膜外腔阻滞）。术前应充分评估患者重要脏器的功能，并做好麻醉前准备和麻醉前用药，选择合适的麻醉。麻醉后应注意患者体位，严密观察生命体征，防止麻醉并发症发生。 　　术后镇痛3阶梯疗法是：第1阶段，主要针对轻度疼痛的患者选用非阿片类药物；第2阶段，主要适用于中度疼痛的患者选用弱阿片类药物；第3阶段，主要用于重度和剧烈性癌痛的患者选用强阿片类药。患者自控镇痛包括静脉自控镇痛（PCIA）、硬膜外自控镇痛（PCEA）、皮下自控镇痛（PCSA）、外周神经阻滞自控镇痛（PCNA）。术后镇痛主要从减少或消除引起疼痛的原因、缓解和解除疼痛的护理、一般护理、心理护理、术后镇痛并发症的护理等方面对患者实施护理。

（邢增芳　高　文）

第五章 围手术期患者护理

> **学习目标**
> 1. 能复述围手术期的概念、手术室的管理制度。
> 2. 能列出手术前适应性锻炼的具体内容、手术后常见并发症及其观察要点、常用手术体位及其使用范围。
> 3. 能描述手术室的设置和布局要求。
> 4. 能说明手术前常规护理内容及合并糖尿病、高血压等特殊患者术前准备注意事项。
> 5. 能运用正确的方法完成手术人员的术前无菌准备和患者准备、手术物品准备和处理方法、基本手术操作的配合。
> 6. 熟记手术室护士的职责要求和无菌操作原则、手术后患者的一般护理措施和术后常见不适的护理。
> 7. 能运用所学知识,对常见并发症采取正确的预防和护理措施。

第一节 概 述

手术是治疗外科疾病的重要手段。但麻醉、手术创伤也会加重患者的生理负担,导致并发症、后遗症等不良后果。此外,接受手术治疗的患者及其家属易产生不同程度的心理压力。因此,重视围手术期护理,对保证患者安全、提高治疗效果有重要意义。

(一)围手术期的概念

围手术期是指从确定手术治疗时起,至与这次手术有关的治疗基本结束为止的一段时间。它包括手术前、手术中、手术后3个阶段:①手术前期是指从患者决定接受手术到将患者送至手术台;②手术期是指从患者被送上手术台到患者手术后被送入复苏室或外科病房;③手术后期是指从患者被送到复苏室或外科病房至患者出院或继续追踪。

围手术期护理是指在围手术期为患者提供全程、整体的护理。其宗旨在加强术前至术后整个治疗期间患者的身心护理,通过全面评估,充分做好术前准备,并采取有效措施维护机体功能,提高手术安全性,减少术后并发症,促进患者康复。围手术期护理也包括手术前、手术中、手术后3个阶段的护理,每个阶段护理工作重点不同。

(二)现代外科围手术期护理的新特点

1. 病情复杂危重化 随着基础医学和临床医学研究取得了巨大进展,使临床外科治疗的领域不断扩大,专业研究日益深入,许多过去无法医治的疑难病症,现在均可通过外科手术进行治疗。外科患者的病情日益复杂、危重,要求外科临床护理不断提高业务理论和技术操作水平。

2. 外科治疗技术迅速更新和发展 现代工业、新型材料、电子技术与医学紧密渗透,使许多精密新型的医疗仪器、新型药物和更新的外科用品应用于临床，不断开辟着外科治疗的新领域。

3．手术患者的老龄化　随着生活水平的提高和医学科学的发展，人类平均寿命不断延长，外科患者中老年人的比率逐年提高。老年人各系统脏器的生理功能呈慢性退行性衰退，并存疾病多；老年人对疾病的反应和敏感性下降，主诉和体征常不典型；老年人的心理状态也有其特殊性。因此，了解老年人的疾病特点，理解老年人的行为特征，估计老年人的特殊需求，研究老年人的护理问题是外科护理的新课题。

4．对患者健康教育的需求增加　随着医学模式的转变和患者对护理服务的需求提高，健康教育已成为刻不容缓的任务。

人口的增加及患者住院日期的缩短，使许多术后康复与护理由医院转入社会或家庭。因此，住院期间对患者进行健康教育，才能确保患者出院后安全康复。

（三）手术分类

1．按手术的时限分类

（1）择期手术：对手术时间没有限制，可在充分的术前准备后进行手术，如胃、十二指肠溃疡的胃大部切除术、腹股沟疝修补术、一般的良性肿瘤切除术等。

（2）限期手术：手术时间虽然可以选择，但有一定的限度，不宜过久延迟以免延误手术时机，应在限定时间内做好术前准备，如各种恶性肿瘤根治术、已用碘剂做术前准备的针对甲状腺功能亢进的甲状腺大部切除术等。

（3）急症手术：病情危急，需在最短时间内进行必要的准备后迅速实施手术，以抢救患者生命，如外伤性肝、脾破裂和肠破裂、胸腹腔大血管破裂等。

2．按手术目的分类

（1）诊断性手术：目的是帮助医生确定或证实可疑诊断。如淋巴结活检、乳腺肿物针吸活检和剖腹探查术。

（2）治疗性手术：目的是对病变、受损或先天畸形的组织器官进行修补或切除，达到治疗的目的；或是对有缺陷的器官进行修补，以改善其外形或增强其功能，例如乳癌根治手术、阑尾切除术、肠穿孔修补术、骨折的复位与内固定术、腭裂修补术等。

（3）姑息性手术：目的是减轻无法治愈疾病的症状，如为减轻疼痛，给晚期癌性疼痛患者实施的交感神经切除术，为解决进食问题给晚期胃癌患者实施的胃空肠吻合手术。

（4）美容性手术：美容性手术的目的是改善外形，如隆乳手术、重睑手术、去皱手术等。患者的个人喜爱为其主要实施理由，是其与其他手术的主要区别。

考点：围手术期的概念及护理内容。

（高　文　张秋丽）

第二节　手术前患者的护理

【护理评估】

（一）健康史

重点了解与本次疾病有关或可能影响患者手术耐受力及预后的病史。①一般资料：如性别、年龄、职业、生活习惯、烟酒嗜好等；②现病史：自患病以来健康问题发生、发展及应对过程；③既往史：如各系统伴随疾病、过敏史、外伤手术史等；④用药史：如抗凝药、抗生素、镇静药、降压药、利尿剂、皮质激素等的使用情况及不良反应；⑤婚育史和女性患者的月经史；⑥家族史：家庭成员有无同类疾病、遗传病史等。

(二) 身体状况

1. 各系统的功能状态及危险因素

(1) 心血管系统：评估患者脉搏速率、节律和强度，血压，皮肤的色泽、温度及有无水肿，体表血管有无异常，有无颈静脉怒张及四肢浅静脉曲张，有无心肌炎、心绞痛、心肌梗死、心力衰竭等。

(2) 呼吸系统：评估患者呼吸频率、深度、节律和形态，呼吸运动是否对称，有无呼吸困难、发绀、咳嗽、咳痰、胸痛、哮鸣音等，有无肺炎、肺结核、支气管扩张、慢性阻塞性肺病或长期吸烟史。

(3) 泌尿系统：评估患者尿液的量、颜色、比重及透明度，有无排尿困难、尿频及尿失禁，有无肾功能不全、前列腺增生或急性肾炎。

(4) 消化系统：评估患者食欲及进食情况，有无恶心、呕吐、腹痛、腹胀、呕血及黑便等，有无消化道出血及腹水、黄疸或肝硬化。

(5) 神经系统：评估患者有无头痛、头晕、眩晕、耳鸣、瞳孔不等大或肢体活动障碍等，有无意识障碍或颅内压增高。

(6) 血液系统：评估患者有无鼻衄、牙龈出血、皮下紫癜或外伤性出血不止等。

(7) 其他：评估患者有无内分泌系统疾病，如糖尿病、甲状腺功能亢进、肾上腺皮质功能不全，有无营养不良、体液平衡紊乱等。

2. 辅助检查

(1) 三大常规检查：血常规检查有助了解有无感染、贫血、血小板减少等现象。尿常规检查包括尿液比重和有无红、白细胞等，对判断病情有重要作用。便常规检查可了解粪便颜色、性状和有无寄生虫虫卵、有无出血或隐血等，对判断消化道疾病有重要临床意义。

(2) 出、凝血功能检查：包括出、凝血时间、血小板计数、凝血酶原时间等，出、凝血功能异常可导致患者术中或术后出血。

(3) 血液生化检查：包括肝、肾功能、电解质、血糖检查。如对血清谷丙转氨酶、直接或间接胆红素升高者，积极护肝治疗后方可手术；血清白蛋白＜30 g/L 者，手术后发生并发症的危险性大且预后差，术前须予以纠正；糖尿病患者血糖控制不佳易影响术后组织愈合，可并发局部或全身性感染，增加心血管及肾并发症的发生率，术前应调整胰岛素等降糖类药物的用量。

(4) 肺功能、心电图检查：协助评估患者的心肺功能，有问题者，术前应积极予以药物控制。

(5) 影像学检查：胸部 X 线检查可了解肺部有无占位性及渗出性病变；B 超、CT、MRI 等检查可明确病变部位、大小、范围甚至性质，有助临床诊断。

3. 手术耐受力　评估患者的手术耐受力。①耐受良好：全身情况较好、无重要内脏器官功能损害、疾病对全身影响较小者，或重要脏器无器质性病变，其功能处于代偿阶段。②耐受不良：全身情况不良、重要内脏器官功能损害较严重、疾病对全身影响明显，手术损害大，或重要脏器有器质性病变，其功能处于失代偿阶段。

（三）心理-社会状况

急症患者往往因起病急骤而缺乏心理准备。癌症患者拒绝面对现实，否认自己生病。而手术创伤常伴有剧烈疼痛和其他严重不适或功能障碍，所以患者心理矛盾突出，除表现为感情脆弱、情绪波动、依赖性增加外，最常见的心理反应为担忧手术效果、被误诊或误治、惧怕麻醉和手术、担心疼痛及术后并发症等，这些心理反应会随手术期限的临近而日益加重。因此，手术前应全面评估患者的心理状况，正确引导和及时纠正不良的心理反应，保证各项医疗护理措施的顺利实施。同时要了解家庭成员、单位同事对患者的关心和支持程度，家庭经济承受能力等。

（四）老年患者的特殊评估

随着生活水平的不断提高和医学科学的发展，人类平均寿命不断延长，在外科患者中老年人的比率逐年提高，老年人各系统脏器的生理功能呈慢性、退行性变，应激能力、免疫功能和手术耐受性均下降，发生并发症的危险性和死亡率都明显增高，老年人的心理状态也有其特殊性。因此对老年外科患者生理和病理的变化进行正确的评估，做好手术前的各项准备更为重要。

1. **心血管系统** 老年人心肌细胞萎缩、心肌胶原变性、钙化，心内膜增厚，导致心肌收缩无力、心排出量下降；血管硬化、心肌供血不足，容易发生心绞痛和脑血管意外，如脑出血、脑缺血等。一般情况下，老年人心功能虽衰退，但因活动减少、代谢率降低，尚能维持正常功能；若遇急性病变、手术应激等则易导致心血管系统失代偿。故手术前应加强对老年患者心率、心律和血压的观察，必要时心电监护，以正确评估其心血管系统的功能状态。

2. **呼吸系统** 老年人的膈肌、肋间肌及腹肌收缩力减退，胸廓弹性降低，咳嗽、排痰运动及吞咽反射减弱，易发生分泌物阻塞呼吸道及误吸；加之呼吸道局部防御和免疫功能减退，易诱发感染。骨骼的退行性变、脊柱后突、软骨骨化、肋骨关节强直，使胸廓活动幅度减小，影响通气功能，常致低氧血症。因老年人运动量和基础代谢率相对减少，呼吸系统功能的潜在变化对正常生活影响不大。而一旦手术，则易导致咳痰不畅，出现肺部感染、肺不张，甚至呼吸功能衰竭等并发症，故术前应认真评估患者呼吸系统的情况，了解血气分析结果、肺功能状态和对手术和麻醉的耐受能力，做好呼吸道准备。

3. **消化系统** 老年人由于牙齿功能减退，消化液分泌减少，活动量减少，易引起进食量少、消化吸收功能不良、营养缺乏等；肝细胞退行性变，使肝合成代谢能力和解毒能力下降，易导致低蛋白血症和药物中毒。术前应对患者消化系统功能和营养状态进行全面评估，改善或预防营养不良，以增加对手术的耐受力，减少手术并发症的发生。

4. **泌尿系统** 老年人因肾单位逐渐萎缩退化、肾血管硬化导致肾血流量减少和肾功能减退，手术创伤易诱发肾衰竭。又因前列腺增生和膀胱、输尿管及尿道的肌张力降低，易出现排尿异常，如尿频、尿急、排尿困难和尿失禁等。术前应进行尿液常规检查、血液生化检查（血尿素氮、肌酐）和泌尿系统B超检查，了解泌尿系统功能情况，对存在的和可能发生的问题，手术前应给以积极的处理。

5. **内分泌系统** 老年人肾上腺皮质功能减退，应激能力下降；甲状腺激素分泌减少，基础代谢率下降；胰岛功能下降，糖耐量降低或糖尿病。这些情况易继发感染和影响术后切口愈合。因此术前应进行全面的身体检查，准确了解患者情况，特别是对糖尿病的患者，加强血糖监测，控制血糖在稳定的水平。

6. **神经系统** 记忆力减退、注意力不集中、大脑易疲劳、反应迟钝、动作不协调、入眠困难、睡眠时间缩短是老年人的神经系统特点。在术前正确评估患者的记忆力状况、反应能力、配合治疗程度和对治疗护理的依从性等，有利于手术前后护理计划的调整。

7. 肌肉骨骼系统　进入老年后，肌肉有不同程度的萎缩，肌力减退；骨骼关节和韧带退行性变化，表现为行动迟缓、行走不便等。老年患者自我保护和照顾能力降低，易受伤，故在手术前应做好患者安全评估，采取有效措施预防并发症。

8. 心理方面　因活动能力受限等因素，老年人生活单调、枯燥、寂寞、孤独，一旦经受病痛困扰易产生疑虑、悲观、失望等心理反应；对诊疗计划及护理措施不理解甚至产生偏见、不予配合而延误手术时机。应细心评估老年患者的心理状态，给予相应的心理护理。

【主要护理诊断／问题】

1. 焦虑／恐惧　与对医院环境陌生，对疾病的无知，害怕麻醉和手术意外，担心身体缺陷和术后并发症，考虑医疗费用和预后莫测等有关。

2. 知识缺乏　缺乏手术、麻醉相关知识及术前准备知识。

3. 营养失调，低于机体需要量　与疾病消耗、营养摄入不足、丢失过多或机体分解代谢增强有关。

4. 体液不足　与疾病所致体液丢失、摄入量不足或体液在体内分布转移有关。

5. 有感染的危险　与机体抵抗力降低、营养不良、糖尿病等有关。

6. 睡眠型态紊乱　与疾病导致的不适、环境改变和担忧有关。

【护理措施】

（一）心理准备

目的是针对产生焦虑、恐惧及情绪不稳等心理反应的原因，给以正确的指导，使患者以最佳的心理状态迎接手术。

1. 入院宣教　护士热情、主动迎接患者入院，根据其性别、年龄、职业、文化程度、性格等个体特点，向患者介绍病区的环境及经治的医生和责任护士，介绍患者结识同类手术的康复者，帮助患者安排好入院后的生活、起居以减轻患者由入院带来的焦虑和不适，通过多与患者交流和沟通，及时了解患者的焦虑和恐惧，给予针对性的指导，同时通过认真、细致的工作态度和高超的护理技术取得患者的信任。

2. 术前宣教　根据患者年龄、文化程度，用通俗易懂的语言，解释疾病及手术治疗的必要性和重要性。介绍术前准备、术中配合和术后注意点，必要时可邀请同病种的病友共同讲解接受治疗、护理的全过程及主动配合的经验和体会。术前宣教还可以结合麻醉师和手术室护士术前访视：①介绍手术室环境、仪器和设备；②介绍麻醉的方式及麻醉后可能发生的反应及注意事项；③介绍术前处置的程序、意义，手术治疗的目的、主要过程、可能发生的不适；④介绍可能留置的各种引流管目的和意义；⑤介绍手术前后常规护理。

（二）生理准备

目的是使患者在最佳状态下接受手术，安全渡过手术治疗的全过程。

1. 手术前常规准备

（1）呼吸道准备：进行深呼吸和有效排痰的训练，如胸部手术者训练腹式呼吸，腹部手术者训练胸式呼吸。深呼吸有效排痰方法为患者先轻咳数次，使痰液松动，再深吸气后用力咳嗽。吸烟者术前禁烟2周以上，以免呼吸道分泌物过多而阻塞气道。已有肺部感染者，术前3~5天起应用抗生素；痰液黏稠者，可用雾化吸入，每日2~3次，并配合叩背排痰；有哮喘病史的患者应注意预防并控制哮喘的发作。

(2) 胃肠道准备

1) 饮食管理：胃肠道手术患者根据手术部位的不同，酌情在手术前1~3日进流质饮食。非胃肠道手术患者，可以不必限制饮食。但均应在手术前12小时开始禁食，手术前4~6小时禁饮，以保证胃肠道的排空，防止在麻醉或手术过程中呕吐误吸而致窒息或吸入性肺炎。

2) 留置胃管或洗胃：胃肠道手术患者手术前常规放置胃管，幽门梗阻患者手术前3天每晚以温生理盐水洗胃，以减轻胃黏膜充血、水肿。

3) 灌肠：一般手术患者手术前晚应做肥皂水灌肠，以防止手术中因麻醉使肛门括约肌松弛而排便污染，腹部手术患者还可防止手术后发生腹胀。如果施行结肠或直肠手术，应于手术前晚及手术日晨行清洁灌肠。

4) 大肠手术的患者，手术前3天可服缓泻剂，以进一步保证肠道的清洁，并于术前3天起口服肠道不吸收抗生素，以减少术后感染机会。

(3) 排尿练习：术后患者因创伤和麻醉的影响，加之不习惯在床上大小便，易发生尿潴留，尤其老年男性患者。术前应练习床上排尿。

(4) 手术区皮肤准备：皮肤准备的目的是防止手术后切口感染，要求清洁皮肤污垢，剃除皮肤上的毛发。病情允许时，患者在手术前一日应洗澡，洗头和修剪指（趾）甲，并更换清洁的衣服，按各专科的要求剃去手术部位的毛发，清除皮肤污垢，范围一般应包括切口周围至少15 cm的区域，剃毛时应避免损伤皮肤。通常皮肤准备时间越接近手术开始时间越好，以术前2小时内进行皮肤准备，对预防术后伤口感染效果最好。若皮肤准备时间已超过24小时，应重新准备。部分骨、关节手术，皮肤的准备应连续进行3天，不同手术部位的皮肤准备范围是（图5-1）：

1) 颅脑手术：剃除全部头发及颈部毛发，保留眉毛。

2) 颈部手术：上自唇下，下至乳头水平线，两侧至斜方肌前缘。

3) 乳房手术：上自锁骨上部，下至脐水平，包括患侧上臂1/3和腋下，两侧至腋后线。

4) 胸部手术：上自锁骨上部及肩上，下至脐水平，包括患侧上臂1/3和腋下，胸背均超过中线5cm以上。

5) 上腹部手术：上自乳头水平线，下至耻骨联合，两侧至腋后线。

6) 下腹部手术：上自剑突，下至大腿上1/3前内侧及会阴部，两侧至腋后线，剃除阴毛。

7) 腹股沟区手术：上自脐水平线，下至大腿上1/3内侧，两侧至腋后线，包括大会阴部，剃除阴毛。

8) 肾手术：上自乳头水平线，下至耻骨联合，前后均超过中线5 cm以上。

9) 会阴及肛周手术：上自髂前上棘，下至大腿上1/3，包括会阴及臀部，剃除阴毛。

10) 四肢手术：以切口为中心包括上、下方各20 cm以上，一般超过远、近关节或为患侧整个肢体。

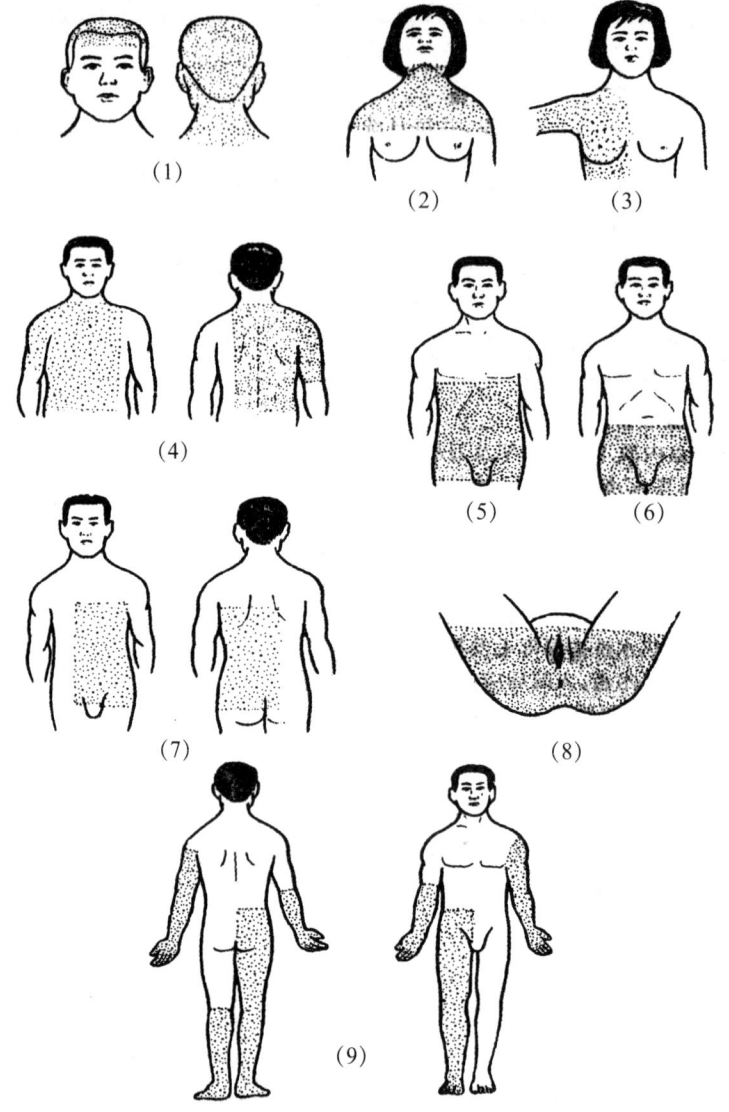

(1) 颅脑手术；(2) 颈部手术；(3) 乳房手术；(4) 胸部手术；(5) 腹部手术；
(6) 腹股沟和阴囊部手术；(7) 肾手术；(8) 会阴及肛门部手术；(9) 四肢手术

图 5-1　各部位手术皮肤准备范围

(5) 休息：充足的休息对患者的康复起着不容忽视的作用。术前正确评估患者睡眠型态、时间及质量，鼓励其表达失眠的原因。手术前夜，为保证患者充分睡眠可给予镇静剂。促进睡眠的有效措施包括：①消除引起不良睡眠的诱因；②创造良好的休息环境，保持病室安静、避免强光刺激，定时通风，保持空气新鲜，温、湿度适宜；③提供放松技术，如缓慢深呼吸、全身肌肉放松、听音乐等自我调节方法；④在病情允许下，尽量减少患者白天睡眠的时间和次数，适当增加白天的活动量；⑤必要时遵医嘱使用镇静安眠药，如地西泮、水合氯醛等。

(6) 手术日晨护理

1) 测量体温、脉搏、呼吸、血压，若发现患者有体温、血压升高或女性患者月经来潮时，及时通知医师，必要时延期手术；

2）检查手术野皮肤准备是否符合要求，遵医嘱进行手术日晨灌肠或安置胃管；

3）遵医嘱于术前半小时给予术前用药，多为麻醉前用药，手术污染重或手术后感染可能性大者，手术前常预防性使用抗生素；

4）取下患者的义齿、发夹、眼镜、手表、首饰等，给予妥善保管；

5）进手术室前嘱患者排空膀胱，估计手术时间长或拟行下腹部、盆腔手术者，均应安置导尿管，妥善固定；

6）将手术需要的物品，如病历、X线片、CT片、MRI片、术中特殊用药和引流瓶等，随患者一起带入手术室；

7）认真填写手术腕带并佩戴在患者的手腕上，务必按床号、姓名、性别、年龄、手术名称及手术部位等向手术室工作人员交代清楚。

(7) 其他准备：拟行大手术前，做好血型鉴定和交叉配血试验，备好一定数量的全血、血浆及红细胞，根据麻醉与手术要求，准备好手术后床单位及监护、抢救等设备。

2．急症手术患者手术前准备 在最短的时间内做好急救处理的同时进行必要的术前准备，如立即输液，改善患者水、电解质及酸碱平衡失调状况。若患者处于休克状态，立即建立2条以上静脉通道，迅速补充血容量；尽快处理伤口等。

3．特殊患者手术前准备 对手术耐受性不良者，除做好一般准备外，还应根据具体情况做好特殊准备。

(1) 高血压：高血压患者血压在160/100 mmHg以上时，在诱导麻醉或手术应激情况下有出现脑血管意外或急性心力衰竭的危险，应指导患者术前两周停用利血平等降压药，改用钙通道阻滞剂或β-受体阻滞剂等合适的降压药物以控制血压，但不要求血压降至正常水平才手术。

(2) 心脏病：心脏患者的手术死亡率是一般患者的2.8倍。对伴有心脏疾患的患者，术前准备应注意①对长期低盐饮食和服用利尿剂者，加强水、电解质监测，发现异常及时纠正；②对引起心肌供血不足的严重贫血者，手术前应少量多次输血纠正；③对心律失常者，遵医嘱给予抗心律失常药，心律控制在正常水平考虑手术；④急性心肌梗死患者发病后6个月内不宜择期手术，6个月以上且无心绞痛发作者，在严密监测下可施行手术；心力衰竭者最好在心力衰竭控制3~4周后再进行手术。

(3) 呼吸功能障碍：多见于阻塞性肺气肿和哮喘，术前应加强治疗和护理，改善呼吸功能。①停止吸烟2周，鼓励患者深呼吸和咳嗽；②对伴有慢性阻塞性肺功能不全的患者，遵医嘱进行雾化吸入治疗，改善通气功能，增加肺活量；③痰液黏稠患者，可采用雾化吸入，或服用药物使痰液稀薄，利于咳出。经常咳脓痰的患者，手术前3~5天开始应用抗生素，若病情允许，指导患者行体位引流，促进脓性分泌物排出；④对哮喘患者，可给口服地塞米松等药物，减轻支气管黏膜水肿；⑤急性呼吸系统感染患者，若为择期手术应推迟至治愈后1~2周再手术，若为急症手术，需用抗生素并避免吸入麻醉。

(4) 肝疾病：常见的是肝炎和肝硬化。手术创伤和麻醉都将加重肝负担。术前做各项肝功能检查，了解患者术前肝功能情况。①肝功能轻度损害者一般不影响手术耐受力；②肝功损害严重或濒于失代偿者，如有营养不良、腹水、黄疸等，或有急性肝炎患者，手术耐受力明显减弱，除急症抢救外，一般不宜手术。术前给予高糖、高蛋白饮食改善营养状况；遵医嘱静脉滴注10%葡萄糖溶液1000 ml、胰岛素20U、10%氯化钾20 ml的混合液增加肝糖原储备，必要时少量多次输注新鲜血液、人体白蛋白、维生素及凝血酶原复合物，以纠正贫血、低蛋白血症，改善全身营养状况和凝血功能。③有胸、腹水者，限制钠盐，遵医嘱用利尿剂。

（5）肾疾病：麻醉、手术创伤、某些药物等都会加重肾负担。术前进行各项肾功能检查，了解术前肾功能情况。根据24小时内肌酐清除率和血尿素氮测定值可将肾功能损害分为轻度、中度、重度三度（表5-1）。轻度、中度肾功能损害者，经过适当内科处理多能较好地耐受手术；重度肾功能损害者需在有效的透析治疗后才可耐受手术，但手术前应最大限度地改善肾功能。

表5-1 肾功能损害程度

测定法	肾功能损害		
	轻度	中度	重度
24小时肌酐清除率（ml/min）	51～80	20～50	＜20
血尿素氮（mmol/L）	7.5～14.3	14.6～25.0	25.3～35.7

（6）肾上腺皮质功能不全：正在接受激素治疗或6～12个月内曾接受激素治疗超过1～2周者，肾上腺皮质功能都可能不同程度地受到抑制，应于术前2天开始使用氢化可的松，术后继续应用，直至手术应激反应过去后便可停用。药物剂量应准确，给药时间选择在内源性激素分泌的高峰点，即清晨8点为宜，可减少外源性激素对垂体抑制的副作用。

（7）糖尿病：糖尿病患者易发生感染，手术前应积极控制血糖及相关并发症。一般施行大手术前要将血糖稳定于正常或轻度升高状态（5.6～11.2 mmol/L）、尿糖＋～＋＋为宜。如果患者应用口服降糖药物或长效胰岛素，术前均改为短效胰岛素皮下注射，每4～6小时1次，使血糖和尿糖控制在上述水平。为避免发生酮症酸中毒，尽量缩短术前禁食时间，静脉输液时胰岛素与葡萄糖的比例按1U：5g给予。禁食期间定时监测血糖。

（8）营养不良：生化检查血清白蛋白在30～35 g/L或以下，血清转铁蛋白低于1.5 mg/L、体重1个月内下降5%者，存在营养不良。营养不良患者常伴有低蛋白血症，可引起组织水肿，影响愈合；此外，营养不良者抵抗力低下，易并发感染。因此，术前尽可能改善其营养，择期手术最好在术前1周左右，经口服或静脉补充热量、蛋白质和维生素，以利术后组织修复和创口愈合，提高机体抵抗力。

（9）妊娠：妊娠患者患外科疾病需手术治疗时，必须将外科疾病对母体和胎儿的影响放在首位。如妊娠合并阑尾穿孔，胎儿病死率为8.7%；并发弥漫性腹膜炎的妊娠晚期患者全部早产，胎儿病死率约为35.7%。如果手术时机可以选择，妊娠中期相对安全。如果时间允许，术前应尽可能全面检查各系统、器官功能，特别是心、肾、肝、肺等功能，若发现异常，术前尽量纠正。需禁食时，从静脉补充营养，尤其是氨基酸和糖类，以保证胎儿的正常发育。确有必要时，允许行放射线检查，但必须加强必要的保护性措施，尽量使辐射量低于0.05～0.1Gy。为治疗外科疾病而必须使用药物时，尽量选择对孕妇、胎儿安全性较高的药物，如止痛药吗啡对胎儿呼吸有持久的抑制作用，可用哌替啶代替，但应控制剂量，且分娩前2～4小时内不用。

（10）疼痛：外科患者往往伴有不同程度的疼痛。特别是急腹症的患者，护士必须加强生命体征和腹部体征的观察，了解疼痛演变进程；详细评估疼痛的病因、诱因、性质、部位、持续时间及有无牵涉痛等,掌握病情动态变化的信息。为诊断提供依据。为减轻患者的疼痛,可协助其取半卧位、放松腹部肌肉;疼痛急性发作时适当采用分散注意力,如交谈、听音乐等方法,必要时禁食、胃肠减压或遵医嘱肌内注射止痛剂如哌替啶,或解痉剂如山莨菪碱(654-2)等,但诊断未明确前禁用止痛剂,以免掩盖病情。

(三)健康教育

健康教育内容包括:①告知患者疾病相关的知识,使之理解手术的必要性,以取得患者的配合;②告知麻醉、手术的相关知识,使之掌握术前准备的具体内容;③术前加强营养,注意休息和活动,提高抗感染能力;④戒烟,早晚刷牙,饭后漱口,保持口腔卫生;注意保暖,预防上呼吸道感染;⑤指导患者术前进行相关适应性锻炼,包括呼吸功能锻炼、床上活动、床上使用便盆。

考点: 手术前护理措施。

(高 文 张秋丽)

第三节 手术室护理工作

案例

男性,48岁,因肠梗阻急诊入院,拟行手术治疗。已完成麻醉、安置体位等准备工作。器械护士小杨已洗手、消毒手臂,进入手术间准备器械桌和协助医师铺单。

思考:

(1)小杨如何准备器械桌?

(2)如何协助术者行手术区消毒与铺单?

手术室是为外科患者提供诊治和抢救的重要场所,是医院的重要技术部门。随着临床医学科学的迅猛发展,外科手术越来越精细、难度越来越大,对手术室的要求也越来越高。不仅要求其建筑位置、结构和布局合理,仪器设备先进、齐全,更要求其建立完善的管理制度,以确保外科手术的高效率和高质量完成。同时,手术室的护理工作也是医院护理工作的重要组成部分,具有业务面广、技术性高、无菌操作严格等特点,手术室护士不仅要具有爱岗敬业、慎独的思想素质和娴熟、严谨的业务素质,更要有敏捷、稳重、谦和的心理素质、健康的体魄和科学的管理能力,才能默契地配合手术医师,保证手术的顺利进行。

一、手术室的布局、环境与设施要求

(一)手术室的设计要求

手术室应安排在医院内环境幽静、污染较少的地段,靠近手术科室,以方便接送患者;与监护室、血库等相关科室相邻,最好有直接的通道和通讯联系设备,周围道路设立安静标志。

手术室内设有手术间及附属工作间、办公室等。手术间、洗手间及无菌附属间等都布置在内走廊的两侧,手术室内走廊宽度不少于2.5 m,便于工作人员、无菌器械、敷料的进出和平车运送患者。洁净级别要求高的手术间应设在手术室的尽端或干扰最小的区域。

手术间应按不同用途设计大小。普通手术间仅放置一个手术床，每间 30～40 m² 为宜。用作大型手术的手术间因辅助仪器设备较多，需 60 m² 左右。手术间的高度主要考虑手术人员在无影灯下工作的高度，一般为 2.9～3 m，不宜再低。门窗结构都应考虑其密闭性能，一般为封闭式无窗手术间，外走廊一般也不作开窗设计。手术间的门应宽大，最好采用感应自动开启门；地面用易清洗、耐消毒液、防静电的材料铺设，表面平整，禁止安置地漏，防止污染；墙壁和天花板应光滑无孔隙，最好使用防火、耐湿和易清洁的材料，表面喷涂抗菌涂料；墙角呈弧形，以减少灰尘蓄积。室内应设有隔音、空调和净化装置，防止各手术间相互干扰和保持空气洁净。

手术间的数量应与手术科室的实际床位数成比例，一般为 1:(20～25)。但至少应有 2 间，分成无菌手术间和污染手术间。

（二）手术室内设施配备

1. 手术间内只允许放置必需的器具和物品，各种物品应有固定的放置地点。手术间的基本配备包括多功能手术床、大小器械桌、升降台、麻醉机、无影灯、药品柜、敷料柜、读片灯、吸引器、输液轨、踏脚凳、各种扶托架及固定患者的物品。现代手术室有中心供氧、中心负压吸引和中心压缩空气等装备设施，配备各种监护仪、X 线摄影和显微外科装置等，有电视录像装置或参观台供教学、参观之用。墙上设有足够的电源插座，并有双电源、防火花和防水装置。手术间内光线均匀柔和，手术灯光应为无影、低温、聚光和可调。手术室内温度恒定在 22～24℃，相对湿度 40%～60% 为宜。

2. 其他工作间的设置

（1）洗手间：宜采取分散布置的方式，以便使消毒过手的手术人员通过最近的距离进入手术间。通常设在两个手术间之间。洗手间设有自动出水龙头、洗手液、手消毒液、擦手用的无菌毛巾或纸巾、消毒毛刷、计时钟。

（2）无菌物品间：无菌手术器械、敷料、一次性手术用品等均放置此间。室内物品架应距墙壁 5 cm、距房顶 50 cm、距地面 20 cm。

（3）储药间：室内备有各种注射液、常用药物、急救药物、麻醉药物、外用药物、消毒液等。备有冰箱，存放药品。

（4）麻醉预备室：备有各种麻醉插管用具、导管、呼吸囊、急救箱等。

（5）消毒室：设高温高压蒸汽灭菌器、低温灭菌器、气体灭菌器等。备有排气、排毒通道以及计时钟。

（6）器械准备室：采用玻璃器械柜，按专科分类存放手术器械，便于使用、清点和包装。备有长方形不锈钢桌，用于准备器械包。

（7）污物间：理想的污物运送是通过专用污物电梯进行，这样可使洁污分开，避免交叉感染。

（8）洗涤室：洗涤室有多个水池，排水口要够大，排水管要利于拆卸，便于清除堵塞物。应备有一次性物品初步处理回收容器，有多个挂钩悬挂抹布、拖把，各水池、清洁工具应严格按用途分类使用，有条件可安装器械自动清洗机。

（9）麻醉恢复室：有交换车或病床、氧气、负压吸引器、监护仪、呼吸机、起搏器、除颤器、输液泵及各种药品等。用于手术结束后患者未完全清醒期间的观察护理。

（10）电视教学室：设在手术室非限制区内，与手术室在同层或高一层，有闭路电视转播手术实况，备有电视机、录像机、音响、桌椅等，供参观手术者使用，可避免非手术人员到现场参观手术，有利于防止交叉感染，也可作为教学、培训的场地。

（11）此外还有更衣室、值班室、护士站、洽谈室、淋浴间及厕所等，亦应设施齐全、布局合理，以使细菌降至最低限度和防止交叉感染为目标。

（三）手术室的分区

按洁净程度将手术室分为三个区域：限制区、半限制区和非限制区。分区的目的是控制无菌手术的区域及卫生程度，减少各区之间的相互干扰，防止医院内感染。

1．限制区（洁净区、无菌区） 包括手术间内走廊、手术间、洗手间、无菌物品间、药品间、麻醉准备室等，洁净要求最为严格，设在内侧。非手术人员或非在岗人员禁止入内，此区内的一切人员及其活动都须严格遵守无菌原则。

2．半限制区（准洁净区、清洁区） 包括器械室、敷料室、洗涤室、消毒室、手术间外走廊、麻醉恢复室、石膏室等，设在中间。该区是由非洁净区进入洁净区的过渡区域，进入者不得大声谈笑和高声喊叫，凡已做好手臂消毒或已穿无菌手术衣者，不可再进入此区，以免污染。

3．非限制区（非洁净区、污染区） 包括办公室、会议室、标本室、污物室、资料室、值班室、更衣室、电视教学室、医护人员休息室、手术患者家属等候室等。一般设在最外侧。交接患者处应保持安静，核对患者及病历无误后，患者在此换乘手术室平车进入手术间，以防止外来车轮带入细菌。

（四）手术室的类别

手术室按照其对空气处理方式的不同分成普通手术室和洁净手术室，普通手术室又称传统手术室，一般采用紫外线照射及喷洒化学消毒剂的方式对空气及内环境进行消毒处理，由于化学消毒剂对人体及环境的影响越来越受到关注，目前已经被更先进的洁净手术室逐渐取代，本节主要对洁净手术室进行介绍。

洁净手术室是采用空气净化技术对微生物污染采取程度不同的控制，以控制空间环境中空气洁净度适于各类手术之要求；提供适宜的温、湿度，创造一个清新、洁净、舒适、细菌数低的手术空间环境。

1．洁净手术室分级标准 空气洁净度是以含尘浓度来衡量的，含尘浓度越低则洁净度越高，反之则越低。根据每立方米空气中粒径大于或等于 0.5 μm 灰尘粒子数的多少，将洁净手术室分成百级、千级、万级、十万级 4 种（表 5-2）。其中数字越高，净化级别越低。

表 5-2 洁净手术室分级标准

等级	手术室名称	手术切口类别	适用手术提示
百级	特别洁净手术室	I	关节置换手术、器官移植手术及脑外科、心脏外科和眼科等手术中的无菌手术
千级	标准洁净手术室	II	脑外科、整形外科、泌尿外科、肝胆胰外科、骨外科及普通外科中的 I 类切口无菌手术
万级	一般洁净手术室	III	普通外科（除去 I 类切口手术）、妇产科等手术
十万级	准洁净手术室	IV	肛肠外科及污染类等手术

附表　手术切口类别

类别	标准
Ⅰ类（清洁）切口	手术未进入炎症区，未进入呼吸、消化、泌尿及生殖道，以及闭合性创伤手术符合上述条件者
Ⅱ类（清洁-污染）切口	手术进入呼吸、消化、泌尿或生殖道但无明显污染，例如无感染且顺利完成的胆道、胃肠道、阴道、口咽部手术
Ⅲ类（污染）切口	新鲜开放性创伤手术，手术进入急性炎症，但未化脓区域，胃肠道内容有明显溢出污染，术中无菌技术有明显缺陷（如开胸心脏按压）者
Ⅳ类（污秽-感染）切口	有失活组织的陈旧创伤手术，已有临床感染或脏器穿孔的手术

2．人流、物流管理　洁净手术室的平面位置形式有尽端布置、侧面布置、核心布置、环行布置4种。分洁净走廊和清洁走廊，出入路线的布局设计需符合功能流程及洁污分区要求，应设3条出入路线，即患者出入路线、工作人员出入路线、器械敷料等循环供应路线，尽量做到相互隔离，避免交叉污染（图5-2、图5-3、图5-4）。清洁走廊除作为污物通道外，还作为参观廊，以减少进出手术间的人数和对手术间空气的扰动；同时，隔着清洁走廊，使得手术间门不直接通室外，减少室外环境对手术间的污染，也便于对手术间固定窗的清洁。

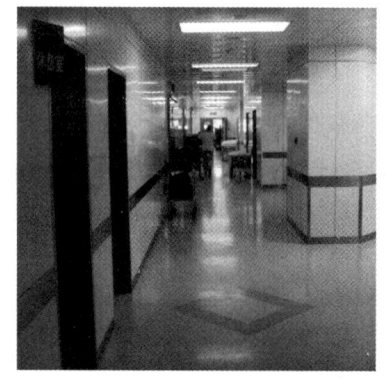　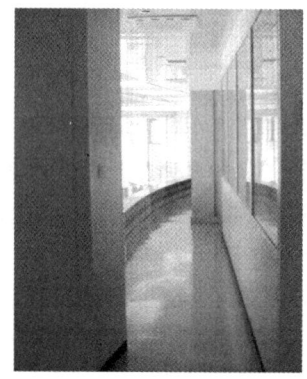　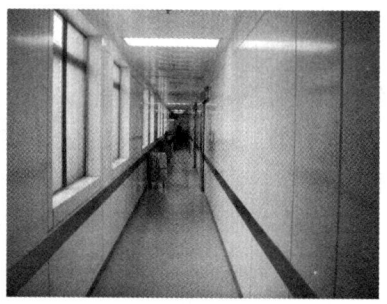

图5-2　工作人员进出道　　　图5-3　手术患者进出道　　　图5-4　污物通道

二、手术室的管理

建立健全各项规章管理制度，明确各类人员职责是提高工作效率和护理质量、防止差错事故的重要保证。

（一）手术室一般规则

1．除参加手术及相关人员外，其他人员一律不准随便进入手术室。患有急性上呼吸道感染、急慢性皮肤感染性疾病者，不可进入手术室，更不能参加手术。

2．凡进入手术室的人员，必须按规定更换手术室的灭菌衣裤、口罩、帽子、鞋等；外出时换外出衣和鞋。

3．手术室内保持肃静、严禁吸烟、不可随意走动。

4．所有工作人员应严格执行无菌技术操作，并相互监督。

5．手术室工作人员应坚守岗位，随时准备接收急诊手术患者。

6. 无菌手术与有菌手术严格分开，若在同一手术间内接台，则先安排无菌手术，后作污染或感染手术。

7. 手术室内备齐急救物品，一切物品应固定位置，用后归还原处。做好物品的保管、保养工作，未经负责人同意，不得外借。

8. 择期手术提前一天准备好手术器械和用品。急诊手术由值班医生口头或电话通知手术室，同时填写手术通知单。

(二) 手术室参观制度

1. 凡来参观者，必须经有关部门同意，由手术室护士长安排，方可在指定的手术间和限定的时间内参观。有条件者最好在教学参观室观看闭路电视。

2. 根据手术间面积等因素严格限定入室参观人数，一般手术间不超过2人。夜班谢绝参观。

3. 参观者需遵守手术室的各项规章制度。

4. 参观者须更换手术室备有的衣裤、口罩、帽子及鞋方可进入，外出时更换外出鞋，穿外出衣。

5. 参观者只能参观指定的手术，不得任意出入其他手术间。

6. 参观时应遵守无菌原则，距离手术无菌区域30 cm以上，尽量减少在室内走动和说话，以减少污染机会。有条件的医院应采用电视教学。

7. 保持室内清洁、安静，不准吸烟。

8. 参观后离开手术间前应将参观用物归还原处。

9. 凡系直系亲属手术，一律不准参观。

10. 教学手术由带教老师带领实习医师在录像室参观。

(三) 患者接送制度

接送患者一律使用交换车。运送途中注意保暖，保护患者的头部及手足，防止撞伤、坠床；保持输液管道及各种引流管通畅，防止脱落。

1. 接患者

(1) 手术室护理员使用交换车接送手术患者，应将患者提前30分钟接到手术室，病情危重的由经治医生护送。病房应在手术室接患者前完成各项术前准备和相关检查，尤其是术前定位拍片、撤牵引支架等。

(2) 到病房接患者时，要严格五查对（科室、床号、姓名、性别、年龄），四一致（手术通知单、病历、患者、腕带信息），同时检查患者禁食水情况、皮肤准备情况、手术部位标识及术前医嘱执行情况，携带患者病历、X线片和特殊药物等，随车推入手术室。

(3) 患者仅穿病号服，患者若有义齿、发卡等要取下，贵重物品如首饰、手表、现金等不得携入手术室内。若全麻患者需保留义齿者，应做交代。

(4) 患者到手术室后巡回护士应核对患者科室、床号、姓名、性别、年龄、手术名称和部位，严防差错事故；协助患者戴隔离帽。进入手术间后，工作人员应安排患者卧于手术台上或坐于手术椅上，必要时床旁守护，防止坠床或其他意外发生。

2. 送患者

(1) 普通手术后患者，由手术室护理员和手术医生送回病房；大手术和全麻术后患者，由手术医生、麻醉医生和护理员送回病房；对全麻未清醒、重大手术后呼吸和循环功能不稳定、危重体弱、高龄、婴幼儿患者实施大手术后，以及其他需要监护的特殊患者，术后均送麻醉恢复室或 ICU 病房。必要时，手术室护士陪同护送。

（2）患者送入病房后，麻醉医生应向手术科室的值班人员详细交代患者的术中情况、术后（麻醉后）注意事项及输液等情况，交清病历和随带的物品等。

（四）查对制度

1．执行各项医疗护理操作要做到"三查七对"，防止差错、事故发生。

2．接手术患者时，应做得四一致（手术通知单、病历、患者、腕带信息），认真查对病室、床号、姓名、性别、年龄、住院号、手术名称、手术部位、禁食水情况及术前用药等，逐项核实，防止接错患者。

3．手术全程对上述信息做到 3 次安全核查（麻醉开始前、手术切开皮肤前、患者离开手术室前）。

4．手术前、术中关闭体腔前及缝合切口前，3 次清点器械、敷料，并经 2 人核对无误后，方可关闭切口。

5．手术中取下的病理组织标本，应妥善保管、及时登记、请术者确认后及时送检，防止遗失。

6．常规手术在术前开好医嘱，一般不执行口头医嘱。抢救患者需执行口头医嘱时，应向医生复述一遍，使用药物前须经 2 人核对无误后方可执行，手术结束应立即补开医嘱。

7．输血前必须 2 人共同查对输血单及病历，其包括患者姓名、性别、年龄、科别、住院号、患者血型及交叉配血结果、血液质量等，无误后方可给患者输血。

8．任何无菌包、无菌容器使用前，须检查包内、包外指示卡是否变色达到灭菌效果及灭菌有效期。

（五）手术室清洁消毒制度

1．手术室卫生工作均应采用湿式清扫。每台手术完毕后，撤去污染布类，清除污物，清洗器械。对手术间进行清理，开启空调自净，用消毒液擦拭各处的污迹和地面，更换清洁手术床单。

2．手术前后用清洁湿抹布擦拭手术间内物品表面及地面，术中如果有患者的血液及体液污染地面，及时以含氯消毒液喷洒、浸泡污染处，术后用消毒液对物体表面及地面进行擦拭。

3．每日用含氯消毒液擦拭限制区走廊 2 次。

4．每日用消毒液清洗、消毒拖鞋，每周擦拭鞋柜。

5．每周对手术间的四壁、门等及室内各用物进行大清扫，并用消毒液擦拭墙壁、门窗、家具、无影灯等。

6．接送患者采用的交换车应每天清洁并更换被服。

7．所有进入限制区的物品、设备，应拆除外包装、擦拭干净后方可推入。

8．洁净手术室的清洁工作，应在净化空调系统低速运行状态下进行，并定期对空调系统进行清洁、消毒及维护。

9．每周清洗回风口、新风管初级过滤器，每月消毒空调管道系统，定期更换过滤器。

10．严格洁污分区及洁污通道管理，避免交叉感染。

11．特殊感染手术后，按照感染种类进行特殊处理，布类打包后注明特殊感染，再送洗衣房；器械按规范采用自动清洗机进行清洗消毒处理，然后灭菌备用；污敷料集中焚毁。

12．每日检查一次灭菌包，超过有效期需重新灭菌；每月定期做细菌培养，包括手术室内空气、灭菌物品、手术人员刷洗后的手等。

（六）手术室一次性物品管理制度

1．一次性物品的购入需经过管理部门的严格把关和审定。

2．一次性物品使用前，应按有关规定做好使用前的细菌抽样检测，合格后可使用。并坚持每月对一次性物品进行细菌监测，留好记录备查。

3．对进入手术室内的一次性物品要严格把好包装、产品质量、消毒灭菌情况和价格关。对产品外包装上的中文标识项目逐一按要求确认。

4．每次使用一次性物品打开包装前，必须再次确认灭菌方法和灭菌有效期、包装有无破损、潮湿。

5．一次性无菌物品应放在无菌间内并设专人定期检查、领取、发放、管理。不许与非无菌物品和其他仪器存放在一起。

6．使用和开启无菌物品时，应严格执行无菌操作技术。

7．使用后的一次性物品，应严格按有关规定进行统一的无害化处理或毁型，不得随意丢弃。锐利的物品、血液及其他有机物污染的物品应单独专门处理。

8．一次性物品不得重复使用。开启但未使用的一次性物品原则上不得自行重新灭菌，制造商通过大量的管理及测试手段保证一次性无菌物品的清洁、无毒、无致热性、具有相溶性、无菌并质量稳定，自行重新灭菌便解除了制造商的责任。如必须重新灭菌的一次性物品，就要对使用中的安全和效用负责。

考点：手术室的环境布局及管理制度。

三、手术室护士主要岗位的工作任务及职责

手术中护士的配合可分为直接配合与间接配合两类。直接配合的护士直接参与手术，并配合手术医师完成手术的全过程，被称为手术护士、器械护士或洗手护士。间接配合的护士不直接参与手术操作的配合，而是被指派在固定的手术间内，与器械护士、手术医师、麻醉医师配合完成手术，被称为巡回护士。

（一）手术护士工作

手术护士主要职责是负责手术全过程中所需器械、物品和敷料的供给，主动配合手术医师完成手术。手术中其工作范围只限于无菌区内，站在器械台旁，其他工作还包括术前访视和术前准备等。其工作内容包括：

1．术前访视　术前一天访视患者，了解病情和患者的需求，根据手术种类和范围准备手术器械和敷料。

2．术前准备　术前15～20分钟洗手、穿无菌手术衣和戴无菌手套，做好无菌桌（器械桌）的整理和准备工作。检查各种器械和敷料是否齐全完好。根据手术步骤及使用先后，将各种物品分类、顺序放置。协助医师做手术区皮肤消毒和铺手术单。

3．清点核对用物　分别于手术前、术中关闭体腔前及缝合切口前，与巡回护士共同准确清点各种器械、敷料、缝针等的数目，核实后登记。术中需增减用物时，必须反复核对清楚并及时记录。

4．正确传递用物　手术过程中按常规及术中情况向手术医师传递器械、纱布、纱垫和针等手术用物，做到主动迅速、准确无误。传递时，均以器械柄端轻击手术者伸出的手掌，使手术者接到器械后无需调整方向就可以使用。

5. 保持器械和用物整洁　保持手术野、器械托盘及器械桌的整洁、干燥和无菌物品的无菌状态。器械用毕及时取回擦净，做到"快递、快收"。随时整理器械及用物，排放整齐。随时清理缝线残端，防止带入创腔。吸引器头每次使用后需用盐水吸洗，以免血液凝固堵塞管腔。暂时不用的器械可放在器械台一角；用于不洁部位如肠道的器械要分开放置，以防污染扩散。

6. 配合抢救　密切注意手术进展，若患者出现大出血、心搏骤停等意外时，应沉着、冷静、果断，及时与巡回护士联系，尽快备好抢救用品，积极配合医师抢救。

7. 留取标本　手术中采集的各种标本，如胆汁、脓液、穿刺抽吸或切除的任何组织（液）或标本等，妥善保管，并与术者核对各项信息后交巡回护士逐项记录，术后及时送检。

8. 包扎和固定　术毕协助医师处理、包扎伤口，固定好各种引流物。

9. 整理用物　术后整理交接手术器械、用物并协助整理手术间。

(二) 巡回护士工作

又称辅助护士，其工作范围是在无菌区外，主要任务是在台下负责手术全过程中器械、布类、物品和敷料的准备和供给，主动配合手术和麻醉。根据手术需要，协助完成输液、输血及手术台上特殊物品、药品的供应。对患者实施整体护理。

1. 术前物品准备　术前认真检查手术间内各种药物、物品是否齐全，电源、吸引装置和供应系统等固定设备是否安全有效。调试好术中需用的电钻、电凝器等特殊仪器。调节好手术间内光线和温度，创造最佳手术环境及条件。

2. 核对患者　核对床号、姓名、性别、年龄、住院号、诊断、手术名称、手术部位、术前用药。检查患者全身皮肤完整性、肢体活动情况及手术区皮肤的准备情况。了解病情，检查术前皮试结果并询问有无过敏史。建立静脉通路并输液；核对患者血型、交叉试验结果，做好输血准备。注意保暖和保护患者隐私。

3. 安置体位　协助麻醉医师安置患者体位并注意看护，必要时用约束带，以防坠床。麻醉后，按照手术要求摆放体位，充分暴露手术区，固定牢固，确保患者安全舒适。若使用高频电刀，则需将负极板与患者肌肉丰富处全面接触，以防灼伤。对意识清醒患者，予以解释，取得其合作。

4. 清点、核对物品　分别于术前和术中关闭体腔前及缝合切口前，与手术护士共同清点、核对用物。严格执行核对制度，避免异物存留于体内。

5. 术中配合　随时观察手术进展情况，随时调整灯光，及时供应、补充手术台上所需物品。密切观察患者病情变化，保证输液、输血通路通畅，保证患者术中安全，主动配合抢救工作。认真填写手术护理记录单，严格执行术中用药制度，监督手术人员的无菌操作并及时纠正。

6. 术后整理　术后协助医师清洁患者皮肤、包扎伤口，妥善固定引流管，注意保暖。整理患者物品，护送患者回病房，将患者术中情况及物品与病区护士交班。整理手术间，补充手术间内的各种备用药品及物品，进行日常清扫及空气消毒。

考点： 手术室护士的职责。

四、常用手术器械和物品

(一) 布类

手术室的布类用品包括手术衣和各种手术单。一般应选择质地细柔且厚实的棉布，颜色以深绿色或深蓝色为宜。现在临床上也使用无纺布制成并经灭菌处理的一次性手术衣和手术单，免去了清洗、折叠、消毒所需的人力、物力和时间，但不能完全替代布类物品。

1. 手术衣　分为普通和全遮盖两种，有大、中、小三号。
2. 手术单　有大单、中单、手术巾、各部位手术单以及各种包布等，均有各自的规格尺寸和一定的折叠方法。

（二）敷料类

包括吸水性强的脱脂纱布类和脱脂棉花类，用于术中止血、拭血及压迫、包扎等，有不同规格及制作方法。

1. 纱布类　纱布类敷料包括不同大小尺寸的纱布垫、纱布块、纱布球及纱布条。
2. 棉花类　常用的有棉垫、带线棉片、棉球及棉签。

各种敷料经加工制作后包成小包装，经压力蒸汽灭菌后供手术时用（表5-3）。

表5-3　手术室常用布单及敷料

名称	规格	用途	折叠法
普通手术衣	型号有大小。袖口有螺纹，左右各有一长70 cm腰带，胸腹部及衣袖为双层布，胸前有护手袋	遮盖参加手术人员的身体，起无菌隔离作用	衣身反面向外折叠。腰带打活结。衣袖顺身长方向摆平整。将衣身之后身两侧部分分别向正面内折叠两折，再对折使其重叠。然后将身长两端按1/3内折，领口在外
全遮盖手术衣	基本同上，但右襟宽大，可遮盖整个背部，右侧增加内襟与左襟对应	可完全遮盖手术人员身体	先将右包围襟向前反折，其上系带与左腰带缠绕打结，然后按普通手术衣折叠
手术巾	单层80 cm×50 cm	覆盖手术切口周围皮肤等，用途广泛	两边以宽幅的1/4作扇形折叠，两端做两次对折
中单	单层200 cm×80 cm	遮盖手术切口之上下端及器械台和手术台等，用途广泛	两边做两个对折，两端也做两个对折
剖腹单（剖胸单、颈部手术单）	300 cm×160 cm，距剖腹单头端100 cm处中心开一25 cm×7 cm的孔，孔的上端标一红色三角标志（可根据需要在不同处开孔）。除单的四周30 cm为单层，其余均为双层	用于腹部（胸、颈部）手术，覆盖于手术巾及中单之上。开孔处对准手术切口	以孔裂为中心，四周做扇形折叠。即先扇式折脚端于孔裂部之上，再扇式折头端相继于其上。然后扇折左右两侧，并使两侧合缝于孔裂处，再以孔裂为折缘，将两侧对折
洞巾	80 cm×50 cm，正中开直径为7～9 cm的圆孔，孔周20 cm为双层	用于小手术、椎管麻醉及各种穿刺等	两边以宽幅的1/3扇形折叠，两端做两次对折
包布	用双层布制，可有110 cm×110 cm、80 cm×80 cm、50 cm×50 cm等各种型号	包裹手术用品及敷料	
纱布块	大号40 cm×12 cm，小号10 cm×10 cm	供浅小手术拭血，覆盖伤口	以一定方法折成光边长（正）方形

续表

名称	规格	用途	折叠法
纱布垫	35 cm×20 cm，6～8层纱布制成，一角嵌入避孕环一个，带一20 cm长布带	常用于手术野拭血及盐水浸湿后遮盖手术切口，保护器官组织	
剥离子（"花生米"）	5 cm×5 cm的纱布，将四周毛边内折，卷紧至花生米粒大小，用线缝紧，使用时用弯血管钳夹住	用止血钳夹住剥离粘连组织	
纱布球	用15 cm×15 cm纱布对折两次后卷成球形	消毒皮肤及压迫深部出血点	
纱布条	厚的用纱布纵行对折4层，卷好备用，规格100 cm×12 cm；薄的为一层抽边纱条，加凡士林后灭菌则成凡士林纱条	用于伤口引流，止血	

(三) 器械类

手术器械是外科手术操作必备物品，分为基本器械和特殊器械两大类。其更新与发展对手术质量和速度的提高起了很大作用，但最常用的还是刀、剪、钳、针、镊和拉钩等。

1. 常用器械

(1) 手术刀：手术刀分刀片、刀柄两部分，使用前安装在一起。刀柄一般根据其长短及大小来分型（图5-5），刀柄可以安装不同型号的刀片。刀片的种类较多，按其形态可分为圆刀、弯刀及三角刀等；按其大小可分为大刀片、中刀片和小刀片（图5-6）。手术时根据实际需要，选择合适的刀柄和刀片。刀柄通常与刀片分开存放和消毒。刀片应用持针器夹持安装，切不可徒手操作，以防割伤手指。装载刀片时，用持针器夹持刀片前端背部，使刀片的缺口对准刀柄前部的槽缝推进即可装上。取下时，用持针器夹持刀片后端背部，稍用力抬起刀片向前推即可卸下（图5-7）。手术刀主要用于切开或解剖组织，刀柄还可钝性分离组织。

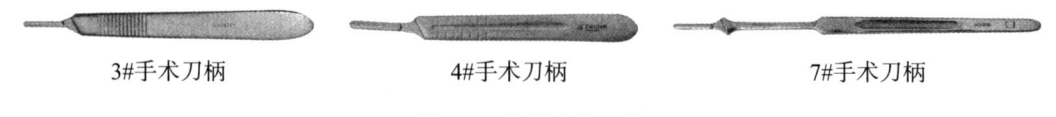

图 5-5 常用手术刀柄

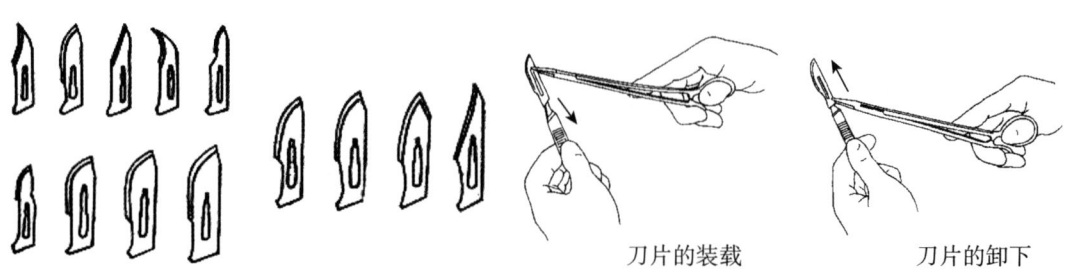

图 5-6 各种手术刀片　　图 5-7 刀片装卸

1）执刀方法：正确执刀方法有四种（图5-8）。①执弓式。是最常用的执刀方式，拇指和中指在刀柄两侧，示指在刀柄上，腕部用力。用于较长的皮肤切口及腹直肌前鞘的切开等。②执笔式。用力轻柔，操作灵活准确，其动作和力量主要在手指。用于短小切口及精细手术，如解剖血管神经及切开腹膜等。③握持式。全手握持刀柄，控刀比较稳定。操作的主要活动力点是肩关节。用于切割范围广、组织坚厚、用力较大的切开，如截肢、肌腱切开、较长的皮肤切口等。④反挑式。是执笔式的一种转换形式，刀刃向上挑开，以免损伤深部组织。用于切开脓肿、血管、气管、胆总管或输尿管等空腔脏器。

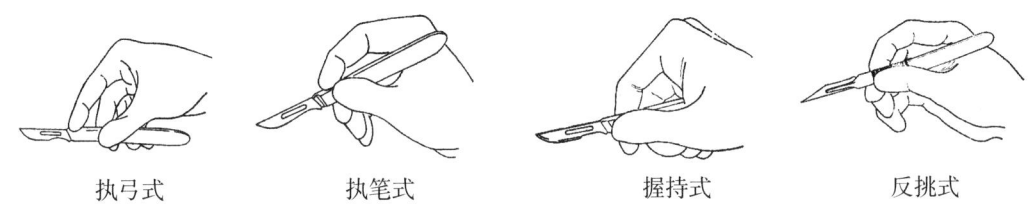

执弓式　　　　执笔式　　　　握持式　　　　反挑式

图5-8　正确执刀方法

2）手术刀的传递：传递手术刀时，传递者应握住刀柄与刀片衔接处的背部，刀锋向下，尖端向后呈水平传递，不可将刀刃指着术者传递，以免造成损伤（图5-9）。

（2）手术剪：根据其结构特点有尖、钝、直、弯、长、短各型。据其用途分为组织剪、线剪及拆线剪（图5-10）。

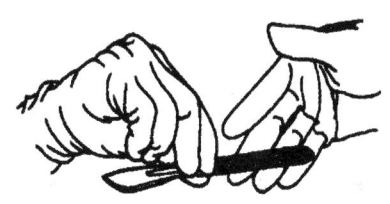

图5-9　手术刀的传递

1）组织剪有直、弯两型，锐利而精细，用来解剖、剪断或分离剪开组织。通常浅部手术操作用直组织剪，深部手术操作一般使用中号或长号弯组织剪。

2）线剪多为直剪，又分剪线剪和拆线剪，用来剪断缝线、敷料、引流物等。拆线剪的结构特点是一叶钝凹，一叶尖而直，用于拆除缝线。

3）正确的执剪姿势为拇指和环指分别扣入剪刀柄的两环，中指放在环指的剪刀柄上，示指压在轴节处起稳定和导向作用（图5-11）。传递手术剪时手术护士握住剪刀的锐利部，利于手腕部运动，将柄环部拍打在术者掌心上；弯剪刀应将弯曲部向上传递。

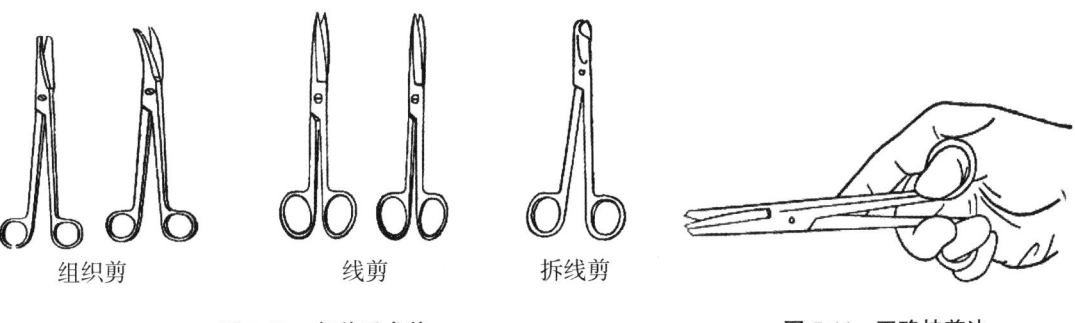

组织剪　　　　线剪　　　　拆线剪

图5-10　各种手术剪　　　　　　　图5-11　正确持剪法

(3) 手术镊：手术镊用以夹持或提取组织，便于分离、剪开和缝合。也可用来夹持缝针或敷料等。其种类较多，有不同的长度，镊的尖端分为有齿和无齿，还有为专科设计的特殊手术镊。

1) 有齿镊：又叫组织镊，前端有齿，齿分为粗齿与细齿。粗齿镊用于提起皮肤、皮下组织、筋膜等坚韧组织。细齿镊用于肌腱缝合、整形等精细手术，夹持牢固，但对组织有一定的损伤作用。

2) 无齿镊：又叫平镊或敷料镊，前端平，其尖端无钩齿，分尖头和平头两种，用于夹持组织脏器及敷料。浅部操作时用短镊，深部操作时用长镊。无齿镊对组织的损伤较轻，用于脆弱组织、脏器的夹持。尖头平镊用于神经、血管等精细组织的夹持。

正确的持镊方法是以拇指相对示指和中指捏持镊的中部，稳而适度地夹住组织，操作方便而灵活（图5-12）。镊的传递方法是手握镊子尖端，闭合开口，直立式传递（图5-13）。

(4) 血管钳：又称止血钳。主要用于止血、分离组织、夹持组织等，按皮下止血、深部止血的用途分直、弯血管钳两类，同时各有大、中、小号和有钩、无钩等不同型号（图5-14）。血管钳使用基本同手术剪（图5-15）。血管钳的传递同手术剪传递方法（图5-16）。

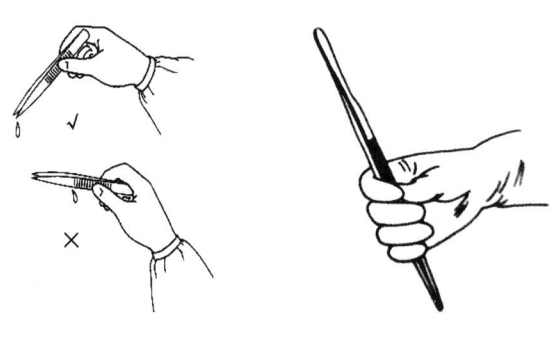

图5-12 执镊法　　图5-13 递镊法

1) 弯血管钳：用以夹持深部组织或内脏血管出血，有长短两种。
2) 直血管钳：用以夹持浅层组织出血，协助拔针等用。
3) 有齿血管钳：又叫扣克钳，有直、弯两种，用于夹持较厚组织及易滑脱组织内的血管出血，如肠系膜、大网膜等，前端齿可防止滑脱，但不能用于皮下止血。
4) 蚊式血管钳：为细小精巧的血管钳，有直、弯两种，用于脏器、面部及整形等手术的止血，不宜做大块组织钳夹用。

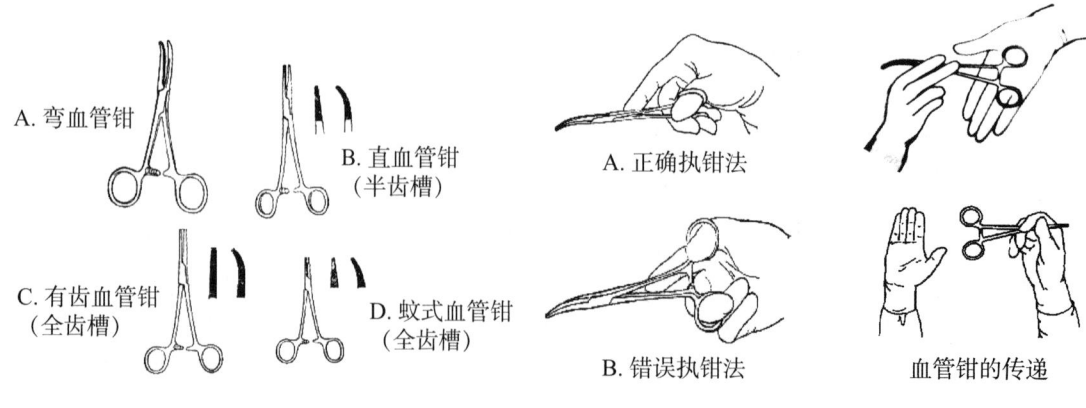

图5-14 各种类型血管钳　　图5-15 血管钳使用方法　　图5-16 血管钳的传递

(5) 持针钳：又称持针器。特点是尖端粗短而直，咬合力强，咬合面有纵横交错的沟槽，用于夹持缝针缝合各种组织，也可用于器械打结（图 5-17）。持针钳穿针带线时要做到 3 个 1/3，即持针钳开口前端的 1/3 夹住缝针的中、后 1/3 交界处，缝线的返回线占总线长的 1/3。夹持的针尖应向左，且将缝线重叠部分放于持针钳开口端内。执持针钳方法有：掌握法、指套法、掌指法（图 5-18）。传递方法为传递者握持针钳的上、中部，并用手托住缝线，将持针钳的柄端递给操作者（图 5-19）。

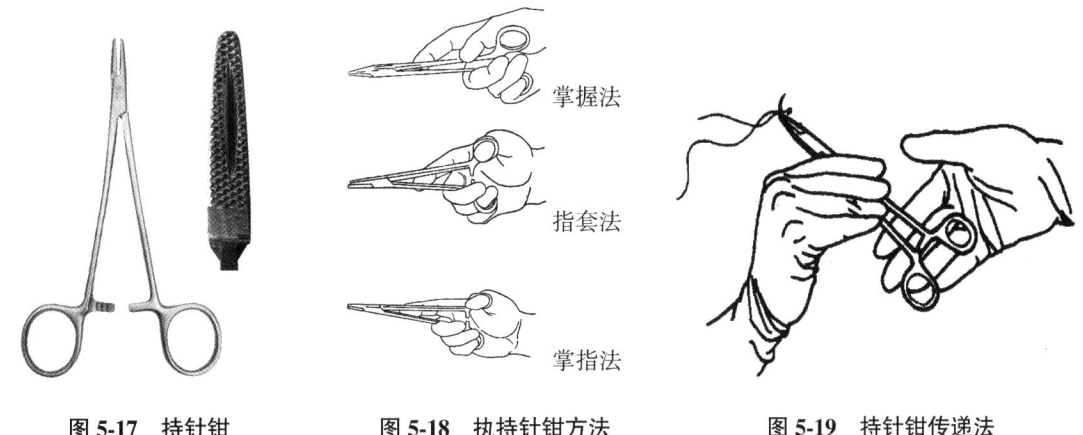

图 5-17 持针钳　　　图 5-18 执持针钳方法　　　图 5-19 持针钳传递法

(6) 其他钳类（图 5-20）

1) 布巾钳：简称巾钳，前端弯而尖，似蟹的大爪，能交叉咬合，主要用以夹持固定手术巾单。

2) 组织钳：又叫鼠齿钳和 Allis 钳，其前端稍宽，有一排细齿，闭合时互相嵌合，弹性好，夹持组织后不易滑落且组织损伤较小。

3) 卵圆钳：又称海绵钳或环钳。分有齿和无齿两种，有齿环钳主要用以夹持、传递已消毒的器械、纱布及引流管等，也用于夹持敷料作手术区域皮肤的消毒，或用于手术野深处拭血；无齿环钳主要用于夹提肠管、阑尾、网膜等脏器组织，协助暴露。夹持组织时，一般不必将钳扣关闭。

4) 直角钳：用于游离和绕过重要血管及管道等组织的后壁，如胃左动脉、胆道、输尿管等。

5) 肠钳：有直、弯两种，用于夹持肠管，齿槽薄，弹性好，对组织损伤小，使用时可外套乳胶管，以减少对肠壁的损伤。

6) 胃钳：有一多关节轴，压榨力强，齿槽为直纹，且较深，夹持组织不易滑脱，常用于钳夹胃或结肠。

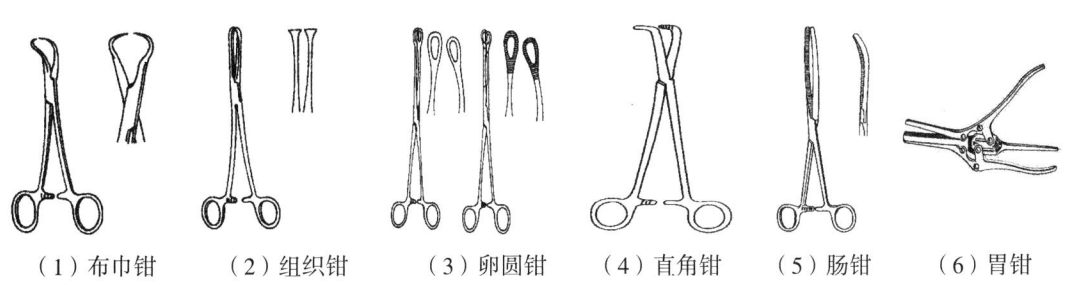

（1）布巾钳　　（2）组织钳　　（3）卵圆钳　　（4）直角钳　　（5）肠钳　　（6）胃钳

图 5-20 其他钳类

（7）缝合针：简称缝针，是用于各种组织缝合的器械，它由针尖、针体和针尾三部分组成。针尖形状有圆头、三角头及铲头三种；针体的形状有近圆形、三角形及铲形三种，一般针体前半部分为三角形或圆形，后半部分为扁形，以便于持针钳牢固夹紧；针尾的针眼是供引线所用的孔，分普通孔和弹机孔。目前有许多医院采用针线一体的无损伤缝针，其针尾嵌有与针体粗细相似的线，这种针线对组织所造成的损伤较小，并可防止在缝合时缝线脱针。临床上根据针尖与针尾中间有无弧度，将缝针分为直针、半弯针和弯针；按针尖横断面的形状分为三角针和圆针（图5-21）。

1）直针：适合于宽敞或浅部操作时的缝合，如皮肤及胃肠道黏膜的缝合，有时也用于肝的缝合。

2）弯针：临床应用最广，适于狭小或深部组织的缝合。根据弧弯度不同分为1/2、3/8弧度等，弧度大者多用于深部组织及软组织。几乎所有组织和器官均可选用不同大小、弧度的弯针作缝合。

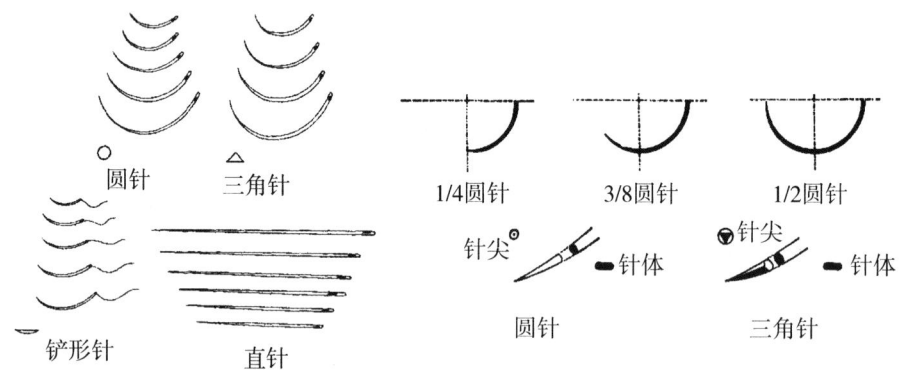

图5-21 缝合针

3）圆针：针尖及针体的截面均为圆形，用于缝合一般软组织，如胃肠壁、血管、筋膜、腹膜和神经等。

4）三角针：针尖前面呈三角形（三棱形），能穿透较坚硬的组织，用于缝合皮肤、韧带、软骨和瘢痕组织等，但不宜用于颜面部皮肤缝合。

5）无损伤缝针：主要用于小血管、神经、黏膜等纤细组织的吻合与缝合。

（8）牵开器：又称拉钩，用以牵开组织，显露手术野，便于探查和操作，可分为手持拉钩和自动拉钩两类。有各种不同形状和大小的规格，可根据手术需要选择合适的拉钩。常用的拉钩有以下几种（图5-22）：

1）甲状腺拉钩：也叫直角拉钩，为平钩状，常用于甲状腺部位牵拉暴露，也常用于其他手术，可牵开皮肤、皮下组织、肌肉和筋膜等。

2）腹腔平头拉钩：也叫方钩，为较宽大的平滑钩状，用于腹腔较大的手术。

3）皮肤拉钩：也叫爪形拉钩，外形如耙状，用于浅部手术的皮肤牵开。

4）S形拉钩：也叫弯钩，是一种"S"形腹腔深部拉钩，用于胸腹腔深部手术，有大、中、小、宽、窄之分。

5）自动拉钩：为自行固定牵开器，也称自持性拉钩，如二叶式、三叶式自动牵开器，腹腔、胸腔、盆腔、腰部、颅脑等部位的手术均可使用。

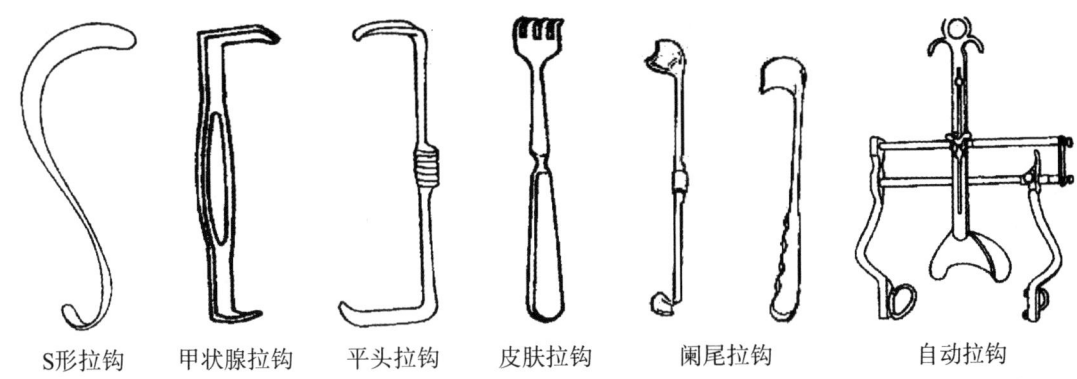

图 5-22　常用牵开器

（9）吸引器：用于吸引手术野中的出血、渗出物、脓液、空腔脏器中的内容物、冲洗液，使手术野清楚，减少污染机会。吸引器由吸引头、橡皮管、玻璃接头、吸引瓶及动力部分组成。动力又分马达电力和脚踏吸筒两种。吸引头结构和外形有多种，金属或一次性硬塑料双套管、单管。双套管的外管有多个孔眼，内管在外套管内，尾部以橡皮管接于吸引器上，多孔的外套管可防止内管吸引时被周围的组织堵塞，保持吸引器通畅（图5-23）。

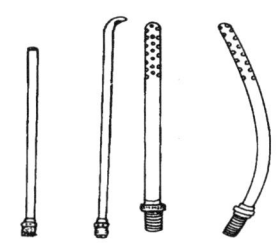

图 5-23　吸引器头

（10）探查和扩张器：有胆道探针和各种探针，用于空腔、窦道探查及扩大腔隙等（图5-24）。

2．手术后器械的处理

（1）普通器械的处理：手术器械多为不锈钢制成，术后先用流水冲洗表面的血渍，按照冲洗→洗涤→漂洗→终末漂洗→消毒→干燥→保养的程序处理。对有关节、齿槽和缝隙的器械和物品，应尽量张开或卸后进行彻底洗刷。有条件的医院可采用全自动器械清洗机完成器械的清洗和消毒，处理后的器械分类打包灭菌或存放于器械柜内备用。不同材质的器械和物品可分别采用压力蒸汽灭菌、环氧乙烷灭菌、低温等离子灭菌、以及戊二醛浸泡灭菌等不同的方法进行处理，以免对器械造成损害。

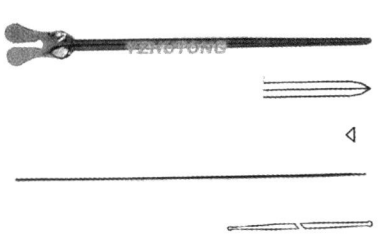

图 5-24　各种探针

（2）污染手术后器械的处理：

1）一般感染如化脓性感染、乙型肝炎表面抗原阳性等的术后器械，可在标准防护下同普通器械一同置于全自动器械清洗机中清洗消毒。

2）特殊感染（阮毒体、气性坏疽及突发原因不明的传染病病原体污染的器械和物品）手术后的器械，按照卫生部的相关规定进行特殊处理。①阮毒体污染的处理流程：疑似或确诊阮毒体感染的患者宜选用一次性诊疗器械、器具和物品，使用后应进行双层密闭封装焚烧处理；可重复使用的污染器械、器具和物品，应先浸泡于 1 mol/L 氢氧化钠溶液内作用60 分钟，再按常规流程处理，压力蒸汽灭菌应选用 134～138℃ 18 分钟或 132℃ 30 分钟或

121℃ 60分钟。②气性坏疽污染的处理流程：先采用含氯或含溴消毒剂 1000～2000 mg/L 浸泡 30 分钟后，有明显污染物时应采用含氯消毒剂 5000～10000 mg/L 浸泡至少 60 分钟后，再按照常规流程处理。

3．手术器械的管理　手术器械应由专人负责保管，严格按操作规程处理，定位放置、定期检查、保养和维修。任何金属器械都不能投掷、互相碰撞。每次使用前、后均应常规检查各部件是否齐全，连接处有无松动，性能是否良好。锐利、精细器械应特别注意利刃部位的保护，原则上能用压力蒸汽灭菌的器械，首选压力蒸汽灭菌，对于不能耐高温、耐湿的物品首选环氧乙烷灭菌。

（四）缝线（suture）

用于术中缝合各类组织和脏器，使组织或器官接合，也用来结扎、缝合血管，起到止血作用。缝线分为不可吸收和可吸收两类，缝线的粗细以号码标明，常用有 1～5/0 号线，号码越大表示线越粗。细线则以 0 表明，0 数越多，线越细。选用时尽可能选择细且拉力大、对组织反应小的缝线。

1．可吸收缝线　主要有肠线（catgut）及合成纤维线。

（1）肠线：分为普通肠线和铬制肠线两种。普通肠线由羊肠或牛肠黏膜下层组织制成，一般 6～12 天可被吸收。铬制肠线经过铬盐处理，经 10～20 天逐渐被吸收（由于组织反应重，目前已基本上不使用）。

（2）合成纤维线：为高分子化合物，组织反应轻，抗张力较强，吸收时间长，有抗菌作用。常用的有 Dexon（PGA，聚羟基乙酸）、Vicryl（polyglactin910、聚乳酸羟基乙酸）、Maxon（聚甘醇碳酸）、PDS（polydioxanone、聚二氧杂环己酮）和 PVA（聚乙酸维尼纶）等。

2．不吸收缝线　有桑蚕丝线、棉线、不锈钢丝、尼龙线、钽丝、银丝、亚麻线等数十种。

（1）丝线：为天然纤维纺成，表面常涂有蜡或树脂，是目前临床上最常用的手术用线，常用于缝合伤口各层组织和结扎血管等。使用前先浸湿，以增加张力便于缝合。

（2）金属线：为合金制成，有不锈钢丝和钢丝，具有灭菌简易、刺激较小、抗张力大等优点，但不易打结。常用于缝合骨、肌腱、筋膜、减张缝合或口腔内牙齿固定等。

（3）不吸收合成纤维线：如尼龙、锦纶、涤纶、普罗伦等，优点是光滑、不吸收。组织反应小、抗拉力强，可制成很细的丝，多用于微小血管缝合及整形手术。

3．特殊缝合材料　目前临床上已应用多种切口钉合和黏合材料来代替缝针和缝线完成部分缝合。主要有外科拉链、医用黏合剂、外科缝合器等。

（1）外科拉链：结构是由两条涂有低变应原黏胶的多层微孔泡沫支撑带组成，中间是一条拉链，其两边的串带缝合在支撑条内。在使用时必须仔细缝合伤口皮下组织层，擦干分泌物及血迹，将两边的串带分别粘贴于伤口两侧的皮肤上，最后收紧拉链并盖以无菌干纱布。其优点是无创、无痛操作，伤口自然愈合，降低伤口异物和新鲜创伤造成感染的危险，无缝线和闭合钉的痕迹，无需拆线，伤口愈合更加美观。通常适用于较整齐的撕裂伤口或手术切口的闭合，但不适用于身体毛发多、自然分泌物多以及皮肤或肌肤组织损失过多的伤口（图 5-25）。

（2）医用黏合剂：α-氰基丙烯酸酯同系物经变性而制成的医用黏合剂，具有快速高强度黏合作用，可将软组织紧密黏合，促进愈合。黏合时间 6～14 秒，黏合后可形成保护膜，维持 5～7 天后自行脱落。主要用于各种创伤、手术切口的黏合，具有不留针眼痕迹、促进组织愈合、止血、止痛和抗感染等作用。使用时，必须彻底止血，对合皮肤，擦去渗出液。

（3）外科缝合器：有人称之为吻合器或钉合器，以消化道手术使用最为普遍（图5-26）。

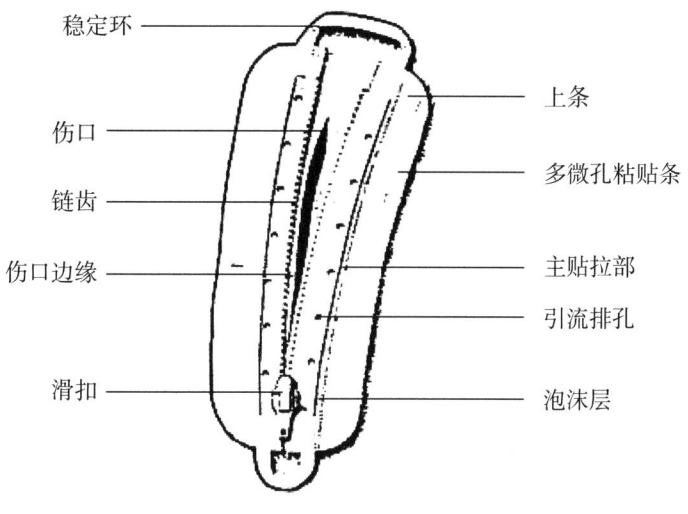

图5-25 外科拉链

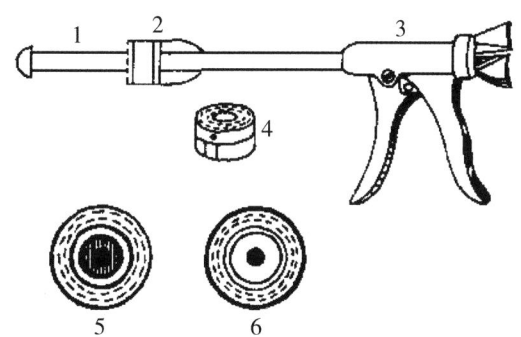

1．中心杆 2．钉架 3．器身 4．未组装的钉架 5．抵钉座及刀座 6．钉架及环形刀平面

图5-26 外科吻合器

（五）引流物

外科引流是指将人体组织间或体腔中的积液通过引流物导流出体外的技术。常用的引流物有：

1．乳胶片引流条 一般用于浅部切口和小量渗液的引流。

2．纱布引流条 包括凡士林纱条、浸有抗生素的纱条等，用于浅表部位或感染创口的引流。

3．烟卷式引流条 将乳胶片卷曲黏合成圆筒状，其中充填网格纱布卷，高压灭菌后备用。常用于腹腔内较短时间的引流。

4．引流管引流 有各种型号的橡胶、硅胶或塑料类制品，应用广泛。包括普通引流管、双腔（或三腔）引流套管、T形引流管及蕈状引流管等。普通的单腔引流管可用于创腔引流，双腔（或三腔）引流套管多用于腹腔脓肿和胃、肠、胆或胰瘘等的引流，T形引流管用于胆道减压和胆总管引流，蕈状引流管用于膀胱及胆囊的引流。此类引流管可按橡胶类物品灭菌或压力蒸汽灭菌处理（图5-27）。

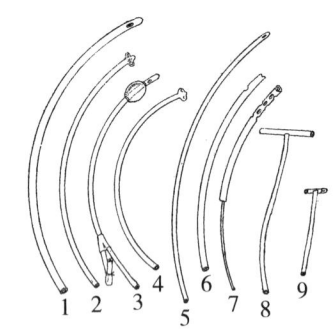
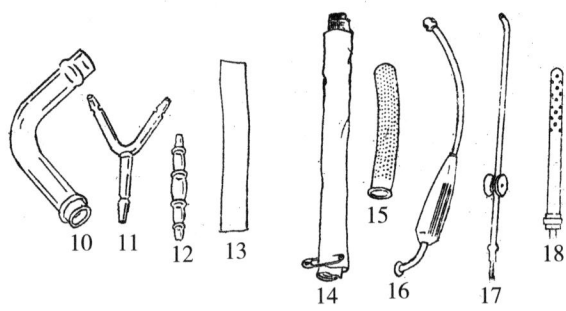

图 5-27 各种引流管

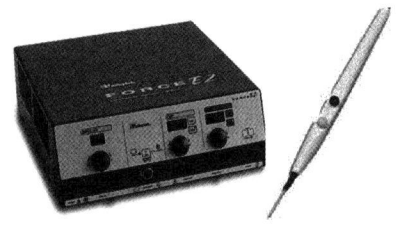

图 5-28 高频电刀

（六）高频电刀

电刀是外科常用的设备，其融切割、分离、止血为一体，使这些分开性的操作同时完成，减少结扎或缝合止血的频度，可大大缩短手术时间（图5-28）。

1．功能　电刀系利用高频电流来切开组织和达到止血的效果。电刀在手术中可实现以下几种功能：

（1）干燥：低功率凝结不需要电光；

（2）切割：释放电光，对组织有切割效果；

（3）凝固：电光对组织不会割伤，可用于止血和烧焦组织；

（4）混切：同时起切割及止血作用。

2．优点　应用高频电刀的优点是手术操作中不需要很多的结扎，切割和止血一气呵成，切口内不留异物，术野干净清晰，操作迅速，特别是长电极有利于深部（如盆腔）的操作。

3．缺点　由于电刀的热散射作用，往往造成切口周围组织小血管的损伤，特别是切割操作缓慢时造成的损伤更大，结果手术切口很容易液化，造成延迟愈合。

考点：各类手术器械、物品的用途及使用方法。

（卢秀丽　张翠华）

五、手术人员术前准备

为确保避免手术患者伤口感染，手术人员的无菌准备是必要条件之一。手术进行前，手术人员应进行手臂洗刷消毒，穿无菌手术衣，戴无菌手套，防止细菌污染手术切口。

（一）一般准备

手术人员进手术室要换穿手术室准备的清洁鞋和灭菌的洗手衣、裤，戴好手术室准备的无菌帽子和口罩。口罩要盖住口和鼻孔，帽子要盖住全部头发（图5-29）。衣袖应卷至上臂中上段，上衣下摆扎收于裤腰之内。裤腿远端平踝（图5-30）。剪短修平指甲，并除去甲缘下积垢。手臂皮肤破损有化脓感染时，不能参加手术。

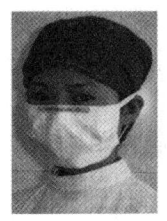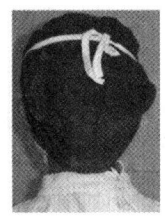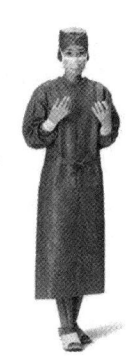

图 5-29　戴帽子、口罩　　　　图 5-30　手术人员更衣及穿手术衣标准

（二）外科手臂消毒

在皮肤皱纹内和皮肤深层如毛囊、皮脂腺等都藏有细菌。通过机械性洗刷及化学消毒的方法，尽可能除去双手及前臂的细菌，为手臂消毒法，简称为外科洗手。手臂消毒法仅能清除皮肤表面的细菌，并不能完全消灭藏在皮肤深处的细菌。在手术过程中，这些细菌会逐渐移到皮肤表面，故在手臂消毒后，还要穿无菌手术衣和戴无菌橡胶手套，以防止细菌污染手术伤口。

沿用多年的肥皂水刷手法已逐渐被应用新型灭菌剂的刷手法所代替。后者刷洗手时间短，消毒效果好，能保持较长时间的抑菌作用。洗手用的消毒剂有含碘与不含碘两大类。

1．聚维酮碘刷手法

（1）按普通洗手法用肥皂水洗净双手、前臂至肘上 10 cm，用清水彻底冲净。

（2）取消毒毛刷蘸 0.5% 聚维酮碘溶液，把每侧手臂分成从指尖到手腕、手腕至肘、肘至肘上 10 cm 三个区域依次刷洗，每一区域的左、右侧手臂交替进行。特别注意甲缘、甲沟及指蹼等处的刷洗，约 3 分钟（图 5-31）。

（3）流水冲净，用折成三角形的无菌小毛巾从指尖至肘部擦干，每侧手臂用一条，擦过肘部的毛巾不可再擦手部，以免污染（图 5-32）。

（4）用浸透 0.5% 聚维酮碘的纱布，从一侧手指尖向上涂擦直至肘上 6 cm 处，同法涂擦另一侧手臂，注意涂满，时间为 3 分钟。换纱布再擦一遍。保持拱手姿势，自然干燥后穿手术衣和戴手套。

目前应用的消毒液品种还有很多，如碘尔康、活力碘等，使用方法基本相同。

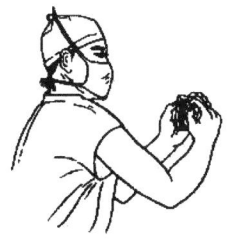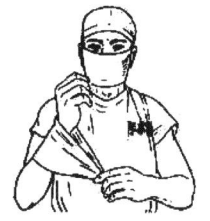

图 5-31　手臂消毒方法：刷手　　　　图 5-32　手臂消毒方法：擦干手

2．灭菌王（双氯苯乙双烷）刷手法

（1）按普通洗手法用肥皂水洗净双手、前臂至肘上 10 cm，用清水彻底冲净。

（2）用消毒毛刷蘸灭菌王 3～5 ml，把每侧手臂分成从指尖到手腕、手腕至肘、肘至肘上10 cm三个区域依次刷洗，每一区域的左、右侧手臂交替进行。特别注意甲缘、甲沟及指蹼等处的刷洗，约3分钟。

（3）流水冲净，用折成三角形的无菌小毛巾从指尖至肘部擦干，每侧手臂用一条，擦过肘部的毛巾不可再擦手部，以免污染。

（4）再取吸足灭菌王的纱布，从一侧手指尖向上涂擦直至肘上6 cm处，同法涂擦另一侧手臂。保持拱手姿势，自然干燥后穿手术衣和戴手套。

3. 连续手术洗手法　手术完毕，若需进行另一台手术时，必须更换手术衣及手套。先由巡回护士解开腰带及领口系带，再自后背向前反转手术衣，使衣里外翻，注意保护手臂及洗手衣裤不被手术衣外面所污染，脱下手术衣。然后用戴手套的手抓取另一手的手套外面翻转脱下，用已脱手套的拇指伸入另一手套的里面翻转脱下，注意保护手不被手套外面所污染，最后脱去手套。

无菌性手术完毕，如果手套未破，在需连续施行另一手术时可不用重新洗手，脱去手术衣和手套后，用75%乙醇泡手臂5分钟，或用0.5%聚维酮碘擦手和前臂3分钟，再穿上无菌手术衣，戴上无菌手套，即可进行下一台手术。若前一台手术为污染手术，则连台手术前应重新洗手。

4. 急诊手术洗手法　同为急诊手术，其手术的紧迫程度有所差异，对并非十分紧迫的手术，应该按上述方法做彻底的手和手臂皮肤的消毒。在紧急情况下，最好采用聚维酮碘或灭菌王洗手法，可节约时间。无此条件者可用3%～5%的碘酊涂擦双手及前臂，再用75%乙醇棉球涂擦1～2次，即可戴无菌手套。穿手术衣时应将袖口留在手套腕部外面，然后再戴一副手套。

知识链接　外科手消毒方法（八步洗手法）

1. 准备　洗手之前应先摘除手部饰物，并按要求修剪指甲。
2. 清洁　取抗菌洗手液3～5 ml，按下列顺序搓洗3分钟（必要时可借助无菌毛刷），用流水冲净后，用无菌毛巾擦干。
3. 消毒　取免洗手消毒液3～5 ml，按下列顺序均匀搓擦至完全挥发（约3分钟），即可戴无菌手套。
4. 洗手顺序

第一步：洗手掌　流水湿润双手，涂抹洗手液（或手消毒液），掌心相对，手指并拢相互揉搓；

第二步：洗手背及背侧指缝　掌心对手背，手指交错，掌心搓手背，双手交换进行；

第三步：洗掌侧指缝　掌心相对，手指交错，掌心搓掌心；

第四步：洗拇指　一手握另一手拇指旋转揉搓，双手交换进行；

第五步：洗指背　弯曲各手指关节，半握拳把指背放在另一手掌心旋转揉搓，双手交换进行；

第六步：洗指尖　弯曲各手指关节，把指尖合拢在另一手掌心旋转揉搓，双手交换进行；

第七步：洗手腕、前臂　揉搓手腕、手臂至肘部，双手交换进行；

第八步：洗上臂　于上臂下1/3处由上至下均匀搓擦至肘部，双手交换进行。

(三)穿无菌手术衣(图5-33)

1．洗手后进入手术间，自器械台上拿取折叠好的无菌手术衣，选择较宽敞处站立，用双手分别提起手术衣的衣领两端，轻轻抖开手术衣，有腰带的一面向外，注意勿将衣服外面对向自己或触碰到其他物品或地面。

2．将手术衣向上轻轻抛起，双手顺势插入袖中，两臂前伸，不可高举过肩，也不可向左右侧撒开，以免碰触污染。

3．巡回护士在穿衣者背后抓住衣领内面，协助将袖口后拉，露出双手，并系住衣领后带。

4．穿衣者身体略向前倾，双手交叉提起左右腰带递向后方，由背后的巡回护士接住并系好腰带。

5．穿好手术衣后，双手半伸置于胸前，避免触碰周围的人或物。不可将手置于腋下、上举或下垂。常见错误：①两臂过度外展或上举过高。②传递腰带时上身未前倾，手触及手术衣。③传递腰带时腰带交叉或双手不交叉。④传递腰带时手过伸超过腋中线或触及巡回护士的手臂。

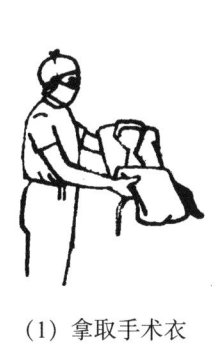 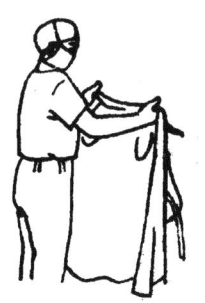 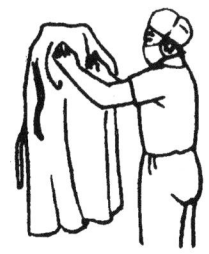

(1) 拿取手术衣　　(2) 拎起衣领，抖开衣服　　(3) 轻抛衣服，双手插入袖口

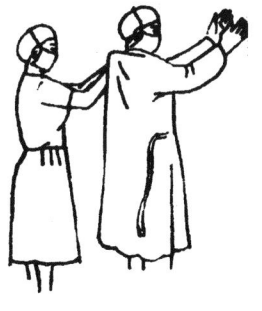 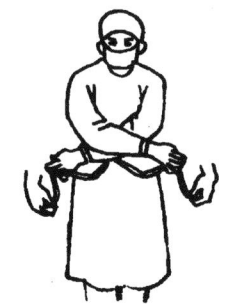 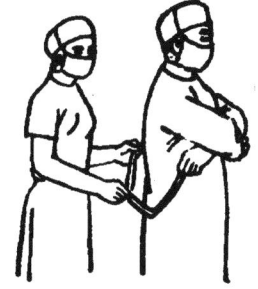

(4) 巡回护士协助提衣　　(5) 两手交叉，提起腰带　　(6) 协助系好衣带

图5-33　穿手术衣步骤

(四)戴无菌手套

1．戴干手套法(图5-34)

(1) 用无菌滑石粉涂擦手背、手掌及指间，使之光滑(一次性无菌手套已涂有滑石粉，可省略此步骤)。

(2) 捏住手套口的向外翻折部分(即手套的内面)，取出一副手套，分清左、右手侧。

(3) 一手捏住并显露手套口，将另一手插入手套内，戴上手套，注意未戴手套的手不可触及手套的外面(无菌面)。

（4）用已戴上手套的手指插入另一手套口翻折部的内面（即手套的外面），帮助另一手插入手套并戴上。

（5）分别将左、右手套的翻折部翻回，并盖住手术衣的袖口。翻盖时注意已戴手套的手只能接触手套的外面（无菌面）。

（6）用无菌生理盐水冲净手套外面的滑石粉。

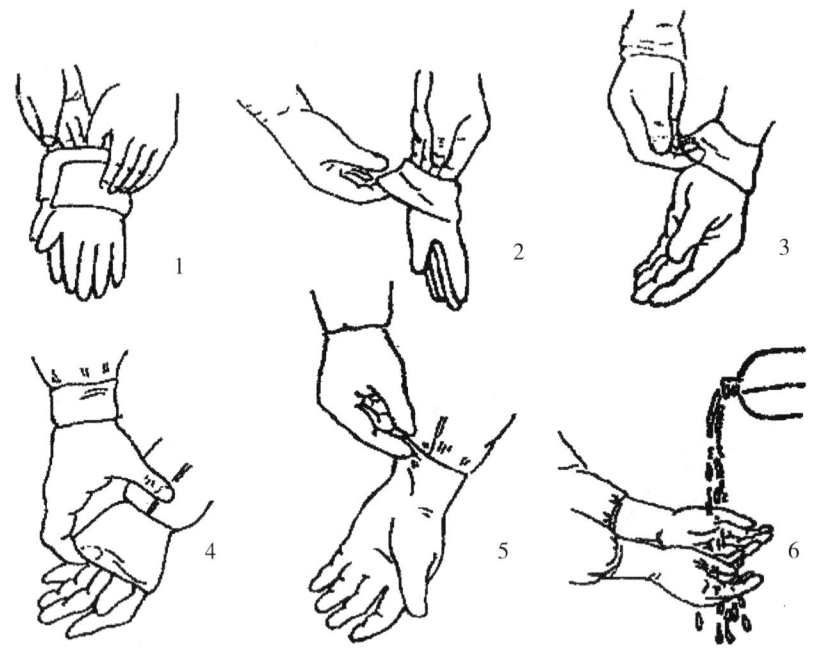

图 5-34　戴手套步骤

2．无触及式戴无菌手套法

（1）取无菌手术衣，穿好手术衣，双手伸入袖口处（衣袖内）。

（2）打开手套内袋，取出右手手套。将手套的翻折部放在手掌心，手套的手指方向与手的手指方向相反，同时手套的拇指对准右手的拇指，其余4指隔着衣袖捏住手套的翻折部，左手隔着衣袖提拉右手套翻折部，将手套翻套于袖口上，手指迅速伸入手套内戴好手套。

（3）再用已戴好手套的右手，同法戴好左手的手套。

（4）双手调整好手套位置。

3．协助他人戴手套

（1）已戴手套者取出一只手套，双手拿住手套的翻折边，撑开手套，并使手套的拇指朝向戴手套者。

（2）拟戴手套者将同侧手对准五指后，稍用力向下伸入，协助者同时向上提，顺势将手套边套住袖口。

（五）穿全遮盖式手术衣（图5-35）

目前许多医院已使用全遮盖式手术衣（又称遮背式手术衣），它有三对系带：领口一对系带；左襟背部与右襟内侧腋下各一系带组成一对；右襟宽大，能包裹术者背部，其上系带与左腰部前方的腰带组成一对。穿戴方法：

1. 同传统方法穿上无菌手术衣，双手向前伸出袖口外，巡回护士协助提拉并系好领口的一对系带及左襟背部与右襟内侧腋下的一对系带。
2. 按常规戴好无菌手套。
3. 术者解开腰间活结（由左腰带与右包围襟上的带子结成）。
4. 由器械护士直接用戴好手套的手拿住或巡回护士用无菌持物钳夹取右襟上的带子，由术者后面绕到前面或术者旋转身体，使手术衣右襟遮盖背部左襟，将带子交术者与左腰带一起系结于左腰部前。

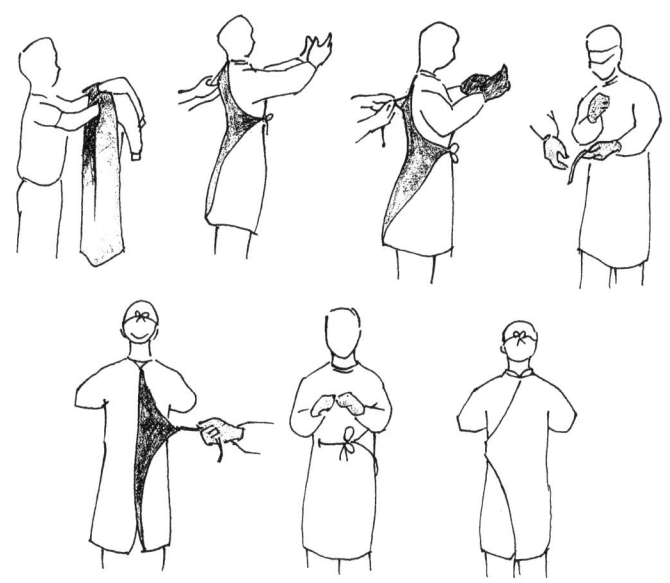

图 5-35　穿全遮盖式手术衣

（六）脱手术衣及手套

1．脱手术衣

（1）他人帮助脱手术衣法：穿衣者双手向前微屈肘，巡回护士面对脱衣者，握住衣领将手术衣向肘部、手的方向顺势翻转、扯脱，手套的腕部亦随之翻转于手上。

（2）自行脱手术衣法：脱衣者左手抓住右肩手术衣外面，自上拉下，使衣袖由里外翻。同法拉下左肩，然后脱下手术衣，并使衣里外翻，保护手臂及洗手衣裤不被手术衣外面污染，将手术衣扔于污物袋内。

2．脱手套　右手拇指、示指抓住左手手套外面，外翻手套，翻折至大鱼际肌处，同法左手将右手手套翻折，并顺势脱下手套，已脱手套的右手拇指，伸入左手手套内面将手套脱下。注意保持双手不触及手套外面，避免污染。

考点：手术人员术前无菌准备的方法。

六、手术患者的准备

患者上手术台后，必须再次核对患者和所施手术的种类，病变的部位是在左侧还是右侧等，无误后进行下述准备工作。

（一）手术患者的体位

体位是指患者在手术台上的姿势。应根据具体的手术选择不同的体位，如腹部手术常用平卧位，脊柱后路手术用俯卧位，会阴部手术选截石位等。

1.安置手术体位的要求

（1）保证患者的舒适和安全，骨性突出处要衬海绵或凝胶软垫，以防压伤；

（2）手术部位应得到充分显露，并利于术者操作；

（3）呼吸道要通畅，呼吸运动不能受限；

（4）大血管不能受压，以免影响组织供血和静脉回流，如肢体需固定时要加软垫，不可过紧；

（5）重要的神经不能受压或牵拉损伤，如上肢外展不得超过90°，以免损伤臂丛神经；下肢要保护腓总神经不受压；俯卧位时小腿要垫高，使足尖自然下垂。

2．常见的手术体位（图5-36）

（1）仰卧位：最常用。适用于腹部、颌面部、颈部及乳腺等腹侧面手术。

（2）侧卧位：适用于胸部、腰部及肾手术。

（3）俯卧位：适用于脊柱及其他背部大手术。

（4）膀胱截石位：适用于会阴部、尿道及肛门手术。

（5）半坐卧位：适用于鼻及咽部手术。

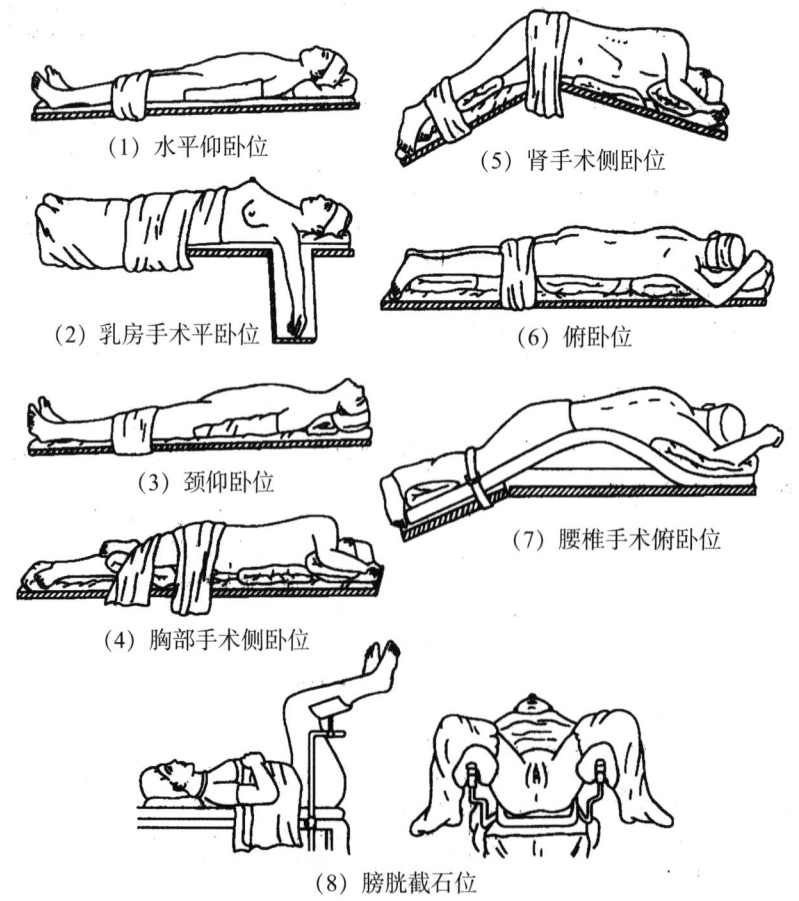

图5-36 常见手术体位

知识链接

标准手术体位的安置（图5-37）

1. **标准仰卧位** 将传统的直线型仰卧位变成为曲线型仰卧位。首先患者头部抬高3~5cm，肩部也要适当抬高。双手臂根据不同的手术方式有不同的摆放方法：胸腹部手术时双手臂外展不超过90°、手掌向上（反掌位）；会阴部手术时肘关节屈曲45°、掌心向下（旋前位），并且双上肢远端关节要高于近端关节。膝关节下方垫一个半圆形的软垫，使膝关节屈曲20°，手术时间长时足跟部应垫软垫。

2. **标准侧卧位** 首先患者的头、颈、胸下方放置整体侧卧位垫支持。双上肢置于垫有软垫的可调节托手架上，外展不超过90°，双手臂呈抱球状。骨盆处应用前后挡板固定。双下肢屈髋屈膝45°，呈跑步状。

3. **标准俯卧位** 首先患者的头部应置于有槽啫喱头垫上，以颧部和下颌部作为支点。双手臂置于垫有软垫的可调节托手架上，肩肘呈90°，远端关节低于近端关节。胸腹部用模块式俯卧位垫支撑，可根据患者的体型自由调节，保证患者的胸腹部不受压迫。患者的双髋双膝关节屈曲20°，膝关节及小腿下垫软垫。患者踝部背曲，足趾一定要悬空。

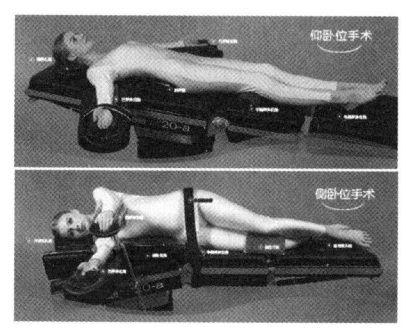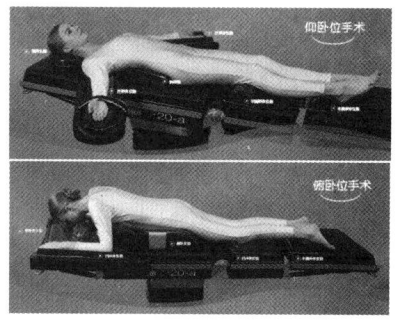

图5-37 标准手术体位

考点：手术体位安置的要求。

（二）手术区皮肤消毒

安置好手术体位后，需对手术区域皮肤进行消毒，目的是杀灭手术切口及其周围皮肤上的微生物。消毒范围应至少包括手术切口周围15~20cm的区域。如手术时有延长切口的可能，则应适当扩大消毒范围。不同手术部位的皮肤消毒范围见图5-38。

手术区皮肤消毒由第一助手在手臂消毒后，尚未穿手术衣和戴手套之前进行。消毒前先检查手术区域皮肤的清洁度、有无破损及感染，然后用浸透0.5%聚维酮碘的纱球或棉球涂擦一遍，待干后换消毒钳再消毒两遍。一般皮肤消毒应从手术切口开始向四周涂擦，感染伤口或肛门会阴部皮肤消毒应由外周向感染伤口或肛门会阴处涂擦。消毒中药液不能浸蘸过多，以免引起周围皮肤黏膜的刺激与损伤；已接触消毒范围边缘或污染部位的药液纱球，不能回擦。植皮区、供皮区用75%乙醇消毒三遍。皮肤消毒、铺无菌巾单完毕后，再次用0.5%聚维酮碘涂擦手臂待干，再穿无菌手术衣及戴无菌手套。

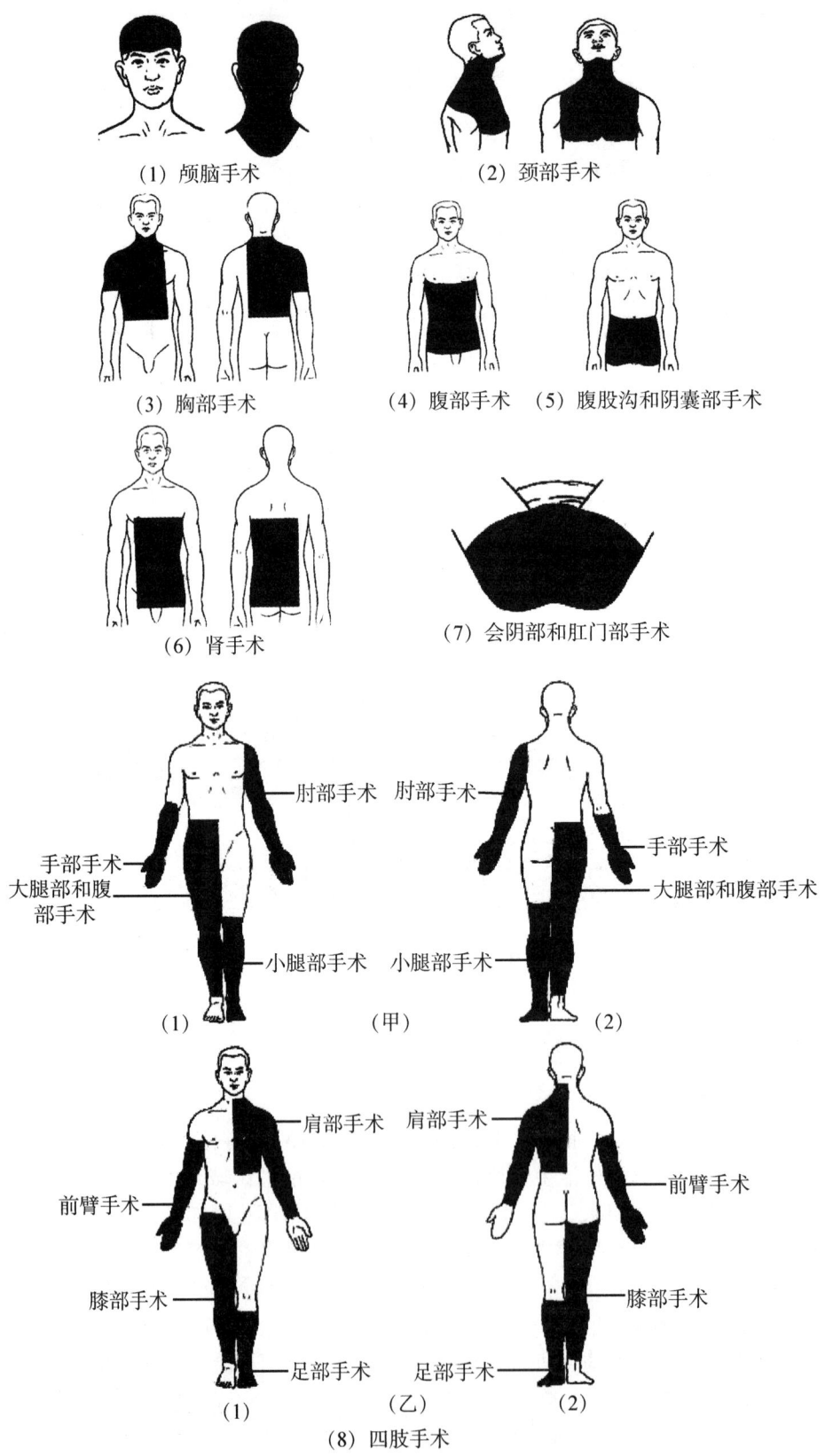

图 5-38 不同手术部位的皮肤消毒范围

（三）手术区无菌巾单的铺放

手术区皮肤消毒后，由执行消毒的医师及器械护士协同做手术区无菌巾单的铺放，顺序是先铺无菌巾，再铺盖无菌单。无菌巾单的铺盖方法因手术部位而异，但总的原则是要求将患者的全身遮盖，准确地显露出手术野。一般无菌手术切口周围至少要盖有4层无菌巾单。小手术用消毒巾、小孔巾即可。

以腹部手术为例：需消毒巾4块，薄膜手术巾1块，中单2条，剖腹单1条。其铺盖步骤如下：①护士传递第1块消毒巾折边向着助手；②助手接第1块消毒巾，盖住切口的下方；③用第2块消毒巾盖住切口的对侧；④用第3块消毒巾盖住切口的上方；⑤用第4块消毒巾折边向着护士，盖住切口的助手贴身侧；⑥将薄膜手术巾放于切口的一侧，撕开一头的防黏纸并向对侧拉开，将薄膜手术巾敷盖于手术切口部位；⑦切口部位下、上各铺中单1条；⑧最后铺剖腹单，开口正对切口部位，先向上展开，盖住麻醉架，再向下展开，盖住手术托盘及床尾（图5-39）。

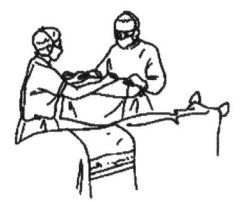
1. 传递消毒巾

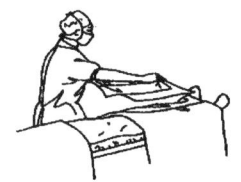
2. 铺下方的第一块消毒巾

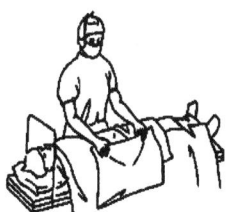
3. 铺对侧的第二块消毒

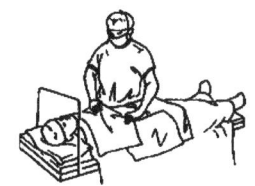
4. 铺上方的第三块消毒巾

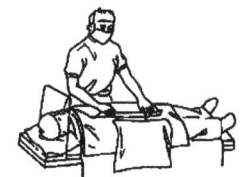
5. 铺近侧的第四块消毒巾

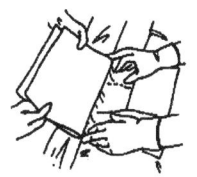
6. 协助薄膜贴固定四块消毒巾

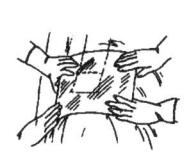
7. 协助薄膜贴固定四块消毒巾

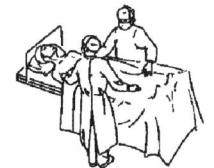
8. 协助铺下方中单

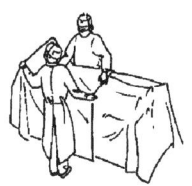
9. 协助铺上方中单

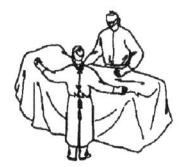
10. 协助铺大洞巾

图5-39 腹部手术的无菌巾单铺放

七、手术室的无菌操作原则

在手术过程中，虽然器械和物品都已灭菌，手术人员也已洗手、消毒、穿戴无菌手术衣和手套，手术区又已消毒和铺覆无菌布单，为手术提供了一个无菌操作环境。但是，在手术进行中，如果没有一定的规章来保持这种无菌环境，则已经灭菌的物品或手术区域仍有受到污染、引起伤口感染的可能,有时可能使手术失败,甚至影响患者的生命。因此所有参加手术的人员必须认真执行无菌操作规则,如发现有人违反时,必须立刻纠正。无菌操作规则包括:

(一)明确无菌区域

手术人员一经洗手,手臂即不准接触未经消毒之物品。穿无菌手术衣及戴好无菌手套后,背部、腰部以下和肩部以上均应视为有菌区,不能再用手触摸。手术人员的手臂应肘部内收,靠近身体,既不可高举过肩,也不可下垂过腰或交叉放于腋下。手术台边缘以下视为有菌区,布单不可接触,凡下坠超过手术台边缘以下的器械、敷料等一概不可再取回使用。无菌台仅台缘平面以上属无菌,手术人员不得扶持无菌器械台的边缘。

(二)保持无菌物品的无菌状态

无菌区内所有物品都必须是灭菌的,若无菌包破损、潮湿或可疑污染时均应视为有菌。手术中若手套破损或接触到有菌物品,应立即更换无菌手套,前臂或肘部若受污染应立即更换手术衣或加套无菌袖套。无菌区的布单若被浸湿即失去无菌隔离作用,应加盖干的无菌巾或更换新的无菌单。

(三)保护皮肤切口

切开皮肤前,一般先用无菌聚乙烯薄膜覆盖,再经薄膜切开皮肤。切开皮肤和皮下脂肪层后,边缘应以大纱布垫或手术巾遮盖并固定,仅显露手术野。凡与皮肤接触的刀片和器械不应再用,延长切口或缝合前再用75%乙醇消毒皮肤一次。手术中途因故暂停时,切口应用无菌巾覆盖。

(四)正确传递物品和调换位置

手术者或助手需要器械时应由器械护士从器械升降台侧正面方向递给,不可在手术人员背后或头顶方向传递器械及手术用品。手术过程中,手术人员须面向无菌区,并在规定区域内活动,同侧手术人员如需调换位置时,应先退后一步,转过身背对背地转至另一位置。

(五)污染手术的隔离技术

进行胃肠道、呼吸道或宫颈等污染手术时,切开空腔脏器前,先用纱布垫保护周围组织,并随时吸除外流的内容物,被污染的器械和其他物品一般不再使用,应放在专放污染器械的盘内,避免与其他器械接触。完成全部污染步骤后,手术人员应用无菌生理盐水冲洗或更换无菌手套。

(六)减少空气污染

手术进行时门窗应关闭,尽量减少人员走动。手术过程中保持安静,不高声说话嬉笑,避免不必要的谈话;咳嗽、打喷嚏时须将头转离无菌区;请他人擦汗时,头应转向一侧;口罩若潮湿,应更换;参观手术人员应距离手术人员 30 cm,不可离得过近或站得太高,也不可经常在室内走动,以减少污染的机会。

> **考点**:手术室的无菌操作原则。

八、无菌器械桌的准备

手术器械桌一般分为大、小两种,要求结构简单、坚固、轻便及易于清洁消毒,有轮可推动,桌面四周有栏边、栏高 4~5 cm,以防手术器械滑下。器械桌由巡回护士和器械护士共同准备。

1. 根据手术的性质及范围，选择不同规格清洁、干燥、平整的器械桌，备齐相应的器械包、敷料包、手术衣包、无菌持物钳及所需无菌物品推至手术间。
2. 选择宽敞区域（若在房间一角，周边距墙面及其他物体 60 cm）铺桌。
3. 巡回护士将手术包、敷料包放于桌上，用手打开第一层包布（双层），注意只能接触包布的外面，由里向外展开各角，手臂不可跨越无菌区。用无菌持物钳打开第二层包布，先对侧后近侧。
4. 器械护士穿好无菌手术衣和戴好无菌手套后，用手打开第三层包布。铺在桌面上的无菌巾共 6 层，无菌单应下垂至少 30 cm。将器械按使用先后分类，顺序从左向右摆于器械台上，一般顺序为血管钳、刀、剪、镊、拉钩、深部钳和备用器械。海绵钳及吸引器皮管放于拉钩上（图 5-40）。放置在无菌桌内的物品不能伸于桌缘以外。若无菌桌单被水浸湿，则失去无菌隔离作用，应立即加盖无菌单。若为备用无菌桌（连台手术），应用双层无菌巾盖好，有效期为 4 小时。

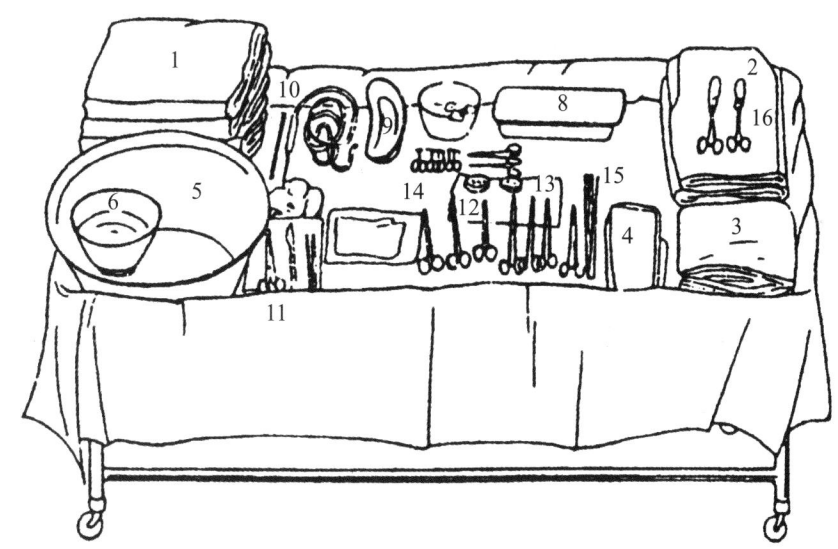

1. 手术衣；2. 手术单类；3. 手术巾；4. 纱垫纱布；5. 大盆；6. 盐水碗；7. 乙醇（酒精）碗；
8. 标本盘；9. 弯盘；10. 吸引管及橡皮管；11. 手术刀、剪子和镊子；12. 针盒（内置各式缝针）；
13. 持针钳及剪线剪；14. 布巾钳；15. 平镊及大号血管钳；16. 皮肤灭菌拭子

图 5-40 器械车台面物品摆放

> **考点**：手术器械桌如何铺置和管理。

附 1：阑尾切除术手术步骤与手术配合
麻醉方式：硬膜外麻醉
手术体位：仰卧位
手术切口：右下腹斜切口

手术步骤	手术配合
1．常规消毒皮肤	递组织钳夹持乙醇（酒精）棉球消毒皮肤
2．手术野贴护皮膜	递干纱布一块，递护皮膜协助贴膜
3．自脐与右髂前上棘之间中外1/3处切开皮肤，皮下组织	递23号刀切开，干纱布拭血，小弯钳止血，3-0号线结扎出血点或电凝止血，递甲状腺拉钩牵开显露术野
4．钝性分离腹外斜肌腱膜、腹内斜肌及腹横肌	递中弯钳撑开，甲状腺拉钩2把向切口两端拉开，钝性分离
5．切开腹横筋膜与腹膜，进入腹腔	递中弯钳2把提起腹膜，递23号刀或电刀切一小口，组织剪扩大打开腹膜
6．洗手，探查腹腔，寻找阑尾	递生理盐水洗手，探查。更换腹膜拉钩牵开，以长镊夹盐水纱布及卵圆钳（无齿）将小肠推开，暴露盲肠
7．处理阑尾	
（1）提起盲肠，找到阑尾	递阑尾钳提夹阑尾系膜
（2）分离阑尾系膜至阑尾根部	递中弯钳分离，钳夹，23号刀切断，2-0号线结扎或6×17圆针2-0号线缝扎
（3）距阑尾根部0.5cm处的盲肠壁上行荷包缝合	递长镊，6×17圆针2-0号线缝合（暂不结扎）小弯钳夹住线尾
（4）钳夹、结扎阑尾根部，并切断	递中弯钳钳夹，1-0号线结扎，递中弯钳夹住阑尾结扎线近端，盐水纱布保护切口周围，递23号刀切断，分别递3%碘酊、75%乙醇、生理盐水处理残端
（5）收紧荷包线，将阑尾残端内翻入盲肠	递长镊除去纱布，递中弯钳送阑尾残端，必要时，递6×17圆针3-0号线褥式缝合加固
8．清理腹腔，清点器械、敷料	递吸引器吸净腹腔液体，干纱布检查腹腔，清点器械、敷料数目
9．缝合腹膜及腹白线	递中弯钳数把提起腹膜，11×24圆针1-0号线间断缝合
10．缝合皮下组织	再次清点器械、敷料数目，更换干净纱布，递乙醇棉球消毒皮肤，递无齿镊，11×24圆针3-0号线间断缝合
11．缝合皮肤，覆盖切口	递乙醇棉球消毒皮肤，递有齿镊，11×24角针3-0号线间断缝合，再次消毒皮肤，纱布或刀口敷贴覆盖切口

附2：胃大部切除术（毕Ⅰ式）手术步骤与手术配合
麻醉方式：硬膜外麻醉或静吸复合全麻
手术体位：仰卧位
手术切口：上腹正中切口

手术步骤	手术配合
1．消毒皮肤	递组织钳夹持乙醇棉球消毒皮肤
2．手术野贴护皮膜	递干纱布一块，递护皮膜协助贴膜
3．沿腹正中线切开皮肤及皮下组织	递23号刀切开，干纱布拭血，小弯钳止血，3-0号线结扎出血点或电凝止血，递甲状腺拉钩牵开显露术野
4．切开腹白线及腹膜	更换手术刀片，递23号刀切开一小口，组织剪扩大，用盐水纱布或4号刀柄将腹膜外脂肪推开，递中弯钳2把提起腹膜，递23号刀或电刀切一小口，组织剪扩大打开腹膜

续表

手术步骤	手术配合
5. 洗手，探查腹腔	递生理盐水洗手，探查。更换深部手术器械及带有盐水纱布垫，递腹腔拉钩或自动拉钩牵开暴露手术野
6. 游离胃大弯，切断胃网膜左动、静脉及胃短动、静脉分支及胃网膜右动、静脉	递中弯钳游离，钳夹，递组织剪剪开，2-0号线结扎或6×17圆针2-0号线缝扎
7. 游离胃小弯，切断胃右动、静脉及胃主动脉下行支	递中弯钳游离，钳夹；递组织剪剪开，2-0号线结扎或6×17圆针2-0号线缝扎
8. 断胃	递1把组织钳、大小胃钳、23号刀切开前壁浆肌层，6×17圆针3-0号线缝扎黏膜下血管。同法处理胃后壁，组织钳夹聚维酮碘棉球消毒断端
9. 缝合部分胃残端	递长镊，6×17圆针3-0号线间断、全层缝合
10. 于胃小弯侧游离，断离十二指肠	递蚊式钳、精细组织剪游离，3-0号线结扎出血点或缝扎。递直扣克钳1把，大弯血管钳1把，分别夹住十二指肠壶腹和幽门部，干纱布包裹十二指肠周围，递23号刀切断，取下标本放置弯盘。递吸引器吸尽胃内容物，递组织钳夹聚维酮碘棉球消毒残端，更换吸引器头和刀片及污染器械
11. 对合胃和十二指肠残端，端端吻合，先将胃和十二指肠拟定吻合口两侧缝牵引线，然后间断缝合后壁浆肌层，全层缝合胃与十二指肠后壁、前壁，最后加固缝合前壁浆肌层	递肠钳，23号刀，对合残端；递长镊，6×17圆针3-0号线缝合做牵引，蚊式钳钳夹线尾；再递6×17圆针3-0号线缝合浆肌层，2-0号线缝合全层
12. 冲洗腹腔，放置引流管，清点器械、敷料数目	递温盐水冲洗腹腔；递乙醇棉球消毒皮肤，11号刀切开；递中弯钳协助放置引流管，11×24角针3-0号线固定引流管。清点器械敷料数目
13. 缝合腹膜及腹白线	递中弯钳数把提起腹膜，11×24圆针1-0号线间断缝合
14. 缝合皮下组织	再次清点器械、敷料数目，更换干净纱布。递乙醇棉球消毒皮肤；递无齿镊，11×24圆针3-0号线间断缝合
15. 缝合皮肤，覆盖切口	递乙醇棉球消毒皮肤；递有齿镊，11×24角针3-0号线间断缝合；再次消毒皮肤，递纱布或刀口敷贴覆盖切口

（张翠华　卢秀丽）

第四节　手术后患者护理

手术后护理系指患者从手术完毕返回病室直至康复出院这一阶段的护理。此阶段由于手术损伤可导致患者防御能力下降，术后切口疼痛、禁食及应激反应等均可加重患者的生理、心理负担，不仅可能影响创伤愈合和修复过程，而且可能导致多种并发症的发生。手术后患者的护理重点是预防并发症，减少痛苦与不适，尽快恢复生理功能，促进康复。

【护理评估】

(一) 术中情况

了解手术的麻醉类型和手术方式,手术过程是否顺利,术中出血、输血、补液情况,引流管安置的部位、名称、作用等,以判断手术创伤大小及对机体的影响。

(二) 身体状况

主要从以下几方面进行评估:①生命体征 评估患者回到病室时的神志、体温、脉搏、呼吸、血压。注意呼吸的频率、节律和深浅度,呼吸道是否通畅;监测血压及脉压情况;注意脉搏的频率、节律和强弱;术后患者的体温会略增高,一般不超过38℃,1~2天恢复,术后24小时内,每4小时测体温1次,以后根据病情延长间隔时间测量;②切口状况:了解切口部位及敷料包扎情况,有无渗血、渗液;③引流管:了解引流管种类、数量、位置及作用,引流是否通畅,引流液的性质、颜色和量;④肢体功能:了解术后肢体感知觉恢复情况及四肢活动度;⑤体液平衡:评估术后患者尿量、各种引流的丢失量、失血量及术后补液量和种类等;⑥营养状态:评估术后患者每日摄入营养素的种类、量和途径,了解术后体重变化;⑦术后不适及并发症:了解有无切口疼痛、恶心、呕吐、腹胀、呃逆、尿潴留等术后不适,评估不适的种类和程度;评估有无术后出血、感染、切口裂开、深静脉血栓形成等并发症及危险因素;⑧辅助检查:了解血、尿常规、生化检查、血气分析等结果,尤其注意尿比重、血清电解质水平、血清清蛋白及转铁蛋白的变化。

(三) 心理 - 社会状况

评估术后患者及家属对手术的认识和看法,了解患者术后的心理感受,进一步评估有无引起术后心理变化的原因:①担心不良的病理检查结果、预后差或危及生命;②担心手术致正常生理结构和功能改变,如截肢、结肠造口等对今后生活、工作及社交带来不利影响;③术后出现切口疼痛等各种不适;④身体恢复缓慢,出现并发症;⑤担忧住院费用昂贵,经济能力难以维持后续治疗。

【护理诊断】

1. 低效性呼吸型态 与术后卧床、活动减少、切口疼痛、呼吸运动受限等有关。
2. 有体液不足的危险 与手术导致失血、体液丢失、禁食禁饮、体液量补充不足有关。
3. 舒适的改变 与术后疼痛、恶心呕吐、腹胀、呃逆、尿潴留等有关。
4. 营养失调,低于机体需要量 与术后禁食、创伤后机体代谢率增高有关。
5. 活动无耐力 与手术创伤、机体负氮平衡有关。
6. 焦虑/恐惧 与术后不适、术后并发症、生理结构和功能改变、预后差有关。
7. 知识缺乏 缺乏术后康复、锻炼和保健知识。
8. 潜在并发症 术后出血、切口感染或裂开、肺部感染、泌尿系统感染或深静脉血栓形成等。

【护理措施】

(一) 一般护理

1. 床单位准备 患者进入手术室后即应做好床单位的准备,以便患者术后回到病房能得到及时有效的治疗和护理,并根据手术情况备好急救器械和药品。
2. 安置患者 患者手术完毕返回病室后,应与麻醉师和手术室护士做好床边交接;搬运患者时动作轻稳,注意保护头部、手术部位及各引流管和输液管,勿使牵拉或脱落;正确连接各引流装置;检查输液是否通畅;遵医嘱给氧;注意保暖,但避免贴身放置热水袋,以免烫伤。

3．体位　手术后,应根据麻醉及患者的全身情况、手术方式、疾病的性质安置患者的卧位,使患者处于舒适和便于活动的体位。①全麻未清醒者,去枕平卧,头偏向一侧,使口腔分泌物或呕吐物易于流出,避免误吸;麻醉清醒后根据需要酌情调整卧位。②蛛网膜下腔麻醉者,取去枕平卧或头低卧位6～8小时,防止脑脊液外渗使颅内压降低而致头痛;③硬脊膜外腔麻醉者,平卧6小时后根据手术部位安置体位;④颅脑手术者,无昏迷或休克者,可取15°～30°头高脚低斜坡卧位;⑤颈、胸手术者,取高半坐卧位,以利于呼吸和有效引流;⑥腹部手术者,取低半卧位或斜坡卧位,以减少腹壁张力,便于引流,并可使腹腔渗血渗液流入盆腔,避免形成膈下脓肿;⑦脊柱或臀部手术者,取俯卧或仰卧位;⑧腹腔内有污染者,在病情许可的情况下,尽早改为半卧位或头高脚低位;⑨休克患者,取头部和躯干抬高20°～30°,下肢抬高15°～20°的中凹位或平卧位;⑩肥胖患者可取侧卧位,以利呼吸和引流。

4．病情观察

(1) 生命体征:小、中型手术患者,手术当日每小时测量1次呼吸、脉搏、血压,监测6～8小时至生命体征平稳。对大手术、全麻、老年人及危重患者,必须密切观察,每15～30分钟测量1次呼吸、脉搏、血压及瞳孔、神志,直至病情稳定后改为每小时测量1次或遵医嘱定时测量,并做好记录。有条件者可使用床旁心电监护仪连续监测。术后24小时内,每2～4小时测量1次体温,稳定后8小时测量1次,直至体温正常后改为每日2次。

(2) 体液平衡:遵医嘱静脉补液,对于中等及较大手术后患者,需记录24小时出入量,根据中心静脉压、肺动脉楔压、尿量、尿比重、脉搏的变化调整补液量;定期检查皮肤温度和颜色,观察敷料渗血情况,并采血了解电解质和酸碱平衡情况,及时纠正失衡。对于病情复杂的危重患者,留置尿管观察并记录每小时尿量。

(3) 其他:特殊监测项目需根据原发病及手术情况而定。如对胰岛素瘤患者术后需定时监测血糖、尿糖,对颅脑手术后的患者监测颅内压及意识状态,对血管疾病患者手术后定时监测指(趾)端末梢循环状况等。

5．保持呼吸道通畅

(1) 防止舌后坠:全麻后的患者,术后应口腔留置口咽通气管,避免舌后坠;患者清醒,喉反射恢复后,去除口咽通气管。舌后坠者将下颌向前上托起,或用舌钳将舌拉出。

(2) 促进排痰和肺扩张:麻醉清醒后,鼓励患者每2小时有效咳嗽一次,每小时深呼吸运动5～10次;根据病情协助患者2～3小时翻身一次,同时叩击背部,促进痰液排出;若痰液黏稠,可用超声雾化吸入(生理盐水20 ml加α-糜蛋白酶5 mg)每日2～3次,每次15～20分钟,使痰液稀薄,易于咳出;呼吸道分泌物较多,可采取导管吸痰,必要时用纤维支气管镜或气管切开吸痰。

(3) 吸氧:一般老年患者术后持续低流量或中等流量吸氧,以提高动脉血氧分压。

6．饮食护理　手术后开始饮食时间根据手术性质、麻醉方式和术后胃肠恢复情况而定。

(1) 对能进食的患者,鼓励其摄取高蛋白、高热量和高维生素饮食。

(2) 非腹部手术:根据手术大小、麻醉方式及患者的全身反应而定。体表或肢体的手术,全身反应较轻者,术后即可进食;手术范围较大,全身反应明显者,待反应消失后方可进食。局部麻醉者，若无任何不适，术后即可进食；椎管内麻醉者，若无恶心、呕吐，术后3～6小时可进食；全身麻醉者，应待麻醉清醒，无恶心、呕吐后方可进食。一般先给予流质饮食，以后逐步过渡到半流质饮食或普食。

（3）腹部手术：尤其是胃肠道手术后，一般需禁食24～48小时，待肠道蠕动恢复、肛门排气后开始进食少量流质饮食，逐步递增至全量流质饮食，至第5～6日进食半流质饮食，第7～9日可过渡到软食，第10～12日开始普食。术后留置有空肠营养管者，可在术后第2日自营养管滴入营养液。

7．休息与活动

（1）休息：保持病室安静，减少对患者的干扰，保证其安静休息及充足的睡眠。

（2）活动：局麻下的一般性手术患者，只要病情允许，术后应尽早下床活动；病情较重和大手术后的患者，次日即可在医护人员指导和帮助下，进行深呼吸运动和四肢主动与被动的伸屈运动，并逐步增加活动量和活动范围。

术后早期下床活动的目的：改善呼吸功能，促进肺扩张和呼吸道分泌物排出，减少肺部并发症；促进全身血液循环，有利于切口愈合，防止压疮和下肢静脉血栓形成；促进肠蠕动功能恢复，增进食欲，防止腹胀和肠粘连；促进膀胱收缩功能的恢复，防止尿潴留等。下床活动时应固定好各导管，并予以协助，防止跌倒。

8．手术切口护理 观察切口有无渗血、渗液，切口及周围皮肤有无发红及切口愈合情况，及时发现切口感染、切口裂开等异常。保持切口敷料清洁干燥，并注意观察术后切口包扎是否限制胸、腹部呼吸运动或指（趾）端血液循环。对烦躁、昏迷患者及不合作患儿，可适当使用约束带并防止敷料脱落。

（1）切口缝线的拆除时间，可根据切口部位、局部血液供应情况、患者年龄和全身营养状况来决定。一般头、面、颈部切口在术后4～5日拆线，下腹部、会阴部切口在术后6～7日拆线，胸部、上腹部、背部、臀部切口术后7～9日拆线，四肢切口术后10～12日拆线（近关节处可适当延长），减张缝线14日拆线。青少年患者因代谢旺盛，愈合快，可适当缩短拆线时间，年老体弱、营养不良和糖尿病患者需要适当延长拆线时间。也可根据患者的实际情况采用间隔拆线。电刀切口，也应推迟1～2日拆线。

（2）对于初期完全缝合的切口，拆线时应记录切口愈合情况。

1）手术切口可分为三类：①清洁切口（Ⅰ类切口），指缝合的无菌切口，如甲状腺大部切除术等。②可能污染切口（Ⅱ类切口），指手术时可能带有污染的缝合切口，如胃大部切除术等。皮肤不容易彻底消毒的部位、6小时内的伤口经过清创术缝合、新缝合的切口再度切开者，也属此类。③污染切口（Ⅲ类切口），指邻近感染区或组织直接暴露于污染或感染物的切口，如阑尾穿孔的阑尾切除术、肠梗阻坏死的手术等。

2）切口的愈合分为三级：①甲级愈合，用"甲"字代表，指愈合优良，无不良反应。②乙级愈合，用"乙"字代表，指愈合处有炎症反应，如红肿、硬结、血肿、积液等，但未化脓。③丙级愈合，用"丙"字代表，指切口化脓，需要作切开引流等处理。

3）应用上述分类分级方法，观察切口愈合情况并作出记录。如甲状腺大部切除术后愈合优良，则记为"Ⅰ/甲"；胃大部切除术切口曾发生红肿、硬结，但完全吸收而愈合，则记为"Ⅱ/乙"。

（3）腹部或胸部切口损伤过大，应尽早使用绷带包扎。

1）胸、腹带包扎的作用：各种胸、腹部大手术后，尽早使用胸、腹带包扎，具有加压固定胸、腹部，减轻因胸、腹壁的震动而导致的伤口疼痛和切口张力过大的作用，以减轻局部水肿、疼痛，有利于伤口愈合。

2）胸、腹带包扎的包扎方法：①绷带腹部包扎法。将绷带始端置于伤口下方水平面的右侧缘，然后沿逆时针方向将绷带环行缠绕2圈以固定绷带起始端；将绷带螺旋向上缠绕，每周应遮盖前一周绷带的1/2～2/3，直至将伤口包扎完全后将绷带环行缠绕2圈；用胶布固定绷带尾端。②多头腹带包扎法。将腹带平放于患者的腰背部，展开两侧带脚；沿腹带重叠次序逐一将带脚紧贴腹部包裹，带脚相互交错压住，松紧度适宜；最后将剩余的一对带脚打结固定或胶布粘贴固定。包扎方向是切口在上腹部时应由上向下包扎，切口在下腹部时应由下向上包扎，固定在中腹部。③胸带包扎法。将胸带平放于患者胸背部，张开两侧带脚。两条竖带从患者颈部的两侧平放于胸前，两侧的带脚按腹带包扎法由上而下进行包扎，固定在胸前。

3）使用胸、腹带期间的护理：①使用胸、腹带期间应注意监测患者的生命体征，密切观察呼吸系统和循环系统的变化；②注意伤口情况的观察，如胸、腹带上有渗血、渗液，要及时进行更换；③及时调整胸、腹带包扎的松紧度，尤其是胸带加压包扎时要密切观察患侧上肢血液循环，防止包扎过紧导致患侧上肢血运障碍。

9．引流管护理

（1）妥善固定：区别各种引流管放置的部位和作用，并做好标记，注明引流管的名称及安置时间。引流袋的固定应低于引流部位30～40 cm，引流管的长度要适当，要留出余地，以便翻身或在床上活动时调节。安置好引流管后，应向患者及家属说明安置引流管的目的及注意事项。在搬移、翻身、排便、下床时应防止引流管脱出及污染，若发现引流管脱落及时与医生联系，给予处理。

（2）保持通畅：防止引流管扭曲、移位、堵塞、脱落、受压，可定时挤压引流管。当引流管堵塞时可用手快速挤压或用注射器抽生理盐水冲洗管道，冲洗管道时注意压力不应过大。

（3）定时观察：密切观察引流液的性质、颜色及量，并准确记录做好交班。创腔引流管在术后24小时内一般引流液为浓稠的血性液体，24小时后引流液为稀薄的淡红色液体，多在50 ml以下。引流液太少应注意引流管是否位置不当、弯曲、折叠或被填塞，可以改变引流管位置或冲洗引流管以解除阻塞；引流液量过多且呈鲜红色血性则应考虑是否有内出血倾向，及时告知医师对症处理，必要时做好再次手术的准备。密切观察引流液的性质，如血性液、脓性液、乳白色蛋白液等，必要时可根据医嘱留取标本化验，以助对疾病作出正确诊断和处理。

（4）预防感染：置管期间保持置管周围皮肤清洁干燥、无渗出物、无分泌物、无污染物，及时更换敷料。保持引流系统的密闭性，重视体外管道的清洁，定期清洁消毒周围组织及体外管道，减少周围组织感染机会。须长期留置引流管时，应定期更换导管，严格执行各种导管的更换时间，以防止细菌通过导管而造成感染。防止液体逆行，冲洗引流管时严格执行无菌操作。定时更换引流袋，一般为冬季一周1次，夏季一周2次。引流袋被污染或引流袋渗漏应立即更换，如伤口感染、尿路感染、引流液浑浊或是脓性液时，应每日更换引流袋。更换引流袋时，应按照无菌操作的要求严格消毒接口处。

（5）根据病情拔管：熟悉不同引流管的拔管指征，便于进行宣教。置于皮下等表浅部位的乳胶片一般术后1～2日拔除；烟卷引流一般在术后3日拔除；作为预防性引流渗血的腹腔引流管，若引流液甚少，可于术后1～2日拔除；若作为预防性引流渗液用，则需要保留至所预防的并发症可能发生的时间后再拔除，一般为术后5～7日；胃肠减压管一般在胃肠道功能恢复、肛门排气后即可拔除。拔管时应严格按照无菌操作规程，防止逆行感染；引流管拔出后适当按压引流管周围的皮肤，以排除皮下积血；拔管后密切观察引流管伤口处是否仍有液体渗出，保持伤口清洁、干燥，如有异常及时通知医师。

10．其他　做好口腔、皮肤等基础护理，保持口腔、皮肤清洁，预防感染。

（二）手术后常见不适的护理

手术后不舒适的主要原因有切口疼痛、发热、恶心、腹胀和尿潴留等，如不及时处理，妨碍患者的休息和睡眠，影响康复。

1．切口疼痛

（1）常见原因：麻醉作用消失后，患者开始感觉切口疼痛，在术后24小时内疼痛最为剧烈，2～3日后逐渐减轻。任何增加切口张力的动作，如咳嗽、翻身等都会加重疼痛的程度。剧烈疼痛可影响机体各个器官的正常生理功能和患者休息，故需关心患者，并给予相应的处理和护理。

（2）护理措施：

1）评估和了解疼痛的程度：采用口述疼痛评分法、数字疼痛评分法、视觉模拟疼痛评分法等。

2）观察患者疼痛的时间、部位、性质和规律；鼓励患者表达疼痛的感受，简单解释切口疼痛的规律。

3）提供有效的术后疼痛缓解措施：①妥善固定各类引流管，防止其移动导致切口牵拉痛；②遵医嘱给予患者口服镇静、止痛药物，如地西泮、盐酸布桂嗪（强痛定）、哌替啶等；③大手术后1～2日，可持续使用患者自控镇痛泵进行止痛。患者自控镇痛（PCA）是指患者感觉疼痛时，通过按压计算机控制的微量泵按钮，向体内注射医师事先设定的药物剂量进行镇痛；给药途径以静脉、硬膜外最为常见，常用的药物有吗啡、芬太尼、曲马朵或合用非甾体类抗炎药等；④指导患者翻身、咳嗽和深呼吸时，用手按压切口部位，减少切口张力增加带来的疼痛；⑤尽可能满足患者对舒适的需要，如安置舒适体位、松弛肌肉、减少压迫等；⑥指导患者运用正确的非药物止痛措施，如按摩、听音乐等分散注意力的方法，减轻机体对疼痛的敏感性。

2．发热　是术后患者最常见的症状。由于手术创伤的反应，术后患者的体温可略升高，变化幅度在0.5～1℃，一般不超过38℃，称为外科手术热或吸收热，术后1～2日逐渐恢复正常。

（1）常见原因：术后24小时体温过高（>39℃），常为代谢性或内分泌异常、低血压、肺不张和输血反应等。若术后3～6天仍持续发热或体温降至正常后再度发热，应警惕继发性感染的可能，如手术切口、肺部及尿路感染。如果发热持续不退，要密切注意有无严重的并发症，如体腔内残余脓肿等。

（2）护理措施：①监测体温及伴随症状，及时检查切口部位有无红、肿、热、痛或波动感；②遵医嘱应用退热药物或物理降温，如冰袋降温、酒精擦浴等；③保证患者有足够的液体摄入；④及时更换潮湿的衣裤和床单；⑤经对症治疗后，效果不佳，可结合病史进行胸部X线片、B超、CT、切口分泌物涂片和培养、血培养、尿液检查等，寻找原因并针对性治疗。

3．恶性、呕吐

（1）常见原因：①最常见的原因是麻醉反应所致，待麻醉作用消失后即可停止；②腹腔手术对胃肠道的刺激或引起幽门痉挛；③药物影响，常见的如环丙沙星类抗生素、单独静脉使用复方氨基酸、脂肪乳剂等；④严重腹胀；⑤水、电解质及酸碱平衡失调等。

（2）护理措施：①稳定患者情绪，助其呕吐时头偏向一侧，及时清除呕吐物，保持口腔清洁,防止发生吸入性肺炎或窒息;②观察并记录呕吐次数、呕吐物的量、颜色和形状;③采用针灸治疗或遵医嘱给予止吐药物、镇静药物及解痉药物;④对持续性呕吐者,应查明原因并处理。

4．腹胀

(1) 常见原因:术后早期腹胀多为胃肠蠕动受抑制,肠腔内积气过多而致,随着胃肠蠕动功能恢复症状可自行缓解。若术后数日仍未排气且腹胀明显,可能是腹膜炎或其他原因所致的肠麻痹。若腹胀伴有阵发性绞痛,肠鸣音亢进,甚至出现气过水声,可能是早期肠粘连或其他原因所引起的机械性肠梗阻,应做进一步检查。

(2) 护理措施:严重的腹胀可使膈肌抬高和下肢静脉回流受阻,影响呼吸和循环功能,并可增加胃肠吻合口和腹壁切口张力,而影响吻合口和切口的愈合,故须采取积极有效的措施解除腹胀。①禁食、持续胃肠减压,必要时肛管排气;②协助患者多翻身,鼓励早期下床活动,促进胃肠功能的恢复;③电针双侧足三里、艾灸脐部、热敷及按摩腹部等;④遵医嘱使用促进肠蠕动的药物,如新斯的明肌内注射;⑤若是因腹腔内感染或机械性肠梗阻导致的腹胀,经非手术治疗不能改善者,做好再次手术的准备。

5．呃逆

(1) 常见原因:术后呃逆可能为神经中枢或膈肌直接受到刺激引起,多为暂时性。

(2) 护理措施:①术后早期发生者,可经压迫眶上缘、抽吸胃内积气和积液等措施得以缓解;②遵医嘱给予镇静或解痉药物;③上腹部手术后出现顽固性呃逆者,要警惕有吻合口瘘或十二指肠残端瘘、膈下积液或感染的可能,应做B超检查明确病因。一旦呃逆原因明确,配合医师处理。

6．尿潴留 尿潴留多发生在腰麻以及盆腔、肛门、会阴部手术后。若患者术后6~8小时尚未排尿或虽排尿但尿量少,耻骨上区叩诊有浊音区,基本可确诊为尿潴留。

(1) 常见原因:①合并前列腺增生的老年患者;②全身麻醉或蛛网膜下腔麻醉后,排尿反射受抑制;③切口疼痛引起膀胱和后尿道括约肌反射性痉挛,尤其是骨盆及会阴部手术后;④患者不习惯在床上排尿等。

(2) 护理措施:①稳定患者情绪,采用诱导排尿法,如变换体位、听流水声、下腹部热敷、轻柔按摩膀胱区等;②如无禁忌,可协助患者坐起或站起排尿;③遵医嘱采用药物、针灸治疗;④上述措施均无效时在无菌操作下导尿,一次放尿不超过1000 ml,尿潴留时间过长或导尿时尿量超过500 ml者,留置导尿管1~2日,有利于膀胱逼尿肌收缩功能的恢复。

(三) 手术后并发症的护理

1．术后出血

(1) 常见原因:术中止血不完善、创面渗血未完全控制、血管结扎线脱落、原先痉挛的小动脉断端舒张、凝血功能障碍等是术后出血的常见原因。

(2) 表现:①术后少量出血者,仅表现为伤口敷料渗血或引流管引出少量血液;急性大量出血时,患者常突然出现面色苍白、四肢湿冷、脉搏持续加快、脉压缩小及尿量减少等失血性休克表现。②腹腔内出血进行腹膜腔穿刺时可抽出血性液体,胸腔术后引流出血量每小时持续超过100 ml或胸部X线平片显示胸腔积液征象等,均可明确诊断。

(3) 护理措施:①严密观察患者生命体征、手术切口情况,及时更换被血液渗湿的伤口敷料;②注意观察引流液的性状、量和颜色变化;③慢性、少量出血时,一般经更换切口敷料、加压包扎或全身应用止血剂即可止血;④出血量大时,应加快输液速度,遵医嘱输血或血浆,做好再次手术止血准备。

(4)预防:①手术操作中应严格止血,关闭切口前确认没有手术野活动性出血点是预防术后出血的关键;②术中大量渗血者,术后应酌情使用止血药物;凝血功能障碍者,可输注新鲜全血、凝血因子或凝血酶原复合物等。

2. **切口感染** 指清洁切口和可能污染切口并发感染,发病率为3%~4%,常发生于术后3~5日。

(1)常见原因:切口内留有无效腔、异物、血肿或局部组织供血不足,合并有贫血、营养不良、肥胖或糖尿病等。

(2)表现:患者表现为术后3~5日切口疼痛加重或减轻后又加重,切口局部有红、肿、热、压痛或波动感等,伴有体温升高、脉搏加速和白细胞计数增高。

(3)护理措施:术后密切观察手术切口情况,炎症早期仅有红肿时,予以局部热敷或理疗,使用有效抗生素;炎症明显或脓肿形成后,应拆除部分缝线,伤口敞开引流,定期换药,全身应用抗生素。

(4)预防:①严格遵守无菌技术原则,严格止血,防止残留无效腔、血肿或异物等;②手术操作轻柔精细,避免大块结扎组织,防止脂肪组织液化坏死;③加强营养支持,增强患者的抗感染能力;④定时更换切口敷料,保持切口清洁、敷料干燥。

3. **切口裂开** 常发生于小儿、老年人、营养不良及慢性消耗性患者。

(1)常见原因:①营养不良使组织愈合能力差;②切口缝合欠佳,如缝线打结不紧、组织对合不全;③腹腔内压力突然增高,如剧烈咳嗽、打喷嚏、呕吐或严重腹胀等。

(2)表现:多见于腹部及肢体邻近关节部位。常发生于手术后1周左右或拆除皮肤缝线后24小时内。患者在一次突然用力或有切口的关节伸屈幅度较大时,自觉切口剧痛和突然松开,有时可听到切口裂开的声音,随即有淡红色液体自切口流出,浸湿敷料。切口裂开可分为全层裂开和深层裂开而皮肤缝线完整的部分裂开。腹部切口全层裂开可有内脏脱出。

(3)护理措施:①对年老体弱、营养状况差、估计切口愈合不良的患者,术前加强营养支持;②对估计发生切口裂开可能性大的患者,在逐层缝合腹壁切口的基础上,加用全层腹壁减张缝线,术后用腹带适当加压包扎切口,减轻局部张力,延迟拆线时间;③及时处理和消除慢性腹内压增高的因素;④手术切口位于肢体关节部位者,拆线后避免大幅度动作;⑤一旦发生大出血,立即平卧,稳定患者情绪,避免惊慌,告知患者勿咳嗽和进食进饮;切口完全裂开者,立即用无菌生理盐水纱布覆盖切口及脱出的脏器,用腹带轻轻包扎,与医师联系,立即送往手术室重新缝合;凡肠管脱出者,切勿将其直接还纳腹腔,以免引起腹腔感染;⑥切口部分裂开者,可用蝶形胶布固定伤口,并以腹带加压包扎。

(4)预防:①对于年老体弱、全身营养较差的患者给予术前、术后营养支持;②对张力较大的切口,应行减张缝合,延长拆线时间,同时可使用腹带进行适当的加压包扎;③嘱咐患者咳嗽时,双手放在切口两侧,向切口方向施加压力,减轻切口张力,避免切口裂开;④术后及时处理腹胀和排便困难,降低腹内压。

4. **肺部感染** 常发生在胸部、腹部大手术后,特别是老年患者、有长期吸烟史、术前合并急性或慢性呼吸道感染者。

(1)常见原因:术后疼痛以及胸腹带加压包扎导致呼吸运动受限、呼吸道分泌物积聚及排出不畅是引起术后肺部感染的主要原因。

(2) 表现：术后患者体温增高，超过38℃，伴有咳嗽、咳痰、胸痛及体液失衡等。

(3) 护理措施：①保持病室适宜的温度、湿度，维持每日液体摄入量在2000～3000ml；②术后卧床期间鼓励患者每小时重复做深呼吸5～10次，协助翻身、叩背，促进气道内分泌物排出；③教会患者保护好切口和进行有效的咳嗽、咳痰方法，即用双手按住季肋部或切口两侧，以限制咳嗽时胸部或腹部活动幅度，保护手术切口并减轻因咳嗽震动引起的切口疼痛，在数次短暂的轻微咳嗽后，再深吸气后用力咳痰，并作间断深呼吸；④协助患者取半卧位，病情许可尽早下床活动；⑤痰液黏稠者予以雾化吸入稀释痰液；⑥遵医嘱应用抗生素及祛痰药物。

(4) 预防：①术前训练深呼吸，胸部手术者练习腹式呼吸，腹部手术者练习胸式呼吸；②有吸烟嗜好者，术前需戒烟2周以上，以减少呼吸道分泌物；③有支气管炎和慢性肺部感染者，术前应用有效抗生素控制感染；④术后胸腹带包扎松紧适宜，避免限制呼吸运动。

5. 尿路感染 尿路感染常起自膀胱，若上行感染可引起肾盂肾炎。

(1) 常见原因：尿潴留是术后并发尿路感染的基本原因，长期留置导尿管、反复多次导尿也易引起尿路感染。

(2) 表现：①急性膀胱炎主要表现为尿频、尿急、尿痛，有时伴有排尿困难，一般无全身症状；②急性肾盂肾炎多见于女性，主要表现为畏寒、发热、肾区疼痛等。

(3) 护理措施：①术前训练床上排尿；②指导患者术后自主排尿；③出现尿潴留及时处理，若残余尿量在500ml以上，需留置尿管，并严格遵守无菌原则；④鼓励患者多饮水，使每天尿量保持在1500ml以上，以利于冲洗尿路；⑤观察尿液并及时送检，根据尿培养及药敏试验结果选择有效抗生素控制感染。

(4) 预防：保持会阴部清洁，导尿、留置尿管、膀胱冲洗时严格掌握无菌技术操作原则，术后指导患者自主排尿，防止和及时处理尿潴留是预防尿路感染的主要措施。

6. 血栓性静脉炎

(1) 常见原因：①术后腹胀、长时间制动、卧床等引起下腔静脉及髂静脉回流受阻、血流缓慢（特别是老年及肥胖患者）；②手术、外伤、反复穿刺置管或输注高渗性液体、刺激性药物等导致血管壁和血管内膜损伤；③手术导致组织破坏、癌细胞分解及体液的大量丢失致血液凝集性增高，机体呈现高凝状态。

(2) 表现：血栓性静脉炎多见于下肢深静脉，表现为小腿腓肠肌轻度疼痛和紧束感，继之出现凹陷性水肿，沿静脉走行皮肤发红、发热、肿胀，局部压痛伴体温升高，并可摸到索条状变硬的静脉。

(3) 护理措施：①严禁经患肢静脉输液，严禁局部按摩，以防血栓脱落引起栓塞；②抬高患肢、制动，局部50%硫酸镁湿热敷，配合理疗和全身性抗生素治疗；③深静脉血栓形成者，遵医嘱输入低分子右旋糖酐和复方丹参溶液，以降低血液黏滞度，改善微循环；④血栓形成3日内，遵医嘱使用溶栓剂（首选尿激酶）及抗凝剂（肝素、华法林）进行治疗，治疗期间加强出、凝血时间的监测。

(4) 预防：手术后鼓励患者早期离床活动；卧床期间进行双下肢的主动和被动屈伸运动；术后穿弹力袜以促进下肢静脉回流；告知患者避免久坐，避免翘腿姿势，以免妨碍血液回流；对于血液处于高凝状态者，可预防性口服小剂量的阿司匹林或复方丹参片。

(四) 手术后健康指导

1. 饮食与营养 加强营养，摄入均衡饮食，胃肠道手术者少食多餐，避免暴饮暴食，禁止辛辣刺激性食物。

2. 休息与活动　恢复期注意休息，劳逸结合。活动量由小到大，一般出院后 2～4 周可从事一般性工作和活动，避免劳累和重体力活动。

3. 康复指导　指导患者学会自我护理、自我保健，避免发病的诱发因素；告知患者康复锻炼的知识，指导术后康复锻炼的具体方法。

4. 合理用药　教给患者合理用药方法，指导按时、按量服药，告知药物的作用和服药注意事项。

5. 切口处理　告知切口保护的注意事项；切口拆线后用无菌敷料覆盖 1～2 日，以保护局部皮肤；若带开放性伤口出院，应将门诊换药时间及次数向患者及家属交代清楚。

6. 心理保健　指导患者学会自我调节、自我控制，提高心理和社会适应能力。

7. 复诊　告知患者恢复期可能出现的症状，有异常及时返院检查。一般手术后 1～3 个月门诊随访 1 次，以评估和了解康复过程及切口愈合情况。

考点：手术后一般护理、术后不适护理、术后并发症的观察及护理。

小结	围手术期是指从患者因需要手术治疗住院时起到出院时止的期限。 1. 手术前护理：目的是使患者在最佳状态下接受手术，安全渡过手术治疗的全过程。 手术前常规准备工作包括：呼吸道准备、胃肠道准备、排尿练习、手术区皮肤准备、休息及手术日晨护理。 2. 手术室护理：手术室是为外科患者提供诊治和抢救的重要场所，手术室的护理工作具有业务面广、技术性高、无菌操作严格等特点，手术室护士不仅要具有爱岗敬业、慎独的思想素质和娴熟、严谨的业务素质，更要有敏捷、稳重、谦和的心理素质、健康的体魄和科学的管理能力。 手术室按洁净程度分为三个区域：限制区、半限制区和非限制区。 手术室的一般管理规则、参观制度、患者接送制度、查对制度、清洁消毒制度、物品管理制度和手术中无菌操作原则是提高工作效率和护理质量、防止差错事故的重要保证。 手术中护士的配合可分为直接配合与间接配合两类。直接配合的护士直接参与手术，并配合手术医师完成手术的全过程，被称为手术护士或器械护士。间接配合的护士不直接参与手术操作的配合，而是与器械护士、手术医师、麻醉医师配合完成手术，被称为巡回护士。 常用手术器械和物品包括布类、敷料类、器械类、缝线、引流物等，熟记各类器械和物品的名称、用途，熟练掌握各种器械的使用和传递方法，是确保手术顺利进行的保证。 手术人员术前准备包括一般准备、手臂消毒、穿无菌手术衣、戴无菌手套。

小结	手术患者的准备包括安置手术体位、手术区皮肤消毒、手术区无菌巾单的铺放。常用手术体位有仰卧位、侧卧位、俯卧位、膀胱截石位、半坐卧位等。基本安置要求是保证患者的舒适和安全；手术部位应得到充分显露，并利于术者操作；呼吸道要通畅，呼吸运动不能受限；大血管不能受压，以免影响组织供血和静脉回流；重要的神经不能受压或牵拉损伤。 　　3. 手术后护理 　　（1）术后患者的诊断：有窒息危险、低效性呼吸型态、体液不足、舒适的改变、营养失调、活动无耐力、焦虑、知识缺乏等。 　　（2）术后的一般护理：包括患者的搬移及体位安排、呼吸和循环功能的维持、补充营养和体液支持、切口和引流管的护理。 　　（3）术后的常见不适护理：包括切口疼痛、发热、恶心和呕吐、腹胀、呃逆以及尿潴留的护理。 　　（4）术后的并发症护理：包括术后出血、切口感染、切口裂开、肺不张、尿路感染和血栓性静脉炎的护理。

（朱继红　张秋丽）

第六章 外科感染患者的护理

| 学习目标 | 1. 解释外科感染、浅部软组织化脓性感染、全身性感染的相关概念和外科感染的特点。
2. 区别常见化脓性致病菌的特点。
3. 列出外科感染、全身感染、特异性感染的病因。
4. 描述外科感染、全身感染、特异性感染的病理生理。
5. 说出气性坏疽的治疗原则和护理要点。
6. 概述外科感染、浅部软组织和手部化脓性感染、破伤风的临床表现、诊断要点、预防措施和处理原则。
7. 分析浅部软组织和手部化脓性感染、破伤风患者的护理诊断/问题,拟定护理措施。 |

案例

女性,38岁,农民。因突发寒战、高热、上腹剧烈疼痛伴恶心、呕吐、黄疸1天,急诊以"胆管结石、急性胆管炎"收入院治疗。经积极补液、抗感染治疗12小时后,病情未见好转。家属紧张,担心治疗效果不好及无力支付医疗费用。

查体:患者表情淡漠、面色潮红、四肢冰凉;T 40.1℃,P 136次/分,R 36次/分,BP 75/54 mmHg。尿量少。

辅助检查:血常规白细胞计数$26×10^9/L$、中性核左移。血生化检查总胆红素升高。B超检查显示胆总管结石、胆总管扩张。

思考:

（1）患者在胆道感染基础上出现了什么并发症?

（2）目前患者存在的主要护理诊断/问题有哪些?

（3）应采取哪些护理措施?

（4）应采取什么措施提高抗生素的应用效果?

第一节 概 述

感染（infection）是由病原微生物侵入人体,并在体内生长繁殖所引起的局部和（或）全身炎症反应。外科感染（surgical infection）是指需要手术治疗的感染性疾病和发生在创伤或手术后的感染，在外科领域中最常见，约占所有外科疾病的 1/3～1/2。其特点是：①常为多种细菌引起的混合感染；②大部分感染患者有明显而突出的局部症状和体征，严重时可有全身表现；③病变常集中在某个部位，发展后引起组织化脓、坏死等；④一般药物不能控制，常需要手术或换药处理。

一、外科感染的分类

外科感染的致病微生物（以下简称病菌）种类多，可能侵入人体不同部位的组织器官，引起多种病变。临床按病菌种类和病变性质、病程及发生情况进行分类。

（一）按致病菌种类和病变性质分类

1．非特异性感染　又称化脓性感染或一般性感染，外科感染大多数属于此类感染。常见有疖、痈、急性淋巴结炎、急性阑尾炎、急性腹膜炎等。常见致病菌有金黄色葡萄球菌、溶血性链球菌、大肠埃希菌、变形杆菌、铜绿假单胞菌等，可由单一病菌导致感染，也可由几种病菌共同致病形成混合感染。其特点是同一种致病菌可以引起不同的化脓感染，如金黄色葡萄球菌能引起疖、痈、脓肿等；而不同的致病菌又能引起同一种疾病，如金黄色葡萄球菌、化脓链球菌、大肠埃希菌都能引起急性蜂窝织炎和伤口感染。病变通常先有急性炎症反应，继而形成局部化脓。

2．特异性感染　结核、破伤风、气性坏疽、炭疽、念珠菌病等属特异性感染，是由结核分枝杆菌、破伤风梭菌、产气荚膜梭菌、炭疽杆菌、白念珠菌等特异性病原菌引起。其特点是一种病菌仅引起一种特定性的感染，感染的病理过程、临床表现、防治措施各有特点。

（二）按病程分类

1．急性感染　病程在 3 周内，病变以急性炎症为主，大多数非特异性感染属于此类。

2．慢性感染　病程超过 2 个月的外科感染，部分急性感染迁延不愈可转为慢性感染。

3．亚急性感染　病程介于 3 周至 2 个月之间的感染，除由急性感染迁延形成外，还常因致病菌有较强的耐药性或宿主抵抗力较弱。

（三）按发生情况分类

1．按病菌侵入时间分类　伤口直接污染造成的感染称原发性感染。在伤口愈合过程中发生的病菌感染称继发性感染。

2．按病菌的来源分类　病原体由体表或外环境侵入体内造成的感染称外源性感染。由原存体内的病原体，经空腔脏器如肠道、胆道、肺或阑尾造成的感染称内源性感染。

3．按感染发生的条件分类　可分为二重感染（菌群失调症）、条件性（机会性）感染和医院内感染等。①二重感染，与病菌的抗（耐）药相关，是在使用广谱抗生素或联合使用抗菌药物治疗感染过程中，敏感的致病菌被抑制，但耐药菌如白念珠菌等大量繁殖，产生新的感染的现象。②条件性感染是在人体局部或（和）全身抵抗力下降时，本来栖居于人体但非致病的菌群可以变成致病微生物所引起的感染。如表皮葡萄球菌是人体的正常菌群之一，其毒性很弱，但在人体抵抗力降低时可引起泌尿系感染、心内手术后感染等。③医院内感染是患者在医院内因致病微生物侵入机体引起的感染，如切口感染、烧伤感染、呼吸系统和泌尿系统的感染等，包括医院内患者相互之间的交互感染和诊疗、护理操作不当所造成的医源性感染。与医院外感染的病原菌相比，医院内感染的同类病菌有更强的毒性和更易产生耐药性。

二、常见的化脓性致病菌

引起外科感染的常见化脓性致病菌有葡萄球菌、链球菌、大肠埃希菌、铜绿假单胞菌和变形杆菌等。由于抗生素的广泛应用，耐药性金黄色葡萄球菌、革兰氏阴性杆菌及某些原来非致病或致病力低的革兰氏阴性杆菌（如克雷伯菌等）对一般的抗生素产生了耐药性，而逐渐成为重要的化脓性致病菌。常见化脓性致病菌及临床特点（表6-1）。

表 6-1 常见化脓性致病菌及临床特点

致病菌	寄居部位	临床特点
金黄色葡萄球菌	常存在于人的鼻、咽部黏膜和皮肤及其附属的腺体	可引起疖、痈、脓肿、骨髓炎和伤口感染，感染发生时易局限，脓液稠厚，呈黄色，不臭。也可引起全身化脓性感染
化脓性链球菌或称A群链球菌（多为乙型溶血性链球菌）	大多寄生在口、鼻、咽部	可引起急性蜂窝织炎、淋巴管炎等软组织感染，感染容易扩散，也可引起全身化脓性感染。感染时脓液稀薄、量大、呈淡红色
大肠埃希菌（大肠杆菌）	寄居在肠道内	此菌常与其他厌氧菌混合感染，故脓液稠厚，常为灰白色，有恶臭或粪臭
铜绿假单胞菌（绿脓杆菌）	常存在于肠腔内	常引起大面积烧伤的创面感染，可引起脓毒症。脓液呈淡绿色，有特殊的甜腥臭味。此菌对大多数抗菌药物不敏感
无芽胞厌氧菌（主要是脆弱类杆菌）	常存在于口腔与肠腔内	多与其他需氧菌一起形成混合感染，是一般外科感染，尤其是腹腔感染的重要致病菌。脓液恶臭，有产气性

三、外科感染的病因

外科感染的发生与致病微生物的数量与毒力及机体易感性有关。

（一）病菌的致病因素

1．黏附因子　病菌有黏附因子，能附着于人体组织细胞以利于入侵；有些病菌有荚膜或微荚膜，能抗拒吞噬细胞的作用而在组织内生存繁殖，或在吞噬后抵御杀灭仍能在细胞内繁殖，导致组织细胞损伤、病变。

2．病菌毒素　胞外酶、外毒素、内毒素等，致病菌的作用与其有关。多种病菌可释出蛋白酶、磷脂酶、胶原酶等胞外酶，侵蚀组织细胞。透明质酸酶可分解组织，使感染更容易扩散。脓液的臭味、脓栓、气泡等常与病菌胞外酶的作用相关。在菌体内产生后释出或在菌体崩解后生成的外毒素有很强的毒性作用，如溶血毒素可破坏血细胞，肠毒素可损害肠黏膜，破伤风毒素作用于神经而引起肌痉挛等。内毒素是革兰阴性菌细胞壁的脂多糖成分，可激活补体、凝血系统与释放细胞因子等，引起发热、代谢改变、休克、白细胞增多或减少等全身反应。

3．病菌的数量与增殖速率　在健康个体，伤口污染的细菌数如果超过 10^5 常引起感染，低于此数量则较少发生感染。侵入人体组织的病菌数量越多，增殖速率越快，导致感染的概率越高。

（二）机体易感染的因素

正常情况下，人体天然免疫与获得性免疫共同参与抗感染防御机制，当某些局部因素或全身因素导致这些防御机制受损时，就可能引起感染。

1. **局部因素**　①皮肤或黏膜的病变或缺损，如开放性创伤、烧伤、胃肠穿孔、手术、穿刺等使屏障破坏，病菌易于入侵；②留置血管或体腔内的导管处理不当，为病菌侵入开放了通道，如静脉导管、脑室引流管等；③管腔阻塞，使内容物淤积，细菌大量繁殖而侵袭组织，例如：乳腺导管阻塞、乳汁淤积后发生急性乳腺炎，阑尾腔内有粪石后可发生急性阑尾炎；④异物与坏死组织的存在，使得吞噬细胞不能有效发挥功能；⑤局部组织血液供应障碍或水肿、积液，使得吞噬细胞、抗体等不能到达病原体入侵部位，降低了组织防御和修复的能力；局部组织缺血缺氧不仅抑制吞噬细胞的功能，还有助于致病菌的生长，例如褥疮、下肢静脉曲张发生溃疡均可继发感染。

2. **全身因素**　凡是能引起全身性抗感染能力降低的因素均可促使感染发生：①严重损伤、大面积烧伤或休克；②糖尿病、尿毒症、肝硬化等慢性疾病；③使用免疫抑制剂、多量肾上腺皮质激素，接受抗癌药物或放射治疗；④严重的营养不良、贫血、低蛋白血症、白血病或白细胞过少等；⑤先天性或获得性免疫缺陷（艾滋病）因免疫障碍更易发生各种感染性疾病。

四、病理与转归

（一）急性炎症反应

致病菌侵入组织并繁殖，产生多种酶与毒素，可以激活凝血、补体、激肽系统以及血小板和巨噬细胞等，导致炎症介质的生成，引起血管扩张与通透性增加，白细胞和吞噬细胞进入感染部位发挥吞噬作用，单核-巨噬细胞通过释放促炎细胞因子协助炎症及吞噬过程。炎症反应的作用是使入侵微生物局限化并最终被清除，同时引发效应症状，即局部出现红、肿、热、痛等炎症的特征性表现。部分炎症介质、细胞因子和细菌毒素等还可进入血流，引起全身炎症反应。

（二）病变的演变与结局

病变的演变与结局取决于病原菌的毒性、机体的抵抗力、感染的部位以及治疗措施是否得当，可能出现下列几种结局：

1. **炎症好转**　当机体抵抗力较强、治疗及时有效时，吞噬细胞和免疫成分能较快地制止病原菌，清除组织细胞崩解产物与死菌，使炎症消退，感染治愈。

2. **局部化脓**　机体抵抗力占优势，感染局限化，组织细胞崩解物和渗液可形成脓性物质，积聚于创面或组织间，或形成脓肿。在有效的治疗下，炎症病变或小的脓肿可以吸收消退；比较大的脓肿破溃或经手术引流脓液后感染好转。局部肉芽组织生长，形成瘢痕而愈合。

3. **炎症扩展**　病菌毒性大、数量多或（和）机体抵抗力较差时，感染迅速扩展，导致菌血症和脓毒症等全身性感染，严重者可危及生命。

4. **转为慢性炎症**　病原菌大部分被消灭，但尚有少量残存；在机体抵抗力与病原菌的毒力处于相持的情况下，组织炎症持续存在，局部中性粒细胞浸润减少而成纤维细胞和纤维增加，变为慢性炎症。在机体抵抗力减低时，病原菌可再次繁殖，感染可重新急性发作。

五、临床表现

（一）局部表现

急性炎症有红、肿、热、痛和功能障碍的典型表现。体表与较表浅的化脓性感染均有局部疼痛和触痛，皮肤肿胀、发红、温度升高，还可出现肿块或硬结。体表病变脓肿形成时，触诊可有波动感。深部组织感染者局部症状不明显。

（二）器官-系统功能障碍

感染侵及某一器官时，该器官或系统可出现功能异常，例如泌尿系统感染时有尿频、尿急、尿痛，肝脓肿时可有腹痛、黄疸，腹内脏器发生急性感染时常有恶心、呕吐等。

（三）全身状态

感染轻微可无全身症状，感染重者常有发热、呼吸心跳加快、头痛乏力、全身不适、食欲缺乏等表现。严重感染导致脓毒症时可有神志不清、尿少、乳酸血症等器官灌注不足的表现，甚至出现感染性休克和多器官功能障碍等。

（四）特殊表现

某些感染可有特殊的临床表现，如破伤风有肌肉强直性痉挛；气性坏疽和其他产气菌感染时，局部可出现皮下捻发音（气泡）。

六、辅助检查

（一）实验室检查

白细胞计数及分类测定是最常用的检测项目，白细胞计数大于 $12\times10^9/L$ 或小于 $4\times10^9/L$ 或发现未成熟的白细胞，提示重症感染。其他化验项目如血常规、血浆蛋白、肝功能等，可根据初诊结果选择。泌尿系感染者需作尿常规与肾功能检查。血、尿、痰、分泌物、渗出物、脓液做涂片、细菌培养及药物敏感试验，可明确致病菌种类。

（二）影像学检查

超声波检查可用以探测肝、胆、胰、肾、阑尾等的病变及胸腔、腹腔、关节腔内有无积液。X 线检查适用于检测骨关节及胸部病变，还可用于确定有无膈下游离气体及肠管内气液积存的情况。CT、MRI 等可用以发现体内脓肿、炎症等病变。

七、处理原则

处理原则是消除感染病因和毒性物质，控制病菌生长，增强机体抗感染能力和促使组织修复。应从局部处理与全身性治疗两方面着手，对于轻度感染，有时仅需局部治疗即可治愈。

（一）局部处理

1. 保护感染部位　局部制动、避免受压、抬高患肢，以免感染范围扩展。

2. 物理疗法　炎症早期可以局部热敷或是采用超短波或红外线照射等物理疗法，以改善血液循环，促进炎症吸收、消退或局限。

3. 局部外用药物　浅部的急性感染在未形成脓肿阶段可用鱼石脂软膏、金黄膏等敷贴；组织肿胀明显者可用 50% 硫酸镁液湿热敷，以促进局部血液循环，加速肿胀消退和感染局限化。

4. 手术治疗　脓肿形成后应及时切开引流使脓液排出。深部脓肿可以在 B 超、CT 引导下穿刺引流。脏器组织的炎症病变，应视所在的器官以及病变程度，参考全身情况，先用非手术疗法并密切观察病情变化，必要时手术处理。手术方式为切除或切开病变组织、排脓及留置引流物。

（二）全身治疗

1. 抗感染药物的应用　较轻或局限的感染可不用或仅口服抗菌药物；范围较大或有扩展趋势的感染，需全身用药。应根据细菌培养与药敏试验选用有效药物，在培养与药敏尚无明确结果时，可以根据感染部位、临床表现、脓液性状等估计病原菌种类，选用适当抗菌药物。

2．全身支持治疗　外科感染对患者全身有不同程度的影响。对于有重要脏器感染、脓毒症、手术后或创伤合并感染、以及原先有较重的其他病症者，改善患者的全身状态、增强机体抵抗力尤显重要。

（1）保证患者有充分的休息与睡眠，维持良好的精神状态。

（2）维持体液平衡，避免脱水、电解质紊乱与酸碱平衡失调。

（3）加强营养支持，给予高能量、高维生素、高蛋白、易消化饮食。对于不能进食、明显摄入不足或高分解代谢的患者，可酌情提供肠内或肠外营养支持，以弥补体内的能量不足和蛋白质过多消耗。

（4）如有贫血、白细胞减少或低蛋白血症，需适当给予成分输血、人血清蛋白、丙种球蛋白等，提高机体免疫防御能力。

3．对症治疗

（1）体温过高时给予物理降温或药物降温。体温过低时需保暖。

（2）对疼痛剧烈者，给予止痛药物。

（3）治疗感染发生前的原有病症，如纠正糖尿病患者的高糖血症与酮症、肾功能不全患者的氮质血症等。

（4）对感染性休克者或多器官功能障碍者，应给予抗休克治疗和加强脏器功能的支持与监护，改善组织灌流与器官功能。

（5）对全身中毒症状严重者，可考虑短程使用糖皮质激素。

考点： 外科感染的概念、分类、特点。

第二节　浅部软组织化脓性感染患者的护理

浅部软组织化脓性感染是指发生于皮肤、皮下组织、淋巴管和淋巴结、肌间隙及其周围疏松结蹄组织等处，由化脓性致病菌引起的感染。

一、疖

疖（furuncle）是单个毛囊及其周围组织的急性化脓性感染，好发于毛囊和皮脂腺丰富的部位，如头面部、颈项、背部、腋窝及腹股沟等处。致病菌大多为金黄葡萄球菌或表皮葡萄球菌。

多个疖同时或反复发生在身体各部，称为疖病。常见于免疫力较低的小儿或糖尿病患者。

（一）病因和病理

疖常与皮肤不洁、局部擦伤或摩擦、环境温度较高及机体抗感染能力降低有关。因金黄葡萄球菌的毒素含凝固酶，脓栓形成是其感染的一个特征。

（二）临床表现

1．局部症状　初起时，局部皮肤有红、肿、热、痛的小硬结，以后逐渐增大呈锥形隆起。数日后结节中央组织坏死、软化，红、肿、痛范围扩大，触之稍有波动，中心处出现黄白色的脓栓，继而脓栓脱落、破溃流脓，炎症逐步消退而愈合。

2．全身症状　疖一般无明显的全身症状。但若发生在血液丰富的部位，或机体抵抗力低下时，可有全身不适、畏寒、发热、头痛和厌食等症状。面疖特别是鼻、上唇及周围"危险三角区"的疖，症状常较重，如被挤压或处理不当，病菌可经内眦静脉、眼静脉进入颅内海绵状静脉窦，引起化脓性海绵状静脉窦炎，眼部及其周围进行性肿胀，患者可有寒战、高热、头痛、呕吐甚至昏迷等颅内感染症状，病情严重，死亡率很高。

（三）处理原则

1. **早期促使炎症消退** 红肿阶段可选用热敷、超短波、红外线等物理疗法，也可外涂聚维酮碘、鱼石脂软膏或金黄膏。

2. **局部化脓时及早排脓** 出现脓头时，可用石炭酸点涂脓点或用消毒针头、刀尖将脓栓剔出；有波动感时，应及时切开排脓。对未成熟的疖，禁忌挤压，以免引起感染扩散。

3. **抗菌药物治疗** 全身症状明显、面部疖或并发急性淋巴结炎、淋巴管炎时，可选用青霉素或复方磺胺甲噁唑（复方新诺明）等抗菌药物治疗。

二、痈

痈（carbuncle）指多个相邻毛囊及其周围组织的急性化脓性感染，也可由多个疖融合而成。病变好发于皮肤较厚韧的部位，如项部和背部（俗称"对口疮"和"搭背"），也可见于上唇、腹壁的软组织。致病菌以金黄葡萄球菌为主。常见于成年人，尤其是糖尿病及免疫力低下的患者。

（一）病因和病理

感染与皮肤不洁、擦伤、机体抵抗力低下有关。感染常从毛囊底部开始，沿阻力较小的皮下组织蔓延，再沿深筋膜向外周扩展，并向上侵入毛囊群而形成多个脓头的痈。由于有多个毛囊同时发生感染，痈的急性炎症浸润范围大，病变可累及深层皮下结缔组织，使其表面皮肤血运障碍甚至坏死；自行破溃常较慢，全身反应较重。随着时间迁延，还可能有其他病菌进入病灶形成混合感染，甚至发展为脓毒症。

（二）临床表现

初起为小片皮肤硬肿、色暗红，其中可有数个凸出点或脓点，疼痛较轻，但有畏寒、发热、食欲缺乏和全身不适。随后皮肤硬肿范围增大，周围呈现浸润性水肿，区域淋巴结肿大，局部疼痛加剧，全身症状加重。随着病变部位脓点增大、增多，中心处破溃流脓，使疮口呈蜂窝状，中心处组织逐渐坏死脱落，形成"火山口"样改变。局部皮肤可因组织坏死呈紫褐色。严重者可导致全身化脓性感染而危及生命。唇痈容易引起颅内化脓性海绵状静脉窦炎，危险性更大。

（三）处理原则

1. **全身治疗** 及时使用抗菌药物，可先选用青霉素或复方磺胺甲噁唑（复方新诺明）等抗菌药物，以后根据细菌培养和药物敏感试验结果选药。有糖尿病时应予胰岛素及控制饮食。

2. **局部处理** 初期仅有红肿时，可用50%硫酸镁湿敷，鱼石脂软膏、金黄散等敷贴，也可以0.5%络合碘涂布，或蒲公英等新鲜中药捣烂外敷，促进炎症消退，减轻疼痛。已出现多个脓点、表面紫褐色或已破溃流脓时，需要及时切开改善引流。在麻醉下作"＋"或"＋＋"形切口切开引流，切口线应超出病变边缘皮肤，清除已化脓和尚未成脓、但已失活的组织，然后填塞生理盐水纱条或碘仿纱布，外加干纱布绷带包扎。术后注意创面渗血情况，必要时更换敷料重新包扎。术后24小时更换敷料，改呋喃西林纱条贴于创面或伤口内使用生肌散，促使肉芽组织生长。以后每日更换敷料，促进创面收缩愈合。较大的创面在肉芽组织长出后，可行植皮术以加快修复。

三、急性蜂窝织炎

急性蜂窝织炎（acute cellulitis）是指疏松结缔组织的急性感染，可发生在皮下、筋膜下、肌间隙或是深部疏松结缔组织。致病菌多为溶血性链球菌、金黄葡萄球菌，少数由厌氧菌和大肠埃希菌引起。

（一）病因和病理

本病是皮下疏松结缔组织的急性细菌感染，常因皮肤、黏膜损伤或皮下疏松结缔组织被感染而引起。由于受侵组织质地较疏松，致病菌释放毒性较强的溶血素、链激酶和透明质酸酶等，可使病变发展迅速，不易局限；与周围正常组织无明显界限，常累及附近淋巴结，可致明显的毒血症。

（二）临床表现

由于病菌的种类与毒性、患者的状况、感染原因和部位的不同，临床上可有以下几种不同类型。

1. 一般性皮下蜂窝织炎　致病菌以溶血性链球菌、金黄葡萄球菌为多，表现为局部明显红肿、疼痛，向四周迅速扩散不易局限，病变区与正常皮肤无明显界限，病变中央常因缺血而发生坏死。病变位于较疏松组织时，疼痛较轻；病变部位较深时，局部红肿不明显，常只有局部水肿和压痛，患者常有畏寒、发热和全身不适等全身症状。

2. 产气性皮下蜂窝织炎　致病菌以厌氧菌为主，如肠球菌、兼性大肠杆菌、变形杆菌、拟杆菌或产气荚膜梭菌。多发生在下腹与会阴部，常在皮肤受损伤且污染较重的情况下发生。病变主要局限于皮下结缔组织，不侵及肌层。初期表现类似一般性蜂窝织炎，但病变进展快且可触感皮下捻发音，蜂窝组织和筋膜出现坏死，且伴有进行性皮肤坏死，脓液恶臭，全身状态较快恶化。

3. 新生儿皮下坏疽　常由金黄色葡萄球菌引起，发生原因是由于新生儿皮肤柔嫩、抵抗力弱，经常受压的皮肤血循环不良，当尿布疹或粪便浸渍时，皮肤很易受到损伤，导致细菌侵入而发生感染。病变多发生在背、臀部等经常受压的部位。初起时皮肤发红，触之稍硬。病变范围扩大时，中心部分变暗变软，皮肤与皮下组织分离，触诊时皮肤有浮动感，脓液多时也可出现有波动。皮肤坏死时肤色呈灰褐色或黑色，并可破溃。患儿发热、拒绝进乳、哭闹不安或昏睡，全身情况不良。

4. 颌下急性蜂窝织炎　小儿多见，感染起源于口腔或面部。口腔起病者，因炎症迅速波及咽喉，可发生喉头水肿和气管受压，引起呼吸困难，甚至窒息。蜂窝织炎起源于面部者，局部有红、肿、热、痛，全身反应较重；感染常向下方蔓延，累及颈阔肌内结缔组织后，也可妨碍吞咽和通气。

（三）处理原则

1. 全身治疗　注意休息，加强营养，必要时给予止痛退热药。用青霉素类或头孢菌素类广谱抗生素，合并有厌氧菌感染时加用甲硝唑。

2. 局部处理　对早期一般性蜂窝织炎，可用50%硫酸镁湿敷，或敷贴金黄散、鱼石脂膏等，若形成脓肿应切开引流；口底及颌下急性蜂窝织炎应及早切开减压，以防喉头水肿、压迫气管；对其他各型皮下蜂窝织炎，为缓解皮下炎症扩展和皮肤坏死，也可在病变处作多个小的切口，以浸有药液的湿纱条引流。对产气性皮下蜂窝织炎，伤口应以3%过氧化氢液冲洗和湿敷，并采取隔离治疗措施。

四、丹毒

丹毒（erysipelas）是由溶血性链球菌感染的皮肤及其网状淋巴管的急性炎症感染。好发面部与下肢。

（一）病因和病理

患者常先有皮肤或黏膜的某种病损，如皮肤损伤、足癣、口腔溃疡、鼻窦炎等，发病后淋巴管网分布区域的皮肤出现炎症反应，常累及区域淋巴结，病变蔓延较快，常有明显的全身反应，但很少有组织坏死或化脓。治愈后容易复发。

（二）临床表现

1．局部症状 病变多见于下肢，表现为片状皮肤红疹、微隆起、色鲜红、中间稍淡、境界较清楚。局部有烧灼样疼痛，病变范围向外周扩展时，中央红肿消退而转变为棕黄。有的可起水疱，附近淋巴结常肿大、有触痛，但皮肤和淋巴结少见化脓破溃。病情加重时全身性脓毒症加重。此外，丹毒经治疗好转后，可因病变复发而导致淋巴管阻塞、淋巴淤滞。下肢丹毒反复发作导致淋巴水肿，在含高蛋白淋巴液刺激下局部皮肤粗厚，肢体肿胀，甚至发展成"象皮肿"。

2．全身症状 起病急，开始即可有畏寒、发热、头痛、全身不适等。

（三）处理原则

1．局部治疗 卧床休息，抬高患肢，局部用50%硫酸镁液湿热敷。同时治疗皮肤破损、鼻炎、口腔溃疡、足癣等致病诱因。

2．全身治疗 全身应用抗菌药物，如青霉素类、头孢菌素类抗生素，静脉滴注等。局部及全身症状消失后，继续用药3～5天，以防复发。此病有接触传染性，应注意按接触隔离措施进行隔离。

五、急性淋巴管炎和淋巴结炎

急性淋巴管炎（acute lymphagitis）是指病菌经皮肤、黏膜破损处，或其他感染病灶侵入淋巴管，引起淋巴管及其周围组织的急性炎症。急性淋巴管炎波及所属淋巴结时，即为急性淋巴结炎（acute lymphadenitis）。浅部急性淋巴管炎在皮下结缔组织层内，沿集合淋巴管蔓延，很少发生局部组织坏死或化脓。浅部急性淋巴结炎好发部位多在颈部、腋窝和腹股沟，也可见于肘内侧或腘窝等处，可化脓形成脓肿。致病菌主要有乙型溶血性链球菌、金黄色葡萄球菌等。

（一）病因和病理

致病菌可来源于口咽炎症、足癣、皮肤损伤以及各种皮肤、皮下化脓性感染灶。淋巴管炎可引起管内淋巴回流障碍，并使感染向周围组织扩散。淋巴结炎为急性化脓性感染，病情加重可向周围组织扩散，其毒性代谢产物可引起全身性炎症反应。若大量组织细胞崩解液化，可集聚成为脓肿。

（二）临床表现

1．急性淋巴管炎 分为网状淋巴管炎（丹毒）与管状淋巴管炎。管状淋巴管炎多见于四肢，以下肢更常见，分为深、浅两种。皮下浅层急性淋巴管炎，表现为伤口近侧表皮下可见一条或多条红色线条，质硬有压痛，扩展时红线向近心端延伸。皮下深层的淋巴管炎不出现红线,但可出现患肢肿胀,有条形触痛区。两种淋巴管炎都可引起全身性反应,如发热、畏寒、头痛、食欲缺乏和全身不适等症状,病情取决于病原菌的毒性和感染程度,常与原发感染有密切关系。

2．急性淋巴结炎 发病时先有局部淋巴结肿大、触痛,与周围软组织分界清楚,表面皮肤正常。轻者常能自愈,炎症加重时肿大淋巴结可扩展形成肿块,疼痛加重,表面皮肤可发红、发热,并可出现发热、白细胞增加等全身反应。淋巴结炎可发展为脓肿,脓肿形成时有波动感,少数可破溃流脓。

(三) 处理原则

1．急性淋巴管炎应着重治疗原发感染。患肢抬高、制动,局部可用50%硫酸镁或呋喃西林等湿热敷。

2．急性淋巴结炎未形成脓肿时,如有原发感染如疖、痈、急性蜂窝织炎、丹毒等,应治疗原发感染灶,淋巴结炎暂不作局部处理。若已形成脓肿,除应用抗菌药物外,还需切开引流。

六、脓肿

脓肿是急性感染过程中组织、器官或体腔内因病变组织坏死、液化而出现的局限性脓液积聚,四周有一完整的脓壁。常见的致病菌为金黄色葡萄球菌。

(一) 病因病理

脓肿常继发于急性化脓性感染,如急性蜂窝织炎、急性淋巴结炎、疖、痈等;或由远处原发感染源的致病菌经血液循环、淋巴管转移而来。往往是由于炎症组织在细菌产生的毒素或酶的作用下,发生坏死、溶解,形成脓腔,腔内的渗出物、坏死组织、脓细胞和细菌等共同组成脓液。由于脓液中的纤维蛋白形成网状支架才使得病变限制于局部,另外脓腔周围充血水肿和白细胞浸润,最终形成肉芽组织增生为主的脓腔壁。由于脓肿位置不同,可出现不同的临床表现。

(二) 临床表现

脓肿由于其位置不同,可出现不同的临床表现。

1．浅表脓肿 略高出体表,脓肿表现为局部红、肿、热、痛及压痛,继而出现波动感。

2．深部脓肿 一般无波动感,但脓肿表面组织常有水肿和明显的局部压痛,伴有全身中毒症状,如发热、头痛、食欲缺乏、乏力、白细胞计数增高等。试验穿刺可抽出脓液,也可作超声波检查协助诊断。

(三) 处理原则

1．及时切开引流,切口应选在波动明显处并与皮纹平行,切口应够长,并选择低位,以利引流。深部脓肿,应先行穿刺定位,然后逐层切开。

2．术后及时更换敷料。

3．全身应选用抗生素治疗。对伤口长期不愈者,应查明原因。

七、手部急性化脓性感染

甲沟炎 (paronychia)、脓性指头炎 (felon)、手掌侧化脓性腱鞘炎 (suppurative tenosynovitis)、滑囊炎 (bursitis) 和掌深间隙感染,均为临床上常见的手部急性化脓性感染。病菌主要是金黄色葡萄球菌。手部感染大多数由外伤引起,即使如针刺、剪指甲过深、逆剥新皮倒刺等轻微外伤后，也可发展为严重感染。因手部解剖关系复杂，感染可向深部蔓延，不利于引流；感染可引起肌腱与腱鞘的缩窄或是瘢痕形成，将严重影响手的功能。本节主要介绍甲沟炎和脓性指头炎。

（一）甲沟炎

指甲根部与皮肤连接紧密，皮肤沿指甲两侧形成甲沟。甲沟炎（paronychia）是甲沟及其周围组织的感染，常因微小创伤引起。

1．临床表现　甲沟炎常先发生在一侧甲沟皮下，开始时出现红肿、疼痛，炎症可自行或经过治疗后消退。若病变发展，则疼痛加剧，红肿区内有波动感，出现白色脓点，但不易破溃出脓。炎症可蔓延至甲根或扩展到另一侧甲沟，形成半环形脓肿。若未及时切开排脓，因指甲阻碍排脓形成甲下脓肿，此时可见甲下有黄白色脓点，甲与甲床分离。感染可向深层蔓延而形成指头炎。感染加重时常有疼痛加剧和发热等全身症状。

2．处理原则　甲沟炎初起未形成脓时，局部可选用鱼石脂软膏、金黄散糊等敷贴或超短波、红外线等理疗。已有脓液时，可沿甲沟旁纵行切开引流。甲根处的脓肿，需要分离拔除一部分指甲甚至全片指甲，手术时需注意避免甲床损伤，以利指甲再生和避免新生指甲发生畸形。

（二）脓性指头炎

脓性指头炎是甲沟炎加重或指尖、手指末节皮肤受伤后引起末节手指掌面的皮下化脓感染。

1．临床表现　初起阶段，指头发红、轻度肿胀、有针刺样疼痛，继而肿胀加重、有剧烈的跳痛，患指下垂时加重，剧痛常使患者烦躁、彻夜不眠。此时多伴有发热、全身不适、白细胞计数增高等全身症状。感染进一步加重时，局部组织缺血坏死，神经末梢因受压和营养障碍而麻痹，指头疼痛反而减轻，皮色由红转白。若治疗不及时，常可引起指骨缺血性坏死，形成末节指骨骨髓炎，手指皮肤破溃溢脓后，因指骨坏死或骨髓炎致创口愈合迟缓。

2．处理原则　脓性指头炎初发时，应悬吊前臂平置患手，避免下垂以减轻疼痛。给予青霉素等抗菌药物，以金黄散糊剂敷贴患指。若患指剧烈疼痛、肿胀明显、伴有全身症状，应当及时切开引流，以免感染侵入指骨发生指骨坏死和骨髓炎。通常采用指神经阻滞麻醉，选用末节指侧面作纵切口，切口远侧不超过甲沟的 1/2，近侧不超过指节横纹，将皮下纤维索分离切断，剪去突出的脂肪使脓液引流通畅；脓腔较大则宜作对口引流，切口内放置橡皮片引流，有死骨片应当除去；切口不应做成鱼口形，以免术后瘢痕形成影响手指感觉。

考点： 常见浅部软组织化脓性感染的临床表现及处理原则。

八、化脓性感染患者的护理

【护理评估】

（一）健康史

评估患者皮肤是否清洁，局部皮肤或黏膜完整性有无破坏；评估生活、工作环境以及患者健康状况。了解患者有无金黄色葡萄球菌和溶血性链球菌感染病史，有无营养不良、酗酒、丙种球蛋白缺陷及肾性水肿等促发因素。

（二）身体状况

1．局部症状　红、肿、热、痛和功能障碍是化脓性感染的五个典型症状。但这些症状不一定全部出现，而随病程迟早、病变范围和位置深浅而异。病变范围小或位置较深的，局部症状可不明显。根据脓液及其局部炎性反应特点，有助于判断感染的主要致病菌。

2．全身症状　轻重不一。感染轻微的可无全身症状。感染较重的常有发热、头痛、全身不适、乏力、食欲减退等。一般均有白细胞计数增加和核左移。病程较长时，因代谢的紊乱，包括水和电解质代谢失调，血浆蛋白减少和肝糖原的大量消耗，可出现营养不良、贫血、水肿等。全身性感染严重的患者可以发生感染性休克。

（三）心理-社会状况

局部感染较重或病程较长的患者，要忍受病痛对躯体的折磨，正常工作和生活秩序被扰乱，还有对治疗（手术）的不理解和担心等，都会使患者产生相应的心理反应，如忧虑、压抑、被动依赖、焦虑、恐慌或惧怕死亡。

（四）辅助检查

1．血液常规检查　感染发生后，受致病菌及其毒素的作用，在血常规检查中，大多数患者可出现白细胞总数、中性粒细胞的比例增多，少数患者甚至有明显的核左移和白细胞内出现中毒颗粒。严重细菌感染时，如果血白细胞计数减少，常表示人体功能衰弱，病情危重。病程较长的重度感染患者可出现红细胞减少和血红蛋白降低。

2．血培养　对有全身感染者在应用抗生素之前可采血作细菌培养，同时作药物敏感试验，连续三次以明确诊断。并发菌血症者可培养出致病菌。

3．脓液细菌培养或涂片检查　对于脓肿形成者，临床上常需采取伤口脓性渗出液或穿刺抽取脓液，作涂片染色镜检或送细菌培养及药敏试验，有助于辨别致病菌的种类，并为临床选择抗生素提供依据。

4．血生化检查　病情严重者钾、钠、氯及二氧化碳结合力也常有不同程度的改变。

5．B超检查可帮助确定感染所在部位，如有脓肿存在时，可见有"液性暗区"。

（五）治疗与效果

化脓性感染的原则是消除感染病因，清除脓液、坏死组织等毒性物质，增强人体的抵抗力，促进组织修复。

1．较轻感染早期的治疗目的是促使炎症消散，可采用局部外敷药物、物理疗法等措施。

2．感染较重、范围较大时应给予有效的抗生素。深部感染可根据疾病的种类采取相应的治疗。

3．若局部化脓或脓肿形成，则应手术切开引流。其原则为：

（1）对于疖的中心部所形成的脓栓可局部消毒后涂石炭酸，有波动感时，应切开排脓。

（2）对于痈应及时切开排脓，切开可根据情况采用"＋""＋＋"或多个纵切口，其两端应达正常组织边缘，深达筋膜，所有坏死组织应去除，然后用生理盐水纱布或碘仿纱条填塞切口。

（3）对于急性蜂窝织炎中广泛扩散的严重感染，应及早作广泛的多处切开引流。对发生于颌下、口底部的蜂窝织炎，当其他方法治疗无效时，更应及早切开减压，以防喉头水肿，压迫气管而窒息。

（4）一经确定患儿为新生儿皮下坏疽时，应切开引流，越早越好。切开应作多个小切口，如发现坏死皮肤应清除，术后应保持引流通畅，及早植皮。

（5）急性脓肿的切开时机应选择得当，凡已出现波动感或穿刺抽出脓液时，即应切开引流排脓。

4．严重感染或已发生全身化脓性感染时，应积极处理感染病灶，加强抗感染治疗，并给予全身支持疗法和对症处理。

【主要护理诊断/问题】

1．焦虑　与感染后的痛苦及对预后的担忧有关。
2．疼痛　与炎症刺激有关。
3．营养失调，低于机体需要量　与营养摄入不足及高代谢状态有关。
4．体温过高　与感染有关。
5．皮肤、组织完整性受损　与皮肤损伤感染扩散及组织坏死有关。
6．潜在并发症　水、电解质、酸碱平衡失调，脓毒症，感染性休克，指骨坏死，失用综合征。

【护理措施】

（一）心理护理

多与患者交流医护知识，向患者说明疾病的有关情况及治疗、护理上的问题，鼓励患者增强治愈疾病的信心，减轻或消除其焦虑、恐慌、惧怕的心理，以及忧愁、压抑的情绪。

（二）观察病情

对感染严重者，要严密观察病情，定时测量体温、脉搏、呼吸和血压，并注意神志变化、局部体征的发展、血常规检查结果等。如果一般情况恶化，应警惕脓毒症或感染性休克的发生，及时通知医师。认真记录24小时出入水量。

（三）对症处理

病情较重时需卧床休息；高热者应给予物理降温，必要时可遵医嘱应用药物降温；疼痛明显时，遵医嘱给予止痛药物。

（四）做好局部疗法的护理

浅部感染的局部护理措施：

1．患部抬高与制动　协助和指导患者将患部抬高与制动，以促进静脉回流、减轻局部肿胀、减轻疼痛，有利于炎症局限化和消退。肢体感染时，患肢抬高应超过心脏水平。患肢行固定制动时，应保持在功能位。颜面和口底部感染则应少说话，进食流质或半流质饮食以减少咀嚼运动。颜面危险三角区感染，应避免患处受压，更不可挤压和按摩病灶处。

2．药物外敷　配合医生做好换药工作，在人体浅部原发性感染病灶的早期，可在患处外敷10%～20%鱼石脂软膏，或用25%～50%硫酸镁溶液湿热敷，或局部涂擦聚维酮碘，或将新鲜蒲公英、紫花地丁、马齿苋、败酱草等捣烂外敷，可促进炎症消退或局限化。外敷药每日更换1次，敷料要妥善包扎，以防脱落。对于继发性感染的化脓伤口或溃疡面，可酌情选用0.1%依沙吖啶溶液、含氯石灰硼酸溶液（优琐）等药物纱布外敷。

3．物理疗法　协助医师做好热敷、红外线、超短波等物理疗法的护理。早期热敷可促进血液循环，有利于炎症消退和减轻疼痛；后期热敷有利于感染局限，形成脓肿。

4．脓肿切开引流的护理　脓肿形成后要及时切开引流，切开引流后，应注意敷料是否湿透，有无出血，要及时更换敷料并保持清洁。术后注意保持引流通畅，注意观察体温及疼痛变化。如体温不降，疼痛不减轻，引流出的脓液甚少等，说明引流不通畅，应及时报告医生予以处理。

(五)维持营养和体液平衡

鼓励患者进高蛋白、高热量、含丰富维生素的饮食,多饮水,以增强机体的代谢,促进毒素的排泄。必要时遵医嘱补液。维持水、电解质、酸碱平衡。对严重感染患者,遵医嘱给予少量多次输新鲜全血,增强机体抵抗力;也可应用丙种球蛋白,以提高机体免疫力。

(六)加强生活护理和基础护理

配合各种治疗,做好口腔、皮肤护理及一般生活护理工作。应保持病室通风良好、空气清新,病服、床单及被套需经常更换,以避免医院内感染。健康恢复期应指导患者正确进行功能锻炼,防止肌肉萎缩、肌腱粘连、关节僵硬等失用性改变。

(七)遵医嘱合理、正确地使用抗生素

1.了解抗生素的使用原则 对轻症感染,一般可不使用抗生素;使用窄谱抗生素有效的,就不用广谱抗生素;单独使用有效的就不要联合用药,以免发生二重感染;对严重感染或脓毒症(菌血症)应早期、足量、联合、经静脉输入抗生素。

2.感染较重时,可根据细菌培养和药物敏感试验的结果应用有效的抗生素。如用药2～3日后疗效不明显,应更换抗生素的种类,以提高治疗效果。

3.应用抗生素的注意事项

(1)轻症感染可口服或肌内注射抗生素,重症感染必须经静脉输入抗生素。

(2)联合用药时,注意配伍禁忌,一般宜采用分次、分别静脉给药,避免两种以上药液混合使用而降低疗效。

(3)需要24小时内保持较高血药浓度者,应有计划地将当日药物总量分批加入2～3瓶液体内,分别在输液的开始、中间和最后滴入。

(4)采用分次静脉注射(限于可经输液器茂菲壶注入的药物)比持续性静脉滴注时组织和血清内药物浓度高,其效果要好。

(5)在用药的疗程中应注意体温和局部症状变化,在相应的时间内如体温明显下降、局部感染症状明显减轻则表明药物有效。

(6)若使用抗生素之后效果不明显,应报告医师以便及时更换药物。

(7)一般在感染被控制、体温恢复正常后即可停药。严重感染则需在体温正常后维持用药1～2周。

(8)使用抗生素时,要注意抗生素的毒性反应、过敏反应、细菌的耐药性及有无二重感染等问题发生。

(八)健康教育

1.教育患者注意个人卫生,经常洗澡、洗头、理发,衣服应经常更换,且要宽松,避免穿硬领衣服摩擦刺激颈部皮肤。指导患者正确使用皮肤消毒剂或抗菌肥皂。

2.做好劳动保护,预防组织创伤发生。

3.嘱患者切勿对病灶随意挤压,尤其对面部危险三角区的疖严禁挤压,以免造成扩散,引起颅内海绵窦炎,如有皮肤病应及时治疗,避免因搔痒抓破皮肤,引起感染。

4.指导患者学会使用抗菌药膏和更换敷料,小心处理污染的敷料并消毒洗手。劝告患者避免使用油性药膏,以防阻塞皮肤毛囊孔、皮脂腺影响其分泌功能;勿滥用解热药物。

5.加强营养,锻炼身体,增强抗病能力。发现糖尿病,应及早治疗。

考点:化脓性感染的护理措施。

第三节 全身性感染患者的护理

随着分子生物学的发展，对感染病理生理的进一步认识，感染的用词已有变化，当前国际通用的是脓毒症（sepsis）和菌血症（bacteremia），不再沿用以往的"败血症"一词。

脓毒症是指因病原菌因素引起的全身性炎症反应，体温、循环、呼吸、神志有明显改变者。菌血症是脓毒症中的一种，即血培养检出病原菌者，但其不限于以往多偏向于一过性菌血症的概念，目前多指临床有明显感染症状的菌血症。

全身性感染的发生不仅是由于病原菌，还因其产物，如内毒素、外毒素等和它们介导的多种炎症介质对机体的损害，在感染过程中，细菌繁殖和裂解游离、释放毒素，毒素除其本身的毒性外，能刺激机体产生多种炎症介质，包括如肿瘤坏死因子、白介素-1、白介素-6、白介素-8等，以及氧自由基、一氧化氮等，这些炎症介质适量时可起防御作用，过量时就可造成组织损害。如得不到控制，可因炎症介质失控，导致严重的全身性炎症反应综合征（SIRS），脏器受损和功能障碍，严重者可致感染性休克、多器官功能障碍综合征（MODS）。

全身炎症反应综合征（SIRS）、脓毒症（sepsis）、脓毒性休克（septic shock）和多器官功能障碍综合征（MODS）是同一病理过程的不同阶段。具有确切感染过程的SIRS称为脓毒症，伴有器官功能障碍的脓毒症称为重症脓毒症，其中具有心血管功能障碍（如顽固性低血压）的脓毒症称为脓毒性休克。

【护理评估】

（一）健康史

1．一般状态 评估患者年龄、营养状况和各种化脓性感染灶的感染部位、性质及程度。了解患者有无严重创伤、营养不良、贫血及慢性消耗性疾病，是否长期体内留置导管，长期使用抗生素、免疫抑制剂、激素及化疗药物等。了解引起全身化脓性感染常见的致病菌。

2．病因

（1）导致全身性外科感染的原因是致病菌数量多、毒力强和（或）机体抵抗力低下。它常继发于严重创伤后的感染和各种化脓性感染，如大面积烧伤创面感染、开放性骨折合并感染、急性弥漫性腹膜炎、急性梗阻性化脓性胆管炎等，但还有一些潜在的感染途径值得注意。

1）静脉导管感染：静脉留置导管、尤其是中心静脉置管，护理不慎或留置时间过长而污染，很易成为病原菌直接侵入血液的途径。如形成感染灶，可成为不断播散病菌或毒素的来源。

2）肠源性感染：肠道是人体中最大的"储菌所"和"内毒素库"。健康情况下，肠黏膜有严密的屏障功能。严重创伤等危重的患者肠黏膜屏障功能受损或衰竭时，肠内致病菌和内毒素可经肠道移位而导致肠源性感染。

3）原有抗感染能力降低的患者，如糖尿病、尿毒症、长期或大量应用皮质激素或抗癌药等的患者，患化脓性感染后较易导致全身性感染。

（2）全身性感染的常见致病菌：

1）革兰氏阴性杆菌：当代外科感染中革兰氏阴性杆菌感染已超越革兰氏阳性球菌，常见为大肠埃希菌、铜绿假单胞菌、变形杆菌、克雷伯菌、肠杆菌等，且不断因现代抗生素的筛选，出现一些此前临床医生较生疏的机会菌，如鲍曼不动杆菌、嗜麦芽窄色单胞菌等。此类细菌的主要毒性在于内毒素，多数抗生素虽能杀菌，但对内毒素及其介导的多种炎症介质是无能为力的，因此，由革兰氏阴性杆菌所致的脓毒症一般比较严重，可出现三低现象（低温、低白细胞、低血压），发生感染性休克者也较多。

2）革兰氏染色阳性球菌：较常见的有3种。①金黄色葡萄球菌感染常年不减，是因出现多重耐药性的菌株。这类菌株还倾向于血液播散，可在体内形成转移性脓肿。有些菌株局部感染也可引起高热、皮疹，甚而休克。②表皮葡萄球菌由于易黏附在医用塑料制品如静脉导管、气管导管等上，细菌包埋于黏质中，可逃避机体的防御与抗生素的作用，近年的感染率明显增加。③肠球菌是人体肠道中的常驻菌，有的肠球菌脓毒症不易找到原发灶，耐药性较强，可能来自肠道。

3）无芽胞厌氧菌：无芽胞厌氧菌在普通细菌培养基上无法检出，因此被忽略。近代由于厌氧培养技术的提高，发现腹腔脓肿、阑尾脓肿、肛旁脓肿、脓胸、脑脓肿、吸入性肺炎、口腔颌面部坏死性炎症、会阴部感染等致病菌中多包括厌氧菌。厌氧菌感染有2/3同时有需氧菌。两类细菌有协同作用，能使坏死组织增多，易于形成脓肿。脓液可有粪臭样恶臭。常见的无芽胞厌氧菌有拟杆菌、梭状杆菌、厌氧葡萄球菌和厌氧链球菌。

4）真菌：外科真菌感染（fungal infection）中特别应注意白念珠菌、曲霉菌、毛霉菌、新型隐球菌等条件性致病菌。①在持续应用抗生素情况下，特别是应用广谱抗生素，真菌得以过度生长，成为一般细菌感染后的二重感染。②基础疾病重，加上应用免疫抑制剂、激素等，使免疫功能进一步削弱。③长期留置静脉导管。真菌可经血行播散，一般血液培养不易发现，但在多个内脏可形成肉芽肿或坏死灶，特别是曲霉素、毛霉菌有嗜血管性，易导致血管栓塞，组织进行性坏死。深部血行播散性真菌病常继发于细菌感染之后，或与细菌感染混合存在，临床不易区别，容易漏诊、误诊。

（二）身体状况

1．全身化脓性感染的共性临床表现

（1）骤起寒战，继以高热可达40～41℃，或低温，起病急，病情重，发展迅速；

（2）头痛、头晕、恶心、呕吐、腹胀、面色苍白或潮红、出冷汗、神志淡漠或烦躁、谵妄和昏迷；

（3）心率加快、脉搏细速、呼吸急促或困难；

（4）肝脾可肿大，严重者出现黄疸或皮下出血、瘀斑等。

如病情发展，感染未能控制，可出现脓毒性休克并急剧发展为多器官功能不全乃至衰竭。

2．不同致病菌引起脓毒症的特点

（1）革兰氏阳性球菌脓毒症：主要致病菌是金黄色葡萄球菌。临床特点：可有或无寒战，发热呈稽留热或弛张热。患者面色潮红、四肢温暖、干燥，多呈谵妄和昏迷；常有皮疹、腹泻、呕吐，可出现转移性脓肿，易并发心肌炎。发生休克的时间较晚，血压下降也较缓慢。

（2）革兰氏阴性杆菌脓毒症：常为大肠埃希菌、铜绿假单胞菌、变形杆菌所引起。临床特点：一般以突然寒战开始。发热可呈间歇热，严重时体温不升或低于正常。患者四肢厥冷、发绀、少尿或无尿。有时白细胞计数增加不明显或反见减少。休克发生早，持续时间长。

（3）真菌性脓毒症：常见致病菌是白念球菌。其临床表现酷似革兰氏阴性杆菌脓毒症。患者突然发生寒战、高热。一般情况迅速恶化，出现神志淡漠、嗜睡、血压下降和休克。少数患者尚有消化道出血。周围血象常可呈白血病样反应，出现晚幼粒细胞和中幼粒细胞，白细胞计数可达25×10^9/L。

（三）心理-社会状况

由于全身化脓性感染起病急、病情重、发展快，多数患者和家属常有焦虑和恐惧的心理反应，有的患者甚至会产生悲观、失望情绪，失去治疗信心。

（四）辅助检查

1. 血液常规检查　白细胞计数明显增高，一般常可达（20～30）×10^9/L以上或降低，中性粒细胞核左移、幼稚型粒细胞增多，出现毒性颗粒。大部分患者有轻度或中度的进行性贫血现象。

2. 尿液检查　部分患者尿中可出现蛋白、血细胞、酮体和管型等。

3. 血培养　最好在寒战发热时抽血进行细菌培养，较易发现细菌。对于高度怀疑而多次血液细菌培养阴性者，应考虑厌氧菌或真菌性脓毒症，可抽血作厌氧性培养，或作尿和血液真菌检查和培养。

4. 血生化检查　有不同程度的酸中毒、代谢失衡和肝、肾功能受损征象，血脂和血糖水平可发生异常。

5. 影像学检查　X线、B超、CT检查，有助于转移性脓肿的诊断，也有助于对原发感染灶的情况作出判断。

（五）治疗与效果

对全身性感染应采用综合性治疗，关键是处理原发感染灶。

1. 原发感染灶的处理　首要的是明确感染的原发灶，作及时、彻底的处理，包括清除坏死组织和异物、消灭死腔、脓肿引流等，还要解除相关的病因，如血流障碍、梗阻等因素。如一时找不到原发灶，应进行全面的检查，特别应注意一些潜在的感染源和感染途径，并予以解决。如静脉导管感染时，拔除导管应属首要措施。危重患者疑为肠源性感染时，应及时纠正休克，尽快恢复肠黏膜的血流灌注；通过早期肠道营养，促使肠黏膜的尽快修复；口服肠道生态制剂以维护肠道正常菌群等。

2. 抗菌药物的应用　重症感染时不能等待培养结果，可先根据原发感染灶的性质，尽早、足量、联合应用两种以上的抗菌药物，以后再根据细菌培养及抗生素敏感试验结果予以调整。对真菌性脓毒症，应尽量停用广谱抗生素，或改用必须的窄谱抗生素，并全身应用抗真菌药物。

3. 支持疗法　补充血容量、输注新鲜血、纠正低蛋白血症等。

4. 对症治疗　如控制高热、纠正电解质紊乱和维持酸碱平衡等。还应对受累的心、肺、肝、肾等重要脏器，以及原有的糖尿病、肝硬化、尿毒症等同时给予相应的处理。

考点： 全身化脓性感染的病因和身体状况评估。

【主要护理诊断/问题】

1. 体温过高　与致病菌毒素及坏死组织吸收入血有关。
2. 营养失调，低于机体需要量　与机体分解代谢增高有关。
3. 焦虑　与发病突然，病情严重有关。
4. 潜在并发症　感染性休克、水电解质代谢紊乱。

【护理措施】

（一）监测生命体征

应用心电监护仪监测患者的生命指标，以随时观察患者血压、脉搏、呼吸、氧饱和度以及心电图的变化，同时密切注意患者的临床表现，如病情有变化时应立刻通知医师，以免延误治疗。

（二）感染性休克

应首先纠正休克，给予高浓度氧气或人工呼吸机辅助呼吸，使血氧饱和度维持在95%左右，并及时开通多个静脉通路，给予输血、输液及抗休克药物。

（三）保持呼吸道通畅

协助患者翻身、叩背咳痰、深呼吸，如痰液黏稠给予雾化吸入。床头备吸痰装置。

（四）监测24小时出入水量

记录患者呕吐和腹泻的次数、量、性状、颜色及尿量，保持静脉输液通畅，单位时间内给予足够液体量，以纠正水、电解质失衡。

（五）抗生素的应用

首先根据临床症状考虑致病菌的种类，选择敏感的抗生素。细菌培养及药物敏感试验是确定治疗、选择抗生素的重要依据。对感染严重者可联合应用抗生素，以提高抗菌的疗效。血液或脓液培养阳性者，可根据药物敏感试验确定抗生素的应用。

（六）脓肿切开者的护理

对有脓肿切开者应注意观察切口，保持引流通畅，经常更换敷料，保持局部清洁、干燥。换药时应严格无菌操作，创造舒适、清洁的环境，消除患者周围的致病因素，必要时住单间或隔离间，尽可能避免受到其他感染。

（七）体温过高的护理

1．卧床休息，限制活动、避免情绪激动，以降低新陈代谢，减少产热。

2．调节室温　降低室内温度，必要时（即使在冬天）可开窗户，促进室内空气流动。

3．给患者穿宽松的衣物，当体温超过38.5℃时，应局部给予冰袋、冰囊、温水或酒精擦浴等物理降温；协助患者多饮水，增加液体摄入量，必要时可静脉补液。

4．高热患者口唇干裂、舌肿大、口垢，甚至溃疡，要经常用漱口液漱口，按时做好口腔护理。

5．保持皮肤清洁、干燥，出汗多患者要勤换衣服和被褥。对年老体弱、幼儿及抵抗力低下的患者，应加强观察、勤翻身，以免发生压疮。

（八）疼痛的护理

注意观察局部切口情况，引流是否通畅，感染是否得到有效控制。对于有切口疼痛者可适当应用止痛剂；有一些患者有头痛的表现，可通过交谈分散注意力或按摩穴位的方法降低痛阈，使疼痛得以缓解，如不见好转可适当给予镇痛剂。

（九）加强营养支持疗法

鼓励患者进高蛋白质、高热量、富含维生素、高碳水化合物的低脂肪饮食。对无法进食的患者可给予鼻饲或全肠外静脉营养，以满足新陈代谢增加的需要，增强机体抵抗力，促进康复。

（十）确保患者安全无意外。对有神志改变的患者须设专护，必要时使用约束带。对昏迷患者应加床档以免坠床。

考点：全身化脓感染的护理要点。

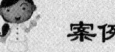

案例

男性，30岁，3周前，不慎将右足拇指指甲压伤，甲未脱落，未经医生处理，自行包扎。2周后一日晚上张嘴后感觉下颌关节不利，疑似下颌关节脱臼，多处就医未能奏效，曾在一诊所肌内注射青霉素（用量不详），后下肢走路不稳，病情加重，前来就诊。

体格检查：一般情况差，神志清楚，精神稍疲，步行入院，被动姿态，苦笑面容，口角稍下垂，牙关紧闭，张口困难，颜面、口唇无发绀。怕光，厌声响。脊柱和四肢无畸形。上肢活动尚可，下肢行走不稳，迈步困难，关节活动不利，右下肢肌肉间断性抽搐，右足拇指指甲剥离，甲下无血迹，无分泌物。

思考：
（1）该患者存在的主要护理问题有哪些？
（2）该患者的护理措施。
（3）对该患者的健康教育。

第四节 特异性感染患者的护理

一、破伤风患者的护理

破伤风（tetanus）是指破伤风梭菌侵入人体伤口后，生长繁殖，产生大量毒素所引起的急性特异性感染。

本病以进行性发展的肌肉强直为特征，伴有发作性加重，如不及时治疗，死亡率在10%～40%。

【护理评估】

（一）健康史

1．一般状态　询问有无损伤史如战伤、弹伤、深部组织裂伤、烧伤、开放性骨折以及动物咬伤等。较小的损伤如针刺或树枝刺伤，甚至未察觉的微小伤口也可导致。也有因新生儿脐带处理不当，产妇不洁的人工流产或分娩所致破伤风。

2．发病原因　破伤风梭菌是一种革兰氏阳性、有芽胞厌氧梭菌，广泛存在于泥土和人、畜粪便中。其菌体易被消灭，但芽胞的抵抗力很强，能耐煮沸40～60分钟。破伤风梭菌污染伤口并不一定发病。只有在利于其繁殖的厌氧条件下才发病。因此，凡有窄深的伤口、局部缺血、组织坏死、异物存留、死腔引流不畅并混有其他需氧菌感染造成局部缺氧时，破伤风的发病率极高。

3．病理生理　破伤风梭菌污染伤口后在局部生长繁殖，产生外毒素致病。外毒素有痉挛毒素和溶血毒素2种，前者是引起症状和体征的主要毒素。痉挛毒素对神经具有高度亲和力，经血液循环和淋巴系统到达并作用于脊髓前角灰质或脑干的运动神经核，使运动神经元兴奋性增强，引起全身横纹肌的持续性收缩或阵发性痉挛；同时可影响交感神经兴奋性，引起血压升高、心率加快、体温升高、大汗。溶血毒素可引起局部组织坏死和心肌损害。

（二）身体状况

1．潜伏期　患者有开放性损伤史。破伤风一般在伤后6～10天发病，最短的少于24小时，最长可达数月或数年。一般情况下，潜伏期越短，症状越严重，病死率越高。火器伤、开放性骨折、深部软组织开放性伤、烧伤、锈钉刺伤等易发生破伤风。破伤风梭菌经皮肤或黏膜伤口侵入人体，极易在伤口深窄、缺血、坏死组织多、引流不畅、合并其他需氧化脓菌感染等缺氧的环境中生长繁殖而致病。

对新生儿患者，应注意询问其脐带残端是否严格消毒，新生儿破伤风常在断脐带后7日左右发病，俗称"七日风"。

2．前驱期　前驱症状有乏力、头晕、头痛、咀嚼肌紧张和酸胀、烦躁不安等，一般持续12～24小时。

3．发作期　破伤风发作期表现为肌肉强直性收缩。最初是咀嚼肌，以后扩展到面部表情肌、颈项肌、背腹肌、四肢肌群、膈肌、肋间肌。患者初始感到咀嚼不便，张口困难。随后出现牙关紧闭"苦笑面容"，颈项强直。背、腹部肌肉同时收缩时，因背肌力量较强，表现为"角弓反张"。四肢肌肉痉挛时多呈半握拳、屈肘、伸膝姿态。呼吸肌痉挛时可出现呼吸困难，甚至窒息。在肌肉强直性收缩的基础上，任何轻微的刺激，如声、光、风、触摸、震动、饮水等均可诱发强烈的阵发性痉挛。痉挛发作时，患者口吐白沫、大汗淋漓、呼吸急促、口唇发绀、流涎、牙关紧闭、磨牙、头频频后仰、手足抽搐不止。发作可持续数秒或数分钟不等，间歇期长短不一。发作时患者表情非常痛苦，但神志始终清楚。一般无高热，发病期间，可能发生意外损伤（坠床、舌咬伤、肌肉断裂、骨折等）。

4．并发症　除可发生骨折、尿潴留和呼吸停止外，尚可发生以下并发症：

（1）窒息：由于喉头呼吸肌持续性痉挛和黏痰堵塞气管所致；

（2）肺部感染：喉头痉挛、呼吸道不畅、支气管分泌物淤积、不能经常翻身等都是导致肺炎、肺不张的原因；

（3）酸中毒：呼吸不畅、换气不足而致呼吸性酸中毒，肌强烈收缩、禁食后体内脂肪不全分解，使酸性代谢产物增加，造成代谢性酸中毒；

（4）循环衰竭：由于缺氧、中毒，可发生心动过速，时间过长后可形成心力衰竭，甚至发生休克或心搏骤停。

这些并发症往往是造成患者死亡的重要原因，应加强防治。

病程一般3～4周，重者可达6周以上。除重症者外，多数患者从第2周起，症状逐渐减轻。

（三）心理-社会状况

由于反复发作痉挛，患者十分痛苦，尤其是病情危重时，可能有呼吸困难或窒息，易使患者产生恐惧感、濒死感。因忍受痉挛的反复发作且必须采取隔离治疗，患者常有孤独感、无助感、悲伤感。

（四）辅助检查

在伤口渗出物中，涂片检查可发现有破伤风梭菌。破伤风发作期，患者因水分摄入不足、大汗及肌肉抽搐而发生水、电解质平衡紊乱，二氧化碳结合力降低等。若合并肺部感染，可见血白细胞计数增多，中性粒细胞比例增高。

（五）治疗与效果

破伤风治疗应采取积极的综合措施：伤后应在控制痉挛的情况下，对伤口彻底清创，并用3%过氧化氢等冲洗、湿敷，使伤口形成有氧环境，抑制破伤风梭菌生长、繁殖，消除毒素来源。伤后使用破伤风抗毒素（tetanus antitoxin，TAT）和人体破伤风免疫球蛋白可中和血液中的游离毒素，但由于两种药物不能中和已与神经组织结合的毒素，故应尽早使用。破伤风患者可因喉痉挛所致的窒息而死亡，在治疗中应积极使用镇静解痉药，控制和解除痉挛。同时，应注意维持呼吸道通畅，应用有效抗生素，加强支持疗法，防治并发症。

破伤风是一种极为严重的疾病，死亡率高，但早期诊断、早期治疗可有效提高破伤风的治疗效果。破伤风抗毒素的作用是中和游离毒素，所以在早期有较好效果。控制和解除痉挛是综合措施的中心环节，在整个治疗过程中，如能有效控制痉挛发作，多数患者能获得治愈。青霉素、甲硝唑能有效抑制破伤风梭菌，对其他感染的预防亦有重要作用。破伤风病情转归与支持疗法的质量也有密切关系。

（六）预防措施

1．正确处理伤口　遇到可疑伤口应彻底清除伤口内异物、坏死组织、积血等，用3%过氧化氢溶液冲洗和湿敷伤口，破坏有利于细菌生长的缺氧环境。

2．人工免疫　包括主动免疫和被动免疫。

（1）主动免疫：是健康时的预防方法，亦称自动免疫，是通过注射破伤风类毒素使机体产生抗体。其方法如下：作"基础注射"时，需皮下注射类毒素3次，第1次0.5 ml，以后每次1 ml，注射间隔4～6周。第2年再注射1 ml，作为"强化注射"。以后每5～10年重复注射1 ml。凡10年内作过自动免疫者，伤后仅需注射类毒素0.5 ml，即能发挥免疫作用。

（2）被动免疫：是受伤时的预防方法，是对伤前未接受主动免疫的伤员尽早皮下注射破伤风抗毒素（TAT）或人体破伤风免疫球蛋白。因破伤风的发病有潜伏期，尽早注射有预防作用，故应在伤后12小时内注射1500U，儿童与成人剂量相同。但由于其作用短暂，有效期为10日左右，因此对发病高危情况，如污染明显的伤口、小而深的刺伤、严重的或复杂的开放性损伤、未能及时清创或处理不当的伤口、某些陈旧性创伤施行有关手术（如异物摘除）前等，须剂量加倍，必要时可在1周后追加注射1次。TAT是一种异种蛋白，可导致过敏反应。每次注射前应询问有无过敏史，并常规做过敏试验，阳性者按脱敏法注射。每次注射后需观察有无面色苍白、皮疹、皮肤瘙痒、打喷嚏、关节疼痛和血压下降等症状，一旦发生，应立即停止注射，同时皮下注射肾上腺素1 mg或肌内注射麻黄碱50 mg（成人剂量）。破伤风免疫球蛋白由人体血浆中免疫球蛋白提纯而成，因无血清反应，故不需做过敏试验，早期应用有效。

【主要护理诊断/问题】

1．恐惧　与反复抽搐、病情危重、担忧预后有关。

2．有窒息的危险　与持续性呼吸肌痉挛、误吸、痰液堵塞有关。

3．有受伤的危险　与阵发性肌痉挛有关。

4．有体液不足的危险　与反复肌痉挛消耗、大量出汗有关。

5．潜在并发症　肺不张、肺感染、尿潴留、心力衰竭等。

【护理措施】

（一）一般护理

安置患者住单人隔离病房；保持室内安静，医护人员说话要低声、走路轻巧；室内光线应暗淡，避免强光刺激，门窗应安装较深色的帘布。治疗护理操作应尽量安排在使用镇静剂30分钟后集中进行。操作动作要敏捷，尽量不要搬动患者，尽可能减少对患者的刺激，减少抽搐发作。

（二）专人护理

密切观察病情，注意生命体征变化，记录抽搐的时间和间隔时间及用药效果。防止输液针头脱出血管外。

（三）严格执行消毒隔离制度

按接触隔离要求护理患者，接触患者时须穿隔离衣、戴帽子、口罩、手套；身体有伤口时，不能进入病室工作。谢绝探视患者。治疗或换药用器械及敷料均须专用。使用后器械要以2%戊二醛溶液浸泡1小时以上，洗净后进行高压蒸汽灭菌。伤口敷料应焚毁。室内用品应进行消毒处理，严防交叉感染。

（四）伤口护理

伤口未愈者，应配合医师彻底清创，清除坏死组织和异物，敞开伤口，同时给予伤口护理，用3%过氧化氢或1∶5000高锰酸钾溶液冲洗和湿敷，消除无氧环境，控制破伤风梭菌生长繁殖。但伤口已愈合者，不必特殊处理。

（五）维持体液和营养平衡

遵医嘱给予补液，纠正水、电解质紊乱及酸中毒。给予患者高热量、高蛋白、高维生素、易消化的食物。少食多餐，喂食时避免误咽。不能进食者，在控制痉挛后给鼻饲，必要时可经胃肠道外补充营养。

（六）中和游离毒素

遵医嘱使用破伤风抗毒素（TAT），中和血液中的游离毒素。首次剂量2万～5万U加入5%葡萄糖溶液500～1000 ml内静脉缓慢滴注，以后每日1万～2万U作肌内注射或静脉滴注，共3～6日。或用人体破伤风免疫球蛋白，深部肌内注射1次，剂量为3000U～6000U。

（七）控制痉挛

遵医嘱使用镇静、解痉药物。对病情较轻者，可使用一般镇静剂，用以减小对刺激的敏感性，如地西泮、苯巴比妥钠、10%水合氯醛；对病情较重者，则可使用冬眠合剂Ⅰ号（氯丙嗪、异丙嗪、哌替啶），用药过程中应严密观察呼吸、血压、脉搏和神志的变化。对抽搐频繁且用上述药物不能控制者，在气管切开及控制呼吸的条件下，遵医嘱使用硫喷妥钠和肌松剂。

（八）应用抗生素

遵医嘱使用青霉素80万U～100万U，肌内注射，每4～6小时1次，或大剂量静脉滴注，既可抑制破伤风梭菌的繁殖体，又能控制其他需氧菌感染；应给予甲硝唑，每日2.5 g分次口服或静脉滴注，持续7～10日。

（九）心理护理

在配合控制痉挛的同时，多与患者沟通，鼓励患者叙述心理反应。由于开口困难，患者可能较难表达其内心活动，此时应通过其眼神、形体动作来了解其心理反应，及时给予心理疏导，减轻、消除患者的孤独感、无助感、悲伤感和恐惧感，使患者保持稳定的情绪。

（十）避免发生并发症

加强安全措施，防止意外，必要时加用床栏防止患者坠地；使用牙垫，避免舌咬伤。床旁常规备气管切开包，病情重者应及时协助医生进行气管切开，促进呼吸道分泌物排出，保持呼吸道通畅，同时做好气管切开护理工作。注意口腔护理，严格无菌操作，遵医嘱使用抗生素，防止肺部感染等并发症发生。加强心脏监护，注意防治心力衰竭。

（十一）健康教育

1. 加强自我保护意识，避免皮肤受伤。避免不洁接产，以防止发生新生儿及产妇破伤风。

2. 出现下列情况应及时到医院就诊，注射破伤风抗毒素：①任何较深而窄的外伤伤口，如木刺、锈钉刺伤；②伤口虽浅，但污染人畜粪便；③医院外未经消毒处理的急产或流产；④陈旧性异物摘除术前。

3. 儿童应定期注射破伤风类毒素或百白破三联疫苗，以获得主动免疫。

考点： 破伤风的临床表现、预防方法及护理措施。

二、气性坏疽患者的护理

气性坏疽（gas gangrene）是由梭状芽孢杆菌侵入伤口后引起的一种严重的急性特异性感染。通常所说的气性坏疽即芽孢菌性肌坏死，主要发生在肌组织广泛损伤的患者，少数发生在腹部或会阴部手术后的伤口处。

【护理评估】

（一）健康史

1. 一般状态　询问有无深部创伤或穿透伤；有无手术史，主要包括肠道和胆道手术；有无软组织损伤伴供血不足或烧伤。患结肠癌、直肠癌、骨盆肿瘤、患白血病或接受细胞毒性药物治疗而伴有中性粒细胞减少症者易患气性坏疽。

2. 发病原因　梭状芽胞杆菌有多种致病菌，引起本病往往是混合感染，主要有产气荚膜梭菌、水肿杆菌、腐败杆菌、溶组织杆菌等。梭状芽胞杆菌广泛存在于泥土和人畜粪便中，所以易进入伤口，但并不一定致病。气性坏疽的发生，并不单纯地取决于梭状芽胞杆菌的存在，而更取决于人体抵抗力和伤口的情况，即需要一个利于梭状芽胞杆菌生长繁殖的缺氧环境。因此，失水、大量失血或休克，而又有伤口大片组织坏死、深层肌肉损毁，尤其是大腿和臀部损伤，弹片存留、开放性骨折或伴有主要血管损伤，使用止血带时间过长等情况，容易发生气性坏疽。

3. 病理生理　气性坏疽的病原菌只有进入乏氧环境的伤口内，才能生长繁殖，产生多种外毒素和酶，引起组织的糖类和蛋白质发生分解。糖类分解产生大量气体，使组织膨胀；组织蛋白的分解液化，产生恶性水肿和恶臭气体硫化氢，引起组织严重水肿、气肿及广泛坏死。大量坏死组织和外毒素吸收后，可引起全身严重中毒反应，甚至发展为感染性休克，心、肝、肾等重要器官的损害和功能衰竭。

（二）身体状况

1. 潜伏期　患者有开放性损伤史。发病一般在伤后1～4日，但潜伏期最短为8～10小时，最长可至伤后5～6日。

2. 局部症状　气性坏疽的早期患者自觉患处沉重不适，其典型的局部表现有：

（1）患部出现"胀裂样"剧痛，使用止痛剂不能缓解；

（2）患处肿胀明显，多呈进行性加剧，压痛剧烈；

（3）伤口周围的皮肤水肿、紧张、苍白、发亮，很快变为紫红、紫黑，并出现大小不等的水疱，可触及捻发感；

（4）伤口处可有恶臭的、夹有气泡的浆液性或血性液体流出；

（5）伤口内肌肉坏死，呈暗红或土灰色，失去弹性，刀割时不收缩，也不出血。

3．全身症状　表现为焦虑或表情淡漠，继之烦躁不安、脉搏快速，并有头痛、头晕、恶心、呕吐、高热、脉速、呼吸急促、出冷汗、进行性贫血等中毒症状。晚期甚至发展成中毒性休克，患者呈现神志不清、谵妄和昏迷。

4．并发症　溶血性贫血、休克、肾衰竭等，约15%伴菌血症。

（三）心理-社会状况

气性坏疽患者受到创伤刺激，且病情严重，甚至可能需要截肢，心理打击很大，有很重的悲伤感、恐惧感。截肢后患者可出现幻肢痛，即主观感觉已截掉的肢体仍然存在，还有剧烈疼痛。

（四）辅助检查

伤口内渗出物涂片染色可发现粗大革兰氏阳性杆菌。X线片常显示伤口肌群间有气体影。由于毒素破坏大量红细胞，血红蛋白迅速下降或进行性贫血。

（五）治疗与效果

气性坏疽确定诊断后，应立即进行治疗。为了防止感染扩散，及时控制病变发展，应对病变处进行手术处理：尽早彻底清创，广泛、多处切开组织，切除无生机的肌肉组织，甚至截肢；梭状芽胞杆菌对青霉素敏感，应大剂量应用此类抗生素，同时还可控制其他化脓菌感染，消除由于化脓菌繁殖所造成的缺氧环境；应用高压氧治疗可提高组织间的含氧量，形成不利于梭状芽胞杆菌生长繁殖的环境，此疗法能取得较好效果，可明显降低截肢率。

气性坏疽发展迅速，如不及时处理，患者常丧失肢体，甚至危及生命。早期诊断与及时治疗，对保存伤肢、挽救生命十分重要。如感染严重，累及肢体范围广，截肢可能是挽救生命的有效措施。经高压氧治疗后，根据病情重复清创，可能使患肢功能得以保留，免于截肢。

【主要护理诊断/问题】

1．恐惧　与病情严重和可能截肢有关。

2．疼痛　与创伤、伤口感染及幻肢痛有关。

3．有传播感染的危险　与隔离措施不严有关。

4．营养失调，低于机体需要量　与营养摄入不足、消耗增加有关。

5．潜在并发症　水、电解质和酸碱平衡紊乱，休克等。

【护理措施】

（一）严格执行接触隔离制度

具体方法和要求同破伤风患者的护理。

（二）密切观察病情

设专人护理，密切观察血压、脉搏、呼吸和体温的变化，对重症患者警惕中毒性休克的发生。注意伤口周围组织的肿胀情况、皮肤色泽变化及伤口分泌物的性质。

（三）疼痛的护理

对疼痛难以缓解的患者，应给予止痛剂；疼痛剧烈时还可给予静脉止痛泵止痛；同时通过心理护理减轻疼痛。清创或截肢术后患者，应注意协助患者变换体位，以减轻疼痛。对截肢出现的幻肢痛，应耐心、细致解释有关情况，消除幻觉。

（四）降温

对高热者应给予物理降温，必要时应用退热药物。

（五）伤口护理

清创、切开及截肢后的伤口应敞开。应用3%过氧化氢溶液或1∶5 000高锰酸钾溶液冲洗，并用氧化剂湿敷伤口，及时更换敷料。

（六）高压氧疗法的护理

一般可用2.5～3个绝对大气压，在3日内进行7次治疗。每次2小时，间隔6～8小时，第1日做3次，第2、3日各做2次。注意观察每次氧疗后伤口的变化情况。

（七）合理应用抗生素

遵医嘱于术前、术中及术后静脉滴注抗生素。首选大剂量青霉素（1000万U/d），同时静脉注射头孢哌酮、甲硝唑等药。

（八）心理护理

对气性坏疽患者应以同情、关心的态度，协助其活动。对需截肢的患者，应向其耐心解释手术的必要性和重要性，还可向待截肢患者介绍一些顺利适应截肢后生活的典型病例，使其逐渐适应身体变化，减轻恐惧心理，勇敢面对病残生活，接受并配合手术治疗。术后鼓励患者正视现实，正确对待病残，树立生活信心。

（九）健康教育

教育患者加强劳动保护，避免受伤。受伤患者要及时彻底清创，早期使用大剂量有效抗生素是预防创伤后气性坏疽最可靠的方法。同时介绍有关假肢知识，指导患者制定出院后功能锻炼计划，使其尽快适应新的生活。

考点： 气性坏疽患者的临床表现和护理措施。

小结	1. 外科感染是指需要手术治疗的感染性疾病和发生在创伤或手术后的感染。其特点是：①常为多种细菌引起的混合感染；②大部分感染患者有明显而突出的局部症状和体征，严重时可有全身表现；③病变常集中在某个部位，发展后引起组织化脓、坏死等；④一般药物不能控制，常需要手术或换药处理。 2. 浅部软组织化脓性感染是指发生于皮肤、皮下组织、淋巴管和淋巴结、肌间隙及其周围疏松结蹄组织等处，由化脓性致病菌引起的感染。包括疖、痈、急性蜂窝织炎、丹毒、淋巴管炎及淋巴结炎、脓肿、手部急性化脓性感染等。 3. 全身化脓性感染当前国际通用的术语是脓毒症和菌血症。脓毒症是指因病原菌因素引起的全身性炎症反应，体温、循环、呼吸、神志有明显改变者。菌血症是脓毒症中的一种，即血培养检出病原菌者。全身炎症反应综合征、脓毒症、脓毒性休克和多器官功能障碍综合征是同一病理过程的不同阶段。

小结	4. 破伤风是指破伤风梭菌侵入人体伤口后，生长繁殖、产生大量毒素所引起的急性特异性感染。产生的主要毒素有：痉挛毒素可导致全身横纹肌持续性收缩或阵发性痉挛，溶血毒素可引起局部组织坏死和心肌损害。典型症状：苦笑面容、颈项强直、角弓反张、牙关紧闭、阵发性痉挛和抽搐。破伤风最可靠的预防措施是预防注射和正确处理伤口。

（赵宏亮　张宏英）

第七章 损伤患者的护理

学习目标
1. 归纳损伤、烧伤的病因及发病机制、病理生理和分类及创伤愈合的过程。
2. 熟记烧伤面积及深度的判断、烧伤补液方案的实施及患者的护理。
3. 熟记清创前、后护理措施及换药术的注意事项。
4. 能正确运用换药技术进行伤口换药。
5. 知道冻伤及蛇咬伤的分类及急救措施。

案例

男性,35岁,体重60 kg,因工作不慎被蒸汽烫伤,被救出后迅速送往医院。患者主诉口渴,全身剧痛。查体:P 130次/分,R 30次/分,BP 70/50 mmHg。神智清醒,呻吟。其背部和胸腹部红肿,无水疱;双下肢与会阴部的创面呈淡红色,有大小不等的水疱,剧痛。

思考:
(1)该患者的烧伤面积和深度分别是多少?属于哪种程度的烧伤?
(2)该患者入院后第一天和第二天的补液总量分别是多少?
(3)如何安排输液种类和控制输液速度?

损伤(injury)是指各种致伤因素作用于人体所造成的组织结构完整性或功能障碍及其所引起的局部和全身反应。引起损伤的原因主要有:机械性因素,如锐器切割、钝器打击、重物挤压、火器等;物理性因素,如高温、寒冷、电流、激光、放射线、声波等;化学性因素,如强酸、强碱、毒气等;生物性因素,如毒蛇、犬、猫、昆虫等咬、抓、蜇伤。本章重点介绍创伤、烧伤、冻伤、蛇咬伤患者的护理。

第一节 创伤患者的护理

创伤(trauma)是指机械性致伤因素作用于人体造成的组织结构完整性的破坏或功能障碍,是临床最常见的一种损伤。

【概述】
(一)病因及分类
1. 按皮肤完整性分类
(1)闭合性创伤:损伤部位皮肤和黏膜保持完整,多由钝性暴力所致,主要有挫伤、扭伤、挤压伤、冲击伤（爆震伤）等。

1）挫伤：是钝力作用于机体后引起的皮下组织、肌肉等损伤，临床上最常见。受伤组织常发生充血、水肿或血肿，头、胸、腹部挫伤可能合并深部器官损伤。

2）扭伤：是关节部位受到强大的牵张力作用而异常扭转，造成关节囊、韧带、肌腱、肌肉等组织撕裂破坏，局部表现青紫、肿胀和关节功能障碍。

3）挤压伤：是指人体肌肉丰富的部位，如四肢、躯干受重物长时间挤压后所造成的损伤。表现为压力解除后局部出现广泛出血、血栓形成、组织坏死和严重的炎性反应，严重时肌肉组织广泛缺血、坏死、变性，坏死组织的分解产物，如肌红蛋白、钾、乳酸等吸收，可引起高血钾、急性肾衰竭，甚至发生休克。

4）冲击伤（爆震伤）：是指由爆炸产生的强烈冲击波，引起胸腹腔内脏器官、颅内及鼓膜等的损伤。

（2）开放性创伤：损伤部位皮肤或黏膜完整性遭到破坏，深部组织或器官与外界相通，多由锐力或高速物体造成，主要有擦伤、刺伤、切割伤、裂伤、撕脱伤、火器伤等。

1）擦伤：常因皮肤与硬物或粗糙物摩擦而引起皮肤表层组织的破损，创面有小出血点及少量浆液渗出，伤口浅，创缘多不整齐。

2）刺伤：是由金属、木刺等尖锐器物刺入组织所造成的损伤，伤口小而深，长度不一，有时可伤及深部器官或造成异物存留，易发生化脓性感染或破伤风。

3）切割伤：是由锐器或边缘锐利的物体切割组织而造成损伤，切口长度、深度不一，创缘平整，周围组织损伤较少，可伤及血管、神经、肌肉或肌腱等深部组织。

4）裂伤：由较大钝力所致的皮肤和皮下组织断裂，伤口创缘多不整齐，周围组织破坏和污染较重，头皮裂伤者可合并颅骨骨折。

5）撕脱伤：是由高速卷拉或撕扯暴力造成皮肤、皮下组织、肌肉、肌腱等组织的剥脱分离，特点为损伤严重、创面大、出血多、易感染。因作用力方向不同，伤口的性状各异，临床上以头皮撕脱伤较为常见。

6）火器伤：是由弹片或子弹等所致，伤口虽小，但可致体腔开放、大出血、内脏器官破裂或穿孔、异物滞留等。兼有入口和出口者称为贯通伤，只有入口而无出口者称为盲管伤。

2．按受伤部位分类　可分为颅脑、颌面部、颈部、胸部、腹部、骨盆、脊柱脊髓和四肢损伤等。

3．按受伤程度分类　一般分为轻度、中度、重度。①轻度：伤及局部软组织，只需局部处理或小手术治疗。大多不影响生活、学习和工作。②中度：广泛软组织损伤、四肢长骨骨折及一般腹腔脏器损伤等，需手术治疗，但一般无生命危险。③重度：指危及生命或治愈后留有严重残疾者。

（二）病理生理

机体在致伤因子的作用下，迅速产生各种局部炎性反应和全身性防御反应，以维持机体内环境的稳定。

1．局部反应　伤后由于受伤部位组织细胞破坏、变性坏死及对入侵病原微生物和存留异物产生创伤性炎性反应，引起局部血管通透性增强，血浆成分外渗，白细胞等趋化因子迅速集聚于伤处以吞噬和清除致病菌和异物。其病理过程常于3～5天后趋于消退。创伤性炎症有利于创伤修复，但若局部渗出过多，组织严重肿胀，甚至发生血液循环障碍，则组织修复缓慢。

2. 全身反应　即全身性应激反应，是致伤因素作用于机体后引起的一系列神经内分泌活动增强并引发各种功能和代谢改变的过程，是一种非特异性应激反应。主要包括发热反应、神经-内分泌系统反应、代谢反应、免疫反应等，创伤愈严重，全身反应愈显著。

（1）发热反应：由于严重损伤时，大量释放的炎性介质和细胞因子，如肿瘤坏死因子、白细胞介素等作用于下丘脑体温调节中枢引起机体发热。

（2）神经-内分泌系统反应：在损伤所致的疼痛、精神紧张、有效循环血量不足等因素的综合作用下，下丘脑-垂体-肾上腺皮质轴和交感神经-肾上腺髓质轴和交感神经-肾上腺髓质轴分泌大量儿茶酚胺、肾上腺皮质激素、抗利尿激素、生长激素和胰高血糖素；同时，肾素-血管紧张素-醛固酮系统也被激活。上述3个系统相互协调，共同调节全身各器官功能和代谢，动员机体代偿能力，以保证重要脏器的灌注和对抗致伤因素的损害作用。

（3）代谢反应：是在多种内分泌激素如肾上腺皮质激素、胰高血糖素、甲状腺激素等作用下，机体基础代谢率增高，分解代谢增强，糖、蛋白质、脂肪分解加速，患者出现高血糖、高乳酸血症，血中游离脂肪酸和酮体增加，尿素氮排出增加，从而导致负氮平衡。水、电解质代谢紊乱可致水、钠潴留；钾排出增多，亦可出现钙、磷代谢异常。

（4）免疫系统反应：严重创伤后，中性粒细胞、单核-巨噬细胞的吞噬和杀菌能力减弱，淋巴细胞数量减少、功能下降，补体系统过度消耗等因素综合作用导致机体免疫防御能力下降，对感染的易感性增加。

（三）组织修复和创伤愈合

1. 组织修复方式　组织修复的基本方式是由伤处增生的细胞和细胞间质充填、连接或替代缺损组织。理想的修复是完全由原来性质的组织细胞修复缺损组织，恢复其原有的结构和功能，称为完全修复。由于人体各种组织细胞固有的再生增殖能力不同，大多数组织在伤后不能由原来性质的组织细胞修复，而是由其他性质的细胞（多为成纤维细胞）增生替代而形成瘢痕愈合，达到结构和功能的稳定。

2. 创伤的修复过程　一般分为3个既相互区分又相互联系的阶段。

（1）炎性反应阶段：伤后立即发生，常持续3～5天。组织缺损部位先被血细胞凝集块充填，继而成纤维细胞和血管内皮细胞增生，取代血凝块填充伤口并构成网架，此期主要是止血和封闭创面。

（2）组织增生和肉芽形成阶段：成纤维细胞、内皮细胞和新生的毛细血管共同构成肉芽组织，填充伤口，肉芽组织最终变为以胶原纤维为主的瘢痕组织，形成瘢痕愈合，此过程需1～2周。

（3）组织塑形阶段：主要是胶原纤维交联增加；多余胶原纤维被胶原蛋白降解和吸收，局部组织软化；过度丰富的毛细血管网逐步消退及伤口黏蛋白和水分减少等，最终达到受伤部位外观和功能的改善，此期需1年以上。

3. 创伤愈合的类型

（1）一期愈合：又称原发愈合。组织修复以原来性质的细胞为主，仅含少量纤维组织，局部无感染、血肿及坏死组织，伤口边缘整齐、严密、呈线状，组织结构和功能修复良好。多见于创伤程度轻、范围小、无感染的伤口或创面。

（2）二期愈合：又称瘢痕愈合。以纤维组织修复为主，修复较慢，瘢痕明显，愈合后对局部结构和功能有不同程度的影响。多见于损伤程度重、范围大、边缘不整齐、坏死组织多及伴有感染的伤口。

4．影响伤口愈合的因素

（1）局部因素：伤口感染是最常见的影响因素。其他如创伤范围大、坏死组织多、异物存留、局部血液循环障碍、伤口引流不畅、伤口张力过大、包扎或缝合过紧等也不利于伤口愈合。

（2）全身性因素：主要影响因素有老年、营养不良、长期或大量使用皮质激素和抗癌药物等，合并有糖尿病、结核、肿瘤、贫血、肝硬化等慢性疾病及出现全身严重并发症（如多器官功能不全）等时，也常延迟伤口愈合。

【护理评估】

（一）健康史

了解患者受伤的原因、时间、地点、部位，以及伤后表现、有无危及生命的损伤、现场救治及转送途中伤情变化等。患者伤前是否饮酒，是否合并高血压、糖尿病、营养不良等慢性疾病；是否长期使用皮质激素、细胞毒性类药物；有无药物过敏史等。

（二）身体状况

1．局部表现　由于致伤物性质和作用力大小不同，局部可表现为疼痛、肿胀、出血、功能障碍等。

（1）疼痛：伤处活动时疼痛加重，制动后减轻，严重创伤或重度休克时患者常不能主诉疼痛，内脏器官损伤所致的疼痛常定位不确切。一般受伤2～3天后疼痛缓解，若疼痛持续或加重，提示可能并发感染。诊断不明时禁用麻醉止痛剂，以免漏诊或误诊。

（2）压痛和肿胀：损伤部位有压痛，局部组织出血和炎性渗出可致肿胀，伴有青紫、瘀斑或血肿。肢体严重肿胀者，组织内张力增高阻碍远侧肢体的血液循环，可致远端组织血供障碍，皮温降低，甚至缺血坏死。

（3）功能障碍：主要由受伤局部组织结构破坏引起。局部肿胀、疼痛、炎症常可使患者活动受限。组织结构破坏如骨折、脱位、神经或肌肉损伤等可直接引起功能障碍。

（4）伤口和出血：是开放性创伤所共有的表现，伤口的形状、大小、深浅不一，还可能会有异物存留，常伴有出血和血块，出血量随损伤部位和程度而异。根据伤后伤口的污染情况，可分为清洁伤口、污染伤口、感染伤口。

1）清洁伤口：通常指未被细菌污染的伤口，如Ⅰ类手术切口（甲状腺切除术、腹股沟疝修补术等），部分污染伤口通过严格清创处理也可以成为清洁伤口。

2）污染伤口：指伤口有少量细菌污染，但尚未发生感染，如一般创伤后6～8小时内的伤口和Ⅱ类手术切口（胃大部分切除术、直肠癌根治术等）。

3）感染伤口：指伤口已感染，甚至化脓，如延迟处理的开放伤口和Ⅲ类手术切口（胃穿孔并化脓性腹膜炎手术、脓肿切开引流术等）。

2．全身表现　严重损伤后，由于机体应激反应的影响，可出现发热、食欲减退、生命体征改变等。

（1）发热：重度损伤由于伤处的血液、渗出液、坏死组织等吸收可引起发热，一般不超过38.5℃；脑损伤、并发感染时可引起高热，体温甚至可达40℃。

（2）生命体征的改变：发热时常可伴脉搏和呼吸频率加快，重度损伤或伤及大血管者可发生大出血或休克，伤及重要脏器时可致呼吸、循环功能衰竭。

（3）全身炎症反应综合征：指损伤后，由于交感神经-肾上腺髓质系统兴奋，大量儿茶酚胺及其他炎性介质释放、疼痛、精神紧张和血容量减少等因素引起体温、心血管、呼吸和血细胞等方面的异常。主要表现为：①体温＞38℃或＜36℃；②心率＞90次/分；③呼吸频率＞20次/分或过度通气，$PaCO_2$＜32 mmHg；④外周血 WBC＞$12×10^9$ 或＜$4×10^9$ 或幼粒细胞＞10%。具有上述临床表现中两项以上者即可诊断。

（4）并发症：因原发和继发性因素影响，损伤后患者可出现休克、急性肾衰竭、急性呼吸窘迫综合征、多器官功能障碍综合征等并发症。

（三）心理-社会状况

损伤发生后，患者常出现复杂的心理反应。要了解患者和家属的心理状态，观察有无因突发创伤而引起的恐惧、焦虑；了解患者和家属对急性事件的应对能力，对创伤可能引起肢体功能障碍、形体改变的承受能力。

（四）辅助检查

1．实验室检查　血常规检查，可判断失血、血液浓缩情况及有无感染等；尿常规和尿淀粉酶检查，有助于泌尿系损伤和胰腺损伤的判断；血生化、血气分析检查，除有助于判断肾、肝损伤外，还可了解有无水、电解质及酸碱平衡失调。

2．影像学检查　X线透视或摄片检查可确定有无骨折、脱位、金属异物存留和胸、腹腔内游离气体等；B超检查可明确有无肝、肾、脾等实质性脏器损伤和胸、腹腔内积液等；CT和MRI检查可判断颅脑、脊髓损伤部位、性质和程度等。

3．诊断性穿刺　常用于闭合性损伤的诊断，有助于明确有无腔内脏器损伤或出血，常用的有胸膜腔穿刺、腹腔穿刺、心包腔穿刺、关节腔穿刺等。

4．内镜检查　可直接观察气管、食管、直肠、膀胱等器官和胸、腹腔内脏器损伤情况。

5．置管灌洗检查　观察灌洗液的性质和量，有助于某些部位损伤的诊断，如腹腔损伤可采用腹腔置管灌洗检查，膀胱损伤可行经导尿管灌注液体试验。

（五）治疗与效果

1．现场急救　急救原则是保存生命第一，恢复功能第二，顾全解剖完整性第三。因此应优先解除危及生命的紧急情况，如心跳、呼吸骤停、窒息、大出血、开放性或张力性气胸和休克等。急救措施包括循环和呼吸功能的支持，伤口的止血、包扎、固定等。

2．局部治疗

（1）软组织闭合性损伤：单纯性软组织损伤者，予以局部制动，患肢抬高，局部冷敷，24小时后改用热敷或红外线治疗、服用云南白药等。局部如有血肿形成可加压包扎。闭合性骨折和脱位者，需进行复位、固定；合并重要脏器、组织损伤者，应手术探查和修复处理。

（2）软组织开放性损伤：①清洁伤口，该类伤口经直接缝合可达到一期愈合；②污染伤口，应尽早实施清创术，即在麻醉下彻底清洗伤口，去除失活组织、异物、血块等，使污染伤口变为清洁或接近清洁伤口，争取一期愈合。③感染伤口，应充分引流，加强换药，达到二期愈合。

3．全身治疗

（1）预防感染：有开放性伤口者，应根据伤情给予抗菌药物和破伤风抗毒素。一般一次性给予破伤风抗毒素1500U，若伤口污染严重剂量应加倍。

（2）防治休克：对有可能发生休克的重度创伤患者或已经出现休克征象的患者，应尽快静脉输液、给氧、止痛、保暖，必要时输血等，以防治休克。

（3）补液、营养支持：应根据病情适当补液，不能进食者应酌情给予管饲或肠外营养支持。

4. 防治并发症　根据创伤部位、性质和严重程度，积极预防和处理相关并发症。

【主要护理诊断／问题】
1. 疼痛　与局部损伤及创伤性炎症反应有关。
2. 组织完整性受损　与开放性伤口、皮肤的防御和保护功能受损等有关。
3. 体液不足　与组织器官出血、体液丢失有关。
4. 焦虑　与创伤的刺激、担心预后不良或残疾等有关。
5. 体温过高　与创伤后炎症反应或并发感染有关。
6. 潜在并发症　休克、感染、挤压综合征、多器官功能障碍综合征等。

【护理措施】
（一）紧急救护
1. 通气　清理口鼻分泌物、异物，保持呼吸道通畅；根据病情给氧，必要时行气管插管或气管切开。
2. 止血　有活动性出血者，采取指压法、加压包扎法和止血带法进行止血。使用止血带时，应注意时间，每隔1小时放松止血带1次，每次放松2～3分钟，以恢复远端血运。
3. 包扎　有伤口者，用无菌敷料或清洁的布单、衣物等包扎封闭伤口，以减少污染；若有腹腔内脏器脱出，不要轻易回纳，应先用合适的容器扣盖伤口，再行腹带包扎；若有脑组织外露，可用纱布卷垫高伤口周围，再行头部包扎。
4. 固定　有骨折者，最好使用夹板固定，若无夹板可就地取材，用树枝、木棍、板条等固定，必要时可利用患者自己的躯体进行固定，如上臂骨折时，将上臂捆绑固定于侧胸壁，下肢骨折时，可两腿并拢，将患肢与健肢捆绑在一起进行固定。
5. 止痛　疼痛严重者，应给予镇静止痛药物。
6. 补液　有失血或体液丢失者，应建立通畅的静脉通路，快速扩充血容量，必要时两路静脉同时补液。
7. 运送　经上述初步处理后，再平稳地转送患者。转送途中应继续保暖、止痛、给氧、补液等措施，以保证病情稳定，预防休克的发生；应密切观察病情变化，一旦发现异常，及时进行处理。

（二）体位
血压不稳定者，取平卧或仰卧中凹位。血压平稳者，可根据受伤的部位安置合适卧位，如颅脑损伤取床头抬高15°～30°卧位；胸、腹部损伤取半卧位；肢体损伤将患肢抬高；脊椎损伤取平卧位；半昏迷者，采用侧卧位或侧俯卧位等。

（三）配合全身治疗
1. 纠正休克　迅速建立2～3条静脉通路，根据医嘱输液、输血、应用血管活性药物等；合理安排输液种类和调整输液速度，以尽快恢复有效循环血量，并维持循环稳定。
2. 预防感染　按医嘱使用抗菌药物和破伤风抗毒素，有过敏反应的抗生素及破伤风抗毒素在使用前应做过敏试验。
3. 镇静止痛　遵医嘱给予镇静止痛药物，但不排除有内脏损伤者，禁止使用吗啡类镇痛药物。
4. 营养支持　提供高热量、高蛋白、高维生素、易消化饮食，鼓励患者多饮水，对摄入不足者遵医嘱静脉补液;严重营养不良者,遵医嘱行肠内或肠外营养,必要时输注血浆、人体白蛋白或全血等。

(四)配合局部治疗的护理

1. 软组织闭合性损伤的护理

(1) 一般护理:伤肢抬高15°~30°,以利静脉血液回流,减轻肿胀和疼痛;肢体或关节可用夹板或绷带适当包扎固定,局部制动可减轻疼痛,以利恢复。

(2) 病情观察:对伤情较重者应注意局部症状、体征的变化;密切生命体征;对挤压伤患者应观察尿量、尿色、尿比重,注意是否发生挤压综合征。

(3) 伤处局部的护理:①小范围的软组织损伤,可早期给予冷敷,以减少渗血和肿胀,24小时后给予热敷、理疗,以利于炎症消退。②必要时遵医嘱外敷中西药物,以消肿止痛。血肿较大者,可在无菌条件下穿刺抽吸后加压包扎。③疑有胸、腹腔脏器、颅脑损伤等,遵医嘱给予相应检查和护理。④病情稳定后,指导患者配合理疗、按摩和功能锻炼,促进功能恢复。

2. 软组织开放性损伤的护理

(1) 术前准备:密切观察患者病情变化,监测其生命体征、神志、伤口等情况;按手术要求做好各项术前准备工作,如备皮、药物过敏试验、配血、输液及必要的辅助检查。

(2) 术后护理:①根据病情和术后康复需要,安置合适的卧位,指导患者合理饮食,加强营养支持。②密切观察患者生命体征,警惕活动性出血等情况。③遵医嘱使用抗生素预防感染,为开放性损伤患者注射破伤风抗毒素。④对血容量不足者,遵医嘱给予输液、输血,维持体液平衡和血容量,防治休克。⑤保持敷料清洁干燥,及时换药,如伤口内放置有橡皮片引流条,应于术后24~48小时去除,观察伤口情况,如出现红、肿、热、痛等感染征象时,应协助医师进行早期处理,必要时拆除缝线,敞开伤口,引流换药。⑥适当抬高并固定患肢,改善局部血液循环,促进伤口愈合;注意伤肢末梢循环情况,如发现肢端苍白或发绀、皮温降低、动脉搏动减弱时,应及时报告医师。

(3) 功能锻炼:病情稳定后,鼓励并协助患者进行早期活动,指导患者进行肢体功能锻炼,以促进功能恢复和预防并发症。

3. 心理护理 及时了解患者的心理状态,减轻恐惧和焦虑心理,对容貌受损或有致残可能的患者,多与其沟通,进行心理疏导,稳定情绪,增强其恢复健康的信心,积极配合治疗和护理。

(五)病情观察

观察经过全身和(或)局部治疗后,病情是否好转并趋于稳定,伤后出现的生理功能紊乱是否逐渐被纠正,有无出现新的症状和体征。若出现烦躁不安、面色苍白、脉率增快、血压下降、手足冰凉等,应考虑发生创伤性或失血性休克;若存在尿量减少、尿相对密度下降、肌红蛋白尿、氮质血症等,应警惕合并急性肾功能衰竭;若出现呼吸急促、呼吸困难进行性加重、发绀,且不因氧疗而改善,应怀疑急性呼吸窘迫综合征。一旦考虑上述情况,应及时报告医生,并协助处理。

(六)健康教育

1. 宣传安全知识,加强安全防护意识,注意交通安全及劳动保护,避免损伤的发生。

2. 一旦发生创伤,无论是开放性或闭合性损伤,都要及时到医院就诊,开放性损伤时尽早接受清创术,并注射破伤风抗毒素。

3. 强调功能锻炼的重要性，督促患者积极进行身体各部位的功能锻炼，防止因制动引起关节僵硬、肌肉萎缩等并发症，使其功能得到最大程度的恢复。

考点：创伤的分类，急救原则及护理措施；伤口的类型及处理原则。

第二节 清创术及换药术

一、清创术

又称扩创术，是处理开放性损伤最重要、最有效的手段，是外科的基本手术操作。

（一）清创目的

对污染伤口进行清洗去污、清除血块和异物，切除失活组织，制止伤口出血，修复有功能的组织，变污染伤口为清洁伤口，促使伤口早日愈合，争取达到一期愈合。

（二）清创时机

开放性伤口难免有不同程度的污染，因此应力争在伤后6~8小时内实施清创术，此时细菌仅存在于创口表面，尚未形成伤口感染，是清创的最佳时机。头面部伤口局部血运良好，伤后12小时内仍可按污染伤口行清创术。对关节附近以及有神经、大血管、内脏等重要组织器官暴露的伤口，如无明显感染现象，尽管时间较长，原则上也应清创缝合。如污染严重，细菌量多且毒力强，伤后4~6小时即可变为感染伤口，不宜按污染伤口处理。如伤口已有明显感染，则不作清创，仅做伤口及伤口周围清理、消毒后，敞开引流、换药。

（三）术前准备

1. 充分了解伤情，判断伤口局部有无神经、血管、肌腱损伤。
2. 如有颅脑、胸、腹部严重损伤，应先予以处理；如有休克，应先抢救，待休克好转后争取时间再行清创；有活动大出血者应先止血。
3. 做好必要的实验室检查和其他检查。
4. 较大伤口，污染严重，预防性应用抗生素和破伤风抗毒素；疼痛严重者，遵医嘱给予镇痛剂，以减轻疼痛。
5. 告知患者清创的目的，通知患者禁食，并按急诊手术做好皮肤准备、交叉配血、药物过敏试验、麻醉前用药，遵医嘱插胃管、尿管等。

（四）清创步骤

1. 麻醉　根据伤情、伤口部位、大小及形状，选择必要的麻醉，如上肢清创可用臂丛神经阻滞麻醉，下肢可用硬膜外麻醉，较小较浅的伤口可使用局麻，较大、复杂、严重的损伤则可选用全麻。
2. 清洗去污　分清洗皮肤和清洗伤口两步。

（1）清洗皮肤：剃除伤口周围毛发，用无菌纱布覆盖伤口，依次用肥皂水清洗伤口周围皮肤，若有油污可用汽油或乙醚擦净，再以冷开水或0.9%氯化钠溶液冲洗干净。

（2）清洗伤口：去掉覆盖伤口的纱布，以0.9%氯化钠溶液反复冲洗伤口，可按0.9%氯化钠溶液→3%过氧化氢溶液→0.9%氯化钠溶液，连续冲洗3遍。用消毒镊子或小纱布球轻轻除去伤口内的污物、血块和异物。

3. 消毒　手术人员更换无菌手套和器械以及覆盖伤口的纱布，然后用消毒液依次由内向外消毒伤口周围皮肤，铺盖无菌手术巾。

4．清理伤口　仔细检查伤口，必要时可适当扩大创口。

（1）对浅层伤口，可将伤口周围不整皮肤缘切除 0.2～0.5 cm，切面止血，消除血凝块和异物，切除失活组织和明显挫伤的创缘组织（包括皮肤和皮下组织等），并随时用 0.9% 氯化钠溶液冲洗。

（2）对深层伤口，应彻底切除失活的筋膜和肌肉（肌肉切面不出血、无张力或用镊子夹不收缩者，表示已坏死），但不应将有活力的肌肉切除，以免切除过多影响功能。为了处理较深部伤口，有时可适当扩大伤口和切开筋膜。充分止血并用 0.9% 氯化钠溶液冲洗，清理伤口直至比较清洁和显露血循环较好的组织。如同时有粉碎性骨折，应尽量保留骨折片；已与骨膜游离的小骨片则应予清除。

（3）浅部贯通伤的出入口较接近者，可将伤道间的组织桥切开，变两个伤口为一个。如伤道过深，不应从入口处清理深部，而应从侧面切开处清理伤道。

（4）伤口如有活动性出血，在清创前可先用止血钳钳夹，或临时结扎止血；待清理伤口时重新结扎，除去污染线头。渗血可用温盐水纱布压迫止血，或用凝血酶等局部止血剂止血。

5．修复伤口　重新消毒铺巾，术者更换手套和更换手术器械，再次用 0.9% 氯化钠溶液清洗伤口，进一步止血。根据污染程度、伤口大小和深度等情况，决定伤口是开放还是缝合，是一期缝合还是延期缝合。未超过 8 小时的清洁伤口可一期缝合；头、面部血运丰富，愈合力强，损伤时间虽长，只要无明显感染，仍应争取一期缝合；大而深的伤口，在一期缝合时应放置引流条，术后 24～48 小时后拔除；污染重或特殊部位不能彻底清创的伤口，应延期缝合，即在清创后先于伤口内放置凡士林纱布条引流，待 4～7 天后，如伤口组织红润、无感染或水肿再缝合。

缝合伤口时，不应留有死腔，张力不能太大。对重要的血管损伤应修补或吻合；对断裂的肌腱和神经干应修整缝合。对显露的神经和肌腱应以皮肤覆盖；开放性关节腔损伤应彻底清洗消毒后缝合；胸、腹腔的开放性损伤应彻底清创后，放置引流管或引流条。

6．包扎固定　厚纱布覆盖伤口，用胶布按与伤口纵轴线相垂直的方向粘贴，不宜环行粘贴以免发生血液循环障碍。骨折或广泛软组织损伤时，用石膏托或夹板固定、绷带包扎。

（五）术后护理

1．肢体受伤者应抬高患肢、制动，观察肢端感觉、运动、肿胀、皮肤颜色、温度及动脉搏动情况，若有异常应及时协助处理。

2．伤后 24 小时内注射破伤风抗毒素，根据伤口情况给予抗生素预防感染。术后做好伤口换药，密切观察伤口愈合情况，清创后的伤口仍发生感染者及时按感染伤口进行处理。

3．指导患者早期活动及合理的功能锻炼，促进功能恢复。

（六）注意事项

1．清创术应尽早施行，越早效果越好。

2．严格执行无菌操作规程，认真进行清洗和消毒。

3．清创时既要彻底切除已失去活力的组织，又要尽量爱护和保留存活的组织，这样才能避免伤口感染，促进愈合，保存功能。

4．组织缝合必须避免张力太大，以免造成缺血或坏死。

考点： 清创术的时机、清创的步骤和护理。

二、换药术

换药也称为更换敷料，是指对经过初期治疗的伤口更换无菌敷料的方法。

（一）换药目的

检查伤口，动态观察伤口变化，并给予及时适当的处理。清理伤口，清除异物、分泌物和坏死组织，减少细菌繁殖因素，控制感染，促进伤口愈合。拆除伤口缝线。

（二）换药用品和管理

1．换药用品

（1）基本用物和设备：贮槽、弯盘、换药碗、有盖方盘、有盖搪瓷杯、换药台、换药车、药品柜、托盘架、立式照明灯、污物桶等。

（2）各种器械：持物钳、止血钳、敷料镊、线剪、刀柄、刀片、探针等。

（3）敷料类：如无菌纱布及纱垫、棉球及棉签、纱条、各类绷带、胶布等。

（4）消毒及换药药品（表7-1）

（5）其他：引流物、治疗巾、无菌手套等。

表7-1 常用消毒及换药的药品

适用范围	常用药品及溶液
皮肤消毒	70% 乙醇、2.5% 碘酊、0.5% ~ 1.0% 聚维酮碘
一般创面	0.9% 氯化钠、凡士林纱布
水肿肉芽	3% 氯化钠、30% 硫酸镁
皮炎、湿疹	15% 氧化锌油
铜绿假单胞菌感染	1% 苯氧乙醇、0.5% 乙酸、1% ~ 2% 磺胺嘧啶银
厌氧菌感染	3% 过氧化氢、0.05% 高锰酸钾、优琐（氯石灰硼酸溶液）
皮肤感染尚未破溃	10% ~ 30% 鱼石脂、金黄散
真菌感染	克霉唑、酮康唑、碘甘油、大蒜液
慢性溃疡	碘仿、20% 鞣酸、1% 氯胺

2．换药室的管理

（1）换药室要求场地宽敞、光线充足、温度适宜，设备陈设简单实用，便于清洁和消毒。应有完善的卫生及消毒设施，每日通风换气，做好清洁消毒处理，每周大扫除1次，每月做空气细菌培养1次。

（2）换药室应由专人负责，严格执行消毒隔离制度及无菌操作规程，清洁区与污染区要严格分开，防止交叉感染。无菌物品与有菌物品，清洁物品与污染物品应分别放在固定位置，不得混淆。无菌物品须注明灭菌日期，超过一周者重新灭菌。

（3）严格物品管理，保证药品、敷料及器械供应，并确保性能及状态的完好；药品应每日定期检查，保持瓶签清晰；所有物品应分类定点放置，以便取用。

（4）器械浸泡液每周更换两次，并保持各种消毒液的浓度及液量。

（三）换药顺序与换药次数

1．伤口换药顺序　先清洁伤口、再污染伤口、最后感染伤口，特殊感染应专人隔离换药。

2．换药的次数　一期缝合伤口术后2～3天换药1次，如无感染至拆线时再换药；分泌物不多，肉芽组织生长良好的伤口，每日或隔日换药1次；脓性分泌物多，感染伤口重的伤口每日换药1次或数次。

（四）换药与拆线前准备

1．换药环境和时间　换药时要求室内空气清洁，光线明亮，温度适宜。换药前半小时不应扫地、铺床，并避免在患者进餐、睡眠、家属探视时间换药。

2．患者准备　做好解释工作，询问是否需要大小便。对于剧烈疼痛的伤口进行换药，可在换药前30分钟应用镇静剂或止痛剂。

3．换药者准备　换药者应初步了解创口部位、类型、大小、深度、创面情况；按要求着装，戴好帽子和口罩，操作前应清洁双手。

4．换药用物准备　无菌治疗碗2个、镊子2把、弯盘1个、剪刀或拆线剪1把、无菌纱布块、70%乙醇棉球、0.9%氯化钠棉球、干棉球、引流纱条、胶布或绷带、棉签、污物桶、消毒液桶等。

（五）换药与拆线操作

1．换药操作

（1）去除伤口敷料：用手揭开胶布，并取下外层敷料，将污面向上或折放于弯盘内；用镊子沿伤口长轴方向揭去内层敷料，与伤口粘结的最里层敷料，应先用0.9%氯化钠溶液湿润后再揭下，以免损伤肉芽组织或引起创面出血（图7-1）。

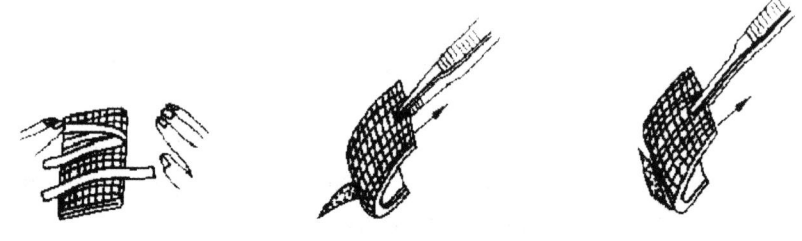

（1）揭开胶布的方法　（2）正确揭除内层敷料的方法　（3）错误揭除内层敷料的方法

图7-1　揭除伤口敷料的方法

（2）处理伤口

1）用两把镊子操作，一把镊子接触伤口，另一把镊子接触无菌敷料等，即一手执镊自换药碗中夹取无菌物品，递至另一手镊子中清理伤口，两把镊子不可碰撞。

2）用70%乙醇棉球消毒伤口周围皮肤，一般伤口由创缘向外消毒，化脓伤口由外向创缘消毒，消毒范围稍大于敷料范围。

3）用0.9%氯化钠棉球拭去创面或伤口的分泌物及脓液。分泌物较多且创面较深时，宜用0.9%氯化钠溶液冲洗，如坏死组织较多，可用优琐溶液冲洗；肉芽生长过快、高于创缘时，应予剪平后压迫止血，或用10%～20%硝酸银烧灼后生理盐水湿敷；水肿肉芽创面，可用3%～5%氯化钠溶液或30%硫酸镁溶液纱布湿敷。

4）用70%乙醇棉球再次消毒创缘周围皮肤，视伤口深度和创面情况置入或覆盖适宜的引流物，脓腔伤口引流物放置至接近底部。

(3) 包扎固定伤口：覆盖大小和厚度适当的无菌敷料，敷料大小达伤口外 3 cm 左右。胶布与伤口纵轴线相垂直固定，必要时加以绷带包扎。

2．拆线操作（图 7-2）

(1) 用 70% 乙醇棉球从内向外消毒切口、线结及周围皮肤 2 次。

(2) 用无齿镊子将缝线结提起，露出埋于皮内的缝线少许，用剪刀尖或刀片紧贴皮肤处剪断缝线，将缝线迅速向切口方向拉出（勿向反方向拉，以免切口裂开）。注意剪刀剪断处应为埋在皮内的缝线，若在缝线暴露部分剪断，则可因缝线的已被污染部分穿过皮肤深部而致感染。

(3) 拆线毕，再次用 70% 乙醇棉球消毒切口。

(4) 用无菌敷料包扎伤口，胶布固定。并记录伤口愈合情况。

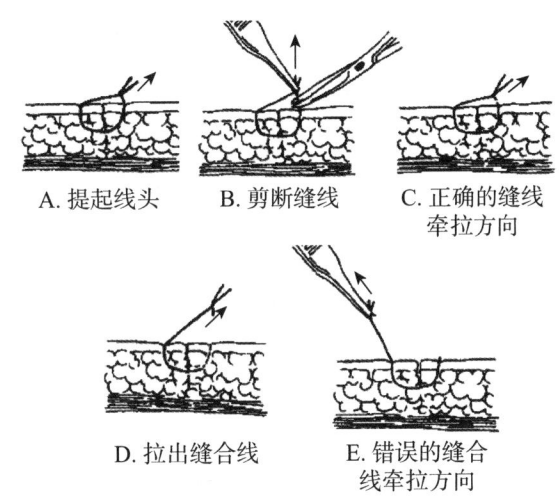

图 7-2 拆线方法

（六）操作后物品整理

换药或拆线结束后，将换药碗、镊子等器械浸泡在消毒液中初步消毒，洗净后打包进行高压蒸汽灭菌。将污敷料集中倒入污物桶内，不得随处扔弃，防止医院内交叉感染。特殊感染伤口的器械应分开消毒，敷料焚烧。

（七）换药注意事项

1．严格执行无菌技术操作原则。换药者如已接触伤口敷料，不应再接触换药车或换药台上物品，需用物品时可由护士供给或洗手后再取。各种棉球、敷料从容器中取出后，不得放回原容器内。

2．正确评估伤口情况，合理安排换药顺序。应先换无菌伤口，次换污染伤口，最后换感染伤口；先换分泌物少或创面小的伤口，后换创面大或分泌物多的创口；先换一般细菌感染创面，后换特异性感染的创面。

3．根据伤口情况准备换药敷料和用品，物尽其用，避免浪费。

4．操作熟练，减轻疼痛，注意保护患者隐私，禁止用干棉球、干纱布擦拭伤口。

5．换药所用 2 把镊子，一把用来夹持无菌物品，另一把夹持接触伤口的物品，必须分开，不可混用。

6．每次换药完毕，须将一切用具放回指定的位置，认真洗净双手后方可给另一患者换药。

> **考点：** 换药的目的及常用药物，换药操作及注意事项。

第三节　烧伤患者的护理

烧伤（burn）泛指各种热力、电流、化学物质、激光、放射线等所造成的组织损伤。热力烧伤是指由火焰、热液（水、油、汤等）、热蒸气、高温固体等引起的组织损伤。通常所称的烧伤或狭义的烧伤，一般指热力造成的烧伤，临床最常见，约占各类烧伤的85%~90%。近年来，由于化学工业的发展和电力的普遍应用，化学烧伤和电烧伤的发生率呈上升趋势。

【护理评估】

（一）健康史

1. 一般状况　热力烧伤的严重性与热源温度、受热时间及患者身体状况等因素有关。因此要着重了解烧伤的原因和性质、受伤时间、现场情况、有无吸入性损伤；迅速评估有无危及生命的损伤；现场采取的急救措施效果如何，运送途中情况。患者有无营养不良、呼吸系统疾患，是否合并高血压、糖尿病等慢性疾病，是否长期应用皮质激素类药物或接受化疗、放疗。

2. 病理生理　根据烧伤的病理生理特点，病程大致分为4期，各期之间往往互相重叠和互相影响，分期的目的是为了突出各阶段临床处理的重点。

（1）急性体液渗出期（休克期）：小面积浅度烧伤，体液渗出量有限，不致影响全身有效循环血量。烧伤面积大而深者，伤后立即反应是体液渗出，伤后2~3小时最为急剧，8小时达到高峰，随后逐渐减缓，至48小时逐渐趋于稳定并开始回吸收。此期由于体液的大量渗出和血管活性物质的释放，容易发生低血容量性休克，临床又称为休克期。

（2）感染期：从烧伤渗出液回吸收开始，感染的危险即已存在并持续至创面完全愈合。烧伤早期因为皮肤生理屏障被破坏，致病菌在创面中的坏死组织和渗出液中大量繁殖；严重烧伤后的应激反应及休克的打击，使全身免疫功能低下，对病原菌的易感性增加，通常在休克的同时即可并发局部和全身性感染。深度烧伤形成的凝固性坏死及焦痂，在伤后2~3周可进入广泛组织溶解阶段，此期细菌极易通过创面侵入机体引起感染，此阶段为烧伤并发全身性感染的又一高峰。

（3）修复期：烧伤后组织修复在炎症反应的同时即已经开始。创面的修复与烧伤的深度、面积及感染的程度密切相关。浅度烧伤多能自行修复，无瘢痕形成；深Ⅱ度烧伤靠残存的上皮岛融合或植皮修复，如无感染，大约3~4周逐渐修复，留有瘢痕；Ⅲ度烧伤形成瘢痕和挛缩，可导致肢体畸形和功能障碍，需要皮肤移植修复。

（4）康复期：深度创面愈合后，可形成瘢痕，严重者影响外观和功能，需要锻炼、工疗、体疗和整形以期恢复；某些器官功能损害及心理异常也需要一个恢复过程；深Ⅱ度和Ⅲ度烧伤创面愈合后，常有瘙痒或疼痛，反复出现水疱，甚至破溃，并发感染，形成残余创面，这种现象的终止往往需要较长时间；严重大面积深度烧伤愈合后，由于大部分汗腺被毁，机体热调节体温能力下降，夏季这类伤员多感全身不适，常需2~3年的调整适应过程。

（二）身体状况

1. 烧伤面积估计　以相当于体表面积的百分率表示。估计方法有多种，目前我国多采用中国新九分法和手掌法。

（1）中国新九分法：将人体体表总面积划分为11个9%和1个1%，构成100%。其中头颈部为9%、双上肢为18%、躯干（包括会阴）为27%、双下肢（包括臀部）为46%（表7-2）。简记的数字口诀为：3、3、3，5、6、7，13、13、1，5、21，13、7（图7-3）。

儿童头较大，下肢相对短小，估计烧伤面积公式为：头颈部面积（%）= [9 +（12−年龄）]%；双下肢面积（%）= [46−（12−年龄）]%。

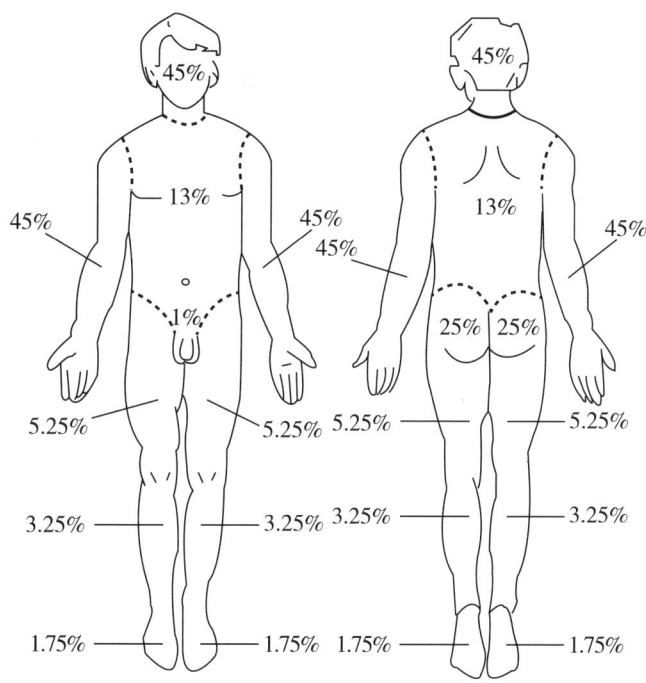

图 7-3 成人各部位体表面积（%）示意图

表 7-2 中国新九分法

部位		占成人体表（%）		占儿童体表（%）
头 颈	发 部	3		
	面 部	3	1×9 = 9	9 +（12−年龄）
	颈 部	3		
双上肢	双 手	5		
	双前臂	6	2×9 = 18	9×2 = 18
	双上臂	7		
躯 干	躯干前	13		
	躯干后	13	3×9 = 27	9×3 = 27
	会阴部	1		
双下肢	双 臀	5*		
	双大腿	21	5×9 + 1 = 46	46−（12−年龄）
	双小腿	13		
	双 足	7*		

*成年女性臀部和双足各占6%。

（2）手掌法：用患者自己的手掌测量其烧伤面积。不论年龄或性别，若将五指并拢，单掌的掌面面积占体表面积的1%。此法适用于小面积烧伤的估计或作为九分法的补充（图7-4）。

2．烧伤深度估计　目前普遍采用3度4分法，即分为Ⅰ度、浅Ⅱ度、深Ⅱ度、Ⅲ度。其中Ⅰ度及浅Ⅱ度烧伤属浅度烧伤，深Ⅱ度和Ⅲ度烧伤属深度烧伤。组织损伤层次见图7-5。

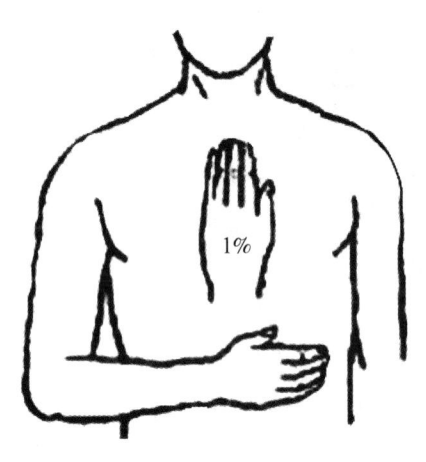

图7-4　手掌法

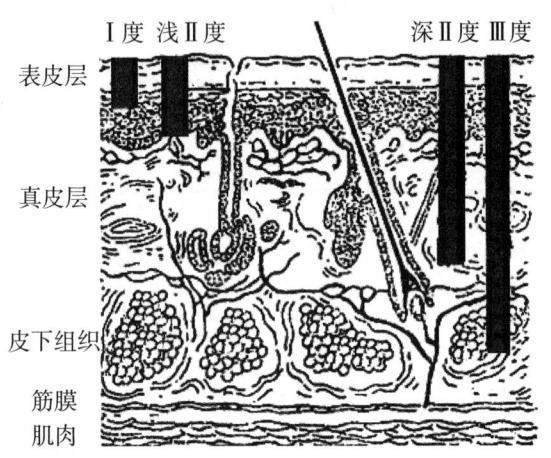

图7-5　热烧伤深度分度示意图

Ⅰ度烧伤：伤及表皮浅层。表面红斑状、干燥，烧灼感，皮温稍高，无水疱。2～3天红斑消失，3～7天脱屑痊愈。

浅Ⅱ度烧伤：伤及表皮全层和真皮浅层，部分生发层健在。局部红肿明显，形成大小不一的水疱，内含淡黄色澄清液体，疱壁薄、易破，疼痛剧烈，表皮脱落可见创面湿润、淡红、肿胀。3～4天结薄层棕黄干痂，如无感染，约2周愈合，短期内多有色素沉着，无瘢痕。

深Ⅱ度烧伤：伤达真皮深层，有皮肤附件残留。水疱较小，壁厚，去皮后创面微湿，基底发白或红白相间，痛觉较迟钝，有拔毛痛。如无严重感染，约3～4周痊愈，常有瘢痕形成和色素沉着。

Ⅲ度烧伤：伤达皮肤全层甚至皮下、肌肉、骨骼。痛觉消失，创面无水疱，干燥如皮革样坚硬，呈蜡白或焦黄色甚至炭化，形成焦痂，痂下可见树枝状栓塞的血管。3～4周后焦痂自然脱落，范围大者需植皮，愈合后留有瘢痕或畸形。

3．烧伤严重程度判断　主要依据烧伤面积和烧伤深度进行综合性判断，将烧伤程度分为4类（通常情况下，烧伤总面积的计算不包括Ⅰ度烧伤）。

（1）轻度烧伤：Ⅱ度烧伤面积在9%以下。

（2）中度烧伤：Ⅱ度烧伤面积为10%～29%，或Ⅲ度烧伤面积不足10%。

（3）重度烧伤：烧伤总面积30%～49%，或Ⅲ度烧伤面积10%～19%；或Ⅱ度、Ⅲ度烧伤总面积、Ⅲ度烧伤面积虽未达到上述范围，但若合并有休克、吸入性损伤或有较重复合伤者。

（4）特重度烧伤：烧伤总面积50%以上；或Ⅲ度烧伤面积在20%以上，或存在较重的吸入性损伤、复合伤等。

4．吸入性损伤　又称呼吸道烧伤，是指吸入火焰、蒸气或化学性烟尘、气体等所引起的呼吸系统损伤。其致伤因素为热力或燃烧时烟雾中的化学物质，如一氧化碳、氰化物等，这些化学物质能引起局部腐蚀和全身中毒。多见于头面部烧伤的患者，面、颈、口鼻周围常有深度烧伤创面，鼻毛烧毁，口鼻有黑色分泌物；有呼吸道刺激症状，咳炭末样痰，呼吸困难，声音嘶哑，肺部可闻及哮鸣音；多因窒息而死亡。

考点： 烧伤的临床分期、烧伤面积的估计、烧伤深度的判断。

（三）心理和社会状况

加强沟通，安慰患者，稳定患者的情绪，帮助患者面对烧伤的事实。对需多次植皮的患者，应耐心解释，消除疑虑和恐惧，鼓励其树立信心，配合治疗。重视心理康复，对颜面部、手、关节处烧伤，遗留瘢痕、畸形或功能障碍者，可采用心理疏导的方法，指导患者正确对待伤残。

（四）辅助检查

血细胞和红细胞比容是否升高，尿比重、血生化检查、血气分析结果是否正常，影像学检查有无异常发现等。

（五）治疗与效果

成人烧伤面积不足15%，小儿不足10%，可在门诊清创、包扎处理，使用止痛剂、抗生素和TAT防治感染。大面积烧伤、头面部或会阴部烧伤均应住院治疗。

1．现场急救

（1）迅速脱离热源：①对火焰烧伤者应尽快脱去着火的衣物，尤其是化纤衣服，也可卧倒滚动压灭火焰，或跳入附近水中，或用身边不易燃的材料（如雨衣、大衣、棉被等）迅速覆盖着火处，使与空气隔绝；在火源现场切勿站立或奔跑呼叫，以免造成头面部烧伤或吸入性损伤，应避免用双手扑火，以防导致手部烧伤。②热液烧伤时，应立即小心脱去或剪开衣服，切忌强行脱下；皮肤完整者伤处可用凉水冲洗或浸泡，以减轻疼痛和避免热力的继续损害。③电击伤者，应迅速切断电源，扑灭着火衣物，若患者心搏骤停，立即进行胸外心脏按压，施行心肺复苏。在未切断电源之前，施救者切记不要接触伤员，以免自身触电。④酸、碱等化学烧伤，应立即脱去或剪开沾有酸、碱的衣服，并用大量清水冲洗，时间不得少于15~20分钟；生石灰烧伤应先除去生石灰颗粒后再用清水长时间冲洗，防止生石灰遇水生热，加重损伤。磷烧伤时则应将创面浸于水中，尽量去除磷粒，转运途中要将伤处浸于水内或用多层冷水湿纱布覆盖，以防止磷在空气中继续燃烧，加重损伤，创面禁用油性药物或油性敷料包敷。

（2）抢救生命：重点检查有无危及生命的合并伤。①配合医师首先处理心跳呼吸骤停、窒息、活动性大出血、开放性或张力性气胸、骨折等危重情况。②火焰烧伤患者或现场有燃烧烟雾、爆炸粉尘等，应警惕吸入性烧伤可能，必要时可行吸氧、气管切开等保持呼吸道通畅。

（3）防治休克：镇静止痛，安慰和鼓励患者保持情绪稳定，必要时使用地西泮、哌替啶等。有条件者可口服淡盐水或烧伤饮料（淡盐水：开水200 ml + 食盐1 g；烧伤饮料：开水100 ml + 食盐0.3 g + 碳酸氢钠0.15 g + 苯巴比妥钠0.005 g），创面渗液较多或有休克征兆时，应遵医嘱及时静脉补液。

（4）保护创面：用无菌敷料、清洁布单、衣服等覆盖或包扎伤口，避免继续沾染和损伤。创面不宜用甲紫、汞溴红（红汞）或中草药末等有色药物涂抹，以免干扰对烧伤深度的判断和创面的观察。转送时注意避免创面受压。

（5）转送患者：轻度烧伤患者因就地治疗，中度以上的烧伤宜尽早转运至专科医院接受治疗，转送途中继续做好补液、止痛等措施。对已发生休克者，应争取先抗休克，待病情平稳后再转送至就近的专科医院。汽车运送患者时，应安置患者与汽车纵轴相垂直的横放位置，或足向车头、头向车尾的位置，避免因惯性作用使患者头部急剧缺血。运送途中应尽可能避免颠簸，有医护人员陪同，保证持续输液、供氧等，做好出、入液体记录。

2．防治休克　防治烧伤休克的主要措施是尽快施行液体疗法，应力争在伤后半小时内建立补液通道，以预防休克发生，并减轻其严重程度。

（1）早期补液方案：Ⅱ度、Ⅲ度烧伤后第1个24小时补液总量包括：①创面丧失量：每1%烧伤面积（Ⅱ度、Ⅲ度烧伤）每公斤体重补充晶体液和胶体液1.5 ml（儿童1.8 ml，婴儿2.0 ml），②生理需要量：成人每日2000 ml，小儿100 ml/kg。

即烧伤后第1个24小时补液总量 = 1.5 ml（儿童1.8 ml，婴儿2.0 ml）× 体重（kg）× 烧伤面积（%）+ 2000 ml。

伤后第2个24小时，创面丧失量为第1个24小时计算量的一半，生理需要量仍补充2000 ml，即Ⅱ°、Ⅲ°烧伤后第2个24小时补液总量 = 0.5×1.5 ml（儿童1.8 ml，婴儿2.0 ml）× 体重（kg）× 烧伤面积（%）+ 2000 ml。

伤后第3个24小时，根据患者具体情况而定。

（2）液体种类：因平衡盐溶液的电解质成分和晶体渗透压与血浆相似，大量输入后亦不会引起高氯性酸中毒，故晶体液首选平衡盐溶液（乳酸钠林格液），其次是等渗盐水。因烧伤水疱液的主要成分是血浆，故胶体液首选同型血浆，也可用血浆代用品或全血；紧急抢救无法获得血浆时，可以使用低分子的血浆代用品，但用量不宜超过1000 ml，并尽快以血浆取代；Ⅲ°烧伤患者应输全血。其中胶体液和晶体液的比例为1∶2，严重烧伤其比例可改为1∶1。

生理需要量常选用5%～10%葡萄糖溶液，通常成人每天补充2000 ml左右，若气温、体温过高、气管切开、腹泻等，则应适当增加水分补充量。

深度烧伤患者，常伴有严重的酸中毒和血红蛋白尿，为纠正酸中毒和避免血红蛋白降解产物在肾小管沉积，可适量输入5%碳酸氢钠。晶体液、胶体液和葡萄糖溶液宜交替输入。

（3）补液速度：根据烧伤体液渗出规律安排补液速度。补液应遵循先快后慢、先盐后糖、先晶后胶、液种交替、尿畅补钾的补液原则，第1个24小时，因烧伤后6～8小时体液渗出速度最快，所以创面丢失量的1/2应在烧伤后第1个8小时内输入，余下的1/2在后2个8小时内输入；生理需要量在3个8小时匀速输入。

3．处理创面　早期处理创面是治愈烧伤的关键。其目的是保护创面，防治感染，促进愈合，减少瘢痕产生，最大限度恢复功能。Ⅰ度烧伤创面只需保持创面清洁，Ⅲ度以上创面需做如下处理。

（1）早期清创：剃净创面毛发，剪短指甲，清洁创周皮肤，用0.05%碘伏轻柔清洗创面，去除异物。浅Ⅱ度创面的小水疱可不予处理，大水疱可用无菌注射器抽吸，疱皮破裂应剪除。深Ⅱ度创面的水疱皮及Ⅲ度创面的坏死表皮应去除。清创时可用吗啡、哌替啶等药物止痛或采用必要的麻醉。若休克严重，应在休克纠正后进行清创。清创后创面根据烧伤的部位、面积及医疗条件等选择采用包扎疗法或暴露疗法。

（2）创面用药：应根据烧伤的深度和面积选择用药。①小面积浅Ⅱ度烧伤，水疱完整者，可在表面涂以碘伏，吸出疱液，加压包扎。②较大面积的Ⅱ度烧伤，水疱完整或小面积水疱已破者，剪去水泡表皮，外用1%磺胺嘧啶银霜剂、碘伏等，创面暴露或包扎。③Ⅲ度烧伤创面，可先外涂碘伏，等待去痂处理。

（3）包扎疗法：包扎便于护理和患者的移动或活动，有利于保护创面、减轻疼痛、及时引流渗液，适用于四肢烧伤、浅Ⅱ度烧伤、门诊处理的小面积烧伤、昏迷及不合作者、病房条件差等情况。创面经清创处理后，先用一层油纱布或几层药液纱布覆盖创面作为内层敷料，再加2～3cm吸水性强的棉垫作为外敷料，然后用绷带自肢体远端向近心端包扎，注意显露指（趾）末端。包扎范围一般超出创缘5cm，早期包扎的厚度应达到3～5cm，以防敷料湿透发生感染。

（4）暴露疗法：是将清创后的烧伤创面直接暴露于空气中，使创面凉爽、干燥，不利于细菌的生长繁殖，对Ⅲ度烧伤能抑制焦痂的液化与腐烂。适用于头颈部、会阴部等不适宜包扎的部位以及其他各部位的Ⅲ度烧伤，污染严重与感染创面。暴露疗法病房应具备如下条件：室内清洁，具备必要的消毒与隔离条件；恒定的温、湿度，要求室温保持在28～32℃，相对湿度40%左右；便于抢救治疗。

（5）去痂和植皮：深度烧伤创面自然愈合慢或难以愈合，且自然愈合所形成的瘢痕增生可导致各种畸形并引起功能障碍。因此，Ⅲ度烧伤常需采取手术切痂、削痂和植皮。切痂是切除烧伤组织达深筋膜平面；削痂是削除坏死组织至健康平面。切痂或削痂后立即植皮覆盖，达到封闭创面的目的。小面积深度烧伤者，可采用自体游离皮片移植、皮瓣移植的方法，以修复皮肤与组织的严重缺损，减轻功能障碍。大面积烧伤者，因自体供皮区不足，可采用大张异体皮开洞嵌植小块自体皮、异体皮下移植微粒自体皮、网状皮片移植等方法，以尽量覆盖创面，减少感染机会，减轻瘢痕挛缩，降低致残率。

（6）感染创面的处理 常见致病菌为铜绿假单胞菌、金黄色葡萄球菌、大肠埃希菌、产气杆菌等。近年来厌氧菌感染逐渐增多。感染创面应采用湿敷、半暴露（薄层药液纱布覆盖）、浸浴等方法引流脓液和去除坏死组织，痂下感染时应剪去痂皮或坏死组织，以清洁和引流创面。

知识链接

浸浴疗法护理

浸浴疗法又称水疗，是将患者身体的全部或部分浸于温水或药液中一定时间，是烧伤创面治疗的重要措施之一。适用于感染的四肢创面、脱痂创面和残存的严重感染创面。

1. 浸浴前的护理 在进行浸浴治疗前，应向患者及家属介绍浸浴的方法、目的、过程、注意事项以及浸浴中可能出现的情况；告知患者不宜空腹进行浸浴，可适量饮用含糖饮料，以防浸浴过程中低血糖的发生；浸浴前嘱咐患者排空大小便。

2. 浸浴时的护理 浸浴室应保持环境清洁、舒适，避免强光刺激，室温控制在24℃左右，水温38～40℃，浸浴时间为20～30分钟，1～2次/日。浸浴过程中应密切观察患者神志、面色和呼吸，若出汗较多，可适当饮水；若患者主诉心悸，同时伴有面色苍白，应立即终止浸浴，报告医生并协助做相应处置。

3. 浸浴后的饮食指导 浸浴后患者多疲倦，应多休息，给予高热量、高蛋白、高维生素、易消化饮食。严密监测患者浸浴后1小时内的体温及病情变化，待患者体温正常并稳定后，协助医师行创面治疗。

4. 浸浴容器的消毒 浸浴前浴桶采用一次性消毒袋封闭隔离，浸浴后及时清理并消毒。消毒后对浴桶表面作细菌培养，确认无致病菌再作下一例患者的浸浴，严格执行一人一缸一消毒。

4．防治感染 全身性感染常是大面积烧伤死亡的主要原因，感染的来源有外源性与内源性感染。常见的致病菌有铜绿假单胞菌、金黄色葡萄球菌、大肠埃希菌、白色葡萄球菌等。近年来真菌感染逐渐增多。

（1）改善机体防御功能：积极纠正休克，根据病情给予肠内或肠外营养。

（2）正确处理烧伤创面：是防治全身性感染的关键措施。特别是深度烧伤创面，是主要感染源，应早期切痂、削痂、植皮。

（3）合理应用抗生素：及早使用抗生素和破伤风抗毒素，以后再根据创面细菌培养和药物敏感试验结果进行调整。

考点： 烧伤的现场急救及烧伤早期补液的方法。

【主要护理诊断/问题】

1．有窒息的危险　与头面部、呼吸道或胸部等部位烧伤有关。

2．体液不足　与烧伤创面渗出液过多、血容量减少有关。

3．皮肤完整性受损　与烧伤导致组织破坏有关。

4．自我形象紊乱　与烧伤后外表形象及肢体功能改变有关。

5．有感染的危险　与皮肤屏障功能受损、机体免疫力低下、创面污染有关。

6．悲伤　与烧伤后毁容、肢残及躯体活动障碍有关。

7．潜在并发症　休克、感染、窒息、急性肾衰竭、应激性溃疡、畸形等。

【护理措施】

（一）维持有效呼吸

1．保持呼吸道通畅　及时清除呼吸道分泌物，鼓励患者深呼吸、有效咳嗽、咳痰；对气道分泌物多者，定时协助其翻身、叩背、改变体位，以利于分泌物排出；必要时吸痰。密切观察呼吸情况，若患者出现刺激性咳嗽、咳黑痰、呼吸困难、呼吸频率增快，血氧饱和度下降、血氧分压下降等表现时，应积极做好气管插管或气管切开的准备，并加强术后护理。

2．给氧　吸入性损伤患者多有不同程度缺氧，一般用鼻导管或面罩给氧，氧浓度40%，氧流量4～5L/min。

（二）维持有效循环血量

1．烧伤较轻者　可口服淡盐水或烧伤饮料（100 ml液体中含食盐0.3 g、碳酸氢钠0.15 g、糖适量）。

2．严重烧伤者　迅速建立2～3条能快速输液的静脉通道，以保证各种液体及时输入；遵循"先快后慢、先盐后糖、先晶后胶、液种交替"的输液原则合理安排输液种类和速度，以尽早恢复有效循环血量。根据动脉血压、中心静脉压、心率、尿量、末梢循环、精神状态等判断液体复苏的效果。液体复苏有效的指标是：①成人每小时尿量为30～50 ml，小儿每公斤体重每小时尿量不少于1 ml；②患者安静，无烦躁不安；③无明显口渴；④脉搏、心跳有力，脉搏在120次/分钟以下，小儿脉搏在140次/分钟以下；⑤收缩压维持在90 mmHg、脉压在20 mmHg以上，中心静脉压为5～12 cmH$_2$O；⑥呼吸平稳。

（三）加强创面护理，促进愈合

1．包扎疗法护理　①抬高患肢，注意保持肢体各关节功能位。②观察肢体末端感觉、运动和血液循环情况，若发现指、趾末端发凉、青紫、麻木等情况，应立即放松绷带。③保持敷料清洁干燥，如外层敷料潮湿时，应及时更换。④密切观察创面，及时发现感染征象，如发热、伤口异味、疼痛加剧、渗出液颜色改变等，需加强换药及抗感染治疗，必要时改用暴露疗法。

2．暴露疗法护理

（1）安排隔离病室，保持病室清洁，室内温度维持在28～32℃，相对湿度40%左右，使创面暴露在温暖、干燥、清洁的空气中。

（2）注意隔离，防止交叉感染。接触患者前需洗手、戴手套，接触患者的所有用物，如床单、治疗巾、便盆等均需消毒。注意保持床单位的干燥和清洁。

（3）保持创面干燥，可用烤灯或红外线照射，渗出期用消毒棉球定时吸去创面过多的分泌物，表面涂以抗菌药物，以减少细菌繁殖，避免形成厚痂。若发现痂下有感染，立即去痂引流，清除坏死组织。

（4）保护创面，定时翻身或使用翻身床，交替暴露受压创面，避免创面长时间受压而影响愈合，肢体环形烧伤应将伤肢悬吊使创面悬空。创面已结痂时注意避免痂皮裂开引起出血或感染。极度烦躁或意识障碍者，适当约束肢体，防止抓伤。翻身床由双层床片、支撑架和转盘三部分组成，使用翻身床翻身时需两人配合，骨突处垫棉垫，旋紧螺丝，上好安全带，严防患者滑出。翻身前后注意观察呼吸、脉搏的变化。休克、呼吸道烧伤、心力衰竭、病情垂危和昏迷者忌用。

3．植皮后的护理　Ⅲ度烧伤常需植皮，应做好植皮手术前后的护理工作。

（1）作好供皮区皮肤准备，避免皮肤损伤，消毒时仅用70%乙醇即可。植皮后肢体、躯干的供皮区先用包扎疗法，一周后可用半暴露疗法；头皮供皮区，先行包扎24～48小时，再采用半暴露疗法。

（2）植皮后注意保护植皮区肉芽组织，勿受压，肢体植皮后多行包扎，包扎敷料妥善固定，松紧适宜，防止皮片滑动；应抬高患肢并制动，观察肢体远端血液循环情况；禁止在植皮肢体输血、输液、测量血压；注意创面渗出情况，更换敷料时观察皮片成活情况，防止感染和皮片脱落。

（3）手术切痂和削痂出血较多，术前应充分备血。

4．感染创面的护理　加强换药，根据创面感染程度和脓液多少，决定每日换药次数，根据感染特征或细菌培养和药敏试验选择外用药物，如醋酸磺胺米隆、烧伤膏或油剂等中西药制剂。待感染基本控制，肉芽组织生长良好，及时植皮促使创面愈合。

（四）防止感染的护理

1．认真做好创面护理，保持创面干燥和清洁，及时更换被渗液湿透的敷料。

2．遵医嘱应用抗生素，并观察用药疗效，监测患者的肝、肾功能，注意不良反应及二重感染的发生。

3．注意做好消毒隔离工作，病室器具应专用，工作人员出入病室要更换隔离衣、鞋、帽，接触患者前后要洗手，做好病房的终末消毒工作。

4．增强机体免疫力，及时注射破伤风抗毒素，还可应用免疫球蛋白、烧伤免疫血清、新鲜血浆等增强患者的免疫功能。

5．营养支持，增强抗感染能力。烧伤患者呈高代谢状态，极易造成负氮平衡。予以高蛋白、高能量、高维生素、清淡易消化饮食，少量多餐。经口摄入不足，经肠内或肠外补充营养，以保证摄入足够的营养素。

(五) 特殊烧伤的护理

1. 吸入性烧伤　对有吸入性损伤的患者应加强监护。

(1) 观察及评估有无鼻毛烧焦、有无吞咽困难或疼痛、有无刺激性咳嗽或咳黑痰、血痰等吸入性损伤表现。

(2) 观察呼吸节律、频率，有无呼吸困难，发现呼吸功能不全征象时应积极做好气管插管和气管切开准备。

(3) 湿化气道，给0.9%氯化钠溶液、5%碳酸氢钠或0.9%氯化钠溶液加入庆大霉素和糜蛋白酶气道内持续滴入。吸氧，中、重度吸入性烧伤者，一般用鼻导管或面罩吸氧，氧浓度40%左右，氧流量4~5L/min；对一氧化碳中毒者予以纯氧吸入。

(4) 保持呼吸道通畅，及时清除口鼻及呼吸道分泌物，鼓励患者深呼吸、有效咳嗽及排痰，帮助患者翻身、叩背排痰；伤后3~5天，气管壁坏死组织发生溶解或出血易造成窒息，应严密观察并及时吸引。

(5) 严格掌握并观察输液量及速度，少输库存血，预防急性肺水肿等发生。

(6) 严密监测血氧饱和度、血氧分压情况。

2. 头面部烧伤　应将头部抬高或半卧位，创面通常采用暴露疗法。注意观察有无合并吸入性损伤。及时用无菌棉签清除各部位的分泌物，预防感染。

(1) 眼部烧伤：眼烧伤者滴入眼药水或涂眼药膏。眼睑外翻不能闭合者用小块油纱布覆盖。

(2) 耳部烧伤：用无菌纱布铺垫，保持耳廓干燥、清洁；平卧时宜用小枕头 两侧不接触耳廓，或用带孔的枕头 使耳廓悬空以免受压。

(3) 鼻烧伤：鼻腔应保持清洁、通畅，清除鼻痂。在鼻黏膜表面涂抹烧伤湿润膏，防止干燥出血。

(4) 口唇烧伤：应保持局部湿润，使痂皮软化。患者进食时可用吸管吸食流质饮食。加强口腔护理，防止口腔黏膜溃疡或感染。

3. 会阴部烧伤

(1) 会阴部烧伤后应剃净阴毛，仔细清创，除去皱褶及凹陷处的分泌物。

(2) 采用暴露疗法，将大腿外展，使创面充分暴露，分开阴唇、臀裂并用油纱布隔开，防止粘连愈合形成畸形而影响功能。

(3) 应留置导尿管防止尿液污染创面；排便后拭净再用0.5%洗必泰或0.1%新洁尔灭消毒创面。

(六) 心理护理

1. 烧伤患者担心因毁容、伤残和形体改变而影响生活、工作和社交，应加强沟通交流，给予真诚的安慰和劝导，稳定情绪，帮助其面对烧伤的事实。

2. 对需多次植皮或颜面部、手烧伤等遗留瘢痕、畸形或功能障碍的患者，应耐心解释，说明各种治疗的必要性和安全性，使其了解病情、创伤愈合和治疗的过程，消除疑虑和恐惧，树立信心，积极合作。

3. 鼓励患者积极参与社交活动和工作，减轻心理压力、放松精神和促进康复。

(七) 健康教育

1. 提供防火、灭火和安全自救常识，预防烧伤事故的发生。

2. 制订康复计划并予以指导。烧伤早期应注意维持身体各部位的功能位，所有未烧伤及未被固定部位可做小量、缓慢的简单运动。烧伤中期，创面愈合后应尽早下床活动，并进行肢体和关节的功能锻炼，鼓励患者尽量生活自理，预防和矫正瘢痕挛缩和畸形。烧伤后期，患者痊愈，应逐步加大锻炼强度，酌情增加生活和工作中的活动量。

3. 创面愈合过程中，可能出现皮肤干燥、疼痛等，告知患者避免使用刺激性肥皂清洗，水温不宜过高，勿搔抓。烧伤部位在1年内避免太阳暴晒。

4. 指导生活自理能力训练，鼓励参与一定的家庭和社会活动，重新适应生活和环境，树立重返工作岗位的信心。

考点：烧伤补液注意事项、烧伤创面的护理、特殊烧伤的护理。

第四节　冻伤患者的护理

冻伤（cold injury）是机体遭受低温侵袭所引起的机体组织损伤。常发生在手、足、耳廓、鼻尖、面颊等四肢末端和外露的部位。分为非冻结性冻伤和冻结性冻伤两类。非冻结性冻伤是在10℃以下、冰点以上，加上潮湿条件所致，如冻疮、战壕足、浸渍足等。冻结性冻伤是指冰点以下低温所致，分全身性和局限性冻伤两种。

【护理评估】

（一）健康史

1. 一般状况　了解患者的性别、年龄、职业、饮食等基本情况；了解冻伤发生的地点、时间、环境等情况；评估冻伤后的急救和处理过程。

2. 发病原因　寒冷是导致冻伤的主要因素；另外，潮湿、衣物过紧、长时间静止不动、饥饿、失血、营养不良等因素，都易导致冻伤。

3. 病理生理

（1）非冻结性冻伤：最常见的是冻疮，在我国常发生在冬季与早春，长江流域比北方多见。好发部位是肢体末端和暴露部位，如耳廓、面部、手背、足趾等处。主要是因冷刺激引起血管长时间收缩和痉挛，导致血管功能障碍；继而发生血管持续扩张、血流瘀滞、体液渗出，重者形成水疱，皮肤坏死。

（2）冻结性冻伤：当局部接触冰点以下低温时，发生强烈的血管收缩反应。严重者可在细胞内外液形成冰晶。组织内冰晶不仅可使细胞外液渗透压增高，致细胞脱水、蛋白变性、酶活性降低以致坏死，还可机械性破坏组织细胞结构，冻融后发生坏死及炎症反应。全身受低温侵袭时，外周血管发生强烈收缩和寒战反应，体温由表及里降低使心血管、脑和其他器官均受害。如不及时抢救，可直接致死。

（二）身体状况

1. 非冻结性冻伤　冻伤初起时，主要表现为紫红色斑、变凉、肿胀，可出现结节。局部有灼热、痒感和胀痛，在暖环境中更明显。随病情进展，可出现水疱、糜烂或溃疡，如无继发感染可自愈，但易复发。

2. 冻结性冻伤

（1）局部冻伤：多见于末梢暴露部位，如手、脚、耳廓、鼻尖等处。冻融前局部皮肤苍白发凉、麻木、刺痛等，不易区别受伤程度，冻融复温后按其损伤的程度分为4度：

Ⅰ度冻伤：又称红斑性冻伤，伤及表皮层。局部红肿、充血，自觉有热、痒、刺痛的感觉。症状于数日后消失，愈合后表皮脱落，不留瘢痕。

Ⅱ度冻伤：又称水疱性冻伤，伤及真皮层。局部明显充血、水肿，伴有水疱形成，疱液呈血清样。若无继发感染，2～3周后痂皮脱落，可有轻度瘢痕形成。

Ⅲ度冻伤：又称坏死性冻伤，伤及皮肤全层或皮下组织。创面由苍白变为黑褐色，感觉消失，创面周围红、肿、痛并有水疱形成。若无感染，坏死组织于4～6周后脱落，形成肉芽创面，愈合甚慢，留有瘢痕。

Ⅳ度冻伤：又称深部坏死性冻伤，损伤深达肌肉、骨骼，甚至肢体坏死。表面呈暗灰色、无水疱；坏死组织与健康组织的分界较明显，常呈干性坏死，若并发感染则为湿性坏疽。治愈后多留有功能障碍或伤残。

（2）全身性冻伤：首先表现为寒战、疲乏、无力、皮肤苍白或发绀等表现；继而出现肢体僵硬、麻木、幻觉；然后神志模糊甚至昏迷、脉搏及呼吸减缓、心律失常，最后心跳、呼吸骤停。

（三）心理-社会状况

冻伤发生后，患者因担忧肢体伤残，个人的前途及社交活动受到影响等，常出现恐惧、焦虑不安、情绪抑郁或意志消沉等。

（四）治疗与效果

1．现场急救

（1）使伤员迅速脱离寒冷环境，将潮湿的衣服、鞋袜立即脱掉，进行全身和局部保温，以减少组织冻结的时间。

（2）快速复温：将冻僵的部位置于38～42℃温水中复温，时间20～30分钟。如无复温条件，可利用正常人腋窝、胸腹部的体温进行复温。切忌用火烤、热敷、雪搓、捶打及冷水浴等方法。

（3）快速复温后，应在22～25℃室内继续保温，卧床休息。

（4）对呼吸、心跳骤停者立即施行胸外心脏按压和人工呼吸、吸氧等急救措施。

2．局部冻伤的治疗　局部创面处理根据冻伤程度而异。

（1）Ⅰ度冻伤保持创面干燥清洁，数日后可自愈。

（2）Ⅱ度冻伤水疱在48小时后进行无菌抽液，干敷料保暖性包扎，或外涂冻伤膏后暴露。

（3）Ⅲ、Ⅳ度冻伤多采用暴露疗法，保持创面干燥，一般待坏死组织分界清楚后切除坏死组织并植皮，并发湿性坏疽者常需截肢。

3．全身治疗　对Ⅲ度以上冻伤需加强全身治疗。

（1）及早应用抗生素和破伤风抗毒素。

（2）冻伤常继发肢体血液循环不良，可用低分子右旋糖酐、妥拉苏林等，也可用中药活血化瘀，改善局部血液循环。

（3）冻僵者复温后及时输液，积极防治休克，重点防治多系统器官功能衰竭。

【主要护理诊断/问题】

1．体温过低　与低温侵袭有关。

2．组织完整性受损　与低温所致组织坏死有关。

3. 疼痛　与组织冻伤有关。
4. 潜在并发症　休克、多器官功能衰竭。

【护理措施】

（一）急救和复温的护理

尽快使伤员脱离寒冷环境，去除潮湿的衣服、鞋袜，及早进行全身和局部保温。将冻伤者置于 22～25℃室温下，加盖被服保暖。能进食者可给予热饮料，如热牛奶、热豆浆、热菜汤等，但不能饮酒，以免增加散热。温液胃管内灌洗或灌肠也可有助复温。复温以指端甲床潮红且有温感，皮温达到 36℃左右为宜。

（二）局部治疗的护理

复温后的创面开始起水疱或血疱，不能剪破疱皮，在伤后 48 小时将疱皮低位剪破并复位；对已经分离的污染疱皮应剪除，用无菌纱布将创面的渗出液、分泌物等吸净。创面清洁后行半暴露疗法，或外加敷料包扎，并抬高患肢。

（三）全身治疗的护理

1. 保暖　冻伤较重者，复温后可置于 30℃左右的暖室中，通过控制室温或加被盖保暖。
2. 给予高热量、高蛋白、高维生素饮食，不能口服者可静脉输入加温至 37℃的葡萄糖溶液、能量合剂等。
3. 减轻疼痛　在复温过程中或复温后，冻伤肢体会出现剧烈疼痛，可口服或肌注镇痛剂等。
4. 防治并发症　冻伤患者常见的并发症有休克、多器官功能衰竭等，在护理中应注意：①保持呼吸道通畅、吸氧；②维持水、电解质、酸碱平衡；③改善局部血液循环，遵医嘱给予低分子右旋糖酐、肝素钠等，避免血细胞凝聚和血栓形成；④给予维生素 C、白蛋白等，减少水肿，促进损伤细胞修复；⑤必要时给予抗生素、破伤风抗毒素血清或气性坏疽抗毒血清防治感染，并注意观察药物的不良反应。

（四）心理护理

重度冻伤患者担心因容貌和形体的改变影响生活、工作和社交，应耐心倾听重度冻伤患者对预后的担忧等不良感受，给予真诚的安慰和劝导，取得患者的信任；对残障患者应鼓励其正确对待伤残，增强生活信念，树立战胜疾病的信心，同时向其介绍安装假肢的相关知识。

（五）健康教育

1. 宣传冻伤的防护知识，寒冷季节野外劳动要注意防寒保暖，尤其要注意手、足、耳廓及面部等暴露部位的保暖，保持鞋袜干燥。
2. 寒冷环境中工作时要做到"三防"，即防寒、防湿、防静（适当运动）。
3. 在进入低温工作环境前，可进适量高热量饮食，但不宜饮酒，因饮酒后体表散热增加，不利于保温。
4. 预计可能遭遇酷寒的人员，应事先采取措施，如锻炼身体耐寒能力、保暖等。

考点：冻伤的分度、表现及处理，冻伤的急救和护理。

第五节 蛇咬伤患者的护理

蛇咬伤（snake bite）多发生于夏、秋两季，南方较多。蛇可分为无毒蛇和毒蛇两类。我国大约有毒蛇50余种，以蝮蛇、银环蛇、金环蛇、眼镜蛇、竹叶青蛇、蝰蛇、五步蛇、眼镜王蛇等较为常见。毒蛇咬伤后，留下一对较深齿痕，蛇毒注入体内，可引起严重的全身中毒症状。无毒蛇咬伤只在局部皮肤留下两排细小的对称锯齿状齿痕，局部稍痛，无全身反应。

【护理评估】

（一）健康史

1．一般情况　了解患者被蛇咬伤的时间、部位及咬伤后的处理经过；评估蛇的形态、种类，判断是何种毒蛇咬伤。

2．发病原因　蛇毒是含有多种毒蛋白、溶组织酶以及多肽的复合物。按蛇毒的性质及其对机体的作用可分为神经毒素、血液毒素及混合毒素三类。蛇毒从局部进入淋巴液和血液循环后必须紧急治疗。

3．病理生理

（1）神经毒素：对中枢神经和神经肌肉节点有选择性毒性作用能阻断中枢神经和神经肌接头的递质传递，引起呼吸麻痹和肌肉瘫痪。常见于金环蛇、银环蛇咬伤。

（2）血液毒素：对血细胞、血管内皮细胞及组织有破坏作用，可引起出血、溶血、休克或心力衰竭等。见于竹叶青蛇、五步蛇咬伤。

（3）混合毒素：兼有神经毒素和血液毒素特点，如眼镜蛇、蝮蛇的毒素。

（二）身体状况

毒蛇咬伤中毒程度与毒蛇种类、咬伤的深度和时间、蛇毒吸收量及吸收速度有关，其临床表现依蛇毒的性质而异。

1．局部症状　被咬处出现疼痛或麻木、红肿、淤斑、水疱或血疱，局部肿硬，严重时发生坏死。伤口周围或伤肢可发生淋巴管炎及淋巴结肿大、触痛。

2．全身症状

（1）神经毒素：可致肢体麻木甚至瘫痪，眼睑下垂，视觉、嗅觉、听觉异常或减退，各种反射减退或消失，呼吸困难，脉搏细弱，血压下降，可因呼吸麻痹而死亡。

（2）血循环毒素：可致溶血症状，如口腔、鼻腔、胃肠出血而致吐血、鼻衄、血尿、便血，被咬伤的皮肤流血不止；也可见凝血症状，患肢青紫发凉，呼吸困难，血压下降及休克。

（3）混合毒素：患者兼有神经素及血循环毒素引起的症状。

（4）大多数患者被毒蛇咬伤后数分钟内，甚至几秒钟内即感恶心、呕吐、口渴、眩晕、倦怠、胸部及腹部疼痛等。

（三）心理-社会状况

安慰患者，告知毒蛇咬伤后有中成药物、新鲜草药及抗蛇毒血清等用于治疗，解释治疗方法及治疗过程，帮助患者树立战胜疾病的信心和勇气，使其保持情绪稳定，积极配合治疗和护理。

（四）辅助检查

凝血功能检查，可见血小板、凝血因子Ⅰ减少，凝血酶原时间延长。肾功能检查，可见血肌酐增高，肌酐磷酸激酶增加，肌红蛋白尿等异常改变。

(五)治疗与效果

1. 局部处理 伤口上方绑扎,阻断毒素吸收;伤口局部抽吸、冲洗、清创,促进蛇毒排出;伤口周围用胰蛋白酶局部封闭,破坏蛇毒。

2. 全身治疗

(1) 解蛇毒中成药:有南通蛇药、上海蛇药、广州蛇药等,可口服或外敷伤口周围。一些新鲜草药外敷也有解毒作用,如白花蛇舌草、半边莲、七叶一枝花等。

(2) 抗蛇毒血清:抗蛇毒血清有单价和多价两种,应及早使用。对已知毒蛇种类的咬伤首选针对性强的单价抗蛇毒血清,如不能确定蛇毒的种类,则可选用多价抗蛇毒血清。使用前需做过敏试验,阳性者采用脱敏注射法。

(3) 其他治疗:①经静脉快速大量输液或用呋塞米、甘露醇等利尿剂加快蛇毒排出,减轻中毒症状;②使用破伤风抗毒素和抗菌药物防治感染;③积极抗休克,改善出血倾向,治疗心、肺、肾等功能障碍。

【主要护理诊断/问题】

1. 恐惧 与毒蛇咬伤、生命受到威胁及担心预后有关。
2. 皮肤完整性受损 与毒蛇咬伤、组织结构破坏有关。
3. 潜在并发症 感染、多脏器功能障碍。

【护理措施】

(一)急救护理

1. 稳定情绪,伤肢休息 蛇咬伤后应保持镇静,就地休息或搀扶缓行,忌惊慌奔跑。伤肢制动和放置低位后运送,可减少毒素吸收和扩散。

2. 绑扎伤肢,减少毒素吸收 蛇咬伤后应立即在距伤口 5~10 cm 的近心端处用绳带、止血带或手帕等绑扎,其松紧度以能阻断淋巴和静脉血回流为宜。待清创排毒处理结束、服用有效蛇药半小时或注射抗毒血清后解除绑扎,绑扎期间每隔 20~30 分钟放松 1~2 分钟,以免静脉过度淤血。

3. 排出伤口内毒素 用大量清水冲洗伤口及周围皮肤,用手挤压伤口周围,将毒液挤出。有条件时可用消毒的尖头刀在两牙痕之间切开伤口,以利于毒液流出。紧急情况时可用口直接吸吮排毒,但有口腔黏膜破损或龋齿者勿用此法,以免中毒。

(二)局部治疗的护理

1. 清创排毒 入院后先用肥皂水和清水清洗伤口周围皮肤,再用 0.9% 氯化钠溶液、1:5000 高锰酸钾溶液或 3% 过氧化氢溶液反复冲洗伤口。伤口较深者,在局麻下以牙痕为中心作"+"或"++"或"米"形切口切开皮肤及皮下组织,或以三棱针扎刺伤口周围皮肤(若伤口出血不止,则不宜切开),并将患肢下垂,用手由上至下挤压伤口周围,以利于伤口渗液引流。亦可用拔火罐、吸乳器等吸出毒液,伤口内有毒牙时应取出。注意切口不宜过深,以免伤及血管。

2. 局部冷敷 可以减轻疼痛,减慢毒素吸收,降低毒素中酶的活性。在绑扎的同时用冰块敷于伤肢,使血管及淋巴管收缩,减慢蛇毒的吸收。将伤肢浸于冷水中(4~7℃)3~4小时,然后改用冰袋,持续 24~36 小时;或用 1:5000 冷高锰酸钾溶液浸泡或冲洗,一般维持 24~36 小时,期间注意防止降温所致的局部组织坏死,并要注意全身保暖。

3. 破坏蛇毒 根据伤口反应大小，可用其在伤口外周或近侧用胰蛋白酶 2000U～5000U 加入 0.05% 普鲁卡因或注射用水 20 ml 做环形封闭，深达肌层，12～24 小时后可重复注射，能直接分解蛇毒，减少毒素吸收。

4. 伤口护理 保持伤口清洁和伤口引流通畅。注意观察伤口渗血、渗液情况，有无继续坏死及脓性分泌物等。经彻底清创后，伤口可用 1∶5000 高锰酸钾或高渗盐水溶液湿敷，以利于消肿。

（三）全身治疗的护理

1. 抗毒排毒 迅速建立静脉通道，遵医嘱尽早使用抗蛇毒血清、利尿剂，快速大量输液等以中和毒素、促进毒素排出。若患者出现血红蛋白尿，应遵医嘱给予 5% 碳酸氢钠静脉输入，以碱化尿液。补液时注意观察心肺功能，以防快速、大量输液导致肺水肿。使用抗蛇毒血清时，密切观察患者有无畏寒、发热、胸闷、气短、腹痛不适、皮疹等过敏症状。

2. 观察病情 严密监测患者生命体征、意识、面色、尿量及伤肢温度的变化等。

3. 营养支持 遵医嘱给予高能量、高蛋白、高维生素、易消化饮食，鼓励患者多饮水，忌饮酒、浓茶、咖啡等刺激性饮料，以免促进血液循环而加速毒素吸收。对于不能进食者可给予肠内外营养支持并做好相应的护理。

（四）心理护理

安慰患者，告知毒蛇咬伤的治疗方法及治疗效果，帮助患者树立战胜疾病的信心和勇气，以减轻恐惧心理，保持情绪稳定，积极配合治疗和护理。

（五）健康教育

1. 在野外工作时，尽可能穿长裤、高筒靴、戴手套，将裤口和袖口扎紧。夜间走路携带照明工具，提高自我防范意识，避开丛林茂密、人迹罕至的地段，以防踩踏到毒蛇。

2. 宣传自救、互救的知识。一旦发生蛇咬伤，立即取坐位或卧位，伤肢下垂，不惊慌，不奔跑，不乱动肢体，以免加快血液循环，增加毒素的吸收，应就地取材绑扎伤肢，可采取现场挤压、尖刀切开伤口或吮吸等办法排毒，并尽快将患者转送至就近正规医院作清创等后续治疗。

考点：蛇咬伤后的急救和局部处理措施。

小结 本章讲述了创伤概述、烧伤患者的护理、冻伤患者的护理、蛇咬伤患者的护理。创伤急救处理的原则是抢救生命、重点检查、包扎伤口、固定搬运。威胁烧伤患者的两大主要问题是休克和感染，烧伤的面积和深度估计是判断伤情的重要指标，补液的护理是烧伤治疗和护理的重要内容；对不同深度烧伤创面实施正确的处理，是防治创面感染，促进创面愈合的关键。冻伤的急救是治疗和护理的要点。蛇咬伤的急救是抢救的关键。清创和换药的正确操作是组织损伤修复的重点。

（张晓霞　张宏英）

第八章　肿瘤患者的护理

学习目标	1. 复述肿瘤、良性肿瘤、恶性肿瘤、交界性肿瘤的概念。 2. 说出肿瘤的病因、分类，恶性肿瘤的病理生理及临床分期。 3. 说明恶性肿瘤患者的临床表现及三级预防措施。 4. 运用所学知识为手术治疗、化疗、放疗患者提供护理措施。 5. 分析恶性肿瘤患者不同的心理反应，并提供护理措施。

案例

男性，55岁，曾做多年矿工，主诉咳嗽，痰中带血丝1年余，加重2个月，患者于1年前无明显诱因下出现咳嗽，不甚剧烈，痰少，痰中带血丝，无午后潮热，无夜间盗汗。近2月来，咳嗽、咳痰症状加重，痰中带血。发病以来胃纳稍差，由于担心疾病，睡眠较差，大小便正常。平素体健，嗜烟15支/日×25年。

辅助检查：胸部CT示右下肺恶性肿瘤。纤维支气管镜示右侧支气管距开口约2 cm处黏膜水肿糜烂，表面高低不平，管腔狭小，仅留一小空隙；局部活检组织病理示：鳞状细胞癌。

思考：
（1）恶性肿瘤的治疗原则是什么？该患者最有效的治疗方法是什么？
（2）该患者发生肺癌的危险因素有哪些？如何进行癌症的三级预防？

第一节　概　述

肿瘤是机体正常细胞在不同始动与促进因素长期作用下产生过度增生与异常分化所形成的新生物。肿瘤可发生在除毛发以外的所有组织和器官，其生长不受机体生理调控，也不因致瘤因素的消除而停止，常常破坏正常组织和器官。根据对人体的影响可分为良性肿瘤和恶性肿瘤两类。恶性肿瘤对人类的威胁日益突出，已成为目前最常见的死亡原因之一，为男性第2位死因，女性第3位死因。我国最常见的恶性肿瘤，在城市依次为肺癌、胃癌、肝癌、肠癌、乳腺癌，在农村为胃癌、肝癌、肺癌、食管癌、肠癌。

【分类】

根据肿瘤的形态及肿瘤对机体的影响，肿瘤可分为良性肿瘤、恶性肿瘤、介于良恶性肿瘤之间的交界性肿瘤。一般将良性肿瘤称为"瘤",如脂肪瘤、纤维瘤、血管瘤。恶性肿瘤,来源于上皮组织者称为"癌",如肺癌;来源于间叶组织者称为"肉瘤",如骨肉瘤;胚胎性肿瘤常称为母细胞瘤,如肾母细胞瘤;但某些恶性肿瘤仍沿用传统的名称"瘤"、"病",如黑色素瘤、恶性细胞瘤、霍奇金病、白血病等。还有少数肿瘤在形态学上属于良性,在生物学行为上介于良性与恶性之间,故称为交界性或临界性肿瘤,如包膜不完整的纤维瘤、黏膜乳头状瘤、唾液腺混合腺瘤等。

【病因】

肿瘤的病因迄今尚未完全明了。目前认为肿瘤是环境因素和基因的相互作用所引起的,是多因素协同作用的结果。

(一)环境因素

1. 物理因素 如电离辐射可致白血病、皮肤癌;吸入放射污染粉尘可致骨肉瘤和甲状腺瘤;紫外线可引起皮肤癌;石棉纤维可致肺癌;皮肤慢性溃疡可恶变为皮肤癌;慢性胃溃疡、萎缩性胃炎、胃息肉可恶变为胃癌等。

2. 化学因素 烷化剂,如有机农药、硫芥等,可致肺癌和造血器官肿瘤;多环芳香烃类化合物,如煤烟垢、煤焦油、沥青等,可致皮肤癌、肺癌;氨基偶氮类染料,易诱发膀胱癌、肝癌;亚硝胺类,与食管癌、胃癌和肝癌的发生有关;真菌毒素,如黄曲霉素污染粮食可致肝癌、胃癌和结肠癌。

3. 生物因素 主要为病毒,如乙肝病毒与肝癌有关,EB 病毒与鼻咽癌、伯基特(Burkitt)淋巴瘤有关,单纯疱疹病毒、乳头瘤病毒与宫颈癌有关,C 型 RNA 病毒与白血病、霍奇金病有关。此外,细菌和寄生虫也可引起肿瘤,如幽门螺杆菌感染与胃癌发生有关;华支睾吸虫与肝癌有关;日本血吸虫病可引起大肠癌。

(二)机体因素

1. 遗传因素 遗传与人类肿瘤的关系虽无直接证据,但肿瘤有遗传倾向,即遗传易感性,如食管癌、肝癌、胃癌、乳腺癌、鼻咽癌有家族聚集现象。某些遗传综合征与肿瘤关系密切,患有这些疾病的患者往往有发生恶性肿瘤的倾向,可将其称为遗传性癌前期病变,如家族性结肠腺瘤病患者几乎全部会发展成大肠癌;毛细血管扩张共济失调患者易患淋巴系恶性肿瘤;着色性干皮病患者可发展为皮肤癌。

2. 内分泌因素 某些激素与肿瘤发生有关,如雌激素和催乳素与乳腺癌有关;雌激素与子宫内膜癌有关;生长激素可以刺激癌的发展。

3. 免疫因素 具有先天获得性免疫缺陷者易发生恶性肿瘤,如艾滋病患者易患恶性肿瘤;器官移植后长期使用免疫抑制剂者,肿瘤发生比正常人群高 50～100 倍。

4. 心理-社会因素 人的性格、工作压力、情绪及环境变化等,常可通过影响人体内分泌、免疫功能等而诱发肿瘤。流行病学调查发现,经历重大精神刺激、剧烈情绪波动或抑郁者较其他人群易患恶性肿瘤。

【病理生理】

1. 细胞的分化 恶性肿瘤的分化程度不同,其恶性程度和预后亦不同。恶性肿瘤细胞可分为高分化、中分化和低分化(或未分化)3 类,或称Ⅰ、Ⅱ、Ⅲ级。高分化(Ⅰ级)细胞形态接近正常,恶性程度低;未分化(Ⅲ级)细胞核分裂较多,高度恶性,预后不良;中分化（Ⅱ级）的恶性程度介于二者之间。

2．生长方式　良性肿瘤呈膨胀性生长，挤压周围组织，形成包膜样纤维包绕，彻底切除后少有复发；恶性肿瘤呈浸润性生长，肿瘤沿组织间隙、神经纤维间隙或毛细血管扩展，边界不清，实际扩张范围远较肉眼所见大，局部切除后极易复发。

3．生长速度　良性肿瘤生长较慢，病程长。恶性肿瘤生长快，发展迅速，病程较短。良性肿瘤发生恶变亦可较快增大，若合并出血或感染，可于短期内明显增大。

4．转移方式　恶性肿瘤的转移方式有4种。

（1）直接蔓延：肿瘤细胞向与原发灶相连续的组织扩散生长，如胃癌侵犯横结肠；直肠癌侵犯膀胱等。

（2）淋巴转移：多数先转移至邻近区域淋巴结，如乳腺癌向腋窝淋巴结转移；也可出现"跳跃式"超级转移；还可发生皮肤淋巴管转移，如乳腺癌发生皮肤淋巴管转移可出现"橘皮样"改变。

（3）血行转移：肿瘤细胞侵入血管，随血流转移至远隔部位，如肠道肿瘤可经门脉系统转移到肝脏。

（4）种植性转移：肿瘤细胞脱落后在体腔和空腔脏器内转移，最多见的是胃癌种植到盆腔。

5．肿瘤分期　恶性肿瘤的临床分期有助于制定合理的治疗方案、正确评价治疗效果和判断预后。

（1）临床分期：根据肿瘤是否有转移，邻近器官受累情况以及患者全身情况，可将恶性肿瘤分为早、中、晚3期。肿瘤的临床分期，对制定治疗方案和判断预后有重要意义。①早期：肿瘤小，局限于原发组织，无转移，无明显临床症状，患者一般情况好。②中期：肿瘤较大，侵犯所在器官的各层，有区域淋巴结转移但无远处转移，患者可出现不同程度的症状和体征，一般情况尚好。③晚期：肿瘤常广泛侵及所在器官并侵袭邻近组织器官，有局部或远处转移，有严重的临床症状和体征，患者一般情况差。

（2）TNM分期：国际抗癌联盟提出了TNM分期法。T代表原发肿瘤（Tumor）、N代表淋巴结（Node）、M代表远处转移（Metastasis）。在根据肿块大小、浸润深度在字母后面标以数字0~4，表示肿块的发展程度。1代表小，4代表大，0代表无；无原发肿瘤为T_0，有远处转移为M_1，无远处转移为M_0。根据TNM的不同组合，临床将之分为Ⅰ、Ⅱ、Ⅲ、Ⅴ期。临床无法判断肿瘤体积时则以T_X表示。各种肿瘤TNM分类的具体标准由各专业会议协定。

【临床表现】

肿瘤的临床表现取决于肿瘤的性质、发生组织、所在部位以及发展程度，一般早期多无明显症状。不同类型肿瘤表现不一，但有其共同特点。

1．局部表现

（1）肿块：为肿瘤细胞不断增殖所形成，常是体表或浅在肿瘤的首要症状。良性肿瘤增长较慢，境界清楚，表面光滑，与基底组织无粘连，可活动。恶性肿瘤增长较快，表面凸凹不平，与基底组织粘连而不易推动，境界不清楚。位于深部或内脏的肿块不易触及，但可出现周围组织受压或空腔器官梗阻症状。

（2）疼痛：良性和早期恶性肿瘤一般无疼痛。恶性肿瘤中、晚期由于肿瘤的快速生长、破溃、感染等使神经末梢或神经干受到刺激、牵拉或压迫，可出现刺痛、跳痛、烧灼痛、隐痛或放射痛，常难以忍受，尤其夜间明显。空腔脏器肿瘤可因梗阻而引起绞痛。

（3）溃疡：体表或空腔器官的肿瘤若生长迅速，可因血液供应不足继发坏死，或因继发感染而发生溃疡，可有恶臭及血性分泌物。

（4）出血：由恶性肿瘤生长过程中破溃或侵犯血管使之破裂而引起。体表及与体外相交通的肿瘤，发生破溃或血管破裂可导致出血。发生在上消化道者可有呕血或黑便；在下消化道者可有血便或黏液血便；肺癌可有血痰或咯血；泌尿道肿瘤可见血尿；肝癌破裂可致腹腔内出血；子宫颈癌可有血性白带或阴道出血。

（5）梗阻：空腔器官如呼吸道、胃肠道、胆管及泌尿道以及邻近器官的肿瘤，随着生长可致空腔器官阻塞或肿瘤直接压迫邻近器官导致梗阻，出现不同的临床表现。如食管癌可出现吞咽困难；胃癌伴幽门梗阻可表现为呕吐；肠肿瘤可致肠梗阻；胰头癌或壶腹部肿瘤可压迫胆总管而出现黄疸。

（6）转移症状：见于恶性肿瘤中晚期。淋巴转移者可有区域淋巴结肿大；随血行转移可有相应症状，如骨转移者可有疼痛、硬结及病理性骨折等；肺转移可出现咳嗽、咯血、血丝痰等；肝转移可表现为肝大、黄疸、腹水、肝性脑病等。

2．全身表现　良性和恶性肿瘤早期多无明显的全身症状。恶性肿瘤中晚期者常出现消瘦、乏力、体重减轻、贫血及发热等非特异性全身表现，晚期肿瘤患者可出现全身衰竭，呈现恶病质。某些部位的肿瘤可伴有器官功能紊乱，如胰岛素瘤引起低血糖综合征；嗜铬细胞瘤引起高血压；甲状旁腺瘤引起骨质改变等。

【辅助检查】

（一）实验室检查

血、尿及粪便的阳性检查结果并非恶性肿瘤的特异性标志，但常可提供诊断线索；免疫学检查对于恶性肿瘤的筛查、诊断、预后判断均有重要意义，如原发性肝癌患者血清中甲胎蛋白（AFP）增高；结肠癌患者的血清癌胚抗原（CEA）增高；胃肠道肿瘤患者可伴贫血及大便隐血等。血清酶学检查，如碱性磷酸酶有助于肝癌、骨肿瘤的诊断；酸性磷酸酶有助于前列腺癌的诊断。

（二）影像学检查

1．X线　胸透、平片、钡剂灌肠和气钡双重造影检查等。

2．CT　可判断肿瘤的性质、大小，适用于全身实体肿瘤的诊断。

3．B超　可帮助判断肿瘤的部位、大小和性质。目前广泛用于肝、胆、胰、肾、子宫及附件等的检查。

4．MRI　多用于脑组织肿瘤的诊断。

（三）内镜检查

可以直接观察空腔器官、胸膜腔及纵隔等部位的病变，还可采取细胞或组织行病理学检查；或向输尿管、胆总管或胰管插入导管作X线造影检查，临床常用的有支气管镜、胃镜、结肠镜、膀胱镜、腹腔镜、关节镜等。

（四）病理学检查

是目前确定肿瘤直接而可靠的方法。包括细胞学和组织学检查两部分。细胞学检查可用各种方法取得的肿瘤细胞，例如收集痰液、胸腔积液、腹腔积液等离心沉淀，用拉网法收集食管和胃的脱落细胞，用穿刺法取得深在组织器官的瘤细胞，涂片检查后确定其性质。组织学检查通过活检钳取或施行手术切取肿瘤组织，进行活体组织检查，该检查有一定的损伤性，可能导致恶性肿瘤扩散，因此宜在术前短期内或手术中实施，如小手术完整切除肿块送病检，术中冰冻切片检查等。

【处理原则】

肿瘤多采用综合治疗方法，包括手术、放射治疗、化学治疗、生物治疗、中医中药及内分泌治疗等。良性和临界性肿瘤以手术切除为主，其中良性肿瘤应连同包膜完整切除，临界性肿瘤还需切除周围正常组织，以免复发或恶变。恶性肿瘤存在转移的特征，应采取局部和全身综合治疗。恶性肿瘤Ⅰ期以手术治疗为主；Ⅱ期以局部切除或放疗为主，辅以有效的全身化疗；Ⅲ期采取手术前、后及术中放疗或化疗等综合治疗；Ⅳ期以全身治疗为主，辅以局部对症治疗。

（一）手术治疗

手术切除目前仍是治疗实体肿瘤最常用和最有效的治疗方法，根据手术的目的分为不同种类。

1．预防性手术　用于治疗癌前病变，防止其发生恶变或发展为进展期癌。如家族性结肠息肉病、黏膜白斑病等。

2．诊断性手术　指经不同方式，如活检或探查术获取肿瘤组织标本并经病理学检查明确诊断后再进行相应的治疗。

3．根治性手术　适用于早、中期癌肿。手术切除范围包括肿瘤所在器官大部分或全部，并连同可能累及的周围组织和区域淋巴结，以求达到彻底治愈的目的。广义的根治性手术包括瘤切除术、广泛切除术、根治术及扩大根治术等。

4．姑息性手术　对较晚期的癌肿，病变广泛或有远处转移而不能根治切除者，采取旷置或肿瘤部分切除的手术，以到达缓解症状、减轻患者痛苦、延长生命的目的。

（二）化学药物治疗

简称化疗，是一种应用特殊化学药物杀灭恶性肿瘤细胞或组织的治疗方法，往往是中晚期肿瘤患者综合治疗中的重要手段。某些肿瘤可因长期化疗缓解，如颗粒细胞白血病、肾母细胞瘤、乳腺癌等，目前已能单独通过化疗治愈绒毛膜上皮癌、睾丸精原细胞瘤和急性淋巴细胞白血病等。

1．药物分类

（1）传统分类法：传统的抗癌药物分类法是根据药物的化学结构、来源及作用机制分为7类：①细胞毒素类药物：烷化剂类，其氮芥基团作用于DNA、RNA、酶和蛋白质，导致细胞死亡，如氮芥、环磷酰胺、白消安等；②抗代谢类药物：此类药物对核酸代谢物与酶结合反应有相互竞争作用，影响与阻断核酸的合成，如氟尿嘧啶、甲氨蝶呤、阿糖胞苷等。③抗生素类：有抗肿瘤作用的抗生素，如放射菌素D、丝裂霉素、阿霉素等。④生物碱类：主要干扰细胞内纺锤体的形成，使细胞停留在有丝分裂中期，常用的有长春新碱、羟基喜树碱、紫杉醇等。⑤激素类：改变内环境进而影响肿瘤生长，有的能增强机体对肿瘤侵害的抵抗力，常用的有他莫昔芬、己烯雌酚、黄体酮等。⑥分子靶向药物：在化学特性上可以是单克隆抗体和小分子化合物，其作用靶点可以是细胞受体、信号传导和抗血管生成等。单抗类常用的有曲妥珠单抗、利妥昔单抗和贝伐单抗等；小分子化合物常用的有伊马替尼、吉非替尼等。

⑦其他：如甲基苄肼、羟基脲、铂类等。

(2) 细胞动力学分类：根据药物对细胞增殖动力学影响的不同分为细胞周期特异性药物和细胞周期非特异性药物。①细胞周期特异性药物：是指那些能作用于细胞增殖的整个或大部分周期时相的药物，如氟尿嘧啶等抗代谢药；或仅对增殖周期中的某一期有较强作用，如羟基脲、阿糖胞苷、MTX 等对 S 期细胞作用显著，VCR、长春新碱等主要作用于 M 期。②细胞周期非特异性药物：细胞中的 DNA 发生共价或非共价结合，作用于细胞增殖周期中的各期细胞，如烷化剂（CTX、BCNU、马利兰、马法兰）、抗癌抗生素（蒽环类、丝裂霉素、博莱霉素）、高三尖杉酯碱、激素。

2. 给药方式

(1) 全身性用药：一般通过静脉注射、静脉滴注、口服、肌内注射等全身用药方法。大多数化疗药物在抑制或杀伤肿瘤细胞的同时，对机体正常组织，特别是代谢增殖旺盛的器官组织或细胞有不同程度的损害，并在出现疗效的同时，常伴有不同程度的毒性反应，如骨髓抑制、毛发脱落、免疫功能降低、消化道症状等。

(2) 局部用药：为了提高药物在肿瘤局部的浓度，有些药物可通过肿瘤内注射、腔内注射、动脉内注入或者局部灌注等途径给药。

(3) 介入治疗：是近年来应用较多的一种特殊化疗途径，可通过动脉插管行局部动脉化疗灌注栓塞，也可经皮动脉插管配合皮下切口植入导管药盒系统进行长期灌注、栓塞化疗，提高肿瘤局部的药物浓度并阻断肿瘤的营养、血液供应，减少全身毒性反应。可采用同时给药或序贯给药的方式，以提高疗效，减少毒副反应。

3. 禁忌证　化疗禁忌证包括　①年老、营养状况差、恶病质；②白细胞低于 3×10^9/L，血小板低于 80×10^9/L 或出血倾向；③骨髓转移；④严重心血管疾病或肝功能障碍；⑤血浆蛋白低下或贫血。

(三) 放射疗法

简称放疗，是一种无选择性的损伤性治疗，即治疗过程对肿瘤和正常组织器官产生同样的破坏作用。放疗是利用放射线的电离辐射作用，破坏或杀灭肿瘤细胞，从而达到治疗目的的一种方法，是治疗恶性肿瘤的主要手段之一，目前约 70% 的恶性肿瘤患者在病程不同时期因不同的目的需要接受放射治疗。

1. 放疗技术　放射线可采用光子类的 X 线、γ 射线及粒子类的电子束、中子束等。放射技术包括远距离治疗（外照射）、近距离治疗（腔内放疗）、立体定向放射治疗（X 刀或 γ 刀）和适形放射治疗等。立体定向放射治疗（X 刀或 γ 刀）属于外照射的特殊技术，其与适形放射治疗都是新的放疗技术。

2. 放疗敏感性　各种肿瘤对放射线的敏感性不同，可归纳为 3 类：①高度敏感：分化程度低、代谢旺盛的癌细胞对放射线高度敏感，如淋巴造血系统肿瘤、性腺肿瘤、多发性骨髓瘤等，适宜放射治疗，效果较好。②中度敏感：放疗可作为此类肿瘤综合治疗的一部分，如基底细胞瘤、鼻咽癌、宫颈癌、乳腺癌、食管癌、肺癌等。③低度敏感：如胃肠道腺癌、软组织及骨肉瘤等对放疗效果不佳。

3. 禁忌证　放疗禁忌证包括：①晚期肿瘤，伴严重贫血、恶病质者；②外周血白细胞计数低于 3.0×10^9/L，血小板低于 50×10^9/L、血红蛋白低于 90g/L 者；③合并各种传染病，如活动性肝炎、活动性肺结核者；④有严重的心、肺、肾、肝功能严重不全者；⑤接受放疗的组织器官已有放射性损失者；⑥对放射线中度敏感的肿瘤已有广泛远处转移或经足量放疗后近期内复发者。

（四）生物治疗

是应用生物学技术改善个体对肿瘤的应答反应的治疗，包括免疫治疗和基因治疗。免疫治疗是通过刺激宿主的免疫机制，促使肿瘤消散。如接种麻疹疫苗、卡介苗和注射干扰素等。基因治疗是应用基因工程技术，干预存在于靶细胞内相关基因的表达水平以达到治疗目的。目前，大部分基因治疗复发仍处于临床和实验研究阶段。

（五）中医中药治疗

应用中医扶正法、化瘀散结、清热解毒、通经活络等原理，以中药补益气血、调理脏腑、配合手术及放、化疗，促进肿瘤患者的康复。中医中药治疗的方法有膏药、贴敷、针灸等外治方法，也有中药、食疗等内治方法。

（六）内分泌治疗

又称为激素治疗，某些肿瘤的发生和发展与体内激素水平密切相关，可进行内分泌治疗，如乳腺癌可用他莫昔芬、卵巢癌可用黄体酮等药物辅助治疗等，某些肿瘤可采用内分泌去势治疗。

（七）预防

恶性肿瘤是环境、营养、饮食、遗传、病毒感染及生活方式等多种因素相互作用引起的，所以目前尚无可利用的单一预防措施。国际抗癌联盟认为 1/3 恶性肿瘤是可以预防的，1/3 恶性肿瘤若能早期诊断是可以治愈的，1/3 恶性肿瘤可以减轻痛苦，延长生命。并据此提出了恶性肿瘤的三级预防概念。

1．一级预防　为病因预防，是指消除或减少可能致癌的因素，降低发病率。约 80% 以上的恶性肿瘤与环境因素有关，因此需要改变不良饮食习惯、生活方式，如戒烟、酗酒，多食新鲜蔬菜水果；切忌高盐、霉变食物；减少职业性暴露于致癌物，如石棉、苯、甲醛等；接种疫苗等。

2．二级预防　是指早期发现、早期诊断、早期治疗，以提高生存率，降低死亡率，主要手段是对无症状的自然人群进行以早期发现恶性肿瘤为目的的普查工作。一般以某种肿瘤的高发区及高危人群为对象进行选择性筛查，可改善检出肿瘤患者的预后。

3．三级预防　是指治疗后的康复，包括提高生存治疗、减轻痛苦、延长生命，重在对症治疗，如癌症三级止痛阶梯治疗方案。

考点： 肿瘤的病因、临床分期及预防措施。

第二节　肿瘤患者的护理

【护理评估】

（一）健康史　包括既往史、手术史、婚育史、家族史、个人史以及其他与疾病相关的因素。

1．一般情况　包括年龄、性别、婚姻和职业；女性患者月经史、生育史、哺乳史。

2．病因和诱因　是否吸烟，喜食烟熏、油炸和腌制食物，进食高蛋白和低纤维素饮食；长期接触致癌的化学物质史；有无经历重大精神刺激和剧烈情绪波动；家族中有无肿瘤患者。

3．发病情况　有无肿块及肿块出现的时间和发展速度，是否伴随疼痛、出血等症状。

评估病程长短、发病人群与肿瘤进展特性，如白血病和胚胎性肿瘤多见于儿童；肉瘤、淋巴和造血系统肿瘤多见于青少年；癌症多发生于中年和老年人。

4. 既往史　询问有无其他部位肿瘤病史或手术治疗史，有无其他系统伴随疾病。有无用（服）药史、过敏史。

（二）身体状况

1. 局部情况　肿块的部位、大小、形状、质地、界限、活动度；有无触痛，疼痛的性质与程度；有无坏死、溃疡、出血和空腔器官肿瘤导致的梗阻等。

2. 全身情况　评估有无消瘦、乏力、体重下降、低热、贫血、精神萎靡、低蛋白血症、水肿，甚至全身衰竭等恶病质表现。

3. 辅助检查　包括定性、定位诊断性检查及有关内脏器官功能的检查。了解患者实验室检查结果，B超、CT和MRI检查有无占位病变，是否行放射线核素扫描及其结果，评估患者内脏器官功能损害程度，营养状况，心、肺、肾等重要内脏器官功能和患者对手术及其各种治疗的耐受情况。

（三）心理-社会状况

1. 认知程度：评估患者对疾病诱因、常见症状、拟采取的手术方式、手术过程、手术可能导致的并发症、化疗、放疗、介入治疗、疾病预后及康复知识的认知及配合程度。

2. 心理反应　评估患者的心理状况，包括对疾病诊断的心理承受能力，对治疗效果、预后等的心理反应。

3. 经济及社会支持状况　评估家庭对患者手术、化疗、放疗的经济承受能力；家属对本病及其治疗方法、预后的认知程度及心理承受能力；家属和患者的关系和态度；患者的社会支持系统等。

【主要护理诊断/问题】

1. 焦虑与恐惧　与担忧疾病预后以及在家庭和社会的地位及经济状况改变有关。
2. 疼痛　与肿瘤生长压迫、侵及神经及手术创伤有关。
3. 营养失调，低于机体需要量　与肿瘤所致高分解代谢状态及摄入减少、吸收障碍、化疗和放疗所致味觉改变、食欲下降、进食困难、恶心、呕吐等有关。
4. 知识缺乏　缺乏肿瘤预防、术后康复、化疗和放疗反应等知识。
5. 潜在并发症　感染、出血、皮肤和黏膜受损、静脉炎、静脉栓塞及脏器功能障碍。

【护理措施】

（一）减轻焦虑和恐惧

"谈癌色变"是不少人的反应。肿瘤患者因各自的文化背景、心理特征、病情性质及对疾病的认知程度不同，会产生不同的心理反应，如焦虑、恐惧、悲哀、绝望等，严重影响神经、内分泌系统功能的正常调节，抑制机体的防御功能，干扰对肿瘤细胞的免疫监视，导致病情加重或促进肿瘤复发。肿瘤患者的心理变化归纳为以下5期，但应注意这种分期不是绝对的，各期之间可有重叠或反复。分析患者不同时期的心理改变，有助于针对性地进行心理疏导，消除负性情绪的影响，增强战胜疾病的信心。

1. 震惊否认期　当患者突然获知诊断时，会出现震惊反应，表现为目光呆滞，沉默不语，知觉消失甚至晕厥；继之极力否认，怀疑诊断的可靠性，拒绝治疗，甚至辗转多家医院求医确诊。否认心理,是面对疾病困扰的自我保护反应,可暂时缓解恐惧和焦虑的程度,但持续时间过长易导致延误治疗。对此期患者,护士应以关切的态度、温和坦诚的语言回答患者的询问,因人而异地逐渐使患者了解病情真相。同时应鼓励患者家属给予生活上的关心,情感上的支持,使之有安全感。

2．愤怒期　当癌症成为不可否认的事实时,患者认为生活极不公平,会产生恐慌、哭泣,继而愤怒、烦躁、不满,常迁怒于亲属及医护人员,甚至百般挑剔、无理取闹,直至出现冲动性行为。出现这种心理反应,表明患者已开始正视现实,但若长期存在,必将导致心理障碍。对处于愤怒期的患者,护士和家属应给予患者宽容、关爱和理解,通过交谈与沟通,尽量让患者表达自己的感受和想法,纠正其感知错误,并请其他病友介绍成功治疗的经验,教育和引导患者正视现实。

3．磋商期　又称"讨价还价期"。患者祈求能延长生存时间,以便了却未了的心愿,能主动配合治疗,并寻求名医,使用秘方、偏方,常心存幻想,希望奇迹能在自己身上出现。此时,幻想虽可产生负面影响,但在某种程度上可支持患者,使其重新树立与疾病抗争的信念。此期患者易于接受他人的劝慰,有良好的遵医行为。因此,护士应注重患者和家属的健康教育,维护患者的自尊,尊重其隐私,引导患者科学正规地治疗,避免病急乱投医的不良后果。

4．忧郁期　当治疗开始后,如效果不佳、症状加重或癌肿复发,患者会感到无助和绝望,甚至严重意志消沉,对治疗失去信心。表现为沉默寡言、黯然涕下、不听劝告、不遵医嘱、拒绝进食,此期自杀倾向明显增高。对此期患者,护士应给予更多的关爱和抚慰,诱导其发泄不满,鼓励家人陪伴身旁。同时加强巡视,避免患者独处,防止意外发生。

5．接受期　经过一段时间的激烈内心挣扎,患者心境变得平静,能够接受事实,并能理性地对待治疗和预后。在此期间,护士和家属应加强与患者交流,尊重其意愿,满足其需要,尽可能提高其生活质量。

肿瘤患者在治疗过程中,心理反应复杂而强烈,既渴望手术,又惧怕手术,顾虑重重,情绪多变。且肿瘤手术范围较大,易影响某些部位的正常功能而导致生活不便、功能障碍甚至形体残障等。护士应有的放矢地进行护理,了解患者的心理和情绪变化后,深入浅出地解释,耐心细致地介绍手术的重要性、必要性和手术方式等。对需要进行化疗或放疗的患者,耐心解释所需实施的化疗、放疗方案及常见的毒副反应和应对措施,使患者积极有效地配合手术和治疗,取得更佳的治疗效果。

(二) 饮食和营养支持护理

充足的营养能提高机体抵抗力和对治疗的耐受力,因此应采取措施改善患者营养状况。

1．术前　全面了解患者的全身营养状况、体质和进食情况。积极纠正平衡紊乱和改善营养失调。提高患者对手术的耐受性,保证手术的安全。鼓励患者增加蛋白质、糖类和维生素的摄入;对口服摄入不足者,遵医嘱给予肠内或肠外营养以支持改善营养状况。一般要求纠正水、电解质和酸碱平衡失调,血红蛋白在 90 g/L 以上,血清白蛋白在 35 g/L 以上,才能实施手术。

2．术后　鼓励能经口进食者尽早进食。给予易消化且富有营养的饮食。术后患者消化道功能尚未恢复之前,可经肠外途径供给营养素和能量,以利创伤修复;也可经管饲提供肠内营养,促进胃肠功能恢复。康复期患者采取少量多餐、循序渐进地恢复饮食。

3．化疗和放疗　经过化疗和放疗的患者常有食欲减退、恶心、呕吐等消化道症状,应给予准确的饮食指导,提高饮食的营养价值,保证营养供给。鼓励患者摄入高蛋白、低脂肪、易消化的清淡食物,多饮水,多吃水果。少量多餐,注意调整食物的色香味,忌辛辣、油腻等刺激性食物,忌烟酒。严重腹泻、呕吐者,给予静脉补液,防止缺水,必要时给予肠内或肠外营养支持。

(三)疼痛护理

疼痛多为肿瘤浸润神经或压迫邻近内脏器官所致。护士除观察疼痛的部位、性质、持续时间外,还应为患者创造安静舒适的环境,为患者安置舒适体位,鼓励患者适当参加娱乐活动以分散注意力,指导患者用不同的方法控制疼痛,如音乐疗法、松弛疗法等。术后麻醉作用消失后,切口疼痛会影响患者身心康复,应遵医嘱及时镇痛治疗。晚期肿瘤疼痛难以控制者,可按世界卫生组织(WHO)推荐的三级阶梯止痛方案处理(详见第四章第六节疼痛患者的护理)。癌性疼痛的给药要点:口服、按时(非按需)、按阶梯、个体化给药。镇痛药物剂量根据患者的疼痛程度和需要由小到大直至患者疼痛消失为止,不应对药物限制过严导致用药不足。也可使用患者自控镇痛法(PCA)。

(四)手术治疗护理

1. 术前护理 多数肿瘤患者年龄较大,全身营养状况较差,手术后有并发呼吸系统、泌尿系统、切口并发症的危险。因此手术前除常规准备外,还要注意备皮时动作轻柔,忌用力擦洗;对食管和胃肠道手术者,术前做好解释工作,说明术后饮食必须严格执行医嘱;对患者进行有效的术前指导,如练习床上排便、深呼吸、咳嗽训练及肢体活动;遵医嘱对患者实施插胃管和尿管、灌肠等;对结肠、直肠癌进行肠道准备时,如必须灌肠则需用较细的肛管,涂较多的甘油,轻轻插过肿瘤部位,进行低压灌肠,并缓慢拔出肛管。对于手术导致生活不便、功能障碍甚至形体残障者,应耐心解释手术的必要性和重要性。

2. 术后护理 严密观察生命体征的变化,加强引流管和切口护理;保持病室环境清洁;鼓励患者多翻身、深呼吸、有效咳嗽、咳痰;加强皮肤和口腔护理;指导患者早期下床活动;对于手术破坏机体的正常功能,导致生活不便、功能障碍甚至形体残障者,术后指导患者进行重建器官的功能锻炼。

(五)化学疗法的护理

护士应了解化疗方案,熟悉化疗药物剂量、给药方法及不良反应,做到按时、准确给药,并严密观察患者的反应,预防和减少化疗并发症。化疗常见的并发症主要有以下几种。

1. 组织坏死 由强烈刺激性药物漏入皮下而致。化疗中若出现注射部位刺痛、烧灼感或水肿,则提示药液外渗,应采取紧急措施。立即停止用药,注射0.5%普鲁卡因溶液5 ml于周围皮下组织止痛;局部冷敷24小时,外涂氢化可的松软膏;局部注射解毒剂,如氮芥、丝裂霉素、放线菌素D外渗者注射硫代硫酸钠,多柔比星、长春新碱外渗者注射碳酸氢钠。

2. 静脉炎、静脉栓塞 化疗药物最常见的给药途径是静脉给药,如注射方法不当可致静脉发炎、硬化、血流不畅,甚至闭塞。预防措施为:

(1)注射前选择适宜的溶媒将药物稀释到要求的浓度,并在规定的时间内用完;

(2)注射化疗药物前,先推注0.9%氯化钠溶液5～10 ml,以确保针头在静脉内,注射完毕,再注射0.9%氯化钠溶液5～10 ml,以减轻药物对血管壁的刺激;

(3)若长期静脉化疗,应左右交替、由远至近选择静脉,也可行中心静脉置管(PICC)化疗;

(4)一旦出现浅静脉发红、硬、肿胀、触痛等静脉炎表现,立即停止使用发炎的静脉,肢体制动、抬高，给予热敷、硫酸镁湿敷或理疗等，促进炎症消散。

3．骨髓抑制 骨髓抑制是化疗最严重的毒性反应。化疗期间注意观察有无感染和出血征象，如牙龈出血、鼻出血、皮肤瘀斑、血尿及便血等；定期进行血常规检查，一般 1~2 次/周，若白细胞低于 3×10^9/L，血小板低于 80×10^9/L，应暂停化疗，遵医嘱使用升白细胞类药，必要时给予成分输血。对患者应行保护性隔离，必要时安置于有层流空气过滤的无菌室，预防交叉感染。

4．胃肠道反应 化疗常导致患者厌食、恶心、呕吐、腹痛、腹泻等，应耐心向患者解释，鼓励配合治疗。进食前温盐水漱口，反应严重者可在晚饭后或睡前化疗，化疗前后使用镇静止吐剂；化疗期间鼓励患者大量饮水以利毒素排出，减轻药物的不良反应。指导患者摄取清淡、易消化、刺激性小、维生素含量丰富的食物。对于呕吐、腹泻严重患者需注意观察有无水、电解质及酸碱平衡紊乱。

5．肝、肾毒性反应 化疗过程中应密切监测肝肾功能，鼓励患者多饮水，观察并记录尿量、尿 pH 变化。出现肾损害征象时，应立即停止化疗，采取措施，如使用碳酸氢钠碱化尿液；肝功能损害时常出现黄疸、肝肿大、氨基转移酶增高，除暂停化疗外，须同时采取保肝措施，并给予高蛋白、高糖、高维生素和低脂肪饮食。

6．黏膜、皮肤反应 化疗期间嘱患者多饮水以减轻药物对黏膜的毒性刺激。出现口腔炎或溃疡时，遵医嘱给予 2% 利多卡因喷雾止痛，用吸管吸食流食；如合并真菌感染，用 3% 碳酸氢钠溶液或制霉菌素含漱，溃疡面涂 0.5% 金霉素甘油；出现皮肤干燥、瘙痒或斑丘疹时，可用炉甘石洗剂止痒，防止皮肤破损；严重者出现剥脱性皮炎时，可用无菌单保护隔离。

7．脱发护理 化疗后 1~2 周常引起脱发，影响患者容貌，告诉患者这是一可逆反应，化疗停止后 3~6 个月头发可再生。化疗时可用冰帽局部降温，有预防脱发的效果；脱发严重者，可选择合适的发套或帽子掩饰。

（六）放射疗法的护理

1．局部反应护理

（1）皮肤反应的护理：体位放射治疗早期可能出现皮肤反应，常发生在腹股沟、腋窝、会阴等皱褶和潮湿处。临床分为三度：一度为干反应，出现红斑、烧灼和刺痒感、脱屑；二度为湿反应，有充血、水肿、水疱、渗出、糜烂；三度为溃疡形成或坏死，难以愈合。常见一度反应，少见二度反应，禁忌出现三度反应。

1）皮肤反应的处理：干反应可涂 0.2% 薄荷淀粉或羊毛脂止痒；湿反应可涂 2% 甲紫、冰片蛋清等，有水疱形成时可涂硼酸软膏，包扎 1~2 天，待渗液吸收后再行暴露疗法。

2）护理中应教育内容：①选择宽松、柔软、吸水性强的棉质衣服；②照射野皮肤保持清洁干燥，禁用肥皂、乙醇、碘酊等清洗和涂擦；③局部皮肤出现红斑瘙痒时禁搔抓；④照射野皮肤有脱皮时，禁撕脱，应让其自然脱落，一旦撕破难以愈合；⑤外出时戴帽，避免阳光直接暴晒，减少阳光对照射野皮肤的刺激。

（2）黏膜反应的护理：放疗患者常出现黏膜充血、水肿、出血点、白斑，远期可出现黏膜干燥萎缩。护理的关键是保持局部清洁，如口腔含漱、阴道冲洗、鼻腔滴药等。

（3）照射器官反应的护理：肿瘤所在器官或注射野内的正常组织受射线影响可发生一系列反应，如膀胱照射后可出现血尿，胸部照射后形成纤维性肺纤维变，胃肠道受损后出现出血、溃疡和形成放射性肠炎等。照射期间应加强对照射器官功能状态的观察，注意有无各器官反应的相应症状，给予对症护理，有严重不良反应时，及时报告医师，暂停放疗并协助处理。

2．全身反应护理　由于射线对细胞的杀灭，以及对正常组织的损害，释放的毒素被吸收，在照射数小时或1～2天开始，患者常会出现全身反应，如虚弱、乏力、头晕、头痛、厌食和恶心、呕吐等。反应的轻重与照射部位、照射野的大小和每周照射剂量有关。护理措施包括每次照射后静卧休息30分钟；进清淡饮食，多食蔬菜和水果，照射前、后半小时不可进食，以免形成条件反射性厌食；鼓励多饮水，每天饮水量2000～4000 ml，必要时补液，促进毒素排出；增进营养，大量补充B族维生素和维生素C；遵医嘱查血常规1～2次/周，一旦发现骨髓抑制现象，应遵医嘱给予升白细胞类药、成分输血等，必要时暂停放疗。白细胞严重减少的患者，应安排住隔离病室，限制探视，以预防感染。

（七）经外周静脉置入中心静脉导管护理

经外周静脉穿刺置入中心静脉导管（PICC）是一种从周围静脉导入且末端位于中心静脉的深静脉置管技术，适用于中长期静脉输液、肿瘤化疗、肠外营养、老年患者输液，也可用于大面积烧伤、大手术、危重患者的抢救治疗。可以最大限度地减轻患者的痛苦，减少静脉炎的发生，减轻护士的工作量。

1．静脉选择　首选右侧。

（1）贵要静脉：PICC插管的首选。90%的PICC放置于此。此静脉直、粗，静脉瓣较少。

（2）正中静脉：PICC的次选。静脉粗、直，但个体差异较大，静脉瓣较多。

（3）头静脉：PICC的第三选择。静脉前粗后细，且高低起伏，汇入腋静脉时形成夹角，送管有一定难度。

2．PICC置管的适应证

（1）需要长期静脉输液，但外周浅静脉条件差，不易穿刺成功者；

（2）需反复输入刺激性药物（如化疗药物）、血液制品（如全血、血浆、血小板等）者；

（3）长期输入高渗透性或黏稠度较高的药物，如高糖、脂肪乳、氨基酸等；

（4）需要使用压力或加压泵快速输液者；

（5）需要每日多次静脉抽血检查者。

3．PICC置管的禁忌证

（1）患者身体条件不能承受插管操作，如凝血机制障碍、免疫抑制者；

（2）已知或怀疑患者对导管所含成分过敏者；

（3）既往在预定插管部位有放射治疗史、静脉炎和静脉血栓形成史；

（4）局部组织因素，影响导管稳定性或通畅者。

4．操作方法

（1）穿刺点位置选择：一般在肘下两横指处进针。如果进针位置偏低，血管相对较细，易引起回流受阻或导管与血管发生摩擦而引起一系列并发症；如果进针位置过高，易损伤淋巴或神经系统，另因上臂静脉瓣较多，亦不宜作穿刺点。

（2）穿刺静脉选择：操作者着装整齐，洗手、戴口罩，患者取平卧位，手臂外展与躯体成90°，在预期穿刺部位上方扎止血带，评估静脉情况，选择最佳血管，首选贵要静脉，次选正中静脉。最后选头静脉。松开止血带。

（3）测量定位点：患者仰卧，右侧手臂外展90°，从右侧肘部穿刺点沿静脉走向量至右胸锁关节再向下反折至第三肋间隙，测量穿刺点至上腔静脉的长度，以确保导管放置后尖端在上腔静脉内。

（4）建立无菌区域：按外科手术要求洗手，戴无菌手套，按照无菌原则消毒穿刺点及周围皮肤，消毒范围穿刺点上下各 10 cm 以上整段手臂，先用 75% 乙醇消毒 3 遍，再用聚维酮碘消毒 3 遍，铺无菌治疗巾，并与臂下穿刺点上方放置无菌止血带，建立最大无菌区域。脱手套，穿无菌隔离衣，戴无菌手套。

（5）导管准备：将 PICC 导管尾端与装有生理盐水的注射器相连。将生理盐水充满导管，确保导管内无空气后，将其浸入装有生理盐水弯盘中湿润备用。

（6）穿刺操作：用生理盐水预冲穿刺针，在穿刺点上方结扎止血带，嘱患者握拳使静脉充盈。穿刺进针角度为 15°～30°，直刺血管，见回血后固定针芯，推进外插管壳少许，松开止血带，嘱患者松拳，左手按压针尖所在的血管及插管鞘，减少血液流出，右手撤出针芯。

（7）置入 PICC 导管：以左手固定插管鞘，右手缓慢、匀速、短距离送入导管。当导管插入 15～20 cm 时，让患者将头转至插管的上肢方向，并将下颚紧贴肩部，以降低导管尖端误入颈内静脉的可能性。插管至预定长度后，缓慢平直撤出插管鞘，修剪导管，保留体外 5 cm，安装连接器，用 20 ml 生理盐水脉冲式冲洗导管，以降低潜在的少量血液反流至导管头部的风险，应边注射最后 0.5 ml 生理盐水边撤针（正压封管）。连接肝素帽或可来福接头，再用 20 ml 的澄清生理盐水冲洗导管后正压封管。

（8）穿刺部位固定：用聚维酮碘棉签消毒穿刺点及周围皮肤，折叠无菌纱布覆盖在穿刺点上固定导管，用透明敷贴无张力粘贴，并注明穿刺时间、置管长度。

（9）确认定位：穿刺完毕后在 X 线下确认导管头部的位置位于上腔静脉中下 1/3 与右心房接合处。在没得到 X 线证实导管顶端位置以前护士绝对不应使用该导管。

5．PICC 导管的拔管

（1）去除敷料，将导管从固定胶贴上取下。为避免损伤导管，不要使用剪刀去除包扎敷料。

（2）沿与皮肤平行的方向慢慢拔出导管。遇到阻力时可行局部热敷 20～30 分钟后再拔出，如仍有阻力，及时通知医生，禁止使用暴力，防止导管在体内断裂。

（3）穿刺点消毒后覆盖纱布按压数分钟，观察和测量导管长度，以确定是否全部拔出，并做好记录。

6．PICC 的优点

（1）PICC 置管时因穿刺点在外周表浅静脉，不会出现血气胸、大血管穿孔、感染、空气栓塞等威胁生命的并发症，且血管的选择范围较大，穿刺成功率高，穿刺部位肢体的活动不受限制。

（2）可减少因反复静脉穿刺给患者带来的痛苦，操作方法简捷易行，不受时间、地点限制，可直接在病房操作。

（3）PICC 导管材料为硅胶，柔软、弹性好、不宜折断，在体内可留置半年至 1 年，置管后的患者生活基本不受影响。PICC 是一条放射显影的导管，使用时可通过放射影像学确定导管及其尖端的位置。

（4）因导管可直接进入上腔静脉，不易脱出，避免了化疗药物外渗而引起的并发症。

早期进行置管的患者在化疗过程中不会造成静脉损伤，确保化疗过程中能有良好的静脉通道，顺利完成化疗。目前已成为危重病和化疗患者长期静脉营养支持及用药的一条方便、安全、快捷、有效的静脉通路。

7．护理

（1）在穿刺点处放置一块约 2 cm×2 cm 大小的纱布再加以透明贴膜，这一方面可以起到加压止血的作用，另一方面利于观察出血情况。一般情况下 24 小时换贴膜，以后每周更换一次，如有出血、污染、潮湿应随时更换。更换时注意要自下而上地去除贴膜，不要用手触动贴膜覆盖区内的皮肤，严格无菌操作，消毒范围大于敷贴范围。

（2）严密观察穿刺点有无出血、肿胀，触摸穿刺点有无疼痛、硬结。如有疼痛、硬结发生，可用喜辽妥（多磺酸黏多糖乳膏）涂抹。如出血量较少可更换贴膜，出血量较大时可在贴膜外用弹力绷带加压包扎或在穿刺点放置凝胶海绵止血。

（3）每日观察导管的刻度并记录，查看导管有无打折。如导管有部分脱出，可采用局部固定，切不可将脱出导管再送入血管中，以防感染。

（4）每次输液前先用 10 ml 生理盐水冲管后再输液，并观察输液速度，如滴速不畅，可能有管道堵塞现象。根据导管长度可注入（5000 U/ml）的尿激酶 0.5 ml，20 分钟后进行回抽。并于每日输完液后用 20 ml 生理盐水正压封管。

（5）应及时做好治疗间歇期或出院指导，避免患肢过度活动，保证敷贴粘贴牢固，防止导管脱出延误治疗；保持局部清洁干燥，防止感染；每周来院冲管及封管两次，如有任何不适及时来院复诊。

（八）健康教育

1．保持心情舒畅　教育患者保持良好心态，避免情绪刺激和波动，因各种精神刺激、情绪波动可促进肿瘤的发生和发展。

2．动员社会支持系统的力量　家庭支持是社会支持系统最基本的形式。鼓励患者家属给予患者更多的关心和照顾，增强患者自尊感和被爱感，提高其生活质量。

3．加强营养　术后、放疗、化疗及康复期的患者应均衡饮食，摄入高热量、高蛋白、富含膳食纤维的各种营养素，多食新鲜水果，饮食宜清淡，易消化，忌油腻、辛辣等刺激性食物。

4．运动和功能锻炼　适量、适时的运动和有目的的功能锻炼，可改善患者的精神面貌，有利于调整机体内在功能，增强抗病能力，减少各类并发症。对于因术后器官、肢体残缺而引起生活不便的患者，应早期协助和鼓励其进行功能锻炼，以学会新的自我照顾方法，适应生活和身体功能改变，有利于功能重建和提高自理能力。

5．继续治疗　肿瘤治疗以手术为主，辅以化疗、放疗等综合手段。鼓励患者积极配合治疗，克服治疗中带来的不适，坚持接受治疗。督促患者按时用药和接受各项后续治疗，以缓解临床症状、减少并发症、降低复发率。

6．加强随访　肿瘤患者应终身随访，在恶性肿瘤治疗后最初 3 年内至少每 3 个月随访 1 次，继之每半年复查 1 次，5 年后每年复查 1 次，直至终生。随访可早期发现复发或转移征象。临床上通常用 3 年、5 年、10 年的生存率来表示某肿瘤的治疗效果。

7．加强肿瘤三级预防的宣教（详见本章第一节）

考点：肿瘤患者的心理变化特点、化疗、放疗及经外周静脉置入中心静脉导管的护理。

小结	1. 肿瘤的临床表现　局部表现为肿块、疼痛、溃疡、出血、梗阻和转移症状。全身表现为早期症状不明显，恶性肿瘤中晚期患者有乏力、食欲减退、消瘦、体重下降、贫血、低热等，至晚期全身衰竭，呈现恶病质。病理学检查为肿瘤定性诊断的最可靠依据。 2. 肿瘤的处理原则　良性肿瘤及临界性肿瘤以手术切除为主，恶性肿瘤是一种全身性疾病，治疗原则是以手术为主的综合治疗。除手术外常见的恶性肿瘤治疗方法有化疗、放疗、生物治疗和内分泌治疗。 3. 肿瘤患者的护理　包括化疗和放疗毒性反应护理，PICC 的护理，肿瘤患者术后疼痛的护理及三级阶梯止痛方案处理。

（朱继红　袁志勇）

第二篇 颅脑外科患者护理

第九章 颅脑外科疾病患者的护理

<table>
<tr><td rowspan="5">学习目标</td><td>1. 归纳颅内压增高症、脑疝概念；识别颅内压增高的病因，解释颅内压增高的病理变化；头皮血肿、头皮裂伤、头皮撕脱伤、颅底骨折、脑震荡、脑挫裂伤、硬脑膜外血肿、硬脑膜下血肿的概念；解释脑损伤的发病机理。</td></tr>
<tr><td>2. 描述颅内压增高和脑疝的身体状况，说出颅内压增高的护理措施。</td></tr>
<tr><td>3. 知道颅内压增高的健康指导；颅底骨折、脑震荡、脑挫裂伤、硬脑膜外血肿和硬脑膜下血肿辅助检查和健康指导；颅内肿瘤的辅助检查及健康教育。</td></tr>
<tr><td>4. 说出颅底骨折、脑震荡、脑挫裂伤、硬脑膜外血肿和硬脑膜下血肿的身体状况和护理措施；颅内肿瘤的身体状况和护理措施。</td></tr>
<tr><td>5. 识别颅内肿瘤不同的类型，描述颅内肿瘤的病因。</td></tr>
</table>

第一节 颅内压增高患者的护理

案例

男性，68岁，摔伤后4小时，右侧额部着地，进行性意识障碍加重1小时，肢体无自主活动。

体检：右侧瞳孔直径6 mm，对光反应消失；左侧瞳孔直径3 mm，对光反应迟钝。P 120次/分，R 20次/分，BP 150/70 mmHg，T 37.2℃。意识不清，呼之不应，压眶上神经无反应，双侧腱反射可对称引出，左侧巴氏征（＋），右侧巴氏征（－）。

辅助检查：头颅CT示慢性硬脑膜下血肿，右额叶广泛脑挫裂伤。

思考：

（1）患者处于何种意识状态？

（2）患者目前出现何种需要紧急处理的问题？依据是什么？

（3）目前应采取的紧急处理措施？

颅内压（ICP）是指颅腔内容物对颅腔壁所产生的压力，颅腔内容物包括脑组织、脑脊液和血液，三者与颅腔容积相适应，使颅内保持一定的压力。颅内压通常是指在侧卧位腰椎穿刺所测得的脑脊液压力，成人为 70～200 mmH$_2$O（0.7～2.0kPa）儿童为 50～100 mmH$_2$O（0.49～0.98 kPa）。正常成人颅腔是一个骨性的半封闭体腔，借枕骨大孔与椎管相通，其容积是固定不变的。当颅腔内容物的体积增加或颅腔容积缩小超过颅腔可代偿的容量，使颅内压持续高于 200 mmH$_2$O（2.0 kPa），并出现头痛、呕吐和视神经乳头水肿三大症状时，称为颅内压增高。当颅内压增高到一定程度时，尤其是占位性病变使颅内各分腔之间的压力不平衡，导致一部分脑组织通过生理性孔隙，从高压区向低压区移位，产生相应的临床症状和体征称为脑疝。脑疝是颅内压增高的危象和引起死亡的主要原因，常见的有小脑幕切迹疝和枕骨大孔疝。

知识链接

脑脊液的生成与循环

脑脊液的产生：在中枢神经系统内，脑脊液产生的速率为 0.3 ml/min，日分泌量在 400～500 ml。侧脑室内的脉络丛组织是产生脑脊液的主要结构。脉络丛主要分布在侧脑室的底部和第三、第四脑室的顶部，其结构是一簇毛细血管网，其上覆盖一层室管膜上皮，形似微绒毛。此微绒毛犹如单向开放的膜，只向脑室腔和蛛网膜下腔分泌脑脊液。

脑脊液的循环途径：左右侧脑室脉络丛产生的脑脊液→室间孔→第三脑室（与第三脑室脉络丛产生的脑脊液一起）→中脑水管→第四脑室（与第四脑室脉络丛产生的脑脊液一起）→第四脑室正中孔和两外侧孔→蛛网膜下腔→蛛网膜粒→硬脑膜窦。

正常情况下脑脊液的产生和吸收是平衡的。成人脑脊液的总量约 125 ml，如果脑脊液循环受阻，可引起脑积水、颅内压升高。

【护理评估】

（一）健康史

1. 一般状态

（1）一般情况：应注意患者的年龄，婴幼儿及小儿的颅缝未闭合或融合尚未牢固，老年人脑萎缩，均可使颅腔代偿能力增加，延缓病情进展。

（2）引起颅内压增高的原因：了解患者有无头部外伤、颅内感染、脑肿瘤、高血压及脑动脉硬化等病史，是否合并其他系统疾病，如尿毒症、肝性脑病、脓毒症、酸碱失调等。

（3）致颅内压急剧升高的相关因素：有无呼吸道梗阻、便秘、剧烈咳嗽、癫痫、高热等。

2. 病因及发病机制

（1）颅内容物体积或量增加

1）脑体积增加：如脑组织损伤、炎症、脑缺血缺氧、中毒等所致的脑水肿。

2）脑脊液增多：脑脊液分泌过多、吸收障碍或脑脊液循环受阻导致脑积水。

3）脑血流量增加：二氧化碳蓄积和高碳酸血症时血液中二氧化碳分压增高、脑血管扩张致颅内血容量急剧增多。

（2）颅内新生的占位性病变：如颅内血肿、肿瘤、脓肿等在颅腔内占据一定的体积导致颅内压增高。

(3) 颅腔容积缩小：①先天性畸形如狭颅症、颅底凹陷症等使颅腔容积变小。②因外伤致大片凹陷性骨折，使颅腔空间缩小。

3．病理生理

(1) 影响颅内压增高的因素

1) 年龄：婴幼儿及小儿的颅缝未闭合或尚未牢固融合，颅内压增高可使颅缝裂开而相应地增加颅腔容积，从而缓和或延长了病情的进展。老年人由于脑萎缩使颅内的代偿空间增多，故病程亦较长。

2) 病变的扩张速度：病变进展速度越快，颅内压的调节能力越小，调节功能存在一临界点，超过该点以后，细微的容量增加即可引起颅内压骤然升高。颅内压力与体积之间的关系不是线性关系而是呈指数关系，这种关系可以说明一些临床现象，如当颅内占位性病变时，随着病变的缓慢增长，可以长期不出现颅内压增高症状，一旦颅内压代偿功能失调，则病情将迅速发展，往往在短期内即出现颅内高压危象或脑疝；如原有的颅内压增高已超过临界点，释放少量脑脊液即可使颅内压明显下降，若颅内压增高处于代偿的范围之内（临界点以下），释放少量脑脊液仅仅引起微小的压力下降。

3) 病变部位：位于颅脑中线或颅后窝的占位性病变，由于病变容易阻塞脑脊液循环通路而发生梗阻性脑积水，故颅内压增高症状可早期出现而且严重。颅内大静脉窦附近的占位性病变，由于早期即可压迫静脉窦，引起颅内静脉血液回流或脑脊液吸收障碍，使颅内压增高症状亦可早期出现。

4) 伴发脑水肿的程度：脑组织损伤、炎症、缺血缺氧、脑寄生虫病、脑肉芽肿、尿毒症、肝昏迷、毒血症、肺部感染、酸碱平衡失调等可导致脑水肿，使脑组织增加，故早期即可出现颅内压增高症状，脑水肿和颅内压增高常形成恶性循环。

(2) 颅内压增高的后果

1) 脑组织灌注不足：为调节颅内压，脑血流量减少，脑组织缺血缺氧，加重脑水肿，使颅内压更趋增高。当脑灌注压低于 40 mmHg 时，脑血流调节作用失效，颅内压接近平均动脉压时，脑灌注基本停止。

2) 脑疝：颅内病变尤其是颅内占位和损伤，引起颅内压的增高不均匀时，常使脑组织受压移位，部分脑组织通过某些解剖上的裂隙移位到压力较低的部位时，即为脑疝。这是颅内压增高最致命的紧急情况。小脑幕切迹疝（颞叶钩回疝）是颞叶的海马回、钩回通过小脑幕裂孔向幕下移位。枕骨大孔疝（小脑扁桃体疝）是小脑扁桃体及延髓经枕骨大孔向椎管移位。

(二) 身体状况

1．头痛 是颅内压增高最早的症状，以晨起或夜间较重，部位多在前额及两颞部，头痛程度随颅内压的增高而进行性加重。当用力、咳嗽、弯腰或低头活动时常使头痛加重。头痛性质以胀痛和撕裂痛为多见。

2．呕吐 当头痛剧烈时，可伴有恶心、呕吐。呕吐呈喷射性，易发生于饭后，但与进食无直接关系，呕吐后头痛可缓解。

3．视神经乳头水肿 这是颅内压增高的重要客观体征。表现为视神经盘充血，边缘模糊不清，中央凹陷消失，视盘隆起，静脉怒张。视神经盘水肿的早期视力多无明显变化，若视神经盘水肿长期存在，则视盘颜色苍白，视力减退，视野向心缩小，称为视神经继发性萎缩。此时如果颅内压增高得到解除，视力恢复也不理想，甚至继续恶化和失明。

以上3者是颅内压增高的典型表现,称之为颅内压增高"三主征"。

4．意识障碍　疾病初期意识障碍可出现嗜睡、反应迟钝。严重病例可出现昏睡、昏迷、瞳孔散大、对光反射消失、脑疝、去大脑强直。

5．生命体征改变　早期代偿时,表现为血压增高,脉搏缓慢有力,呼吸加深变慢;后期失代偿时,表现为血压下降,脉搏细快,呼吸浅快不规则;此种生命体征的变化称为库欣反应。

6．其他　一侧或双侧展神经麻痹、复视、阵发性黑矇、头晕、猝倒、头皮静脉怒张、囟门饱满、颅缝增宽、头颅叩诊时呈破罐声等。

7．脑疝

(1) 小脑幕切迹疝:①颅内压增高症状:剧烈头痛、频繁呕吐、烦燥不安等。②意识改变:表现嗜睡、昏迷。③瞳孔改变:压迫动眼神经,初期病侧瞳孔缩小,继之散大。晚期可出现双侧瞳孔散大。④运动障碍:压迫脑干,初期对侧偏瘫,晚期四肢肌张力增高,呈去大脑强直。⑤生命体征紊乱:表现为血压升高,脉搏,呼吸缓慢,体温升高。晚期:血压和体温下降,脉搏频而微弱。最后呼吸先停止,后心脏停搏而死亡。

(2) 枕大孔疝:表现为剧烈头痛、频繁呕吐、生命体征紊乱和颈项强直、疼痛。其特点是呼吸循环障碍出现较早而瞳孔变化和意识障碍出现较晚。常在没有瞳孔改变前而呼吸先骤停。

(三) 心理-社会状况

颅内压增高因头痛、呕吐可致患者情绪低落、烦躁不安、焦虑等心理反应,了解患者对疾病的认知程度、家庭经济状况,是否有战胜疾病的信心,了解家属对疾病的认知程度及对患者的关心和支持程度。

(四) 辅助检查

全面详细询问病史和认真地进行神经系统检查,可发现许多颅内疾病在引起颅内压升高之前已有一些局灶性症状和体征,能初步作出诊断。当发现有视神经盘水肿、头痛及呕吐三主征时,则可诊断颅内压增高。但由于患者的自觉症状常比视神经盘水肿出现的早,应及时作以下辅助检查,以尽早诊断和治疗。

1．X线　表现为颅缝增宽,蝶鞍骨质稀疏,蝶鞍扩大,蛛网膜颗粒压迹增大、加深,脑回压迹增多等。

2．CT、MRI　CT是诊断颅内占位性病变的首选辅助检查。在CT不能确诊的情况下,可进一步行MRI检查,以利于确诊。CT和MRI检查均能作出较准确的定位诊断并可帮助定性诊断。

3．脑造影检查　包括脑血管造影、脑室造影、数字减影血管造影(DSA)等,可提供定位定性诊断。

4．腰椎穿刺　能间接反映颅内压状态,并可检查脑脊液生化指标,但有引起脑疝的危险。对颅内压增高症状和体征明显者应禁用。

(五) 治疗与效果

1．非手术治疗　适用于颅内压增高原因不明,或虽已查明原因但仍需非手术治疗者,或作为手术前准备。主要方法有:

(1) 限制液体入量:颅内压增高明显者,摄入液应限制在每日1500～2000 ml。

(2) 降低颅内压:使用高渗脱水剂如20%甘露醇,使脑组织间的水分通过渗透作用进入血液循环再由肾脏排出,达到减轻脑水肿和降低颅内压的目的。若同时使用利尿性脱水剂如呋塞米,降低颅内压效果更好。

(3) 激素治疗:应用肾上腺皮质激素如地塞米松 5～10 mg 静脉或肌内注射,每日 2～3 次;氢化可的松 100 mg 静脉注射,每日 1～2 次;泼尼松 5～10 mg 口服,每日 1～3 次,可稳定血-脑脊液屏障,预防和缓解脑水肿,降低颅内压。

(4) 冬眠低温疗法:有利于降低脑的新陈代谢率,减少脑组织的氧耗量,防止脑水肿的发生与发展。

(5) 辅助过度换气:目的是使体内 CO_2 排出。当动脉血的 CO_2 分压每下降 1 mmHg 时,可使脑血流量递减 2%,从而使颅内压相应下降。

(6) 预防和控制感染。

(7) 对症处理:疼痛者可给予镇痛剂,但应忌用吗啡和哌替啶等,以防止对呼吸中枢的抑制作用;有抽搐发作者,应给予抗癫痫药物治疗;烦躁患者给予镇静剂。

2. 手术治疗　手术去除病因是最基本和最有效的治疗方法。如手术切除颅内肿瘤、清除颅内血肿、处理大片凹陷性骨折等。有脑积水者行脑脊液分流术,将脑室内液体通过特制导管分流入蛛网膜下腔、腹腔或心房。若难以确诊或虽确诊但无法切除者,可行侧脑室体外引流术或病变侧颞肌下减压术等来降低颅内压。

考点: 颅内压增高的病因及发病机制、病理改变、身体状况。

【主要护理诊断/问题】

1. 疼痛　与颅内压增高有关。
2. 脑组织灌注量改变　与颅内压增高导致脑血流量下降有关。
3. 有体液不足的危险　与频繁呕吐、控制摄入量及应用脱水剂有关。
4. 有受伤的危险　与视力障碍、肢体活动障碍、癫痫发作、意识障碍等有关。
5. 潜在并发症　脑疝、窒息等。

【护理措施】

(一) 一般护理

1. 卧位　患者平卧,头偏向一侧或侧卧,病情允许时抬高床头 15°～30°,以利于颅内静脉回流,减轻脑水肿,降低颅内压。注意头颈不要过伸或过屈,以免影响颈静脉回流。

2. 给氧　持续或间断给氧,降低 $PaCO_2$ 使脑血管收缩,减少脑血流量,降低颅内压。

3. 饮食与补液　意识清醒者,给予普通饮食,但需适当减少盐的摄入;不能进食者,给予静脉补液,成人每日补液量控制在 1500～2000 ml,其中含盐溶液不超过 500 ml,保持每日尿量不少于 600 ml。控制输液速度,防止短时间内输入大量液体加重脑水肿。

4. 维持正常体温和防治感染　高热可使机体代谢率增高,加重脑缺氧,故应及时给予有效的降温措施。遵医嘱应用抗生素预防和控制感染。

5. 加强生活护理　满足患者日常生活需要;适当保护患者,避免意外损伤。

(二) 对症护理

1. 高热　需采取有效降温措施,常用冰帽、冰袋或敷冰水毛巾等物理降温法,如物理降温无效或引起寒战时,需采用冬眠疗法。

2. 躁动　不可强行约束，应查找原因作相应处理，必要时给予镇静剂。

3. 呕吐　及时清理呼吸道，呕吐时将头转向一侧以免误吸，观察并记录呕吐物的量和性状。

4. 头痛　适当应用镇静止痛剂，但禁用吗啡和哌替啶，避免咳嗽、打喷嚏、弯腰、低头等使头痛较重的因素。

5. 尿潴留　诱导刺激排尿，无效时在无菌操作下进行导尿，并加强导尿管护理。

（三）严密观察病情变化

观察患者意识、生命体征、瞳孔和肢体活动变化，警惕颅高压危象的发生，有条件可监测颅内压。

1. 意识状态　意识反映大脑皮质和脑干结构的功能状态。意识障碍的程度、持续时间及其演变过程是分析病情进展的重要指标。目前临床对意识障碍程度的分级有多种方法，现介绍其中两种。

（1）传统方法：分为清醒、模糊、浅昏迷、昏迷、深昏迷五级（表9-1）。

表 9-1　传统意识状态分级

意识状态	语言刺激反应	痛刺激反应	生理反应	大小便自理	配合检查
清醒	灵敏	灵敏	正常	能	能
模糊	迟钝	不灵敏	正常	有时不能	尚能
浅昏迷	无	迟钝	正常	不能	不能
昏迷	无	无防御	减弱	不能	不能
深昏迷	无	无	无	不能	不能

（2）格拉斯哥（Glasgow）昏迷评分法：依据患者睁眼、语言、及运动反应进行评分，三者得分相加表示意识障碍程度。最高15分，表示意识清醒；12～14分为轻度意识障碍；9～11分为中度意识障碍；8分以下为昏迷；最低为3分，分数越低则意识障碍越重（表9-2）。

表 9-2　Glasgow 昏迷评分法

睁眼反应	记分	言语反应	记分	运动反应	记分
正常睁眼	4	回答正确	5	遵命动作	6
呼唤睁眼	3	回答错误	4	定位动作	5
刺痛睁眼	2	含混不清	3	肢体回缩	4
无反应	1	唯有叹声	2	肢体屈曲	3
		不能发声	1	肢体过伸	2
				无动作	1

2. 瞳孔改变　正常瞳孔等大、等圆，在自然光线下直径3～4 mm，直接、间接对光反应灵敏。注意观察两侧瞳孔的大小和对光反应，注意两侧是否对称、等圆。严重颅内压增高继发脑疝时瞳孔可出现异常变化。

3. 生命体征改变　注意呼吸节律和深度、脉搏快慢和强弱及血压和脉压的变化。脉搏缓慢而有力、呼吸深而慢、血压升高，同时有进行性意识障碍，是颅内压增高所致的代偿性生命体征改变。颅脑损伤患者多有低热,体温常为38℃左右,而中枢性高热多出现于丘脑下部损伤或手术以后,为间歇性高热,四肢远端部分厥冷,应及时进行降温处理。当体温恢复正常后又出现升高,应考虑有伤口以及颅内、肺部或泌尿系统感染的可能性。体温低于正常或不升,表明患者全身衰竭,属于濒危征象。

4.神经系统体征 原发性脑损伤引起的偏瘫等局灶体征,在受伤当时即出现,且不再继续加重;继发性脑损伤,如颅内血肿或脑水肿引起者,则在伤后逐渐出现,若同时有意识障碍进行性加重,则应考虑小脑幕切迹疝。

5.脑疝 观察期间出现剧烈头痛或烦躁不安等症状,可能为颅内压增高或脑疝先兆;患者躁动时,脉率未见相应增快,可能已发生颅内血肿及脑疝。

(四)防止颅内压骤升的护理

1.卧床休息 保持病室安静,清醒患者不要用力坐起或提重物。

2.稳定患者情绪 避免情绪激烈波动,以免血压骤升而加重颅内压增高。

3.保持呼吸道通畅 当呼吸道梗阻时,患者用力呼吸、咳嗽致胸腔内压力增高,由于颅内静脉无静脉瓣,胸腔内压力可直接逆行传导到颅内静脉,增加颅内压;呼吸道梗阻使 $PaCO_2$ 增高,致脑血管扩张,脑血容量增多,也加重颅内高压。防止呕吐物误吸,应及时清除呼吸道分泌物;舌根后坠影响呼吸,应托起下颌或安置口咽通气管;对意识不清的患者及排痰困难者,配合医师及早行气管切开;加强基础护理,定时为患者翻身叩背,以防出现肺部并发症。

4.避免剧烈咳嗽和用力排便 剧烈咳嗽和用力排便可使胸膜腔内压力骤然升高而致脑疝。预防和及时治疗感冒,避免咳嗽。颅内压增高患者因限制水分摄入及脱水治疗,常出现大便干结,应鼓励能进食者多食富含纤维素食物,促进肠蠕动以避免发生便秘。已发生便秘者切勿用力屏气排便,可用开塞露、缓泻剂或低压小量灌肠通便,避免高压大量灌肠。

5.控制癫痫发作 癫痫发作可加重脑缺氧和脑水肿,遵医嘱按时给予抗癫痫药;一旦发作应协助医师及时给予抗癫痫和降低颅内压处理。

(五)脱水治疗的护理

最常用高渗性脱水剂是20%甘露醇,成人每次250 ml,15~30分钟内静脉滴注,每日2~4次,滴注后10~20分钟开始起效,维持4~6小时,可重复使用。使用脱水剂可使钠、钾等排出过多,引起电解质紊乱,脱水治疗期间应准确记录24小时出入量,并遵医嘱合理输液。使用高渗性液体后,血容量突然增加,可加重循环系统负担,有导致心力衰竭或肺水肿的危险,尤其是儿童、老人及心功能不全者,应注意观察和及时处理。停止使用脱水剂时,应逐渐减量或延长给药间隔,以防止发生颅内压反跳现象。

(六)激素治疗的护理

主要通过改善血-脑屏障的通透性,预防和治疗脑水肿,并能减少脑脊液生成,使颅内压下降。常用地塞米松5~10 mg静脉或肌内注射,每日2~3次;或氢化可的松100 mg静脉注射,每日1~2次。在治疗期间注意观察有无因应用激素诱发应激性溃疡和感染等不良反应。

(七)脑疝的急救与护理

1.保持呼吸道通畅,给氧,对呼吸功能障碍者,应立即气管插管行人工辅助呼吸。

2.快速静脉输入20%甘露醇200~500 ml、地塞米松10 mg,呋塞米40 mg静脉注射,以暂时降低颅内压,纠正脑组织灌注不足。留置导尿管观察脱水效果。

3. 密切观察意识、生命体征、瞳孔变化和肢体活动情况，同时迅速做好术前检查和手术前准备。

（八）脑室外引流的护理

脑室外引流术是经颅骨钻孔行脑室穿刺后或在开颅手术中，将有数个侧孔的引流管前端置于脑室内末端外接无菌引流瓶（袋），将脑脊液引出体外的一项神经外科常见技术。脑室外引流能有效降低颅内压，缓解脑水肿，是抢救颅内高压、脑室出血、梗阻性脑积水等严重疾患的重要方法，也可在床边进行，操作简单、作用迅速、效果明显、临床应用广泛。

1. 妥善固定引流管　患者回病室后，在严格无菌操作下连接引流瓶（袋），妥善固定引流管及引流瓶（袋），使引流管开口高于侧脑室平面 10~15 cm 以维持正常的颅内压。需要搬动患者时，应将引流管暂时夹闭，防止脑脊液反流颅内引起感染。

2. 控制引流速度和量　术后早期若引流过快、过多，可使颅内压骤然降低，导致脑移位。故早期应适当抬高引流瓶（袋）的位置，以减慢流速，每日引流量以不超过 500 ml 为宜，待颅内压力平衡后再放低引流瓶（袋）。正常脑脊液每日分泌 400~500 ml，颅内感染患者脑脊液分泌增多，引流量可适当增加，但同时应注意补液，以免水、电解质失衡。

3. 保持引流通畅　引流管不可受压、扭曲、成角、折叠；应适当限制患者头部活动范围，活动及翻身时应避免牵拉引流管。注意观察引流管是否通畅：若引流管内不断有脑脊液流出、管内的液面随患者呼吸、脉搏上下波动，表明引流通畅；若引流管无脑脊液流出，应查明原因。可能的原因有：①颅内压低于 120~150 mmH$_2$O，证实的方法是将引流袋降低后有无脑脊液流出；②引流管放入脑过深过长，在脑室内盘曲成角，可请医师对照 X 线片，将引流管缓慢向外抽出至有脑脊液流出，然后重新固定；③管口吸附于脑室壁，可将引流管轻轻旋转，使管口离开脑室壁；④若怀疑引流管被小凝血块或挫碎的脑组织阻塞，可在严格消毒管口后，用无菌注射器轻轻向外抽吸，切不可注入生理盐水冲洗，以免管内阻塞物被冲至脑室系统狭窄处，引起日后脑脊液循环受阻。经上述处理后若仍无脑脊液流出，必要时更换引流管。

4. 观察并记录脑脊液的颜色、量及性状　每天准确记录引流液的颜色、性质及引流量（一般引流量小于 500 ml/d）。正常脑脊液无色透明，无沉淀，术后 1~2 天脑脊液可略呈血性，以后转为橙黄色。若脑脊液中有大量血液，或血性脑脊液的颜色逐渐加深，常提示有脑室内出血，一旦脑室内大量出血，需紧急手术止血。若脑脊液混浊，呈毛玻璃状或有絮状物，提示有颅内感染。

5. 严格遵守无菌操作原则　每天更换引流瓶（袋）时，应先夹闭引流管以免管内空气和脑脊液逆流入脑室。注意保持整个装置无菌，必要时作脑脊液常规检查或细菌培养。

6. 拔管　开颅术后脑室引流管一般放置 3~4 天，此时脑水肿已消退，颅内压逐渐降低。脑室引流放置时间不宜超过 5~7 天，以免时间过长发生颅内感染。拔管前行头颅 CT 检查，并试行抬高引流瓶（袋）或夹闭引流管 24 小时，以了解脊液循环是否通畅，有无颅内压再次升高的表现。若患者出现头痛、呕吐等颅内压增高症状，应立即放低引流袋或开放夹闭的引流管，并告知医师。拔管时应先夹闭引流管，以免管内液体逆流入脑室引起感染。拔管后切口处若有脑脊液漏出，应告知医师处理，以免引起颅内感染。

（九）冬眠低温疗法的护理

冬眠低温疗法是应用药物和物理方法降低患者体温，以降低脑耗氧量和脑代谢率，减少脑血流量，改善细胞膜通透性，增加脑对缺血缺氧的耐受力，防止脑水肿的发生和发展，同时有一定的降低颅内压的作用。适用于各种原因引起的严重脑水肿、中枢性高热患者。但儿童和老年人慎用,休克、全身衰竭或有房室传导阻滞者禁用此法。

1. 将患者安置于单人病房,室内光线宜暗,室温 18～20℃。治疗前应观察并记录生命体征、意识状态、瞳孔和神经系统病症,作为治疗后观察对比的基础。

2. 遵医嘱给予冬眠药物,如冬眠Ⅰ号合剂或冬眠Ⅱ号合剂,待自主神经被充分阻滞,患者御寒反应消失,进入冬眠状态后,方可加用物理降温措施。若未进入冬眠状态即开始降温,御寒反应会使患者出现寒战,使机体代谢率增高、耗氧量增加,反而增高颅内压。

3. 物理降温可采用头部戴冰帽或在颈动脉、腋动脉、肱动脉、股动脉等主干动脉浅表部放置冰袋的方法。降温速度以每小时下降 1℃ 为宜,体温降至肛温 32～34℃、腋温 31～33℃ 较为理想,体温过低易诱发心律失常、低血压、凝血障碍等并发症。冬眠药物最好经静脉滴注,便于调节给药速度、控制冬眠深度。

4. 严密观察生命体征变化,冬眠低温治疗期间,若脉搏超过 100 次/分,收缩压低于 100 mmHg(13.3 kPa),呼吸次数减少或不规则时,应及时通知医师,停止冬眠疗法或更换冬眠药物。

5. 冬眠期间机体代谢率降低,对能量及水分的需求减少。每日液体入量不宜超过 1500 ml。鼻饲者流质饮食或肠内营养液温度应与当时体温相同。

6. 冬眠患者肌肉松弛,易出现舌后坠,吞咽、咳嗽反射减弱,应保持呼吸道通畅,加强肺部护理,以防肺部并发症;搬动患者或为其翻身时,动作要缓慢、轻稳,以防发生体位性低血压;加强皮肤护理,防止压疮和冻伤发生。

7. 冬眠低温疗法治疗时间一般为 3～5 天,停用冬眠低温疗法治疗时先停物理降温,再逐步减少药物剂量直至停用。为患者加盖被毯,待其自然复温。

(十)健康指导

1. 患者经常头痛,并进行性加重,伴有呕吐,经一般治疗无效,应及时到医院检查以排除颅内压增高。

2. 颅内压增高的患者应避免剧烈咳嗽、便秘、提重物等,防止颅内压骤然升高诱发脑疝。

3. 指导患者学习康复的知识和技能,对有神经系统后遗症的患者,要针对不同的心理状态进行心理护理,调动他们心理和躯体的潜在代偿能力,鼓励其积极参与各项治疗和功能训练,如肌力训练、步态平衡训练、排尿功能训练等,最大限度地恢复其生活能力。

考点:颅内压增高患者的一般护理、病情观察、脱水护理、冬眠低温护理及脑室外引流的护理。

第二节 颅脑损伤患者的护理

颅脑损伤在平时和战时均常见,仅次于四肢损伤,但伤残率和死亡率均居首位。多见于交通和工矿事故、自然灾害、爆炸、跌倒、坠落、锐器和钝器对头颅的伤害。颅脑损伤包括头皮损伤、颅骨骨折和脑损伤,三者可单独或合并存在,其中脑损伤后果严重,应特别警惕。

一、头皮损伤患者的护理

头皮损伤是原发性颅脑损伤中最常见的一种,包括头皮血肿、头皮裂伤、头皮撕脱伤。

【护理评估】

(一) 健康史

1. 一般状态　头皮损伤多因钝器所致,询问受伤方式和致伤物的种类。钝器常引起头皮挫伤、不规则裂伤和血肿;锐器常引起整齐的裂伤;切线方向的暴力或发辫卷入机器可引起头皮撕脱伤。

2. 病因病理

(1) 头皮血肿:多因钝器伤所致,按血肿的部位分为皮下血肿、帽状腱膜下血肿和骨膜下血肿。

1) 皮下血肿:位于皮肤层和帽状腱膜之间,因皮肤借纤维隔与帽状腱膜紧密连接,血肿不易扩散,范围较局限,体积较小。

2) 帽状腱膜下血肿:位于帽状腱膜和骨膜之间,常因倾斜暴力使头皮发生剧烈滑动,撕裂层间导血管所致。该处组织松弛,出血易扩散,可蔓延至全头部,失血量多。

3) 骨膜下血肿:位于骨膜和颅骨外板之间,常由颅骨骨折引起,因骨膜在骨缝处紧密连接,血肿多以骨缝为界,局限于某一颅骨范围内。

(2) 头皮裂伤:多因锐器或钝器打击所致,由于头皮血管丰富,出血较多,可引起失血性休克。

(3) 头皮撕脱伤:多因发辫受机械力牵拉,使大块头皮自帽状腱膜下层或连同颅骨骨膜被撕脱所致,有时合并颈椎损伤。可分为不完全撕脱和完全撕脱两种。常因剧烈疼痛和大量失血导致休克。

(二) 身体状况

1. 头皮血肿　皮下血肿范围局限,张力高,边缘隆起,中央凹陷,压痛明显。帽状腱膜下血肿范围可延及整个头部,头颅增大,肿胀,明显波动感。骨膜下血肿多局限于某一颅骨范围内。以骨缝为界,张力较高。

2. 头皮裂伤　伤口大小、深度不一,创缘多不规则,可有组织缺损,出血量大,可伴有休克。

3. 头皮撕脱伤　头皮缺失,颅骨外露,出血量大,常伴休克。

(三) 心理-社会状况

了解患者生活方式、情绪和精神状态,患者及家属的心理反应,有无紧张、焦虑、恐惧感。

(四) 辅助检查

头颅 X 线摄片可了解有无合并颅骨骨折。

(五) 治疗与效果

1. 头皮血肿　小血肿无需特殊处理,1~2 周可自行吸收;伤后给予冷敷以减少出血和疼痛;24 小时后改用热敷以促进血肿吸收;切忌用力揉搓,巨大血肿需加压包扎,或在无菌操作下,穿刺抽血后加压包扎。

2. 头皮裂伤　首先加压包扎止血,随后根据病变情况进行清创缝合术,因头皮血供丰富,清创缝合时间可放宽至 24 小时。

3. 头皮撕脱伤　无菌敷料覆盖创面,再加压包扎止血,严格清创后行头皮再植,无法再植者,作全厚或中厚皮片植皮,术后加压包扎。

4. 防治休克　及时止血和补充血容量,防治休克。

5. 预防感染　常规使用抗生素和严格无菌操作规程。

【主要护理诊断/问题】

1. 焦虑/恐惧　与头皮损伤有关。
2. 疼痛　与头皮损伤有关。
3. 潜在并发症　失血性休克、感染等。

【护理措施】

(一) 病情观察

密切监测血压、脉搏、呼吸、尿量和神志变化。头皮损伤有合并颅骨骨折和颅内血肿的可能，应注意有无颅内压增高。头皮血肿经加压包扎后，如血肿范围进行性增大，可能是大血管破裂或存在凝血障碍，应及时报告医生。

(二) 伤口护理

注意创面有无渗血，有无皮瓣坏死和感染，保持敷料整洁和干燥。

(三) 心理护理

给予精神和心理上的支持，鼓励患者，使患者明确应对疾病的方法。并保持正确的态度。消除患者紧张、恐惧的心理，必要时给予镇静剂和镇痛剂，对合并脑损伤者禁用吗啡类药物。

考点：头皮损伤的分类、临床特点、处理措施。

二、颅骨骨折患者的护理

颅骨骨折指颅骨受暴力作用导致颅骨结构改变。颅骨骨折的存在提示伤者受暴力较重，合并脑损伤机率较高。颅骨骨折按骨折部位分为颅盖与颅底骨折；按骨折形态分为线形与凹陷性骨折；按骨折与外界是否相通，分为开放性与闭合性骨折。开放性骨折和累及气窦的颅底骨折有可能合并骨髓炎或颅内感染。

【护理评估】

(一) 健康史

伤员有头部外伤史，了解暴力的性质、大小、方向、作用部位。颅盖骨折多由外界暴力直接打击头部引起，致伤物体积大、速度慢，常引起线形骨折；致伤物体积小、速度快，常引起凹陷骨折。颅底骨折多为间接暴力引起，常引起脑的损伤。

(二) 身体状况

1. 颅盖骨折

(1) 线性骨折：局部压痛、肿胀可伴有头皮血肿、头皮裂伤和骨膜下血肿，确诊主要依靠X线和CT检查，应警惕合并脑损伤和颅内血肿，尤其是硬膜外血肿。

(2) 凹陷性骨折：局部可扪及颅骨凹陷，若骨折位于脑重要功能区，可出现偏瘫、失语、癫痫等神经系统定位病症。

2. 颅底骨折　多为颅盖骨折延伸到颅底，或由强烈的间接暴力作用于颅底所致，常为线性骨折。颅底的硬脑膜与颅骨贴附紧密，故颅底骨折时易撕裂硬脑膜，产生脑脊液外漏而成为开放性骨折。依骨折的部位可分为颅前窝、颅中窝和颅后窝骨折。X线和CT检查有时不易发现颅底骨折，诊断主要依靠受伤局部瘀血、脑脊液漏、神经损伤三方面的临床特点来判断（表9-3）。

表 9-3 颅底骨折的临床表现

骨折部位	脑脊液漏	瘀斑部位	可能损伤的脑神经
颅前窝	鼻漏	眶周（熊猫眼征）、球结膜下（兔眼征）	嗅神经、视神经
颅中窝	鼻漏和耳漏	乳突部（Battle 征）	面神经、听神经
颅后窝	无	乳突部、枕下部、咽喉壁	少见，偶有第Ⅸ～Ⅻ对脑神经损伤

（三）心理 - 社会状况

患者常因头部损伤而表现出焦虑、恐惧等心理反应，对伤后的恢复缺乏信心。了解家属对疾病的认识以及对患者的关心和支持程度。

（四）辅助检查

1．X 线检查 X 线可帮助了解骨折片陷入的深度和有无合并脑损伤。对颅底骨折的诊断意义不大。

2．CT 检查 可确定有无骨折，并有助于脑损伤的诊断。

（五）治疗和效果

根据受伤史、临床表现和 X 线摄片及 CT 检查，颅骨骨折的诊断多可明确，但应注意有无脑损伤和其他合并伤的存在。

1．颅盖骨折 单纯线性骨折或凹陷性骨折下陷较轻，一般无需特殊处理。患者卧床休息，对症治疗如止痛、镇静等，密切观察有无继发性病变的出现。合并脑损伤或大面积骨折片陷入颅腔导致颅内压升高有脑疝可能者、凹陷直径＞5 cm 或深度＞1 cm 者、骨折片压迫脑重要部位引起神经功能障碍者、开放性粉碎性凹陷骨折者，则应手术整复或摘除陷入的骨片。

2．颅底骨折 本身无需特殊治疗，重点是预防颅内感染。注意观察有无脑损伤和处理脑脊液漏及脑神经等合并伤。出现脑脊液漏时即属开放性损伤应使用 TAT 及抗生素预防感染。脑脊液漏多在 1～2 周内自行愈合，超过 4 周仍未愈合，可行手术修补硬脑膜。如骨折片或血肿压迫脑神经应尽早手术减压。

【主要护理诊断 / 问题】

1．有感染的危险 与脑脊液外漏有关。
2．组织灌注量改变 与颅内压增高导致脑血流量下降有关。
3．潜在并发症 颅内压增高、颅内出血、颅内低压综合征。
4．知识缺乏 缺乏脑脊液外漏的护理知识。

【护理措施】

（一）严格消毒隔离，防止交叉感染

最好将患者安排在单人病室，同时限制、减少探视陪护人员，病室要早晚开窗通风，保持室内空气流通、清新，每日紫外线消毒 2 次，每次 30 分钟。

（二）保证正确卧位，促进漏口早期闭合

有脑脊液外漏时，要维持特定的体位，其目的是借重力作用使脑组织移向颅底硬膜破损处，有助于使局部粘连而封闭漏口。患者要绝对卧床休息，给予半卧位，头偏向患侧，借重力作用使脑组织移向颅底硬膜破损处，促使脑膜局部形成粘连而封闭漏口，待脑脊液漏停止 3～5 天后可改平卧位。绝大部分患者在伤后 1 周内漏口常能自行愈合。如果脑脊液外漏多，应取平卧位，头稍抬高，以防颅内压过低。

(三)加强耳鼻、呼吸道护理,预防颅内感染

颅底骨折出现脑脊液漏时,属隐性开放性骨折,护理不当可引起颅内感染。要及时清除鼻前庭或外耳道内的血迹和污垢,防止液体引流受阻而逆流。于鼻孔处或外耳道口松松放置一消毒干棉球,浸湿后及时更换,并根据浸湿的棉球数估计漏液的多少。擤鼻涕、打喷嚏、用力咳嗽、屏气排便等动作均可增加颅内压,加重脑脊液外漏或引起气颅,所以颅底骨折患者要注意避免上述动作。禁止抠鼻、挖耳,严禁鼻腔吸痰或插胃管、耳鼻滴药、冲洗和填塞等。对于呼吸道分泌物多的患者,可让患者深呼吸、浅咳,配合雾化吸入、应用祛痰药物,使痰液稀释,易于咳出,必要时可经口吸痰。加强口腔护理,遵医嘱静脉应用抗生素控制呼吸道感染。

(四)饮食护理

颅底骨折患者的饮食要营养丰富、易消化。不宜进食刺激性和坚硬、需用力咀嚼的食物,饮食要富含高蛋白和丰富的维生素,多吃蔬菜、水果等,以保持大便通畅,防止便秘。必要时应用开塞露或灌肠,以免用力大便增高颅内压。

(五)确定漏出液是否为脑脊液的方法

正常脑脊液为清水样,无色透亮。脑外伤时,患者鼻腔、耳道流出淡红色液体,可疑为脑脊液漏,但需要鉴别血性脑脊液和血性渗液。可将血性液滴于白色吸水纸或纱布上,若血迹外周有月晕样淡红色浸渍圈,则为脑脊液。此外,还应区别血性脑脊液与鼻腔损伤所致的出血和分泌物。根据脑脊液中含糖而鼻腔分泌物中不含糖的原理,用尿糖试纸测定或葡萄糖定量检测以鉴别是否存在脑脊液漏。有时颅底骨折虽伤及颞骨岩部,且骨膜及脑膜均已破裂,但鼓膜仍完整时,脑脊液可经耳咽管流至咽部,患者可自觉有咸味或腥味液体咽下。

(六)观察有无脑损伤和颅内压异常

颅骨骨折患者可合并脑挫伤、颅内出血,因继发性脑水肿导致颅内压增高,应密切观察患者的意识、瞳孔、生命体征及肢体活动等情况,以及时发现颅内压增高及脑疝的早期迹象。颅底骨折时若有大量脑脊液外漏时,可使颅内压降低而导致颅内血管扩张,出现剧烈头痛、眩晕、呕吐、厌食、反应迟钝、脉搏细弱、血压偏低等颅内低压综合征的表现;若患者出现颅压过低表现,应取平卧位,减少脑脊液流失,遵医嘱补充大量水分以缓解症状。

(七)心理护理

颅底骨折患者一般表现为两种心理状态:出现脑脊液外漏、颅神经损伤等症状时,患者大都十分恐惧;而轻症患者对疾病缺乏足够的重视,表现为不以为然。在住院治疗期间,需长时间卧床,日常活动受到限制,治疗费用高,患者往往出现焦虑、烦躁情绪,护士要做好知识宣教和心理护理,使其了解颅底骨折的相关知识,保持良好的心态,积极配合治疗。

(八)健康教育

指导患者如何摆放体位和预防颅内感染;告知颅骨缺损患者应避免头部碰撞,以免损伤脑组织,嘱咐患者在伤后半年左右作颅骨成形术。

考点:颅底骨折的分类和脑脊液漏的护理。

三、脑损伤患者的护理

【概述】

脑损伤是指脑膜、脑组织、脑血管及脑神经在受到外力作用后所发生的损伤。

(一)病因及分类

1. 根据脑损伤发生的时间和机制分原发性和继发性脑损伤两类。原发性脑损伤是指暴力作用于头部后立即发生的脑损伤，主要有脑震荡、脑挫裂伤。继发性脑损伤是指头部受伤一定时间后出现的脑受损病变，主要包括脑水肿和颅内血肿。

2. 根据受伤后脑组织是否与外界相通分为开放性脑损伤和闭合性脑损伤。开放性脑损伤多为锐器或火器伤。常伴头皮破裂、颅骨骨折和脑膜破裂，脑组织与外界相通；闭合性脑损伤多为钝器或间接暴力所致，头皮、颅骨和硬脑膜完整；或仅有头皮开放性损伤，而颅骨和硬脑膜仍保持完整，脑组织与外界不通。

(二)损伤机制

脑损伤的机制甚为复杂，可概括为由两种作用力所造成：①接触力：物体与头部直接碰撞，由于冲击、凹陷骨折或颅骨的急速内凹和弹回，而导致局部脑损伤；②惯性力：来源于受伤瞬间头部的减速或加速运动，使脑在颅腔内急速移位，与颅壁相撞，与颅底摩擦以及受大脑镰、小脑幕的牵扯，而导致多处或弥散性脑损伤。受伤时头部若为固定不动状态，则仅受接触力影响；运动中的头部突然受阻于固定物体，除有接触力作用外，还受减速引起的惯性力作用（图9-1）。

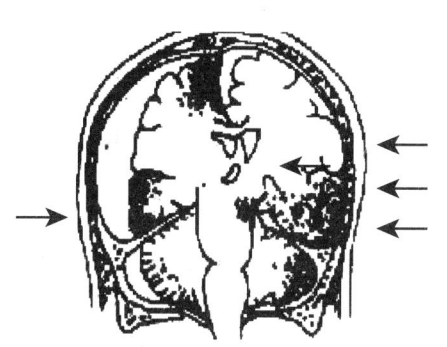

图9-1 头部作减速运动时的脑损伤机制
粗箭头表示头部运动的方向，细箭头表示头部受到外界物体的阻止

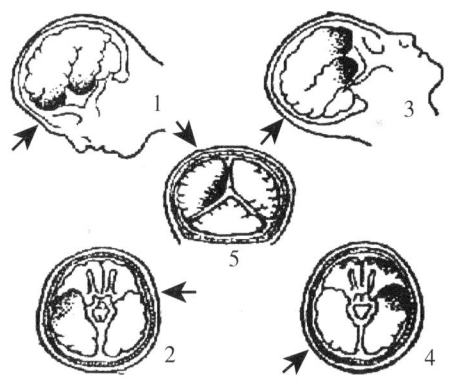

图9-2 闭合性脑损伤时脑挫裂伤的形成机制与好发部位 箭头示外力的方向和作用部位，黑区示伤灶 1.前额受力所致的额颞叶伤灶；2.颞部受力所致的对侧颞叶伤灶；3.枕部受力所致的额颞叶伤灶；4.额枕部受力所致的额枕叶伤灶；5.顶盖部受力所致的颞枕叶内侧伤灶。

大而钝的物体向静止的头部撞击时，除产生接触力外，同时引起头部的加速运动而产生惯性力；小而锐的物体击中头部时，其接触力可能足以造成颅骨骨折和脑损伤，但因其能量的消耗，已不足以引起头部的加速运动。单由接触力造成的脑损伤，其范围可较为固定和局限，无早期昏迷表现；而由惯性力引起的脑损伤则甚为分散和广泛，常有早期昏迷表现。通常将受力侧的脑损伤称为冲击伤（impact lesion），其对侧者称为对冲伤（contre-coup lesion）；例如跌倒时枕部着地引起的额极、颞极及其底面的脑损伤，属对冲伤。实际上，由于颅前窝与颅中窝的凹凸不平，各种不同部位和方式的头部外伤，均易在额极、颞极及其底面发生惯性力的脑损伤（图9-2）。

【护理评估】

（一）健康史

1. 一般状态　详细了解受伤经过，如暴力性质、大小、方向、速度；患者受伤后有无意识障碍，其程度和持续时间，有无中间清醒期、逆行性遗忘；受伤当时有无口鼻、外耳道流血和脑脊液漏发生；是否出现头痛、恶心、呕吐、呼吸困难等情况；了解现场急救和转运过程；了解患者既往健康状况。

2. 病因及病理

（1）脑震荡：脑组织无肉眼可见的病理变化，显微镜下可以观察到细微的形态学改变如点状出血、水肿。有的毫无异常，故一般认为脑震荡为头部外伤引起的短暂的脑功能障碍。其意识障碍的发生机理，为脑干网状结构损害所致。

（2）脑挫裂伤：指主要发生于大脑皮层的损伤，可为单发，亦可多发，好发于额极、颞极及其底面。小者如点状出血，大者可呈紫红色片状。显微镜下，伤灶中央为血块，四周是碎烂或坏死的皮层组织以及出血灶。脑挫伤指脑组织遭受破坏较轻，软脑膜尚完整者；脑裂伤指软脑膜、血管和脑组织同时有破裂，伴有外伤性蛛网膜下腔出血（traumatic subarachnoid hemorrhage）。两者常同时并存，临床上又不易区别，故常合称为脑挫裂伤。脑挫裂伤的继发性改变脑水肿和血肿形成具有更为重要的临床意义。早期脑水肿多属于血管源性水肿，一般伤后3～7天内发展到高峰，在此期间易发生颅内压增高甚至脑疝。伤情较轻者，脑水肿可逐渐消退，伤灶日后可形成瘢痕、囊肿或与硬脑膜粘连，成为外伤性癫痫（traumatic epilepsy）的原因之一；如蛛网膜与软脑膜粘连影响脑脊液循环，可形成外伤性脑积水（traumatic hydrocephalus）；广泛的脑挫裂伤可在数周以后形成外伤性脑萎缩（traumatic brain atrophy）。

（3）颅内血肿：在闭合性颅脑损伤中占10%左右。在重型颅脑损伤中占40%～50%。

由于颅内血肿导致颅内压增高、脑疝的发生。一般颅腔可代偿的容积约占颅腔总容积的5%左右，即相当70 ml。单纯血肿量在此范围内可不出现明显的颅内压增高表现。但伴有脑挫裂伤的颅内血肿，因脑挫裂伤和脑水肿，脑体积增大，故幕上血肿超过20～30 ml，幕下血肿10 ml，即可引起脑受压和颅内压增高症状，甚至发生脑疝。

颅内血肿的病理生理变化为当血肿体积不断增大，就可引起颅腔内压力分布不均，使脑组织从高压区向低压区移位，从而引起一系列临床综合征，称之为脑疝。幕上的脑组织（颞叶的海马回、钩回）通过小脑幕切迹被挤向幕下，称之为小脑幕切迹疝或颞叶钩回疝。幕下的小脑扁桃体及延髓经枕骨大孔被挤向椎管内，称之为枕大孔疝或小脑扁桃体疝。脑疝发生时移位的脑组织推移并压迫脑干，引起继发性脑干损害；牵拉、压迫颅神经使之受损；牵拉、压迫脑干血管，引起脑干出血、缺血、软化；堵塞脑脊液循环通路，加速颅内压增高，从而造成恶性循环，使病情迅速恶化。

（二）身体状况

1. 脑震荡　是指头部受到撞击后，立即发生一过性脑功能障碍，无肉眼可见的神经病理改变，显微镜下可见神经组织结构紊乱。

（1）伤后立即出现短暂的意识障碍，持续数秒或数分钟，一般不超过30分钟。

（2）清醒后大多不能回忆受伤当时乃至伤前一段时间内的情况，而对往事记忆清楚，称为逆行性遗忘。

（3）受伤同时可伴有面色苍白、出汗、血压下降、心动徐缓、呼吸浅慢、肌张力降低、各种生理反射迟钝或消失。常有头痛、头昏、失眠、耳鸣、恶心、呕吐、情绪不稳、记忆力减退等症状，一般可持续数日或数周。

（4）神经系统检查无阳性体征。

2．脑挫裂伤 是常见的原发性脑损伤，包括脑挫伤和脑裂伤，脑挫伤是指脑组织遭受破坏较轻，软脑膜完整；脑裂伤是指软脑膜、血管和脑组织同时有破裂，伴有外伤性蛛网膜下腔出血。由于两者常同时存在，合称为脑挫裂伤。

（1）意识障碍：是脑挫裂伤最突出的症状之一，患者伤后立即出现昏迷，其程度和持续时间与损伤程度和范围相关。绝大多数超过半小时，持续数小时、数日不等，严重者长期持续昏迷。少数范围局限的脑挫裂伤，如果不存在惯性力所致的弥散性脑损伤，可不出现早期意识障碍。

（2）局灶症状和体征：依损伤程度和部位不同而异，如伤及脑皮质功能区，伤后立即出现相应的神经功能障碍症状和体征。如语言中枢损伤出现失语，运动区损伤出现锥体束征、肢体抽搐、偏瘫等。但发生在额、颞叶前端"哑区"的损伤，可无神经系统受损的症状和体征。

（3）头痛、呕吐：与颅内压增高、自主神经功能紊乱或外伤性蛛网膜下腔出血相关。后者尚可有脑膜刺激征、脑脊液检查有红细胞等表现。

（4）颅内压增高与脑疝：为继发脑水肿或颅内血肿所致，使早期的意识障碍或瘫痪程度有所加重，或意识好转、清醒后又变为模糊，同时有血压升高、心率减慢、瞳孔不等大以及锥体束征等表现。

（5）生命体征变化：与颅内压增高、脑疝或脑干损伤有关，表现为脉搏减慢、血压升高、呼吸变慢和体温升高等。

原发性脑干损伤是脑挫裂伤中最严重的特殊类型，常与弥散性脑损伤并存。病理变化可有脑干神经组织结构紊乱、轴突裂断、挫伤或软化等。主要表现为受伤当时立即昏迷，昏迷程度较深，持续时间较长。其昏迷原因与脑干网状结构受损、上行激活系统功能障碍有关。瞳孔不等、极度缩小或大小多变，对光反应无常；眼球位置不正或同向凝视；出现病理反射、肌张力增高、中枢性瘫痪等锥体束征以及去大脑强直等。累及延髓时，则出现严重的呼吸循环功能紊乱。

3．颅内血肿 按血肿部位分为硬脑膜外、硬脑膜下和脑内血肿三型。因血肿压迫脑组织，引起占位性病灶症状和体征及颅内压增高等，可导致脑疝危及生命。

（1）硬脑膜外血肿：

1）外伤史：是位于颅骨内板与硬脑膜之间的血肿。颅盖部，特别是颞部的直接暴力伤，局部有伤痕或头皮血肿，颅骨X线摄片发现骨折线跨过脑膜中动脉沟，或后枕部受伤，有软组织肿胀、皮下瘀血，颅骨X线摄片发现骨折线跨过静脉窦，皆应高度重视有硬脑膜外血肿可能。

2）意识障碍：血肿本身引起的意识障碍为脑疝所致，通常在伤后数小时至1～2天内发生。由于受原发性脑损伤的影响，意识障碍的类型可有三种：①典型的意识障碍是伤后昏迷有"中间清醒期"，即原发性脑损伤的意识障碍清醒后，经过一段时间因颅内血肿形成，颅内压增高使患者再度出现昏迷，并进行性加重。②原发性脑损伤较重或血肿形成较迅速，可不出现中间清醒期，伤后持续昏迷并进行性加重；③原发性脑损伤轻，伤后无原发性昏迷，至血肿形成后才出现昏迷。大多数患者在进入脑疝昏迷之前，已先有头痛、呕吐、烦躁不安或淡漠、嗜睡、定向不准、遗尿等表现，此时提示脑疝的发生。

3）颅内压增高及脑疝表现：一般成人幕上血肿大于 20 ml，幕下血肿大于 10 ml，即可引起颅内压增高症状，常有头痛、剧烈呕吐等，伴有血压升高、呼吸和心率减慢、体温升高。当发生小脑幕切迹疝时，患侧瞳孔先暂时缩小，随后进行性散大、对光反应消失，对侧肢体瘫痪进行性加重。幕上（颞区）的血肿大都先经历小脑幕切迹疝，然后合并枕骨大孔疝，故严重的呼吸循环障碍常在意识障碍和瞳孔改变之后才出现；幕下（额区或枕区）的血肿则可不经历小脑幕切迹疝而直接发生枕骨大孔疝，可较早发生呼吸骤停。

(2) 硬脑膜下血肿：是指出血积聚于硬脑膜与蛛网膜之间硬脑膜下腔，是颅内血肿中最常见者。出血来源可为脑挫裂伤所致的皮层动脉或静脉破裂，也可由脑内血肿穿破皮层流到硬脑膜下腔。根据其受伤后出现临床症状和体征出现的时间分为急性、亚急性和慢性三种类型，头部受伤后 3 天以内出现颅内血肿症状者称为急性硬脑膜下血肿；3 天～3 周出现颅内血肿症状者称为亚急性硬脑膜下血肿；3 周以上出现颅内血肿症状者称为慢性硬脑膜下血肿。

1）急性和亚急性硬脑膜下血肿：由于多数有脑挫裂伤及继发的脑水肿同时存在，故病情一般多较重。如脑挫裂伤较重或血肿形成速度较快，则脑挫裂伤的昏迷和血肿所致脑疝的昏迷相重叠，表现为意识障碍进行性加深，无中间清醒期或意识好转期表现。颅内压增高与脑疝的其他征象也多在 1～3 天内进行性加重。

2）慢性硬脑膜下血肿：由于致伤外力小，出血缓慢，病程较长，患者表现为：①慢性颅内压增高症状：如头痛、恶心、呕吐和视乳头水肿等；②血肿压迫所致的局灶症状和体征：如偏瘫、失语和局限性癫痫等；③脑萎缩、脑供血不足表现：如智力下降、精神失常和记忆力减退等。

(3) 脑内血肿：有两种类型：①浅部血肿：较多见，多由脑挫裂伤区皮层血管破裂所致，血肿位于伤灶附近或伤灶裂口中，部位多数与脑挫裂伤的好发部位一致，常与急性硬脑膜下血肿并存。②深部血肿多见于老年人，血肿位于白质深部，脑的表面可无明显挫伤。

患者表现以进行性意识障碍加重为主，与急性硬脑膜下血肿甚相似。其意识障碍过程受原发性脑损伤程度和血肿形成的速度影响。若血肿累及重要脑功能后，可能出现偏瘫、失语、癫痫等症状。

(三) 辅助检查

1．脑震荡　脑脊液检查无红细胞，CT 检查颅内无异常发现。

2．脑挫裂伤　脑脊液常有红细胞，CT 检查不仅可了解脑挫裂伤的具体部位、范围（伤灶表现为低密度区内有散在的点、片状高密度出血灶影）及周围脑水肿的程度（低密度影范围），还可了解脑室受压及中线结构移位等情况。MRI 检查有助于明确诊断，了解伤灶具体部位和范围。

3．颅内血肿

(1) 硬脑膜外血肿：CT 检查若发现颅骨内板与脑表面之间有双凸镜形或弓形密度增高影，可有助于确诊。CT 检查还可明确定位、计算出血量、了解脑室受压及中线结构移位，以及脑挫裂伤、脑水肿、多个或多种血肿并存等情况

(2) 硬脑膜下血肿：①急性硬脑膜下血肿 CT 检查颅骨内板与脑表面之间出现高密度、等密度或混合密度的新月形或半月形影，可有助于确诊。②慢性硬脑膜下血肿 CT 检查如发现颅骨内板下低密度的新月形、半月形或双凸镜形影像，可有助于确诊；少数也可呈现高密度、等密度或混杂密度，与血肿腔内的凝血机制和病程有关，还可见到脑萎缩以及包膜的增

厚与钙化等。

（3）脑内血肿：CT 检查在脑挫裂伤灶附近或脑深部白质内见到圆形或不规则高密度血肿影，有助于确诊，同时可见血肿周围的低密度水肿区。

（四）心理-社会状况：

了解患者及家属对颅脑损伤及其功能恢复的心理反应，了解家属对患者的关心程度和支持能力。

（五）治疗与效果

1．脑震荡一般卧床休息 1～2 周，可适当给予镇痛、镇静药物。多数患者 2 周内恢复正常。

2．脑挫裂伤一般采用保持呼吸道通畅，防治脑水肿，加强支持疗法和对症处理等非手术治疗。当非手术治疗无效或颅内压增高明显，甚至出现脑疝迹象时，需手术开颅作脑减压术或局部病灶清除术。

3．颅内血肿一经确诊原则上手术治疗，行开颅血肿清除术并彻底止血。慢性硬膜下血肿若已经形成完整包膜且有明显症状者，可采用颅骨钻孔引流术。若颅内血肿较小，患者无意识障碍和颅内压增高症状，或症状已明显好转者，可在严密观察病情下，采用脱水等非手术治疗；治疗期间一旦出现颅内压进行性增高、局灶性脑损伤、脑疝早期症状，应紧急手术。

【主要护理诊断/问题】

1．意识障碍　与脑内血肿、颅内压增高有关。

2．清理呼吸道无效　与脑损伤后意识障碍有关。

3．营养失调，低于机体需要量　与脑损伤后高代谢、呕吐、高热等有关。

4．有废用综合征的危险　与脑损伤后意识和肢体功能障碍及长期卧床有关。

5．潜在并发症　颅内压增高、脑疝、癫痫发作、蛛网膜下腔出血、消化道出血、术后血肿复发等。

【护理措施】

（一）现场急救

1．保持呼吸道畅通　颅脑损伤患者有意识障碍，丧失正常咳嗽反射和吞咽功能，不能有效排除呼吸道分泌物、血液、脑脊液及呕吐物。应及时清除口腔和咽部血块或呕吐物，定时吸痰。将患者侧卧，昏迷者置口咽通气管，必要时行气管切开或人工辅助呼吸。

2．妥善处理伤口　开放性损伤有脑组织从伤口膨出时，在外露的脑组织周围用消毒纱布卷保护，再用纱布架空包扎，避免脑组织受压。并及早应用抗生素和破伤风抗毒素。

3．防治休克　注意保暖，有明显大出血者应补充血容量，无外出血表现而有休克征象者，应查明有无头部以外部位损伤，如合并内脏破裂等。

4．做好护理记录　准确记录受伤经过，检查发现的阳性体征、急救措施和使用药物以及患者的意识、瞳孔、生命体征、肢体活动等演变过程。

（二）病情观察

动态病情观察是鉴别原发性与继发性脑损伤的重要手段。每 15～30 分钟观察记录一次，稳定后可适当延长。

1．意识状态　是最重要的病情观察指标，可通过对语言刺激反应、对痛刺激反应作动态观察，或通过睁眼、语言和运动方面的反应来判断患者的意识状态。意识障碍的程度可反映脑损伤的轻重；意识障碍出现的迟早和有无继续加重，可作为区别原发性和继发性脑损伤的重要依据。

2．生命体征　观察生命体征时为避免患者躁动而影响结果的准确性，应先测呼吸，再测脉搏，最后测血压。

（1）体温：伤后初期由于组织创伤反应，可有中度发热；若损伤累及间脑或脑干，可导致体温调节紊乱，出现体温过低或中枢性高热；伤后即出现高热，多系视丘下部或脑干损伤；伤后数日后体温升高，常提示有感染性并发症。

（2）脉搏、呼吸、血压：注意呼吸节律和深度，脉搏快慢和强度以及血压波动和脉压变化。若伤后血压上升、脉搏缓慢有力、呼吸深慢，提示颅内压升高，警惕颅内血肿或脑疝发生；枕骨大孔疝患者可突然发生呼吸心跳停止。

3．瞳孔变化　瞳孔变化可因动眼神经、视神经及脑干损伤引起。密切观察两侧睑裂大小是否相等，有无上睑下垂，注意对比两侧瞳孔的形状、大小及对光反应。伤后一侧瞳孔进行性散大、对侧肢体瘫痪、意识障碍，提示脑受压或脑疝；双侧瞳孔散大、对光反应消失、眼球固定伴深昏迷或去大脑强直，多为原发性脑干损伤或临终状态；双侧瞳孔缩小、对光反应迟钝，可能为脑桥损伤或蛛网膜下腔出血；双侧瞳孔大小形状多变、对光反射消失，伴眼球分离或异位，提示中脑损伤；眼球不能外展且有复视，多为展神经损伤；眼球震颤常见于小脑或脑干损伤。

有无间接对光反应可鉴定视神经损伤与动眼神经损伤。观察瞳孔时应注意某些药物、剧痛、惊骇等可影响瞳孔变化，如吗啡、氯丙嗪使瞳孔缩小，阿托品、麻黄碱使瞳孔散大。

4．神经系统体征　原发性脑损伤引起的偏瘫等局灶症状，在受伤当时已出现，且不再继续加重；伤后一段时间出现或继发加重的肢体偏瘫，同时伴有意识障碍和瞳孔变化，多是小脑幕切迹疝压迫中脑的大脑脚，损害其中的锥体束纤维所致。

5．其他　观察有无脑脊液漏，有无剧烈头痛、呕吐、烦躁不安等颅内压增高表现或脑疝先兆。注意 CT 和 MRI 扫描结果及颅内压监测情况。

（三）一般护理

1．保持正确体位　意识清醒者采取斜坡卧位，抬高床头 15°～30°，以利于脑静脉回流和减轻脑水肿。昏迷患者或吞咽功能障碍者宜取侧卧位或侧俯卧位，以免误吸呕吐物、分泌物。

2．加强营养支持　创伤后应激反应可产生分解代谢增强，使血糖增高、乳酸堆积而加重脑水肿。因此，必须及时、有效补充能量和蛋白质以减轻机体损耗。早期可采用胃肠外营养，每天静脉补液量在 1500～2000 ml，其中含钠电解质溶液 500 ml，输液速度不可过快。待肠蠕动恢复后，无消化道出血者尽早行肠内营养支持，以利于胃肠功能恢复和营养吸收。昏迷患者通过鼻胃管或鼻肠管给予每日所需营养，成人每日补充总热量约 8400 kJ 和 10 g 氮。当患者肌张力增高或癫痫发作时，应预防肠内营养液反流导致误吸。

3．降低体温　由于伤口感染或中枢性体温调节失常可导致患者体温升高，高热使机体代谢增高，加重脑组织缺氧，应采取物理降温，如冰袋降温、温水擦浴、冰帽降温，禁忌擦浴后颈、前胸、腹部。必要时采用冬眠低温疗法。

4．躁动的护理　躁动不安是脑挫裂伤急性期的常见表现，避免引起躁动的因素，如头痛、呼吸道不通畅、尿潴留、便秘、肢体受压等。护士应查明原因并及时排除，切勿轻率给予镇静剂,以免影响观察病情。对躁动患者不可强行约束,避免因过分挣扎使颅内压进一步增高。可床旁加床栏防止坠床等意外伤害。

(四)加强呼吸道管理

意识障碍者容易发生误咽误吸,或因下颌松弛导致舌根后坠等原因引起呼吸道梗阻。必须及时清除咽部的呕吐物,并注意吸痰,舌根后坠者放置口咽通气管,必要时气管插管或气管切开。保持有效地吸氧,呼吸换气量明显下降者应采用机械辅助呼吸。

(五)降低颅内压

避免呼吸道梗阻、高热、咳嗽、癫痫发作等颅内压增高因素,按时使用脱水剂、利尿剂、肾上腺皮质激素等是减轻脑水肿、降低颅内压的重要环节。观察用药后的病情变化,是医生调节应用脱水剂间隔时间的依据,避免使颅内压骤然升高。

(六)并发症的观察与护理

1. 昏迷患者生理反应减弱或消失,全身抵抗力下降,易发生多种并发症。

(1)压疮:保持皮肤清洁干燥,定时翻身,尤应注意骶尾部、足跟、耳廓等骨隆突部位,亦不可忽视敷料包裹部位。消瘦者伤后初期及高热者常需每小时翻身1次,长期昏迷、一般情况较好者可每3~4小时翻身一次。

(2)泌尿系感染:昏迷患者常有排尿功能紊乱,短暂尿潴留后继以尿失禁。长期留置导尿管是引起泌尿系感染的主要原因。必须导尿时,应严格执行无菌操作;留置尿管过程中,加强会阴部护理,夹闭导尿管并定时放尿以训练膀胱贮尿功能;尿管留置时间不宜超过3~5天,需长期导尿者,可考虑行耻骨上膀胱造瘘术,以减少泌尿系感染。

(3)呼吸道感染:加强呼吸道护理,定期翻身拍背,保持呼吸道通畅,防止呕吐物误吸引起窒息和呼吸道感染。

(4)暴露性角膜炎:眼睑闭合不全者,角膜涂眼药膏保护;无需随时观察瞳孔时,可用纱布遮盖上眼睑,甚至行眼睑缝合术。

(5)废用综合征:脑损伤患者因意识或肢体功能障碍,可发生关节挛缩和肌萎缩。保持患者肢体于功能位,防止足下垂。每日做四肢关节被动活动及肌肉按摩2~3次,防止肢体挛缩和畸形。

2. 蛛网膜下隙出血 因脑裂伤所致,患者可有头痛、发热及颈项强直等表现,可遵医嘱给予解热镇痛药物作为对症治疗。病情趋于稳定,排除颅内血肿及颅内压增高、脑疝后,为解除头痛可协助医师每日或隔日作腰椎穿刺,放出适量血性脑脊液,直至脑脊液清亮为止。

3. 外伤性癫痫 任何部位的脑损伤均可导致癫痫,尤以大脑皮层运动区、额叶、顶叶皮层区受损发生率最高。早期(伤后1个月以内)癫痫发作的原因常是颅骨凹陷性骨折、蛛网膜下腔出血、颅内血肿和脑挫裂伤等;晚期癫痫(伤后1个月以上)发作主要由脑瘢痕、脑萎缩、脑内囊肿、感染及异物等引起。可采用苯妥英钠预防发作。癫痫发作时应用地西泮(安定)10~30 mg静脉缓慢注射,直至控制抽搐为止,然后将安定加入10%葡萄糖溶液内静脉滴注,每日用量不超过100 mg,连续应用3天。

4. 消化道出血 多因下丘脑或脑干损伤引起的应激性溃疡所致,大量使用皮质激素也可诱发。除遵医嘱补充血容量、停用激素外,还应使用止血药和抑制胃酸分泌的药物,如奥美拉唑、雷尼替丁或西咪替丁等。及时清理呕吐物,避免发生误吸。

5. 尿崩 为下丘脑受损所致,尿量每日>4000 ml,尿比重<1.005。应遵医嘱应用药

物治疗的同时，严格记录每小时尿量；尿量增多期间，需注意补钾（按每 1000 ml 尿量补充 1 g 氯化钾计算），定时监测血电解质。意识清楚的伤员因口渴能自行饮水补充，昏迷伤员则需根据每小时尿量来调整静脉或鼻饲的补液量。

6. 急性神经源性肺水肿　在颅脑外伤的发生率为 50%，主要见于下丘脑和脑干损伤。表现为咳嗽、进行性呼吸困难、呼吸急促、发绀、出现三凹征、口鼻溢出大量白色或粉红色泡沫；双肺弥漫性细湿啰音，血气分析显示 PaO_2 降低和 $PaCO_2$ 升高。患者应取头胸稍高位，双下肢下垂，以减少回心血量；限制过量液体输入；清除呼吸道分泌物，保持气道通畅；给予高流量吸氧，疗效不佳者气管插管或气管切开，呼吸机辅助通气。

（七）健康教育

1. 心理指导　鼓励和指导患者尽早自理生活，对恢复过程中出现的头痛、头晕、记忆力减退给予适当解释和安慰，鼓励患者树立正确的人生观，克服悲观消极情绪，树立起战胜疾病的信心。

2. 控制外伤性癫痫　坚持服用抗癫痫药物至症状完全控制后 1～2 年，逐步减量后才能停药，不可突然中断服药。癫痫患者不能单独外出、登高、游泳等，防止意外。

3. 康复训练　脑损伤遗留语言、运动和智力障碍，在伤后 1～2 年内有部分恢复的可能。提高患者自信心，协助患者制定康复计划，进行语言、运动、记忆力等方面的训练，以提高生活自理能力和社会适应能力。

考点：脑损伤的发病机制、分类、临床特点、护理措施。

第三节　颅内肿瘤患者的护理

颅内肿瘤又称脑瘤，包括原发性和继发性肿瘤两类。原发性颅内肿瘤起源于脑组织、脑膜、脑神经、脑血管、垂体及残余胚胎组织等；继发性颅内肿瘤是身体其他部位恶性肿瘤转移到颅内的肿瘤。颅内肿瘤可发生于任何年龄，以 20～50 岁为多。原发性肿瘤以神经胶质瘤最为常见，其次是脑膜瘤、垂体腺瘤、听神经瘤等。

【护理评估】

（一）健康史

1. 一般状态　询问发病以来的病情演变过程，曾作过哪些检查，诊断为何种疾病，用何种药物治疗，效果如何。家族中有无类似病例。

2. 病因及病理　发病原因尚不明确，大量研究表明，细胞染色体上存在癌基因加上各种后天诱因可使其发病。可能诱发脑瘤的因素有遗传因素、理化因素及生物因素等。少数由先天发育过程中胚胎残余组织演变而成。颅内肿瘤约半数为恶性，发病部位以大脑半球最多，其次为鞍区、小脑脑桥角、小脑、脑室及脑干。一般不向颅外转移，但可在颅内直接向邻近正常脑组织浸润扩散，也可随脑脊液的循环通道转移。无论是良性还是恶性肿瘤，随着肿瘤增大破坏或压迫脑组织，产生颅内压增高，造成脑疝而危及患者生命。

3. 分类与特点

（1）原发性肿瘤

1）神经胶质瘤：来源于神经上皮，是颅内最常见的恶性肿瘤，占颅内肿瘤的 40%～

50%。其中，星形细胞瘤是胶质瘤中最常见的，约占40%，恶性程度较低，生长缓慢，呈实质性者与周围组织分界不清，常不能彻底切除，术后易复发，囊性者常分界清楚，若切除彻底可望根治；多形性胶质母细胞瘤恶性程度最高，病情进展快，对放、化疗均不敏感；髓母细胞瘤也为高度恶性，好发于2~10岁儿童，多位于后颅窝中线部位，常占据第四脑室及阻塞导水管而引发脑积水，对放射治疗敏感；少突胶质细胞瘤占胶质瘤的7%，生长较慢，分界较清，可手术切除，但手术后往往复发，需放疗及化疗；室管膜瘤约占12%，肿瘤与周围组织分界尚清楚，有种植性转移倾向，术后需放疗和化疗。

2) 脑膜瘤：约占颅内肿瘤的20%，良性居多，生长缓慢，多位于大脑半球矢状窦旁，邻近的颅骨有增生或被侵蚀的迹象。脑膜瘤有完整的包膜，彻底切除可预防复发。

3) 垂体腺瘤：来源于腺垂体的良性肿瘤。根据细胞的分泌功能不同，可分为催乳素腺瘤（PRL瘤）、生长激素腺瘤（GH瘤）、促肾上腺皮质激素腺瘤（ACTH瘤）及混合性腺瘤。PRL瘤主要表现为女性闭经、泌乳、不育等；男性性欲减退、阳痿、体重增加、毛发稀少等。GH瘤在青春期发病者为巨人症，成年后发病表现为肢端肥大症。ACTH瘤主要表现为库欣综合征，如满月脸、水牛背、腹壁及大腿皮肤紫纹、肥胖、高血压及性功能减退等。手术摘除是首选的治疗方法。若瘤体较小可经蝶窦在显微镜下手术，瘤体较大需开颅手术，术后行放疗。

4) 听神经瘤：发生于第Ⅷ脑神经前庭支的良性肿瘤，约占脑肿瘤的10%。位于小脑脑桥角内，可出现患侧神经性耳聋、耳鸣、前庭功能障碍、同侧三叉神经及面神经受累和小脑功能受损症状。治疗以手术切除为主，直径小于3 cm者可用伽玛刀治疗。

5) 颅咽管瘤：属先天性颅内良性肿瘤，大多为囊性，多位于鞍上区，约占颅内肿瘤的5%，多见于儿童及青少年，男性多于女性，主要表现为视力障碍、视野缺损、尿崩、肥胖和发育迟缓等。以手术切除为主。

(2) 转移性肿瘤：多来自肺、乳腺、甲状腺、消化道等部位的恶性肿瘤。大多位于幕上脑组织内，可单发或多发，男性多于女性。有时脑部症状出现在先，原发病灶反而难以发现。

(二) 身体状况

1. 颅内压增高　约90%以上的患者可出现颅内压增高症状和体征，通常呈慢性、进行性加重过程，若未得到及时治疗，轻者可发生视神经萎缩，约80%患者引发视力减退，重者可引起脑疝。

2. 局部症状与体征　是脑瘤对脑组织造成的直接刺激、压迫和破坏脑组织而出现的局部神经功能紊乱表现，因肿瘤部位而异，如意识障碍、癫痫发作、进行性运动障碍或感觉障碍、视力或视野障碍、语言障碍及共济失调等。位于脑干等重要部位的肿瘤，早期即可出现局部症状，而颅内压增高症状出现较晚。

(三) 辅助检查

CT或MRI及是诊断颅内肿瘤的首选方法，结合二者检查结果，不仅能否明确诊断，而且能确定肿瘤的位置、大小及肿瘤周围组织情况。CT或MRI发现垂体腺瘤，尚需作血清内分泌激素测定以确诊。

(四) 治疗与效果

1. 降低颅内压　常用方法有脱水、激素治疗、冬眠低温和脑脊液外引流。以缓解症状，为手术治疗争取时间。

2. 手术治疗　是最直接、有效的方法。包括切除肿瘤、内减压术、外减压术和脑脊液分流术。

3. 放射治疗 适用于肿瘤位于重要功能区或部位深不宜手术者、或患者全身情况差不允许手术及对放射治疗较敏感的颅内肿瘤等。分为内照射和外照射法两种。

4. 化学治疗 逐渐成为重要的综合治疗手段之一。但在化疗过程中需防颅内压升高、肿瘤坏死出血及抑制骨髓造血功能等不良反应，同时辅以降低颅内压药物。

5. 其他治疗 如免疫治疗、基因疗法、中医药治疗等方法，均在进一步探索中。

【主要护理诊断/问题】

1. 自理缺陷 与肿瘤压迫导致肢体瘫痪以及开颅手术有关。
2. 潜在并发症 颅内压增高、颅内积液和假性囊肿、脑疝、脑脊液漏、尿崩症。

【护理措施】

（一）加强生活护理，满足患者生理需求

1. 保持口腔和鼻腔的清洁 经口鼻蝶窦入路手术的患者，术前需剃须、剪鼻毛，并加强口腔及鼻腔护理。术后注意口腔护理。

2. 体位 幕上开颅术后患者应卧向健侧，避免切口受压。幕下开颅术后早期宜无枕侧卧或侧俯卧位；经口鼻蝶窦入路术后取半卧位，以利于伤口引流。脑神经受损、吞咽功能障碍者只能取侧卧位，以免口咽部分泌物误入气管。体积较大的肿瘤切除术后，因颅腔留有较大空隙，24小时内手术区应保持高位，以免突然翻动时发生脑和脑干移位，引起大脑上静脉撕裂、硬脑膜下出血或脑干功能衰竭。搬动患者或为患者翻身时，应有人扶持头部使头颈部成一条直线，防止头颈部过度扭曲或震动。

3. 饮食 术后次日可进流质饮食，以后可从半流质饮食逐渐过渡到普食。颅后窝手术或听神经瘤手术后因舌咽、迷走神经功能障碍而发生吞咽困难、饮水呛咳者，应严格禁食禁饮，采用鼻饲供给营养，待吞咽功能恢复后逐渐练习进食。

4. 伤口及引流护理 颅内肿瘤手术切除后，在残留的创腔内放置引流物，目的是引流手术残腔内的血液性液体和气体，使残腔逐步闭合，减少局部积液或形成假性囊肿的机会，护理时应注意引流瓶（袋）的位置、引流的速度及量。

（二）并发症的观察、处理和护理

1. 颅内压增高、脑疝 密切观察生命体征、神志、瞳孔、肢体功能等情况。遵医嘱落实降低颅内压的措施。

2. 脑脊液漏 注意伤口、鼻、耳等处有无脑脊液漏。经蝶手术后避免剧烈咳嗽，以防脑脊液鼻漏。若出现脑脊液漏应及时通知医师，并做好相应护理。

3. 尿崩症 主要发生于鞍上手术后，如垂体腺瘤、颅咽管瘤等手术涉及下丘脑影响血管升压素分泌所致。患者出现多尿、多饮、口渴，每日尿量大于4000 ml。尿比重低于1.005。在给予神经垂体素治疗时，应准确记录出入液量，根据尿量的增减和血清电解质含量调节用药剂量。尿量增多期间，需注意补钾。

考点：颅内肿瘤的分类、临床特点、护理措施。

| 小结 | 本章讲述了颅内压增高患者的护理、颅脑损伤患者的护理、颅内肿瘤患者的护理。
当颅腔内容物的体积增加或颅腔容积缩小超过颅腔可代偿的容量，使颅内压持续高于 200 mmH$_2$O（2.0 kPa）时，称为颅内压增高。头痛、呕吐、视神经乳头水肿是颅内压增高的典型表现，称之为颅内压增高"三主征"。颅内压增高患者的一般护理、病情观察、脱水疗法护理、冬眠低温疗法护理及脑室外引流的护理是学习的重点。
颅脑损伤包括头皮损伤、颅骨骨折和脑损伤。颅底骨折可分为颅前窝、颅中窝和颅后窝骨折，诊断主要依靠受伤局部瘀血、脑脊液漏、神经损伤三方面的临床特点来判断；应重点加强脑脊液漏的护理，促进漏口愈合，防止颅内感染。脑震荡、脑挫裂伤的临床特点，硬膜下血肿的出血来源及典型的意识障碍特点是要求熟知的内容，对临床护理中患者病情的观察和判断具有重要意义。 |
|---|---|

（张宏英　赵宏亮）

第三篇　胸外科患者护理

第十章　胸部疾病患者的护理

学习目标

1. 归纳各种胸部损伤、肺癌、食管癌的发病原因和诊断要点。
2. 说出胸部损伤、肺癌、食管癌患者的身体状况和处理原则。
3. 识别肺癌、食管癌的病理分类或分型。
4. 描述胸膜腔闭式引流安置要求和护理措施。
5. 叙述胸部损伤、肺癌、食管癌、心脏疾病患者的病情监测重点和护理措施。
6. 熟悉心脏的基本结构和体外循环的一般知识。
7. 比较各种先天性心脏病的临床表现及处理原则。

第一节　胸部损伤患者的护理

案例

男性，35岁，2小时前汽车肇事时受伤。外伤后自觉胸痛，呈持续性锐痛，于深呼吸及变换体位时加重，无放射痛，伴呼吸困难，无咳嗽、咳痰及咯血，无腹痛及腹胀，四肢、关节活动自如。

体格检查：神志清醒，无贫血貌，表情痛苦，自动体位，口唇无发绀，气管居中，胸廓对称，呼吸运动左侧减弱；触觉语颤左侧减弱，左胸壁广泛压痛，左侧第4、5、6、7肋骨可触及骨擦感；叩诊右肺清音，左肺第3肋以上鼓音，左第6肋以下浊音；听诊右肺呼吸音清，左肺呼吸音减弱，双肺未闻及干湿啰音。

思考：
（1）何谓反常呼吸运动？
（2）胸部损伤的主要症状有哪些？
（3）损伤性气胸急救处理要点？

胸部损伤根据损伤是否造成胸膜腔与外界相通可分为闭合性和开放性损伤两大类。闭合性损伤多是由于暴力挤压、冲撞或钝器碰击胸部引起，未造成胸膜腔与外界沟通，损伤轻者仅有胸壁软组织挫伤和（或）单纯肋骨骨折，重者多造成胸腔内器官或血管的损伤，导致气胸、血胸、甚至心脏挫伤、裂伤、心包腔内出血。开放性损伤是由于各种锐器或战时的火器等穿破胸壁，造成胸膜腔与外界沟通。严重者可伤及胸腔内器官和血管，引起血胸、气胸，甚至呼吸、循环功能障碍或衰竭而死亡。同时累及胸、腹部的多发性损伤统称为胸腹联合伤。

 知识链接

胸廓与胸膜腔的生理特点

1. 胸廓 胸廓是由12块胸椎、1块胸骨、12对肋骨和它们间的连接构成的笼形支架，具有一定的弹性，起支持、保护胸腹器官的作用。胸廓有上、下两口，上口由胸骨上缘和第一肋骨围成；下口由第12胸椎、第11、12肋骨和肋弓构成，由横膈将其封闭。

2. 胸膜腔 胸廓内面附着的壁层胸膜和覆盖在肺脏表面的脏层胸膜在肺门处连接，两层胸膜之间的潜在腔隙称为胸膜腔。左右各一，腔内含有少量的浆液起润滑作用。正常情况下，胸膜腔呈负压状态，其大小随呼吸而变化，吸气时胸膜腔负压增大为 $-0.8 \sim -1.0$ kPa（$-8 \sim -10$ cmH$_2$O）呼气时，胸膜腔负压降低为 $-0.3 \sim -0.5$ kPa（$-3 \sim -5$ cmH$_2$O）。胸膜腔负压具有重要的生理意义，不仅保持肺的膨胀与肺泡的通气功能，而且促进静脉血液向心回流。任何损伤破坏胸膜腔的完整，导致负压发生改变，都可引起呼吸和循环功能紊乱而威胁生命。

【护理评估】

（一）肋骨骨折

是指暴力直接或间接作用于肋骨，使肋骨的完整性和连续性中断，是最常见的胸部损伤。第1～3肋骨粗短，且有锁骨、肩胛骨和肌肉保护，不易发生骨折。一旦骨折说明致伤暴力巨大，常合并锁骨、肩胛骨骨折和颈部、腋部血管神经损伤。第4～7肋骨较长且固定，最易折断。第8～10肋骨前端肋软骨形成肋弓与胸骨相连，较有弹性，不易折断。第11～12肋骨前端游离不固定，弹性较大，故不易折断。儿童的肋骨富有弹性，承受暴力的能力较强，不易折断。中年人和老年人的肋骨骨质疏松，脆性较大，容易发生骨折。已有恶性肿瘤转移灶的肋骨，易发生病理性骨折。

1. 健康史

（1）一般状况：了解患者的年龄、性别、职业、经济状况、社会、文化背景等；了解患者有无胸部受伤史，受伤经过与时间、受伤部位、暴力大小，了解有无胸部手术史、服药史和过敏史等。

（2）发病原因：①外来暴力：肋骨骨折常因外来暴力所致。外来暴力分为直接暴力和间接暴力，直接暴力指打击力直接作用于骨折部位而发生骨折；间接暴力是指胸部前后受挤压而致的骨折。②病理因素：部分肋骨骨折见于恶性肿瘤发生肋骨转移或严重骨质疏松者，此类患者可因咳嗽、打喷嚏或病灶肋骨处轻度受力而发生骨折，称病理性骨折。

（3）病理生理：根据损伤程度，肋骨骨折可分为单根单处肋骨骨折、单根多处肋骨骨折、多根单处肋骨骨折和多根多处肋骨骨折。

1）单根单处肋骨骨折时，其上下仍有完整肋骨支撑胸廓，对呼吸影响不大。

2）相邻多根多处肋骨骨折发生后，局部胸壁因失去完整肋骨的支撑而软化，称为连枷胸。此时患者可出现严重的反常呼吸运动，即：吸气时软化区胸壁不仅不随胸廓扩张反而因胸膜腔负压增大向内凹陷，使该处肺受压，影响气体进入和血液氧合；呼气时软化区胸壁不仅不随胸廓回缩反而因胸膜腔负压减小向外膨出，使该处肺膨胀重新吸入部分应排出的气体，造成体内缺氧和二氧化碳潴留（图10-1）。

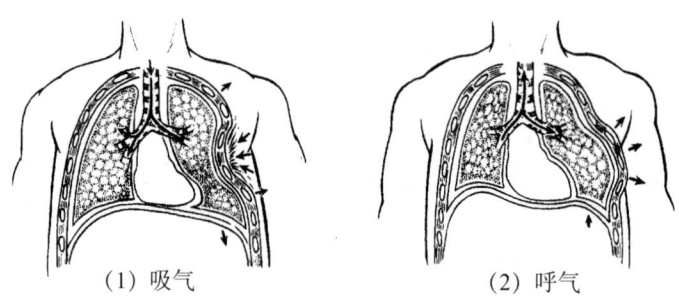

（1）吸气　　　　　　　　　　（2）呼气

图 10-1　胸壁软化区的反常呼吸运动

3）较大范围的胸壁软化，使得患者在呼吸时双侧胸膜腔产生压力差，纵隔因此随呼吸发生左右摆动。反常呼吸和纵隔摆动致使机体严重缺氧和二氧化碳潴留，静脉血液回流受阻，患者可发生严重的呼吸和循环功能障碍。

2．身体状况　与肋骨骨折类型、程度、范围有关。

（1）症状：胸痛为肋骨骨折的主要症状，且在深呼吸、咳嗽、变换体位时加剧；疼痛和反常呼吸运动限制胸廓活动，患者呼吸变浅，或自觉胸闷和呼吸困难；肺脏有挫伤时，出现咳嗽、咳血性泡沫样痰或咯血；合并内脏损伤者出现发绀、休克等；继发感染者可出现体温增高。

（2）体征：闭合性肋骨骨折局部胸壁有肿胀、青紫、淤血斑，多根多处肋骨骨折患者可见伤侧胸壁软化和反常呼吸现象，局部压痛。挤压痛阳性，甚至触及骨断端、骨擦感；开放性肋骨骨折胸壁有伤口，有时可见突出的骨断端；骨断端刺破壁层胸膜、肋间血管，可出现皮下气肿、气胸或血胸等相应表现。

3．心理-社会状况　一般患者情绪较稳定，当出现反常呼吸、气急，甚至呼吸困难时，患者可出现紧张、烦躁及恐惧的情绪反应。

4．辅助检查　胸部X线检查能显示肋骨骨折的部位、移位、范围，以及有无血胸、气胸等并发症。

5．治疗与效果

（1）闭合性肋骨骨折处理

1）单根单处肋骨骨折：因有上下健肋和肋间肌的支撑，骨折常无明显移位，多可自行愈合，重点是镇痛、保持呼吸道通畅、固定胸壁和防止并发症。疼痛症状明显影响休息者，可作胸带或弹力绷带固定胸壁；口服或肌内注射镇静、止痛药物；1%普鲁卡因5 ml在椎骨旁肋间神经处或骨断端处局部注射进行封闭，可迅速止痛，是常用的镇痛措施。

2）多根多处肋骨骨折：由于胸壁软化产生反常呼吸运动，严重影响呼吸和循环功能，治疗的重点是保持呼吸道通畅，控制反常呼吸，改善呼吸和循环功能。软化区胸壁的处理方法：①对于胸壁软化区较小者，加压包扎固定既可。②范围较大的胸壁软化区，现场急救的原则是迅速用厚层纱布或衣物压迫胸壁软化区，然后加压包扎。③包扎固定不能奏效者，可依病情选择软化区外固定或内固定。④对于无力咳嗽、不能有效排痰或已发生呼吸衰竭者，应行气管插管或气管切开。

（2）开放性肋骨骨折处理：彻底清创，防治感染。单根单处肋骨骨折去除骨碎片、修整骨断端，多根多处肋骨骨折清创后行肋骨内固定，然后逐层缝合胸壁。如胸膜已经穿破，合并气胸或血胸者，需作胸膜腔闭式引流术；合并内脏损伤者，行剖胸探查术。术后应用抗生素预防感染。

考点：肋骨骨折的发病原因，多根多处肋骨骨折的身体状况及处理原则。

（二）气胸

胸膜腔内积气称之为气胸。胸部损伤时，空气由胸壁伤口或肺、支气管裂口进入胸膜腔称为损伤性气胸。有血液并存时称血气胸。在胸部损伤中，气胸的发生率仅次于肋骨骨折。根据胸膜腔内压力变化，损伤性气胸分为闭合性气胸、开放性气胸和张力性气胸三种。

1．健康史

（1）一般状态：了解患者有无胸部受伤史，受伤经过与时间、受伤部位、暴力大小，伤后有无胸闷、气短、咯血等症状及伤后诊治经过等；了解有无胸部手术史、服药史和过敏史等。

（2）发病原因及病理生理：气胸的形成多由于肺组织、气管、支气管、食管破裂，空气逸入胸膜腔，或因胸壁伤口穿破壁胸膜，外界空气进入胸膜腔所致。

1）闭合性气胸：指伤后伤口迅速闭合，空气不再进入胸膜腔。多为肋骨骨折的并发症，是肋骨断端刺破肺表面所致。胸膜腔与外界不相通，其负压状态消失，但压力仍低于大气压。肺萎陷在30%以下者称为小量气胸，对呼吸、循环功能影响较小，多无明显症状；肺萎陷超过30%时称为大量气胸，则明显影响呼吸和循环功能。

2）开放性气胸：胸壁有开放性伤口，呼吸时空气经伤口自由出入胸膜腔。多由刀刃锐器或弹片火器等引起。患者胸膜腔内压力几乎接近大气压，患侧肺脏完全被压缩，丧失呼吸功能。由于两侧胸膜腔存在压力差，使纵隔明显移向健侧，使健侧肺也部分受压。吸气时，健侧胸膜腔负压增大，两侧胸膜腔压力差加大，纵隔进一步移向健侧；呼气时两侧胸膜腔压力差减小，纵隔又移向患侧，但不能回到正常位置，这种随呼吸纵隔左右摆动的现象称为纵隔摆动或纵隔扑动（图10-2）。患侧胸膜腔压力增大和纵隔扑动使胸膜腔内压升高，静脉血液回流受阻，造成严重的循环功能障碍；同时患侧肺脏萎陷和健侧肺受压，影响通气量，患者缺氧症状逐渐加重。

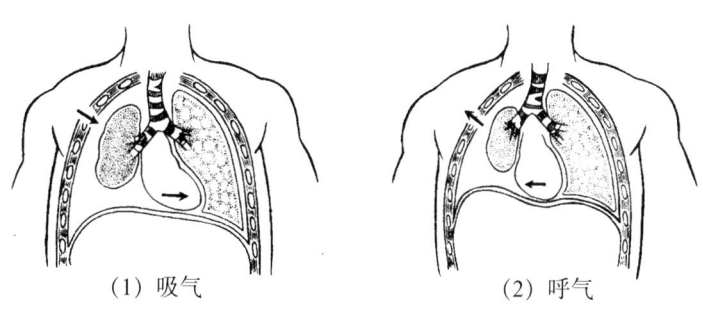

图10-2　开放性气胸的生理紊乱与纵隔扑动
（1）吸气　　（2）呼气

3）张力性气胸：又称为高压性气胸，是指胸部损伤后局部伤口呈活瓣状，吸气时活瓣开放，气体进入胸膜腔；呼气时活瓣关闭，气体不能排出，胸膜腔内的压力持续增高甚至超过大气压。常见于较大的肺泡破裂、较深的肺组织裂伤或支气管破裂，以及火器、利器造成的胸壁小活瓣式伤口。患侧胸膜腔压力内的高压使患侧肺严重萎陷，并将纵隔推向健侧，使健侧肺也受压，导致通气量和回心血量减少，呼吸和循环功能出现严重障碍（图10-3）。胸膜腔内的高压气体可冲破胸膜顶或纵隔胸膜进入皮下组织或纵隔，形成纵隔气肿或面、颈、胸部的皮下气肿（图10-4）。

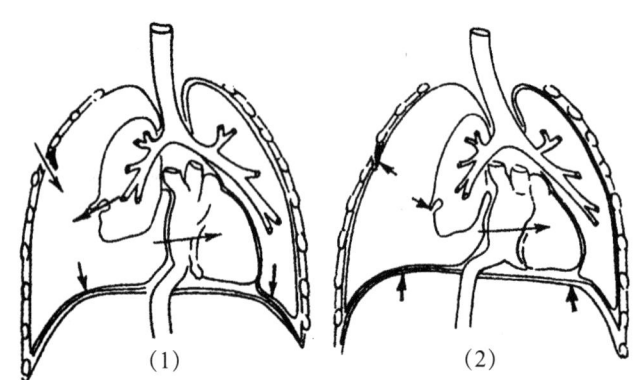

图10-3 张力性气胸的生理紊乱

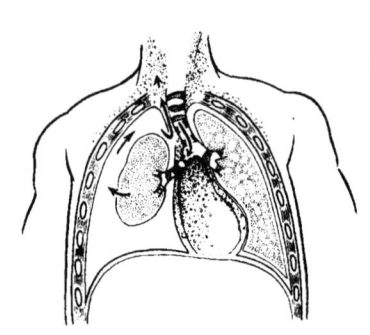

图10-4 张力性气胸形成纵隔气肿或面、颈、胸部的皮下气肿

2．身体状况

（1）闭合性气胸：小量气胸（肺萎陷30%以内）患者多无明显症状；大量气胸（肺萎陷超过30%）时，患者可出现胸闷、气急、呼吸困难等症状，听诊伤侧呼吸音降低，叩诊伤侧胸部呈鼓音。

（2）开放性气胸：病情常较重，患者表现为呼吸困难、气促、烦躁不安，严重者出现发绀、休克等。胸部检查可见患侧胸部有伤口，随呼吸有血性气体进出胸膜腔，并可在伤口处听到"嘶嘶"声；患侧胸部叩诊呈鼓音，听诊呼吸音减弱或消失。

（3）张力性气胸：患者表现为极度呼吸困难、口唇和面部发绀、烦躁不安，严重时可发生休克甚至昏迷。胸部检查气管明显向健侧移位，伤侧肋间隙增宽，颈静脉怒张，可伴有面部、颈部或上胸部皮下气肿；患侧叩诊呈高度鼓音，听诊呼吸音消失。

3．心理-社会状况 患者的心理常处于高度应激状态，出现焦虑、恐惧等。

4．辅助检查 疑有损伤性气胸时首选X线检查。

（1）闭合性气胸：患侧肺萎陷、胸膜腔积气或伴有少量积液。

（2）开放性气胸：患侧胸膜腔大量积气，肺脏明显萎陷，气管和心脏等纵隔器官向健侧移位；X线透视下可见纵隔摆动现象。

（3）张力性气胸：患侧胸膜腔大量积气，肺完全萎陷并被推向肺门，纵隔明显移向健侧，健侧肺受压。

5．治疗与效果

（1）闭合性气胸：肺脏萎陷在30%以下的小量气胸，一般在1～2周内可自行吸收，不需要特殊处理。肺脏萎陷超过30%者，需要进行胸膜腔穿刺抽气，或行胸膜腔闭式引流术,以促进肺膨胀,并使用抗生素预防胸膜腔感染。

(2) 开放性气胸:现场急救的原则是迅速用凡士林纱布或衣物封闭胸壁伤口,外用胶布或绷带加压包扎,使开放性气胸变为闭合性气胸。然后进行胸膜腔穿刺抽气减压,暂时解除呼吸困难。入院后给予吸氧、输血补液、纠正休克。在患者全身情况稳定时,彻底清创,冲洗胸膜腔后常规胸膜腔闭式引流。疑有胸内脏器损伤和活动性出血时,应进行开胸探查,术后应用抗生素和破伤风抗毒素,鼓励患者深呼吸和咳嗽、排痰,预防肺部并发症的发生。

(3) 张力性气胸:急救的原则是迅速穿刺排气,降低胸膜腔内的压力。急救时在患侧锁骨中线第2肋间用粗针头穿刺,排气加压,变张力性气胸为小的开放性气胸,暂时缓解胸膜腔内压力。转运患者途中可在针尾端系一末端剪有小口的橡胶指套,形成活瓣作用,呼气时胸膜腔内气体排出,吸气时外界空气不能进入,以保持有效地排气。入院后立即进行胸膜腔闭式引流,常规应用抗生素预防感染。对持续性漏气或胸膜腔插管后漏气仍严重、患者呼吸困难不见好转者,应及早行开胸探查术。

(三) 血胸

血胸是指胸膜腔积血。血胸与气胸可同时存在,称为血气胸。大量持续出血所导致的胸膜腔积血称为进行性血胸。

1. 健康史

(1) 一般状态:了解患者有无胸部受伤史、外力性质、有无肋骨骨折、伤后患者有无出血表现等。

(2) 发病原因:多因胸部损伤所致,肋骨断端或利器损伤胸部均可能刺破肺、心脏、血管而导致胸膜腔积血。出血来源主要有3个。①肺组织裂伤出血:由于肺循环压力较低,一般出血量少而缓慢,多可自行停止。②胸壁血管破裂出血:来源于肋间动静脉和胸廓内动静脉,由于来源于体循环,压力高,出血速度快、出血量多,且为持续性,不易自行停止,常在短时间内引起失血性休克,需开胸手术止血。③心脏或大血管:包括主动脉的分支、上下腔静脉和肺动静脉出血。临床较少见,但由于出血量多而且凶猛,绝大多数患者来不及救治而因失血性休克死于现场或转送途中。

(3) 病理生理:①发生损伤性血胸时不但因血容量丢失影响循环功能,出现失血征象;还可以因为积血增加,压迫而使患侧肺萎陷,并将纵隔推向健侧,使健侧肺也受压,呼吸面积减少,并影响腔静脉回流,严重影响呼吸、循环功能。②当胸腔在短时间内迅速积聚大量血液,超过肺、心包和膈肌运动所起的去纤维蛋白作用时,胸腔内积血发生凝固,形成凝固性血胸;凝血块机化后形成纤维板,限制肺与胸廓活动,称为机化性血胸。③胸膜腔内积血处理不当,可引起细菌的迅速繁殖,形成感染性血胸,最终演变为脓胸。

2. 身体状况 血胸的临床表现与出血量、速度和个人体质有关。

(1) 少量(成人出血量在500 ml以下)血胸患者一般症状不明显。

(2) 中量(出血量在500~1000 ml)血胸和大量(出血量在1000 ml以上)血胸患者可出现面色苍白、脉搏细速、血压下降、尿量减少和末梢血管充盈不良等低血容量休克表现。由于积血压迫肺脏、胸膜腔内压增高,使患者有严重的呼吸和循环功能障碍,表现为胸闷、呼吸困难等。胸部检查可见气管向健侧移位,患侧胸廓饱满、肋间隙增宽,叩诊呈实音,听诊呼吸音减弱或消失。

(3) 血胸继发感染后,患者还可出现全身感染中毒症状,如寒战、高热、乏力、食欲减退、贫血、消瘦等,甚至发生水、电解质和酸碱平衡紊乱及感染性休克。

（4）根据伤后出血特点及是否有继续出血，分为进行性血胸和非进行性血胸。进行性血胸的诊断依据：①症状逐渐加重，脉搏逐渐增快、血压持续下降，经输血补液后，血压不回升或升高后又迅速下降；②血红蛋白、红细胞计数和血细胞比容进行性下降；③胸腔穿刺抽血后积血又迅速增加，或抽出的血液迅速凝固，或因血凝固而抽不出血液，但连续胸部X线检查显示胸腔阴影继续增大；④胸腔闭式引流后，引流血量连续3小时，每小时超过200 ml。

3．心理-社会状况　由于失血后导致有效循环血量不足，加之胸部损伤的影响，患者常出现烦躁不安，恐惧等。

4．辅助检查

（1）实验室检查：血常规检查血红蛋白和血细胞比容下降。继发感染者，血白细胞计数和中性粒细胞比例增高，胸腔积液涂片可见大量白细胞。

（2）影像学检查：①胸X线检查：小量血胸者，胸X线检查可见肋膈角消失。大量血胸时，患侧胸膜腔有大片阴影，纵隔移向健侧；合并气胸者可见液平面（图10-5）。②胸部B超：可明确胸腔积液位置和量。

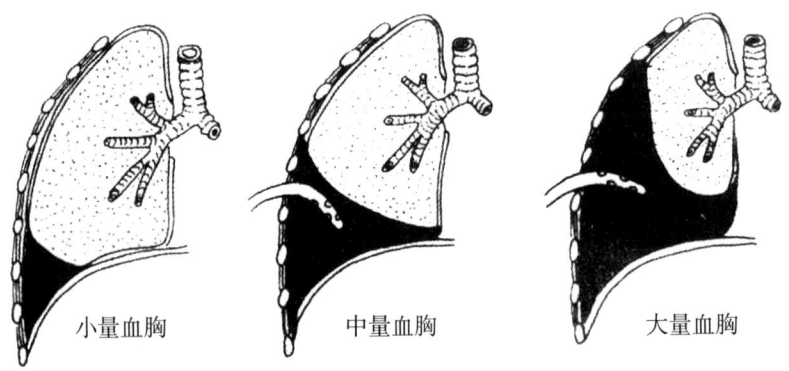

图10-5　血胸各期的X线表现

（3）胸膜腔穿刺：抽得血性液体即可明确诊断。

5．治疗与效果

（1）非进行性血胸：①少量血胸多可自行吸收，不需特殊处理。②中量或大量血胸早期应进行胸膜腔穿刺抽血，以促进肺膨胀改善呼吸功能，必要时进行胸膜腔闭式引流。

（2）进行性血胸在积极输血补液纠正休克的基础上，迅速开胸探查，寻找出血点并止血，修复损伤脏器，术后常规胸膜腔闭式引流。

（3）凝固性和机化性血胸应待患者病情稳定后数日内开胸手术，清除血块；已经机化的血胸在伤后4～6周行胸壁和肺表面的纤维板剥除术，术后胸膜腔置管持续负压吸引24小时，使肺充分膨胀。

（4）感染性血胸需要全身性应用抗生素，加强营养支持，纠正水、电解质和酸碱平衡紊乱等。

近年电视胸腔镜已用于凝固性血胸、感染性血胸的处理，具有创伤小、疗效好、住院时间短、费用低等优点。

考点：气胸、血胸的身体状况、急救和治疗措施。

(四)心脏损伤

1. 健康史

(1) 一般状态:了解患者有无胸部受到撞击、锐器刺伤史,有无腹部和下肢挤压史,伤后患者有无出血及失血性休克表现等。

(2) 发病原因:心脏损伤分为钝性心脏损伤与穿透性心脏损伤。

1) 钝性心脏损伤:①直接暴力:多为方向盘或重物等撞击胸部。②间接暴力:高处坠落,心脏受到猛烈震荡;腹部和下肢突然受挤压后大量血液涌入心脏,使心腔内压力骤增;突然加速或减速使心脏碰撞胸骨或脊柱。

损伤严重程度与钝性暴力的撞击速度、质量、作用时间、心脏舒缩时相和心脏受力面积有关。易发生在紧贴胸骨的右心室。

2) 穿透性心脏损伤:多由锐器如刀器、火器(如子弹或弹片)等穿透胸壁而致心脏损伤;火器伤多导致心脏贯通伤,多数伤员死于受伤现场。也可因暴力撞击前胸、胸骨或肋骨断端移向心脏所致。

2. 身体状况

(1) 钝性心脏损伤:轻者症状不明显,中、重度挫伤可出现心前区疼痛,伴有气促、呼吸困难、心悸甚至心绞痛症状。患者可能存在胸前壁软组织损伤和胸骨骨折。

(2) 穿透性心脏损伤:穿透性心脏损伤好发的部位是右心室、左心室、右心房和左心房,也可导致房室间隔和瓣膜损伤。临床表现取决于损伤程度和心包引流情况。心包、心脏裂口小易被血凝块阻塞,导致心脏压塞出现贝克(Beck)三联征,表现为低血压、静脉怒张和心音不清。心包与心脏裂口较大,出现失血性休克,表现为患者面色苍白、脉搏细速、呼吸浅快、血压降低、皮肤湿冷,甚至死亡。

3. 心理-社会状况 由于瞬间袭来的恶性事件的紧张刺激,患者产生悲哀、无助、绝望等消极情绪;又因心脏损伤易导致心脏压塞或大量失血,常使患者产生濒死感。

4. 辅助检查

(1) 钝性心脏损伤

1) 心电图检查:示心律失常,ST段抬高、T波低平或倒置。

2) 超声心动图检查:可显示心脏结构和功能改变。

3) 心肌酶学检查:肌酸激酶及其同工酶和乳酸脱氢酶及其同工酶的活性升高。近年来已经采用单克隆抗体微粒子化学发光或电化学法进行肌酸激酶同工酶的质量测定和心肌肌钙蛋白测定。

4) 心导管和心血管造影:可见心肌挫伤区域。

(2) 穿透性心脏损伤

1) 超声心动图检查:对心包压塞、心脏异物、血心包、心脏瓣膜和室间穿孔的诊断帮助较大。同时也可估计心包积血量。

2) 心包穿刺:对心包压塞的诊断和治疗有很大价值。但当心包腔内血液凝结时,可出现假阴性,值得注意。

3) X线检查:可显示血胸、气胸、金属异物或其他脏器的合并伤等情况。

5. 治疗与效果

(1) 钝性心脏损伤:主要为卧床休息,严密监护,吸氧以纠正低氧血症,补充血容量维持动脉压,但注意输液速度不宜过快,防止并发症的发生,如心律失常和心力衰竭。

(2) 穿透性心脏损伤：对已有心脏压塞或失血性休克的患者应立即实施开胸手术。穿透性心脏损伤经抢救存活者，应注意心脏内有无遗留的异物及其他病变，还应重视患者出院后的随访工作，以便及时作出相应的处理。

【主要护理诊断/问题】
1. 气体交换受损　与胸部损伤所致疼痛、胸廓活动受限、肺萎陷及呼吸道梗阻有关。
2. 心输出量减少　与损伤性气胸致纵隔扑动、大量出血、心功能衰竭等有关。
3. 体液不足　与失血及摄入量不足有关。
4. 疼痛　与组织受损有关。
5. 恐惧　与突然发生强烈的意外创伤及胸部损伤引起的呼吸功能紊乱有关。
6. 潜在并发症　肺不张、胸腔感染、呼吸功能衰竭。

【护理措施】
（一）一般护理

1. 体位与活动　保证患者充分休息，协助患者采取舒适卧位，急性自发性气胸、血气胸患者绝对卧床休息，避免用力、屏气、咳嗽等增加胸膜腔内压的活动；生命体征平稳者取半坐卧位，有利于呼吸、咳嗽排痰及胸腔引流。卧床期间，协助患者每2小时翻身一次，有胸腔引流管者，注意翻身时防止引流管滑脱。教会患者床上活动方法，活动时用手固定好引流管，避免引流管移动而刺激胸膜引起疼痛。

2. 饮食　向患者讲述饮食与营养对康复的重要性，指导患者进食高热量、高蛋白、高维生素饮食，少食刺激性的食物。

3. 维持有效循环血量　失血性休克患者，须迅速建立静脉输液通道遵医嘱补充血容量，维持水、电解质和酸碱平衡，并根据患者反应调整输液量和速度，观察补液效果。

4. 保持呼吸道通畅　及时清除口腔、呼吸道的血液、痰液及呕吐物；鼓励和协助患者深呼吸、有效咳嗽、排痰以促进肺扩张；辅助吸氧，痰液黏稠不易排出时，遵医嘱使用祛痰药或超声雾化吸入稀释痰液；咳嗽、咳痰无力或呼吸衰竭的患者，进行气管插管或气管切开。

（二）病情观察

重点观察生命体征和胸膜腔引流液的量、颜色、性状；观察呼吸频率、节律、幅度，注意有无气促、发绀、呼吸困难等症状；观察有无气管移位、皮下气肿、胸膜腔活动性出血等征象。经补充血容量及抗休克处理后，病情无明显好转时，应及时报告医师迅速查明原因，做好术前准备工作。

（三）心理护理

患者由于意外创伤的打击及对治疗效果的担心而出现紧张、焦虑情绪，尤其心肺损伤后有极度窘迫感时，护士应加强与患者的沟通，尽量使患者保持镇静，耐心解释有关疼痛、呼吸困难等不适的原因及各项诊疗检查的重要性，满足其日常生活需要，使其树立战胜疾病的信心，积极配合治疗和护理。

（四）胸腔闭式引流护理

胸膜腔闭式引流术是胸外科常见的手术，其作用是排出胸膜腔内的积液或积气，促进肺膨胀，消除残腔，维持胸内负压。同时通过引流可以观察引流液体或气体的数量、形状，从而判断胸内脏器的病变程度、演变过程和治疗效果等，是治疗气胸、血胸和脓胸的重要措施（图 10-6）。

1. 胸膜腔闭式引流的原理　胸腔闭式引流是根据胸腔的生理特点设计的，以重力引流为原理，胸腔内插入引流管，管的下方置于水封瓶液体中，依靠水封瓶中的液体使胸腔与外界隔离。当胸膜腔内因积液或积气形成高压时，其中的液体或气体排至引流瓶内；当胸膜腔恢复负压时，水封瓶内的液体被吸至引流瓶长管下端形成负压水柱，阻止空气进入胸膜腔。由于引流管有足够的垂直长度，负压水柱仅位于引流管的下端，不会被吸进胸膜腔内。

2. 胸膜腔闭式引流的装置（图 10-7）

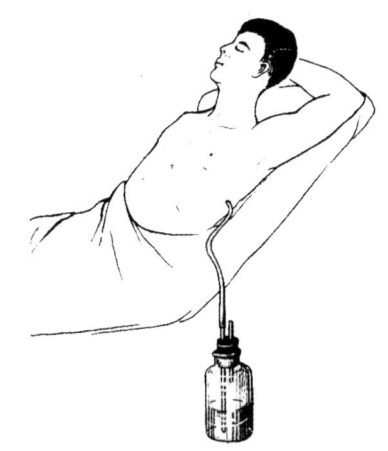

图 10-6　胸膜腔闭式引流术

（1）单瓶水封闭式引流：取容量 2000 ～ 3000 ml 的广口无菌引流瓶，内装无菌生理盐水，2 根中空的管由瓶盖上穿出，短管为空气通路，下口远离液面，使瓶内空气与外界大气相通，长管一端插至水平面下 3 ～ 4 cm，另一端与患者的胸腔引流管连接。

（2）双瓶水封闭式引流：一个空瓶子收集引流液，另一个瓶子是水封瓶。空引流瓶介于患者和水封瓶之间，引流瓶的瓶盖上有 2 根中空的短管穿出，一根管子与患者胸膜腔引流管连接，另一根管子用一短橡胶管连接到水封瓶的长管上。

（3）三瓶水封闭式引流：由引流液收集瓶、水封瓶、负压调节瓶组成。调节瓶的瓶盖上有 2 短 1 长 3 根中空管穿出，2 根短管分别连接水封瓶的短管和负压吸引器，长管上端与大气相通，下端插入液面 10 ～ 15 cm。调节长管插入液面下的深度即可调节抽吸的负压。

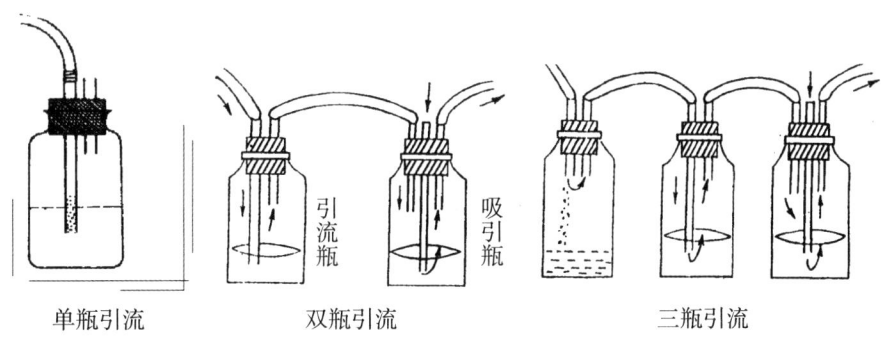

图 10-7　闭式引流装置

3. 胸膜腔闭式引流的插管位置及导管选择

（1）胸导管插管位置：根据引流需要正确选择插管位置。液体处于胸膜腔下部，一般在腋中线和腋后线之间第 6 ～ 8 肋间插管引流；气体多积聚在胸膜腔的上部，常选择锁骨中线第 2 肋间进行引流；脓胸常选在脓液积聚的最低位进行引流。

（2）胸导管的选择：选择长度约 100 cm 的橡胶管。用于排液的胸膜腔引流管宜选用质地较硬、管径 1.5 ～ 2 cm 的橡皮管，不易折叠堵塞而利于通畅引流；用于排气的胸膜腔引流管则选择质地较软，管径 1 cm 的乳胶管，既能达到引流的目的，又可减少局部刺激，减轻疼痛。

4．胸膜腔闭式引流护理

（1）保持管道的密闭：①随时检查引流装置是否密闭及引流管有无脱落；②水封瓶长玻璃管没入水中 3～4 cm，并始终保持直立；③引流管周围用油纱布包盖严密；④搬动患者或更换引流瓶时，需双重夹闭引流管，以防空气进入；⑤引流管连接处脱落或引流瓶损坏，应立即双钳夹闭胸壁引流导管，并更换引流装置；⑥若引流管从胸腔滑脱，立即用手捏闭伤口处皮肤，消毒处理后，用凡士林纱布封闭伤口，并协助医师做进一步处理。

（2）严格无菌操作，防止逆行感染：①引流装置应保持无菌；②保持胸壁引流口处敷料清洁干燥，一旦渗湿，及时更换；③引流瓶应低于胸壁引流口平面 60～100 cm，以防瓶内液体逆流入胸膜腔；④按规定时间更换引流瓶，更换时严格遵守无菌操作规程。

（3）保持引流管通畅：引流通畅时，引流瓶长管中的水柱随呼吸上下波动，并有气体或液体自引流管排出。若引流瓶长管中的水柱不动，提示引流管不通，应做相应处理。有效保持引流管通畅的方法有：①患者取半坐卧位；②定时由近及远挤压胸膜腔引流管，防止引流管阻塞、扭曲、受压；③鼓励患者经常深呼吸和咳嗽，病情稳定后床上活动或下床。

（4）观察和记录：①注意观察长玻璃管内的水柱波动。一般情况下水柱上下波动 4～6 cm。若水柱波动过高，可能存在肺不张，若无波动，则示引流管不畅或肺已完全扩张；若患者出现胸闷、气促、气管向健侧偏移等肺受压的状况，应疑为引流管道系统被堵塞，需设法捏挤或使用负压间断抽吸引流瓶的短玻璃管，促使其通畅，并立即通知医生处理；②使用水封瓶前，需先倒入无菌生理盐水，并在瓶上贴一标签注明液面高度、倒入液体量、日期和开始时间。观察引流液体的量、性质、颜色，并准确记录。一般情况下，开胸手术后胸膜腔引出血性液，第 1 个 24 小时内不超过 500 ml，且引流量逐渐减少、颜色逐渐变淡。若每小时引出的血性液超过 200 ml，持续 2～3 小时以上，应考虑有胸膜腔内活动性出血。

（5）拔管指征与方法：胸膜腔引流后，临床观察无气体溢出，或引流量明显减少且颜色变浅，24 小时引流液 < 50 ml，脓液 < 10 ml，经 X 线检查肺膨胀良好，患者无呼吸困难，即可拔除引流管。拔管时患者取半卧位或坐在床沿，先嘱患者深吸气后屏气，迅速拔除引流管并同时立即用凡士林纱布及厚敷料盖住胸壁引流伤口，随后包扎固定。拔管后注意观察患者有无胸闷、呼吸困难、切口漏气、渗液、出血、皮下气肿等，如发现异常应及时通知医师处理。

5．健康教育

（1）胸部损伤患者常需做胸膜腔穿刺、胸膜腔闭式引流，操作前向患者及家属说明治疗的目的、意义及注意事项，以取得合作。

（2）向患者说明深呼吸、有效咳嗽的意义，指导患者练习腹式呼吸，方法是：患者仰卧，吸气时保持胸部不动，腹部上升鼓起，呼气时尽量将腹壁下降呈舟状；呼吸动作缓慢、均匀，每分钟 8～12 次或更少。

（3）胸部损伤后出现肺功能下降或严重肺纤维化的患者，活动后可能出现气短症状，应嘱患者戒烟或避免刺激物的吸入。

（4）患者出院时给予健康指导：①注意安全，防止意外事故发生；②肋骨骨折患者 3 个月后复查 X 线片，以了解骨折愈合情况；③保持情绪稳定，劳逸结合，注意休息，加强营养摄入。

考点：胸部损伤患者的护理。

（刘丽新　文兆峰）

第二节 肺癌患者的护理

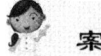

案例

男性，65岁，吸烟史40年，每日吸烟30支，最近2周常出现刺激性干咳、咳痰，经抗感染、止咳治疗效果不佳，5天前出现咳痰带陈旧性血丝，患者精神紧张。请问：

思考：

（1）为明确诊断，应作何种辅助检查？

（2）术后放置胸腔闭式引流管，护士不小心把引流瓶损坏，该如何紧急处理？

（3）患者诊断为中央型肺癌，经行肺叶切除术，请讲出术后主要的护理诊断及护理措施。

肺癌大多起源于支气管黏膜上皮，故也称支气管肺癌，是临床常见的恶性肿瘤，近50年来全世界肺癌的发病率明显增高，发病年龄多在40岁以上，以男性多见，男女比例为3～5∶1，但近年来，女性肺癌的发病率明显增加。

知识链接   **肺及肺内支气管**

肺位于胸腔内，借肺根和肺韧带固定于纵隔两侧。左肺由斜裂分为上、下两叶。右肺由斜裂和水平裂分为上、中、下三个叶。

左、右支气管先在肺门处分出肺叶支气管，各肺叶支气管入肺后再分出肺段支气管（第三级支气管），以后再反复分支，越分越细，呈树状，故称支气管树。每支肺段支气管与所属的肺组织称为支气管肺段。肺段呈圆锥形，尖向肺门，底位于肺表面，肺段间有少量结缔组织分隔。在肺段内，肺动脉的分支与肺段支气管相伴行，但肺叶静脉的属支，即段间静脉则走行于肺段之间，接受相邻两肺段的静脉血。当肺段支气管阻塞时，该段内的空气供应断绝而致肺不张，因此，肺段在形态和功能上都有一定的独立性。临床上可根据病变的范围，施行肺段切除术。

右支气管分出上叶、中叶和下叶支气管，分别进入右肺的上、中、下三叶。右上叶支气管，向外上方，它分出尖段支气管、后段支气管和前段支气管三支。尖段支气管弯曲向上，至右肺尖。后段支气管行向后外上方、进入右肺上叶的后下部。前段支气管至右肺上叶的前下部。右中叶支气管分为外侧段支气管和内侧段支气管。分别分布于右肺中叶的外侧部和内侧部。右中叶支气管是右支气管的直接延续，先发出背段支气管，而后又发出内侧底段、前底段、外侧底段和后底段支气管，分别至右肺下叶的上部、内侧部、前外侧部、后外侧部和后部。

左支气管分出上叶和下叶支气管，分别进入左肺的上、下二叶。左上叶支气管又分成上支和下支。上支甚短立即又分为尖后段支气管和前段支气管，分别至左肺上叶的尖部、后上部和前上部。下支走向前下方，分出上舌段支气管和下舌段支气管分别进入肺小舌的上部和下部。左下叶支气管分支和分布区与右下支气管基本一致。

【护理评估】

（一）健康史

1. 一般状态　了解患者的年龄、性别、婚姻和职业、有无吸烟和被动吸烟史、吸烟的时间和数量等；了解家族中有无患肺部疾病、肺癌或其他肿瘤患者；既往有无其他部位肿瘤病史或手术治疗史；有无传染病史，如肺结核等；有无其他伴随疾病，如冠状动脉粥样硬化性心脏病（冠心病）、高血压、糖尿病、慢性支气管炎等。

2. 发病原因　肺癌的病因至今尚不明确，认为与下列因素有关。

（1）长期大量吸烟：是肺癌的重要致病因素。烟草内含有苯并芘等多种致癌物质。吸烟量越多、时间越长、开始吸烟年龄越早，肺癌发病率越高。资料表明，多年平均每日吸烟40支以上者，患肺鳞癌和小细胞癌的发病率比不吸烟者高出4～10倍。如今被动吸烟的患病率也在逐年上升。

（2）长期接触致癌物质：已被确认可导致肺癌的化学物质包括石棉、镍、铬、锡、铜、砷、二氯甲醚、氯乙烯、煤烟焦油等。某些工业部门和矿区职工肺癌的发病率较高，可能与长期接触致癌物质有关。

（3）空气污染：包括室内污染和室外污染。室内空气污染主要指煤、天然气等燃烧过程中产生的致癌物。室外空气污染包括汽车尾气、工业废气、公路沥青在高温下释放的有毒气体等。长期居住在空气污染较重城镇的居民，肺癌发病率和病死率远高于农村或空气指数优良的城市。

（4）人体内在因素：如免疫状态、遗传因素、代谢活动、肺部慢性感染、支气管慢性刺激、结核病史等，也可能与肺癌的发病有关。

（5）其他：调控生长的基因（如原癌基因等）和调控抑制生长的基因（如抑癌基因等）均是细胞的正常基因成分，对于正常细胞，原癌基因和抑癌基因相互制约、协调表达，维持正负调节信号的相对稳定。当原癌基因（如rasG-蛋白、erb-B受体酪氨酸激酶、myc转录因子）的基因产物增多或活性增强或抑癌基因（如p53转录调节因子、WT负调控转录因子）的丢失或失活与肺癌的发病有密切的联系。长期、大剂量电离辐射也可引起肺癌。

3. 病理分类　在世界范围内，肺癌占据人类肿瘤死亡率的首位。在我国，癌症为城市居民死亡首位，其中肺癌为第一位。肺癌起源于支气管黏膜上皮，分布以右肺多于左肺，上叶多于下叶。

（1）按解剖学部位分类

1）中央型肺癌：发生在段支气管以上至主支气管的肺癌称为中央型肺癌，以鳞状上皮细胞癌和小细胞未分化癌较多见。

2）周围型肺癌：发生在段支气管以下的肺癌称为周围型肺癌，以腺癌较为多见。

（2）按组织学分类：2004年世界卫生组织公布了新的肺癌组织学分类其中最主要的4种类型肺癌的发生率依次为：肺腺癌31.5%、肺鳞癌29.4%、小细胞肺癌17.8%、大细胞肺癌9.2%。其中肺腺癌的发生率在上升而肺鳞癌的发生率在下降。国内学者也发现近30年我国肺腺癌所占的比例有增高的趋向。

1）腺癌：肺癌是世界上发病率和病死率最高的恶性肿瘤之一。在许多国家（包括我国）肺腺癌已成为最常见的组织学类型。女性多见，与吸烟关系不大，多生长在肺边缘小支气管的黏液腺，因此，在周围型肺癌中以腺癌为最常见。腺癌倾向于管外生长，但也可沿肺泡壁蔓延，常在肺边缘部形成直径2～4 cm的肿块。腺癌富含血管，故局部浸润和血行转移较鳞癌早。易转移至肝、脑和骨,更易累及胸膜而引起胸腔积液。

肺腺癌无论在临床、影像、分子生物学及病理方面都存在明显的异质性,随着对肺腺癌研究的深入,特别是分子生物学及靶向治疗的应用,过去的肺腺癌分类已无法适应目前的发展,迫切需要统一肺腺癌的分类。在这种形势下2011年2月国际肺癌研究学会(IASLC)、美国胸科学会(ATS)和欧洲呼吸学会(ERS)联合发表了关于肺腺癌的国际多学科分类(表10-1)。

表10-1 2011年IASLC/ATS/ERS多学科肺腺癌分类

浸润前病变
非典型腺瘤样增生
原位腺癌(≤3 cm,原来的细支气管肺泡癌)
非黏液性
黏液性
黏液/非黏液混合性
微浸润性腺癌(≤3 cm,贴壁为主型肿瘤,浸润灶≤5 mm)
非黏液性
黏液性
黏液/非黏液混合性
浸润性腺癌
贴壁为主型(原来的非黏液型细支气管肺泡癌,浸润灶>5 mm)
腺泡为主型
乳头为主型
微乳头为主型
实性为主型伴黏液产生
浸润性腺癌变异型
浸润性黏液型腺癌(原来的黏液性细支气管肺泡癌)
胶样型腺癌
胎儿型腺癌(低度和高度恶性)
肠型腺癌

新分类标准与2004年世界卫生组织(WHO)肺肿瘤分类标准的主要不同之处:①新分类推荐不再使用细支气管肺泡癌(BAC)和混合型腺癌的名称,而代之以原位腺癌(AIS)和微浸润腺癌(MIA)的命名。AIS被定义为局限性,肿瘤细胞沿肺泡壁呈鳞屑样生长,无间质、血管或胸膜浸润的小腺癌(≤3 cm)。MIA则被定义为孤立性、以鳞屑样生长方式为主且浸润灶≤0.5 cm的小腺癌(≤3 cm)。AIS和MIA通常表现为非黏液型或极罕见黏液型亚型,这两类患者若接受根治性手术,则其疾病特异性生存率分别为100%或接近100%。②浸润性腺癌可被分为以鳞屑样、腺泡样、乳头状、实性生长方式为主的亚型,推荐新增"微乳头状生长方式"亚型,因其与预后差相关。将原WHO分类中透明细胞腺癌、印戒细胞腺癌归入实性为主亚型。③浸润性腺癌的变异型包括浸润性黏液型腺癌(之前的黏液型BAC)、胶样型腺癌、胎儿型腺癌、肠型腺癌,取消原WHO分类中黏液性囊腺癌,新分类认为这只是胶样型腺癌局部形态学表现。肠型则是新提出的亚型,在形态学上要将其与消化道来源的腺癌进行鉴别。④对浸润性腺癌提倡全面、详细的组织学诊断模式,而不再笼统地将其归为混合亚型。诊断模式举例:肺腺癌,以实性生长方式为主,10%呈腺泡样生长方式,5%

呈乳头状生长方式；在之前 WHO 分类中，仅当肿瘤成分（某一特殊生长方式）所占比例达到 10% 时才被视为一种构成成分，而新分类推荐，只要达到 5% 就应该在诊断中进行描述。

2）鳞状上皮细胞癌（简称鳞癌）：多见于老年男性，与吸烟关系非常密切。以中央型肺癌多见，并有向管腔内生长的倾向，常早期引起支气管狭窄，导致肺不张，或阻塞性肺炎。癌组织易变性、坏死，形成空洞或癌性肺脓肿。鳞癌生长缓慢，转移晚，手术切除的机会相对多，5 年生存率较好，但放射治疗、化学药物治疗不如小细胞未分化癌敏感。

3）小细胞未分化癌（简称小细胞癌）：是肺癌中恶性程度最高的一种。患者年龄较轻，多在 40～50 岁左右，有吸烟史。好发于肺门附近的大支气管，倾向于黏膜下生长，常侵犯支气管外肺实质，易与肺门、纵隔淋巴结融合成团块。癌细胞生长快，侵袭力强，远处转移早，常转移至脑、肝、骨、肾上腺等脏器。对放疗和化疗比较敏感。

4）大细胞未分化癌（大细胞癌）：可发生在肺门附近或肺边缘的支气管，细胞较大，但大小不一，常呈多角形或不规则形，呈实性巢状排列，常见大片出血性坏死；癌细胞核大，核仁明显，核分裂象常见，胞质丰富，可分巨细胞型和透明细胞型。巨细胞型癌细胞团周围常有多核巨细胞和炎性细胞浸润。透明细胞型易误认为转移性肾腺癌。大细胞癌转移较小细胞未分化癌晚，手术切除机会较多。

(3) 根据肺癌的始发部位分类

1）原发性肺癌：原发性肺癌是指起源于支气管黏膜上皮，局限于基底膜内者称为原位癌。癌肿可向支气管腔内或（和）临近肺组织生长，并可通过淋巴、血液或直接向支气管转移扩散。

2）继发性肺癌：继发性肺癌是指其他脏器的肿瘤经血液、淋巴或直接侵袭到肺部组织导致。

(4) 转移途径

1）直接扩散：肺癌形成后，癌肿沿着支气管壁并向支气管管腔内生长，可造成支气管腔部分或全部阻塞；亦可直接扩散侵入临近的肺组织，并可穿越肺叶间裂侵入相邻的其他肺叶；随着癌肿不断生长扩大，还可以侵犯胸壁、胸内其他组织和器官。

2）淋巴转移：淋巴转移是肺癌常见的扩散途径。小细胞癌在较早阶段可经淋巴转移扩散。鳞癌和腺癌也常经淋巴转移扩散。癌细胞经支气管和肺血管周围淋巴管道，先侵入邻近的肺段和肺叶支气管周围的淋巴结，再根据肺癌所在部位，到达肺门或气管隆凸下淋巴结，或侵入纵隔和气管旁淋巴结，最后累及锁骨上前斜角淋巴结和颈部淋巴结。纵隔和气管旁及颈部淋巴结转移一般发生在肺癌同侧，但也可以在肺癌对侧，即所谓交叉转移。肺癌侵入胸壁或膈肌后，可向腋下淋巴结或上腹部主动脉旁淋巴结转移。

3）血行转移：多发生于肺癌晚期。小细胞癌和腺癌的血行转移较鳞癌更为常见。通常癌细胞直接侵入肺静脉，然后经左心随体循环血流转移到全身各处器官和组织，常见有肝脏、骨骼、脑、肾上腺等。

(二) 身体状况

肺癌的身体状况与肺癌的部位、大小、是否压迫和侵犯邻近器官以及有无转移等密切相关。

1. 早期　肺癌早期可无明显症状。当病情发展到一定程度时，常出现以下症状：

(1) 刺激性干咳：最常见，或有少量黏液痰，抗炎治疗无效。当癌肿继续长大引起支气管狭窄时，咳嗽加重，呈高调金属音。若继发肺部感染，可有脓性痰，痰量增多。

(2) 痰中带血或血痰：以中心型肺癌多见，多为痰中带血点、血丝或断续地少量咯血；

癌肿侵犯大血管可引起大咯血，但较少见。

（3）胸痛：为肿瘤侵犯胸膜、胸壁、肋骨及其他组织所致。早期表现为胸部不规则隐痛或钝痛。

（4）气促、发热：当癌肿引起较大支气管不同程度的阻塞，发生阻塞性肺炎和肺不张，临床上可出现胸闷、局限性哮鸣、气促和发热等症状。

当呼吸道症状超过2周，经治疗不能缓解，尤其是痰中带血、刺激性干咳，或原有的呼吸道症状加重，要高度警惕肺癌存在的可能性。

2．晚期　当肺癌侵及周围组织或转移时，可出现如下症状：

（1）癌肿侵犯喉返神经出现声音嘶哑。

（2）癌肿压迫或侵犯膈神经，引起同侧膈肌麻痹。

（3）癌肿侵犯上腔静脉，出现面、颈部水肿等上腔静脉梗阻综合征表现。

（4）癌肿侵犯胸膜引起胸膜腔积液，往往为血性；大量积液可以引起气促。

（5）癌肿侵犯胸膜及胸壁，可以引起持续剧烈的胸痛。

（6）侵入纵隔、压迫食管，可引起吞咽困难，支气管-食管瘘。

（7）上叶尖部肺癌可侵入和压迫位于胸廓入口的器官组织，如第1肋骨、锁骨下动、静脉、臂丛神经、颈交感神经等，产生剧烈胸痛，上肢静脉怒张、水肿、臂痛和上肢运动障碍，同侧上眼睑下垂、瞳孔缩小、眼球内陷、面部无汗等颈交感神经综合征表现。

（8）近期出现的头痛、恶心、眩晕或视物不清等神经系统症状和体征应当考虑脑转移的可能。

（9）持续固定部位的骨痛、血浆碱性磷酸酶或血钙升高应当考虑骨转移的可能。

（10）右上腹痛、肝肿大、碱性磷酸酶、谷草转氨酶、乳酸脱氢酶或胆红素升高应当考虑肝转移的可能。

（11）皮下转移时可在皮下触及结节。

（三）心理-社会状况

1．了解患者对疾病的认知程度，对手术有何顾虑，有何思想负担。

2．了解朋友及家属对患者的关心、支持程度，家庭对手术的经济承受能力。

（四）辅助检查

1．影像学检查　胸部X线和CT检查可了解癌肿大小及其与肺叶、肺段、支气管的关系。5%～10%无症状肺癌可在X线检查时被发现，CT可发现X线检查隐藏的早期肺癌病变。肺癌的X线表现见图10-8。

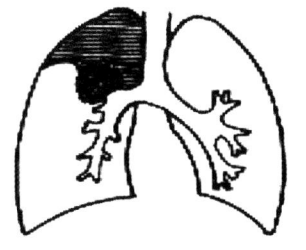 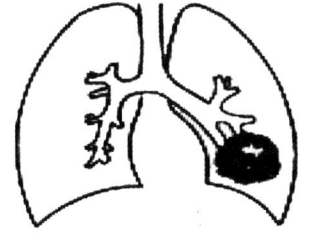 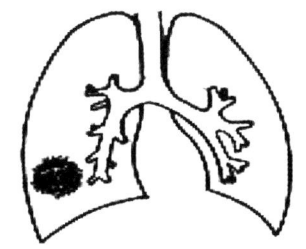

（1）右上叶中央型肺癌（肺不张）　　（2）左下叶癌性偏心性空洞　　（3）右下叶周围型肺癌

图10-8　肺癌的X线表现

1）中心型肺癌：早期无异常征象。当阻塞支气管，排痰不畅，远端肺组织发生感染时，受累的肺段或肺叶有肺炎征象，如支气管管腔完全阻塞，可产生肺炎和一侧肺不张。

2）周围型肺癌：肺野周围孤立性圆形或椭圆形块影，直径从 1～2 cm 到 5～6 cm 或更大。块影轮廓不规则，呈小的分叶或切迹，边缘模糊毛糙，常显示细短的毛刺影。

2．痰细胞学检查　是肺癌普查和诊断的一种简便有效方法。起源于较大支气管的中央型肺癌，特别是伴有血痰的病例，表面脱落的癌细胞可随痰液咳出，故痰中找到癌细胞即可明确诊断。

3．纤维支气管镜检查　诊断中心型肺癌的阳性率较高，可在支气管腔内直接观察到肿瘤大小、部位及范围，并可钳取或穿刺病变组织作病理学检查，亦可经支气管取肿瘤表面组织或支气管内分泌物进行细胞学检查。

4．其他　如胸腔镜、纵隔镜、正电子发射断层扫描、经胸壁穿刺活组织检查、转移病灶穿刺活组织检查、胸腔积液检查、肿瘤标记物检查、开胸检查等。

（五）治疗与效果

治疗方法主要是外科手术治疗，配合放射治疗、化学药物治疗、中医中药治疗及免疫治疗等。尽管 80% 肺癌患者在明确诊断时已经失去手术机会，但手术治疗仍然是最重要、最有效的治疗手段。具体的治疗方案要根据肺癌的分期和 TNM 分类、病理细胞类型及患者的情况进行综合分析后制定。

1．手术治疗　目的是尽可能彻底切除肺部原发癌肿病灶和局部及纵隔淋巴结，并尽可能保留健康的肺组织。据统计我国目前肺癌手术的切除率为 85%～97%，术后 30 天死亡率在 2% 以下，总的 5 年生存率在 30%～40%。

肺癌手术切除的范围取决于病变的部位、大小。中心型肺癌，多施行肺叶或一侧全肺切除加淋巴结切除术。周围型肺癌，多施行肺叶切除加淋巴结切除术。如癌变位于一个肺叶内，但已经侵及局部主支气管或中间支气管，为了保留正常的邻近肺叶，避免一侧全肺切除，可切除病变肺叶及一段受累的支气管，临床上称支气管袖状肺叶切除术（图 10-9）。若相伴的肺动脉局部受侵，也可以同时作部分切除，端端吻合，称支气管袖状肺动脉袖状肺叶切除术。术中同时进行肺门及纵隔淋巴结清除术。

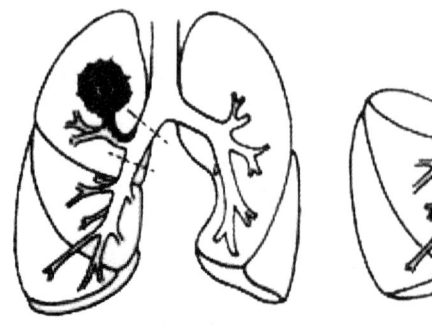

（1）点线示支气管切断处　　　（2）支气管吻合

图 10-9　右肺上叶肺癌切除和支气管吻合术

2．放射治疗　是局部消灭肺癌病灶的一种手段。在各种类型的肺癌中，小细胞癌对放射疗法敏感性较高，鳞癌次之，腺癌和细支气管肺泡癌最低。为了提高病灶的切除率，有的病例可在手术前进行放射治疗。对晚期肺癌合并其他症状如肺不张、骨转移引起的剧烈疼痛等的病例也可进行姑息性放射疗法，以减轻症状。

3．化学药物治疗　分化程度低的肺癌，尤其是小细胞癌对化学治疗特别敏感，鳞癌次之，腺癌最差。化学治疗可以单独应用于晚期肺癌患者以缓解症状，或与手术、放射疗法综合应用，以防止癌肿转移复发，提高治愈率。

4．中医中药治疗　按照患者的临床症状、脉象、舌苔等用辩证论治，部分患者的症状可得到改善；亦可用于减轻患者的放射治疗和化学治疗的副反应，提高机体的抵抗力，增强疗效并延长生存期。

5．免疫治疗　具体措施有：

（1）特异性免疫疗法：用经过处理的自体肿瘤细胞或加用佐剂后，作皮下接种治疗。

（2）非特异性免疫疗法：是用卡介苗、短小棒状杆菌、干扰素、转移因子、胸腺素等生物制剂，或左旋咪唑等药物激发和增强人体免疫功能，以抵制肿瘤生长，增强机体对化疗药物的耐受性而提高治疗效果。

【主要护理诊断/问题】

1．气体交换受损　与肺组织病变、手术、麻醉、肿瘤阻塞支气管、肺膨胀不全、呼吸道分泌物潴留、肺通气功能降低等因素有关。

2．清理呼吸道无效　与患者术后疼痛、呼吸道分泌物黏稠不宜咳出有关。

3．疼痛　与手术损伤组织有关。

4．营养失调，低于机体需要量　与肿瘤引起机体代谢增加、手术创伤有关。

5．焦虑与恐惧　与担心手术、疼痛、疾病的预后等因素有关。

6．潜在并发症　出血、感染、支气管胸膜瘘、心律失常、肺不张、肺水肿、成人呼吸窘迫综合征等。

7．知识缺乏　缺乏肺癌诊治、护理等相关知识。

【护理措施】

（一）术前护理

1．改善肺泡的通气与换气功能，预防手术后感染

（1）戒烟：指导并劝告患者停止吸烟。让患者了解吸烟会刺激肺、气管及支气管，使气管及支气管分泌物增加，支气管上皮纤毛活动减少或丧失活力，妨碍纤毛清洁功能，影响痰液咳出，引起肺部感染。因此术前应戒烟2周以上。

（2）维持呼吸道通畅：支气管分泌物较多者，行体位引流；痰液黏稠不易咳出者，行超声雾化，必要时经支气管镜吸出分泌物。注意观察痰液的量、颜色、黏稠度及气味。遵医嘱给予支气管扩张剂、祛痰剂等药物，以改善呼吸状况。

（3）机械通气治疗：呼吸功能失常者，根据需要应用机械通气治疗。

（4）控制感染：注意口腔卫生，如发现患者有龋齿等口腔疾病时，及时报告医师。如患者合并有慢性支气管炎、肺内感染、肺气肿者，应及时采集痰液及咽部分泌物做细菌培养，遵医嘱给予抗生素及雾化吸入以控制感染。

（5）指导训练：指导患者练习腹式深呼吸、有效咳嗽和翻身，以促进肺扩张，减轻术后伤口疼痛和加深呼吸运动；练习使用深呼吸训练器，以有效配合术后康复，预防肺部并发症

的发生；介绍胸腔引流设备，并告诉患者在手术后安放胸腔引流管的目的及注意事项。

2．纠正营养和水分的不足　建立愉快的进食环境，提供色香味齐全的均衡饮食，注意口腔清洁以促进食欲。术前伴营养不良者，经肠内或肠外途径补充营养，如脂肪乳剂和复方氨基酸等，以改善其营养状况，增强机体抵抗力并利于术后恢复。

3．减轻焦虑　避免情绪激动影响呼吸、循环功能。主动向患者介绍病房环境、责任医师及护士，对患者的担心表示理解并予以安慰，给予患者发问的机会，并认真耐心地回答，以减轻其焦虑或恐惧程度。指导患者正确认识癌症，向患者及家属详细说明手术方案，各种治疗护理的意义、方法、大致过程、配合要点与注意事项，让患者有充分的心理准备。说明手术的安全性、必要性，并介绍手术成功的实例，以增强患者的信心。主动关心、体贴患者，动员家属给患者以心理和经济方面的全力支持。

（二）术后护理

1．观察生命体征　手术后 2～3 小时内，每 15 分钟测量生命体征 1 次；脉搏和血压稳定后改为 30 分钟至 1 小时测量 1 次；次日 2～4 小时测量 1 次；生命体征平稳者改为每日测量 3 次，连续观察 1 周。定时观察呼吸并呼唤患者，防止因麻醉副作用引起呼吸暂停，注意观察有无呼吸窘迫，若有异常，立即通知医师。肺癌术后 24～36 小时，患者血压常会有波动，需严密观察肢端温度、甲床、口唇及皮肤色泽，周围静脉充盈情况等。若血压持续下降，应考虑是否存在心功能不全、出血、疼痛、组织缺氧或循环血量不足等情况。

2．予以合适体位

（1）一般体位：患者未清醒前取平卧位，头偏向一侧，以免呕吐物、分泌物吸入而致窒息或并发吸入性肺炎。清醒且血压稳定者，可改为半坐卧位，以利于呼吸和引流。避免采用头低足高仰卧位，以防因横膈上升而妨碍通气。若有休克现象，可抬高下肢或穿弹性袜以促进下肢静脉血液回流。

（2）特殊情况下患者体位：①肺段切除术或楔形切除术者，尽量选择健侧卧位，以促进患侧肺组织扩张；②一侧肺叶切除者，如呼吸功能尚可，可取健侧卧位以利于手术侧残余肺组织的膨胀与扩张；如呼吸功能较差，则取平卧位，避免健侧肺受压而限制肺的通气功能；③全肺切除术者，避免过度侧卧，可取 1/4 侧卧位，以预防纵隔移位和压迫健侧肺而致呼吸循环功能障碍；④血痰或支气管瘘管者，取患侧卧位。

3．维持呼吸道通畅

（1）给氧：肺切除术后患者会有不同程度的缺氧，主要由肺通气量和弥散面积减少、麻醉不良反应、伤口的疼痛及肺膨胀不全等原因引起。常规给予鼻导管吸氧 2～4 L/分钟，可根据血气分析结果调整给氧浓度。

（2）观察：观察呼吸频率、幅度及节律，双肺呼吸音；观察有无气促、发绀等缺氧征象及动脉血氧饱和度情况，若有异常及时通知医师。术后带气管插管返回病房者，严密观察气管插管的位置和深度，防止滑出或移向一侧支气管，造成通气量不足。

（3）深呼吸及咳嗽：患者清醒后立即鼓励并协助其深呼吸和咳嗽，每 1～2 小时 1 次。咳嗽前给患者叩背，叩背时由下向上，由外向内轻叩震荡，使存在于肺叶、肺段处的分泌物松动流至支气管中。而后嘱患者作数次深呼吸，再慢慢轻咳，将痰咳出。患者咳嗽时，固定胸部伤口，以减轻震动引起的疼痛。手术后最初几日由护士协助固定，以后可指导患者自己固定。

(4) 稀释痰液：呼吸道分泌物黏稠者，可用糜蛋白酶、地塞米松、氨茶碱等药物行超声雾化，以达到稀释痰液、解痉、抗感染的目的。

(5) 吸痰：对于咳痰无力、呼吸道分泌物滞留的患者用鼻导管行深部吸痰。保留气管插管的患者，随时吸净呼吸道分泌物。全肺切除术后，因其支气管残端缝合处在隆凸下方，行深部吸痰时极易刺破，故操作时吸痰管进入长度以不超过气管的 1/2 为宜。支气管袖式切除术后的患者，因支气管上皮纤毛功能暂时丧失和气管或支气管吻合口反应性充血、水肿等原因，易造成呼吸道分泌物潴留，在协助患者咳嗽后仍不能将呼吸道分泌物清除者，尽早行纤维支气管镜吸痰。

4. 维持胸腔引流通畅

(1) 病情观察：定时观察胸腔引流管是否通畅，注意负压波动，定期挤压，防止堵塞。观察引流液量、色和性状，一般术后 24 小时内引流量约 500 ml，为手术创伤引起的渗血、渗液及术中冲洗胸腔残余的液体。

(2) 全肺切除术后胸腔引流管的护理：一侧全肺切除术后的患者，由于两侧胸膜腔内压力不平衡，纵隔易向手术侧移位。因此，全肺切除术后患者的胸腔引流管一般呈钳闭状态，以保证术后患侧胸壁有一定的渗液，减轻或纠正纵隔移位。随时观察患者的气管是否居中，有无呼吸或循环功能障碍。若气管明显向健侧移位，应立即听诊肺呼吸音，在排除肺不张后，可酌情放出适量的气体或引流液，气管、纵隔即可恢复中立位。但每次放液量不宜超过 100 ml，速度宜慢，避免快速多量放液引起纵隔突然移位，导致心搏骤停。

(3) 拔管：术后 24～72 小时患者病情平稳，暗红色血性引流液逐渐变淡、无气体及液体引流后，可拔除胸腔引流管。

5. 伤口护理　检查敷料是否干燥，有无渗血，发现异常及时通知医师。

6. 维持液体平衡和补充营养

(1) 严格掌握输液量和速度：因肺组织可储存大量的血液，切除部分肺组织后会使得心脏前负荷增加，因此输液时应注意速度和量，防止前负荷过重而导致急性肺水肿。全肺切除术后应控制钠盐摄入量，24 小时补液量控制在 2000 ml 内，速度宜慢，以 20～30 滴 / 分钟为宜。记录出入液量，维持液体平衡。

(2) 补充营养：当患者意识恢复且无恶心现象，拔除气管插管后即可开始饮水。肠蠕动恢复后，可开始进食清淡流质、半流质饮食；若患者进食后无任何不适可改为普食。饮食宜为高蛋白、高热量、丰富维生素、易消化，以保证营养，提高机体抵抗力，促进伤口愈合。左肺切除术后的患者，因胃体升高而影响其消化和排空功能，甚至出现胃扩张，因此术后可以禁食 1～2 天，待胃肠功能恢复后进食清淡流质。胃扩张明显影响呼吸者，安置胃管并持续胃肠减压，解除患者的呼吸困难症状。

7. 活动与休息

(1) 早期下床活动：目的是预防肺不张，改善呼吸循环功能，增进食欲，振奋精神。术后第 1 天，生命体征平稳后，鼓励及协助患者在床上坐起，坐在床边、双腿下垂或在床旁站立移步。术后第 2 天起，可扶持患者围绕病床在室内行走 3～5 分钟，以后根据患者情况逐渐增加活动量。活动期间，应妥善保护患者引流管，严密观察患者病情变化，出现头晕、气促、心动过速、心悸和出汗等症状时，立即停止活动。一般术后 3 天内（年老体弱、有心脑血管疾病者术后 7 天内）蹲便易引起体位性低血压，应协助患者在床上使用便器或坐位排便。

(2) 手臂和肩关节的运动：目的是预防术侧胸壁肌肉粘连、肩关节强直及失用性萎缩。患者清醒后，可协助其进行臂部、躯干和四肢的轻度活动，每4小时1次；术后第1天开始作肩、臂的主动运动，如术侧手臂上举、爬墙及肩关节旋前旋后运动，使肩关节活动范围逐渐恢复至术前水平，防止肩下垂。全肺切除术后的患者，鼓励取直立的功能位，以恢复正常姿势，防止脊椎侧弯畸形。运动量以不引起疲倦及疼痛为度，帮助患者逐步适应肺切除术后余肺的呼吸容量。

8．并发症的观察与护理

(1) 出血：手术时胸膜粘连紧密、止血不彻底或血管结扎线脱落，胸腔内大量毛细血管充血及胸腔内负压等因素均可导致胸腔内出血。应密切观察患者的生命体征，定时检查伤口敷料及引流管周围的渗血情况，胸腔引流液的量、颜色和性质。当引流的血性液体量多（每小时100～200 ml)、呈鲜红色、有血凝块，患者出现烦躁不安、血压下降、脉搏增快、尿少等血容量不足的表现时，应考虑有活动性出血，需立即通知医师，在监测中心静脉压下加快输血、补液速度，遵医嘱给予止血药保持胸腔引流管的通畅，确保胸内积血能及时排出，注意保温。必要时做好开胸探查止血的准备。

(2) 肺炎和肺不张：由于麻醉药的副作用使患者的膈肌受抑制，患者术后软弱无力及疼痛、胸带包扎过紧等，限制了患者的呼吸运动，不能有效咳嗽排痰导致分泌物滞留堵塞支气管，引起肺炎、肺不张，患者表现为烦躁不安、不能平卧、心动过速、体温升高、哮鸣、发绀、呼吸困难等症状，血气分析显示为低氧血症、高碳酸血症。肺炎及肺不张应注重预防。鼓励患者咳嗽排痰，痰液黏稠者予以超声雾化，必要时行鼻导管深部吸痰或协助医师行支气管镜吸痰，病情严重时可行气管切开，以确保呼吸道通畅。

(3) 心律失常：多发生于术后4天内。与缺氧、出血、水电解质酸碱失衡有关。患者术前合并糖尿病、心血管疾病者，术后更易并发心律失常。全肺切除术后的患者约有20%可出现心动过速、心房纤颤、室性或室上性期前收缩等心律失常表现术后应持续心电监护，如有异常，立即报告医师。遵医嘱酌情应用抗心律失常药，密切观察心率、心律，严格掌握药物剂量、浓度、给药方法、速度，观察药物的疗效及副反应；控制静脉输液量和速度。

(4) 支气管胸膜瘘：是肺切除术后严重的并发症之一，多发生于术后1周，多数由于支气管缝合不严密、支气管残端血运不良或支气管缝合处感染、破裂等引发。表现为术后3～14天仍可从胸腔引流管持续引出大量液体，患者有发热、刺激性咳嗽、痰中带血或咳血痰、呼吸困难、呼吸音减低等症状。可用亚甲蓝注入胸膜腔，患者咳出带有亚甲蓝的痰液即可确诊。支气管胸膜瘘可引起张力性气胸、皮下气肿、脓胸等，如从瘘孔吸入大量胸腔积液则会引发窒息；一旦发生，立即报告医师，并置患者于患侧卧位。以防漏液流入健侧；使用抗生素以预防感染；继续行胸腔闭式引流。小瘘口可自行愈合，但应延长胸腔引流时间；必要时再次开胸手术修补。

(5) 肺水肿：与患者原有心脏疾病或病肺切除、余肺膨胀不全或输液过多、速度过快，使肺泡毛细血管床容积明显减少有关，尤以全肺切除患者更为明显。患者表现为呼吸困难、发绀、心动过速、咳粉红色泡沫痰等。一旦发生，立即减慢输液速度，控制液体入量；给予吸氧。氧气以50%乙醇湿化；注意保持呼吸道通畅；遵医嘱给予心电监护、强心、利尿、镇静及激素治疗，安抚患者的紧张情绪。

(三)健康教育

1. 早期诊断　40岁以上人群应定期进行胸部X线普查，尤其是反复呼吸道感染、久咳不愈或咳血痰者，应提高警惕；作进一步的检查。

2. 戒烟　使患者了解吸烟的危害，戒烟。

3. 疾病康复

(1) 指导患者出院回家后数周内，坚持进行腹式深呼吸和有效咳嗽，以促进肺膨胀。出院后半年不得从事重体力活动。

(2) 保持良好的口腔卫生，如有口腔疾病应及时治疗。注意环境空气新鲜。避免出入公共场所或与上呼吸道感染者接近。避免居住或工作于布满灰尘、烟雾及化学刺激物品的环境。

(3) 对需进行放射治疗和化学治疗的患者，指导其坚持完成放射治疗和化学治疗的疗程，并告知注意事项以提高疗效，定期返院复查。

(4) 若有伤口疼痛、剧烈咳嗽及咯血等症状或有进行性倦怠情形，应返院复诊。

(5) 保持良好的营养状况，注意每日保持充分休息与活动。

> **考点**：肺癌的身体状况及护理要点。

（刘丽新　文兆峰）

第三节　食管癌患者的护理

案例

男性，72岁，吞咽困难及进行性加重2个月。2个月前无明显诱因出现吞咽困难，进行性加重，伴下胸部隐痛，目前仅能进半流食。既往：高血压，不吸烟，少量饮酒10余年，无过敏史。

查体：T 37℃，P 80次/分，R 18次/分，BP 150/90 mmHg。浅表淋巴结无肿大，未发现其他异常体征。

辅助检查：尿、便常规未见异常，白细胞 6.5×10^9/L，血红蛋白 150 g/L，血小板 250×10^9/L。

思考：

(1) 作出临床诊断，可采取的主要治疗措施有哪些？

(2) 患者手术前护理评估的内容。

(3) 手术后的护理要点。

食管癌是一种常见的消化道肿瘤，在消化道肿瘤中，其发病率仅次于胃癌，男多于女，发病年龄多在40岁以上。我国是世界上食管癌的高发国家之一。

知识链接

食管的解剖特点

食管为一富有弹性的肌性管腔，位于消化道最上部，成人食管长约 25～30 cm，上接漏斗状的喉咽部，入口处距门齿约 15 cm，在气管后面向下进入后纵隔，在相当于第 11 胸椎水平穿过膈肌的食管裂孔，下连胃贲门部。根据美国癌症联合会（AJCC）2009 年 11 月出版的食管分段方法，将食管分为 4 段：①颈段食管：上接下咽，向下至胸骨切迹平面的胸廓入口，前邻气管，两侧与颈血管鞘毗邻，后面是颈椎，内镜检查距门齿 15 cm～< 20 cm。②胸上段食管：上自胸廓入口，下至奇静脉弓下缘水平，其前方由气管、主动脉弓及分支和大静脉包绕，后面为胸椎。内镜检查距门齿 20 cm～< 25 cm。③胸中段食管：上自奇静脉弓下缘，下至下肺静脉水平，前方为两个肺门之间结构，左邻胸降主动脉，右侧是胸膜，后方为胸椎。内镜检查距门齿 25 cm～< 30 cm。④胸下段食管及食管胃交界：上自下肺静脉水平，向下终于胃，由于这是食管的末节，故包括了食管胃交界。食管主要功能是通过蠕动而将咽下的食团与液体运送到胃。

食管壁自管腔向外由黏膜层、黏膜下层、肌层和外膜层（纤维层）构成。食管无浆膜层，是术后易发生吻合口瘘的因素之一。食管的血液来自不同的动脉，呈节段性，食管颈部的动脉主要来源于左右侧甲状腺下动脉，其次也可来源于左、右锁骨下动脉及其他分支；食管胸部上段的动脉主要来源于左、右支气管动脉及主动脉弓；食管胸部下段的动脉主要有胸主动脉发出的食管动脉；胃食管连接部的动脉主要来自胃左动脉分支，其次为左膈下动脉分支。这些动脉间有交通支，但由于食管动脉血供不像消化道其他部分丰富，故食管手术后愈合能力较差。食管上段静脉经甲状腺下静脉汇入上腔静脉；中段回流至奇静脉，下段静脉注入门静脉系统。因此，门静脉血流受阻时，食管下段静脉易充盈曲张。

【护理评估】

（一）健康史

1．一般状况

（1）术前评估：①一般情况：评估患者的年龄、性别、职业、居住地和饮食习惯；②疾病史：评估患者在吞咽食物时，有无哽噎感，胸骨后烧灼样、针刺样或牵拉摩擦样疼痛；有无进行性吞咽困难等病史；③既往史：患者有无高血压、糖尿病、心脏病等病史；④家族史：家族中有无肿瘤患者等。

（2）术后评估：①手术情况：了解麻醉及手术方式、病变组织切除情况、术中出血、输血、补液情况及术后诊断等。②生命体征：了解患者麻醉是否清醒，生命体征是否平稳，气管插管位置是否改变、呼吸型态有无异常，有无呼吸浅快、发绀、呼吸音减弱等。③伤口与各引流管情况：了解患者伤口敷料是否干燥，有无渗液、渗血，胸腔闭式引流及胃肠减压引流是否通畅，引流量、性质与颜色等。④并发症：评估有无吻合口瘘、乳糜胸、出血、感染等并发症发生。

2．发病原因　引起食管癌的病因至今尚未明确，可能与下列因素有关：

（1）亚硝胺及真菌：亚硝胺是公认的化学致癌物，在高发区的粮食和饮水中，其含量显著增高，且与当地食管癌和食管上皮重度增生的患病率呈正相关。各种霉变食物能产生致癌物质，一些真菌能将硝酸盐还原为亚硝酸盐，促进二级胺的形成，使二级胺比发霉前增高 50～100 倍。少数真菌还能合成亚硝胺。

(2) 遗传因素和基因：食管癌的发病常表现家族聚集现象，我国河南省林县食管癌有阳性家族史者占60%。在食管癌高发家族中，染色体数目及结构异常者显著增多。

(3) 营养不良及微量元素缺乏：饮食缺乏动物蛋白、新鲜蔬菜和水果，摄入的维生素A、B_1、B_2、C缺乏，是食管癌的危险因素。饮水、食物和土壤内的微量元素，如钼、铜、锰、铁、锌、硒含量较低，亦与食管癌的发生相关。

(4) 饮食生活习惯：长期进食含亚硝胺量较高的食物，长期饮烈性酒，嗜好吸烟者食管癌发生率明显升高。进食过快，喜食过热或过硬的食物易致食管上皮损伤，增加了对致癌物的敏感性。

(5) 其他因素：食管慢性炎症、黏膜损伤及慢性刺激亦与食管癌发病有关，如食管腐蚀伤、食管慢性炎症、食管白斑、食管良性狭窄、贲门失弛缓症及食管长期反流引起的Barrett食管（食管末端黏膜上皮柱状细胞化）等均有癌变的危险。

3．病理与分型 95%以上的食管癌属鳞状上皮细胞癌，其次是腺癌。胸中段食管癌较多见，其次为下胸段及上胸段。

(1) 分型：按病理形态，中晚期食管癌可分为四型。

1) 髓质型：约占60%～70%，食管壁明显增厚并向腔内、外扩展，使癌瘤的上下端边缘呈坡状隆起。多数累及食管周径的全部或大部分，恶性程度高。

2) 蕈伞型：约占10%～15%，瘤体呈卵圆形扁平肿块状，向腔内呈蘑菇样突出，隆起的边缘与组织的黏膜境界清楚，瘤体表面可发生坏死、溃疡或出血。

3) 溃疡型：约占6%～10%，瘤体的黏膜面呈深陷而边缘清楚的溃疡，溃疡的大小和外形不一，深入肌层，阻塞程度较轻。

4) 缩窄型（硬化型）：约占10%，瘤体部位形成明显的环状狭窄，累及食管全部周径，较早出现梗阻症状。

(2) 转移途径：主要通过淋巴转移，血行转移发生较晚。

1) 直接扩散：癌肿先向黏膜下层扩散，继而向上、下及全层浸润，很易穿过疏松的外膜侵入邻近器官。

2) 淋巴转移：为食管癌主要转移途径，癌细胞首先进入黏膜下淋巴管，通过肌层到达与肿瘤部位相应的区域淋巴结。上段食管癌常转移至锁骨上淋巴结及颈淋巴结，中下段食管癌多转移至气管旁淋巴结、贲门淋巴结及胃左动脉旁淋巴结。各段均可向上端或下端转移。

3) 血行转移：较少见，通常发生较晚。主要向肺、肝、肾、肋骨、脊柱等转移。

4．临床分期 对食管癌进行临床分期，可以帮助了解病情、设计治疗方案及比较治疗效果。AJCC 2009年11月出版、2010年1月实行的TNM分期。

T分期

Tx：不能明确的原发癌，如拉网等细胞学检查发现瘤细胞，但未能发现瘤体。

T0：无原发瘤证据。

Tis：原位癌也即所谓的高度不典型增生。指局限在上皮层内、未侵出基底膜的肿瘤。有人不严格地将高度不典型增生归为Tis。但要注意，在食管腺体内的原位癌，可能随腺体超过了食管上皮的基底膜，但其并未超出腺管的基底膜。

T1：肿瘤侵出上皮层，如侵犯固有膜、黏膜肌层或黏膜下层。

T2：肿瘤侵犯肌层（muscularis propria），未达食管外膜。

T3：肿瘤侵及食管外膜（the adventitia）。

T4：肿瘤侵犯食管周边组织。
T4a：肿瘤侵犯胸膜、心包或膈肌，但可手术切除。
T4b：肿瘤因侵犯气管、主动脉、脊柱或其他重要脏器而不能手术切除。
N 分期
N0：无邻近淋巴结转移。
N1：邻近淋巴结组有 1 或 2 枚淋巴结转移。
N2：邻近淋巴结组有 3～6 枚淋巴结转移。
N3：邻近淋巴结组有超过 7 枚淋巴结转移。
M 分期
M0：肿瘤无远处脏器和淋巴结转移。
M1：肿瘤已转移至远处淋巴结和（或）其他脏器。
G 分期　G 指肿瘤的病理分化程度分期，在 AJCC 肿瘤分期的第 6 版为可选指标，但第 7 版将其接纳为 S 分期中的一项。
GX：组织学不能分级（在 S 分期中同 G1）；
G1：细胞分化好的高分化癌；
G2：细胞中等分化的中分化癌；
G3：细胞分化差的低分化癌；
G4：未分化癌（按 G3 鳞癌行 S 分期）。有时 G3、G4 可能混存，可登记为 G3-4。
肿瘤部位　早期鳞癌的 S 分期考虑到了肿瘤在食管上的部位，按肿瘤的上缘分为上段、中段和下段。
S 分期　S 分期是归纳了 T、N、M 等多组分期而成，第 7 版将食管鳞癌和腺癌分开分期。

（二）身体状况

1. 早期　常无明显症状，仅在吞咽粗硬食物时有不同程度的不适感觉，包括哽噎感，胸骨后烧灼样、针刺样或牵拉摩擦样疼痛。食物通过缓慢，并有停滞感或异物感。可能是局部病灶刺激食管蠕动异常或痉挛，或局部炎症、糜烂、表浅溃疡等所致。上述症状时轻时重，哽噎、停滞感常通过饮水后缓解消失，进展缓慢。

2. 中晚期

（1）症状：典型表现为进行性吞咽困难，先是难咽干硬食物，继而只能进半流质、流质，最后滴水难进。随着肿瘤发展，食管癌可侵犯邻近器官或向远处转移，出现相应的晚期症状。若出现持续而严重的胸背疼痛为肿瘤外侵的表现。癌肿侵犯喉返神经，可出现声音嘶哑；穿透大血管可出现致死性大呕血；侵入气管、支气管，可形成食管气管瘘或食管支气管瘘，出现吞咽水或食物时剧烈呛咳，并发生呼吸系统感染；食管阻塞可致内容物反流入呼吸道，亦可引起进食时呛咳及肺部感染。

（2）体征：患者逐渐消瘦、贫血、无力、明显脱水及营养不良。中晚期患者可触及锁骨上淋巴结肿大，严重者有腹水、胸水等远处转移体征。晚期患者出现恶病质。若有肝、脑等脏器转移，可出现黄疸、腹水、昏迷等。

（三）心理社会状况

1. 患者对疾病的认知程度及主要存在的心理问题。
2. 患者对治疗和护理措施的认知和理解程度，如术后禁食、流食、半流食的饮食要求，术后康复训练与继续治疗的方案等。

3．患者家属对患者的关心程度、支持力度、家庭经济承受能力等。

（四）辅助检查

1．食管吞钡造影　早期表现：①食管黏膜皱襞紊乱、粗糙或有中断现象；②小的充盈缺损；③局限性管壁僵硬，蠕动中断；④小龛影。中、晚期有明显的不规则狭窄和充盈缺损，病变段管壁僵硬。严重狭窄近端食管有不同程度的扩张。

2．内镜及超声内镜检查　食管纤维内镜检查可直视肿块部位、形态，并可钳取活组织作病理学检查。超声内镜检查可用于判断肿瘤侵犯深度、食管周围组织及结构有无受累，以及局部淋巴结转移情况。

3．脱落细胞学检查　我国创用带网气囊食管细胞采集器，经口腔插入胃内，然后注气膨胀，缓慢拉出，采取黏附于丝网上的黏液或血性液涂片，查找癌细胞。作食管拉网检查脱落细胞，早期病变阳性率可达 90%～95%，是一种简便易行的普查筛选诊断方法。

4．放射线核素检查　利用某些亲肿瘤的核素，如 ^{32}磷、^{131}碘、^{67}镓、^{99m}锝等检查，对早期食管癌病变的发现有帮助。

5．CT　胸、腹部 CT 检查能显示食管癌向管腔外扩展的范围及淋巴结转移情况，辅助判断能否手术切除。

（五）治疗与效果

以手术治疗为主，辅以放射、化学药物等综合治疗。主要治疗方法有内镜治疗、手术、放疗、化疗、免疫及中医中药治疗等。

1．内镜治疗　食管原位癌可在内镜下行黏膜切除，术后 5 年生存率可达 86%～100%。

2．手术治疗　是治疗食管癌首选方法。适用于全身情况和心肺功能良好、无明显远处转移征象的患者。对估计切除可能性小的较大鳞癌而全身情况良好的患者，术前可先放疗，待瘤体缩小后再手术。食管癌切除后常用胃、结肠重建食管，以胃最常见。

对晚期食管癌、不能根治或放射治疗、进食有困难者，可作姑息性减状手术，如食管腔内置管术、食管胃转流吻合术、食管结肠转流吻合术、胃或空肠造口术等，以达到改善营养、延长生命的目的。

3．放射治疗　手术前放射治疗可提高手术切除率，也能提高晚期生存率。术前放射治疗后间隔 2～3 周再做手术较为适合；单纯放射疗法，多用于颈段、胸上段食管癌，因手术难度大，并发症多，手术疗效常不满意。

4．化学治疗　食管癌对化疗药物敏感性差，采用化学治疗与手术治疗相结合，有时可提高疗效。

5．其他　免疫治疗及中药治疗有一定疗效。

【主要护理诊断/问题】

1．焦虑、恐惧　与对疾病和手术认识不足有关。

2．体液不足　与吞咽困难、水分摄入不足有关。

3．营养失调，低于机体需要量　与进食量减少或不能进食、手术后禁食及消耗增加等有关。

4．潜在并发症　出血、肺不张、肺炎、吻合口瘘、乳糜胸等。

【护理措施】

（一）术前护理

1．心理护理　食管癌患者往往对进行性加重的吞咽困难、日渐减轻的体重感到焦虑不安；对所患疾病有部分认识，求生的欲望十分强烈，迫切希望能早日手术，恢复进食；但对手术能否彻底切除病灶、今后的生活质量、麻醉和手术意外、术后伤口疼痛及可能出现的术后并发症等表现出日益紧张、恐惧，甚至明显的情绪低落、失眠和食欲下降。可从以下几个方面进行心理护理：

（1）加强与患者及家属的沟通，仔细了解患者及家属对疾病和手术的认知成度，了解患者的心理状况。根据患者的具体情况，实施耐心的心理疏导。讲解手术和各种治疗与护理的意义、方法、大致过程、配合与注意事项。

（2）营造安静舒适的环境，以促进睡眠，必要时使用安眠、镇静，镇痛类药物，以保证患者充分休息。

（3）争取亲属在心理上、经济上的积极支持和配合，解除患者的后顾之忧。

2．营养支持和维持水、电解质平衡　大多数食管癌患者因不同程度吞咽困难而出现摄入不足，营养不良，水、电解质失衡，使机体对手术的耐受力下降；故术前应保证患者营养素的摄入。①能进食者，鼓励患者进食高热量、高蛋白、丰富维生素饮食；若患者进食时感觉食管黏膜有刺痛，可给予清淡无刺激的食物；告知患者不可进食较大、较硬的食物，宜进半流质或水分多的软食；②若患者仅能进食流质而营养状况较差，可遵医嘱补充液体、电解质或提供肠内、肠外营养。

3．术前准备

（1）呼吸道准备：吸烟者，术前2周劝其严格戒烟。指导并训练患者有效咳痰和腹式深呼吸，以减少术后呼吸道分泌物、有利排痰、增加肺部通气量、改善缺氧、预防术后肺炎和肺不张的发生。

（2）胃肠道准备：①饮食：术前3日改流质饮食，术前1日禁食；②预防感染：食管癌出现梗阻和炎症者，术前1周遵医嘱给予患者分次口服抗生素溶液，可起到局部抗感染作用；③冲洗胃及食管：对进食后有滞留或反流者，术前1日晚遵医嘱予以生理盐水100 ml加抗生素经鼻胃管冲洗食管及胃，可减轻局部充血水肿、减少术中污染、防止吻合口瘘；④肠道准备：拟行结肠代食管手术者，术前3～5日口服肠道抗生素，如甲硝唑、庆大霉素或新霉素等；术前2日进食无渣流质，术前晚行清洁灌肠或全肠道灌洗后禁饮禁食；⑤置胃管：胃管通过梗阻部位时不能强行进入，以免穿破食管，可置于梗阻部位上端，待手术中直视下再置于胃中。

（二）术后护理

1．监测并记录生命体征　术后2～3小时内，严密监测患者的心率、血压以及呼吸频率、节律等生命体征的变化；待生命体征平稳后改为每30分钟至1小时测量1次，维持生命体征平稳。

2．饮食护理　①术后早期吻合口处于充血水肿期，需禁饮禁食3～4日，禁食期间持续胃肠减压，注意经静脉补充营养；②停止胃肠减压24小时后，若无呼吸困难、胸内剧痛、患侧呼吸音减弱及高热等吻合口瘘的症状时，可开始进食：先试饮少量水，术后5～6日可进全清流质，每2小时给100 ml，每日6次。术后3周患者若无特殊不适可进普食，但仍应注意少食多餐，细嚼慢咽，进食不宜过多、过快。避免进食生、冷、硬食物（包括质硬的药片和带骨刺的鱼肉类、花生、豆类等），以防后期吻合口瘘。③食管癌、贲门癌切除术后，胃液可反流至食管，致反酸、呕吐等症状，卧时加重，嘱患者进食后2小时内勿平卧，睡眠时将床头抬高。④食管-胃吻合术后患者，可由于胃拉入胸腔、肺受压而出现胸闷、进食后呼吸困难，建议患者少食多餐，1～2个月后，症状多可缓解。

3．呼吸道护理　食管癌术后患者易发生呼吸困难、缺氧，并发肺不张、肺炎，甚至呼吸衰竭，主要与下列因素有关：年老的食管癌患者常伴有慢性支气管炎、肺气肿、肺功能低下等；开胸手术破坏了胸廓的完整性；肋间肌和膈肌的切开，使肺的通气泵作用严重受损；术中对肺较长时间的挤压牵拉造成一定的损伤；术后迷走神经功能亢进，引起气管、支气管黏膜腺体分泌增多；食管-胃吻合术后，胃拉入胸腔，使肺受压，肺扩张受限；术后切口疼痛、虚弱致咳痰无力，尤其是颈、右胸、上腹三切口患者。护理措施包括：①密切观察呼吸型态、频率和节律，听诊双肺呼吸是否清晰，有无缺氧征兆；②气管插管者，及时吸痰，保持气道通畅；③术后第1日，每1~2小时鼓励患者深呼吸、吹气球、使用深呼吸训练器，促使肺膨胀；④痰多、咳痰无力的患者若出现呼吸浅快、发绀、呼吸音减弱等痰阻塞现象时，立即行鼻导管深部吸痰，必要时行纤维支气管镜吸痰或气管切开吸痰。

4．胃肠道护理

（1）胃肠减压的护理：①术后3~4日内持续胃肠减压，妥善固定胃管，防止脱出。②严密观察引流液的量、性状及颜色并准确记录。术后6~12小时可从胃管内抽吸出少量血性液或咖啡色液，以后引流液颜色逐渐变浅。若引流出大量鲜血或血性液，患者出现烦躁、血压下降、脉搏增快、尿量减少等，应考虑吻合口出血，需立即通知医师并配合处理。③经常挤压胃管，避免管腔堵塞。胃管不通畅者，可用少量生理盐水冲洗并及时回抽，避免胃扩张使吻合口张力增加而并发吻合口瘘。④胃管脱出后应严密观察病情，不应盲目再插入，以免戳穿吻合口，造成吻合口瘘。待肛门排气、胃肠减压引流量减少后，拔除胃管。

（2）结肠代食管（食管重建）术后护理：①保持置于结肠袢内的减压管通畅；②注意观察腹部体征，了解有无发生吻合口瘘、腹腔内出血或感染等，发现异常及时通知医师；③若从减压管内吸出大量血性液或呕吐大量咖啡样液伴全身中毒症状，应考虑代食管的结肠袢坏死，需立即通知医师并配合抢救；④结肠代食管后，因结肠逆蠕动，患者常嗅到粪便气味，需向患者解释原因，并指导其注意口腔卫生，一般此情况于半年后可逐步缓解。

（3）胃造瘘术后护理：①观察造瘘管周围有无渗液或胃液漏出。由于胃液对皮肤刺激性较大，应及时更换渗湿的敷料，并在瘘口周围涂氧化锌软膏或置凡士林纱布保护皮肤，防止发生皮炎。②妥善固定用于管饲的暂时性或永久性胃造瘘管，防止脱出或阻塞。

5．胸腔闭式引流的护理参见本章第一节胸部损伤患者的护理中的相关护理内容。

6．并发症的预防和护理

（1）出血：观察并记录引流液的性状、量。若引流量持续2小时都超过4 ml/(kg·h)，伴血压下降、脉搏增快、躁动、出冷汗等低血容量表现，应考虑有活动性出血，及时报告医师，并做好再次开胸的准备。

（2）吻合口瘘：吻合口瘘是食管癌手术后极为严重的并发症，多发生在5~10日，病死率高达50%。发生吻合口瘘的原因有：①食管的解剖特点，如无浆膜膜覆盖、肌纤维呈纵形走向，易发生撕裂；②食管血液供应呈节段性，易造成吻合口缺血；③吻合口张力太大；④感染、营养不良、贫血、低蛋白血症等。应积极预防。

术后应密切观察患者有无呼吸困难、胸腔积液和全身中毒症状，如高热、寒战，甚至休克等吻合口瘘的临床表现。一旦出现上述症状，立即通知医师并配合处理。包括：①嘱患者立即禁食；②协助行胸腔闭式引流并常规护理；③遵医嘱予以抗感染治疗及营养支持；④严密观察生命体征，若出现休克症状，积极抗休克治疗；⑤需再次手术者，积极配合医师完善术前准备。

（3）乳糜胸：食管、贲门癌术后并发乳糜胸是比较严重的并发症，多因伤及胸导管所致,多发生在术后2～10天,少数患者可在2～3周后出现。术后早期由于禁食,乳糜液含脂肪甚少,胸腔闭式引流可为淡血性或淡黄色液,但量较多;恢复进食后,乳糜液漏出量增多,大量积聚在胸腔内,可压迫肺及纵隔并使之向健侧移位。由于乳糜液中95%以上是水,并含有大量脂肪、蛋白质、胆固醇、酶、抗体和电解质,若未及时治疗,可在短时期内造成全身消耗、衰竭而死亡,故需积极预防和及时处理。其主要护理措施包括:①加强观察:注意患者有无胸闷、气急、心悸,甚至血压下降。②协助处理:若诊断成立,迅速处理,即置胸腔闭式引流,及时引流胸腔内乳糜液,使肺膨胀。可用负压持续吸引,以利胸膜形成粘连。③给予肠外营养支持。

（三）健康教育

1. **疾病预防**　避免接触引起癌变的因素,如减少饮用水中亚硝胺及其他有害物质、防霉去毒;应用维A酸类化合物及维生素等预防药物;积极治疗食管上皮增生;避免过烫、过硬饮食等;加大防癌宣传教育,在高发区人群中做普查和筛检。

2. **饮食指导**　根据不同术式,向患者讲解术后进食时间,指导选择合理饮食及注意事项,预防并发症的发生。

3. **活动与休息**　保证充足睡眠,劳逸结合,逐渐增加活动量。术后早期不宜下蹲大小便,以免引起体位性低血压或发生意外。

4. **加强自我观察**　若术后3～4周再次出现吞咽困难,可能为吻合口狭窄,应及时就诊。

5. 定期复查,坚持后续治疗。

考点：食管癌的临床表现和护理措施。

（高　文　刘丽新）

第四节　心脏疾病外科治疗患者的护理

案例

男性,18岁,2个月前剧烈活动后出现心悸、气促,休息后缓解。近2个月来,患者上述症状逐渐加重,现稍活动后即出现心悸、气促,平素即感乏力。无胸痛,无咳嗽、咳痰及咯血。

体格检查：口唇无发绀。胸廓对称,双肺叩诊清音,听诊呼吸音清,未闻及干湿音。心前区无隆起,未触及细震颤;叩诊心界正常;心率115次／分,节律规则,胸骨左缘第2～3肋间可闻及Ⅱ级吹风样收缩期杂音,肺动脉瓣第二音亢进、固定分裂,心尖区可闻及柔和舒张期杂音。

思考：

（1）该患者属于哪种先天性心脏病？列出诊断依据。

（2）该患者术后主要并发症及预防措施。

（3）对该患者出院时应做哪些方面的健康指导。

一、概述

心脏位于纵隔中部,为双肺覆盖,是一个近似圆锥形的空心球体,接受来自静脉系统未经氧合的血液,泵出已氧合的血到动脉系统以供给全身氧气与营养。

心脏被心包覆盖,由内自外,分脏、壁两层。两层间的间隙称为心包腔,内有 10~20 ml 浆液,起到润滑作用,以减小心脏搏动时与心包的摩擦。心包脏层紧贴心肌表面,并向大血管伸延数厘米;心包壁层在前面紧靠胸骨柄及剑突,后面是胸椎,下连膈肌。

心壁由三层构成:心外膜为心包脏层;中层为肌肉组织;心内膜由内皮细胞组成,从心脏内面覆盖心脏及瓣膜。

二、体外循环

指将回心的上、下腔静脉血和右心房静脉血引出体外,经人工心肺机进行氧合并排出 CO_2,经过调节温度和过滤后,再由人工心泵输回体内动脉继续血液循环的生命支持技术。体外循环可暂时取代心肺功能,在心肺转流、阻断患者心脏血流的状态下,维持全身组织器官的血液供应和气体交换,为实施心内直视手术提供安静无血清晰的手术野,是心脏大血管外科发展的重要保证措施,1953 年 Gibbon 首例应用于临床。

(一)人工心肺机的基本组成

1. 血泵 即人工心,是代替心脏排出血液的主要部件,具有驱动体外氧合器内的氧合血单向流动回输入体内动脉,继续参与循环的功能。

2. 氧合器 即人工肺,代替肺进行气体交换的部件,具有氧合静脉血、排出二氧化碳的功能。常用的有两种类型:①鼓泡式氧合器是将引出体外的静脉血与输入的氧气直接混合,形成血气泡,完成气体交换;之后流经去泡装置滤过后成为氧合血,流入贮血器,再经血泵泵回体内,参与血液循环。因氧气和血液直接接触易导致血液蛋白变性,故其使用的安全时限为 3 小时。②膜式氧合器(膜肺)是利用可透气的高分子薄膜材料分隔氧气和红细胞,氧合过程中血液和氧气不直接接触,而是通过透析作用进行气体交换,无需经去泡处理,可以明显减少血液成分的破坏和微气栓的产生,适宜较长时间的体外循环,因此临床广泛应用。

3. 变温器 是利用循环水温和导热薄金属隔离板,降低或升高体外循环血液温度的装置。

4. 过滤器 用于有效滤除血液中的血小板、纤维素或气体等形成的微栓等。

5. 血液超滤器 是利用半透膜两侧的压力差,滤过水分和小于半透膜孔隙的可溶性中小分子物质。常与体外循环管路以并联方式连接,其入口与动脉端相连,出口与静脉回流室相连。

(二)体外循环的准备

术前灌注师应详细了解患者病情、身高、体重、体表面积、血细胞比容和血浆蛋白质浓度等情况。充分理解手术方案对体位循环的要求,根据患者体重、体表面积和体温计算人工心肺机的转流量,制定个体化的体外循环方案。

(三)体外循环术后的处理原则

维持血流动力学稳定,保持血容量平衡;应用呼吸机辅助呼吸,促进有效通气;及时纠正水、电解质和酸碱平衡失调;应用抗生素预防感染。

三、先天性心脏病

先天性心脏病简称先心病,是胎儿心脏及大血管在母体内发育异常所造成的先天畸形,是小儿最常见的心脏病。

（一）动脉导管未闭

动脉导管是胎儿期连接降主动脉峡部与左肺动脉根部之间的正常结构，经此通道胎儿血液由肺动脉流入主动脉。由于出生后肺动脉阻力下降，前列腺素 E_1 及 E_2 显著减少和血液氧分压增高，约85%正常婴儿在出生后2个月内动脉导管闭合，成为动脉韧带，愈期不闭合者即成为动脉导管未闭。根据未闭动脉导管的粗细、长短和形态，分为管型、漏斗型和窗型三种常见类型。动脉导管未闭可单独存在，也可合并主动脉缩窄、室间隔缺损、法洛四联症等先天性心血管畸形。

【护理评估】

1．健康史

（1）一般状态：了解患者发病情况及以往的治疗过程；了解患者的年龄、身高、体重、发育、饮食习惯及营养等情况；询问既往史和家族史。

（2）发病原因：与胎儿发育的宫内环境因素和遗传因素有关。

（3）病理生理：由于出生以后主动脉压升高，肺动脉压降低，主动脉收缩压和舒张压始终超过肺动脉压，动脉导管未闭使主动脉血持续流向肺动脉，形成左向右分流。分流量大小与导管粗细及主、肺动脉之间的压力阶差有关。左向右分流血量增加肺循环血量，使左心容量负荷增加，导致左心室肥大，甚至左心衰竭。肺循环血量增加使肺动脉压力升高，并引发肺小动脉反应性痉挛，长期痉挛导致肺小动脉管壁增厚和纤维化，造成右心阻力负荷加重和右心室肥大。随着肺循环阻力的进行性增高，当肺动脉压力接近或超过主动脉压力时，呈现双向或右向左分流，患者可出现发绀，形成艾森曼格（Eisenmenger）综合征，最终导致右心衰竭而死亡。

2．身体状况

（1）导管口径细、分流量小者，多无自觉症状，常在体检时发现。在胸骨左缘第2肋间可闻及粗糙响亮的连续性机器样杂音，杂音占据整个收缩期和舒张期，以收缩末期最为响亮，并向颈部或背部传导，局部常可触及震颤；肺动脉高压明显者可闻及收缩期杂音，肺动脉瓣区第二音亢进；左向右分流量大者，可闻及心尖部柔和的舒张中期隆隆样杂音。由于动脉舒张压降低，常出现脉压增宽，甲床毛细血管搏动，水冲脉和股动脉枪击音等周围血管征。

（2）导管口径较粗、分流量大者出现气促、咳嗽、乏力、多汗和心悸等症状。婴儿也可有喂养困难、发育不良等临床表现。肺动脉压超过主动脉压所致右向左分流时，出现下半身发绀和杵状趾，称为差异性发绀。动脉导管未闭的常见并发症为肺炎、细菌性心内膜炎和充血性心力衰竭。

3．辅助检查

（1）心电图：导管细小、分流量小者可呈正常心电图或电轴左偏；分流量大者表现左心室高电压或左心室肥大；肺动脉高压明显者表现为左、右心室肥大。

（2）X线检查：心影增大，左心缘向左下延长；主动脉结突出，呈漏斗状；肺动脉圆锥平直或隆出，肺血管影增粗。

（3）超声心动图检查：左心房和左心室内径增大，二维切面可显示未闭动脉导管，多普勒超声能发现异常血液信号。

4．治疗与效果 主要为手术治疗。

(1) 手术适应证：早产儿、婴幼儿反复发生肺炎、呼吸窘迫、心力衰竭或喂养困难者，应及时手术。无明显症状者，多主张于学龄前择期手术。近年来，随着麻醉、手术安全性的提高，也有人主张更早期手术。发绀型心脏病合并动脉导管未闭不能单独结扎动脉导管，需同期进行畸形矫治。并发艾森曼格综合征者禁忌手术。

(2) 手术方式：①动脉导管结扎或钳闭术：经胸部后外侧切口或电视胸腔镜技术进入左侧胸腔进行手术。②动脉导管切断缝合术：充分游离动脉导管和暂时降低血压后，用2把导管钳钳闭动脉导管，在两钳之间边切边连续缝合主动脉和肺动脉边缘。此法适用于导管粗大、损伤出血或感染后不宜结扎或钳闭的病例。③内口缝合法：即在全麻低温体外循环条件下阻断心脏血液循环，经肺动脉切口显露直接缝闭动脉导管内口。④导管封堵术：经皮穿刺股静脉和股动脉，置入右心和左心导管。逆行主动脉造影显示动脉导管的形态与位。再经右心导管释放适当的封堵器材闭塞动脉导管。

【主要护理诊断/问题】

1．有感染的危险 与心脏疾病引起肺充血和机体免疫力低下有关。
2．低效性呼吸形态 与缺氧、手术、麻醉、应用呼吸机、体外循环、术后伤口疼痛有关。
3．潜在并发症 高血压、喉返神经损伤。

【护理措施】

1．术前护理
(1) 注意休息：尽量减少活动量，养成良好的起居习惯。
(2) 合理饮食：提供合理的膳食结构，保证蛋白质、钾、铁、维生素及微量元素的摄入。
(3) 避免感染：保持室内空气新鲜，温度、湿度适宜，注意保暖，防止感冒。
(4) 心理护理：向患儿及家属介绍心脏手术相关知识以及手术室、监护室的环境等，消除其恐惧心理。

2．术后护理
(1) 预防感染：①保暖防寒，避免受凉后感冒；②保持手术切口干燥、整洁，做好各种管道的护理，并严格执行无菌操作技术；③遵医嘱合理使用抗生素，并监测体温，定期检查血常规了解白细胞计数。

(2) 加强呼吸道管理：①术后辅助通气时间为1～2小时，及时清理呼吸道分泌物；②病情稳定并完全清醒后，拔出气管插管，改用面罩雾化吸氧，同时结合有效的肺部物理治疗，鼓励患者深呼吸、咳痰，预防肺不张；③密切观察呼吸频率、节律、深度和双肺呼吸音，及时发现异常情况。

(3) 心包纵隔引流管的护理：间断挤压引流管，观察并记录引流液的性质及量。若引流量持续2小时超过4 ml/(kg·h)，考虑有活动性出血，及时报告医师，并做好再次开胸止血的准备。

(4) 并发症的预防和护理
1) 高血压：手术结扎导管后导致体循环血流量突然增大，术后可出现高血压。若持续增高可导致高血压危象，表现为烦躁不安、头痛、呕吐，有时伴腹痛。主要护理措施包括：①监测血压：术后密切监测血压变化，并观察患儿有无烦躁不安、头痛、呕吐等高血压脑病的表现。②控制血压：控制液体入量。若血压偏高时，遵医嘱用输液泵给予硝普钠或酚妥拉明等降压药。给药后，密切观察血压变化、药物疗效和不良反应，准确记录用药剂量；根据血压变化遵医嘱随时调整剂量，保持血压稳定。硝普钠现配现用，注意避光，4小时后更换药液，以免药物分解，影响效果；需要延续使用时，要预先配好药液，更换操作要迅速，避免因药物中断引起血压波动。③保持患儿镇静，必要时遵医嘱给予镇静、镇痛药物。

2）喉返神经损伤：左侧迷走神经经主动脉弓下方发出，紧绕导管下缘，向后沿食管、气管沟上行，支配左侧声带。由于喉返神经的解剖位置，手术中极易误伤，导致左侧声带麻痹，出现声音嘶哑。因此术后拔除气管插管后，先鼓励患儿发音，及时发现异常。若术后1～2日出现单纯性声音嘶哑，则可能是术中牵拉、挤压喉返神经或局部水肿所致，告知患儿应禁声和休息；应用激素和营养神经药物，一般1～2个月后可逐渐恢复。

3．健康教育

（1）加强孕期保健：妊娠早期适量补充叶酸，积极预防风疹、流感等病毒病，并避免与发病有关的因素接触，保持健康的生活方式。

（2）合理饮食：食用富含高蛋白、高维生素、易消化的食物，保证充足的营养以利生长发育。

（3）休息和活动：养成良好的起居习惯，交待患儿活动范围、活动量及方法，逐步增加活动量，避免劳累。

（4）遵医嘱服药：严格遵医嘱服用药物，不可随意增减药物剂量，并按时复诊。

（5）自我保健：教会患儿家属观察用药后反应及疾病康复情况，如尿量、脉搏、体温、血压、皮肤颜色、术后切口情况等，出现不适时随诊。

考点： 动脉导管未闭患者的身体状况和护理措施。

（二）房间隔缺损

系指因左、右心房之间的间隔先天性发育不全、遗留缺损而导致左、右心房之形成间异常通路，是常见的小儿先天性心脏病之一。

【护理评估】

1．健康史

（1）一般状态：了解患者发病情况及以往的治疗过程；了解患者的年龄、身高、体重、发育、饮食习惯及营养等情况；询问既往史和家族史。

（2）病因与分类

1）病因：是由于胎儿期两心房之间的间隔发育异常所致。近年来认为引起胎儿心脏发育畸形主要与胎儿发育的宫内环境因素、母体情况和遗传基因有关。

2）分类：房间隔缺损可分为原发孔房间隔缺损和继发孔房间隔缺损。①原发孔房间隔缺损位于冠状静脉窦的前下方，缺损下缘靠近二尖瓣瓣环，常伴有二尖瓣大瓣裂缺。②继发孔房间隔缺损位于冠状静脉窦后上方，绝大多数为单孔缺损，少数为多孔缺损，也有筛状缺损。依据缺损的解剖位置可分为中央型（卵圆孔型）、上腔型（静脉窦型）、下腔型和混合型。继发孔缺损常伴有其他心内畸形，如肺动脉瓣狭窄、二尖瓣狭窄等。

（3）病理生理：正常左心房压力为8～10 mmHg，超过右心房压力3～5 mmHg，由于左心房压力高于右心房，左心房血通过房间隔缺损向右心房分流，分流量取决于两侧心房压力差、两侧心室充盈阻力和缺损大小。幼儿阶段,两心房压力接近,分流量不大,随年龄增大,房压差增加,左向右分流量渐多,可达到体循环血流量的 2~4 倍。

由于分流所致的长期容量负荷增加造成右心负荷加重,致使右心房、右心室和肺动脉逐渐扩张,肺循环血量增加使肺动脉压力升高,并引发肺小动脉反应性痉挛,长期痉挛使肺小动脉管壁增厚和纤维化,管腔狭小,肺血管阻力增加,最终导致梗阻性肺动脉高压。右心房室压力随之增高,分流量减低,但右心房压力高于左心房时,出现右心房向左心房的逆流,引起发绀,发生艾森曼格综合征,最终可因右心衰竭而死亡。

原发孔缺损伴二尖瓣大瓣裂缺时,因存在二尖瓣反流,心房压差更大,增加了左向右的分流量,使肺动脉高压出现比较早,病理生理和病程进展重于继发孔缺损。

2. 身体状况

(1) 症状:原发孔房间隔缺损症状出现早、表现重,早期可出现心力衰竭及肺动脉高压等症状。病情发展为梗阻性肺动脉高压,可引起右向左分流,出现发绀和右心衰竭表现。继发孔缺损在儿童期多无明显症状,常在体检时发现。一般到青年期才出现劳力性气促、心悸、乏力、心房颤动,肺循环血量增多时易发生右心衰竭和呼吸道感染。

(2) 体征

1) 视诊:原发孔缺损心脏明显增大,心前区隆起。继发孔缺损可出现发绀、杵状指(趾)。

2) 触诊:心前区有抬举冲动感,少数可触及震颤。

3) 听诊:肺动脉瓣区可闻及Ⅱ~Ⅲ级吹风样收缩期杂音,伴第二音亢进和固定分裂。分流量大者心尖部闻及柔和的舒张期杂音。肺动脉高压者,肺动脉瓣区收缩期杂音减轻,第二音更加亢进和分裂。

4) 病程晚期可发现心音强弱快慢不等,脉搏短促等心房纤颤表现和肝大、腹水、下肢水肿等右心衰竭体征。

3. 辅助检查

(1) 心电图检查:继发孔房间隔缺损心电轴右偏,不完全性或完全性右束支传导阻滞,右心室肥大,P 波高大。原发孔房间隔缺损者电轴左偏,P-R 间期延长,可有左心室高电压、肥大。晚期出现心房纤颤。

(2) 胸部 X 线检查:主要表现为右心增大,肺动脉段突出,主动脉结缩小,呈典型梨状心。原发孔房间隔缺损可见左心室扩大,肺门血管影增粗。肺充血透视下可见肺门"舞蹈"征。

(3) 超声心动图检查:右心房、右心室增大,二维彩色多普勒超声可明确显示缺损位置、大小、心房水平分流的血流信号、肺静脉的位置和右心大小,并可明确原发孔房间隔缺损患者大瓣裂和二尖瓣反流的程度。

4. 治疗与效果

以手术治疗为主,适宜的手术年龄为 2~5 岁。

(1) 适应证和禁忌证:原发孔房间隔缺损、继发性房间隔缺损合并肺动脉高压者应尽早手术。艾森曼格综合征是手术禁忌证。

(2) 手术方法:在体外循环下切开右心房,直接缝合或使用自体心包片或涤纶织片修补缺损。近年来通过介入性心导管术,应用双面蘑菇伞关闭缺损,具有创伤小、术后恢复快的特点,但费用较高。

【主要护理诊断/问题】
1. 活动无耐力　与氧的供需失调有关。
2. 潜在并发症　急性左心衰竭、心律失常。

【护理措施】
1. 术前护理
(1) 注意休息：嘱患者尽量减少活动量，密切观察有无心力衰竭、感冒或肺部感染等症状，出现异常及时通知医师，尽早处理。
(2) 充分给氧：予以间断性或持续吸氧，提高肺内氧分压，利于肺血管扩张，增加肺的弥散功能，纠正缺氧。
2. 术后护理
(1) 有效镇痛：判断疼痛的轻重程度，中、重度疼痛可遵医嘱给予口服或肌内注射镇痛药。
(2) 并发症的预防和护理
1) 急性左心衰竭：往往见于年龄较大患者。由于长期左向右分流，左心室偏小，房缺修补术后，左室前负荷增加；如术中、术后输液的量或速度未控制则易诱发急性左心功能不全，临床表现为呼吸困难、咳嗽、咳痰、咯血等急性肺水肿症状。其主要护理措施包括：①严格控制输液量及输液速度；②术前患有左房高压（>20~25 mmHg）或左心功能不全，需24小时监测左房压，注意是否出现肺静脉高压；③加强观察，出现呼吸困难、发绀、咳泡沫痰时，警惕急性肺水肿，立即通知医师并协助处理；④遵医嘱及时应用吗啡、强心剂、利尿剂、血管扩张剂，并及时清理气道内分泌物；⑤应用呼吸机辅助呼吸者，采用呼吸末正压呼吸。
2) 心律失常：少数上腔型 ASD 右房切口太靠近窦房结或上腔静脉阻断带太靠近根部而损伤窦房结，都将导致窦性或交界性心动过缓，这种心律失常需要安置心脏起搏器。术后出现的房性心律失常或室性期前收缩（较少见房室传导阻滞），一般经对症处理均可恢复正常。其护理措施包括：①严密监测动态心电图；②维持静脉输液通道，以便发现异常时能及时使用抗心律失常药物；③安置心脏起搏器者按护理常规维护。
3. 健康教育　参见本节动脉导管未闭的相关内容。

考点： 房间隔缺损患者的身体状况和护理措施。

(三) 室间隔缺损
是指室间隔发育在胎儿期发育不全导致的左、右心室之间形成异常交通，在心室水平产生左向右的血液分流。室间隔缺损可单独存在，也可为复杂先天性心脏病合并室间隔缺损。室间隔缺损在所有先天性心脏病中发病率最高，约占我国先天性心脏病发病率的20%~30%。

【护理评估】
1. 健康史
(1) 一般状态：了解患者发病情况及以往的治疗过程；了解患者的年龄、身高、体重、发育、饮食习惯及营养等情况；询问既往史和家族史。
(2) 病因与分类：病因与胎儿发育的宫内环境因素、母体情况和遗传基因有关。根据缺损解剖位置不同，分为膜部损伤、漏斗部缺损和肌肉部缺损3类，其中以膜部缺损最多，肌部缺损最少见。

(3) 病理生理：心脏收缩期左右心室间压力阶差大，室间隔缺损处左心室血液向右分流，缺损大小决定分流量多少和有无临床症状。小缺损分流量小，稍微增加的左心室容量负荷不影响患者的自然寿命，但感染性心内膜炎的发生率明显增加。大缺损分流量多，左心室容量负荷加重，左心房、左心室扩大。肺动脉压力随右心负荷增大而逐渐增高。早期肺小动脉痉挛，管壁内膜和中层增厚，阻力增加，导致梗阻性肺动脉高压，左至右分流明显减少，最后导致右向左分流，导致艾森曼格综合征。

2．身体状况

(1) 症状：室间隔缺损小、分流量小者无症状，缺损大者在出生后即开始出现症状。婴儿期可反复发生呼吸道感染，甚至左心衰竭、喂养困难和发育迟缓或不良，但随生长发育缺损逐渐缩小，症状亦逐渐减轻；能度过婴幼儿期的较大缺损的患者活动耐力也较同龄人差，常出现劳累后气促、心悸。进行性阻塞性肺动脉高压者，幼年即可出现发绀和右心衰竭。室间隔缺损患者易并发感染性心内膜炎。

(2) 体征

1) 心前区轻度隆起。

2) 胸骨左缘第 2~4 肋间能闻及Ⅲ级以上粗糙响亮的全收缩期杂音。并伴有收缩期震颤，心脏高位漏斗部缺损者，杂音和震颤位于第 2 肋间。肺动脉高压者听诊肺动脉瓣区第二音明显亢进，心尖部可闻及柔和、短促的功能性舒张中期杂音。肺动脉高压导致分流量减少者，收缩期杂音逐渐减轻，甚至消失，而肺动脉瓣区第二音亢进分裂明显，并可伴肺动脉瓣关闭不全的舒张期杂音。

3．辅助检查

(1) 心电图检查：缺损小者心电图正常或电轴左偏，缺损大者提示左心室高电压、肥大。重度肺动脉高压时，显示双心室肥大、右心室肥大或伴劳损。

(2) 胸部 X 线检查：缺损小，分流量小者，X 线改变较轻。中度以上缺损时，心影轻到中度扩大，左心缘向左下延长，肺动脉段突出，肺纹理增多提示因左向右分流使肺血增多，梗阻性肺动脉高压时，肺门血管影明显增粗，肺外周纹理减少，甚至肺血管影呈残根征。

(3) 超声心动图检查：左心房、左心室内径扩大或双室扩大。二维超声可明确室间隔缺损大小和部位。多普勒超声能判断血液的分流量和分流方向，并可了解肺动脉压力。

4．治疗与效果

(1) 无症状和房室无扩大的小缺损可长期观察，加强预防感染性心内膜炎，部分病例可自行闭合。

(2) 缺损大、分流量应早期在低温体外循环下行心内直视修补术。合并心力衰竭或细菌性心内膜炎者需控制后才能手术。

(3) 严重肺动脉高压、有右向左逆向分流者，即 EiSenmenger 综合征者禁忌手术。

(4) 手术方法：缺损小者可直接缝合，缺损≥1 cm 或位于肺动脉瓣下者，需用自体心包片或涤纶织片补片修补。导管伞堵法是治疗室间隔缺损的新方法，该方法创伤小，但目前仅适用于严格选择的病例，尚需进一步评估其远期效果。

【主要护理诊断/问题】

1．生长发育迟缓　与先天性心脏病引起缺氧、疲乏、心功能减退、营养摄入不足有关。

2. 心输出量减少　与心脏疾病、心功能减退、血容量不足、心律失常、水/电解质失衡等有关。

3. 气体交换障碍　与缺氧、手术、麻醉、应用呼吸机、体外循环、术后伤口疼痛等有关。

4. 焦虑与恐惧　与陌生环境、心脏疾病、手术和使用呼吸机等仪器有关。

5. 潜在并发症　感染、心律失常、急性左心衰竭、急性心脏压塞、肾功能不全、脑功能障碍等。

【护理措施】

1. 术前护理

（1）心理护理：护士应根据患者及其家庭的具体情况，给予有针对性的心理疏导。①从语言、态度、行为方面与患者及家属建立信任关系，鼓励患者和家属提问题，及时为他们解答；鼓励其说出恐惧、焦虑的内心感受；②引导患者熟悉环境，参观ICU等，介绍手术相关知识，以减轻与检查、治疗、手术相关的焦虑和恐惧；③安排与手术成功的患者进行交流，增强其对手术治疗的信心；④帮助家庭建立起有效的沟通，缓解家庭内部的压力。

（2）病情观察：①监测生命体征，每小时1次，若病情平稳，每8小时测1次。监测和记录24小时液体出入量；②观察有无异常啼哭、烦躁不安、四肢厥冷等，发现异常通知医师；③观察患者有无心力衰竭、上呼吸道感染或肺部感染等症状，发现异常通知医师。

（3）维持循环和呼吸功能稳定：①减少患者活动量，保证休息，避免哭闹；②心功能不全者，遵医嘱应用强心、利尿药，改善循环功能；③严重心律失常者，给予持续心电监护并遵医嘱给药；④加强呼吸道管理，呼吸困难、缺氧者给予间断或持续吸氧，纠正低氧血症，严重者用呼吸机辅助通气；⑤指导患者深呼吸及有效咳嗽，保持呼吸道通畅；必要时予以吸痰。

（4）改善营养状况：进食高热量、高蛋白及丰富维生素食物，增强机体对手术耐受力；进食较少者，必要时进行静脉高营养治疗；心功能欠佳者，应限制钠盐摄入；低蛋白血症和贫血者，遵医嘱给予清蛋白新鲜血输入。

（5）积极控制感染：注意保暖，防止呼吸道感染；保持口腔和皮肤卫生，避免黏膜和皮肤损伤；积极治疗感染灶。

2. 术后护理

（1）心理护理：患者麻醉苏醒后对监护室陌生环境、身体留置的各种管道和呼机、监护仪器等设备存在恐惧心理，护士要自我介绍并耐心介绍环境，告知手术已经做完，消除患者恐惧，使其情绪平静配合治疗和护理。

（2）严密监测病情

1）心功能：术后48小时内，每15分钟连续监测并记录生命体征，待平稳后为30分钟1次；监测心电图，及时发现不同类型的心律失常；监测左心房压、右房压、肺动脉和肺动脉楔压，为恢复并维持正常的血流动力学提供客观依据。在测定压力时注意防止导管折断或接头脱落、出血；若患者有咳嗽、呕吐、躁动、抽搐用力时，应在其安静10~15分钟后再测定，否则将影响所测结果。

2）血压：心脏外科手术患者常经桡动脉插管进行有创动脉压监测，可以连续观察动脉收缩压、舒张压和平均动脉压的数值。动脉测压时应注意：①严格执行无菌操作，防止感染发生；②测压前调整零点；③测压、取血、调零点等过程中严防空气进入导致气栓；④定时观察动脉穿刺部位有无出血、肿胀、导管有无脱落，以及远端皮肤颜色和温度等。

3）体温：由于患者一般在低温麻醉下手术，术后要做好保暖工作。四肢末梢循环差者可用热水袋缓慢复温，但水温不宜超过37℃；注意患者皮肤色泽和温度、口唇、甲床、毛细血管和静脉充盈情况。若体温＞38℃，成人或较大的患儿可采用冰袋或酒精擦浴等方式物理降温；婴幼儿体表面积小，为不影响其循环功能，可采用药物降温，但6个月以内的患儿禁用阿司匹林、吲哚美辛栓降温。

4）循环血容量：记录每小时尿量、24小时液体出入量，以估计循环容量是否足够或超负荷。

5）观察患者的意识和肢体反应，并记录意识清醒的时间。

(3) 促进有效通气：患者术后常规使用呼吸机辅助通气。

1）妥善固定气管插管，定时测量气管插管距门齿的距离并做好标记，必要时进行镇静处理，防止气管插管脱出或移位。

2）密切观察呼吸频率、节律和幅度；呼吸机是否与患者呼吸同步；有无发绀、鼻翼煽动、点头或张口呼吸；检查双肺呼吸音；监测动脉血气分析，根据以上情况及时调整呼吸机参数。

3）保持呼吸道通畅，及时吸痰：①选择粗细合适的吸痰管，及时清理呼吸道分泌物和呕吐物，以防堵塞气道，导致肺不张；②吸痰时注意无菌操作，动作轻柔敏捷，避免损伤呼吸道黏膜；③吸痰前后充分给氧，吸痰时间不超过15秒/次，以免机体缺氧；④吸痰时注意观察痰液的颜色、性质、量，以及患者的心率、心律、血压和血氧饱和度，若出现异常，立即停止吸痰；⑤痰多、黏稠时，可经气管滴入糜蛋白酶后吸痰。

4）尽早拔除气管插管。待患者完全清醒、生命体征平稳、自主呼吸完全回复后，可尽早拔除气管插管，其后的护理重点包括：①遵医嘱给予超声雾化或氧气吸入，以减轻喉头水肿、降低痰液黏稠度；②患者采取半坐卧位；③定期吸氧，以维持充分的氧合状态，防止低氧血症对各重要器官的损害；④定时协助患者翻身，拍背，促进咳嗽和痰液的排出；咳痰时，指导患者用双手按在胸壁切口处，以减轻刀口疼痛；⑤指导患者进行深呼吸锻炼（吹气球或应用深呼吸训练器），以促进肺膨胀；⑥保暖防寒，避免受凉后并发呼吸道感染。

5）危重患者需要气管切开时，护士应配合医师行气管切开并按气管切开术后进行护理。

(4) 体位护理：未清醒患者取平卧位，头偏向一侧。有气管插管及辅助通气者，头颈保持平直位，注意防止气管插管扭曲影响通气。清醒前固定好患者肢体，以防其躁动将气管插管、输液管、引流管或监测线路拔除；待患者清醒，循环稳定后，可解除约束，抬高床头，使其保持半卧位，促进体位舒适。

(5) 营养和体液护理：患者清醒并拔除气管插管后，无呕吐可分次少量饮水，但不宜过早进食，易引起误吸；术后24小时肠蠕动恢复后，开始进流质饮食，逐步过渡到半流质及普食。术后早期为减轻心脏负荷，限制液体摄入量，用利尿剂排除体内潴留的水分；同时警惕因限制液体或过度利尿而发生低钠血症、低氯血症、低钾血症和低钙血症，按医嘱补液、用药，以维持内环境稳定。

(6) 切口护理：术后胸带固定手术切口，以减轻疼痛；观察切口是否有渗血和感染，保持切口清洁干燥，定期换药，敷料如有渗透应立即通知医师更换。

(7) 心包、纵隔引流管的护理：参见本章第一节胸腔闭式引流的护理。

(8) 活动和功能锻炼：保证充足休息，定时翻身，鼓励卧床患者尽早做四肢被动、主动活动，防止深静脉血栓形成。患者病情稳定后可逐渐下床运动，可根据患者心功能恢复情况制定功能锻炼计划。

（9）给药护理：严格遵守无菌技术操作原则；应用血管活性药物时，遵医嘱配制药物，剂量精确，用输液泵控制输液速度和用量。

（10）并发症的预防与护理

1）心律失常：与缺损离房室结和希氏束较近以及手术操作技巧等因素有关，以交界性心动过速和右束支传导阻滞、房室传导阻滞多见。主要护理措施包括：①持续心电监护，密切观察患者心律、心率的变化；②如出现心律失常，及时通知医师，遵医嘱给予抗心律失常药物；③在用药期间应严密观察心律、心率、血压、意识变化，观察药物的疗效及副作用；④安置心脏起搏器者按护理常规维护好起搏器的功能。

2）急性左心衰竭：VSD修补术后，左向右分流消除，左心血容量增大，输液量过多、速度过快均可诱发急性左心衰竭，临床表现为呼吸困难、咳嗽、咳痰、咯血等急性肺水肿症状。因此，心功能的维护尤为重要，其主要护理措施包括：①持续监测心功能；②术后早期应控制静脉输入晶体液，以1 ml/(kg·h)为宜，并注意观察及保持左房压不高于中心静脉压；③记录24小时出入量；④若患者出现左心衰竭后要绝对卧床休息，给氧，限制钠盐摄入；⑤遵医嘱给予强心、利尿剂，并观察用药后疗效和副作用，特别是洋地黄毒性反应。

3．健康教育

（1）加强孕期保健：在妊娠早期适量补充叶酸，积极预防风疹、流感等病毒性疾病，并避免与发病有关的因素接触，保持健康的生活方式。

（2）合理饮食：食用高蛋白、高维生素、低脂肪的均衡饮食，少食多餐，避免过量进食加重心脏负担。

（3）活动与休息：制定合理的生活制度，根据心功能恢复情况逐渐增加活动量，适当休息，避免过度劳累。应尽量和正常儿童一起生活和学习，但要防止剧烈活动。定期锻炼，提高机体抵抗力。

（4）预防感染：先天性心脏病的患者体质弱，易感染疾病，应嘱咐其注意个人和家庭卫生，减少细菌和病毒入侵；天气变化注意防寒保暖，避免呼吸道感染；勿在寒冷或湿热的地方活动，以防加重心脏负担。

（5）遵医嘱服药：严格遵医嘱服用强心、利尿、补钾药，不可随意增减药物剂量，并教会患者及家属观察用药后反应，如尿量、脉搏、体温、皮肤颜色等情况。

（6）定期复查、不适随诊：如患者有烦躁、心率过快、呼吸困难等症状，可能发心力衰竭，及时送医院就诊。

考点： 室间隔缺损患者的身体状况和护理措施。

（四）法洛四联症

法洛四联症（tetralogy of Fallot）是右室漏斗部或圆锥动脉干发育不全所致的一种心脏畸形，主要包括4种解剖畸形，即肺动脉狭窄、室间隔缺损、主动脉骑跨和右心室肥厚。肺动脉狭窄可发生在右室体部、漏斗部、肺动脉瓣及瓣环、主肺动脉和左右肺动脉等部位，狭窄部位可以是单处也可能为多处。随年龄增长，进行性肌束肥大和纤维环、心内膜增厚，会加重右室流出道梗阻，甚至造成漏斗部闭锁。主动脉骑跨的程度与室间隔缺损的位置和大小有关，右心室肥厚则由肺动脉狭窄所致。法洛四联症常见的合并畸形有房间隔缺损、右位主动脉弓、动脉导管未闭和左位上腔静脉。该病是一种最常见的发绀型先天性心脏病，约占所有先天性心脏病的 12% ～ 14%。

【护理评估】

1. 健康史

(1) 一般状态：了解患者发病情况及以往的治疗过程；了解患者的年龄、身高、体重、发育、饮食习惯及营养等情况；询问既往史和家族史。

(2) 发病原因：近年来研究认为，与胎儿发育的宫内环境因素、母体情况和遗传基因有关。

(3) 病理生理：法洛四联症的血流动力学改变主要取决于肺动脉狭窄的程度。严重的肺动脉狭窄，右心室血液进入肺循环受阻，右心室收缩期负荷增加，压力增高。当右心室压力与左心室压力相似时，右心室血液可以通过骑跨的主动脉进行体循环。若右心室压力高于左心室时，部分血液也可通过室间隔缺损处进入左心室后再通过主动脉进入体循环，出现持续性青紫。此外，由于肺动脉狭窄进入肺部进行气体交换的血流量减少，也进一步加重了青紫。

2. 身体状况

(1) 症状：发绀、喜爱蹲踞和缺氧发作是法洛四联症的主要症状。

1) 发绀：由于组织缺氧，动脉血氧饱和度降低，新生儿即可出现发绀、啼哭，情绪激动时症状加重，引起喂养困难、生长发育迟缓，体力和活动耐力均较同龄人差，且发绀随年龄增长而加重。

2) 喜爱蹲踞：喜爱蹲踞是特征性姿态，多见于儿童期，蹲踞时患儿下肢屈曲，静脉回心血量减少，减轻了心脏负荷；同时增加体循环阻力，提高了肺循环血流量，使发绀和呼吸困难症状暂时有所缓解。

3) 缺氧症状：缺氧发作多见于单纯漏斗部重度狭窄的患儿，常发生在清晨和活动后，表现为活动后突然呼吸困难、发绀加重，出现缺氧性昏厥和抽搐，甚至死亡。

(2) 体征：生长发育迟缓，口唇、指（趾）甲床发绀，杵状指（趾）。胸骨左缘第 2 ～ 4 肋间闻及 Ⅱ ～ Ⅲ 级喷射性收缩期杂音，肺动脉瓣区第二音减弱或消失，严重肺动脉狭窄者杂音很轻或无杂音。

3. 辅助检查

(1) 心电图：电轴右偏，右心室肥大。

(2) X 线检查：心影正常或稍大，肺血减少，肺血管纹理纤细。肺动脉段凹陷，心尖圆钝，呈"靴状心"，升主动脉增宽。

(3) 超声心动图：二维/切面超声心动图显示升主动脉内径增宽，骑跨于室间隔上方，室间隔连续性中断，右心室增大，室壁增厚，右室流出道、肺动脉瓣或肺动脉主干狭窄。多普勒超声可见心室水平右向左分流的血流信号。

(4) 实验室检查：由于机体缺氧，骨髓造血系统代偿性增生，红细胞计数和红细胞压积均升高，且与发绀成正比。血红蛋白在 150 ～ 200 g/L 动脉血氧饱和度在 40% ～ 90%。重度发绀患者的血小板计数和全血纤维蛋白原均明显减少，凝血时间和凝血酶原时间延长。

(5) 心血管造影：典型表现是造影剂注入右心室后可见到主动脉与肺动脉几乎同时显影。选择性左心室及主动脉造影可进一步了解左心室发育情况及冠状动脉的走向。

4. 治疗与效果　治疗主要依赖手术，包括姑息手术和矫治手术两大类。

(1) 适应证：绝大多数肺动脉及左、右分支发育正常的法洛四联症患儿均应力争在 1 岁以内行矫治手术。对于生后病情发展严重、婴儿期严重缺氧、屡发呼吸道感染和昏厥者，或不具备手术医疗条件者可先行姑息手术。无论应用矫治或姑息手术，手术禁忌证为顽固心力衰竭、呼吸衰竭、严重肝肾功能损害或严重而广泛的肺动脉及其分支狭窄。

（2）手术方式

1）姑息手术：目前常用的术式有两种，即在全麻下行锁骨下动脉-肺动脉吻合术或右室流出道补片扩大术，以增加肺动脉血流，改善动脉血氧饱和度，促进左心室和肺动脉发育，等条件成熟后再作矫形根治手术。

2）矫治手术：手术的目的是疏通肺动脉狭窄，修补室间隔缺损。手术一般在中度低温（25～26℃）体外循环下施行，经右心房或右心室切口，剪除肥厚的隔束和壁束，疏通右室流出道，用补片修补室间隔缺损，再酌情以自体心包片或人造血管片行右室流出道、肺动脉瓣环或肺动脉主干的补片扩大术。

【主要护理诊断/问题】

1．活动无耐力　与发绀和呼吸困难有关。

2．低效性呼吸形态　与缺氧、手术麻醉、体外循环和术后伤口疼痛等有关。

3．潜在并发症　灌注肺、低心排出量综合征等。

【护理措施】

1．术前护理

（1）注意休息：严格限制患者活动量，避免患儿哭闹和情绪激动，减少不必要的刺激，以免加重心脏负担，减少急性缺氧性晕厥的发作。

（2）纠正缺氧：①吸氧，氧流量4～6 L/min，每日2～3次，每次20～30分钟。②改善微循环，纠正组织严重缺氧。必要时遵医嘱输注改善微循环的药物，如低分子右旋糖酐等。嘱患者多饮水，以防止脱水导致血液黏稠度增加，诱发缺氧发作。

（3）预防感染：注意保暖，预防呼吸道感染；注意口腔卫生，防止口腔黏膜感染。

（4）加强营养：根据患者口味，进食易消化、高蛋白、高热量、高维生素饮食，避免过饱。对于婴儿，喂养比较困难，吸奶时往往因气促乏力而停止吮吸，且易呕吐和大量出汗，故喂奶时可用滴管滴入，减轻患儿体力消耗。

2．术后护理

（1）病情观察：密切监测患者心律、心率、血压等生命体征的变化，带有临时起搏器的患者应固定好起搏导线并按起搏器常规护理。

（2）维持循环功能稳定：①重症四联症跨环补片或心功能差者，常应用多巴胺及多巴酚丁胺。但在维护心功能的同时，注意调整血容量，使患者的动脉压、中心静脉压维持在最佳状态，并观察用药效果。②定期测定血浆胶体渗透压，并维持在17～20 mmHg。术中使用超滤的患者，术后应适当补充晶体液，以降低血液的黏稠度。

（3）并发症的预防及护理

1）灌注肺：是四联症矫治术后的一种严重并发症，发生的原因可能与肺动脉发育差、体-肺侧支多或术后液体输入过多有关。临床主要表现为急性进行性呼吸困难、发绀、血痰和难以纠正的低氧血症，其主要护理措施包括：①用呼气末正压通气方式辅助通气；②密切监测呼吸机的各项参数，特别注意气道压力的变化；③促进有效气体交换：及时清理呼吸道内分泌物，吸痰时注意无菌操作，动作轻柔；注意观察痰液的颜色、性质、量以及唇色、甲床颜色、血氧饱和度、心率、血压等；拔除气管插管后，延长吸氧时间3～5天，并结合肺部体疗协助患者拍背排痰；④严格限制入量，经常监测血浆胶体渗透压，在术后急性渗血期，根据血浆胶体渗透压的变化，遵医嘱及时补充血浆及清蛋白。

2）低心排血量综合征：患者由于术前肺血减少和左心室发育不全，术后可出现低心排血量综合征，表现为低血压、心率快、少尿、多汗、末梢循环差、四肢湿冷等。其主要护理措施包括：①密切观察患者生命体征、外周循环及尿量等情况；②遵医嘱给予强心、利尿药物，并注意保暖。

3．健康教育　参见本节室间隔缺损的健康教育。

考点：法洛四联症的4种解剖畸形、身体状况和护理措施。

四、后天性心脏病

后天性心脏病是指出生后由于各种原因导致的心脏疾病。后天性心脏瓣膜病是临床最常见的心脏病之一，约占我国心脏外科患者的30%，其最常见的原因是风湿热所致的风湿性心脏病。风湿性心脏病最常累及二尖瓣，其次为主动脉瓣，右心瓣膜如三尖瓣、肺动脉瓣则较少累及。风湿性病变可单独累及一个瓣膜区，也可同时累及几个瓣膜区，以二尖瓣合并主动脉瓣病变较多见。除心脏瓣膜病之外，随着人们生活水平的提高，冠状动脉粥样硬化性心脏病及胸主动脉瘤的发病亦呈逐年上升趋势。

（一）二尖瓣狭窄

二尖瓣狭窄指二尖瓣瓣膜受损害，瓣膜结构和功能异常所导致的瓣口狭窄。发病率女性高于男性，在儿童或青年时期发生风湿热后，往在20～30岁之后才出现临床症状。

【护理评估】

1．健康史

（1）一般状态：了解患者发病情况及以往的治疗过程；了解患者的年龄、身高、体重、发育、饮食习惯及营养等情况；询问既往史和家族史。

（2）原因及分类：主要由风湿热所致。风湿热反复发作并侵及二尖瓣后，在瓣膜交界处黏着融合，造成瓣口狭窄，瓣叶增厚、挛缩、变硬和钙化等都进一步加重瓣口狭窄，并限制瓣叶活动。

狭窄可分3种类型：①隔膜型：纤维增厚和粘连主要位于瓣膜交界和边缘，瓣叶活动受限较少。②隔膜漏斗形：瓣膜广泛受累，腱索粘连，瓣叶活动受到限制。③漏斗型：瓣膜明显纤维化、增厚、钙化，腱索、乳头肌融合和痉挛，瓣膜活动严重受限，呈漏斗状。

（3）病理生理：正常成人二尖瓣瓣口的横截面积是4～6 cm^2，当瓣口面积小至2.5 cm^{2}时可能出现心脏杂音，但无明显临床症状；当瓣口面积小于1.5 cm^{2}时，即可出现血流动力学改变和临床症状，在运动后血流增大时更为明显；当瓣口面积小于1.0 cm^{2}时，跨瓣压差显著增加，血流障碍更加明显，出现严重的临床症状。此时左心房压力升高使左心房逐渐扩大；肺静脉压升高，肺毛细血管扩张、淤血，造成肺部慢性梗阻性淤血，影响肺内气体交换；运动时肺毛细血管压力增高则更为明显，肺顺应性降低，发生劳力性呼吸困难；当肺毛细血管压力超过正常血浆胶体渗透压30 mmHg（4.0 kPa）时，即可发生急性肺水肿。发病早期，患者极易出现急性肺水肿，晚期由于肺小动脉阻力和肺动脉压力均增高，增加了右心室排血负担，使右心室逐渐肥厚、扩大，最终引起右心衰竭。

2. 身体状况　临床症状的轻重取决于瓣口狭窄和活动程度。

（1）症状：轻度狭窄可无症状，只在重体力劳动时出现心慌、气促等症状。狭窄程度较重者，因肺淤血和肺水肿而出现劳力性呼吸困难、咳嗽、咯血、端坐呼吸和夜间阵发性呼吸困难；还可出现心悸、头晕、乏力等心排量不足的表现。呼吸困难程度与活动量大小密切相关。咳嗽多见于活动、夜间入睡后或肺淤血加重时。

（2）体征

1）视诊：二尖瓣面容，面颊和口唇轻度发绀；右心衰竭者可见颈静脉怒张、肝肿大、腹水和双下肢水肿。

2）触诊：多数患者在心尖部能扪及舒张期震颤；伴有心房纤颤者，可有脉搏短绌；右心室肥大者，心前区可扪及收缩期抬举样搏动。

3）听诊：心尖部可闻及第一心音亢进和舒张中晚期递增型隆隆样杂音；在胸骨左缘第3、4肋间常可闻及二尖瓣开放拍击音；肺动脉高压时，肺动脉区第二心音亢进，伴轻度分裂；重度肺动脉高压伴肺动脉瓣功能性关闭不全者，在肺动脉瓣听诊区（胸骨左缘第二肋间）可闻及吹风样的杂音（Graham Steell 杂音），呼气末减弱，吸气末增强。

3. 辅助检查

（1）心电图检查：轻度狭窄者心电图正常。中度以上狭窄者表现为电轴右偏、P波增宽、呈双峰或电压增高；肺动脉高压者可出现右束支传导阻滞或右心室肥大；病程长者常显示心房纤颤。

（2）X线检查：病变轻者无明显异常，中度、重度狭窄者常可见到左心房和右心室扩大，心脏影呈梨形。肺动脉段突出，肺淤血，左心房向后压迫食管（食管左房压迹），心影右缘呈现左、右心房重叠的双心房阴影。

（3）超声心动图检查

1）M型超声心动图：检查显示二尖瓣前后叶活动异常，大瓣与小瓣呈同向运动，大瓣正常活动波形消失，形成城墙样的长方波。

2）二维超声心动图：可观察到二尖瓣瓣叶增厚和变形、活动异常，二尖瓣口狭窄，左心房、右心室、右心房扩大，左心室正常。可显示左心房内有无血栓、瓣膜有无钙化，可估算肺动脉压力增高的程度，排除左房黏液瘤等情况。

3）食管超声检查：有助于发现左心房血栓。

4. 治疗与效果

（1）非手术治疗：适用于无症状或心功能Ⅰ级的患者。注意休息，应避免剧烈体力活动，控制钠盐摄入，并积极预防感染等，定期（6～12个月）复查；呼吸困难者口服利尿剂，避免和控制诱发急性肺水肿的因素，如急性感染、贫血等。

（2）手术治疗：适用于心功能Ⅱ级以上且瓣膜病变明显者，需择期手术治疗。心功能Ⅳ级、急性肺水肿、大咯血、风湿热活动和感染性心内膜炎等情况，应积极内科治疗，病情改善后尽早手术；如内科治疗无效，应急诊手术，挽救生命。已出现心房颤动的患者，心功能进行性减退，易发生血栓栓塞，应尽早手术。

常用手术方法有：

1）经皮穿刺球囊导管二尖瓣交界扩张分离术：适用于单纯隔膜型和隔膜增厚型二尖瓣狭窄，瓣叶活动好、无钙化、无房颤以及左心房内无血栓者。

2) 直视分离术：需在体外循环下进行二尖瓣交界切开及瓣膜成形术。漏斗型者瓣膜重度纤维化、硬化、挛缩或钙化，病变严重，则需切除瓣膜，行二尖瓣置换术。

【主要护理诊断/问题】
1．活动无耐力　与心输出量减少有关。
2．低效性呼吸型态　与缺氧、手术、麻醉、应用呼吸机、体外循环、术后伤口疼痛有关。
3．潜在并发症　出血、动脉栓塞。

【护理措施】
1．术前护理
(1) 限制患者活动量：促进休息，避免情绪激动。
(2) 改善循环功能，纠正心衰：注意观察心率和血压情况；吸氧，改善缺氧情况；限制液体摄入；遵医嘱应用强心、利尿、补钾药物。
(3) 加强营养：指导患者进食高热量、高蛋白及丰富维生素食物，以增强机体对手术耐受力，限制钠盐摄入。低蛋白血症和贫血者，给予清蛋白、新鲜血输入。
(4) 预防感染：①指导患者戒烟；②冬季注意保暖，预防呼吸道和肺部感染；③保持口腔和皮肤卫生，避免黏膜和皮肤损伤；④积极治疗感染灶，预防术后感染性心内膜炎的发生。
(5) 心理护理：许多患者因缺乏疾病和手术相关知识，对疾病和手术产生不确定感、恐惧，导致失眠，甚至诱发高血压、心律失常等，护士要从语言、态度、行为上与患者建立信任关系，鼓励患者说出自己的感受和问题，介绍疾病和手术相关知识，使患者积极配合治疗和护理。

2．术后护理
(1) 加强呼吸道管理：①对留有气管插管的患者，及时吸痰和湿化气道；②气管插管拔除后定期协助患者翻身、拍背，指导其咳嗽、咳痰，保持气道通畅。
(2) 改善心功能和维持有效循环血容量：
1) 加强病情观察：密切监测生命体征，血压、心率；观察尿量、外周血管充盈情况和中心静脉压等变化；监测心电图变化，警惕出现心律失常。
2) 补充血容量：记录每小时尿量和24小时液体出入量；排除肾功能因素影响，若尿量＜1ml/(kg·h)，提示循环血容量不足，及时补液，必要时输血，但术后24小时出入量应基本呈负平衡，血红蛋白一般维持在100g/L左右。
3) 遵医嘱应用强心、利尿、补钾药物：对服用洋地黄的患者，注意观察其有无洋地黄中毒；若发现心率慢、胃肠道不适、黄绿视等，立即通知医师。
4) 控制输液速度和输液量：使用血管活性药时应用输液泵或注射泵控制输液速度和输液量。
(3) 抗凝治疗：机械瓣置换术后的患者，必须终生不间断抗凝治疗；置换生物瓣患者需抗凝3～6个月。行瓣膜置换术的患者，术后24～48小时即给予华法林抗凝治疗，抗凝治疗效果以凝血酶原时间活动度国际标准比值（1NR）保持在0～2.5为宜。定期抽血查看INR，调整华法林的剂量。
(4) 并发症的观察、预防与处理
1) 出血：间断挤压引流管，观察并记录引流液的性状及量。若引流量持续2小时超过4

ml/(kg·h)或有较多血凝块,伴血压下降、脉搏增快、躁动、出冷汗等低血容量表现,考虑有活动性出血,及时报告医师,并积极准备再次开胸止血。在服用华法林抗凝药物期间,应密切观察患者有无牙龈出血、鼻出血、血尿等征象,重者可出现脑出血,出现异常及时通知医师处理。

2)动脉栓塞:抗凝不足的表现。警惕患者有无突发晕厥、偏瘫或下肢厥冷、疼痛、皮肤苍白等血栓形成或肢体栓塞的现象,出现异常及时通知医师。

3．健康教育

(1)疾病预防:注意个人和家庭卫生,减少细菌和病毒入侵;天气变化注意防保暖,避免呼吸道感染。出现感染时,及时应用抗生素,直至感染控制满意。

(2)饮食指导:食用高蛋白、丰富纤维素、低脂肪的均衡饮食,少食多餐,避免过量进食加重心脏负担。少吃维生素K含量高的食物,如菠菜、白菜、菜花、胡萝卜、西红柿、蛋、猪肝等,以免降低抗凝药物的作用。

(3)休息与活动:一般术后休息3~6个月,避免劳累,保持良好的生活习惯;根据心功能恢复情况,进行适当的户内外活动,并逐渐增加活动量,以不引起胸闷、气急为宜,避免重体力劳动和剧烈运动。

(4)防治感染:注意保暖,预防呼吸道感染;如出现皮肤感染、牙周炎、感冒、肺及胃肠道感染等应及时治疗,避免引起感染性心内膜炎。

(5)遵医嘱服药:嘱患者严格遵医嘱服用强心、利尿、补钾及抗凝药物,并教会观察药物的作用及副作用。

(6)使用抗凝剂用药指导:

1)治疗意义:生物瓣抗凝3~6个月,机械瓣需终身抗凝。指导患者按时服药,不可随意加药、减药;随意减药会造成瓣膜无法正常工作,随意加药会引起各部位出血的危险。

2)定期复查:术后半年内,每个月定期复查凝血酶原时间(PT)和国际比值(INR),根据结果遵医嘱调整用药。半年后,置入机械瓣膜患者每6个月复查一次。

3)药物反应:苯巴比妥类药物、阿司匹林、双嘧达莫(潘生丁)、吲哚美辛(消炎痛)等药物能增强抗凝作用;维生素K等止血药则降低抗凝作用,使用上述药物时,需咨询医师。

4)自我监测:如出现牙龈出血,口腔黏膜、鼻腔出血,皮肤青紫、瘀斑、出血和血尿等抗凝过量或出现下肢厥冷、疼痛、皮肤苍白等抗凝剂不足等表现时应及时就诊。

5)及时咨询:若需要做其他手术,应咨询医师,术后36~72小时重新开始凝治疗。

(7)婚姻与妊娠:术后不妨碍结婚与性生活,但一般在术后1~2年心功能完全恢复为宜。女性患者婚后一般应避孕,如坚持生育,应详细咨询医师取得保健指导。

(8)自我保健:定期复诊,若出现心悸、胸闷、呼吸困难、皮下出血等不适时应及时就诊。

考点:二尖瓣狭窄患者的身体状况及外科治疗的护理措施。

(二)二尖瓣关闭不全

指二尖瓣瓣膜受损害,瓣膜结构和功能异常导致的瓣口关闭不全。病变只要累及二尖瓣的瓣环、瓣叶、腱索和乳头肌的任何一个或多个结构,均会产生关闭不全。半数以上的二尖瓣关闭不全患者常合并二尖瓣狭窄。

【护理评估】

1．健康史

（1）一般状态：了解患者发病情况及以往的治疗过程；了解患者的年龄、身高、体重、发育、饮食习惯及营养等情况；询问既往史和家族史。

（2）发病原因：主要由于风湿性炎症累及二尖瓣所致；感染性心内膜炎可造成二尖瓣叶赘生物或穿孔；其他原因所致的腱索断裂、乳头肌功能不全或二尖瓣脱垂等均可造成二尖瓣关闭不全。

（3）病理生理：二尖瓣瓣叶和腱索增厚、挛缩、瓣膜面积缩小和瓣叶活动受限，致二尖瓣瓣环扩大。因二尖瓣闭合不全，左心室收缩时部分血液反流入左心房，致使左心房因血量增多而压力升高，逐渐产生代偿性扩大或肥厚。左心室舒张时，左心房过多的血流入左心室，使其负荷加重，左心室逐渐扩大和肥厚。进而导致肺静脉淤血、肺循环压力升高而引起右心衰竭；左心功能长期负荷过重，最终导致左心衰竭。

2．身体状况　病变较轻、心功能代偿良好者无明显症状。

（1）症状：病变轻、心功能代偿良好者可无明显症状；病变较重或病程长者，可出现心悸、乏力和劳累后气促等。急性肺水肿和咯血较二尖瓣狭窄者少见。患者一旦出现上述临床症状，病情可在短时间内迅速恶化。

（2）体征

1）心尖搏动增强，并向左下移位。

2）心尖部可闻及全收缩期杂音，向左侧腋中线传导，肺动脉瓣区第二音亢进，第一音减弱或消失。

3）晚期患者可出现右心衰竭体征，如颈静脉怒张、肝肿大和周围水肿等。

3．辅助检查

（1）心电图检查：轻者心电图可正常，重者出现电轴左偏、二尖瓣型P波、左心室肥大和劳损。

（2）X线检查：左心房和左心室均明显扩大，钡餐X线检查可见食管受压向后移位。

（3）超声心动图检查：①M型检查显示二尖瓣大瓣曲线呈现双峰或单峰型，上升和下降速率均增快。左心室和左心房前后径明显增大，左心房后壁出现明显凹陷波。合并狭窄的患者可呈现城墙样长方波。②二维或切面超声心动图可直接显示心脏收缩时二尖瓣瓣口不能完全闭合。超声多普勒可检测舒张期血流反流程度，估计关闭不全的轻重程度。

（4）右心导管检查：可显示肺动脉和肺毛细血管压力增高，心排血指数降低。

（5）左心室造影检查：心脏收缩时可见造影剂反流入左心房，严重关闭不全者造影剂反流量多，但左心室排血指数降低。

4．治疗与效果

（1）非手术治疗：主要为药物治疗，包括洋地黄制剂、血管扩张剂和利尿剂等，改善心功能和全身状况。

（2）手术治疗：症状明显、心功能改变、心脏扩大者均应及时在体外循环下实施直视手术。手术方法分为两种：

1）二尖瓣修复成形术：适用于瓣膜病变轻、活动度较好者。

2）二尖瓣替换术：适用于二尖瓣损伤严重、不宜实施修复成形术者。

【主要护理诊断/问题】和【护理措施】

参见本节二尖瓣狭窄的相关护理内容。

(三)冠状动脉粥样硬化性心脏病

冠状动脉粥样硬化性心脏病简称冠心病,是由于冠状动脉粥样硬化使管腔狭窄或阻塞,引起冠状动脉供血不足,导致心肌缺血、缺氧或坏死的一种心脏病。主要侵及冠状动脉主干及其近段分支,左冠状动脉的前降支和回旋支的发病率高于右冠状动脉。近20年来,我国冠心病发病率明显上升,多见于中年以上人群,男性多于女性。

【护理评估】

1．健康史

(1) 一般状态:了解患者发病情况及以往的治疗过程;了解患者的年龄、身高、体重、发育、饮食习惯及营养等情况;询问既往史和家族史。

(2) 发病原因:冠心病的主要病因是冠状动脉粥样硬化,但动脉粥样硬化的原因尚不完全清楚,可能是多种因素综合作用的结果。认为本病发生的危险因素有:①年龄和性别:45岁以上的男性,55岁以上或者绝经后的女性;②家族史:家族中男性在55岁以前,女性在65岁前死于心脏病;③血脂异常:低密度脂蛋白胆固醇LDL-C过高,高密度脂蛋白胆固醇HDL-C过低;④高血压、糖尿病、吸烟、肥胖等。

(3) 病理生理:由于脂质代谢异常,血液中的脂质沉着在原本光滑的动脉内膜上,使之形成类似粥样的脂类物质堆积而成白色斑块,斑块渐渐增多造成动脉腔狭窄时,冠状动脉血流量减少,导致心脏缺血,产生心绞痛。粥样斑块破裂和急性冠状动脉血栓形成,可导致相应区域心肌血液供应锐减,甚至使整个血管血流完全中断,发生急性心肌梗死;若心肌梗死后1小时内恢复再灌注,部分心肌细胞功能可以恢复,再灌注时间若超过2～6小时,则心肌梗死无法逆转。急性心肌梗死可引起严重心律失常、心源性休克、心力衰竭甚至心室破裂。

2．身体状况

(1) 心绞痛:情绪激动、体力劳动或饱餐等情况下,由于急性暂时性心肌缺血、缺氧所起的症候群:①胸部压迫窒息感、闷胀感、剧烈的烧灼样疼痛,一般疼痛持续1～5分钟,偶有长达15分钟,可自行缓解;②疼痛常放射至左肩、左臂前内侧直至小指与无名指;③疼痛在心脏负担加重(例如体力活动增加、过度的精神刺激和受寒)时出现,在休息或舌下含服硝酸甘油数分钟后即可消失;④疼痛发作时,可伴有(也可不伴有)虚脱、出汗、呼吸短促、忧虑、心悸、恶心或头晕症状。

(2) 心肌梗死:冠状动脉急性阻塞或长时间痉挛,以及血管腔内血栓形成,引起心肌梗死,表现为:①突发胸骨后或心前区剧痛,且疼痛持续半小时以上,经休息和含服硝酸甘油不能缓解;②伴有呼吸短促、头晕、恶心、大汗、脉搏细微、血压下降、发绀、心律失常、心源性休克、心力衰竭,甚至猝死。

3．辅助检查

(1) 心电图:心肌缺血发生心绞痛时心电图以R波为主的导联中可见ST段压低、T波低平或倒置的心肌缺血性改变,以及室性心律失常或传导阻滞。心肌梗死时,表现为坏死性Q波、损伤性ST段和缺血性T波改变。

(2) 实验室检查:急性心肌梗死早期磷酸肌酸激酶及其同工酶的活性或质量、肌红蛋白、肌钙蛋白均出现异常改变。

(3) 超声心动图：可对冠状动脉、心肌、心腔结构以及血管、心脏的血流动力学状态提供定性、半定量或定量的评价。

(4) 冠状动脉造影术：可准确了解粥样硬化的病变部位、血管狭窄程度和狭窄远端冠状动脉血流通畅情况。

4．治疗与效果　冠心病的治疗可分为药物治疗、介入治疗和外科手术治疗，应根据患者具体情况选择最佳的治疗方案。

(1) 药物治疗：主要目的是缓解症状、减缓冠脉病变的发展，尽快恢复心肌的血液灌注。常用的药物有：①硝酸酯类，如硝酸甘油、消心痛、欣康、长效心痛治；②他汀类降血脂药，如立普妥、舒降之、洛伐他丁，可延缓或阻止动脉硬化进展；③抗血小板制剂，阿司匹林每日 100～300 mg，终生服用，过敏时可服用抵克立得或波立维；④ β-受体阻滞剂，常用的有倍他乐克、阿替乐尔、康可；⑤钙通道阻滞剂，冠状动脉痉挛的患者首选，如合心爽、拜心同。

(2) 介入治疗：冠心病的介入治疗在医学专业上称为"经皮冠状动脉介入治疗（PCI）"以下简称冠脉介入治疗。这包括经皮冠状动脉成型术（PTCA）、冠状动脉支架置入术、冠状动脉斑块旋磨术、激光血管成型术等技术。

1) 冠状动脉造影术（CAG）：是指应用心导管技术 经大腿股动脉或其他周围动脉把造影导管放置到冠状动脉开口部位，再把造影剂直接注入到冠状动脉内，在 X 线照射下清楚地显示（通过电影技术）冠状动脉狭窄的部位、程度、性质、范围和数量等方面的情况。是目前唯一可以显示冠状动脉形态的方法，亦是冠心病诊断、介入治疗以及冠脉搭桥术前最基本、最具有特异性的评估指标。

2) 经皮穿刺冠状动脉腔内成形术（PTCA）：经皮股（肱或桡）动脉穿刺法，将带有球囊的扩张管沿主动脉逆行送至冠状动脉狭窄部位，然后充气加压，使球囊扩张，利用加压充盈球囊的机械作用，通过对冠状动脉壁上粥样斑块的机械挤压及牵张作用，使狭窄血管腔扩张，减少血管狭窄的程度，增加冠脉血流量，改善局部心肌血液供应。单纯球囊扩张术后，由于早期的血管弹性回缩和晚期的血管重塑，6 个月内再狭窄率高达 50%。

3) 冠状动脉血管内支架植入术（STENT）：冠状动脉血管内支架植入术多指在冠状动脉腔内血管成形术的基础上，置入一种由高分子物质或医用金属材料制成的支架，通过球囊导管置入血管内，充盈球囊使支架扩张，直至其撑开血管壁，然后球囊减压并撤出导管，支架将永远留在病变血管处，形成永久性支撑架，以保证血管通畅，防止血管弹性回缩和有效处理 PTCA 术中内膜撕裂、血管痉挛造成的血管闭塞等并发症，减少术后再狭窄的发生率。

支架多是由合金制成的非常精细的呈网状管柱样形状。支架大小的选择主要是根据狭窄病变血管段的直径及其狭窄病变的长度而决定的。裸金属支架植入术后仍有 30% 患者在支架植入部位发生再狭窄（支架内狭窄）。为此，近些年来研制出一种减少支架植入术后再狭窄发生率的"药物涂层支架"。该类支架的表面涂有一种特殊药物，可防止或减少支架内再狭窄的发生，再狭窄发生率仅为 5%。

4) 经皮冠状动脉腔内粥样斑块机械去除术：包括定向冠状动脉内斑块旋切术和冠状动脉内斑块旋磨术。是针对一些较硬的、伴有钙化的弥漫性狭窄病变，通过旋切、旋磨或旋吸术以去除冠状动脉内斑块，也有采用激光方法消融硬化的斑块。机械去除血管腔内斑块的方法可在一定程度上增加管腔内径，使动脉管壁变薄，改善血管顺应性并改善前向血流。

5) 冠心病介入治疗的注意事项：①作冠心病介入治疗前必须先做冠状动脉造影。根据造影情况选择治疗的方法（药物治疗、冠脉介入治疗或是外科冠脉搭桥治疗）。②作冠心病介入治疗前均应按照医嘱进行必要的药物治疗，如抗血小板药物（常用阿司匹林、氯吡格雷等）、抗心绞痛药物（如硝酸酯类、β受体阻滞剂和钙拮抗剂等）。③冠心病介入治疗后，特别是植入冠脉支架的患者，应长期服用抗血小板药物，以预防再狭窄的发生，如抗血小板药物阿司匹林、波立维等，在无禁忌的情况下至少服用12个月，阿司匹林通常需要终身服用。此外，他汀类降脂药、抗心绞痛类药物应根据医嘱和机体状况服用。④冠心病介入治疗后，应加强术后的随访工作。一是加强冠心病危险因素控制的宣教，包括控制血压、治疗糖尿病、戒烟、规律锻炼、体重不超重、合理使用调整血脂药物等。二是及时发现和处理药物的毒副作用和心肌缺血症状的复发。

考点：介入治疗的方法及注意事项。

（3）手术治疗：主要是应用冠状动脉旁路移植手术（搭桥术）为缺血心肌重建血运通道。

1）适应证：手术治疗的主要适应证为心绞痛经内科治疗不能缓解，影响工作和生活，经冠状动脉造影发现冠状动脉主干或主要分支明显狭窄，其狭窄的远端血流通畅的病例。左冠状动脉主干狭窄和前降支狭窄应及早手术，因这些病例容易发生猝死。冠状动脉的主要分支，如前降支、回旋支和右冠状动脉有2支以上明显狭窄者，即使心绞痛不重，也应列为搭桥术的适应证。术前进行选择性冠状动脉造影为手术提供必要的依据。

2）手术方式：①冠状动脉旁路移植术常采用左胸廓内动脉与左前降支狭窄远端做吻合；②还可取一段自体的大隐静脉，将静脉的近心端和远心端分别与狭窄段远端的冠状动脉分支和升主动脉作端侧吻合术；③对于多根或多处冠状动脉狭窄病例，可用单根大隐静脉或胸廓内动脉与邻近的数处狭窄血管作序贯或蛇形端侧与侧侧吻合术。近年来提倡用桡动脉、胃网膜右动脉等作为冠状动脉旁路手术的移植物，动脉移植物的远期通畅率大大高于自体大隐静脉，明显提高了手术的远期效果。

【主要护理诊断/问题】

1．活动无耐力　与心功能不全和心绞痛有关。
2．焦虑/恐惧　与对疾病、手术及术后经历感到恐惧有关。
3．心输出量减少　与术后低心排综合征有关。
4．潜在并发症　出血、肾衰竭等。

【护理措施】

主要介绍冠状动脉旁路移植术围手术期的护理。

1．术前护理

（1）心理护理：取得患者信任，加强沟通，了解其心理状态；鼓励患者提出疾病、检查和治疗相关问题并及时解答；为患者介绍手术室及监护室环境，告知其手术简要过程及术后注意事项，消除其焦虑、紧张、恐惧心理。

（2）减轻心脏负担：①适当的活动与休息：与患者及家属一起制定每日活动量及活动内容，避免劳累，保证充足的睡眠时间；避免情绪波动；②合理膳食：多食高维生素、粗纤维素、低脂的食物，防止便秘发生；③给氧：间断或持续氧气吸入，以保证重要器官心、脑的氧供，预防组织缺氧发生；④戒烟：术前戒烟3周，有呼吸道感染者应积极抗感染治疗。

(3) 术前指导：指导患者深呼吸、有效咳嗽，并训练床上大小便，床上腿部肌肉锻炼等。

2．术后护理

(1) 加强病情监测：①术后患者易出现血压不稳，密切监测血压变化；②观察心率、心律和心电图变化，警惕心律失常和心肌梗死的发生；③观察周围血管充盈情况，监测血氧饱和度和动脉氧分压，防止低氧血症的发生；④观察体温变化，术后早期积极复温，注意保暖，促进末梢循环尽快恢复；⑤观察患者的呼吸功能，呼吸频率、幅度和双侧呼吸音；⑥观察取静脉的手术肢体足背动脉波动情况和足趾温度、肤色、水肿情况。

(2) 低心排血量的护理：①监测心输出量（CO）、心排指数（CI）、体循环阻力（SVR）和肺循环阻力（PVR）等数值的变化，及早发现低心排血量，及时报告医师处理；②重视血容量的补充，水、电解质及酸碱平衡紊乱和低氧血症的纠正；③及时、合理、有效地使用正性肌力药物，以恢复心脏和其他重要器官的供血供氧，并观察用药效果；④当药物治疗不佳或反复发作室性心律失常等情况下，可经皮主动脉内球囊反搏（IABP）。

(3) 术后功能锻炼：术后 2 小时手术肢体可以进行下肢、脚掌和趾的被动功能锻炼；坐位时，注意抬高患肢，避免足下垂；术后 24 小时根据患者病情鼓励其下床运动，站立时勿持续时间过久；根据患者耐受程度，逐渐进行肌肉压缩运动或股四头肌训练。

(4) 并发症的预防和护理

1) 出血：因术后应用阿司匹林等进行抗凝治疗，要防止搭桥的血管发生局部和全身出血的可能。密切观察全身皮肤状况及凝血酶原时间；观察手术切口及下肢取血管处伤口有无渗血；观察并记录引流液的量及性质，判断有无胸内出血或心包堵塞的预兆，发现异常及时通知医师并协助处理。

2) 肾衰竭：术后加强肾功能监护，密切观察尿量、尿比重、血钾、尿素氮和血肌酐等指标的变化；疑为肾衰竭者，限制水和钠的摄入，控制高钾食物的摄入，并停止使用肾毒性药物；若证实为急性肾衰竭，应遵医嘱做透析治疗。

3．健康教育

(1) 健康生活方式的指导

1) 了解心血管疾病危险因素：通过健康教育使患者及家属了解影响心血管健康的主要危险因素，包括：吸烟、过量饮酒、高胆固醇、高盐饮食、熬夜、缺少锻炼、性格急躁、情绪波动、压力事件等，提高疾病预防的意识。

2) 倡导健康的生活方式：①合理饮食，进食低盐、低胆固醇和高蛋白质饮食。多吃蔬菜水果，保持均衡饮食；少食多餐，切忌暴饮暴食；②控制体重，养成定期锻炼的习惯，术后按照个体耐受和心功能恢复情况逐渐增加运动量；③了解压力时生理和心理的表现，用积极应对来缓解压力；学会放松的技巧；④养成良好的生活惯，戒烟、少量饮酒、不熬夜、规律生活。

(2) 用药指导：出院前详细向患者介绍用药的目的、药物的名称、剂量、用法、常见的副作用、用药禁忌，告知患者及家属出现异常及时就诊。

(3) 自我保健：

1) 保持正确的姿势：术后患者胸骨愈合大约需要 3 个月时间，在恢复期内，避免胸骨受到较大的牵张，如举重物、抱小孩等。当身体直立或坐位时，尽量保持半身挺直，两肩向后展。每天做上肢水平上抬练习，避免肩部僵硬。

2) 促进腿部血液循环：在腿部恢复期可穿弹力护袜，以改善下肢血液供应；床上休息时，应脱去护袜，抬高下肢。

3) 定期复诊，不适随诊：心绞痛发作或心功能不全时应及时到医院就诊。

考点：冠心病患者手术前、后的护理措施。

小结	本章重点介绍了胸部损伤、肺癌、食管癌及心脏外科疾病患者的护理。通过学习，要求重点掌握常见胸部损伤的类型、身体状况急救方法、治疗原则和护理措施，尤其是胸膜腔闭式引流的装置、置管的位置、观察与护理要点、拔管指征和方法；肺癌、食管癌的病理分型、身体状况和护理措施；先天性、后天性心脏疾病的身体状况、外科治疗原则和手术前、后护理措施。

（刘丽新　文兆峰）

第四篇　普外科患者护理

第十一章　颈部疾病患者的护理

学习目标	1. 列出甲状腺机能亢进的分类。 2. 描述甲状腺功能亢进的临床表现、处理原则和护理措施。 3. 说明单纯性甲状腺肿的临床表现及健康教育内容。 4. 陈述甲状腺瘤和甲状腺癌的临床表现和处理原则。

案例

女性，30岁。甲状腺肿大1年，性情急躁，失眠，怕热，食欲亢进，消瘦乏力。入院后检查见甲状腺弥漫性肿大，质软，腺体上极血管杂音明显，双手震颤，HR 110次/分，BP 140/80 mmHg。诊断为原发性甲亢，准备行甲状腺大部切除术。

思考

（1）该患者的基础代谢率是多少？甲亢程度如何？

（2）请提出该患者术前主要的几条护理诊断，并拟定出相应护理措施。

（3）该患者术前拟服用复方碘化钾溶液，请说明其用药的作用、目的和给药方法？

第一节　甲状腺解剖和生理概要

一、甲状腺的解剖

甲状腺位于甲状软骨下方、气管的两旁，由中央的峡部和左右两个侧叶构成，峡部有时向上伸出一锥体叶，可借纤维组织和甲状腺提肌与舌骨相连。甲状腺由两层被膜包裹着：内层被膜叫甲状腺固有被膜，很薄，紧贴腺体并形成纤维束伸入到腺实质内；外层被膜称为甲状腺外科被膜，甲状腺借外科被膜固定于气管和环状软骨上，还借左、右两叶上极内侧的悬韧带悬吊于环状软骨上，故做吞咽动作时，甲状腺也随之而上下移动。两层膜间有疏松的结缔组织、甲状腺的动/静脉及淋巴、神经和甲状旁腺。手术时分离甲状腺应在此两层被膜之间进行。成人甲状腺约重30 g。正常情况下，作颈部检查时即不能被清楚地看到也不易被摸到。

甲状腺的血液供应十分丰富，主要由两侧的甲状腺上动脉（颈外动脉的分支）和甲状腺下动脉（锁骨下动脉的分支）供应。甲状腺上、下动脉的分支之间，以及甲状腺上、下动脉分支与咽喉部、气管、食管的动脉分支之间，都有广泛的吻合、沟通，故在手术时，虽将甲状腺上、下动脉全部结扎，甲状腺残留部分仍有血液供应。甲状腺有3条主要静脉即甲状腺上、中、下静脉，其中，甲状腺上、中静脉血液流入颈内静脉，甲状腺下静脉血液流入无名静脉。甲状腺的淋巴液流入沿颈内静脉排列的颈深淋巴结。

甲状腺附近的神经主要有喉上神经和喉返神经，均来自迷走神经。喉返神经在甲状腺背侧的气管、食管之间的沟内走行，多在甲状腺下动脉的分支间穿过，支配声带运动。喉上神经分为内支和外支。内支为感觉支，分布在喉与会厌黏膜上，若损伤后可导致会厌反射消失，饮水呛咳；外支为运动支，与甲状腺上动脉贴近、同行，支配环甲肌使声带紧张，若损伤可造成环甲肌瘫痪，使声带松弛，声调降低（图11-1、图11-2）。

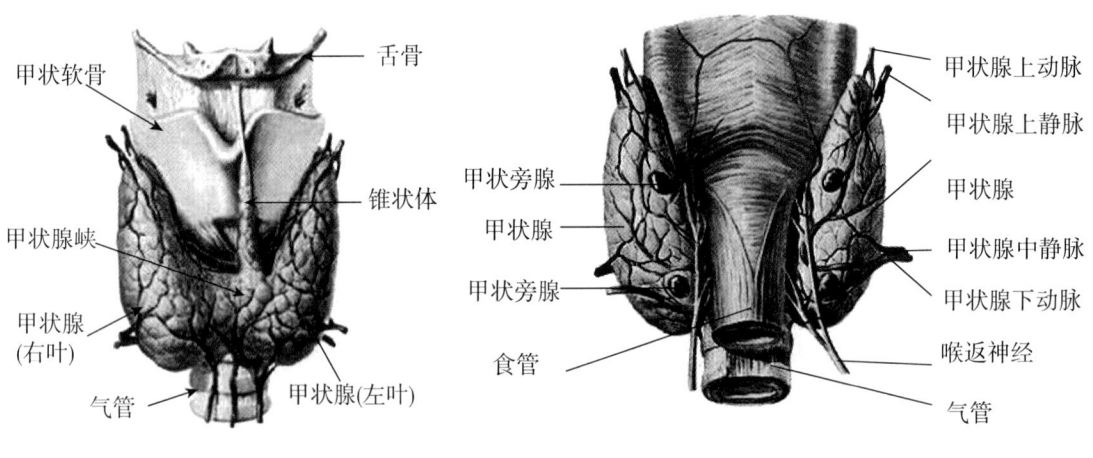

图 11-1　甲状腺解剖（前面）　　　　　　图 11-2　甲状腺解剖（后面）

二、甲状腺的生理功能

甲状腺的主要功能是合成、贮存和分泌甲状腺素。甲状腺素分四碘甲状腺原氨酸（T_4）和三碘甲状腺原氨酸（T_3）两种，与体内的甲状腺球蛋白结合，贮存在甲状腺滤泡中。释放入血的甲状腺素与血清蛋白结合，其中90%为T_4，10%为T_3。T_3的量虽远少于T_4，但活性较强且迅速，生理作用比T_4高4～5倍。甲状腺素主要参与人体的物质代谢和能量代谢，主要作用包括：①增加全身组织细胞的氧消耗及热量产生；②促进蛋白质、碳水化合物和脂肪的分解；③促进人体的生长发育及组织分化，此作用与年龄有关，年龄越小，甲状腺素缺乏的影响越大，胚胎期缺乏常影响脑及智力发育，可致痴呆，同样也对出生后脑和长骨的生长、发育影响较大。④影响体内水和电解质的代谢等。

甲状腺功能与人体各器官、系统的活动及外部环境互相联系、相互影响。主要调节的机制包括下丘脑-垂体-甲状腺轴控制系统和甲状腺腺体内的自身调节系统。首先甲状腺素的产生和分泌需腺垂体分泌的促甲状腺素（TSH）。TSH直接刺激和加速甲状腺分泌和促进甲状腺素合成，而甲状腺素的释放又对TSH起反馈性抑制作用。例如人体在活动或因外部环境变化，甲状腺素的需要量激增时（如寒冷、妊娠期妇女、生长发育期的青少年），或甲状腺素的合成发生障碍时（如给予抗甲状腺药物），血中甲状腺素浓度下降，即可刺激腺垂体，引起促甲状腺素的分泌增加（反馈作用），而使甲状腺合成和分泌的速度加快；当血中甲状腺素浓度增加到一定程度后，又可反过来抑制促甲状腺素的分泌（负反馈作用），使甲状腺合成和分泌的速度减慢。TSH 的分泌除受甲状腺素反馈性抑制的影响外，主要受下丘脑促甲状腺激素释放激素（TRH）的直接刺激。而甲状腺素释放增多时除对垂体 TSH 释放有抑制作用外，也对下丘脑释放的 TRH 有对抗作用，间接地抑制 TSH 分泌，从而形成下丘脑-垂体-甲状腺轴反馈调节系统。此外，甲状腺本身还具有能改变甲状腺素产生和释放的内在调节系统，即甲状腺对体内碘缺乏或碘过剩的适应性调节。机体通过上述调节控制系统维持甲状腺功能处于正常状态。

甲状旁腺位于甲状腺两叶的背面、两层被膜的间隙内，一般为 4 个。主要生理功能是调节体内钙的代谢并维持钙和磷的平衡。

第二节　单纯性甲状腺肿患者的护理

单纯性甲状腺肿又称缺碘性甲状腺肿，是由各种原因引起的甲状腺合成和分泌甲状腺素分泌不足，而促甲状腺素分泌增多，刺激甲状腺代偿性肿大增生。

【护理评估】

（一）健康史

1．一般状况　评估患者的年龄、性别、婚孕情况等，了解患者居住环境、饮食习惯和嗜好，当地有无同样病例。

2．发病原因　①饮水和食物中含碘量不足是引起单纯性甲状腺肿的主要因素。多发生于有水土流失的高原和山区地带，故又称地方性甲状腺肿。②青春发育期、妊娠期及哺乳期的妇女，由于对甲状腺素的需要量暂时性增高，导致相对缺碘，也可发生轻度甲状腺弥漫性肿大，属于生理性甲状腺肿，在成年或分娩之后多能自行复原。

3．病理生理　由于碘的摄入不足，无法合成足够量的甲状腺素，反馈性地引起垂体 TSH 分泌增高，并刺激甲状腺增生和代偿性肿大。初期，因缺碘时间较短，增生、扩张的滤泡较为均匀地散布在腺体各部，形成弥漫性甲状腺肿，随着缺碘时间延长，病变继续发展，扩张的滤泡便聚集成多个大小不等的结节，形成结节性甲状腺肿。有的结节因血液供应不良发生退行性变时，还可引起囊肿或纤维化、钙化等改变。

（二）身体状况

女性多见，甲状腺不同程度的肿大和肿大结节对周围器官引起的压迫症状是本病主要的临床表现。病程早期，甲状腺呈弥漫性肿大，两侧对称，腺体表面光滑，质地柔软，随吞咽上下移动。后期因腺体中扩张滤泡逐渐集结，在肿大腺体的一侧或两侧可触及大小不等的结节。

较大甲状腺肿可出现压迫症状，如压迫气管和食管出现呼吸或吞咽困难；压迫喉返神经可引起声音嘶哑；压迫颈交感神经丛可出现霍纳综合征，主要表现是患侧眼球内陷、上睑下垂、瞳孔缩小、同侧面部无汗；胸骨后甲状腺肿易压迫颈部大静脉，可出现头面颈部及上肢淤血和浮肿、浅表静脉怒张。少数结节性甲状腺肿可继发甲亢或发生恶变。

（三）心理-社会状况

患者多因颈部增粗变形，影响外表形象而产生自卑心理。

（四）辅助检查

放射性核素显像检查，发现一侧或双侧甲状腺内有多发性大小不等、功能状况不一的结节时大多可作出诊断。B 超检查有助于发现甲状腺内囊性、实质性或混合性多发结节的存在。颈部 X 线检查，可发现不规则的胸骨后甲状腺肿及钙化的结节，还能确定气管受压、移位及狭窄的有无。

（五）预防

进行甲状腺肿的普查和防治工作，降低发病率。

流行地区食用碘化食盐，是预防本病的有效方法，常用剂量为每 10 ~ 20 kg 食盐中均匀加入碘化钾 1.0 g 即可满足人体每日碘的需要量。青春期、妊娠期妇女，应多吃富含碘的食物，如海带、紫菜等。

（六）治疗与效果

1．生理性甲状腺肿，宜多食含碘丰富的食物如海带、紫菜等。

2．对 20 岁以下的弥漫性单纯甲状腺肿患者可给予小量甲状腺素，以抑制垂体前叶 TSH 分泌，缓解甲状腺的增生和肿大。常用剂量为 30 ~ 60 mg，每日 2 次，3 ~ 6 个月为一疗程。

3．有以下情况时，应及时施行甲状腺大部切除术　①因气管、食管或喉返神经受压引起临床症状者；②胸骨后甲状腺肿；③巨大甲状腺肿影响生活和工作者；④结节性甲状腺肿继发功能亢进者；⑤结节性甲状腺肿疑有恶变者。

【主要护理诊断/问题】

1．自我形象紊乱　与颈部外形异常有关。

2．知识缺乏　缺乏单纯性甲状腺肿相关预治知识。

3．潜在并发症　碘甲亢、呼吸困难、霍纳综合征等。

【护理措施】

（一）一般护理

1．向患者阐明单纯性甲状腺肿的病因和防治知识，消除患者因形体改变而引起的自卑与挫折感，正确认识疾病所致的形体外观改变，指导患者利用服饰进行外表修饰，完善自我形象。

2．指导患者多食海带、紫菜等海产品及含碘丰富的食物。

（二）病情观察

观察患者甲状腺肿大的程度、质地，有无结节和压痛，以及颈部增粗的进展情况。

（三）用药护理

指导患者遵医嘱准确服药，不可随意增多和减少；观察甲状腺药物治疗的效果和不良反应。如患者出现心动过速、呼吸急促、食欲亢进、怕热多汗、腹泻等甲状腺机能亢进症表现，应及时报告医师处理。结节性甲状腺肿患者避免大剂量使用碘治疗，以免诱发碘甲亢。

（四）健康教育

1．在地方性甲状腺肿流行地区，开展防治的宣传教育工作，指导患者补充碘盐，使其明确此措施是预防缺碘性地方性甲状腺肿最有效的措施。

2．指导碘缺乏患者和妊娠期妇女多进食含碘丰富的食物，如海带、紫菜等海产品，并避免摄入大量阻碍甲状腺激素合成的食物和药物，抑制食物有卷心菜、花生、菠菜、萝卜等，抑制药物有硫氰酸盐、保泰松、碳酸锂等。

3. 嘱患者按医嘱准确服药和坚持长期服药，以免停药后复发。教会患者观察药物疗效及不良反应。

考点： 单纯性甲状腺肿患者发病病因、预防措施及健康教育内容。

第三节　甲状腺功能亢进患者的护理

甲状腺功能亢进，简称甲亢，是由各种原因引起循环中甲状腺素异常增多而出现以全身代谢亢进为主要特征的疾病。

按引起甲亢的原因可分为原发性、继发性和高功能腺瘤三类。①原发性甲亢：最常见，患者在甲状腺肿大的同时出现功能亢进症状。患者年龄多在 20～40 岁。腺体多呈弥漫性肿大，两侧对称，常伴有眼球突出，故又称"突眼性甲状腺肿"。②继发性甲亢：较少见，如继发于结节性甲状腺肿的甲亢，患者先有结节性甲状腺肿多年，以后才出现功能亢进症状。发病年龄多在 40 岁以上。腺体呈结节状肿大，两侧多不对称，无眼球突出，容易发生心肌损害。③高功能腺瘤：少见，甲状腺内有单发的自主性高功能结节，结节周围的甲状腺组织呈萎缩改变。患者无眼球突出。

【护理评估】

（一）健康史

1. 一般状况　了解患者的发病情况，病程长短。是否患有结节性甲状腺肿、甲状腺腺瘤或其他自身免疫性疾病；有无甲状腺疾病的用药或手术史等；近期有无感染、劳累、创伤或精神刺激等应激因素；有无甲亢家族史。

2. 发病原因　由于患者血中的 TSH 浓度不高，有的还低于正常，甚至应用 TSH 的促激素（TRH）也未能刺激患者血中的 TSH 浓度升高。其后在患者血中发现了两类刺激甲状腺的自身抗体，因此目前认为原发性甲亢是一种自身免疫性疾病。两类抗体中，一类是能刺激甲状腺功能活动，作用与 TSH 相似但作用时间较 TSH 持久的物质（TSH 半衰期仅 30 分钟而该物质为 25 天），因此称为"长效甲状腺激素"（LATS）；另一类为"甲状腺刺激免疫球蛋白"（TSD）。两类物质都属于 G 类免疫球蛋白，来源于淋巴细胞，都能抑制 TSH，与 TSH 受体结合，从而加强甲状腺细胞功能，分泌大量 T_3 和 T_4。

继发性甲亢和高功能腺瘤的发病原因也未完全明确。患者血中长效甲状腺刺激激素等的浓度不高，可能与结节本身自主性分泌紊乱有关。

3. 病理生理　甲状腺病理学改变主要表现为甲状腺腺体内血管增多、扩张，淋巴细胞浸润；滤泡壁细胞多呈高柱状增生，并形成乳头状突起伸入滤泡腔内，腔内胶质减少。

（二）身体状况

起病缓慢，轻重不一，典型表现有甲状腺激素分泌过多综合征、甲状腺肿大及眼征 3 大主要症状。

1. 甲状腺激素分泌过多综合征　由于甲状腺激素分泌增多和交感神经兴奋，患者出现高代谢综合征和各系统功能受累，表现为性情急躁、易激动、失眠、双手颤动、疲乏无力、怕热多汗、皮肤潮湿；食欲亢进但体重减轻、肠蠕动亢进和腹泻；心悸、脉快有力（脉率常在100次/分钟以上，休息与睡眠时仍快）、脉压增大（以收缩压升高为主）；月经失调和阳痿。其中脉率增快及脉压增大尤为重要，常可作为判断病情程度和治疗效果的重要指标。

2．甲状腺肿大　甲状腺肿大程度不一，多数患者为弥漫性、对称性肿大，质地不等，无压痛，多无局部压迫症状，肿大程度与甲亢轻重无明显关系；肿大的甲状腺由于血管扩张和血流增快，扪诊可触及震颤，听诊可闻及血管杂音。

3．眼征　可分为单纯性突眼和浸润性突眼。前者系良性突眼，是由于交感神经兴奋性增加，眼外肌群及上睑肌张力增高所致，随着治疗可恢复。后者系恶性突眼，与眶后组织的自身免疫炎症有关。典型者双侧眼球突出、眼裂增宽。严重者上下眼睑难以闭合，甚至不能盖住角膜；瞬目减少；眼向下看时上眼睑不能随眼球下闭；上视时无额纹出现；两眼内聚能力差；甚至伴眼睑肿胀、结膜充血水肿等。突眼是原发性甲亢患者的典型体征之一。

（三）心理-社会状况

了解患者有无情绪不稳，易激动，以及由此带来的人际关系恶化；有无疾病造成的自我形象紊乱；是否害怕手术而产生焦虑或恐惧心理。了解患者及家属对甲亢和甲亢手术的认识程度，家庭经济情况及承受能力，患者所在的单位和社区医疗保健服务情况。

（四）辅助检查

1．基础代谢率测定　用基础代谢测定器测定，比较可靠。临床上常根据脉压和脉率计算，较简单，计算公式为：基础代谢率（%）=（脉率+脉压）-111。正常值为±10%。+20%～30%为轻度甲亢，+30%～60%为中度甲亢，+60%以上为重度甲亢。须在清晨、空腹、静卧时测定。

2．甲状腺摄^{131}I率测定　检查前禁用抗甲状腺药物、碘制剂以及富含碘的食物。受试者服用一定剂量的^{131}I，检测甲状腺摄碘程度。正常甲状腺24小时内摄取的^{131}I量为总入量的30%～40%，若2小时内甲状腺摄取^{131}I量超过25%，或24小时内超过50%，且吸收^{131}I高峰提前出现，都表示有甲亢，但不能反映甲亢的严重程度。

3．血清T_3、T_4含量测定　甲亢时T_3上升较早而快，约高于正常值的4倍；T_4上升则较迟缓，仅高于正常的2.5倍，故测定T_3对甲亢的诊断具有较高的敏感性。诊断困难时，可作促甲状腺激素释放激素（TRH）兴奋试验，若静脉注射TRH后，促甲状腺激素（TSH）不增高（阴性）。则更有诊断意义。

4．其他　心电图检查了解心脏功能状态；B型超声波检查了解结节数量、大小、性质以及周围组织等。

（五）治疗与效果

目前普遍采用抗甲状腺药物治疗、放射性碘治疗和手术治疗3种疗法。

甲状腺大部切除术是目前对中度以上甲亢最常用而有效的疗法，能使90%～95%的患者获得治愈，手术死亡率低于1%。主要缺点是有一定的并发症和约4%～5%的患者术后复发，也有少数患者术后发生甲状腺功能减退。手术方法是切除80%～90%的甲状腺腺体，保留每侧腺体如成人拇指末节大小。

手术适应证：①中度以上的原发性甲亢；②继发性甲亢或高功能腺瘤；③腺体较大，伴有压迫症状，或胸骨后甲状腺肿等类型的甲亢；④抗甲状腺药物或^{131}I治疗后复发者或坚持长期用药有困难者。此外，甲亢对妊娠可造成流产、早产等不良影响，而妊娠又能加重甲亢，故妊娠早、中期的甲亢患者凡具有上述指征者仍应考虑手术治疗。

手术禁忌证：①症状较轻者；②青少年患者；③老年患者或有严重器质性疾病不能耐受

手术者。

【主要护理诊断/问题】

1. 营养失调，低于机体需要量　与机体高代谢致代谢需求超过能量摄入有关。
2. 清理呼吸道无效　与咽喉部及气管受刺激、分泌物增多及切口疼痛有关。
3. 有受伤的危险　与突眼致眼睑不能闭合，可能导致角膜损伤、感染甚至失明有关。
4. 自我形象紊乱　与突眼和甲状腺肿大引起的身体外观改变有关。
5. 焦虑　与神经系统功能改变、甲亢所致全身不适等因素有关。
6. 潜在并发症　呼吸困难和窒息、喉返神经损伤、喉上神经损伤、手足抽搐、甲状腺危象等。

【护理措施】

（一）术前护理

充分而完善的术前准备和护理是保证手术顺利进行和预防术后并发症的关键。

1. 心理护理　多与患者交谈，解释手术的有关问题，给予必要的安慰，消除患者的顾虑和恐惧心理，避免情绪激动。精神过度紧张或失眠者，适当应用镇静剂或安眠药物。

2. 休息与活动　安置患者于安静、通风、凉爽的环境，保持病室轻松的气氛。应减少活动，以避免体力过度消耗。睡眠时应抬高枕头取侧卧位，颈部略微屈，以减少肿大的甲状腺对气管的压迫。

3. 饮食　给予高热量、高蛋白、高维生素饮食，加强营养支持，纠正负氮平衡，保证术前营养。给予足够的液体摄入以补充出汗等丢失的水分。禁用对中枢神经有兴奋作用的咖啡、浓茶等刺激性饮料，戒烟、酒，勿进食富含粗纤维的食物以免增加肠蠕动而导致腹泻。限食高碘食物，如海带、紫菜、海蜇、海苔及藻类食物等，防止甲亢症状控制不良。

4. 眼部的护理　突眼者应注意保护眼睛，常滴眼药水。卧床时，头部垫高，减轻眼部肿胀。对眼睑闭合不全的，睡前用抗生素眼膏敷眼，戴眼罩或用纱布覆盖，以避角膜过度暴露后干燥受损，发生溃疡。外出时戴墨镜以免强光、风沙及灰尘刺激。

5. 配合术前检查　除全面体格检查和必要的化验检查外，还包括：①颈部摄片，了解气管有无受压或移位；②心电图检查，心脏功能状态；③喉镜检查，确定声带功能；④血钙、磷、T_3、T_4测定；⑤测定基础代谢率，了解甲亢程度，选择手术时机。

6. 用药护理　术前通过药物降低基础代谢率是甲亢患者手术准备的重要环节。通常有以下几种方法。

（1）碘剂：①常用碘剂与用法：复方碘化钾溶液口服，每日3次，第1日每次3滴，第2日每次4滴，依此逐日每次增加1滴至每次16滴止，然后维持此剂量，但服用碘剂一般不要超过3周。一般服用碘剂2~3周后甲亢症状得到基本控制，表现为患者情绪稳定，睡眠好转，体重增加，脉率稳定在每分钟90次以下，脉压恢复正常，基础代谢率在+20%以下，腺体变小变硬，便可进行手术。②碘剂的作用：碘剂可抑制蛋白水解酶，减少甲状腺球蛋白的分解，逐渐抑制甲状腺素的释放，有助于避免术后甲状腺危象的发生；由于碘剂只能抑制甲状腺素的释放，而不能抑制其合成，所以其作用是暂时的，如服用过久或突然停药，贮存于甲状腺滤泡内的甲状腺球蛋白大量分解，引起大量甲状腺素进入血液循环，而使甲亢症状重新出现，甚至严重，因此，凡不准备实施手术治疗的甲亢患者不宜服用碘剂。

(2) 硫脲类药物加用碘剂：主要适用于重度甲亢患者，可先服用硫脲类药物，服药期间严密观察药物的反应与效果，待甲亢症状基本控制后停药，再单独服用碘剂1～2周后再行手术；少数患者服用碘剂2周后症状改善不明显，可同时加服硫脲类药物，待甲亢症状基本控制后停服，继续单独服用碘剂1～2周后手术。由于硫脲类药物能使甲状腺肿大充血，手术时极易发生出血，增加手术困难和危险；而碘剂能减少甲状腺的血流量和腺体充血，使腺体缩小变硬，因此服用硫脲类药物后必须加用碘剂。

(3) 普萘洛尔（心得安）：对于常规应用碘剂或合用硫脲类药物不能耐受或效果不佳的患者，为缩短术前准备时间，主张单独用普萘洛尔或与碘剂合用做术前准备，每6小时服药1次，每次20～60 mg，一般4～7天后脉率即降至正常水平。由于普萘洛尔在体内的有效半衰期不到8小时，故最末1次在术前1～2小时服用，术后继续口服4～7天。术前禁用阿托品，以免引起心动过速。

7. 其他护理　术前教会患者头低肩高体位，可用软枕每日练习数次，使机体适应术时颈过伸的体位。指导患者深呼吸，学会有效咳嗽的方法，有助于术后保持呼吸道通畅。

(二) 术后护理

1. 卧位与引流　术后麻醉清醒且血压平稳后取半坐卧位，以利于呼吸和引流。指导患者在床上变换体位、起身、咳嗽时用手固定颈部以减少震动。手术野常规放置橡皮引流片或胶管引流24～48小时，注意观察引流液的量和颜色，保持引流通畅，及时更换浸湿的敷料，估计并记录出血量。

2. 保持呼吸道通畅　注意避免引流管阻塞导致颈部积血、形成血肿压迫气管而引起呼吸不畅。鼓励和协助患者进行深呼吸和有效咳嗽，必要时行超声雾化吸入，使痰液稀释易于排出。因伤口疼痛而不敢或不愿意咳嗽排痰者，遵医嘱适当给予镇痛剂。

3. 饮食与营养　术后清醒患者，即可给予少量温水或凉水，若无呛咳、误咽等不适，可逐渐给予便于吞咽的微温流质饮食，注意过热可使手术部位血管扩张，加重创口渗血，故2日内禁热饮食。以后逐渐过渡到半流质和软食。甲状腺手术对胃肠道功能影响很小，只是在吞咽时感觉疼痛不适，应鼓励患者少量多餐，加强营养，促进愈合。

4. 特殊药物的应用　甲亢患者术后继续服用复方碘化钾溶液，每日3次，以每次16滴开始，逐日减少一滴，直至病情稳定或每次3滴后停止。年轻患者术后常口服甲状腺素，每日30～60 g，连服6～12个月，以抑制甲状腺激素的分泌和预防复发。

5. 并发症的观察及护理　密切监测呼吸、体温、脉搏、血压的变化，观察患者发音和吞咽情况，及早发现术后并发症，并及时通知医师、配合抢救。

(1) 术后呼吸困难和窒息：是手术后最危急的并发症，多发生在术后48小时内。常见原因为：①切口内出血压迫气管：因手术时止血（特别是腺体断面止血）不完善，或血管结扎线滑脱所引起。②喉头水肿：主要是手术创伤所致。也可因气管插管引起。③气管塌陷：是气管壁长期受肿大甲状腺压迫，发生软化，切除甲状腺体的大部分后软化的气管壁失去支撑的结果。④痰液阻塞。⑤双侧喉返神经损伤。表现为进行性呼吸困难、烦躁、发绀，甚至发生窒息；可有颈部肿胀、切口渗出鲜血等。对于血肿压迫所致呼吸困难和窒息，须立即进行床边抢救，剪开缝线敞开伤口，迅速清除积血，结扎出血的血管。若患者呼吸仍无改善则应立即施行气管切开、给氧；待病情好转，再送手术室做进一步的检查、止血和其他处理。喉头水肿者立即应用大剂量激素，如地塞米松30 mg静脉滴入。呼吸困难无好转时，行环甲膜穿刺或气管切开。

(2) 喉返神经损伤：发生率为0.9%，大多数是在手术处理甲状腺下极时损伤，喉返神经被切断、缝扎、钳夹或牵拉过度，少数是由于血肿压迫或瘢痕组织的牵拉引起。钳夹、牵拉或血肿压迫所致损伤多为暂时性，经理疗等及时处理后，一般在3~6个月内可逐渐恢复。一侧喉返神经损伤后大都引起声音嘶哑，术后虽可由健侧声带向患侧过度内收而代偿，但不能恢复其原有的音色；双侧喉返神经损伤可导致失音或严重的呼吸困难，甚至窒息，需立即作气管切开。

(3) 喉上神经损伤：多在处理甲状腺上极时损伤喉上神经分内支（感觉神经）或外支（运动神经）所致。若损伤外支，可使环甲肌瘫痪，引起声带松弛，声调降低。若损伤内支，则使喉部黏膜感觉丧失，患者进食特别是饮水时，丧失喉部的反射性咳嗽，易发生误咽或呛咳。一般经理疗后可自行恢复。

(4) 甲状旁腺损伤：多在术后1~2日出现。系手术时甲状旁腺被误切除、挫伤或其血液供应受累，导致甲状旁腺功能低下、血钙浓度下降、神经肌肉应激性显著提高，引起手足抽搐。多数患者症状轻且短暂，仅有面部、唇部或手足部的针刺感、麻木感或强直感，经过2~3周后，未受损伤的甲状旁腺增生、代偿，症状可消失。严重者出现面肌和手足伴有疼痛的持续性痉挛，每天发作多次，每次持续10~20分钟或更长，严重者可发生喉和膈肌痉挛，引起窒息死亡。预防的关键在于切除甲状腺时注意保留腺体背面的甲状旁腺。一旦发生应适当限制肉类、乳品和蛋类等食品，因其含磷较高，影响钙的吸收。症状轻者口服葡萄糖酸钙或乳酸钙2~4 g，每日3次；症状较重或长期不能恢复者，可加服维生素D_3，每日5万~10万U，以促进钙在肠道内的吸收。最有效的治疗是口服双氢速甾醇（双氢速变固醇）油剂，能明显提高血钙含量。抽搐发作时，立即遵医嘱静脉注射10%葡萄糖酸钙或氯化钙10~20 ml。

(5) 甲状腺危象：是甲亢术后的最严重并发症之一，与术前准备不足、甲亢症状未能很好控制及手术应激有关。表现为术后12~36小时内出现高热（>39℃）、脉快而弱（>120次/分）、大汗、烦躁不安、谵妄，甚至昏迷，常伴有呕吐、水泻。若不及时处理，可迅速发展至虚脱、昏迷、休克，甚至死亡，死亡率约20%~30%。预防甲状腺危象的关键在于做好充分的术前准备，使患者基础代谢率降至正常范围后再手术。术后早期加强巡视和病情观察，一旦发生危象，立即通知医师予以处理：①碘剂：口服复方碘化钾溶液3~5 ml，紧急时将10%碘化钠5~10 ml加入10%葡萄糖溶液500 ml中静脉滴注，以降低循环血液中甲状腺素水平；②氢化可的松：每日200~400 mg，分次静脉滴注，以拮抗应激反应；③肾上腺素能阻滞剂：利血平1~2 mg，肌内注射；或普萘洛尔5 mg加入葡萄糖溶液100 ml中静脉滴注，以降低周围组织对甲状腺素的反应；④镇静剂：常用苯巴比妥钠100 mg，或冬眠合剂Ⅱ号半量肌内注射，每6~8小时1次；⑤降温：用退热、冬眠药物或物理降温等综合措施，保持患者体温在37℃左右；⑥静脉输入大量葡萄糖溶液；⑦给氧：减轻组织缺氧；⑧心力衰竭者，加用洋地黄制剂。

(三) 健康教育

1. 用药指导　说明甲亢术后继续服药的重要性并监督执行。教会患者正确服用碘剂的方法，如将碘剂滴在饼干、面包等食物上，一并服下，以保证剂量准确，减轻胃肠道不良反应。

2. 康复与自我护理指导　指导患者正确面对疾病，自我控制情绪，保持心情愉快、心境平和。合理安排休息与饮食，维持机体代谢需要。鼓励患者尽可能生活自理，促进康复。

3. 自我监控与复诊指导　指导患者每日清晨卧床自测脉搏，定期测量体重，如脉率恢复正常且体重增加是治疗有效的重要标志。嘱患者定期至门诊复诊，以了解甲状腺的功能；出现心悸、手足震颤、抽搐等情况及时就诊。

考点：甲亢患者的主要身体状况及术前、术后护理措施。

第四节　甲状腺肿瘤患者的护理

甲状腺肿瘤分为良性和恶性两大类。最常见的良性肿瘤为甲状腺腺瘤，常见的恶性肿瘤为甲状腺癌。

一、甲状腺腺瘤患者的护理

甲状腺腺瘤（TA）是起源于甲状腺滤泡细胞的良性肿瘤，是最常见的甲状腺良性肿瘤，约占50%。多见于40岁以下的妇女。

【护理评估】

（一）健康史

1. 一般状态　了解患者发病年龄、甲状腺腺瘤出现的时间、生长速度及近期有无变化、既往有无甲状腺疾病。

2. 发病原因　目前尚不清楚，多认为与射线照射（主要是外放射）及多发性甲状腺肿有关。

3. 病理生理　按形态学可分为滤泡状和乳头状囊性腺瘤2种。滤泡状腺瘤多见，周围有完整的包膜。肿瘤生长速度较慢，数年后仍为单发，乳头状囊性腺瘤少见，因囊壁血管破裂可发生囊内出血。10%可发生癌变，20%的患者可继发甲亢。

（二）身体状况

早期多无自觉症状，常在无意间或体检时发现颈部有圆形或椭圆形结节，多为单发。结节表面光滑，质地较软，边界清楚，包膜完整，无压痛，随吞咽上下移动。当乳头状囊性腺瘤因囊壁血管破裂发生囊内出血时，肿瘤可在短期内迅速增大，局部出现胀痛。

（三）心理-社会状况

因肿瘤的性质没有确定和惧怕手术，患者处于一种紧张状态，可出现失眠、多梦和食欲减退等。

（四）辅助检查

1. B超检查　为首选检查方法，可发现甲状腺肿块的位置和大小。

2. 放射性 ^{131}I 或 ^{99m}Tc（锝）扫描　当患者合并甲亢的症状时，通过此项检查来判断结节是否是高功能腺瘤，如高功能腺瘤则为温结节。

（五）治疗与效果

因甲状腺腺瘤有引起甲亢（发生率约为20%）和恶变（发生率约为10%）的可能，故应早期行包括腺瘤的患侧甲状腺大部或部分（腺瘤小）切除。切除标本必须立即行冰冻切片检查，以判定有无恶变。

【主要护理诊断/问题】

参见本节第二部分甲状腺癌患者的护理。

【护理措施】

参见本节第二部分甲状腺癌患者的护理。

二、甲状腺癌患者的护理

甲状腺癌是最常见的甲状腺恶性肿瘤,约占全身恶性肿瘤的1%。除髓样癌外,绝大部分甲状腺癌起源于滤泡上皮细胞。

【护理评估】

(一)健康史

1. 一般状态 了解患者的发病年龄、性别和饮食习惯;评估家族中有无同类患者;了解甲状腺肿瘤出现的时间,近期生长速度有无变化;既往的身体状况,有无结节性甲状腺肿或其他自身免疫性疾病史。

2. 发病原因 目前病因尚不清楚,多认为与放射线和多发性甲状腺肿有关。

3. 病理生理 病理上分为乳头状腺癌、滤泡状腺癌、未分化癌、髓样癌四种类型。

(1)乳头状癌:约占成人甲状腺癌的70%和儿童甲状腺癌的全部。多见于20~40岁女性,肿瘤生长缓慢,恶性程度较低,约80%肿瘤为多中心性,约1/3累及双侧甲状腺。较早便出现颈淋巴结转移,但预后较好。

(2)滤泡状腺癌:约占10%~15%,常见于50岁左右中年人,肿瘤生长较快,属中度恶性,有侵犯血管倾向,33%可经血运转移到肺、肝、骨及中枢神经系统。颈淋巴结侵犯仅占10%,患者预后不如乳头状癌。

(3)未分化癌:约占5%~10%,多见于70岁左右老年人。发展迅速,高度恶性,约50%早期便有颈淋巴结转移,或侵犯气管、喉返神经和食管,常经血运向肺、骨远处转移。预后很差。

(4)髓样癌:仅占7%,常有家族史。来源于滤泡旁降钙素(calcitonin)分泌细胞(C细胞),分泌大量降钙素。恶性程度中等,较早出现颈淋巴结侵犯和血行转移。预后不如乳头状癌及滤泡状腺癌,但较未分化癌好。

总之,不同病理类型的甲状腺癌,其生物学特性、临床表现、诊断、治疗及预后均有所不同。

(二)身体状况

甲状腺内发现肿块,质地硬而固定、表面不平是各型癌的共同表现。发病初期多无明显症状,常在无意中发现甲状腺组织内出现一质硬、表面高低不平、边界不清、生长速度较快、活动度差的包块。未分化癌上述症状发展迅速,并侵犯周围组织。晚期癌肿常因压迫喉返神经、气管或食管而出现声音嘶哑、呼吸困难或吞咽困难等;若压迫颈交感神经节,可产生Horner综合征;若颈丛浅支受侵,可出现耳、枕、肩等部位的疼痛。可有局部淋巴结及远处器官转移等表现。颈淋巴结转移在未分化癌发生较早。有的患者甲状腺肿块不明显,因发现转移灶而就医时,应想到甲状腺癌的可能;远处转移多见于扁骨(颅骨、椎骨、胸骨、盆骨等)和肺。

因髓样癌组织可产生激素样活性物质（5-羟色胺和降钙素等），患者可出现腹泻、心悸、颜面潮红和低血钙等症状，并伴有其他内分泌腺体的增生。

（三）心理-社会状况

患者对疾病的预后、经济承受能力等产生忧虑；并会因手术的痛苦而产生恐惧心理。

（四）辅助检查

1. 核素扫描　放射性 ^{131}I 或 ^{99m}Tc（锝）扫描多提示为冷结节，边缘一般较模糊。

2. B超检查　可区分结节的实体性或囊肿性，结节若为实体性并呈不规则反射，则恶性可能性大。

3. X线　胸部及骨骼摄片可了解有无肺及骨转移；颈部摄片可了解有无气管移位、狭窄、肿块钙化及上纵隔增宽。若甲状腺部位出现细小的絮状钙化影，可能为癌。

4. 针吸涂片细胞学检查　将细针自 2～3 个不同方向穿刺结节并抽吸、涂片。此检查诊断的正确率可高达 80% 以上。

（五）治疗与疗效

手术切除是除未分化癌以外各种类型甲状腺癌的基本治疗方法，并辅助应用 ^{131}I、甲状腺激素及外照射等治疗。

1. 手术治疗　包括甲状腺本身的切除及颈淋巴结的清扫。疗效与肿瘤的病理类型有关，并根据病情及病理类型决定是否加行颈部淋巴结清扫或放射线碘治疗等。

2. 内分泌治疗　甲状腺癌行次全或全切除者应终身服用甲状腺素片，以预防甲状腺功能减退及抑制 TSH。剂量以保持 TSH 低水平但不引起甲亢为原则。

3. 放射性核素治疗　术后 ^{131}I 治疗适用于 45 岁以上乳头状腺癌、滤泡状腺癌、多发性癌灶、局部浸润性肿瘤及存在远处转移者。

4. 体外照射治疗　主要用于未分化型甲状腺癌。

【主要护理诊断/问题】

1. 恐惧　与颈部肿块性质不明、担心手术及预后有关。

2. 清理呼吸道无效　与咽喉部及气管受刺激、分泌物增多及切口疼痛有关。

3. 潜在并发症　呼吸困难和窒息、吞咽困难、喉返神经损伤、喉上神经损伤、手足抽搐等。

【护理措施】

（一）术前护理

1. 心理护理　加强沟通，与患者亲切交谈，告知患者甲状腺癌的有关知识，说明手术的必要性、手术的方法、术后恢复过程及预后情况，缓解或消除其焦虑与恐惧心理。

2. 术前准备　让患者了解术中体位，并指导患者做颈部过伸位的练习（将软枕垫于肩部，保持头低、颈过伸位），以适应手术需要。按一般手术护理常规做好备皮、备血、药物过敏试验等各项术前准备。术前晚遵医嘱给予镇静安眠类药物，使其身心处于接受手术的最佳状态。

（二）术后护理

除按外科一般术后护理常规外注意下列问题。

1. 体位　患者回病室后取平卧位，麻醉清醒、血压平稳后改半坐卧位，以利呼吸和引流。

2．保持呼吸道通畅　对手术范围较大者，可遵医嘱给予适量镇痛剂，以减轻因切口疼痛而不敢或不愿意咳嗽排痰的现象，鼓励患者排痰，必要时吸出痰液，预防肺部并发症。

3．病情观察　严密监测患者的生命体征、发音和吞咽状况，及时发现患者有无声音嘶哑、呛咳、呼吸困难、手足抽搐等并发症。

4．饮食　病情平稳或麻醉清醒后，给少量饮水。如无不适，鼓励进食或经吸管吸入便于吞咽的流质饮食，克服吞咽不适的困难，逐步过渡为半流质饮食及软食。禁忌过热饮食，以免诱发手术部位血管扩张，加重创口渗血。

5．引流管护理　对手术野放置引流管者，保持引流通畅，注意观察引流液颜色、性质和量，掌握拔管指征。24小时引流量少于 5 ml 时即可考虑拔管。

（三）健康教育

1．心理调适　不同病理类型的甲状腺癌预后有明显差异，指导患者调整心态，积极配合后续治疗。

2．功能锻炼　坚持颈部功能锻炼，促进颈部功能恢复，防止颈部瘢痕粘连。颈淋巴结清扫术者，斜方肌不同程度受损，故情况愈合后应开始肩关节和颈部的功能锻炼，随时注意保持患肢高于健侧，以防肩下垂。功能锻炼应至少坚持至出院后 3 个月。

3．后续治疗　指导甲状腺全切除者应医嘱坚持服用甲状腺素制剂，预防肿瘤复发。术后遵医嘱按时行放疗等。

4．定期复诊　教会患者颈部自检方法。出院后须定期复查颈部、肺部以及甲状腺功能等。若发现结节、肿块及时就诊。

> **考点**：甲状腺腺瘤与甲状腺癌身体状况的主要区别。

附：常见颈部肿块简介

1．甲状舌管囊肿　是与甲状腺发育有关的先天性畸形。多见于15岁以下儿童，男性为女性的2倍。表现为在颈前区中线、舌骨下方有直径 1~2 cm 的圆形肿块。境界清楚，表面光滑，有囊性感，并能随吞咽或伸、缩舌而上下移动。

2．颈淋巴结结核　结核分枝杆菌大多经扁桃体、龋齿等处侵入，并在人体抵抗力低下时发病。多见于儿童和青少年。表现为颈部一侧或双侧出现大小不等的肿大淋巴结，初发时较硬、无痛、可推动。进一步发展，各淋巴结可融合成团或形成串珠状肿块，最后发生干酪样坏死、液化，形成寒性脓肿，破溃后形成经久不愈的窦道或慢性溃疡。

3．慢性淋巴结炎　继发于头、面、颈部的炎症病变，肿大的淋巴结常位于颈侧区、颌下和颏下区。一般有多个大小不一的散在肿块，表面光滑，质地略硬，活动度好。在寻找原发病灶时，应特别注意从肿大淋巴结的淋巴接纳区域寻找，常须与恶性病变鉴别，必要时应切除肿大的淋巴结作病理检查。

4．恶性淋巴瘤　是原发于淋巴组织恶性增生的实体瘤，包括霍奇金病和非霍奇金病，多见于男性青壮年。肿大的淋巴结常先出现在一侧或两侧颈侧区，散在、稍硬、无压痛、尚活动；继之淋巴结逐渐融合成团。伴有腋窝、腹股沟等全身淋巴结及肝脾肿大，并有不规则高热。淋巴结病理检查可确诊。

5．淋巴结转移癌　约占颈部恶性肿瘤的3/4，在颈部肿块中，发病率仅次于慢性淋巴结炎和甲状腺疾病。肿瘤来源最常见为鼻咽癌和甲状腺癌的转移，锁骨上窝转移性淋巴结的原发病大多位于胸腹部，但胃肠道、胰腺癌肿多经胸导管转移至左锁骨上淋巴结。肿瘤转移性淋巴结坚硬，初期常为单发、坚硬、无痛，可被推动；以后迅速增大、肿块互相融合呈结节状，表面不平，逐渐固定，且伴局部或放射性疼痛；晚期肿块可发生坏死、破溃、感染和出血，分泌物带有恶臭。

小结	颈部疾病患者护理主要学习的内容是甲状腺疾病，重点是甲亢患者的护理。 1. 甲亢患者在临床上常表现为多食、消瘦、性情急躁、易激动、双手颤动、疲乏无力、脉率常在100次/分钟以上、脉压增大，基础代谢率增高。处理的原则为首选药物治疗，当药物治疗无效或复发以及出现并发症时，行手术治疗。 2. 甲状腺大部切除术是目前对中度以上甲亢最常用而有效的疗法。术前通过药物降低基础代谢率是甲亢患者手术准备的重要环节。手术的指征是：患者情绪稳定，睡眠好转，体重增加，脉率稳定在每分钟90次以下，脉压恢复正常，基础代谢率在＋20％以下，腺体变小变硬。 3. 由于病情和手术的影响，甲状腺术后可出现呼吸困难或窒息、喉返神经损伤、喉上神经损伤、甲状旁腺损伤及甲状腺危象等并发症，其中最危急的并发症是呼吸困难或窒息，而甲状腺危象是甲亢术后的最严重并发症之一。

（王兴英　张晓霞）

第十二章　乳房疾病患者的护理

学习目标	1. 说出急性乳房炎的病因、临床表现及主要护理措施。 2. 熟记乳癌的临床表现特点，并归纳与其他良性肿块的区别。 3. 熟记乳腺囊性增生和乳房纤维腺瘤典型症状。 4. 能做好乳房疾病患者的健康教育。 5. 护理乳房疾病时表现出爱护和尊重。

案例

女性，46岁，文化初中，发现有乳房外上象限肿块，直径3 cm，质硬，表面凹凸不平，能推动，腋窝淋巴结不肿大，临床诊断为乳癌，准备行乳癌根治术。术前患者闷闷不乐、失眠、食欲不振，护士和患者谈话中了解到患者对预后很担忧。

思考：

（1）根据患者的心理反应，请作出心理方面的护理诊断，并提出护理措施。

（2）手术经过顺利，术后可能发生哪些并发症？应如何预防和护理？

（3）患者出院时，护士进行健康指导，关于手术侧上肢的功能锻炼要求、防止复发及健侧乳房自检方面要介绍些什么？

第一节　解剖生理概要

成年妇女乳房是两个半球形的性征器官，位于胸大肌浅面，约在第2和第6肋骨水平的浅筋膜浅、深层之间。外上方形成乳腺腋尾部伸向腋窝。乳头位于乳房的中心，周围的色素沉着区称为乳晕。

乳腺有15～20个腺叶，每一腺叶分成很多腺小叶，腺小叶由小乳管和腺泡组成，是乳腺的基本单位。每一腺叶有其单独的导管（乳管），腺叶和乳管均以乳头为中心呈放射状排列。小乳管汇至乳管，乳管开口于乳头，乳管靠近开口的1/3段略为膨大，是乳管内乳头状瘤的好发部位。腺叶、小叶和腺泡间有结缔组织间隔，腺叶间还有与皮肤垂直的纤维束，上连皮肤及浅筋膜浅层，下连浅筋膜深层，称Cooper韧带（乳房悬韧带），有支持和固定乳房的作用。

乳腺是许多内分泌腺的靶器官，其生理活动受垂体前叶、卵巢及肾上腺皮质等激素影响。妊娠及哺乳期乳腺明显增生，腺管延长，腺泡分泌乳汁。哺乳期后，乳腺又处于相对静止状态。平时，育龄期妇女在月经周期的不同阶段，乳腺的生理状态在各激素影响下呈现周期性变化。绝经后腺体渐萎缩，为脂肪组织所代替。

乳房的淋巴网甚为丰富，其淋巴液输出有4个途径：①乳房大部分淋巴液经胸大肌外侧缘淋巴管流至腋窝淋巴结，再流向锁骨下淋巴结。部分乳房上部淋巴液可流向胸大、小肌间淋巴结，直接到达锁骨下淋巴结。通过锁骨下淋巴结后，淋巴液继续流向锁骨上淋巴结。②部分乳房内侧的淋巴液通过肋间淋巴管流向胸骨旁淋巴结（在第1、2、3肋间比较恒定，沿胸廓内血管分布）。③两侧乳房间皮下有交通淋巴管，一侧乳房的淋巴液可流向另一侧。④乳房深部淋巴网可沿腹直肌鞘和肝镰状韧带流入肝。

目前，通常以胸小肌为标志，将腋区淋巴结分为三组：Ⅰ组即腋下（胸小肌外侧）组：在胸小肌外侧，包括乳腺外侧组、中央组、肩胛下组及腋静脉淋巴结，胸大、小肌间淋巴结也归本组。Ⅱ组即腋中（胸小肌后）组：包括胸小肌深面的腋静脉淋巴结；Ⅲ组即腋上（锁骨下）组：包括胸小肌内侧锁骨下静脉淋巴结。

第二节　急性乳房炎患者的护理

急性乳房炎是乳房的急性化脓性感染，致病菌主要为金黄色葡萄球菌，其次为链球菌。多见于产后3～4周的哺乳期妇女，尤以初产妇多见。

【护理评估】

（一）健康史

1．一般状态　评估有无乳头凹陷、乳头过小或乳管不通等引起乳汁淤积的原因；哺乳是否正常，了解有无乳头破损或皲裂。

2．发病原因

（1）全身因素：患者产后抵抗力下降。

（2）局部因素

1）乳汁淤积：是急性乳房炎最主要的原因。乳汁淤积有利于入侵细菌生长繁殖。引起乳汁淤积的主要原因包括：①乳头发育不良（过小或凹陷）：妨碍正常哺乳；②乳汁分泌过多或婴儿吸乳过少：导致不能完全排空乳汁；③乳管不通畅：影响乳汁排出。

2）细菌入侵：乳头破损或皲裂是细菌沿淋巴管入侵的主要途径。6个月以后的婴儿已长牙，易造成乳头损伤；婴儿含乳头睡眠或患有口腔炎，易致细菌直接侵入乳管，上行至乳腺小叶而致感染。

3．病理生理　急性乳房炎局部可出现炎性肿块，一般在数天后可形成单房或多房脓肿。浅表脓肿可向外破溃或破溃至乳管后脓液自乳头流出；深部脓肿可缓慢向外破溃，也可向深部穿至乳房与胸肌间的疏松组织中，形成乳房后脓肿。感染严重者可并发脓毒症。

（二）身体状况

初期患者自觉患乳胀痛，局部红肿热，可触及肿块、质硬，明显压痛；炎症继续发展，除局部症状加重外，患者出现寒战、高热、心率加快等全身症状；进一步发展，则会形成脓肿，患乳呈搏动性疼痛，哺乳时疼痛加剧。根据脓肿位置不同分为：乳房内脓肿、乳晕下脓肿和乳房后脓肿。浅表脓肿可出现波动感，因此易被发现；而深部脓肿波动感不明显，常不易发现。常伴有患侧腋窝淋巴结肿大。

(三) 心理 - 社会状况

患者由于局部疼痛、担心婴儿喂养问题等可表现出精神紧张、恐惧或焦虑等。

(四) 辅助检查

1. 血常规检查　白细胞计数和中性粒细胞比例明显增高。

2. 穿刺检查　深部脓肿可在乳房压痛明显处穿刺，抽出脓液即可确诊，并可做药敏实验。

3. 乳腺红外线透光检查　可见血管充血，局部有炎症浸润阴影。

(五) 治疗和效果

强调早期诊断，使炎症早期得以控制。在诊断后应注意有无乳腺脓肿存在。

1. 非手术治疗　适用脓肿形成前期

(1) 局部处理：①患侧乳房暂停哺乳；采取措施排净乳汁（如用吸乳器吸出乳汁或按摩的方式等）。②局部理疗、热敷，有利于炎症早期消散。③局部封闭：可缓解疼痛，促使早期炎症消散。

(2) 抗感染

1) 抗生素：原则为早期、足量应用抗生素。首选青霉素类抗菌药，或根据细菌培养和药敏试验结果选用。由于抗生素可被分泌至乳汁，应避免使用对婴儿有不良影响的药物，如四环素、氨基糖苷类、磺胺药和甲硝唑等，而以应用青霉素、头孢菌素和红霉素为安全。

2) 中医中药治疗：服用清热解毒类中药，如蒲公英、野菊花等煎汤口服。

(3) 终止乳汁分泌：严重感染、脓肿切开引流后或并发乳瘘者应终止乳汁分泌。常用的方法有：①口服溴隐亭 1.25 mg，每日 2 次，连服 7～14 天；或乙烯雌酚 1～2 mg，每日 3 次 连服 2～3 天；②肌内注射苯甲酸雌二醇 2 mg，每日 1 次，至乳汁分泌停止；③中药炒麦芽，每日 60 mg 水煎分 2 次服用，共 2～3 天。

2. 手术治疗　脓肿形成后，应及时作脓肿切开引流。手术时要有良好的麻醉，为避免损伤乳管而形成乳瘘，应作放射状切开；乳晕下脓肿应沿乳晕边缘作弧形切口；乳房深部脓肿或乳房后脓肿可沿乳房下缘作弧形切口，经乳房后间隙引流脓液。切开后以手指轻轻分离脓肿的多房间隔以利引流。脓腔较大时，可在脓腔的最低部位另加切口作对口引流。

【主要护理诊断 / 问题】

1. 疼痛　与乳房炎症、肿胀、乳汁淤积有关。
2. 体温过高　与局部感染的毒素吸收有关。
3. 知识缺乏　缺乏哺乳和预防急性乳房炎的知识。
4. 潜在并发症　乳瘘等。

【护理措施】

(一) 一般护理

1. 营养支持　急性乳房炎由于常见于初产妇哺乳期，机体抵抗力下降，体质虚弱，应注意适当休息；注意个人卫生；患者发热使机体代谢增加，因此，应给予高蛋白、高维生素、低脂肪、易消化的清淡饮食，并注意水分的补充。

2. 患乳制动　患乳暂停哺乳，定时用吸乳器吸净乳汁；用较宽松的胸罩托起乳房，以减轻疼痛和肿胀，控制炎症的扩散。

3. 心理护理　及时了解患者的心理状态，减轻其恐惧及焦虑心理，使其树立战胜疾病的信心,积极配合治疗和护理。

(二)用药护理

做好局部药物外敷、物理疗法的护理,促进炎症消散和局限。遵医嘱正确使用抗生素。

(三)切开引流护理

耐心向患者解释手术的目的、过程,消除其紧张情绪;按手术需要进行备皮;脓肿切开引流后,保持引流通畅,及时更换切口敷料,观察伤口情况。

(四)病情观察

定时测量体温、脉搏和呼吸;监测血白细胞计数及中性粒细胞比例的变化;观察伤口敷料有无脱落、引流液的量、颜色及气味的变化;有无因乳管被切断而引起的乳瘘等。

(五)健康教育

预防急性乳房炎的发生,关键在于避免乳汁淤积,防止乳头损伤,并保持其清洁。

1. 妊娠后期保健 应加强孕期卫生宣教,指导孕妇经常用肥皂和温水清洗乳头,妊娠后期每日清洗1次,以增加乳头皮肤的坚韧度。乳头内陷者每日挤捏、提拉乳头,矫正内陷。

2. 哺乳期保健

(1) 指导正确哺乳:养成定时哺乳、婴儿不含乳头而睡等良好习惯;每次哺乳尽量排空乳汁,如有淤积,及时按摩或用吸乳器将乳汁排出;哺乳前后用温水清洗乳头。

(2) 治疗皲裂和破损的乳头:教育产妇乳头、乳晕处有破损或皲裂时,暂停哺乳,每日用吸乳器吸出乳汁哺育婴儿;局部温水清洗后涂抗生素软膏,待伤口愈合后再行哺乳。

(3) 注意婴儿口腔卫生,及时治疗婴儿口腔炎症。

第三节 乳腺良性疾病患者的护理

一、乳腺囊性增生症患者的护理

乳腺囊性增生症是女性多发病,常见于中年妇女。本病是由于乳腺小叶小导管及末端导管高度扩张而形成的囊肿样的良性增生性疾病,属于自限性疾病。乳腺囊性增生多伴有乳腺结构不良病变,与单纯性乳腺增生相比较存在恶变的危险。

【护理评估】

(一)健康史

1. 一般状态 多见于30~45岁女性。病程较长,发展缓慢。

2. 发病原因 病因尚不清楚。目前多认为本病与内分泌失调有关。一是体内雌、孕激素比例失调,黄体酮分泌减少,雌激素量增多,使乳腺实质增生过度和复旧不全;二是部分乳腺实质成分中女性激素受体的质和量异常,使乳房各部分的增生程度参差不齐。

3. 病理生理 乳腺组织的良性增生,可发生于腺管周围并伴有大小不等的囊肿形成;也可发生在腺管内,表现为不同程度的乳头状增生伴乳管囊性扩张;也有发生于小叶实质者,主要为乳管及腺泡上皮增生。

(二)身体状况

1. 症状 突出的表现是乳房胀痛和肿块,部分患者具有周期性。疼痛与月经周期有关,往往在月经前疼痛加重,月经来潮后减轻或消失,有时整个月经周期都有疼痛。

2．体征　体检发现一侧或双侧乳腺有弥漫性增厚，可局限于乳腺的一部分，多位于乳房外上象限，有轻度触痛；乳房肿块也可分散于整个乳腺，肿块呈颗粒状、结节状或片状，大小不一，质韧而不硬，增厚区与周围乳腺组织分界不明显，与皮肤无粘连。

少数患者可有乳头溢液，呈黄绿色或血性，偶为无色浆液。

（三）心理-社会状况

患者由于周期性乳房疼痛、大小不等的乳房肿块、担心恶变等原因可表现出精神紧张、恐惧或焦虑等。

（四）辅助检查

乳房钼靶X线检查可显示大小不一，形态多样，密度不均匀的阴影，边界模糊。B超或活组织病理检查等有助于本病的诊断。

（五）治疗与效果

1．非手术治疗　主要是观察和药物治疗。观察期间可用中药或中成药调理，包括疏肝理气，调和冲任及调正卵巢功能。如口服中药逍遥散3~9g，每日3次。也可选用激素和维生素类药物联合治疗。若肿块变软、缩小或消退，则可予以观察并继续中药治疗。若肿块无明显消退，或在观察过程中对局部病灶有恶变可疑者，应切除并作快速病理检查。

2．手术治疗　病理证实有不典型上皮增生，则可结合其他因素决定手术范围，如有对侧乳腺癌或有乳腺癌家族史等高危因素者，以及年龄大，肿块周围乳腺组织增生较明显者，可作单纯乳房切除术。

【主要护理诊断/问题】

慢性疼痛　与内分泌失调导致乳腺实质过度增生有关。

【护理措施】

（一）减轻疼痛

1．局部托起　用宽松乳罩托起乳房可缓解胀痛。

2．心理护理　解释疼痛发生的原因，消除患者的顾虑，保持心情舒畅。

3．用药护理　遵医嘱服用中药调理或其他对症治疗药物。

（二）健康教育

由于本病的临床表现可能与乳腺癌有所混淆，且可能与乳腺癌同时存在。因此，应嘱患者经常进行乳房自我检查；局限性乳腺囊性增生者在月经开始后1周至10天内复查，每隔2~3个月到医院复诊，有对侧乳腺癌或有乳腺癌家族史者密切随访，以便及时发现恶性变。

二、乳腺纤维腺瘤患者的护理

乳腺纤维腺瘤是女性常见的乳房良性肿瘤，高发年龄是20~25岁，其次为15~20岁和25~30岁。

【护理评估】

（一）健康史

1．一般状态　评估患者年龄、肿块部位、大小、形态、质地、活动度等。

2．发病原因　本病的原因是小叶内纤维细胞对雌激素的敏感性异常增高，可能与纤维细胞所含雌激素受体的量或质的异常有关。雌激素是本病发生的刺激因子，所以纤维腺瘤发生于卵巢功能期。

（二）身体状况

主要为乳房肿块，好发于乳房外上象限，约75%为单发，少数属多发。肿块增大缓慢，质似硬橡皮球的弹性感，表面光滑，易于推动。月经周期对肿块的大小无影响。患者常无明显自觉症状，多为偶然扪及。

（三）辅助检查

乳腺X线摄片可见到圆形或卵圆形密度均匀的阴影，其周围有一圈环行的透明晕。

（四）治疗与效果

手术切除是治疗纤维腺瘤唯一有效的方法。由于妊娠可使纤维腺瘤增大，所以在妊娠前或妊娠后发现的纤维腺瘤一般都应手术切除。肿块常规作病理检查。

【主要护理诊断/问题】

知识缺乏　缺乏乳腺纤维瘤诊治的相关知识。

【护理措施】

1．告知患者乳腺纤维瘤的病因和治疗方法。
2．暂不手术者应密切告知肿块变化，明显增大者应及时到医院诊治。
3．行肿瘤切除术后，应保持切口敷料清洁、干燥。
4．指导患者每月进行乳房自检，发现乳房肿块及时到医院诊治。

三、乳管内乳头状瘤患者的护理

乳管内乳头状瘤多见于经产妇，40～50岁为多。

【护理评估】

（一）健康史

1．一般状态　评估患者年龄、乳头溢液情况等。
2．病因病理　75%病例发生在大乳管近乳头的壶腹部，瘤体很小，带蒂而有绒毛，且有很多壁薄的血管，故易出血。发生于中小乳管的乳头状瘤常位于乳房周围区域。

（二）身体状况

一般无自觉症状，乳头溢液为主要表现。溢液可为血性，也可为暗棕色或黄色液体。因肿瘤小，常不能触及。大乳管乳头状瘤可在乳晕区扪及直径为数毫米的小肿块，多呈圆形、质软、可推动，轻压此肿块常可从乳头溢出血性液体。

（三）辅助检查

乳腺导管造影可明确乳管内肿瘤的大小和部位。也可行乳管内镜检查，即将1根内径小于1mm的光导管自乳头的溢液管口插入，通过内镜成像技术观察乳腺导管内情况。

（四）治疗与效果

乳管内乳头状瘤一般属良性，恶变率为6%～8%，尤其对起源于小乳管的乳头状瘤应警惕其恶变的可能。因此诊断明确者以手术治疗为主。对单发的乳管内乳头状瘤应切除病变的乳管系统，常规行病理检查；如有恶变应施行乳腺癌根治术；对年龄较大、乳管上皮增生活跃或间变者,可行单纯乳房切除术。

【主要护理诊断/问题】
焦虑　与乳头溢液、缺乏乳管内乳头状瘤诊治的相关知识有关。

【护理措施】
1. 告知患者乳管内乳头状瘤的病因、手术治疗的必要性,解除患者思想顾虑。
2. 术后保持切口敷料清洁干燥,按时换药。
3. 嘱患者定期到医院复查。

第四节　乳腺癌患者的护理

乳腺癌是女性最常见的恶性肿瘤之一。在我国占全身各种恶性肿瘤的7%～10%,呈逐年上升趋势。部分大城市报告乳腺癌占女性恶性肿瘤之首位。

【护理评估】
(一)健康史
1. 一般状态　评估患者的月经史、婚育史、哺乳史、饮食习惯、生活环境等;既往是否患乳房良性肿瘤;有无乳腺癌家族史等。
2. 发病原因　乳腺癌的病因尚不清楚。目前认为与下列因素有关:①乳腺是多种内分泌激素的靶器官,如雌激素、孕激素及泌乳素等,其中雌酮及雌二醇对乳腺癌的发病有直接关系。20岁前本病少见,20岁以后发病率迅速上升,45～50岁较高,绝经后发病率继续上升,可能与年老者雌酮含量提高相关。②月经初潮年龄早、绝经年龄晚、不孕及初次足月产的年龄与乳腺癌发病均有关。③一级亲属中有乳腺癌病史者,发病危险性是普通人群的2～3倍。④乳腺良性疾病与乳腺癌的关系尚有争论,多数认为乳腺小叶有上皮高度增生或不典型增生者可能与乳腺癌发病有关。⑤营养过剩、肥胖、脂肪饮食,可加强或延长雌激素对乳腺上皮细胞的刺激,从而增加发病机会。⑥北美、北欧地区乳腺癌发病率约为亚、非、拉美地区的4倍,而低发地区居民移居至高发地区后,第二、三代移民的乳腺癌发病率逐渐升高,提示环境因素及生活方式与乳腺癌的发病有一定关系。
3. 病理生理
(1) 病理类型:乳腺癌有多种分型方法,目前国内多采用以下病理分型。①非浸润性癌:包括导管内癌(癌细胞未突破导管壁基底膜)、小叶原位癌(癌细胞未突破末梢乳管或腺泡基底膜)及乳头湿疹样乳腺癌(伴发浸润性癌者除外)。此型属早期,预后较好。②早期浸润性癌:包括早期浸润性导管癌(癌细胞突破管壁基底膜,开始向间质浸润)、早期浸润性小叶癌(癌细胞突破末梢乳管或腺泡基底膜,开始向间质浸润,但仍局限于小叶内)。此型仍属早期,预后较好。③浸润性特殊癌:包括乳头状癌、髓样癌(伴大量淋巴细胞浸润)、小管癌(高分化腺癌)、腺样囊性癌、黏液腺癌、大汗腺样癌、鳞状细胞癌等。此型分化一般较高,预后尚好。④浸润性非特殊癌:包括浸润性小叶癌、浸润性导管癌、硬癌、髓样癌(无大量淋巴细胞浸润)、单纯癌、腺癌等。此型一般分化低,预后较上述类型差,且是乳腺癌中最常见的类型,约占80%,但判断预后尚需结合疾病分期等因素。⑤其他罕见癌:如炎性乳腺癌。

(2) 转移途径

1) 局部浸润：癌细胞沿导管或筋膜间隙蔓延，继而侵及 Cooper 韧带和皮肤。

2) 淋巴转移：主要途径有：①癌细胞经胸大肌外侧缘淋巴管侵入同侧腋窝淋巴结，然后侵入锁骨下淋巴结以至锁骨上淋巴结，进而可经胸导管（左）或右淋巴管侵入静脉血流而向远处转移。②癌细胞经内侧淋巴管侵入胸骨旁淋巴结，继而到达锁骨上淋巴结，进而可经胸导管（左）或右淋巴管侵入静脉血流而向远处转移。以前一条途径为多见，腋窝淋巴结转移最多。

3) 血行转移：以往认为血行转移多发生在晚期，现在这一概念已被否定。研究发现有些早期乳腺癌已有血运转移。癌细胞可经淋巴途径进入静脉，也可直接侵入血循环而致远处转移。最常见的远处转移依次为肺、骨、肝。

4．临床分期　分期方法很多，现多数采用国际抗癌协会建议的 T（原发癌瘤）、N（区域淋巴结）、M（远处转移）分期法（2003 年修订）。内容如下：

T_X：原发癌瘤无法评估。

T_0：原发癌瘤未查出。

T_{is}：原位癌（导管原位癌、小叶原位癌及未查到肿块的乳头湿疹样乳腺癌）。

T_1：癌瘤长径 ≤ 2 cm。

T_2：癌瘤长径 > 2 cm，≤ 5 cm。

T_3：癌瘤长径 > 5 cm。

T_4：癌瘤大小不计，但侵及皮肤或胸壁（肋骨、肋间肌、前锯肌），炎性乳腺癌亦属此类。

N_0：同侧腋窝无肿大淋巴结。

N_1：同侧腋窝有肿大淋巴结，尚可推动。

N_2：同侧腋窝肿大淋巴结彼此融合，或与周围组织粘连。

N_3：有同侧胸骨旁淋巴结转移，同侧锁骨上淋巴结转移。

M_0：无远处转移。

M_1：有远处转移。

根据上述情况进行组合，可把乳腺癌分为以下 5 期：

0 期：$T_{is}N_0M_0$；

Ⅰ期：$T_1N_0M_0$；

Ⅱ期：$T_{0-1}N_1M_0$，$T_2N_{0-1}M_0$，$T_3N_0M_0$；

Ⅲ期：$T_{0-2}N_2M_0$，$T_3N_{1-2}M_0$，T_4 任何 NM_0，任何 TN_3M_0；

Ⅳ期：包括 M_1 的任何 TN。

以上分期以临床检查为依据，还应结合术后病理检查结果进行校正。

（二）身体状况

1．乳房肿块

(1) 早期：患侧乳房出现无痛、单发的小肿块是乳癌最早的症状，常是患者无意中发现而就医的主要症状。外上象限最多见，其次是乳头、乳晕区和内上象限。肿块质硬，表面不光滑，与周围组织分界不很清楚，在乳房内不易被推动。生长速度较快。

(2) 晚期：乳腺癌发展至晚期可出现：①肿块固定：癌肿侵入胸筋膜和胸肌时，固定于胸壁不易推动；②卫星结节、铠甲胸：癌细胞侵犯大片乳房皮肤时，可在表皮形成多数坚硬小结节或小条索，呈卫星样围绕原发病灶；若结节彼此融合成片，可蔓延至背部和对侧胸壁致胸壁紧缩呈铠甲状，可使患者呼吸受限；③皮肤破溃：癌肿处皮肤可溃破而形成溃疡，常有恶臭，容易出血。

2．乳房形态改变　随着肿瘤增大，可引起乳房局部隆起。若累及Cooper韧带，可使其缩短而致肿瘤表面皮肤凹陷，即所谓"酒窝征"。邻近乳头或乳晕的癌肿因侵入乳管使之缩短，可把乳头牵向癌肿一侧，进而可使乳头扁平、回缩、凹陷。癌块继续增大，如皮下淋巴管被癌细胞堵塞，引起淋巴回流障碍，出现真皮水肿，皮肤呈"桔皮样"改变。

3．转移征象　①淋巴转移：乳腺癌淋巴转移最初多见于腋窝，少数散在、肿大的淋巴结，质硬、无痛、可被推动；继而逐渐增多并融合成团，甚至与皮肤或深部组织粘连。②血行转移：乳腺癌转移至肺、骨、肝时，可出现相应的症状。例如肺转移可出现胸痛、气急，骨转移可出现局部骨疼痛，肝转移可出现肝肿大、黄疸等。

4．特殊类型乳腺癌

（1）炎性乳腺癌：发病率低，年轻女性多见。表现为患侧乳房皮肤发红、水肿、增厚、粗糙、表面温度升高等，类似急性炎症，但无明显肿块。病变开始比较局限，短期内即扩展到乳房大部分皮肤，常可累及对侧乳房。本病恶性程度高，发展迅速，早期即转移，预后极差，患者常在发病数月内死亡。

（2）乳头湿疹样乳腺癌：少见。乳头有瘙痒、烧灼感，之后出现乳头和乳晕的皮肤发红、糜烂，如湿疹样，进而形成溃疡；有时覆盖黄褐色鳞屑样痂皮，病变皮肤较硬。部分病例于乳晕区可扪及肿块。本病恶性程度低，发展慢。腋淋巴结转移较晚。

（三）心理-社会状况

评估患者有无因疾病、手术、各种治疗等产生不良心理反应及其应对情况；评估患者对拟采取的手术方式及术后康复锻炼知识的了解和掌控程度；家属尤其是配偶对本病及其治疗、预后的认知程度及心理承受能力。

（四）辅助检查

1．X线检查　常用方法是钼靶X线摄片和干板照相。钼靶X线摄片可作为普查方法，是早期发现乳腺癌的最有效方法。乳腺癌X线表现为密度增高的肿块影，边界不规则或模糊，或呈毛刺状，或见细小钙化灶。干板照相对钙化点的分辨率较高，但X线剂量较大。

2．B超检查　能清晰显示乳房各层软组织结构及肿块的形态和质地，主要用来鉴别囊性或实性病灶。结合彩色多普勒检查观察血液供应情况，可提高判断的敏感性，为肿瘤的定性诊断提供依据。

3．磁共振　软组织分辨率高，敏感性高于X线检查。能三维立体观察病变，不仅能提供病灶形态学特征，而且运用动态增强还能提供病灶的血流动力学情况。现已广泛应用于乳腺癌的早期诊断。

4．活体组织检查　目前常用细针穿刺细胞学检查，多数病例可获得较肯定的细胞学诊断，但有一定的局限性。疑为乳腺癌者，可将肿块连同周围乳腺组织一并切除，做快速病理检查。乳头溢液未触及肿块者，可行乳腺导管内镜检查或乳管造影，亦可行乳头溢液涂片细胞学检查。乳头糜烂疑为湿疹样乳腺癌时，可做乳头糜烂部刮片或印片细胞学检查。

近年来，结合超声、钼靶X线摄片、磁共振显像等进行立体定位空心针穿刺活组织检查在临床上应用逐渐增多，此法具有定位准确、取材量多、阳性率高等特点。

（五）治疗与效果

手术治疗是乳腺癌的主要治疗方法之一，还有辅助化学药物、内分泌、放射治疗，以及生物治疗。

1. **手术治疗** 对病灶仍局限于局部及区域淋巴结的患者，手术治疗是首选。手术适应证为 TNM 分期的 0、Ⅰ、Ⅱ 及部分Ⅲ期的患者。已有远处转移、全身情况差、主要脏器有严重疾病、年老体弱不能耐受手术者属手术禁忌。目前应用的 5 种手术方式均属于治疗性手术，而非姑息性手术。

(1) 乳腺癌根治术：手术切除范围包括整个乳房、胸大肌、胸小肌、腋窝及锁骨下淋巴结。

(2) 乳腺癌扩大根治术：在乳腺癌根治术基础上行胸廓内动、静脉及其周围的淋巴结（即胸骨旁淋巴结）清除术。

(3) 乳腺癌改良根治术：有两种术式。一是保留胸大肌，切除胸小肌；二是保留胸大、小肌。该术式适用于Ⅰ、Ⅱ期乳腺癌患者，与乳癌根治术的术后生存率无明显差异，且该术式保留了胸肌，术后外观效果较好，目前已成为常用的手术方式。

(4) 全乳房切除术：手术切除整个乳腺，包括腋尾部及胸大肌筋膜。适用于原位癌、微小癌及年迈体弱不宜做根治术者。

(5) 保留乳房的乳腺癌切除术：手术完整切除肿块及其周围 1 cm 的组织，并行腋窝淋巴结清扫。适用于Ⅰ期、Ⅱ期的乳腺癌患者，且乳房有适当体积，术后能保持外观效果者。术后必须辅以放疗、化疗等。

2. **化学药物治疗** 乳腺癌是实体瘤中应用化疗最有效的肿瘤之一，化疗在整个治疗中占有重要地位。常用药物有环磷酰胺（C）、甲氨蝶呤（M）、氟尿嘧啶（F）、阿霉素（A）、表柔比星（E）、紫杉醇（T）。传统联合化疗方案有 CMF 和 CAF。术前化疗多用于Ⅲ期病例，可探测肿瘤对药物的敏感性，并使肿瘤缩小，减轻与周围组织的粘连。可采用 CMF 或 CAF 方案，一般用 2～3 疗程。一般认为辅助化疗应予术后早期应用，联合化疗的效果优于单药化疗，辅助化疗应达到一定剂量，治疗期不宜过长，以 6 个月左右为宜，能达到杀灭亚临床型转移灶的目的。浸润性乳腺癌伴腋淋巴结转移者是应用辅助化疗的指征。对腋淋巴结阴性者是否应用辅助化疗尚有不同意见。

3. **放射治疗** 放射治疗是乳腺癌局部治疗的手段之一。在保留乳房的乳腺癌手术后，放射治疗是一重要组成部分，应在肿块局部广泛切除后给予较高剂量放射治疗。单纯乳房切除术后可根据患者年龄、疾病分期分类等情况，决定是否应用放疗。在乳癌根治术后是否应用放疗，多数认为对Ⅰ期病例无益，对Ⅱ期以后病例可降低局部复发率。

4. **内分泌治疗** 癌肿细胞中雌激素受体（ER）含量高者，称激素依赖性肿瘤，此类病例对内分泌治疗有效。而 ER 含量低者，称激素非依赖性肿瘤，对内分泌治疗效果差。因此，对手术切除标本除作病理检查外，还应测定雌激素受体和孕激素受体（PgR）。可帮助选择辅助治疗方案，激素受体阳性的病例优先应用内分泌治疗，阴性者优先应用化疗。

(1) 他莫昔芬（tamoxifen）：是近年来内分泌治疗的一个重要进展。他莫昔芬系非甾体激素的抗雌激素药物，可在靶器官内与雌二醇争夺 ER，从而抑制肿瘤细胞生长。临床应用表明，该药可降低乳腺癌术后复发及转移，对 ER 和 PgR 阳性的绝经后妇女效果尤为明显。同时可减少对侧乳腺癌的发生率。他莫昔芬的用量为每天 20 mg，至少服用 3 年，一般服用 5 年。该药安全有效，副作用有潮热、恶心、呕吐、静脉血栓形成、眼部副作用、阴道干燥或分泌物多。长期应用后少数病例可能发生子宫内膜癌，但发病率低，预后良好。

(2) 芳香化酶抑制剂（如来曲唑等）：有资料证明其效果优于他莫昔芬，这类药物能抑制肾上腺分泌的雄激素转变为雌激素过程中的芳香化环节，从而降低雌二醇，达到治疗乳腺癌的目的。适用于 ER 受体阳性的绝经后妇女。

5．生物治疗　近年临床上已渐推广使用的曲妥珠单抗注射液，是通过转基因技术制备的，对人类表皮生长因子受体 2（HER2）过度表达的乳腺癌患者有一定效果。

【主要护理诊断/问题】

1．恐惧或焦虑　与担心麻醉、术中危险、外形改变、癌症治疗的预后等因素有关。
2．肢体活动障碍　与患侧手术瘢痕牵拉致手臂活动受限有关。
3．自我形象紊乱　与乳腺癌切除术造成乳房缺失及化疗致脱发有关。
4．知识缺乏　缺乏乳癌治疗、护理及术后患肢功能锻炼的知识。
5．潜在并发症　患侧上肢水肿、皮下积液、皮瓣坏死。

【护理措施】

（一）术前护理

1．心理护理　乳腺癌患者面对恶性肿瘤对生命的威胁、不确定的疾病预后、乳房缺失导致外形受损、各种复杂而痛苦的治疗（手术、放疗、化疗等）、婚姻生活可能受到影响等问题容易产生焦虑、恐惧等心理反应。护理人员应多了解和关心患者，鼓励患者表达对疾病和手术的顾虑与担心，有针对性地进行心理护理。向患者和家属解释手术治疗的必要性和重要性，告知术前、术后注意事项，使患者树立战胜疾病的信心；请曾接受过类似手术且已痊愈者现身说教，以解除其顾虑，顺利度过心理调试期；可向患者介绍乳房重建手术可弥补乳房切除后形体外观的改变，以提高患者的生活质量；对已婚患者应同时对其丈夫进行心理辅导，鼓励夫妻双方坦诚相待，取得丈夫的理解、关心和支持，并能接受妻子手术后身体形象的改变。

2．终止妊娠或哺乳　妊娠期及哺乳期发生乳腺癌的患者应立即终止妊娠或停止哺乳，以减轻激素的作用。

3．术前常规准备　应按手术范围准备皮肤，范围要足够大。对于手术范围大、需要植皮的患者，同时做好供皮区的准备。对高龄患者应做心肺功能检查，如有异常应及时处理，以减少术中、术后心肺功能失代偿的并发症。

（二）术后护理

1．病情观察　密切注意生命体征变化，观察切口敷料渗血、渗液情况，并予以记录。乳腺癌扩大根治术有损伤胸膜可能，患者若出现胸闷、呼吸困难等表现，应及时报告医师，以便早期发现和协助处理肺部并发症，如气胸等。

2．体位　术后麻醉清醒、血压平稳后取半卧位，以利呼吸和引流。

3．伤口护理

（1）有效包扎：手术部位用弹性绷带或胸带加压包扎，敷料外放置沙袋加压，使皮瓣紧贴胸壁，防止积液积气。包扎松紧度以能容纳一手指、维持正常血运、不影响呼吸为宜。绷带加压包扎一般维持 7～10 日，包扎期间告知患者不能自行松解绷带，瘙痒时不能将手指伸入敷料下搔抓。若绷带松脱，应及时重新加压包扎。

（2）观察患测上肢远端血液循环：若手指发麻、皮肤发绀、皮温下降，动脉搏动不能扪及，提示腋窝部血管受压，应及时调整绷带的松紧度。

（3）观察皮瓣血液循环：注意皮瓣颜色及创面愈合情况，正常皮瓣颜色红润，紧贴胸壁，温度略低于健侧；若皮瓣颜色暗红，提示血循环欠佳，有可能坏死，应报告医师及时处理。

4．引流管护理 乳腺癌根治术后，皮瓣下常规放置负压引流管，以便及时有效地吸出残腔内的积液、积血，并使皮瓣紧贴胸壁，有利于皮瓣愈合。护理时应注意以下几点。

（1）保持有效的负压引流：负压吸引的压力大小要适宜。若负压过高可致引流管腔瘪陷，导致引流不畅；若负压过低则不能充分引流，易致皮下积液、积血。

（2）妥善固定引流管：引流管长度要适宜，患者卧床时将其固定于床旁，起床时固定于上衣，防止滑脱。

（3）保持引流通畅：防止引流管受压或弯曲。若有局部积液、皮瓣不能紧贴胸壁且有波动感，应通知医师及时处理。

（4）观察引流液的颜色和量：术后1～2日，每日引流血性液约50～200 ml，以后颜色逐渐变淡，量逐日减少。

（5）拔管：术后4～5天，若引流液转为淡黄色、每日量少于10～15 ml，皮下无积液，皮瓣与胸壁紧贴即可拔管。若拔管后仍有皮下积液，可在严格无菌消毒后抽液并局部加压包扎。

5．患侧上肢肿胀的护理 主要由于患侧腋窝淋巴结切除、头静脉被结扎、腋静脉栓塞、局部积液或感染等因素导致上肢淋巴回流不畅、静脉回流障碍所致。护理时应注意以下几点。

（1）避免损伤：勿在患侧上肢测量血压、抽血、做静脉或皮下注射等。避免患肢过度负重和外伤。

（2）保护患侧上肢：平卧时患肢下方垫枕抬高10°～15°，肘关节轻度屈曲；半卧位时屈肘90°放于胸腹部；下床活动时用吊带托或用健侧手将患肢抬高于胸前，需要他人扶持时只能扶健侧，以防腋窝皮瓣滑动而影响愈合；避免患肢下垂过久。

（3）促进肿胀消退：按摩患侧上肢或进行握拳、屈、伸肘运动，以促进淋巴回流。肢体肿胀严重者，可弹力绷带包扎或戴弹力袖以促进淋巴回流；局部感染者，及时应用抗生素治疗。

6．患侧上肢功能锻炼 由于手术切除了胸部肌肉、筋膜和皮肤，使患侧肩关节活动明显受限制。术后加强肩关节活动可增强肌肉力量，松解和预防粘连，最大限度地恢复肩关节的活动范围。为减少和避免术后残疾，鼓励和协助患者早期开始患侧上肢的功能锻炼。

（1）术后24小时内：主要活动手指和腕部，可作伸指、握拳、屈腕等锻炼。

（2）术后的1～3日：进行上肢肌肉等长收缩，利用肌肉泵促进血液和淋巴回流；可用健侧上肢或他人协助患侧上肢进行屈肘、伸臂等锻炼，逐渐过渡到肩关节的小范围前屈、后伸运动（前屈小于30°，后伸小于15°）。

（3）术后4～7日：鼓励患者用患侧手洗脸、刷牙、进食等，并做以患侧手触摸对侧肩部及同侧耳朵的锻炼。

（4）术后1～2周：术后1周皮瓣基本愈合后，开始做肩关节活动，以肩部为中心，前后摆臂。术后10日皮瓣与胸壁黏附已较牢固，循序渐进地做抬高患侧上肢（将患侧肘关节伸屈、手掌置于对侧肩部，直至患侧肘关节与肩平）、手指爬墙（每日标记高度，逐渐递增幅度，直至患侧手指能高举过头）、梳头（以患侧手越过头顶梳对侧头发、扪对侧耳朵）等锻炼。指导患者做患肢功能锻炼时应根据患者的实际情况而定，一般以每日3～4次、每次20～30分钟为宜；循序渐进，逐渐增加功能锻炼的内容。术后7日内不上举，10日内不外展肩关节；不要以患侧肢体支撑身体，以防皮瓣移动而影响愈合。

（三）健康教育

1．功能锻炼 指导患者做患肢循序渐进的功能锻炼，避免术侧上肢外伤，不宜搬动、提拉重物，避免在患侧上肢测血压、静脉穿刺等。

2．避孕　术后5年内避免妊娠，防止乳腺癌复发。

3．坚持放疗、化疗　放疗期间应注意保护皮肤，出现放疗性皮炎时及时就诊。化疗期间定期检查肝、肾功能，每次化疗前1日或当日查血白细胞计数，化疗后5~7日复查，若白细胞计数$< 3 \times 10^9 /L$，需及时就诊。放疗、化疗期间因抵抗力低，应少到公共场所，以减少感染机会；加强营养，多食高蛋白、高维生素、高热量、低脂肪的饮食，以增强机体抵抗力。

4．乳房定期检查　定期乳房自我检查有助于及早发现乳房的病变，因此20岁以上妇女，特别是高危人群应每月进行1次乳房自我检查。术后患者也应每月自查1次，以便早期发现复发征象。检查时间最好选在月经周期第7~10日，或月经结束后2~3日，已经绝经的女性应选择每月固定的1日到医院检查。40岁以上女性或乳腺癌术后患者每年还应行钼靶X线检查。乳房自我检查方法如下。

（1）视诊：站在镜前取各种姿势（两臂放松垂于身体两侧、向前弯腰或双手上举置于头后），观察两侧乳房的形状、大小是否对称，有无局限性隆起或凹陷，乳房皮肤有无发红、水肿及"桔皮样"改变，乳房浅表静脉是否扩张。两侧乳头是否在同一水平，如乳头上方有癌肿，可将乳头牵向上方，使两侧乳头高低不同。乳头内陷可为发育不良所致，若是一侧乳头近期出现内陷，则有临床意义。还应注意乳头、乳晕有无糜烂。

（2）触诊　患者可取平卧位，肩胛下垫薄枕，左前臂枕于头下，尽量放松肌肉使左乳平铺在胸壁。右手各指并拢，用手指掌面轻柔平按，扪摸左侧乳房，切忌重按或抓捏。一般检查是从乳房内上象限开始，依次为内下、外下、外上象限，最后按摸乳晕区，要注意乳头有无溢液。然后左臂放下，用右手再摸左侧腋窝有无淋巴结肿大。用同样的方法检查另一侧。如发现肿块，应及时到医院作进一步检查，以明确诊断。

5．防癌教育　尤其对乳房某些良性肿块，应密切观察，及时正确治疗。

6．义乳　向患者介绍义乳的选择和佩戴的方法；当癌症复发性很小时，可向患者介绍乳房重建术。

考点：急性乳腺炎的健康评估和健康教育；乳腺囊性增生和乳腺纤维腺瘤的区别。乳腺癌的主要身体状况、护理措施。

小结	乳房疾病是女性多发病、常见病。急性乳房炎多见于初产妇，主要发病原因是乳汁淤积和细菌入侵，初期以炎症反应为主，脓肿形成后需根据脓肿的部位和深浅选择切开引流的部位和切口方向。乳腺囊性增生以中年女性多见，肿块分散于整个乳腺、大小不一，乳房胀痛与月经周期有关。乳房纤维腺瘤以青年女性多见，肿块多为单发，表面光滑，易于推动，与月经周期无关。乳腺癌以中老年多见，无痛、单发的小肿块是乳癌最早的症状，肿块质硬，表面不光滑，与周围组织分界不很清楚，中晚期，乳房外形可出现"酒窝征"或"橘皮征"改变；手术治疗是乳腺癌的主要治疗方法之一，还有辅助化学药物、内分泌、放射治疗；手术后应重点加强伤口和引流管护理以及患侧上肢功能锻炼，防止皮下积液、皮瓣坏死和患侧上肢水肿等并发症。

（王兴英　张晓霞）

第十三章　急性腹膜炎与腹部损伤患者的护理

学习目标	1. 归纳腹膜炎、腹部损伤的病因、病理。 2. 知道急性化脓性腹膜炎、腹腔脓、腹部损伤的身心状况和治疗原则。 3. 熟记急性化脓性腹膜炎和腹部损伤患者的护理。

第一节　急性化脓性腹膜炎患者的护理

案例

男性，28岁，2小时前，餐后突然出现上腹部刀割样疼痛，迅速波及全腹，伴出冷汗、恶心、呕吐，呕吐为胃内容物。

体格检查：T 36.9℃，P 104次／分，R 24次／分，BP 80/50 mmHg，急性面容，面色苍白，全腹肌紧张，压痛、反跳痛，肝浊音界消失，移动性浊音（＋）。

思考：
（1）引起患者临床表现的可能原因是什么？
（2）目前存在的主要护理诊断有哪些？
（3）目前的护理措施有哪些？

急性化脓性腹膜炎是指由化脓性细菌包括需氧菌和厌氧菌或两者混合所引起的腹膜急性炎症。急性腹膜炎累及整个腹膜腔称为急性弥漫性腹膜炎，若仅局限于病灶局部称为局限性腹膜炎，并且可以形成脓肿。根据病因可把腹膜炎分为细菌性与非细菌性腹膜炎，根据发病机制分为原发性腹膜炎与继发性腹膜炎。临床上所称的急性腹膜炎多指继发性化脓性腹膜炎，是急性化脓性腹膜炎中最常见的一种，也是一种常见的外科急腹症。

知识链接

腹膜的特点

腹膜是一层很薄的浆膜，分为相互连续的壁层腹膜和脏层腹膜。腹膜腔是脏层腹膜和壁层腹膜之间的潜在腔隙，是人体最大的体腔。病变时，可容纳数升液体或气体。壁腹膜的神经支配来自肋间神经和腰神经的分支，属体神经系统，对各种刺激敏感，痛觉定位准确。脏层腹膜神经属于自主神经，来自交感神经和迷走神经末梢，对牵拉、胃肠腔内压力增高及炎症、压迫等刺激较为敏感，表现为钝痛，定位较差。腹膜有润滑、吸收和渗出、防御、修复等作用。

【护理评估】

（一）健康史

1. 一般状况　了解患者以往有无胃十二指肠溃疡病史，腹腔内器官疾病和手术史，近期有无腹部外伤史。

2. 发病原因

（1）继发性腹膜炎（secondary peritonitis）：是指在腹腔内某些疾病或损伤的基础上发生的腹膜炎（图 13-1），约占所有腹膜炎的 98%。病原菌多为肠道内的常驻菌群，其中以大肠埃希菌最常见，其次为厌氧拟杆菌、粪链球菌和变形杆菌等，大多为混合性感染。多种细菌的同时存在可发生协同的病理作用，极大地增加了感染的严重性，故毒性剧烈。

1）腹内脏器穿孔、破裂：是急性继发性化脓性腹膜炎最常见的原因。如胃、十二指肠溃疡急性穿孔，胃肠内容物流入腹腔首先引起化学性腹膜炎，继发细菌感染后成为化脓性腹膜炎；急性胆囊炎、胆囊壁的坏死穿孔常造成极为严重的胆汁性腹膜炎；外伤造成的肠管、膀胱破裂，腹腔污染及腹壁伤口进入细菌，可很快形成腹膜炎。

2）腹内脏器绞窄及炎症扩散：也是急性继发性腹膜炎的常见原因。如绞窄性肠梗阻、急性阑尾炎、急性胰腺炎、女性生殖器官化脓性炎症或产后感染等，含有细菌之渗出液进入腹腔引起腹膜炎。

3）其他：如腹部手术污染腹腔，胃肠道吻合口漏，以及腹壁发生严重感染，均可导致腹膜炎。

（2）原发性腹膜炎：原发性腹膜炎（primary peritonitis）又称为自发性腹膜炎。临床上较少见，是指腹腔内无原发病灶，病原菌是经由血液循环、淋巴途径或女性生殖系等而感染腹腔所引起的腹膜炎。多见于体质衰弱、严重肝病患者或在抗病能力低下的情况下，或肾病、猩红热、营养不良并发上呼吸道感染时可致病，尤其是 10 岁以下的女孩多见。脓液的性质根据菌种而不同，常见的溶血性链球菌的脓液稀薄而无臭味，脓汁和血培养可找到溶血性链球菌和肺炎双球菌。临床上常有急性腹痛、呕吐、腹泻，并迅速出现脱水或全身中毒症状。

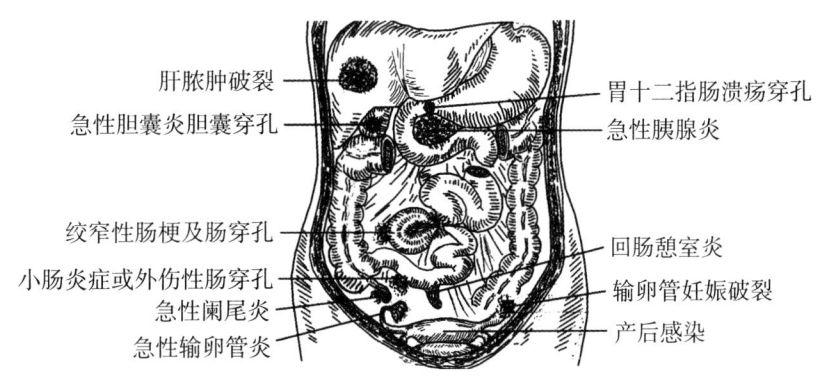

图 13-1　继发性腹膜炎的常见原因

3. 病理生理

（1）基本病理生理变化：腹膜具有润滑、吸收和渗出、防御和修复等生理作用。当腹膜受细菌、胃肠内容物、血液、尿液、胆汁、胰液等刺激后发生充血水肿，并失去固有光泽，随之产生大量浆液性渗出液，一方面可以稀释腹腔内毒素及消化液，以减轻对腹膜的刺激，另一方面也可以导致严重脱水,蛋白质丢失和电解质紊乱。渗出液中逐渐出现大量中性粒细胞、吞噬细胞,可吞噬细菌及微细颗粒。加之坏死组织、细菌和凝固的纤维蛋白,使渗出液变为混浊,继而成为脓液。常见以大肠杆菌为主的混合感染,脓液呈黄绿色、稠厚,并有粪臭味,在诊断上有着重要意义。

(2) 腹膜炎的转归:腹膜炎形成后的转归,要根据患者的抗菌能力和感染的严重程度及治疗的效果而定。

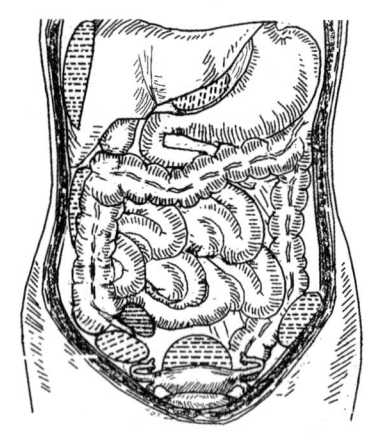

图 13-2 腹腔脓肿的好发部位

1) 炎症吸收或局限:一般年青体壮者,抗病能力强,加之致病毒力弱,病变损害轻,治疗适当,则腹膜炎可向好转方向发展,炎症消散,腹膜病变自行修复而痊愈,腹腔内可遗留不同程度的纤维性粘连;也可因邻近肠管、其他脏器或大网膜等粘连而局限于腹腔某一部位,形成局限性腹膜炎,若局部有脓液积聚则形成腹腔脓肿,如膈下脓肿、盆腔脓肿、肠袢间脓肿等(图 13-2)。

2) 炎症扩散:年老体弱、病变严重、治疗不适当或不及时则感染可迅速扩散而形成弥漫性腹膜炎,此时腹膜严重充血、广泛水肿、炎性渗出不断增加,可引起脱水及电解质紊乱、血浆蛋白低下和贫血。由于腹腔内可积存数千毫升脓液,肠管浸泡在脓液中,胃肠壁也高度充血水肿,肠管内充满大量液体和气体,肠管高度膨胀,肠蠕动减弱或消失,形成麻痹性肠梗阻。由于腹膜吸收了大量毒素以致发生中毒性休克。膨胀的肠管可迫使膈肌升高,从而影响心脏功能,下腔静脉回流受阻,回心血量进一步减少,气体交换也受到一定障碍,加之高热、脱水酸中毒、中毒性休克加深等,最后可导致多脏器衰竭(MSOF),这些都是急性化脓性腹膜炎的主要致死原因。

3) 肠粘连:腹膜炎被控制后,根据病变损伤的范围和程度,常遗留有相应的纤维粘连,但大多数粘连并不产生任何后果,常无临床症状;若粘连带压迫肠管或粘连后使肠管形成锐角、过度扭曲等,则可引起粘连性肠梗阻。

(二) 身体状况

1. 急性腹膜炎的主要临床表现,早期为腹膜刺激症状如腹痛、压痛、腹肌紧张和反跳痛等。后期由于感染和毒素吸收,主要表现为全身感染中毒症状。

(1) 腹痛:这是腹膜炎最主要的症状。疼痛的程度随炎症的程度而异。但一般都很剧烈,不能忍受,且呈持续性。深呼吸、咳嗽、转动身体时都可加剧疼痛。故患者不愿变动体位,疼痛多自原发灶开始,炎症扩散后漫延及全腹,但仍以原发病变部位较为显著。

(2) 恶心、呕吐:此为早期出现的常见症状。开始时因腹膜受刺激引起反射性的恶心呕吐,呕吐物为胃内容物。后期出现麻痹性肠梗阻时,呕吐物转为黄绿色并含胆汁液,甚至为棕褐色粪样肠内容物。由于呕吐频繁可呈现严重脱水和电解质紊乱。

(3) 发热:突然发病的腹膜炎,开始时体温可以正常,之后逐渐升高。老年衰弱的患者,体温不一定随病情加重而升高。脉搏通常随体温的升高而加快。如果脉搏增快而体温反而下降,多为病情恶化的征象,必须及早采取有效措施。

(4) 感染中毒:当腹膜炎进入严重阶段时,常出现高烧、大汗口干、脉快、呼吸浅促等全身中毒表现。后期由于大量毒素吸收，患者则出现表情淡漠、面容憔悴、眼窝凹陷、口唇发绀、肢体冰冷、舌黄干裂、皮肤干燥、呼吸急促、脉搏细弱、体温剧升或下降、血压下降、休克、酸中毒。若病情继续恶化，终因肝肾功能衰竭及呼吸循环衰竭而死亡。

(5) 腹部体征：①视诊：腹胀，腹式呼吸减弱或消失；腹胀加重是病情恶化的一项重要标志；②触诊：腹部压痛、反跳痛和腹肌紧张，是腹膜炎的标志性体征，称为腹膜刺激征，以原发病灶所在部位最明显；肌紧张的程度随病因和患者全身状况不同而有所差异，如胃肠或胆囊穿孔时腹肌可呈"木板样"强直；幼儿、老人或极度衰弱的患者腹肌紧张不明显；③叩诊：因胃肠胀气而呈鼓音；胃、十二指肠穿孔或破裂时，胃肠内气体移至膈下，可有肝浊音界缩小或消失；腹腔内积液较多时可叩出移动性浊音；④听诊：肠鸣音减弱，肠麻痹时肠鸣音可完全消失。直肠指诊时，如直肠前窝饱满及触痛，则表示有盆腔感染存在。

2．腹腔脓肿

(1) 膈下脓肿：脓液积聚于膈肌以下、横结肠及其系膜以上的间隙内，统称为膈下脓肿。表现特点是全身症状明显而局部症状隐匿。全身表现为发热、脉率增快、乏力、消瘦、厌食等症状；局部可出现持续钝痛，位于肋缘下或剑突下，深呼吸时疼痛加重，并可有颈肩部牵涉痛。脓肿刺激膈肌可引起呃逆；感染波及胸膜腔可出现胸腔积液、气促、咳嗽和胸痛等症状。

(2) 盆腔脓肿：腹膜炎时腹腔内的炎性渗出物及脓液容易积聚于位置最低的盆腔，形成盆腔脓肿。表现特点是局部症状明显而全身症状较轻。多发生于急性腹膜炎后期、阑尾穿孔、结直肠手术后等患者，表现为体温下降后又升高，脉搏增快；出现里急后重、排便次数增多而量少、黏液便或尿频、尿急、排尿困难等典型的直肠、膀胱刺激症状；腹部检查常无重要体征。直肠指检时直肠前窝饱满且有触痛，部分患者有压痛性包块及波动感。

(三) 心理 - 社会状况

了解患者患病后的心理反应，比如有无焦虑、恐惧等表现。了解患者对疾病的认知程度和心理承受能力，是否适应医院环境。了解家属的态度及经济承受能力。

(四) 辅助检查

1．血常规　白细胞计数及中性粒细胞比例增高，可出现中毒颗粒。病情危重或机体反应能力低下者，白细胞计数可不增高或仅中性粒细胞比例增高。

2．X 线检查　腹部立位透视或摄片，肠麻痹时可见小肠普遍胀气并有多个小液气平面；胃肠穿孔或破裂时多可见膈下游离气体。膈下脓肿时可见患侧膈肌位置升高、肋膈角模糊或有胸膜腔积液征象。

3．B 超检查　可显示腹腔内有不等量液体，并有助于原发病的诊断，还可明确有无腹腔脓肿及其位置、大小等。

4．CT 检查　对腹腔内实质性脏器病变的诊断帮助较大，对评估腹腔内液体量也有一定帮助，也可确定有无腹腔脓肿及其位置、大小等。

5．诊断性腹腔穿刺　是正确率较高的辅助性检查措施，阳性率可达 90% 以上。根据穿刺液或灌洗液的颜色、气味和混浊度，再结合涂片检查、细菌培养及淀粉酶测定等，有助于病因判断。但对严重腹胀、中晚期妊娠、既往有腹部手术或炎症史及躁动不能合作者，不宜做腹腔穿刺检查。

腹腔穿刺方法是患者取穿刺侧卧位，在局部麻醉下，选择脐和髂前上棘连线的中、外1/3交界处或经脐水平线与腋前线相交处作为穿刺点（图13-3），缓慢进针，刺穿腹膜有落空感后，再把有多个侧孔的细塑料管在穿刺针的引导下送入腹腔深处，进行抽吸（图13-4）。腹腔抽出的液体大致有透明、混浊、脓性、血性和粪水样几种。结核性腹膜炎为草黄色透明的黏性液；上消化道穿孔为黄绿色混浊液含有胃液、胆汁；急性阑尾炎穿孔为稀薄带有臭味的脓液；绞窄性肠梗阻肠坏死，可抽出血性异臭的液体；急性出血坏死性胰腺炎可抽出血性液，而且胰淀粉酶定量很高；若腹穿刺液为新鲜不凝血则考虑为腹腔内实质性脏器损伤。如果腹腔液体在100 ml以下，则诊断性腹穿不易成功，为明确诊断，可行诊断性腹腔冲洗。

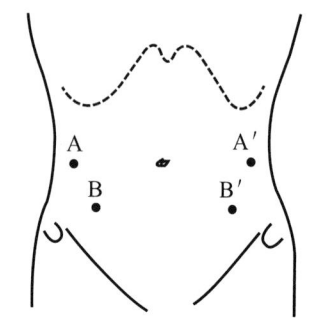

A．A′经脐水平线与腋前线交点
B．B′髂前上棘脐连线中、外1/3交点

图13-3　诊断性腹腔穿刺的进针点

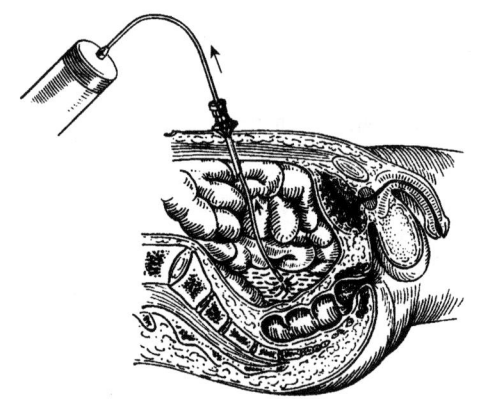

图13-4　诊断性腹腔穿刺抽液方法

6．诊断性腹腔灌洗　经诊断性腹腔穿刺置入的塑料管的尾端连接一盛有500～1000 ml无菌生理盐水的输液瓶，输液瓶倒挂使生理盐水缓慢地灌入腹腔，当液体流完或患者感觉腹胀时，将输液瓶放正于床面下，使腹腔内灌洗液借虹吸作用流入输液瓶内。取瓶中液体进行肉眼检查和镜检。若出现下列结果中的一项，即为阳性：①肉眼见灌洗液为血性、含胆汁、胃肠内容物或尿液；②显微镜下红细胞计数超过10×10^9/L或白细胞计数超过0.5×10^9/L；③淀粉酶测定超过100somogyi单位；④灌洗液中发现细菌。

（五）治疗与效果

治疗原则是极积消除引起腹膜炎的病因，彻底清洗吸尽腹腔内脓液和渗出液，促使渗出液尽快吸收。急性腹膜炎的治疗可分为非手术治疗和手术治疗两种。

1．非手术治疗　对原发性腹膜炎，病情较轻、全身情况良好的继发性腹膜炎，或腹膜炎已经局限或有局限趋势者，可采用非手术治疗。非手术治疗也可作为手术前的准备工作。

（1）体位：在无休克时，患者应取半卧位，有利于腹腔渗出液积聚在盆腔因为盆腔脓肿中毒症状较轻，也便于引流处理。半卧位时要经常活动两下肢，改换受压部位，以防发生静脉血栓形成和褥疮。

（2）禁食：对胃肠道穿孔患者必须绝对禁食，以减少胃肠道内容物继续漏出。对其他病因引起的腹膜炎已经出现肠麻痹者，进食能加重肠内积液积气使腹胀加重。必须待肠蠕动恢复正常后才可开始进饮食。

（3）胃肠减压：可以减轻胃肠道膨胀，改善胃肠壁血运，减少胃肠内容物通过破口漏入腹腔，是治疗腹膜炎的重要治疗措施，但长期胃肠减压妨碍呼吸和咳嗽，增加体液丢失可造成低氯低钾性碱中毒，故一旦肠蠕动恢复正常应及早停止减压，拔去胃管。

（4）静脉输入晶胶体液：腹膜炎禁食患者必须进行输液，以纠正水、电解质和酸碱失调。必要时应输血、血浆和白蛋白，以补充因腹腔渗出而导致的蛋白丢失，防止低蛋白血症和贫血。

（5）补充热量与营养：急性腹膜炎患者其代谢率为正常的140%，每日需要热量达3000～4000 kCal。除输葡萄糖供给部分热量外，必要时应输入适量的复方氨基酸溶液以减轻体内蛋白的消耗，对长期不能进食的患者应考虑深静脉高营养治疗。

（6）抗菌素的应用：急性腹膜炎多为大肠杆菌和粪链菌所致的混合感染，早期即应选用大量广谱抗菌素，之后再根据细菌培养结果加以调整，给药途径以静脉滴注较好。

（7）镇痛：为减轻患者痛苦适当地应用镇静止痛剂是必要的。对于诊断已经明确，治疗方法已经决定的患者，可适量应用杜冷丁或吗啡止痛。但如果诊断尚未诊定，患者还需要观察时，不宜用止痛剂以免掩盖病情。

2．手术治疗 绝大多数急性继发性腹膜炎需手术治疗。

（1）适应证：①经非手术治疗8～12小时，病情不缓解或反而加重者；②腹腔内原发病变严重者，如胃肠或胆囊穿孔、绞窄性肠梗阻、腹内脏器破裂等；③腹腔内炎症重，有大量积液，出现严重的肠麻痹或感染中毒症状，尤其有休克表现者；④腹膜炎病因不明，且无局限趋势者。

（2）手术方式为剖腹探查术。

（3）手术治疗原则是：①正确处理原发病灶（如病变器官的修补或切除等）；②清理腹腔的渗液、脓液（吸除或冲洗）；③采取恰当的腹腔引流。

3．腹腔脓肿的处理

（1）膈下脓肿可在B超引导下采用经皮穿刺置管引流，亦可手术切开引流。

（2）盆腔脓肿较大且不能吸收者，可经直肠前壁切开引流，已婚女性亦可行阴道后穹隆穿刺置管引流或手术切开引流。

考点：继发性腹膜炎及原发性腹膜炎的概念、继发性腹膜炎的发病原因、急性化脓性腹膜炎的临床表现。

【主要护理诊断/问题】

1．疼痛 与腹膜炎症刺激、手术创伤等有关。
2．体温过高 与腹膜炎毒素吸收有关。
3．体液不足 与腹腔内大量渗出、高热、禁食、呕吐等有关。
4．营养失调，低于机体需要量 与禁食、感染后分解代谢增强有关。
5．焦虑、恐惧 与病情严重、担心预后等有关。
6．潜在并发症 感染性休克、粘连性肠梗阻等。

【护理措施】

（一）非手术治疗护理/术前护理

1．减轻腹胀、腹痛

（1）体位：取半卧位，促使腹腔内渗出液流向盆腔，有利于局限炎症和引流，以减轻中毒症状；同时可促使腹内脏器下移，减轻因明显腹胀挤压膈肌而对呼吸和循环的影响，且半卧位时腹肌松弛，有助于减轻腹肌紧张引起的腹胀等不适。休克患者取平卧位，或头、躯干和下肢各抬高约20°。尽量减少搬动，以减轻疼痛。

（2）禁食、胃肠减压：胃肠道穿孔患者必须禁食，并留置胃管持续胃肠减压。其目的有：①抽出胃肠道内容物和气体；②减少消化道内容物继续流入腹腔；③减少胃肠内积气、积液；④改善胃肠壁的血运；⑤有利于炎症的局限和吸收；⑥促进胃肠道恢复蠕动。

（3）对症处理、减轻不适：遵医嘱给予镇静处理，缓解患者的痛苦与恐惧心理。已经确诊、治疗方案已定者，可用哌替啶类止痛剂；对于诊断不明确或需要进行观察的患者，暂不用止痛剂，以免掩盖病情。根据医嘱予以吸氧治疗。

2．控制感染，加强营养支持

（1）遵医嘱合理应用抗生素：继发性腹膜炎大多为混合感染，在选择抗生素时，应考虑致病菌的种类。目前认为，第三代头孢菌素足以杀死大肠埃希菌且无耐药性，并且认为单一广谱抗生素治疗大肠埃希菌的效果可能更好。严格地说，根据细菌培养出的菌种及药物敏感试验结果选用抗生素是比较合理的。

（2）降温：高热患者，给予物理或药物降温。

（3）营养支持：急性腹膜炎患者的代谢率约为正常人的140%，分解代谢增强。若热量和营养素补充不足，体内大量蛋白质首先被消耗，使患者的防御能力和愈合能力下降。故在补充热量的同时应补充清蛋白、氨基酸等，静脉输入脂肪乳可获较高热量。对长期不能进食的患者，应尽早实施肠外营养支持，提高机体防御和修复能力。

3．维持体液平衡和生命体征平稳

（1）静脉输液：应迅速建立静脉输液通道，遵医嘱补充液体和电解质等，以纠正水、电解质及酸碱失衡。补液时根据患者丢失的液体量和生理需要量，计算总补液量（晶体、胶体），安排好各类液体输注的顺序，并根据患者临床表现和补液的监测指标及时调整输液的成分和速度。

（2）维持有效循环血量：病情严重者，必要时输血浆、清蛋白或全血，以补充因腹腔内渗出大量血浆引起的低蛋白血症和贫血。急性腹膜炎中毒症状明显并有休克时，给予抗休克治疗。如果输液、输血仍未能改善患者状况，可遵医嘱使用激素，对减轻中毒症状、缓解病情有一定帮助。也可根据患者脉搏、血压、中心静脉压等情况给予血管收缩剂或扩张剂，其中以多巴胺较为安全有效。

4．做好病情监测和记录　密切观察病情，注意腹部症状和体征的动态变化。定时测量体温、脉搏、呼吸和血压，监测尿量，记录液体出入量，必要时监测中心静脉压、血细胞比容、血清电解质、心电监护、血气分析等，以调整输液的量、速度和种类，维持尿量30～50 ml/h。监测危重患者的循环、呼吸、肾功能，并进行及时有效的处理。

5．心理护理　做好患者及其家属的沟通和解释，稳定患者情绪，减轻焦虑；介绍有关腹膜炎的疾病知识，制定合理的健康教育计划，提高其认识并配合治疗和护理；帮助其面对和接受疾病带来的变化，尽快适应患者角色，增加战胜疾病的信心和勇气。

（二）术后护理

1．卧位　患者手术毕回病室后，给予平卧位。全麻未清醒者头偏向一侧，注意呕吐情况，保持呼吸道通畅。全麻清醒或硬膜外麻醉患者平卧6小时，血压、脉搏平稳后改为半卧位，并鼓励患者早期活动。

2．禁食、胃肠减压　术后继续胃肠减压、禁食，肠蠕动恢复后，拔除胃管，逐步恢复经口饮食。禁食期间做好口腔护理，每日2次。

3．观察病情变化　①术后密切监测生命体征变化；②观察并记录出、入液体量，注意观察患者尿量变化；③危重患者注意循环、呼吸、肾功能的监测和维护；④经常巡视患者，倾听主诉，注意腹部体征变化，观察有无膈下或盆腔脓肿的表现，观察其肠蠕动恢复情况，及时发现异常，通知医师，配合处理；⑤观察引流情况及伤口愈合情况等。

4．维持生命体征稳定和体液平衡　根据医嘱，合理补充水、电解质，必要时输全血、血浆，维持水、电解质、酸碱平衡及有效循环血量。

5．营养支持治疗　根据患者的营养状况，及时给予肠内、肠外营养支持，以防体内蛋白质被大量消耗而降低机体抵抗力和愈合能力。手术时已做空肠造口者，空肠蠕动恢复后可给予肠内营养。

6．腹腔脓肿、切口感染等并发症的预防和护理

（1）合理使用抗生素：根据脓液细菌培养和药物敏感试验结果，选用有效抗生素。待患者全身情况改善，临床感染症状消失后，可停用抗生素。

（2）保证有效引流：①引流管需贴标签标明名称、引流部位等；②正确连接并妥善固定各引流装置、引流管，防止脱出、折曲或受压；③观察引流通畅情况，挤捏引流管以防血块或脓痂堵塞，预防腹腔内残余感染；对行低负压引流者需根据引流液抽吸的情况及时调整负压，维持有效引流；④及时观察腹腔引流情况，准确记录引流液的量、颜色和性状；⑤一般当引流量小于10 ml/d，且引流液非脓性、患者无发热、无腹胀、白细胞计数恢复正常时，可考虑拔除腹腔引流管。

（3）切口护理：观察切口敷料是否干燥，有渗血或渗液时及时更换敷料；观察切口愈合情况，及早发现切口感染征象。

（三）健康教育

1．疾病知识指导　提供疾病护理、治疗知识，向患者说明非手术期间禁食、胃肠减压、半卧位的重要性。

2．饮食指导　解释腹部手术后肠功能恢复的规律，讲解术后饮食从流质开始逐步过渡到半流-软食-普食的知识，鼓励其循序渐进、少量多餐，进食富含蛋白质、热量和维生素的食物，促进机体恢复和切口愈合。

3．运动指导　解释术后早期活动的重要性，鼓励患者卧床期间进行床上翻身运动，视病情和患者体力可坐于床边和早期下床走动，促进肠功能恢复，防止术后肠粘连，促进术后康复。

4．随访指导　术后定期门诊随访。若出现腹胀、腹痛、恶心、呕吐或原有消化系统症状加重时，应立即就诊。

考点：急性化脓性腹膜炎非手术治疗的护理措施。

第二节 腹部损伤患者的护理

案例

男性，30岁，司机。不慎发生交通事故，伤后有一过性神志不清，受伤经过不详，清醒后感右上腹剧烈疼痛，呈持续性、刀割样，短时间内腹痛逐渐扩至全腹，并出现头晕、心悸、面色苍白、肢端发凉；恶心、呕吐2次，呕吐物为咖啡样液体，量不多，被急送到医院。

体格检查：体检：T 36.5℃，P 110次/分，BP 105/75 mmHg，R 22次/分。腹略胀，腹式呼吸弱；全腹压痛，反跳痛，肌紧张；肝区叩痛阳性，移动性浊音阳性，肠鸣音消失。腹部穿刺抽出不凝固血并混有胆汁。诊断为肝破裂。

思考：
（1）该患者诊断为肝破裂的依据包括哪些？
（2）肝破裂引起上腹剧痛的原因是什么？

腹部损伤是指由于各种原因引起的腹壁和（或）腹腔内器官损伤。在平时和战时均可见到，平时约占各种损伤的0.4%～1.8%，战时可高达50%。

【护理评估】
（一）健康史

1．一般状况　了解患者的年龄、性别等；了解患者的受伤原因、时间、地点、部位、伤情、致伤物的性质及暴力的方向和强度，已接受的急救措施；腹部损伤后腹痛的部位、性质、程度、疼痛有无缓解或进行加重的现象。患者有无昏迷。

2．病因和分类　根据体表有无伤口可分开放性损伤和闭合性损伤。

1）开放性损伤　多由锐器或火器如刀刺、枪弹等所致。根据腹膜是否破损，又分为：穿透伤，腹壁伤口穿破腹膜，多伴腹腔内器官损伤；非穿透伤，腹壁伤口未穿破腹膜，偶伴腹腔内器官损伤。其中致伤物有入口又有出口者为贯通伤，仅有入口无出口者为盲管伤。

2）闭合性损伤：常为钝性暴力如坠落、碰撞、冲击、挤压、拳打脚踢、突然减速等所致。损伤可能仅局限于腹壁，也可兼有腹腔内器官损伤。

3．病理生理　腹部损伤的严重程度、是否涉及内脏，涉及何内脏等，很大程度上取决于暴力的强度、速度、着力部位和作用方向等外在因素，还受到损伤的部位、器官、器官原有的病理情况和功能状态等内在因素的影响。

（1）实质性器官损伤

1）脾破裂（splenic rupture）：脾破裂是最常见的腹部损伤。约占所有腹部损伤的40%左右。脾的血运丰富，组织结构脆弱，易受钝性打击、剧烈震荡、挤压和术中牵拉而发生破裂，已有病理改变（如门脉高压症、血吸虫病、传染性单核细胞增多症、淋巴瘤等）的脾更易因损伤而破裂。脾破裂可分为：中央破裂、被膜下破裂和真性破裂三种。中央型破裂，为脾实质深部破裂；被膜下破裂，为脾被膜下实质部分破裂；真性破裂为脾被膜和脾实质均破裂。前两种脾破裂，因被膜完整，出血量受到限制，临床上无明显内出血征象，可形成血肿而被吸收。但损伤较大的，尤其是被膜下血肿，在某些微弱外力的作用下，可以突然转为真性破裂。临床所见脾破裂大多数为真性脾破裂（约占85%），出现不易自行停止的腹腔内出血。

2）肝破裂（liver rupture）：肝是人体最大的实质性器官，血供丰富，质地柔软而脆弱，在外界致伤因素的作用下，易发生损伤。肝破裂在腹部损伤中处于第二位，约占所有腹部损伤的15%~20%。原有肝硬化与慢性肝病的肝脏更容易因损伤而破裂。肝外伤时，不但损伤肝内血管导致出血，还常同时损伤肝内胆管，引起胆汁性腹膜炎。肝内血肿和包膜下血肿，可继发性向包膜外或肝内穿破，出现活动性大出血，也可向肝内胆管穿破，引起胆道出血。肝内血肿可继发细菌感染形成肝脓肿。

3）胰腺损伤（pancreas injury）：胰腺损伤约占腹部损伤的1%~2%。胰腺位于上腹部腹膜后脊柱前，损伤常系上腹部强大挤压性暴力直接作用于脊柱所致，以胰颈、体部损伤多见。胰腺损伤所引起的内出血量一般不大，但常并发胰液漏或胰瘘而导致弥漫性腹膜炎。部分病例渗液被局限在网膜囊内，形成胰腺假性囊肿。

(2) 空腔脏器损伤

1）胃、十二指肠损伤：腹部闭合性损伤时胃很少受累，只在胃膨胀时偶可发生。上腹或下胸部的穿透伤则常导致胃损伤，且多伴有肝、脾、横膈及胰等脏器的损伤。胃镜检查及吞入锐利异物也可引起胃穿孔。若损伤未波及胃壁全层，可无明显症状；胃壁全层破裂，胃内容物流入腹腔，则引起急性弥漫性腹膜炎，并有气腹征。十二指肠大部分位于腹膜后，损伤的发生率很低。腹腔内部分的十二指肠损伤破裂时，胰液、胆汁流入腹腔则引起严重的腹膜炎，并出现气腹，十二指肠损伤的诊断和处理存在困难，死亡率和并发症的发生率都很高。

2）小肠损伤：小肠占据中下腹大部分空间，发生损伤的机会较多。小肠破裂后，大量肠内容物流入腹腔，引起急性弥漫性化脓性腹膜炎，只有少数出现气腹；部分病例裂口较小或裂口被食物渣、纤维蛋白素，甚至突出的肠黏膜堵塞，可能不出现弥漫性腹膜炎。

3）结肠及直肠损伤：结肠损伤的发病率较小肠为低，但由于其内容物液体成分少而细菌含量多，故腹膜炎出现较晚，但较严重。位于腹膜后的结肠损伤，常导致严重的腹膜后感染。直肠损伤在腹膜返折之上，其病理生理改变与结肠损伤基本相同；腹膜反折之下损伤，可导致严重的直肠周围感染，并不引起腹膜炎。

(二) 身体状况

1．实质性脏器损伤 以腹腔内（或腹膜后）出血表现为主，出现面色苍白、脉率加快、脉压减小、尿量减少、神情淡漠等。严重时血压可在短时间内迅速下降，发展成重度休克。而腹痛及腹膜刺激征相对较轻。腹痛呈持续性，伤处压痛，可伴有轻、中度反跳痛，一般无明显腹肌紧张。但肝破裂伴有较大肝内胆管断裂或胰腺损伤伴有胰管断裂时，有胆汁或胰液流入腹腔，可出现明显的腹痛和腹膜刺激征。腹腔内积血较多时可有腹胀，移动性浊音阳性。

2．空腔脏器破裂 以弥漫性腹膜炎表现为主。除胃肠道症状（恶心、呕吐、便血、呕血等）及稍后出现的全身性感染的表现外，最为突出的是腹膜刺激征，其程度因空腔脏器内容物不同而异。通常胃液、胆汁、胰液的刺激最强，肠液次之，血液最轻。若胃的全层破裂，可立即出现剧烈的腹痛及腹膜刺激征。腹膜后十二指肠破裂时早期症状体征多不明显，随后症状体征不断加重，出现感染中毒症状，并进行性加重。胃肠道破裂时腹腔内可有游离气体，表现为肝浊音界缩小或消失，继而可因肠麻痹而出现腹胀，严重时可发生感染性休克。

(三) 心理 - 社会状况

了解患者及家属对所遭受的突然伤害的心理承受能力及对本次伤害的相关知识的了解程度。

(四) 辅助检查

1．实验室检查　血常规检查若见红细胞、血红蛋白及血细胞比容下降，表示有腹腔内实质性脏器破裂大量失血；白细胞计数及中性粒细胞比例升高，是腹内空腔脏器损伤的反应，也是化脓性腹膜炎的表现。血、尿淀粉酶测定若有升高，提示胰腺、胃肠道或十二指肠损伤。尿常规检查若有血尿，提示有泌尿系损伤。

2．X线检查　腹部立位摄片若出现膈下游离气体，是诊断胃肠道破裂的证据，但无此征象也不能完全排除诊断；若有腹膜后积气，提示腹膜后十二指肠或结、直肠破裂；若肠间隙增大，充气的左、右结肠与腹膜脂肪线分离，提示腹腔内有大量积血或积液；若腰大肌影消失，提示腹膜后血肿；若胃右移、横结肠下移，胃大弯有锯齿形压迹，是脾破裂的征象；若右膈升高，肝正常外形消失及右下胸肋骨骨折，提示有肝破裂的可能。

3．B超检查　对软组织和实质性器官具有较高的分辨力。主要用于诊断肝、脾、胰、肾的损伤，能根据脏器的形状和大小判断有无损伤及损伤部位和程度，以及周围积血、积液情况；还可发现腹腔内积气，有助于空腔脏器破裂的诊断。

4．CT检查　临床用途同B超，但比B超更为精确。

5．诊断性腹腔穿刺和腹腔灌洗　对于判断有无腹腔内脏器损伤及损伤脏器的种类有较大帮助，阳性率可达90%以上。若抽出不凝固的暗红色或鲜红色血液，提示实质性脏器或血管损伤；若抽出的血液很快凝固，多系误穿血管或刺入血肿所致；若抽出胃肠内容物或气体（应排除穿入肠腔）提示胃肠道损伤；抽出胆汁，应考虑肝外胆管、胆囊或十二指肠损伤。若穿刺液中淀粉酶升高，对胰腺和十二指肠损伤的诊断有一定参考价值。

6．其他检查　选择性血管造影、MRI、腹腔镜等对腹内损伤的诊断也具有较大价值。

(五) 治疗与效果

1．现场急救　腹部损伤常合并其他部位或脏器损伤，急救时应分清轻重缓急。首先处理危及生命因素如心跳骤停、窒息、开放性气胸、大出血等。包括恢复气道畅通、止血、输液抗休克。对开放性腹部损伤应妥善处理伤口、初步包扎后，迅速转运。有内脏脱出者，不能将脱出物强行回纳腹腔，以免加重腹腔污染，应用消毒或清洁器皿覆盖，初步包扎后，迅速转送。全身损伤情况未明时，禁用止痛剂；确诊的患者可使用止痛剂以减轻创伤所致的不良刺激。

2．非手术治疗

(1) 适应证：①暂时不能确定有无腹内脏器损伤者，非手术治疗期间严密观察病情变化，根据这些变化，综合分析，以便尽早明确诊断，抓住手术治疗时机。②诊断明确为轻度单纯性实质性脏器损伤，生命体征稳定者。

(2) 治疗措施：①输血输液，防止休克；②应用广谱抗生素，预防或治疗可能存在的腹腔内感染；③禁食，怀疑有空腔脏器破裂或明显腹胀时行胃肠减压；④营养支持。

3．手术治疗　剖腹探查手术是治疗腹内脏器损伤的关键，手术包含全面探查、止血、修补、切除，或引流有关病灶及清除腹腔内残留液体。

手术治疗适应证：观察期间若患者出现下列情况之一，提示有腹腔内脏器损伤，应急症手术：①伤后早期出现明显的失血性休克表现；②持续性剧烈腹痛呈进行性加重，伴恶心、呕吐等消化道症状；③腹部压痛、反跳痛、肌紧张明显且有加重的趋势；④肝浊音界缩小或消失，有气腹表现；⑤腹部出现移动性浊音；⑥有便血、呕血或尿血；⑦直肠指检示前壁有压痛或波动感，或指套血染。

考点： 腹部损伤的病因、分类、临床表现。

【主要护理诊断/问题】

1．疼痛　与腹部损伤、出血及破裂空腔脏器的内容物刺激腹膜、手术创伤等有关。

2．体液不足　与损伤致腹腔内出血、渗出及呕吐等有关。

3．焦虑/恐惧　与意外创伤的刺激、出血及内脏脱出等有关。

4．有感染的危险　与脾切除术后免疫力降低有关。

5．潜在并发症　腹腔感染、腹腔脓肿。

【护理措施】

（一）急救护理

腹部损伤可合并多发性损伤，在急救时应分清轻重缓急。首先处理危及生命的情况。根据患者的具体情况，可行以下措施：①心肺复苏，注意保持呼吸道通畅；②合并有张力性气胸，配合医师行胸腔穿刺排气；③止血；经静脉采血行血型及交叉配血实验；④迅速建立2条以上有效的静脉输液通路，根据医嘱及时输液，必要时输血；⑤密切观察病情变化；⑥对有开放性腹部损伤者，妥善处理伤口，如伴腹部脏器或组织自腹壁伤口突出，可用消毒碗覆盖保护，切勿在毫无准备的情况下强行回纳。

（二）非手术治疗护理/术前护理

1．休息与体位　绝对卧床休息，若病情稳定，可取半卧位。观察期间不随意搬动患者，以免加重伤情。

2．病情观察　内容包括：①每15～30分钟测定1次脉搏、呼吸、血压；②每30分钟检查1次腹部体征，注意腹膜刺激征的程度和范围变化；③动态了解红细胞计数、白细胞计数、血红蛋白和血细胞压积的变化，以判断腹腔内有无活动性出血。④观察每小时尿量变化，监测中心静脉压，准确记录24小时的输液量、呕吐量、胃肠减压量等；⑤必要时可重复B超检查、协助医师行诊断性腹腔穿刺术或腹腔灌洗术。

3．禁食、禁灌肠　因腹部损伤患者可能有胃肠道穿孔或肠麻痹，故诊断未明确之前应绝对禁食、禁饮和禁灌肠，可防止肠内容物进一步漏出，造成腹腔感染和加重病情。

4．胃肠减压　对怀疑有空腔脏器损伤的患者，应尽早行胃肠减压，以减少肠内容物漏出，减轻腹痛。在胃肠减压期间做好口腔护理，观察并记录引流情况。

5．维持体液平衡和预防感染　遵医嘱合理使用抗生素，补充足量的平衡盐及电解质等，防治水、电解质及酸碱平衡失调，维持有效的循环血量，使收缩压升至90 mmHg以上。

6．镇静、止痛　全身损伤情况未明时，禁用镇痛药，但可通过分散患者的注意力、改变体位等来缓解疼痛；空腔脏器损伤者行胃肠减压可缓解疼痛。诊断明确者，可根据病情遵医嘱给予镇静解痉药或镇痛药。

7．心理护理　关心患者，加强交流，向患者解释腹部损伤后的病情变化，之后可能出现的症状和体征及预后，使患者能正确认识疾病的发展过程。告知相关的各项检查、治疗和护理目的、注意事项及手术治疗的必要性，使患者能积极配合各种治疗和护理。避免在患者面前谈论病情的严重程度，鼓励其说出内心的感受，并加以疏导。

8．完善术前准备　一旦决定手术，应争取时间尽快地进行必要的术前准备，除以上护理措施外，其他主要措施有：①必要时导尿；②协助做好各项检查、皮肤准备、药物过敏试验；③通知血库备血；④给予术前用药。

（三）术后护理

1．体位　全麻未清醒者置平卧位，头偏向一侧。待全麻清醒或硬膜外麻醉平卧1时后，血压平稳者改为半卧位，以利于腹腔引流，减轻腹痛，改善呼吸循环功能。

2．观察病情变化　严密监测生命体征变化，危重患者加强呼吸、循环和肾功能监测和维护。注意腹部体征的变化，及早发现腹腔脓肿等并发症。

3．禁食、胃肠减压　做好胃肠减压的护理。待肠蠕动恢复、肛门排气后停止胃肠减压，若无腹胀不适可拔除胃管。从进少量流质饮食开始，根据病情逐渐过渡到半流质饮食，再过渡到普食。

4．静脉输液与用药　禁食期间静脉补液，维持水、电解质和酸碱平衡。必要时给予完全胃肠外营养，以满足机体高代谢和修复的需要，并提高机体抵抗力。术后继续使用有效的抗生素，控制腹腔内感染。

5．鼓励患者早期活动　手术后患者多翻身，及早下床活动，促进肠蠕动恢复，预防肠粘连。

6．腹腔引流护理　术后应正确连接引流装置，引流管应贴标签注明其名称、引流部位，妥善固定，保持引流通畅。普通引流袋每日更换，抗反流型引流袋可2～3日更换1次，更换时严格遵守无菌操作原则。引流管不能高于腹腔引流出口，以免引起逆行性感染。观察并记录引流液的性质和量，若发现引流液突然减少，患者伴有腹胀、发热，应及时检查管腔有无堵塞或引流管是否滑脱。

7．并发症的观察与护理

（1）受损器官再出血：①多取平卧位，禁止随意搬动患者，以免诱发或加重出血。②密切观察和记录生命体征及面色、神志、末梢循环情况，观察腹痛的性质、持续时间及辅助检查结果的变化。若患者腹痛缓解后又突然加剧，同时出现烦躁、面色苍白、肢端温度下降、呼吸及脉搏增快、血压不稳或下降等表现；腹腔引流管间断或持续引流出鲜红色血液；血红蛋白和血细胞比容降低；常提示腹腔内有活动性出血，一旦出现以上情况，通知医师并协助处理。③建立静脉通路，快速补液、输血等，以迅速扩充血容量，积极抗休克，同时做好急症手术的准备。

（2）腹腔脓肿：①剖腹探查术后数日，患者体温持续不退或下降后又升高，伴有腹胀、腹痛、呃逆、直肠或膀胱刺激症状，辅助检查血白细胞计数和中性粒细胞明显升高，多提示腹腔脓肿形成。伴有腹腔感染者可见腹腔引流管引流出较多浑浊液体，或有异味。②主要护理措施：合理使用抗生素；较大脓肿多采用经皮穿刺置管引流或手术切开引流；盆腔脓肿较小或未形成时应用40～43℃水温保留灌肠或采用物理透热等疗法；给予患者高蛋白、高热量、高维生素饮食或肠内外营养治疗。

（四）健康教育

1．社区宣传　加强宣传劳动保护、安全生产、户外活动安全、安全行车、交通法规的知识，避免意外损伤的发生。

2．急救知识普及　普及各种急救知识，在发生意外事故时，能进行简单的急救或自救。

3．及时就诊　一旦发生腹部损伤，无论轻重，都应经专业医务人员检查，以免延误诊治。

4．出院指导　出院后要适当休息，加强锻炼，增加营养，促进康复。若有腹痛、腹胀、肛门停止排气排便等不适，应及时到医院就医。

考点：腹部损伤患者的病情观察的内容、腹腔脏器损伤的指征。

小结	急性化脓性腹膜炎是指由化脓性细菌包括需氧菌和厌氧菌或两者混合所引起的腹膜急性炎症。根据其发病原因可分为继发性腹膜炎和原发性腹膜炎。继发性腹膜炎是指在腹腔内某些疾病或损伤的基础上发生的腹膜炎。主要的发病原因有腹内脏器穿孔、破裂；腹内脏器绞窄及炎症扩散；腹部手术中的腹腔污染。而原发性腹膜炎则是指腹腔内无原发性病灶，细菌经血液循环、淋巴道、泌尿道或女性生殖道等途径播散到腹腔所引起的腹膜炎。腹膜炎发生后主要表现为腹痛；恶心、呕吐；体温升高、脉搏增快；脱水和感染中毒症状。腹部检查往往有较典型的体征。手术治疗的前后严密观察患者生命体征，对非手术治疗或手术前的患者观察期间不能随意应用止痛剂。 腹部损伤是指由于各种原因引起的腹壁和（或）腹腔内器官损伤。根据损伤后患者体表有无伤口可把腹部损伤分为腹部开放性损伤和闭合性损伤。腹部开放性损伤多由利器或火器造成，闭合性损伤常为钝性暴力所致。根据损伤的腹内脏器的性质可把腹部损伤分为实质性脏器损伤和空腔脏器损伤。实质性脏器损伤和空腔脏器损伤分别有不同的临床表现，实质性脏器损伤后以出血为主要表现，空腔脏器则以腹膜炎的症状为主。损伤后注意进行正确现场的急救，然后严密观察患者情况，以决定手术与否。观察期间，不明确病因的患者不能应用止痛剂。

（张秋丽　鄂桂艳）

第十四章 腹外疝患者的护理

学习目标	1. 描述疝、腹外疝、腹股沟斜疝、腹股沟直疝的概念。 2. 说明腹外疝的主要原因、病理生理和类型。 3. 比较腹股沟斜疝和直疝的临床特点。 4. 阐述腹外疝患者手术前后护理。

案例

男性,65岁,长期便秘。5年前发现右腹股沟区肿块,约3 cm×3 cm大小,站立或咳嗽时出现,平卧后消失。2年来肿块逐渐增大至10 cm×5 cm大小,可坠入阴囊。肿块突出时感下腹坠胀,隐痛。

体格检查:右腹股沟区约10 cm×5 cm大小肿块,质软,无压痛;腹股沟外环增大,咳嗽时有冲击感;疝回纳后压迫内环,咳嗽时肿块不再出现。

思考:
(1)该患者存在的主要护理问题有哪些?
(2)患者实施手术前、后的护理措施。
(3)患者出院时的健康教育内容。

体内某个脏器或组织离开其正常解剖部位,通过先天或后天形成的薄弱点、缺损或孔隙进入另一部位,称为疝。疝多发生在腹部,以腹外疝多见。腹外疝是由腹腔内的脏器或组织连同壁腹膜,经腹壁或盆壁的薄弱点或孔隙,向体表突出所形成,是腹部外科最常见的疾病之一。常见的有腹股沟疝、股疝、脐疝、切口疝等,其中以腹股沟疝最常见,其次是股疝。腹内疝是由脏器或组织进入腹腔内的间隙囊内而形成,如网膜孔疝。

知识链接 **腹股沟管和直疝三角**

1. 腹股沟管位于腹前壁、腹股沟韧带内上方,大体相当于腹内斜肌、腹横肌弓状下缘与腹股沟韧带之间的斜行裂隙。成人腹股沟管长约4~5 cm。以深环为起点,腹股沟管由外向内、由上向下、由深向浅斜行,女性腹股沟管内有子宫圆韧带通过,男性则有精索通过。腹股沟管可分四壁两口。

（1）两口：内口即腹股沟管深环，位于腹股沟中点上方 2 cm、腹壁下动脉外侧处；外口即腹股沟浅环，是腹外斜肌腱膜纤维在耻骨结节外上方形成的一个三角形裂隙，其大小可容纳 1 指尖。

（2）四壁：即前壁、后壁、上壁、下壁。

2. 直疝三角 又称 Hesselbach 三角，其外侧边是腹壁下动脉，内侧边为腹直肌外侧缘，底边为腹股沟韧带。此处腹壁缺乏完整的腹肌覆盖，且腹横筋膜又比周围部分薄，故易发生疝。腹股沟直疝即在此由后向前突出，故称直疝三角。

【护理评估】

（一）健康史

1. 一般状况　了解患者的年龄、性别、职业，女性患者生育史；了解腹股沟疝发生的状况、病情进展情况及对日常生活的影响；了解患者有无慢性咳嗽、便秘、排尿困难、腹水等腹内压增高的情况；有无腹部手术、外伤、切口感染等病史；了解营养、发育等状况，有无糖尿病及血糖控制情况，有无其他慢性疾病，有无阿司匹林、华法林等药物服用史。

2. 发病原因　腹壁强度降低和腹内压力增高是腹外疝发病的两个主要原因。

（1）腹壁强度降低：属于解剖结构原因，是疝发生的基础，有先天性和后天性两种情况。先天性因素常见于胚胎期内某些组织结构穿过腹壁部位所形成的腹壁薄弱点，如精索及子宫圆韧带穿过腹股沟管、脐血管穿过脐环、股动静脉穿过股管等处；腹白线因发育不全也可成为腹壁的薄弱点。后天性因素有腹壁手术切口愈合不良、外伤、感染，或年老体弱、久病、肥胖等所致的肌萎缩使腹壁强度降低。

（2）腹内压力增高：是腹外疝发生的诱发因素，即可引起腹壁解剖结构的病理性变化，又可使腹腔内器官经腹壁薄弱区域或缺损处突出而形成疝。引起腹内压力增高的常见原因有慢性咳嗽（如吸烟者和老年支气管炎患者）、习惯性便秘、排尿困难（如前列腺增生症、膀胱结石）、妊娠、腹水、婴儿经常啼哭、搬运重物等。正常人因腹壁强度正常，虽然有时有腹压增高的情况，但不致发生疝。

3. 病理生理

（1）病理解剖：典型的腹外疝由疝环、疝囊、疝内容物和疝外被盖 4 部分组成（图 14-1）。

1）疝环是疝囊从腹腔突出的门户，又称疝门，亦即腹壁薄弱区或缺损所在。各种疝通常以疝门部位作为命名依据，例如腹股沟疝、股疝、脐疝、切口疝等。

2）疝囊是壁层腹膜的憩室样突出部，由疝囊颈和疝囊体组成。疝囊颈是疝囊比较狭窄的部分，位置相当于疝门，由于疝内容物经常经此而进出，故常受摩擦而增厚。疝囊体是疝囊的膨大部分。

3）疝内容物是进入疝囊的腹内脏器或组织，以小肠为最多见，大网膜次之。此外如盲肠、阑尾、乙状结肠、横结肠、膀胱等均可作为疝内容物进入疝囊，但较少见。

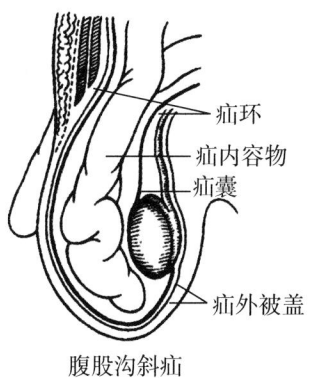

图 14-1　腹外疝的构成

4) 疝外被盖是指疝囊以外的腹壁各层组织，通常由筋膜、肌肉、皮下组织、皮肤组成。

(2) 临床类型：腹外疝有易复性、难复性、嵌顿性、绞窄性等临床类型。

1) 易复性疝（reducible hernia）：最常见，疝内容物很容易回纳入腹腔的疝，称易复性疝。腹外疝在患者站立、行走、咳嗽等致腹内压增高时突出，于平卧、休息或用手将疝内容物向腹腔推送时可回纳入腹腔。

2) 难复性疝（irreducible hernia）：疝内容物不能回纳或不能完全回纳入腹腔内，但并不引起严重症状者，称难复性疝。原因有：①疝内容物反复突出，致疝囊颈受摩擦而损伤，产生粘连是导致疝内容物不能回纳的常见原因。这种疝的内容物多数是大网膜。②有些病程长、腹壁缺损大的巨大疝，因内容物较多，腹壁已完全丧失抵挡内容物突出的作用，也常难以回纳。③少数病程较长的疝，因内容物不断进入疝囊时产生的下坠力量将囊颈上方的腹膜逐渐推向疝囊，尤其是髂窝区后腹膜与后腹壁结合得极为松弛，更易被推移，以至盲肠（包括阑尾）、乙状结肠或膀胱随之下移而成为疝囊壁的一部分。这种疝称为滑动疝，也属难复性疝。难复性疝与易复性疝一样，其内容物并无血运障碍，故无严重的临床症状。

3) 嵌顿性疝（incarcerated hernia）：疝环较小而腹内压突然增高时，疝内容物可强行扩张囊颈而进入疝囊，随后因囊颈的弹性收缩而将内容物卡住，使其不能回纳，称为嵌顿性疝。疝发生嵌顿后，如其内容物为肠管，肠壁及其系膜可在疝环处受压，使静脉回流受阻，导致肠壁淤血和水肿，疝囊内肠壁及其系膜逐渐增厚，颜色由正常的淡红逐渐转为深红，囊内可有淡黄色渗液积聚，使肠管受压情况加重而更难回纳。肠管嵌顿时肠系膜内动脉的搏动可扪及，嵌顿如能及时解除，病变肠管可恢复正常。

4) 绞窄性疝（strangulated hernia）：肠管嵌顿如不及时解除，肠壁及其系膜受压情况不断加重可使动脉血流减少，最后导致完全阻断，即为绞窄性疝。此时肠系膜动脉搏动消失，肠壁逐渐失去光泽、弹性和蠕动能力，最终坏死变黑。疝囊内渗液变为淡红色或暗红色。如继发感染，疝囊内的渗液则为脓性；感染严重时，可引起疝外被盖组织的蜂窝织炎。积脓的疝囊可自行穿破或误被切开引流而发生粪瘘（肠瘘）。

嵌顿性疝和绞窄性疝实际上是一个病理过程的两个阶段，临床上很难截然区分。儿童的疝发生嵌顿后，因疝环组织一般比较柔软，很少发生绞窄。

当肠管嵌顿或绞窄时，可导致急性机械性肠梗阻。但有时嵌顿的内容物仅为部分肠壁，系膜侧肠壁及其系膜并未进入疝囊，肠腔并未完全梗阻，这种疝称为肠管壁疝。有时嵌顿肠管可包括几个肠袢，形如W，疝囊内各嵌顿肠袢之间的肠管可隐藏在腹腔内，这种情况称为逆行性嵌顿疝。因为逆行性嵌顿一旦发生绞窄，不仅疝囊内的肠管可坏死，腹腔内的中间肠袢亦可坏死，甚至有时疝囊内的肠管尚存活，而腹腔内的肠袢已发生坏死。所以，在手术处理嵌顿或绞窄性疝时，应准确判断肠管活力，特别应警惕有无逆行性嵌顿，术中必须把腹腔内有关肠袢牵出检查，以防隐匿于腹腔内的坏死中间肠袢被遗漏。

(二) 身体状况

腹股沟疝分为斜疝和直疝两种。疝囊经过腹壁下动脉外侧的腹股沟管深环（内环）突出，向内、向下、向前斜行，经过腹股沟管，再穿出腹股沟管浅环（皮下环），并可进入阴囊，称为腹股沟斜疝（indirect inguinal hernia）。疝囊经腹壁下动脉内侧的直疝三角区直接由后向前突出，不经过内环，也不进入阴囊，称为腹股沟直疝（direct inguinal hernia）。

斜疝是最多见的腹外疝，发病率约占全部腹外疝的75%～90%；或占腹股沟疝的85%～95%。腹股沟疝发生于男性者占大多数，男女发病率之比约为15∶1；右侧比左侧多见。

1. 腹股沟斜疝

(1) 易复性斜疝：除腹股沟区有肿块和偶有胀痛外，并无其他症状。肿块常在站立、行走、咳嗽或劳动时出现，多呈带蒂柄的梨形，并可降至阴囊或大阴唇。用手按肿块并嘱患者咳嗽，可有膨胀性冲击感。若患者平卧休息或用手将肿块向腹腔推送，肿块可向腹腔回纳而消失。回纳后，以手指通过阴囊皮肤伸入浅环，可感浅环扩大、腹壁软弱；此时如嘱患者咳嗽，指尖有冲击感。用手指紧压腹股沟管深环，让患者起立并咳嗽，斜疝疝块并不出现；但一旦移去手指，则可见疝块由外上向内下鼓出。疝内容物如为肠袢，则肿块柔软、光滑，叩之呈鼓音。回纳时常先有阻力；一旦回纳，肿块即较快消失，并常在肠袢进入腹腔时发出咕噜声。若疝内容物为大网膜，则肿块坚韧叩之呈浊音，回纳缓慢。

(2) 难复性斜疝：在临床表现方面除胀痛稍重外，其主要特点是疝块不能完全回纳。滑动性斜疝疝块除了不能完全回纳外，尚有消化不良和便秘等症状。滑动性疝多见于右侧，左右发病率之比约为1:6。滑动疝虽不多见，但滑入疝囊的盲肠或乙状结肠可能在疝修补手术时被误认为是疝囊的一部分而被切开，应特别注意。

(3) 嵌顿性疝：通常发生在斜疝，强力劳动或排便等腹内压骤增是其主要原因。临床上表现为疝块突然增大，并伴有明显疼痛；平卧或用手推送不能使疝块回纳；肿块紧张发硬，且有明显触痛。嵌顿内容物如为大网膜，局部疼痛常较轻微；如为肠袢，不但局部疼痛明显，还可伴有腹部绞痛、恶心、呕吐、停止排便、排气、腹胀等机械性肠梗阻的临床表现。

疝一旦嵌顿，自行回纳的机会较少；多数患者的症状逐步加重。如不及时处理，将会发展成为绞窄性疝。肠管壁疝嵌顿时，由于局部肿块不明显，又不一定有肠梗阻表现，容易被忽略。

(4) 绞窄性疝：临床症状多较严重。但在肠袢坏死穿孔时，疼痛可因疝块压力骤降而暂时有所缓解。因此，疼痛减轻而肿块仍存在者，不可认为是病情好转。绞窄时间较长者，由于疝内容物发生感染，侵及周围组织，引起疝外被盖组织的急性炎症。严重者可发生脓毒症。

2. 腹股沟直疝　常见于年老体弱者，其主要临床表现是当患者直立时，在腹股沟内侧端、耻骨结节外上方出现一半球形肿块，多不伴有疼痛或其他症状。由于直疝囊颈宽大，疝内容物又直接从后向前顶出，故平卧后疝块多能自行消失，不需用手推送复位。直疝绝不进入阴囊，极少发生嵌顿。疝内容物常为小肠或大网膜。膀胱有时可进入疝囊，成为滑动性直疝，此时膀胱即成为疝囊的一部分，手术时应予以注意。斜疝和直疝的鉴别见表14-1。

表14-1　斜疝和直疝的鉴别

	斜疝	直疝
发病年龄	多见于儿童及青少年	多见于老年
突出途径	经腹股沟管突出，可进入阴囊	由直疝三角突出，不进入阴囊
疝块外形	椭圆或梨形，上部呈蒂柄状	半球形，基地较宽
回纳疝块后压住深环	疝块不再突出	疝块仍可突出
精索与疝囊的关系	精索在疝囊后方	精索在疝囊前上方
疝囊颈与腹壁下动脉的关系	疝囊颈在腹壁下动脉外侧	疝囊颈在腹壁下动脉内侧
嵌顿机会	较多	极少

(三) 心理-社会状况

了解患者有无因疝块长期反复突出影响工作和生活而感到焦虑不安，对手术治疗有无思想顾虑；了解患者家庭经济承受能力；患者及家属对预防腹内压增高等相关知识的掌握程度。

（四）辅助检查

1．透光试验　腹股沟斜疝透光试验阴性，此检查方法可与鞘膜积液鉴别。

2．实验室检查　嵌顿性疝的患者出现绞窄症状时血常规检查可有血白细胞计数和中性粒细胞比例升高；粪便检查显示隐血试验阳性或见白细胞。

3．X线检查　疝嵌顿或绞窄疝时，X线检查可见肠梗阻征象。

（五）治疗与效果

1．非手术治疗

（1）棉线束带或绷带压迫法：一岁以下婴幼儿可暂不手术。因为婴幼儿腹肌可随躯体生长逐渐强壮，疝有自行消失的可能。斜疝可采用棉线束带或绷带压住腹股沟管深环，防止疝块突出，并给发育中的腹肌加强腹壁的机会。脐疝可用柔软的纱布或棉布包裹大于脐环的硬币压迫脐部，再用绷带环绕腹部固定。

（2）疝带压迫法：年老体弱或伴有其他严重疾病而禁忌手术者，白天可在回纳疝内容物后，用医用疝带一端的软压垫顶住疝环，阻止疝块突出。长期使用疝带可使疝囊颈经常受到摩擦变得肥厚坚韧而增加疝嵌顿的发病率，并有促使疝囊与疝内容物发生粘连的可能。

（3）嵌顿性疝的处理：嵌顿性疝具备以下情况者可试行手法复位：①嵌顿时间在3～4小时以内，局部压痛不明显，也无腹部压痛或腹肌紧张等腹膜刺激征者；②老年体弱或伴有其他较严重疾病而估计肠袢尚未绞窄坏死者。复位方法是让患者取头低足高位，注射吗啡或哌替啶，以止痛或镇静，并松弛腹肌然后托起阴囊，持续缓慢地将疝块推向腹腔，同时用左手轻轻按摩浅环和深环以协助疝内容物回纳。复位手法必须轻柔，切忌粗暴；复位后还需严密观察腹部情况，如有肠梗阻或腹膜炎表现，应尽早手术探查。

2．手术治疗　腹股沟疝最有效的治疗方法是手术修补。手术方法可归纳为下述三种。

（1）传统的疝修补术：手术的基本原则是疝囊高位结扎、加强或修补腹股沟管管壁。

1）疝囊高位结扎术：显露疝囊颈，予以高位结扎或贯穿缝合，然后切去疝囊。婴幼儿或儿童的腹肌在发育中可逐渐强壮而使腹壁加强，故单纯疝囊高位结扎术能获得满意的疗效。绞窄性斜疝因肠坏死而局部有严重感染，并因感染常使修补失败，通常也采取单纯疝囊高位结扎。

2）加强或修补腹股沟管管壁：成年腹股沟疝患者都存在程度不同的腹股沟管前壁或后壁薄弱或缺损，只有在疝囊高位结扎后，加强或修补薄弱的腹股沟管前壁或后壁，才能彻底治疗。

（2）无张力疝修补术：传统的疝修补术存在缝合张力大、术后手术部位牵拉感、疼痛及修补组织愈合差、易复发等缺点。无张力疝修补术是在无张力情况下，利用人工高分子修补材料进行缝合修补，具有创伤小、术后疼痛轻、恢复快、复发率低等优点。常用的无张力疝修补术有平片无张力疝修补术、疝环充填式无张力疝修补术、巨大补片加强内脏囊手术3种。

（3）经腹腔镜疝修补术：方法有4种：①经腹膜前法；②完全经腹膜外法；③经腹腔内法；④单纯疝环缝合法。前3种方法的基本原理是从后方用网片加强腹壁的缺损；最后一种方法是用钉或缝线使内环缩小，只用于较小的斜疝。经腹腔镜疝修补术可同时检查双侧腹股沟疝和股疝，有助于发现亚临床的对侧疝并同时予以修补。但因其对技术设备要求高、需要全身麻醉、手术费用高等原因，目前临床应用较少。

考点：腹股沟斜疝与直疝的鉴别。

【主要护理诊断/问题】
1. 疼痛 与疝块突出、嵌顿或绞窄及术后切口张力大有关。
2. 体液不足 与嵌顿或绞窄性疝引起的机械性肠梗阻有关。
3. 潜在并发症 术后阴囊水肿、切口感染等。
4. 知识缺乏 缺乏腹外疝的成因、预防腹内压升高及促进术后康复的相关知识。

【护理措施】
(一) 手术前护理

1. 消除腹内压升高的因素 术前有咳嗽、便秘、排尿困难或腹水等引起腹腔内压增高的因素存在者，暂不行手术，应积极治疗原发病，控制症状。指导患者注意保暖，预防呼吸道感染，吸烟者手术前2周开始戒烟；养成良好的排便习惯，多饮水，多吃蔬菜等粗纤维食物，保持排便通畅；妊娠期间活动时可用疝带压住疝环口。

2. 活动与休息 巨大疝者减少活动，多卧床休息；建议患者离床活动时使用疝带压住疝环口，避免腹腔内容物脱出而造成嵌顿疝。

3. 病情观察 观察患者的腹痛情况，若出现明显腹痛，伴疝块突然增大、紧张发硬且触痛明显、不能还纳腹腔，应高度警惕嵌顿疝发生的可能。嵌顿性疝行手法复位的患者，复位后24小时内严密观察生命体征和腹部情况，注意有无腹膜炎或肠梗阻的表现。

4. 完善术前准备 除上述护理措施外，非急诊手术前准备还应注意：①对年老体弱、腹壁肌肉薄弱或复发疝的患者，术前应加强腹壁肌肉锻炼，并练习卧床排便、使用便器等；②术前2周停止吸烟；③术前半小时完成阴囊及会阴部的皮肤准备，注意不要划破皮肤，如发现有毛囊炎等炎症表现，必要时应暂停手术；④便秘者，术前晚灌肠，清除肠内积粪，防止术后腹胀及排便困难；⑤送患者进入手术室前，嘱其排空膀胱或留置尿管，以防术中误伤膀胱。

5. 嵌顿性疝及绞窄性疝患者多需急诊手术。除上述一般护理外，应予禁食，胃肠减压，纠正水、电解质及酸碱平衡失调，尽早使用抗生素，必要时备血，做好急诊手术准备。

6. 心理护理 稳定患者的情绪，向患者讲解手术目的、方法、注意事项，以减轻患者对手术的恐惧心理。

(二) 手术后护理

1. 体位 患者回病室后取平卧位，膝下垫软枕，使髋关节微屈，以降低腹股沟区切口张力及腹腔内的压力，有利于切口愈合和减轻切口疼痛。次日可改为半卧位。

2. 活动 术后卧床期间鼓励床上翻身及活动肢体；不宜过早活动，传统疝修补术后3～5日可离床活动，采用无张力疝修补术的患者一般术后次日即可下床活动，年老体弱、复发性疝、绞窄性疝、巨大疝等患者可适当推迟下床活动时间。

3. 饮食护理 患者术后6～12小时若无恶心、呕吐，可进流质饮食，次日可进软食或普食。行肠切除吻合术后应禁食，待肠功能恢复后方可进流质饮食，再逐渐过渡为半流质、普食。

4. 防止腹内压增高 注意保暖，防止受凉引起咳嗽，指导患者咳嗽时用手按压切口部位，以保护切口和减轻震动引起的切口疼痛。保持排便通畅，便秘者尽早给予通便药物，避免用力排便。因麻醉或手术刺激引起尿潴留者，可肌内注射氨甲酰胆碱或针灸，促进膀胱平滑肌的收缩，必要时导尿。

5．并发症的预防和护理

（1）预防阴囊水肿：由于阴囊比较松弛、位置较低，渗血、渗液易积聚于阴囊。为避免阴囊内积血、积液和促进淋巴回流，术后可用丁字带将阴囊托起，并密切观察阴囊肿胀的情况。

（2）预防切口感染：切口感染是疝复发的主要原因之一。

1）术前皮肤准备：手术前应做好阴囊及会阴部的皮肤准备，避免损伤皮肤。

2）应用抗生素：绞窄性疝行肠切除、肠吻合术后，易发生切口感染，术后应及时、合理应用抗生素。

3）切口护理：术后须严格无菌操作，保持敷料清洁、干燥，避免大小便污染，若发现敷料污染或脱落，应及时更换。

4）注意观察：观察体温和脉搏的变化及切口有无红、肿、疼痛，一旦发现切口感染，应尽早处理。

（三）健康教育

1．相关疾病知识介绍　向患者解释造成腹外疝的原因和诱发因素、手术治疗的必要性，了解患者的顾虑原因，尽可能予以解除，使其安心配合治疗。对拟采用无张力疝修补术的患者，介绍补片材料的优点及费用等。

2．出院前指导　出院前指导包括：

（1）活动指导：患者出院后应适当休息，逐渐增加活动量，3个月内应避免重体力劳动或提举重物等。

（2）饮食指导：调整饮食习惯，多吃蔬菜、水果，保持大便通畅。

（3）防止复发：避免腹内压增高的因素，如慢性咳嗽、习惯性便秘、排尿困难、腹腔积液等，以防术后复发。

（4）复诊与随诊：定期门诊复诊，若有疝复发，应及早诊治。

考点：疝手术前后的护理要点及健康教育内容。

小结

腹外疝是由腹腔内的脏器或组织连同壁腹膜，经腹壁或盆壁的薄弱点或孔隙，向体表突出所形成的，是腹部外科最常见的疾病之一。常见的有腹股沟疝、股疝、脐疝、切口疝等，其中以腹股沟疝最常见。腹壁强度降低和腹内压力增高是腹外疝发病的两个主要原因。常见的腹外疝有腹股沟斜疝和腹股沟直疝，以斜疝最常见。腹股沟斜疝的疝囊经过腹壁下动脉外侧的腹股沟管深环突出，向内、向下、向前斜行，经过腹股沟管再从腹股沟管浅环穿出，并可进入阴囊。腹股沟直疝的疝囊经腹壁下动脉内侧的直疝三角区直接由后向前突出，不经过内环，也不进入阴囊。腹股沟斜疝与直疝的主要鉴别点是回纳疝块后压住深环后嘱患者咳嗽，若疝块仍可突出是直疝，而疝块不再突出为斜疝。一岁以下婴幼儿及年老体弱者可采用棉线束带或疝带压迫等非手术疗法，而成人腹股沟疝的唯一可靠治疗方法是手术。应加强手术前后的护理和健康教育，防止手术后并发症和疝的复发。

（袁志勇　鄂桂艳）

第十五章　急性阑尾炎患者的护理

学习目标

1. 描述急性阑尾炎的病因和病理类型。
2. 说明急性阑尾炎患者的处理原则和护理措施。
3. 解释急性阑尾炎患者的身体状况、辅助检查的特点和临床意义。
4. 说明急性阑尾炎手术前后常见并发症的观察要点和防治措施。
5. 比较特殊急性阑尾炎的临床表现和处理原则。

案例

男性，33岁，于8小时前进食后突然发生上腹部阵发性隐痛，伴恶心、呕吐，自服消炎药物后症状无明显缓解，约2小时前腹痛转移至右下腹部，伴发热、腹胀，排便有里急后重感。

查体：T 39℃，下腹部有压痛、反跳痛及肌紧张，尤以右下腹为重。移动性浊音阴性，肠鸣音减弱。血白细胞$16.0×10^9$/L，中性粒细胞90%。腹部X线透视可见中腹部有2个小气液平面。

思考：

（1）该患者主要护理问题是什么？

（2）如何对该患者实施手术前后的护理？

（3）出院时健康教育的内容包括哪些？

急性阑尾炎（acute appendicitis）是外科常见病，是最多见的急腹症，可发生在任何年龄，但以青少年为多见，尤其是20～30岁为发病高峰，约占总数的40%。目前，由于外科技术、麻醉、抗生素的应用及护理等方面的进步，绝大多数患者能够早期就医、早期确诊、早期手术，收到良好的治疗效果。但仍有0.1%～0.5%的患者可因诊断困难或处理不当而发生严重并发症导致死亡，因此强调认真对待每一个具体的病例，不可忽视。

　知识链接　　**阑尾的解剖生理概要**

1. 阑尾的解剖　阑尾（appendix）位于右髂窝部，为一管状器官，远端为盲端，近端开口于盲肠，位于回盲瓣下方2～3cm处，外形呈蚯蚓状，长约5～10cm，直径0.5～0.7cm。阑尾系膜为两层腹膜包绕阑尾形成的一个三角形皱襞，其内含有血管、淋巴管和神经。阑尾系膜短于阑尾本身，这使阑尾蜷曲。阑尾系膜内的血管，主要由阑尾动、静脉组成，经由回肠末端后方行于阑尾系膜的游离缘。阑尾动脉系回结肠动脉的分支，是一种无侧支的终末动脉，当血运障碍时，易导致阑尾坏死。阑尾静脉与阑尾动脉伴行，最终回流入门静脉。当阑尾发生炎症时，菌栓脱落可引起门静脉炎和细菌性肝脓肿。阑尾的淋巴管与系膜内血管伴行，引流到回结肠淋巴结。阑尾的神经由交感神经纤维经腹腔丛和内脏小神经传入，由于其传入的脊髓节段在第10、11胸节，所以当急性阑尾炎发病开始时，常表现为脐周的牵涉痛，属内脏性疼痛。

2．阑尾的生理　阑尾的组织结构与结肠相似，阑尾黏膜由结肠上皮构成，黏膜上皮细胞能分泌少量黏液，黏膜和黏膜下层中含有较丰富的淋巴组织。近年来证明阑尾是一个淋巴器官，参与B淋巴细胞的产生和成熟。阑尾的淋巴组织在出生后就开始出现，12~20岁时达高峰期，有200多个淋巴滤泡，以后逐渐减少，30岁后滤泡明显减少，60岁后完全消失。故切除成人的阑尾，无损于机体的免疫功能。阑尾黏膜深部有嗜银细胞，是发生阑尾类癌的组织学基础。据最新研究成果证实，阑尾还具有分泌细胞，能分泌多种物质、各种消化酶、促使肠管蠕动亢进的激素和与生长有关的激素等。

【护理评估】

（一）健康史

1．术前评估

（1）一般情况：了解患者年龄、性别，女性患者月经史、生育史；评估饮食习惯，如有无不洁饮食史、有无经常进食高脂肪、高糖、少纤维食物等。

（2）现病史：有无腹痛，及其伴随症状。评估腹痛的特点、部位、程度、性质、疼痛持续的时间以及腹痛的诱因、有无缓解和加重的因素等。

（3）既往史：有无急性阑尾炎发作、胃/十二指肠溃疡穿孔、右肾与右输尿管结石、急性胆囊炎或妇科疾病史，有无手术治疗史。对老年人还需了解是否有心血管、肺部等方面的疾病及有无糖尿病、肾功能不全的病史等。

2．术后评估　评估患者麻醉和手术方式、术中情况、原发病变。若有留置引流管的患者，了解引流管放置的位置、是否通畅及其作用，评估引流液的色、量、性状等。评估术后切口愈合情况，是否发生并发症等。

3．发病原因　急性阑尾炎的发病主要与阑尾管腔梗阻、细菌感染、神经反射三方面因素有关。

（1）阑尾管腔阻塞：是急性阑尾炎最常见的病因。阑尾管腔阻塞的最常见原因是淋巴滤泡的明显增生，约占60%，多见于年轻人。粪石也是阻塞的原因之一，约占35%。异物、炎性狭窄、食物残渣、蛔虫、肿瘤等则是较少见的病因。由于阑尾管腔细，开口狭小，系膜短使阑尾蜷曲，这些都是造成阑尾管腔易于阻塞的因素。阑尾管腔阻塞后阑尾黏膜仍继续分泌黏液，腔内压力上升，血运发生障碍，使阑尾炎症加剧。

（2）细菌入侵：由于阑尾管腔阻塞，细菌繁殖，分泌内毒素和外毒素，损伤黏膜上皮并使黏膜形成溃疡，细菌穿过溃疡的黏膜进入阑尾肌层。阑尾壁间质压力升高，妨碍动脉血流，造成阑尾缺血，最终造成梗死和坏疽。致病菌多为肠道内的各种革兰阴性杆菌和厌氧菌。

(3) 神经反射：各种原因引起的胃肠道功能紊乱，通过神经反射因素可引起阑尾环形肌和阑尾动脉的痉挛性收缩，造成或加重阑尾腔的阻塞以及阑尾壁的缺血。

4．病理生理

(1) 临床病理分型：根据急性阑尾炎的临床过程和病理解剖学变化，可分为4种病理类型。

1) 急性单纯性阑尾炎：属轻型阑尾炎或病变早期。病变多只限于黏膜和黏膜下层。阑尾外观轻度肿胀，浆膜充血并失去正常光泽，表面有少量纤维素性渗出物。镜下，阑尾各层均有水肿和中性粒细胞浸润，黏膜表面有小溃疡和出血点。临床症状和体征均较轻。

2) 急性化脓性阑尾炎：亦称急性蜂窝织炎性阑尾炎，常由单纯性阑尾炎发展而来。阑尾肿胀明显，浆膜高度充血，表面覆以纤维素性（脓性）渗出物。镜下，阑尾黏膜的溃疡面加大并深达肌层和浆膜层，管壁各层有小脓肿形成，腔内亦有积脓。阑尾周围的腹腔内有稀薄脓液，形成局限性腹膜炎。临床症状和体征较重。

3) 坏疽性及穿孔性阑尾炎：是一种重型的阑尾炎。阑尾管壁坏死或部分坏死，呈暗紫色或黑色。阑尾腔内积脓，压力升高，阑尾壁血液循环障碍。穿孔部位多在阑尾根部和尖端。穿孔如未被包裹，感染继续扩散，则可引起急性弥漫性腹膜炎。儿童和老年人多见。

4) 阑尾周围脓肿：急性阑尾炎化脓坏疽或穿孔，如果此过程进展较慢，大网膜可移至右下腹部，将阑尾包裹并形成粘连，形成炎性肿块或阑尾周围脓肿。

(2) 转归：急性阑尾炎的转归一方面取决于患者全身和局部的防御能力，另一方面取决于急性阑尾炎的病理类型等。急性阑尾炎的转归可有：

1) 炎症消退：部分单纯性阑尾炎经及时药物治疗后炎症消退，大部分将转为慢性阑尾炎。由于遗留阑尾腔狭窄、管壁增厚、阑尾粘连扭曲，炎症易复发。

2) 炎症局限化：部分化脓、坏疽或穿孔性阑尾炎被大网膜和邻近肠管包裹粘连后，炎症局限，形成阑尾周围脓肿。常需用大量抗生素或中药治疗，炎症可逐渐被吸收，但较缓慢。

3) 炎症扩散：阑尾炎症较重，发展快，未予及时手术切除，又未能被大网包裹局限，炎症扩散，发展为弥漫性腹膜炎、化脓性门静脉炎、感染性休克等。

(二) 身体状况

1．症状

(1) 腹痛：典型表现为转移性右下腹痛，腹痛发作始于上腹部，逐渐移向脐周围，疼痛位置不固定；之后疼痛转移并局限在右下腹，呈持续性。此过程的时间长短取决于病变发展的程度和阑尾位置，2小时到1日不等，甚至更长时间。约70%～80%的患者具有此典型的转移性腹痛的特点，部分病例发病初即表现为右下腹痛。

1) 不同类型的阑尾炎腹痛特点：单纯性阑尾炎仅有轻度隐痛；化脓性阑尾炎表现为阵发性胀痛和剧痛；坏疽性阑尾炎呈持续性剧烈腹痛；穿孔性阑尾炎因阑尾腔压力骤减，腹痛可暂时减轻，但出现腹膜炎后，腹痛又呈持续加剧。

2) 不同位置的阑尾炎腹痛特点：盲肠后位阑尾炎疼痛在右侧腰部；盆位阑尾炎腹痛在耻骨上区；肝下区阑尾炎可引起右上腹痛；极少数左下腹部阑尾炎表现为左下腹痛。

(2) 胃肠道症状：发病早期可有厌食、恶心、呕吐，但程度较轻。有的患者可发生腹泻，如盆位阑尾炎时，炎症刺激直肠和膀胱，引起排便次数增多、里急后重等症状。弥漫性腹膜炎时可致麻痹性肠梗阻而表现为腹胀、排气排便减少。

(3) 全身症状：早期有乏力。炎症重时出现中毒症状，可表现为心率增快，体温升高达

38℃左右。阑尾穿孔形成腹膜炎者，出现寒战，体温明显升高达 39℃ 或 40℃。如发生门静脉炎时可出现寒战、高热和轻度黄疸。

2．体征

(1) 右下腹压痛：发病早期腹痛尚未转移至右下腹时，右下腹便可出现固定压痛，是急性阑尾炎最常见的重要体征。压痛点始终在一个固定的位置，通常位于麦氏点（脐与右髂前上棘连线的中、外 1/3 交界处）（图 15-1），亦可随阑尾的解剖位置变异而改变。其他常见压痛部位有 Lanz 点（左、右髂前上棘连线的右、中 1/3 交点处）、Morris 点（脐与右髂前上棘连线与腹直肌外缘交汇处）、中立点（在麦氏点和兰氏点之间的区域内，距右髂前上棘约 7 厘米的腹直肌外侧缘处）。压痛程度与病变程度相关。老年人对压痛的反应较轻。当阑尾炎症波及周围组织时，压痛范围也随之扩大。当阑尾穿孔时，疼痛和压痛范围可波及全腹。但仍以阑尾所在部位的压痛最明显。

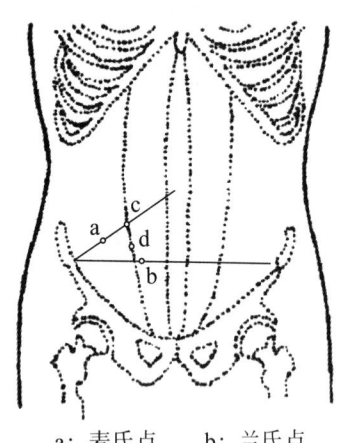

a: 麦氏点　　b: 兰氏点
c: 苏氏点　　d: 中立点

图 15-1　阑尾炎压痛点

(2) 腹膜刺激征象：包括腹肌紧张、压痛、反跳痛（Blumberg 征）和肠鸣音减弱或消失等。这是壁层腹膜受炎症刺激出现的防御性反应，提示阑尾炎症加重，有渗出、化脓、坏疽或穿孔等病理改变。但小儿、老人、孕妇、肥胖、虚弱者或盲肠后位阑尾炎时，腹膜刺激征不明显。

(3) 右下腹包块：如体检发现右下腹饱满，在右下腹触到边界不清楚、不能活动、伴有压痛的包块，应考虑阑尾炎性肿块或阑尾周围脓肿形成。

(4) 可作为辅助诊断的其他体征：

1) 结肠充气试验（Rovsing 征）：患者仰卧位，检查者用一手压住左下腹降结肠区，再用另一手反复按压其上端，结肠内气体可传至盲肠和阑尾，引起右下腹疼痛者为阳性。

2) 腰大肌试验（psoas 征）：患者左侧卧，使右大腿后过伸，引起右下腹疼痛者为阳性。常提示阑尾位于腰大肌前方，为盲肠后位或腹膜后位。

3) 闭孔内肌试验（obturator 征）：患者仰卧位，使右髋和右膝均屈曲 90°，然后被动向内旋转，引起右下腹疼痛者为阳性，提示阑尾位置靠近闭孔内肌。

4) 肛门直肠指检：盆腔位阑尾炎常在直肠右前方有触痛。若阑尾穿孔，炎症波及盆腔时，直肠前壁有广泛触痛。当形成阑尾周围脓肿时，可触及痛性肿块。

(三) 心理 - 社会状况

了解患者及家属对急性腹痛及阑尾炎的认识、对手术的认知程度及心理承受能力；妊娠期患者及其家属对胎儿风险的认知、心理承受能力及其应对方式。

(四) 辅助检查

1．实验室检查　多数急性阑尾炎患者血白细胞计数和中性粒细胞比例增高。白细胞总数可升高到 $(10 \sim 20) \times 10^9/L$，发生核左移。部分单纯性阑尾炎或老年患者白细胞可无明显升高。当阑尾炎直接刺激到输尿管或膀胱时，尿中可出现少量红细胞和白细胞。

2．影像学检查　阑尾穿孔、腹膜炎时，腹部 X 线平片可见盲肠和回肠末端扩张和气液平面；B 超检查有时可发现肿大的阑尾或脓肿，可靠性低于 CT；CT 检查可获得与 B 超检查相似的结果，对阑尾周围脓肿更有帮助。这些检查在诊断不明确时可选择使用。

(五) 特殊类型阑尾炎患者的护理

一般成年人急性阑尾炎诊断多无困难，早期治疗的效果非常好。如遇到婴幼儿、老年人及妊娠妇女患急性阑尾炎时，诊断和治疗均较困难，值得格外重视。

1. 新生儿急性阑尾炎　新生儿阑尾呈漏斗状，不易发生由淋巴滤泡增生或者粪石所致阑尾管腔阻塞。因此，新生儿急性阑尾炎很少见。又由于新生儿不能提供病史，其早期临床表现又无特殊性，仅有厌食、恶心、呕吐、腹泻和脱水等，发热和白细胞升高均不明显，因此术前难于早期确诊，穿孔率可高达80%，死亡率也很高。

2. 小儿急性阑尾炎　因为小儿阑尾壁薄，管腔小，一旦梗阻，血运很快发生障碍，易坏疽穿孔，约1/3以上的患儿就诊时阑尾已穿孔；小儿大网膜发育不全，不能起到足够的保护作用，故穿孔后炎症不容易局限，容易形成弥漫性腹膜炎；患儿也不能清楚地提供病史。其临床特点：①病情发展较快且较重，早期即出现高热、呕吐、腹泻等症状；②右下腹体征不明显、不典型，但有局部压痛和肌紧张，是小儿阑尾炎的重要体征；③穿孔率较高，并发症和死亡率也较高。诊断小儿急性阑尾炎须仔细耐心，取得患儿的信赖和配合，再经轻柔的检查，左、右下腹对比检查，仔细观察患儿对检查的反应，作出判断。

3. 老年人急性阑尾炎　随着社会老龄人口增多，老年人急性阑尾炎的发病率也相应升高。因老年人对疼痛感觉迟钝，腹肌薄弱，防御机能减退，所以主诉不强烈，体征不典型，临床表现轻而病理改变却很重，体温和白细胞升高均不明显，容易延误诊断和治疗；又由于老年人动脉硬化，阑尾动脉也会发生改变，易导致阑尾缺血坏死，而且大网膜萎缩，阑尾穿孔后易扩散为弥漫性腹膜炎；加之老年人常伴发心血管病、糖尿病、肾功能不全等，使病情更趋复杂严重。

4. 妊娠期急性阑尾炎　较常见，尤其妊娠中期子宫增大较快，盲肠和阑尾被增大的子宫推挤向右上腹移位，压痛部位也随之上移。腹壁被抬高，炎症阑尾刺激不到壁层腹膜，所以使压痛、肌紧张和反跳痛均不明显；由于盆腔充血，阑尾坏死、穿孔率较高；大网膜常被增大的子宫推向一侧，难以包裹炎症阑尾，腹膜炎不易被局限而易在腹腔内扩散。这些因素致使妊娠中期急性阑尾炎难于诊断，炎症发展易致流产或早产，威胁母子生命安全。

5. 慢性阑尾炎　既往常有急性阑尾炎发作病史，也可能症状不重亦不典型。经常有右下腹疼痛，有的患者仅有隐痛或不适，剧烈活动或饮食不节可诱发急性发作。有的患者有反复急性发作的病史。

主要的体征是阑尾部位的局限性压痛，这种压痛经常存在，位置也较固定。左侧卧位检体时，部分在右下腹可触及阑尾条索。X线钡剂灌肠透视检查，可见阑尾不充盈或充盈不全，阑尾腔不规则，72小时后透视复查阑尾腔内仍有钡剂残留，即可诊断慢性阑尾炎。

(六) 治疗与效果

急性阑尾炎一旦确诊，公认的治疗方法为手术切除阑尾和处理其并发症。但是阑尾炎症的病理变化比较复杂，非手术治疗在急性阑尾炎治疗中仍有其地位，不应忽视。

1. 非手术治疗　适用于不同意手术的单纯性炎症，或急性阑尾炎诊断尚未确定、病程已超过72小时、炎性肿块和（或）阑尾周围脓肿已形成等有手术禁忌者。非手术治疗包括：

(1) 一般治疗：包括卧床休息、禁食，静脉输入水、电解质和热量等维持机体平衡。

(2) 抗生素应用：非手术治疗的重点是抗生素的应用。目前常采用头孢霉素或其他新型β-内酰胺类抗生素与甲硝唑联合。其优点为抗菌谱广，抗耐药菌力强，而毒性、副作用少。对轻型急性阑尾炎，抗生素应用近似预防性质，可选用一般抗生素短时间应用。重型阑尾炎

(坏疽或穿孔性)主张采用第三代头孢霉素加甲硝唑联用效果较好。

（3）止痛药应用：强烈的疼痛可以增加精神上的恐怖，降低体内免疫功能，从而减弱患者抗病的能力。止痛剂的应用适用于已决定手术的患者，而对观察期间的患者，尤其是体弱者，应禁用止痛剂，以免掩盖病情。

（4）对症处理：如镇静、止吐，必要时留置胃管进行胃肠减压等。

2．手术治疗　根据急性阑尾炎的临床类型，选择不同手术方法。

（1）急性单纯性阑尾炎：行阑尾切除术，切口一期缝合。有条件时也可采用腹腔镜阑尾切除术。

（2）急性化脓性或坏疽性阑尾炎：行阑尾切除术，若腹腔已有脓液，应仔细清除，用湿纱布蘸净脓液后关闭腹膜。注意保护切口，一期缝合。

（3）穿孔性阑尾炎：手术切除阑尾，术中注意保护切口，清理腹腔脓液或冲洗腹腔后，冲洗切口，一期缝合，根据切口位置放置腹腔引流管。

（4）阑尾周围脓肿：阑尾周围脓肿病情稳定者，先行非手术治疗或在超声引导下穿刺抽脓或置管引流。待肿块缩小局限、体温正常，3个月后再行手术切除阑尾。脓肿扩大无局限趋势者，宜先行B超确定切口部位，再行手术切开引流，以引流为主，3个月后再行阑尾切除术。

（5）特殊类型阑尾炎：①新生儿和小儿的急性阑尾炎，明确诊断后应早期手术治疗，辅以输液、纠正脱水，应用广谱抗生素。②老年人急性阑尾炎一旦诊断应及时手术，同时注意处理伴发的内科疾病。③妊娠期急性阑尾炎的治疗原则是以早期阑尾切除术为主，妊娠后期的腹腔感染难以控制，更应早期手术。围手术期应加用黄体酮；手术切口须偏高，操作要轻柔，以减少对子宫的刺激，尽量不用腹腔引流。临产期的急性阑尾炎如并发阑尾穿孔或全身感染症状严重时，可考虑经腹剖宫产术，同时切除病变阑尾。⑤慢性阑尾炎诊断明确后需手术切除阑尾，并行病理检查证实此诊断。因慢性阑尾炎常粘连较重，故手术操作尤应细致。

考点：阑尾炎的主要症状和体征。

【主要护理诊断/问题】

1．疼痛　与阑尾炎症刺激壁腹膜或手术创伤有关。

2．潜在并发症　腹腔脓肿、门静脉炎、出血、切口感染、粪瘘、阑尾残株炎及粘连性肠梗阻等。

【护理措施】

（一）非手术治疗与手术前的护理

1．严密观察病情　定时测量患者的体温、脉搏、血压和呼吸；加强巡视，观察患者的腹部症状和体征，尤其注意腹痛的变化；在非手术治疗期间，若出现右下腹痛加剧、发热、白细胞计数和中性粒细胞比例上升，应做好急诊手术的准备。

2．对症护理　卧床休息，取半卧位。高热者应采用物理降温。疼痛明显者给予针刺或按医嘱应用解痉剂缓解症状，但禁用吗啡或哌替啶，以免掩盖病情；对已确定手术时间者，可给适量的镇痛剂。便秘者可用开塞露，禁忌灌肠和使用泻剂，以免炎症扩散或阑尾穿孔。

3．饮食护理　急性单纯性阑尾炎且肠蠕动良好者可进流质，病情重者或有手术可能者应禁食。禁食期间静脉补液，维持能量需要及水、电解质平衡。

4．控制感染　遵医嘱应用广谱抗生素（如氨苄西林）和抗厌氧菌药物（如甲硝唑）等有效抗菌药物。亦可用针刺和中药治疗。

5．并发症的观察及护理

（1）腹腔脓肿：是阑尾炎未经及时治疗的后果。在阑尾周围形成的阑尾周围脓肿最常见，也可在腹腔其他部位形成脓肿，常见部位有盆腔、膈下或肠间隙等处。临床表现有麻痹性肠梗阻的腹胀症状、压痛性包块和全身感染中毒症状等。B超和CT扫描可协助定位。一经诊断即应在超声引导下穿刺抽脓冲洗或置管引流，必要时手术切开引流。由于炎症粘连较重，切开引流时应小心防止副损伤，尤其注意肠管损伤。中药治疗阑尾周围脓肿有较好效果，可选择应用。阑尾脓肿非手术疗法治愈后其复发率很高，因此应在治愈后3个月左右择期手术切除阑尾，比急诊手术效果好。

（2）化脓性门静脉炎：急性阑尾炎时阑尾静脉中的感染性血栓，可沿肠系膜上静脉至门静脉，导致化脓性门静脉炎症。临床表现为寒战、高热、肝肿大、剑突下压痛、轻度黄疸等。虽属少见，如病情加重会发生感染性休克和脓毒症，治疗延误可发展为细菌性肝脓肿。有效的治疗是行阑尾切除，同时应用大剂量抗生素。

（二）手术后护理

1．密切监测病情变化　加强巡视，定时监测生命体征并准确记录；观察患者手术切口及腹部体征变化，保持切口敷料清洁干燥。留置腹腔引流管者，应妥善固定，保持引流通畅，观察和记录引出液的性质、颜色和量。

2．体位　根据不同麻醉，选择适当卧位，麻醉恢复后血压、脉搏平稳者，改为半卧位，以降低腹壁张力，减轻切口疼痛，有利于呼吸和引流，并可预防膈下脓肿形成。

3．饮食　肠蠕动恢复前暂禁食，此期间可予静脉补液。肛门排气后逐步恢复经口进食。

4．术后1周内禁用强泻剂和刺激性强的肥皂水灌肠，以免因肠蠕动增强导致阑尾残端结扎线脱落或缝合伤口裂开，如术后便秘可口服缓泻剂。

5．早期活动　鼓励患者术后早期起床活动，以促进肠蠕动恢复，减少肠粘连发生，同时可增进血液循环，促进伤口愈合。

6．术后注意保暖，经常拍背帮助咳嗽，预防坠积性肺炎。

7．并发症的观察和护理

（1）内出血：多因阑尾系膜结扎线脱落而引起系膜血管出血。常发生在术后24小时内，表现为腹痛、腹胀和失血性休克等，放置引流管者，可有血性液体自引流管流出。一旦发生出血，应立即补液、输血，做好急诊手术前准备。

（2）切口感染：阑尾切除术后最常见的并发症，多见于化脓性及坏疽穿孔性阑尾炎。表现为若术后3天左右体温升高，切口局部胀痛或跳痛、红肿、压痛，甚至出现波动等。感染伤口应先行试穿抽出脓液，或在波动处拆除缝线敞开引流，排出脓液，定期换药。

（3）粘连性肠梗阻：也是阑尾切除术后的较常见并发症，与局部炎症重、手术损伤、切口异物、术后卧床等多种原因有关。一旦诊断为急性阑尾炎，应早期手术，术后早期离床活动可适当预防此并发症。粘连性肠梗阻病情重者须手术治疗。

（4）阑尾残株炎：阑尾残端保留过长超过1 cm时，或者粪石残留，术后残株可复发炎症，仍表现为阑尾炎的症状。也偶见术中未能切除病变阑尾，而将其遗留，术后炎症复发。应行钡剂灌肠透视检查以明确诊断。症状较重时应再次手术切除阑尾残株。

（5）粪瘘：少见，发生的原因有残端结扎线脱落、盲肠原有结核或肿瘤等病变、手术时因盲肠组织水肿脆弱而损伤等。表现为发热、腹痛、切口处排出粪臭分泌物。经全身支持疗法、有效抗生素应用、局部引流，大多数患者可自行愈合，少数需手术治疗。

（三）健康教育

1．保持良好生活饮食习惯，避免暴饮暴食、生活不规律、过度疲劳和腹部受凉等因素，餐后不做剧烈运动。

2．及时治疗胃肠道和其他疾病，预防慢性阑尾炎发生。

3．术后早期下床活动，防肠粘连甚至粘连性肠梗阻。

4．阑尾周围脓肿患者出院时者，应嘱患者3个月后再行阑尾切除术。

5．发生急、慢性腹痛及恶心、呕吐等症状时，应及时就诊。

考点：急性阑尾炎的护理措施。

小结	急性阑尾炎是外科常见病，居各种急腹症的首位。通过学习学生能描述急性阑尾炎的主要发病原因及急性单纯性、化脓性、坏疽及穿孔性阑尾炎和阑尾周围脓肿4种病理类型的特点；解释急性阑尾炎患者的身体状况和辅助检查，尤其是转移性右下腹痛、右下腹（麦氏点）固定压痛的特点及特殊体征检查的临床意义。说明急性阑尾炎手术前、后常见的并发症，如腹腔脓肿、化脓性门静脉炎、内出血、切口感染、粘连性肠梗阻、阑尾残株炎、粪瘘等的观察要点和防治措施。比较小儿、老年人、妊娠期急性阑尾炎患者的临床表现和处理原则。

（赵宏亮　张翠华）

第十六章　胃、十二指肠疾病外科治疗的护理

> **学习目标**
> 1. 归纳胃、十二指肠溃疡和胃癌的病因、病理特点。
> 2. 知道胃、十二指肠溃疡和胃癌的治疗原则。
> 3. 熟记胃、十二指肠溃疡外科治疗的适应证、身心状况及护理措施。
> 4. 熟记胃癌的临床表现及术前、术后的护理

案例

女性，45 岁。突发上腹刀割样疼痛，伴恶心、呕吐 6 小时来院。查体：以往有上腹疼痛史，常在饥饿时或夜间出现疼痛，伴有反酸、嗳气，近半月来发作频繁，不曾诊治。

体格检查：痛苦表情，神智清醒，面色苍白，T 37.0℃，P 100 次/分，R 26 次/分，BP 12/10 kPa。全腹压痛，反跳痛，腹壁板样硬，肝浊音界消失，移动性浊音阴性，肠鸣音减弱。实验室检查：WBC 15×10^9/L。

思考：
（1）该患者最可能的诊断是什么？
（2）采取什么检查手段可证实诊断？处理原则是什么？
（3）目前护理要点有哪些？

第一节　胃、十二指肠解剖生理概要

一、胃的解剖

（一）胃的位置和分区

胃位于食管和十二指肠之间，上端与食管相连的入口部位称贲门，距离门齿约 40 cm，下端与十二指肠相连接的出口为幽门。腹段食管与胃大弯的交角称贲门切迹，该切迹的黏膜面形成贲门皱襞，有防止胃内容物向食管逆流的作用。幽门部环状肌增厚，浆膜面可见一环形浅沟，幽门前静脉沿此沟的腹侧面下行，是术中区分胃幽门与十二指肠的解剖标志。将胃小弯和胃大弯各分 3 等份，再连接各对应点可将胃分为 3 个区域，上 1/3 为贲门胃底部 U（upper）区；中 1/3 是胃体部 M（middle）区，下 1/3 即幽门部 L（lower）区。

（二）胃的韧带

胃与周围器官有韧带相连接，包括胃膈韧带、肝胃韧带、脾胃韧带、胃结肠韧带和胃胰

韧带，胃凭借韧带固定于上腹部。胃胰韧带位于胃后方，自腹腔动脉起始处向上达到胃贲门部，其内有胃左动脉走行，参与组成小网膜囊后壁。

（三）胃的血管

胃的动脉血供丰富，来源于腹腔动脉。来自腹腔动脉干的胃左动脉和来自肝固有动脉的胃右动脉形成胃小弯动脉弓供血胃小弯。胃大弯由来自胃、十二指肠动脉的胃网膜右动脉和来自脾动脉的胃网膜左动脉构成胃大弯的动脉弓。来自脾动脉的数支胃短动脉供应胃底。胃后动脉可以是一支或两支，起自脾动脉的中1/3段，于小网膜囊后壁的腹膜后面伴同名静脉上行，分布于胃体上部与胃底的后壁。胃有丰富的黏膜下血管丛，静脉回流汇集到门静脉系统。胃的静脉与同名动脉伴行，胃短静脉、胃网膜左静脉均回流入脾静脉；胃网膜右静脉则回流入肠系膜上静脉；胃左静脉（即冠状静脉）的血液可直接注入门静脉或汇入脾静脉；胃右静脉直接注入门静脉。

（四）胃的淋巴引流

胃黏膜下淋巴管网丰富，并经贲门与食管、经幽门与十二指肠交通。胃周淋巴结沿胃的主要动脉及其分支分布，淋巴管回流逆动脉血流方向走行，经多个淋巴结逐步向动脉根部聚集。胃周共有16组淋巴结。按淋巴的主要引流方向可分为以下4群：①腹腔淋巴结群，引流胃小弯上部淋巴液；②幽门上淋巴结群，引流胃小弯下部淋巴液；③幽门下淋巴结群，引流胃大弯右侧淋巴液；④胰脾淋巴结群，引流胃大弯上部淋巴液。

（五）胃的神经

胃受自主神经支配，支配胃的运动神经包括交感神经与副交感神经。胃的交感神经为来自腹腔神经丛的节后纤维，和动脉分支伴行进入胃，主要抑制胃的分泌和运动并传出痛觉；胃的副交感神经来自迷走神经，主要促进胃的分泌和运动。交感神经与副交感神经纤维共同在肌层间和黏膜下层组成神经网，以协调胃的分泌和运动功能。左、右迷走神经沿食管下行，左迷走神经在贲门前面，分出肝胆支和胃前支（Latarjet前神经）。右迷走神经在贲门背侧，分出腹腔支和胃后支（Latarj et后神经）。迷走神经的胃前支、后支都沿胃小弯行走，发出的分支和胃动、静脉分支伴行，进入胃的前、后壁。最后的3~4个终末支，在距幽门约5~7 cm处进入胃窦，形似"鸦爪"，管理幽门的排空功能，在行高选择性胃迷走神经切断术时作为保留分支的标志。

（六）胃壁的结构

胃壁从外向内分为浆膜层、肌层、黏膜下层和黏膜层。胃壁肌层外层是沿长轴分布的纵行肌层，内层由环状走向的肌层构成。胃壁肌层由平滑肌构成，环行肌纤维在贲门和幽门处增厚形成贲门和幽门括约肌。黏膜下层为疏松结缔组织，血管、淋巴管及神经丛丰富。由于黏膜下层的存在，使黏膜层与肌层之间有一定的活动度，因而在手术时黏膜层可以自肌层剥离开。胃黏膜层由黏膜上皮、固有膜和黏膜肌构成。黏膜层含大量胃腺，分布在胃底和胃体，约占全胃面积2/3的胃腺为泌酸腺。胃腺由功能不同的细胞组成，分泌胃酸、电解质、蛋白酶原和黏液等。主细胞分泌胃蛋白酶原与凝乳酶原；壁细胞分泌盐酸和抗贫血因子；黏液细胞分泌碱性因子。贲门腺分布在贲门部，该部腺体与胃体部黏液细胞相似，主要分泌黏液。幽门腺分布在胃窦和幽门区，腺体除含主细胞和黏蛋白原分泌细胞外，还含有G细胞分泌胃泌素、D细胞分泌生长抑素，此外还有嗜银细胞以及多种内分泌细胞可分泌多肽类物质、组胺及五羟色胺（5-HT）等。

二、胃的生理

胃具有运动和分泌两大功能，通过其接纳、储藏食物，将食物与胃液研磨、搅拌、混匀，初步消化，形成食糜并逐步分次排入十二指肠为其主要的生理功能。此外，胃黏膜还有吸收某些物质的功能。

（一）胃的运动

食物在胃内的储藏、混合、搅拌以及有规律的排空，主要由胃的肌肉运动参与完成。胃的蠕动波起自胃体通向幽门，胃窦部肌层较厚，增强了远端胃的收缩能力，幽门发挥括约肌作用，调控食糜进入十二指肠。胃的电起搏点位于胃底近大弯侧的肌层，有规律地发出频率约为 3 次 / 分钟的脉冲信号（起搏电位），该信号沿胃的纵肌层传向幽门。每次脉冲不是都引起肌肉蠕动收缩，但脉冲信号决定了胃蠕动收缩的最高频率。随起搏电位的到来，每次收缩都引起胃内层环状肌的去极化。食糜进入漏斗状的胃窦腔，胃窦的收缩蠕动较胃体更快而有力，每次蠕动后食糜进入十二指肠的量取决于蠕动的强度与幽门的开闭状况。幽门关闭时，食物在胃内往返运动；幽门开放时，每次胃的蠕动波大约将 5～15 ml 食糜送入十二指肠。空胃腔的容量仅为 50 ml，但在容受性舒张状况下，可以承受 1000 ml 而无胃内压增高。容受性舒张是迷走神经感觉纤维介导的主动过程。进食后的扩张刺激引发蠕动，若干因素影响到胃蠕动的强度、频率以及胃排空的速度。胃的迷走反射加速胃蠕动；进食的量与质对于排空亦起调节作用，食物颗粒小因较少需研磨故比大颗粒食物排空为快；十二指肠壁的受体能够感受食糜的渗透浓度与化学成分，当渗透量（压）大于 200 mmol/L 时迷走肠胃反射被激活，胃排空延迟；不少胃肠道激素能够对胃的运动进行精细调节，胃泌素能延迟胃的排空。

（二）胃液分泌

胃腺分泌胃液，正常成人每日分泌量约 1500～2500 ml，胃液的主要成分为胃酸、胃酶、电解质、黏液和水。胃液的酸度决定于上述两种成分的配合比例，并和分泌速度、胃黏膜血液流速有关。胃液分泌分为基础分泌（或称消化间期分泌）和餐后分泌（即消化期分泌）。基础分泌是指不受食物刺激时的自然胃液分泌，其量较小。餐后胃液分泌明显增加，餐后分泌可分为三个时相：①迷走相（头相）：食物经视觉、味觉、嗅觉等刺激兴奋神经中枢，兴奋经迷走神经下传至壁细胞、主细胞、黏液细胞，使其分泌胃酸、胃蛋白酶原和黏液；迷走神经兴奋还使 G 细胞分泌胃泌素、刺激胃黏膜肥大细胞分泌组胺，进而促进胃酸分泌。这一时相的作用时间较短，仅占消化期泌酸量的 20%～30%。②胃相：指食物进入胃以后引起的胃酸分泌，包括食物对胃壁的物理刺激（扩张）引起的迷走长反射和食物成分对胃黏膜的化学性刺激造成的胃壁内胆碱反射短通路。在胃相的胃酸分泌中，胃泌素介导的由食物成分刺激引起的胃酸分泌占主要部分，当胃窦部的 pH＜2.5 时胃泌素释放受抑制，pH 达到 1.2 时，胃泌素分泌完全停止，对胃酸及胃泌素分泌起负反馈调节作用。胃窦细胞分泌的生长抑素也抑制胃泌素的释放。如果手术使得正常的壁细胞黏膜与胃窦黏膜的关系改变，酸性胃液不流经生成胃泌素的部位，血中胃泌素可增加很高，促使胃酸分泌，伴明显酸刺激。③肠相：指食物进入小肠后引起的胃酸分泌，占消化期胃酸分泌量的 5%～10%，包括小肠膨胀及食物中某些化学成分刺激十二指肠和近端空肠产生肠促胃泌素，促进胃液分泌。进入小肠的酸性食糜能够刺激促胰液素、胆囊收缩素、抑胃肽等的分泌。小肠内的脂肪能抑制胃泌素的产生，使胃酸分泌减少。消化期胃酸分泌有着复杂而精确的调控机制，维持胃酸分泌的相对稳定。

三、十二指肠的解剖和生理

十二指肠是幽门和十二指肠悬韧带（Treitz 韧带）之间的小肠，长约 25 cm，呈 C 形，是小肠最粗和最固定的部分。十二指肠分为四部分：①球部：长约 4～5 cm，属腹膜间位，活动度大，黏膜平整光滑，球部是十二指肠溃疡好发部位。胆总管、胃/十二指肠动脉和门静脉在球部后方通过。②降部：与球部呈锐角下行，固定于后腹壁，腹膜外位，仅前外侧有腹膜遮盖，内侧与胰头紧密相连，胆总管和胰管开口于此部中下 1/3 交界处内侧肠壁的十二指肠乳头，距幽门 8～10 cm，距门齿约 75 cm。从降部起十二指肠黏膜呈环形皱壁。③水平部：自降部向左走行，长约 10 cm，完全固定于腹后壁，属腹膜外位，横部末端的前方有肠系膜上动、静脉跨越下行。④升部：先向上行，然后急转向下、向前，与空肠相接，形成十二指肠空肠曲，由十二指肠悬韧带（Treitz 韧带）固定于后腹壁，此韧带是十二指肠空肠分界的解剖标志。整个十二指肠环抱在胰头周围。十二指肠的血供来自胰十二指肠上动脉和胰十二指肠下动脉，两者分别起源于胃/十二指肠动脉与肠系膜上动脉。胰十二指肠上、下动脉的分支在胰腺前后吻合成动脉弓。

十二指肠接受胃内食糜以及胆汁、胰液。十二指肠黏膜内有 Brunner 腺，分泌的十二指肠液含有多种消化酶如蛋白酶、脂肪酶、蔗糖酶、麦芽糖酶等。十二指肠黏膜内的内分泌细胞能够分泌胃泌素、抑胃肽、胆囊收缩素、促胰液素等肠道激素。

第二节　胃、十二指肠溃疡患者外科治疗的护理

胃、十二指肠溃疡是指胃、十二指肠局限性圆形或椭圆形的全层黏膜缺损，因溃疡形成的基本原因是酸性胃液对黏膜的消化，故又称消化性溃疡（peptic ulcer）。十二指肠溃疡比胃溃疡多见。胃、十二指肠溃疡以青壮年发病居多。好发于秋冬季节。

绝大多数胃、十二指肠溃疡经非手术疗法可以治愈，仅少数需要手术治疗。外科治疗的适应证有：①胃、十二指肠溃疡病急性穿孔；②胃、十二指肠溃疡大出血；③胃、十二指肠溃疡瘢痕性幽门梗阻；④胃溃疡恶变；⑤内科治疗无效的顽固性溃疡。

知识链接　　　胃、十二指肠溃疡的形成机制

> 胃、十二指肠溃疡的病因较复杂，在各种致病因素中，胃酸过多与胃黏膜屏障受损占重要地位。胃酸过多，激活胃蛋白酶，可使胃、十二指肠黏膜发生"自家消化"。十二指肠溃疡与迷走神经的张力及兴奋性过度有关，也可能与壁细胞数量增多、壁细胞对促胃液素刺激的敏感性增高有关。胃溃疡可能与胃排空延迟有关。胃的黏液起润滑黏膜和中和胃酸的作用，黏液和柱状上皮一起防止氢离子进入胃黏膜，有些药物（如阿司匹林、皮质类固醇等）会造成胃黏膜机械屏障的破坏，从而削弱胃黏膜的抵抗力，导致溃疡的发生。

【护理评估】

（一）胃、十二指肠急性穿孔

急性穿孔是胃、十二指肠溃疡严重的并发症。起病急、病情重、变化快，需要紧急处理，若诊治不当可危及生命。

1. 健康史

(1) 一般状况：了解患者的年龄、性别、性格特征、职业、饮食、生活习惯、用药史、家族史、既往史等。

(2) 发病原因：活动期的胃、十二指肠溃疡可以逐渐加深侵蚀胃及十二指肠壁，由黏膜至肌层，穿破浆膜而形成穿孔。

(3) 病理生理：十二指肠穿孔好发于十二指肠壶腹前壁，而胃溃疡穿孔好发于胃小弯，其余分布在胃窦及其他部位。急性穿孔时，有强烈刺激性的胃酸、胆汁、胰液等消化液和食物溢入腹腔，引起化学性腹膜炎，导致剧烈腹痛和大量腹腔渗出液，约6~8个小时后细菌开始繁殖并逐渐变化为化脓性腹膜炎。因强烈的化学刺激、细胞外液的丢失及细菌毒素吸收等因素，可导致患者休克。活动期的溃疡深达肌层，若溃疡向深层侵蚀，可引起出血或穿孔，多为单发。

2. 身体状况　多数患者既往有溃疡病史，穿孔前数日溃疡症状加重。在情绪波动、过度疲劳、刺激性饮食或服用皮质激素药物等诱因下突然发生。

(1) 症状：表现为突发性腹部刀割样剧痛，并迅速蔓延至全腹，疼痛难以忍受，常伴面色苍白、出冷汗、脉搏细速、血压下降等表现，多数突然发生于夜间空腹或饱餐后。当胃内容物沿右结肠旁沟向下流注时，可出现右下腹疼痛，疼痛可向肩部放射，继发细菌感染后，腹痛加重。

(2) 体征：患者表情痛苦，仰卧微屈膝、不愿移动，腹式呼吸减弱或消失；全腹有明显的压痛、反跳痛、腹肌紧张呈板状强直，以左上腹部最明显；叩诊肝浊音界缩小或消失，可有移动性浊音；听诊肠鸣音减弱或消失。随着感染加重，患者可出现发热、脉快，甚至肠麻痹、感染性休克。

3. 心理-社会状况　了解患者对疾病的认知程度，对手术有何顾虑，有何思想负担；亲属对患者的关心程度、支持力度，家庭对手术的经济承受力。

4. 辅助检查

(1) 实验室检查：血白细胞计数和中性粒细胞比例增高；血清淀粉酶轻度升高。

(2) X线检查：约80%患者的立位腹部X线检查可见膈下新月状游离气体影。

(3) 诊断性腹腔穿刺：穿刺抽出物可含胆汁或食物残渣。

5. 治疗与效果　根据病情，选用手术或非手术治疗。

(1) 非手术治疗

适应证：①空腹状态下溃疡穿孔，症状轻，腹膜炎症较局限；②患者症状轻、一般情况好，无明显中毒症状及休克；③无出血、幽门梗阻及恶变等并发症。

处理措施：①禁饮食、胃肠减压；②输液维持水、电解质平衡，营养支持；③抗生素防治感染；④经静脉给予H_2受体阻滞剂或质子泵拮抗剂等制酸药物；⑤严密观察病情变化，若非手术治疗6~8小时后症状和体征不见好转或反而加重，应改用手术治疗。

(2) 手术治疗：是治疗胃、十二指肠溃疡急性穿孔的主要方法。主要术式包括单纯穿孔缝扎、胃大部切除术、穿孔缝扎术加高选择性迷走神经切断术或选择性迷走神经切断术加胃窦切除术。

下面主要介绍胃大部切除术和迷走神经切断术两种主要术式。

1) 胃大部切除术：胃大部切除术是最常用的方法。切除范围为胃远侧的2/3~3/4，包

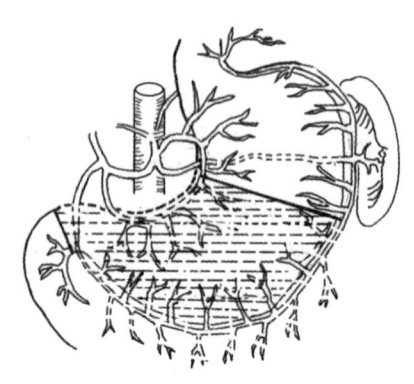

图 16-1 胃大部切除术范围

括胃体的远侧部分、胃窦部、幽门及十二指肠壶腹近侧（图 16-1）。胃大部切除术治疗溃疡病的基本原理是：①切除胃窦部，消除了由于促胃液素引起的胃酸分泌；②切除大部分胃体，减少了分泌胃酸及胃蛋白酶的壁细胞、主细胞的数量；③切除了溃疡的好发部位；④切除了溃疡本身。

胃大部切除术的术式包括毕Ⅰ式和毕Ⅱ式 2 种：

①毕Ⅰ式胃大部切除术（图 16-2）：多适用于治疗胃溃疡。切除远端胃大部后，将残胃与十二指肠直接吻合。优点是重建后的胃肠道接近正常解剖生理状态，术后因胃肠功能紊乱而引起的并发症较少。

②毕Ⅱ式胃大部切除术（图 16-3）：适用于各种胃和十二指肠溃疡，特别是十二指肠溃疡。切除远端胃大部后，缝闭十二指肠残端，将残胃与上段空肠吻合。十二指肠溃疡切除困难时可行溃疡旷置。优点是即使胃切除较多，胃空肠吻合口张力也不会过大，术后溃疡复发率低。缺点是胃空肠吻合改变了正常解剖生理状态，术后发生胃肠功能紊乱的可能性比毕Ⅰ式多。

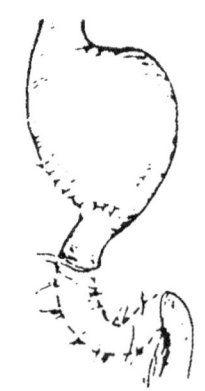 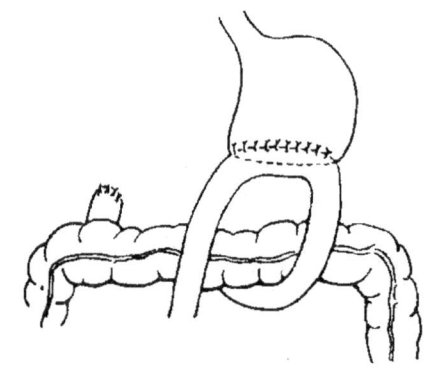

图 16-2 毕Ⅰ式胃大部切除术　　　图 16-3 毕Ⅱ式胃大部切除术

2）迷走神经切断术　其疗效大致与胃大部切除术相似。迷走神经切断术治疗溃疡的原理是：①消除了头相的胃酸分泌；②消除了迷走神经引起的促胃液素分泌，从而阻断了胃相胃酸分泌。迷走神经切断术有以下三种类型（图 16-4）：①迷走神经干切断术：在食管裂孔水平将左、右腹腔迷走神经干切断，使肝、胆、胰、胃和小肠完全失去迷走神经支配，因此又称全腹腔迷走神经切断术。其缺点是术后可引起上述腹腔器官功能紊乱。②选择性胃迷走神经切断术：即在左迷走神经分出肝支及右迷走神经分出腹腔支之后予以切断，又称为全胃迷走神经切断术。此手术方法可避免对胃以外其他腹腔脏器功能的影响，但仍可出现胃潴留，需要同时附加幽门形成术或胃空肠吻合术，或胃窦切除胃空肠吻合术。③高选择性胃迷走神经切断术：又称胃近端迷走神经切断术或壁细胞迷走神经切断术。分别切断左、右迷走神经分布至胃底、胃体的分支，保留肝支、腹腔支及分布至胃窦部的"鸦爪"。该手术在消除头相胃酸分泌的同时，不会引起胃潴留，故不需附加引流手术，保留了幽门括约肌的功能，减少了胆汁反流和倾倒综合征发生的机会，是临床上行迷走神经切断术的主要术式。但由于迷走神经的解剖变异，手术操作困难和术后复发率高是该手术的主要问题。

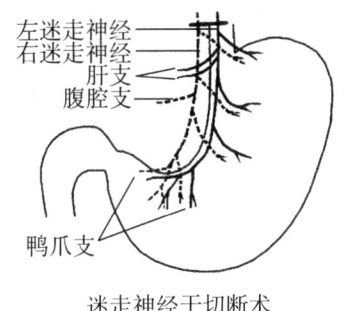 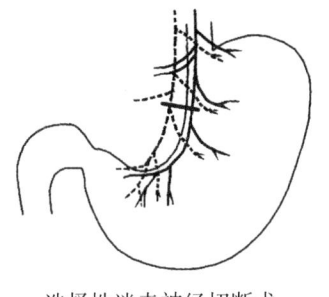 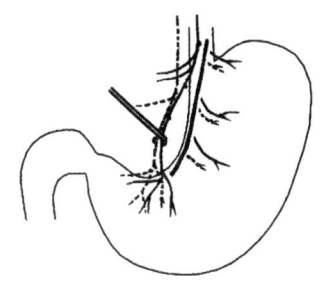

迷走神经干切断术　　　　　选择性迷走神经切断术　　　　高选择性迷走神经切断术

图 16-4　迷走神经切断

考点： 胃大部切除术治疗溃疡病的基本原理。

（二）胃、十二指肠溃疡大出血

胃、十二指肠溃疡大出血是上消化道大出血中最常见的原因，约占50%以上，其中5%～10%需要手术治疗。

1．健康史

（1）发病原因：胃、十二指肠溃疡大出血多由于胃小弯或十二指肠后壁的溃疡侵蚀基底血管使其破裂所致。

（2）病理生理：胃溃疡大出血好发于胃小弯，出血源自胃左、右动脉及其分支，十二指肠溃疡大出血好发于球部后壁，出血源自胰十二指肠上动脉和胃、十二指肠动脉及其分支。大出血后血容量减少、血压降低、血流缓解，可在血管破裂处形成凝血块而暂时止血。由于胃肠道蠕动或胃、十二指肠内容物与溃疡病灶的接触，暂时停止的出血可能再次出血。

2．身体状况

（1）呕血和黑便：溃疡大出血的患者过去多有典型溃疡病史，近期常有服用阿司匹林等药物的情况。其症状和体征取决于出血的速度和出血量。主要症状为呕血和排柏油样黑便。多数患者只有黑便而无呕血，迅猛的出血则为大量呕血与紫黑血便。呕血前常有恶心，便血前多突然产生便意，便血前、后可有心悸、眼前发黑、乏力、全身软弱无力，甚至昏厥。

（2）休克：患者短时间内失血量超过400 ml时，则出现面色苍白、口渴、脉搏快速而有力、血压正常或略偏高的循环系统代偿征象；若短时间内失血量超过800 ml，则有出冷汗、脉搏细速、呼吸浅快、血压下降等低血容量性休克的表现。

3．辅助检查

（1）血常规检查：大量出血早期，由于血液浓缩，红细胞计数、血红蛋白含量和血细胞比积均呈进行性下降。

（2）胃、十二指肠纤维内镜检查：可明确出血的原因和部位，出血24小时内胃镜检查阳性率达70%～80%，超过48小时则阳性率下降。

（3）血管造影：选择性腹腔动脉或肠系膜上动脉造影可明确病因与出血部位，并可采取栓塞治疗或动脉注射垂体加压素等介入性止血措施。

4．治疗与效果

（1）非手术治疗：

1）一般处理：卧床休息，吸氧，改善氧供应。适当应用镇静剂。

2）补充血容量：输液、输血；严密观察血压、脉搏、尿量和周围循环情况。输入液体中的晶体与胶体之比为3∶1。估计失血量达全身总血量的20%时，应输注右旋糖酐或血浆代用品。出血量较大时可输注浓缩红细胞，必要时输全血，应保持血细胞比容不低于30%。

3）药物止血：经胃肠减压管灌注加入去甲肾上腺素的冰生理盐水，使血管收缩而达到止血的目的。应用H_2受体拮抗体，如西咪替丁、生长抑素奥曲肽等。

4）急诊胃镜止血：可采用电凝、激光、注射药物等局部止血措施。

（2）手术治疗

手术指证：①严重大出血，短期内出现休克；②经非手术治疗出血不止或暂时止血又复发；③60岁以上的老年患者，血管硬化，难以自止；④近期曾发生过类似大出血或同时存在溃疡穿孔或幽门梗阻。

手术方法：①胃大部分切除术，适用于大多数溃疡出血的患者。②贯穿缝扎术，在病情危急，不允许作胃大部切除术时，可采取此止血法；对切除溃疡有困难而予以旷置时，应贯穿缝扎溃疡底部出血的动脉或结扎其主干。③在贯穿缝扎处理溃疡出血后作迷走神经干切断加胃窦切除或幽门成形术。

（三）胃、十二指肠溃疡瘢痕性幽门梗阻

胃、十二指肠溃疡患者因幽门管或幽门溃疡或十二指肠球部溃疡反复发作形成瘢痕狭窄，合并幽门痉挛水肿而造成幽门梗阻。幽门梗阻是溃疡病的常见合并症之一，占外科治疗溃疡病患者的11%～30%。

1．健康史

（1）发病原因：瘢痕性幽门梗阻常见于十二指肠球部溃疡和Ⅱ、Ⅲ型胃溃疡。溃疡引起幽门梗阻的机制有幽门痉挛、炎症水肿及瘢痕3种。前两种梗阻是暂时的和可逆性的，在炎症消退、痉挛缓解后梗阻解除，无需外科手术。而瘢痕性幽门梗阻属永久性，需要手术方能解除。

（2）病理生理：瘢痕性幽门梗阻是由溃疡愈合过程中瘢痕收缩所致。梗阻初期，为克服幽门狭窄，胃蠕动增强而使胃壁肌层代偿性肥厚，胃轻度扩张。后期，胃代偿功能减退，失去张力，胃高度扩大，蠕动减弱甚至消失。由于胃内容物滞留引起呕吐而致水、电解质的丢失，导致脱水、低钾低氯性碱中毒。长期慢性不完全性幽门梗阻者因摄入减少、消化吸收不良而出现贫血和营养障碍。

2．身体状况

（1）症状：腹痛与反复呕吐是幽门梗阻的主要表现。早期，患者有上腹部膨胀不适、阵发性胃收缩痛，伴有嗳气、恶心与呕吐。呕吐为最主要的症状，常发生在夜间或下午，呕吐量大，一次可达1000～2000 ml，呕吐物含大量宿食，有腐败酸臭味，但不含胆汁。呕吐后自觉胃部舒适，患者常自行诱发呕吐，以减轻症状。患者常有少尿、便秘、贫血等慢性消耗表现。

（2）体征：患者营养不良性消瘦、皮肤干燥、弹性消失、上腹部隆起可见胃型和蠕动波，上腹部可闻及振水音。

3．辅助检查

（1）清晨空腹置胃管，可抽出大量酸臭胃液和食物残渣。

（2）X线钡餐检查：可见胃扩大，张力减退，排空延迟，24小时后仍有钡剂存留（正常人胃内钡剂 4 小时即排空，如 6 小时尚有 1/4 钡剂存留着，提示有胃潴留）。已明确为幽门梗阻者避免做此项检查。

(3) 纤维胃镜检查：可见胃内大量潴留的胃液和食物残渣。

4．治疗与效果

(1) 术前准备：瘢痕性幽门梗阻是手术治疗的绝对适应证。术前需要充分准备，主要包括：①禁食、胃肠减压，用温生理盐水洗胃，直至洗出液澄清；②纠正贫血与低蛋白血症，改善营养状况；③维持水、电解质平衡，纠正脱水、低氯低钾性碱中毒。

(2) 手术方式：最常用的手术是胃大部切除术。但对年龄较大、身体状况极差或合并其他严重内科疾病者，可行胃空肠吻合术加迷走神经切断术。

考点：胃、十二指肠溃疡急性穿孔、大出血的临床表现、非手术处理措施；幽门梗阻的临床表现、术前准备。

【主要护理诊断/问题】

1．恐惧/焦虑　与疾病知识缺乏、环境改变及担心手术有关。

2．疼痛　与胃、十二指肠黏膜受侵蚀或胃肠内容物对腹膜的刺激及手术创伤有关。

3．营养失调，低于机体需要量　与呕吐、疼痛导致营养摄入不足及消耗增加有关。

4．有体液不足的危险　与禁食、急性穿孔、大出血、幽门梗阻等引起的失血、失液有关。

5．潜在并发症　吻合口出血、十二指肠残端破裂、吻合口破裂或瘘、术后梗阻、倾倒综合征、低血糖综合征、吞咽困难、胃潴留、胃小弯坏死穿孔、腹泻等。

【护理措施】

(一) 手术前护理

1．心理护理　了解患者认知水平与心理状态，理解和关心患者，告之疾病和治疗的有关知识及手术治疗的必要性，解答患者的各种疑问，使患者能积极配合疾病的治疗和护理。

2．一般护理　根据患者情况，指导患者饮食，宜少量多餐，进食高蛋白、高热量、高维生素、易消化及无刺激性的食物；迷走神经切断术术前应作基础胃酸分泌量和最大胃酸分泌量测定，以利于术后判定手术效果；营养不良者，应输全血、血浆、人体蛋白等改善营养状况；术前按常规禁饮食、插胃管，术前晚肥皂水灌肠 1 次。

3．用药护理　督促患者按时应用减少胃酸分泌、解痉及抗酸的药物，并观察药物疗效。

4．急性穿孔患者的准备　患者立即禁饮食和胃肠减压，以减少胃肠内容物继续流入腹腔；根据医嘱补充液体，维持水、电解质和酸碱平衡，全身应用抗生素控制感染；严密观察意识、生命体征、腹部症状和体征的变化；若有休克症状，给予平卧位，无休克者可安置半卧位；做好急症手术前的各项准备工作。

5．大出血患者的准备　安置平卧位；给氧；暂禁饮食；输血、输液以补充血容量，按时应用止血药物，以治疗休克和纠正贫血；情绪紧张者，给予镇静剂；判断、观察和记录呕血、便血情况，定时测量脉搏、血压，观察有无口渴、肢冷、尿少等循环血量不足的表现；同时做好手术前的各项准备工作。若经止血、输血而出血仍在继续者，应急症手术。出血停止后，可进流质或无渣半流质饮食。

6．瘢痕性幽门梗阻患者的准备　完全梗阻者禁饮食，非完全梗阻者可予无渣半流质，以减少胃内容物潴留。遵医嘱输血补液,改善营养状况,纠正低蛋白血症、低氯低钾性碱中毒。术前3日每晚用300～500 ml温生理盐水洗胃,以减轻胃黏膜水肿和炎症,有利于术后吻合口愈合。

(二)术后护理

1. **病情观察** 术后每30分钟测量1次血压、脉搏、呼吸,直至血压平稳,如病情较重或有休克者,仍需每1～2小时测量1次,病情平稳后可延长测量间隔时间。同时观察患者神志、体温、尿量、切口渗血、渗液和引流液情况等。

2. **体位** 术后一般先取平卧位。待患者血压平稳后给予低半卧位,以保持腹肌松弛,减轻腹部切口张力,减轻疼痛,也有利于呼吸和循环。

3. **引流管护理** 胃、十二指肠溃疡术后患者常留置有胃管、腹腔引流管、导尿管等。护理时需注意:①妥善固定并准确标记各引流管,避免脱出,一旦脱出后不可自行插回;②保持引流通畅,防止受压、扭曲、折叠等,可经常挤捏各引流管以防堵塞;若堵塞,可在医师指导下用注射器抽取生理盐水试冲洗引流管;③观察并记录引流液的性质、色、量等。留置胃管可起到胃肠减压的作用,以减轻胃肠道张力,促进吻合口愈合。护理时还应注意:部分患者胃管需接负压吸引装置,维持适当的负压,避免负压过大损伤胃黏膜;术后24小时内可由胃管引流出少量血液或咖啡样液体,若有较多鲜血,应及时联系医师并配合处理;术后胃肠减压量减少,肠蠕动恢复,肛门排气后,可拔除胃管。

4. **禁食、输液护理** 禁食期间应静脉补充液体。记录24小时出入水量,及时了解患者各项检查结果,为合理输液提供依据,避免水、电解质平衡失调;必要时给予血浆、全血或营养支持,改善患者营养状况或贫血,以利于吻合口及切口愈合。禁食者注意口腔护理,保持口腔洁净、湿润。

5. **鼓励早期活动** 除年老体弱或病情较重者,鼓励并协助患者术后第1日坐起轻微活动,第2日协助患者于床边活动,第3日可在病室内活动。患者活动量根据个体差异而定,早期活动可促进肠蠕动恢复,预防术后肠粘连和下肢深静脉血栓形成等并发症的发生。

6. **饮食护理** 拔胃管后当日可饮少量水或米汤;如无不适,第2日进半量流质饮食,每次50～80 ml;第3日进全量流质,每次100～150 ml;进食后无不适,第4日可进半流质饮食。食物宜温、软、易于消化,少量多餐。开始时每日5～6餐,逐渐减少进餐次数并增加每次进餐量,逐步恢复正常饮食。

7. **并发症的观察和处理**

(1)胃大部分切除术后并发症

1)术后胃出血:胃大部分切除术后,可有少许暗红色或咖啡色胃液自胃管抽出,一般24小时内不超过300 ml,且逐渐减少、变淡至自行停止。若术后短期内从胃管不断引流出新鲜血液,24小时后仍未停止,甚至出现呕血和黑便,则系术后出血。发生在术后24小时以内的出血,多属术中止血不确切;术后4～6日发生的出血,常为吻合口黏膜坏死脱落所致;术后10～20日发生的出血,与吻合口缝线处感染或黏膜下脓肿腐蚀血管有关。术后严密观察患者的生命体征,包括血压、脉搏、心率、呼吸、神志和体温的变化。加强对胃肠减压引流液量和色的观察,若术后短期内从胃管引流出大量鲜红色血液,持续不止,需及时报告医师处理。遵医嘱应用止血药物和输新鲜血等,或用冰生理盐水洗胃。若经非手术治疗不能有效止血或出血量＞500 ml/h时,积极完善术前准备。

2)十二指肠残端破裂:是毕Ⅱ式胃大部切除术后的近期严重并发症。原因多为十二指肠残端处理不当；或者因空肠输入襻梗阻致十二指肠内张力过高所致。多发生在术后24～48小时，临床表现为突发性上腹部剧痛、发热和腹膜刺激征；白细胞计数增加；腹腔穿刺可抽得胆汁样液体。如发生十二指肠残端破裂，需立即准备进行手术治疗；术后持续负压吸引，积极纠正水、电解质紊乱和酸碱失衡，经静脉或空肠造瘘管提供营养支持，全身应用广谱抗生素，用氧化锌软膏保护引流管周围皮肤。

3）吻合口破裂或吻合口瘘：是胃大部切除术后的早期严重并发症之一，与缝合不当、吻合口张力过大、组织供血不足有关，以贫血、低蛋白血症和组织水肿者易发生。多发生在术后1周内，临床表现为高热、脉速等全身中毒症状，腹膜炎以及腹腔引流管引流出含肠内容物的浑浊液体。如发生较晚，多形成局部脓肿或外瘘。处理包括：①出现弥漫性腹膜炎的吻合口破裂的患者须立即手术，做好急诊手术准备；②形成局部脓肿或外瘘或无弥漫性腹膜炎的患者，进行局部引流，注意及时清洁瘘口周围皮肤并保持干燥，局部涂以氧化锌软膏、皮肤保护粉或皮肤保护膜加以保护，以免皮肤破损继发感染；③同时禁食、胃肠减压；④合理应用抗生素和给予肠外营养支持，纠正水、电解质紊乱和维持酸碱平衡。经上述处理后多数患者吻合口瘘可在4～6周自愈；若经久不愈，须再次手术。

4）胃排空障碍：也称胃瘫。常发生在术后4～10日，表现为上腹饱胀、呕吐，呕吐含胆汁胃内容物。消化道X线造影检查可见残胃扩张、无张力、蠕动波少而弱，且通过胃肠吻合口不畅。处理措施包括禁食，胃肠减压，肠外营养支持，纠正低蛋白，维持水、电解质和酸碱平衡，应用胃动力促进剂，也可用3%温盐水洗胃。一般均能经非手术治疗治愈。

5）术后梗阻：根据梗阻部位可分为输入襻梗阻、输出襻梗阻和吻合口梗阻。前两者见于毕Ⅱ式胃大部切除术后。

输入襻梗阻：可分为急、慢性两类。①急性完全性输入襻梗阻临床表现为凸起上腹部剧烈疼痛、频繁呕吐，量少，多不含胆汁，呕吐后症状不缓解，且上腹有压痛性肿块。病情进展快，不久即出现烦躁、脉速、血压下降等休克表现。系输出襻系膜悬吊过紧压迫输入襻，或输入襻过长穿入输出襻与横结肠系膜的间隙孔形成内疝所致，属闭襻性肠梗阻，易发生肠绞窄，应紧急手术治疗。②慢性不完全性输入襻梗阻患者临床表现为进食后出现上腹胀痛或绞痛，随即突然喷射性呕吐出大量不含食物的胆汁，呕吐后症状缓解。多由于输入襻过长扭曲或输入襻过短在吻合口处形成锐角，使输入襻内胆汁、胰液和十二指肠液排空不畅而滞留。由于消化液潴留在输入襻内，进食后消化液分泌明显增加，输入襻内压力增高，刺激肠管发生强烈的收缩，引起喷射样呕吐，也称"输入襻综合征"。处理措施包括禁食、胃肠减压、营养支持等，如症状在数周或数月内不能缓解，也需手术治疗。

输出襻梗阻：表现为上腹饱胀，呕吐食物和胆汁。系胃大部切除术后胃肠吻合口下方输出襻因粘连、大网膜水肿、炎性肿块压迫所致的梗阻。若非手术治疗无效，应手术解除梗阻。

吻合口梗阻：表现为进食后出现饱胀感和溢出性呕吐；呕吐物含或不含胆汁。一般系吻合口过小或吻合口的胃肠壁内翻过多所致，也可为术后吻合口炎症水肿所致的暂时性梗阻。X线钡餐可见造影剂完全停留在胃内。非手术治疗措施同胃排空障碍的处理措施。若经非手术治疗仍无改善，可手术解除梗阻。

6）倾倒综合征（dumping syndrome）：系由于胃大部切除术后，失去对胃排空的控制，导致胃排空过快所产生的一系列综合征。根据进食后症状出现的时间可分早期与晚期两种。

早期倾倒综合征：多发生在进食后半小时内，患者以循环系统症状和胃肠道症状为主要表现。循环系统症状包括心悸、心动过速、出汗、全身无力、面色苍白和头晕等；胃肠道症状有腹部饱胀不适或绞痛、恶心、呕吐和腹泻等。多因餐后大量高渗性食物快速进入十二指肠或空肠，致肠道内分泌细胞大量分泌肠源性血管活性物质，如5-羟色胺、缓激肽样多肽、血管活性肽、神经紧张素和血管活性肠肽等，加上渗透压作用使细胞外液大量移入肠腔，从而引起一系列血管舒缩功能的紊乱和胃肠道症状。主要护理措施包括：指导患者通过饮食加以调整，即少食多餐，避免过甜、过咸、过浓的流质饮食；宜进低碳水化合物、高蛋白饮食；用餐时限制饮水喝汤；进餐后平卧20分钟。多数患者经调整饮食后，症状可减轻或消失，术后半年到1年内能逐渐自愈。极少数症状严重而持久的患者需手术治疗。

晚期倾倒综合征：临床表现为餐后2~4小时患者出现心慌、出冷汗、面色苍白、手颤、无力甚至虚脱等表现。主要因进食后，胃排空过快，含糖食物迅速进入空肠后被过快吸收使血糖急速升高，刺激胰岛素大量释放，而当血糖下降后胰岛素并未相应减少，继之发生反应性低血糖，故晚期倾倒综合征又被称为低血糖综合征。出现症状时稍进饮食，尤其是糖类，即可缓解。饮食中减少碳水化合物含量，增加蛋白质比例，少量多餐可防止其发生。

（2）迷走神经切断术后并发症

1）胃小弯坏死穿孔：系高选择性胃迷走神经切断术后的严重并发症，主要表现为突发上腹部剧烈疼痛和急性弥漫性腹膜炎症状。由于手术因素或术中切断了胃小弯侧的血液供应，以致局部易缺血坏死甚至形成溃疡。一旦发生，护士须即刻完善各项术前准备，并做好患者的解释和安慰工作，使其能配合急诊修补手术。

2）腹泻：是迷走神经切断术后的常见并发症，发生率在5%~40%。与迷走神经切断术后肠转运时间缩短、肠吸收减少、胆汁酸分泌增加以及刺激肠蠕动的体液因子释放等有关。指导患者遵医嘱口服抑制肠蠕动的药物洛哌丁胺（易蒙停），若无效，可改用考来烯胺治疗；对频繁腹泻者应做好饮食指导和肛门周围皮肤护理。

3）吞咽困难：多见于迷走神经干切断术后，有些患者在术后早期下咽固体物时有胸骨后疼痛。X线吞钡示食管下段狭窄、贲门痉挛。往往与手术所致食管下段局部水肿、痉挛或神经损伤所致食管弛缓障碍有关。护士应告知患者该症一般于术后1~2个月能自行缓解，不必过度焦虑和恐惧；对少数确实无法缓解者可考虑行食管扩张治疗，以缓解症状。

4）胃潴留：可发生于各类术后，但高选择性迷走神经切断术后较少见，多在术后3~4日，拔除胃管后出现上腹不适、饱胀、呕吐胆汁和食物。出现症状后，治疗包括禁食、持续胃肠减压、温热高渗盐水一日多次洗胃、输血、输液。也可用新斯的明皮下或肌内注射。一般术后10~14日症状逐渐自行消失。

（三）健康教育

1．告知患者有关胃、十二指肠溃疡的知识，使之能更好地配合手术等治疗和护理。

2．强调保持乐观的重要性，指导患者自我调节情绪。注意劳逸结合，避免过劳。戒烟、戒酒。

3．教导药物的服用时间、方式、剂量，说明药物副作用。避免服用对胃黏膜有损害性的药物，如阿司匹林、吲哚美辛、皮质类固醇等。饮食宜少量多餐，进高蛋白、低脂饮食，补充铁剂与足量维生素，少食盐腌和烟熏食品，避免过冷、过烫、过辣及油煎、炸食物。

4．定期门诊随访，若有不适及时就诊。

考点： 胃、十二指肠溃疡急性穿孔、大出血、幽门梗阻的术前护理及手术后并发症的护理。

第三节 胃癌患者的护理

案例

男性，56岁。1个月前觉上腹不适、食欲减退、进食后腹胀、腹痛，并有反酸、嗳气，服抗酸药未见好转，3天前出现黑便。近1个月来体重下降3 kg。

体格检查：经胃镜检查确诊为胃癌，在全身麻醉下行胃癌根治术，术后留置胃管和腹腔引流管。

思考：

（1）术后应重点观察哪些并发症？

（2）术后第2周，患者进食后10～20分钟出现上腹饱胀、头晕、心悸、出冷汗、恶心、呕吐。考虑可能发生了什么问题？应如何处理？

胃癌是我国常见的恶性肿瘤之一，居消化道恶性肿瘤的首位，年平均死亡率为25.53/10万，发病年龄在50岁以上，男多于女，男女比例约为2∶1。

【护理评估】

（一）健康史

1．一般状况　了解患者的发病情况，家族中有无胃癌及其他肿瘤患者；以往有无长期的溃疡病史、慢性萎缩性胃炎、胃息肉等癌前病变。

2．发病原因　胃癌的确切病因不十分明确，但以下因素与发病有关。

（1）地域环境与饮食因素：胃癌的发病有明显的地域性差异，在不同国家之间或同一国家的不同地区之间有明显不同，日本、俄罗斯、南非、智利等国家发病率较北美、西欧、印度等国家高；我国西北和东北部沿海地区胃癌的发病率较南方地区高。长期进食熏烤、腌制食品的人群胃远端癌发病率高；食物中缺乏新鲜蔬菜和水果与发病也有一定关系。吸烟也与发病有关。

（2）胃幽门螺杆菌感染：胃幽门螺杆菌（HP）也是发生胃癌的重要因素之一。我国胃癌高发区成人HP感染率在60%以上，比低发区13%～30%的HP感染率高。

（3）癌前病变：胃的癌前条件是指一些增加胃癌发病危险性的良性胃疾病和病理改变，易发生胃癌的胃疾病包括胃息肉、慢性萎缩性胃炎及胃部分切除后的残胃。癌前病变是指容易发生癌变的胃黏膜病理组织学改变，本身尚不具备恶性特质。是从良性上皮组织转变成癌过程中的交界性病理变化。胃黏膜上皮的异型性增生属于癌前病变。

（4）遗传因素和基因：有血缘关系的胃癌患者的亲属其胃癌发病率比对照组高4倍。

3．病理生理　胃癌可发生在胃的任何部位，多见于胃窦部，约占50%，其次为胃小弯和贲门部，其他部位较少见。

（1）大体分型

1）早期胃癌：指癌组织仅局限于黏膜或黏膜下层，不论病灶大小或有无淋巴转移。胃镜检查直径在10 mm以下的癌灶为小胃癌；直径小于5 mm的癌灶为微小胃癌；癌灶更小仅在胃镜黏膜活检时诊断为癌但切除后的胃标本虽经全黏膜取材未见癌组织，称"一点癌"。

早期胃癌根据病灶形态可分为三型：Ⅰ型为隆起型，癌灶突向胃腔；Ⅱ型浅表型，癌灶比较平坦，没有明显的隆起与凹陷；Ⅲ型凹陷型，为较深的溃疡。Ⅱ型还可以分为3个亚型，即Ⅱa浅表隆起型、Ⅱb浅表平坦型和Ⅱc浅表凹陷型。

2）进展期胃癌：指病变超过黏膜或黏膜下层的胃癌，为中期胃癌；国际多按传统的Borrmann分类法将其分为4型：Ⅰ型（结节型）为突入胃腔的菜花状肿块，边界清楚；Ⅱ型（无浸润溃疡型）为边界清楚略隆起而中央凹陷的溃疡；Ⅲ型（有浸润溃疡型）为边界不清楚的溃疡，癌组织向周围浸润；Ⅳ型（弥漫浸润型）为癌组织沿胃壁各层向四周弥漫浸润生长，可累及胃的一部分或全部，使胃壁变厚、僵硬，胃腔缩小，呈"革袋状"，此型恶性程度最高，转移早，预后最差。

(2) 组织学分型：按世界卫生组织提出的分类法，将胃癌分为：①腺癌，包括乳头状癌、管状癌、黏液癌和印戒细胞癌，腺癌占胃癌的绝大多数；②腺鳞癌；③鳞状细胞癌；④未分化癌；⑤未分化类癌等。

(3) 转移途径：①直接浸润；②淋巴转移：是胃癌的主要转移途径；③血行转移：常发生于晚期胃癌。常见的转移器官有肝、肺、胰、骨骼等处，以肝转移最常见；④腹腔种植。

(二) 身体状况

1．早期胃癌　临床症状多不明显，少数患者有恶心、呕吐或类似胃/十二指肠溃疡的症状，无特异性，故早期胃癌诊断率低。

2．进展期胃癌　最常见的临床症状是疼痛和体重减轻，患者常有明显的上消化道症状，如上腹不适、进食后饱胀，因病情发展而上腹部疼痛加重，食欲减退、乏力、消瘦，部分患者伴恶心、呕吐。此外，因肿瘤的部位不同而有特殊表现。贲门胃底癌可有胸骨后疼痛和进行性吞咽困难；幽门附近的胃癌有幽门梗阻的表现；肿瘤破坏血管后可有呕血、黑便等上消化道出血症状。晚期胃癌患者常出现贫血、消瘦、营养不良甚至恶病质等表现。

(三) 心理-社会状况

胃癌患者对诊断和预后的恐惧、焦虑程度；家庭对患者手术及手术后综合治疗的认识和经济承受能力。

(四) 辅助检查

1．X线钡餐检查　X线气钡双重造影可发现较小而表浅的病变。肿块型胃癌表现为突向腔内的充盈缺损；溃疡型胃癌主要显示胃壁内龛影，黏膜集中、中断、紊乱和局部蠕动波不能通过；浸润型胃癌可见胃壁僵硬、蠕动波消失。

2．纤维胃镜检查　是诊断早期胃癌的有效方法。可直接观察病变部位和范围，并可直接取病变组织作病理学检查。采用带超声探头的电子胃镜，有助于了解肿瘤浸润深度以及周围脏器和淋巴结有无转移。

3．腹部超声　主要用于观察胃的邻近脏器受浸润及淋巴结转移的情况。

4．螺旋CT　有助于胃癌的诊断和术前临床分期。

5．实验室检查　粪便隐血试验常呈持续阳性、胃液游离酸测定多显示酸缺乏或减少。

(五) 治疗与效果

早期发现、早期诊断和早期治疗是提高胃癌疗效的关键。外科手术是治疗胃癌的主要手段，也是目前能治愈胃癌的唯一方法。对中晚期胃癌，积极辅以化疗、放疗及免疫治疗等综合治疗以提高疗效。

1．手术治疗　胃癌的手术治疗可分为根治性手术和姑息性手术两类。

（1）根治性手术：原则为整块切除包括癌肿和可能受浸润胃壁在内的胃的全部或大部，以及大、小网膜和局域淋巴结，并重建消化道。

（2）姑息性切除术：用于癌肿广泛浸润并转移、不能完全切除者。通过手术可以解除症状，延长生存期，包括姑息性胃切除术、胃空肠吻合术、空肠造口术等。

2．化学治疗　是最主要的辅助治疗方法。新辅助化疗是指在恶性肿瘤局部治疗、手术或放疗前给予的全身或局部化疗，也称术前化疗。其特点是给药途径除静脉外更倡导靶向给药如选择性区域性动脉插管化疗或局部灌注化疗等。胃癌的新辅助化疗包括术前全身性给药及区域性给药。全身性给药途径包括经静脉化疗，区域性给药包括超选择性经动脉介入化疗及腹腔内化疗。化疗方案包括：5-FU＋顺铂、卡培他滨＋奥沙利铂（XELOX）、卡培他滨＋顺铂、奥沙利铂＋亚叶酸钙＋氟尿嘧啶（FOLFOX）等。

3．其他治疗　包括放射治疗、免疫治疗、中医中药治疗、热疗等。

考点：胃癌的大体分型、临床表现。

【主要护理诊断/问题】

1．焦虑/恐惧　与患者对癌症的恐惧、担心治疗效果和预后有关。

2．疼痛　与癌细胞浸润和手术创伤有关。

3．营养失调，低于机体需要量　与长期食欲减退、消化吸收不良及癌肿导致的消耗增加有关。

4．潜在并发症　出血、十二指肠残端破裂、吻合口瘘、消化道梗阻、倾倒综合征等。

【护理措施】

（一）术前护理

1．缓解焦虑与恐惧　患者对癌症及预后有很大顾虑，常有消极悲观情绪，鼓励患者表达自身感受，根据患者个体情况提供信息，向患者解释胃癌手术治疗的必要性，帮助患者消除不良心理，增强对治疗的信心。此外，还应鼓励家属和朋友给予患者关心和支持，使其能积极配合治疗和护理。

2．改善营养状况　胃癌患者，伴有梗阻和出血者，术前常由于食欲减退、摄入不足、消耗增加以及恶心、呕吐等导致营养状况欠佳。根据患者的饮食和生活习惯，制定合理食谱。给予高蛋白、高热量、高维生素、低脂肪、易消化和少渣的食物，对不能进食者，应遵医嘱予以静脉输液，补充足够的热量，必要时输血浆或全血，改善患者的营养状况，提高其对手术的耐受性。

3．胃肠道准备　对有幽门梗阻的患者，在禁食的基础上，术前3日起每晚用生理盐水洗胃，以减轻胃黏膜的水肿。术前3日给患者口服肠道不吸收的抗菌药物，必要时清洁肠道。

（二）术后护理

1．观察病情　密切观察生命体征、神志、尿量、切口渗血、渗液和引流液情况等。

2．体位　全麻清醒前取去枕平卧位，头偏向一侧。麻醉清醒后若血压稳定取半卧位，有利于呼吸和循环，减少切口缝合处张力，减轻疼痛与不适。

3．禁食、胃肠减压　术后早期禁食、胃肠减压，以减少胃内积气、积液，有利于吻合口的愈合。

4．营养支持

（1）肠外营养支持：因胃肠减压期间引流出大量含有各种电解质，如氯、碳酸盐等的胃肠液，加之禁食，易造成水、电解质和酸碱失衡和营养缺乏，因此，术后需及时输液补充患者所需的水、电解质和营养素，必要时输血清或全血，以改善患者的营养状况，促进切口愈合。详细记录 24 小时出入液量，为合理输液提供依据。

（2）早期肠内营养支持：对术中放置空肠喂养管的胃癌根治术患者，术后早期经喂养管输注肠内营养液，对改善患者的全身营养状况、维护肠道屏障结构和功能、促进肠功能早期恢复、增强机体的免疫功能、促进伤口和肠吻合口的愈合等都有益处。根据患者的个体状况，合理制定营养支持方案。护理时注意：①喂养管的护理：妥善固定喂养管，防止滑脱、移动、扭曲和受压；保持喂养管的通畅，防止营养液沉积堵塞导管，每次输注营养液前后用生理盐水或温开水 20～30 ml 冲管，输营养液的过程中每 4 小时冲管 1 次；②控制输入营养液的温度、浓度和速度：营养液温度以接近体温为宜，温度偏低会刺激肠道引起肠痉挛，导致腹痛、腹泻；温度过高则可灼伤肠道黏膜，甚至可引起溃疡或出血；营养液浓度过高易诱发倾倒综合征；③观察有无恶心、呕吐、腹痛、腹胀、腹泻和水、电解质紊乱等并发症的发生。

（3）饮食护理：肠蠕动恢复后可拔除胃管，逐渐恢复饮食。注意少食产气食物，忌生、冷、硬和刺激性食物。少量多餐，开始时每日 5～6 餐，以后逐渐减少进餐次数并增加每次进餐量，逐步恢复正常饮食。全胃切除术后，肠管代胃容量较小，开始全流质饮食时宜少量、清淡；每次饮食后需观察患者有无腹部不适。

（4）早期活动：参见本章第二节。

5．并发症的观察和护理　参见本章第二节。

（三）健康教育

1．胃癌的预防　积极治疗 HP 感染和胃癌的癌前疾病，如慢性萎缩性胃炎、胃息肉及胃溃疡；少食腌制、熏、烤食品，戒烟、酒。高危人群定期检查，如大便潜血试验、X 线钡餐检查、内镜检查等。

2．适当活动　参加一定的活动或锻炼，注意劳逸结合，避免过度劳累。

3．定期复查　胃癌患者需定期门诊随访，检查肝功能、血常规等，注意预防感染。术后 3 年内每 3～6 个月复查 1 次，3～5 年每半年复查 1 次，5 年后每年 1 次。内镜检查每年 1 次。若有腹部不适、胀满、肝区肿胀、锁骨上淋巴结肿大等表现时，应随时复查。

第十六章 胃、十二指肠疾病外科治疗的护理

小结

　　胃、十二指肠溃疡外科治疗的指征主要有胃/十二指肠溃疡病急性穿孔、胃/十二指肠溃疡大出血、胃/十二指肠溃疡瘢痕性幽门梗阻、胃溃疡恶变及内科治疗无效的顽固性溃疡，本节内容主要讲述了外科治疗的方法，各种并发症的概念、病理、临床表现、治疗及术前、术后的护理措施。胃十二指肠溃疡病急性穿孔主要表现为腹膜炎的症状；胃、十二指肠溃疡大出血主要表现为呕血和黑便及休克；腹痛与反复呕吐是胃、十二指肠溃疡瘢痕性幽门梗阻的主要表现。胃大部切除术后常见的并发症主要包括术后胃出血、十二指肠残端破裂、胃肠吻合口破裂或瘘、残胃蠕动无力或胃排空延迟、术后梗阻、倾倒综合征。

　　胃癌是我国常见的恶性肿瘤之一，居消化道恶性肿瘤的首位。胃癌可发生在胃的任何部位，多见于胃窦部，早期胃癌是指癌组织仅局限于黏膜或黏膜下层；进展期胃癌是指病变超过黏膜或黏膜下层的胃癌。淋巴转移是其最主要的转移途径。早期胃癌临床症状多不明显，进展期胃癌主要表现为疼痛和体重减轻。手术治疗是胃癌最主要的治疗方法。手术后注意患者禁食期间，遵医嘱静脉补充液体，提供患者所需要的水、电解质和营养素，并应用抗生素预防感染。同时注意保持胃肠减压管及腹腔引流管的通畅。

（张秋丽　邢增芳）

第十七章 肠梗阻的患者护理

学习目标	1. 归纳肠梗阻概念；识别肠梗阻的分类；解释肠梗阻的病理生理变化。 2. 说出肠梗阻身体状况评估和护理措施。 3. 知道常见机械性肠梗阻的临床特点和肠梗阻的健康指导。

案例

女性，28岁。因腹痛、腹胀、呕吐、肛门排气停止3日到医院就诊。

体检：T 36.8℃，P 85次/分，R 21次/分，BP 95/60 mmHg，呼吸深快，营养状况差，皮肤黏膜干燥，口唇干燥，眼窝凹陷，颜面略潮红，中等程度腹胀，脐周有广泛的压痛，肠鸣音亢进，可闻及气过水声，移动性浊音阴性，膝反射减弱。腹部摄片可见小肠多个气液平面。血清钠143 mmol/L，血清钾3.5 mmol/L，二氧化碳结合力13.5 mmol/L。2月前曾因肠梗阻在外院行肠粘连松解术。

思考：

（1）请列出临床诊断；并说出临床常见类型。
（2）请提出主要的护理诊断。
（3）对该患者提供哪些护理措施？

肠梗阻，指肠内容物不能正常运行或通过障碍。急性肠梗阻是最常见的外科急腹症之一。

【护理评估】

（一）健康史

1．一般状态　了解患者的一般情况，包括年龄、性别、发病前有无体位不当、饮食不当、饱餐后剧烈活动或劳动等诱因；既往有无腹部手术及外伤史、各种急/慢性肠道疾病史及个人卫生情况等；老年人有无习惯性便秘。

2．病因及分类

（1）按肠梗阻发生的基本原因分为机械性肠梗阻、动力性肠梗阻、血运性肠梗阻三类。

1）机械性肠梗阻：最常见。是各种原因导致的肠腔缩窄、肠内容物通过障碍。主要原因包括：①肠腔阻塞：如寄生虫、粪块、大结石、异物等；②肠管外受压：如粘连带压迫、肠扭转、嵌顿疝、腹腔内肿瘤压迫等；③肠壁病变：如先天性肠道闭锁、炎症性狭窄、肿瘤、肠套叠等。

2）动力性肠梗阻：由于神经反射或毒素刺激引起肠壁肌肉功能紊乱，使蠕动消失或肠管痉挛，以致肠内容物无法正常通行，而本身无器质性肠腔狭窄。可分为麻痹性肠梗阻及痉挛性肠梗阻两类。前者常见于急性弥漫性腹膜炎、低钾血症、细菌感染及某些腹部手术后等；后者较少见，可继发于尿毒症、肠道功能紊乱和慢性铅中毒等。

3）血运性肠梗阻：是由于肠管血运障碍，引起肠失去蠕动能力，肠内容物停止运行，如肠系膜血管栓塞、血栓形成或血管受压等。随着人口老龄化，动脉硬化等疾病增多，现已不属少见。

（2）按肠壁有无血运障碍分为单纯性肠梗阻和绞窄性肠梗阻。

1）单纯性肠梗阻：只有肠内容物通过受阻，而无肠管血运障碍。

2）绞窄性肠梗阻：伴有肠壁血运障碍的肠梗阻。

（3）按梗阻部位分为高位肠梗阻（如空肠上段）和低位肠梗阻（如回肠末端与结肠）。

（4）按梗阻程度分为完全性和不完全性肠梗阻。

（5）按肠梗阻的发展过程分为急性和慢性肠梗阻。

当发生肠扭转、肠肿瘤等时，病变肠襻两端完全阻塞，称为闭襻性肠梗阻，此类梗阻肠腔高度膨胀，容易发生肠坏死和穿孔。

上述肠梗阻的类型并不是固定不变的，随着病情的发展，某些类型的肠梗阻在一定条件下可以相互转换。若早期得以诊断和治疗，梗阻可以缓解和治愈；若延误诊断和治疗，不完全性肠梗阻可发展成完全性肠梗阻；单纯性肠梗阻可转变为绞窄性肠梗阻；机械性肠梗阻可发展为麻痹性肠梗阻。因此，必须认真观察病情，重视早期诊治。

3．病理生理　肠梗阻发生后，肠管局部和全身将出现一系列复杂的病理生理变化。

（1）肠管局部变化：主要为肠腔膨胀和梗阻上段肠管积气积液。

单纯性机械性肠梗阻早期，一方面，梗阻以上肠管蠕动增强，以克服肠内容物通过障碍；另一方面，肠腔内因液体和气体的积贮而膨胀。积液主要来自胃肠道分泌液；气体大部分是咽下的空气，部分是由血液弥散至肠腔内和肠道内细菌分解发酵而产生的气体。梗阻以上肠腔内因积气、积液而膨胀，梗阻部位愈低，时间愈长，肠膨胀愈明显。梗阻以下肠管则瘪陷、空虚或仅存积少量粪便。

急性完全性肠梗阻时，肠腔内压力迅速增加，肠壁静脉回流受阻，毛细血管及淋巴管淤积，肠壁充血、水肿、增厚，呈暗红色。由于组织缺氧，毛细血管通透性增加，肠壁上有出血点，并有血性渗出液渗入肠腔和腹腔。随着血运障碍的发展，腔内压力继续升高，继而出现动脉血运受阻，血栓形成，肠壁因缺血失去活力，肠管变成紫黑色。由于肠壁变薄、缺血和通透性增加，腹腔内出现带有粪臭的渗出物，可引起腹膜炎。最后肠管可缺血坏死而破溃穿孔。

慢性不完全性肠梗阻局部改变主要是长期肠蠕动增强所引起的，梗阻近端肠壁代偿性肥厚和肠腔膨胀，远端肠管则变细、肠壁变薄。

（2）全身性改变：

1）水、电解质紊乱与酸碱失衡：是肠梗阻重要的病理生理改变。正常情况下胃肠道每日分泌消化液约 8000 ml，内含各种电解质，大部分被肠道再吸收。肠梗阻发生后，由于不能进食及频繁呕吐，大量丢失胃肠道液体，使水及电解质大量丢失，尤其高位肠梗阻为甚；低位肠梗阻时，大量消化液不能被吸收而潴留在肠腔内，同时，大量液体外渗至腹膜腔，形成第三间隙积液；由于肠管过度膨胀，肠壁水肿，使血浆向肠壁、肠腔、腹腔渗出；如肠绞窄则会丢失大量血液。最终因体液及电解质丢失引起失衡，并导致血容量减少、血液浓缩、酸碱平衡失调，表现为脱水、休克、代谢性酸中毒或低氯低钾性碱中毒等。

2）感染和中毒：以低位肠梗阻表现显著。由于梗阻以上的肠腔内细菌数量显著增加，细菌繁殖产生大量毒素。由于肠壁血运障碍、通透性增加，细菌和毒素可以透过肠壁引起腹腔内感染，并经腹膜吸收引起全身性感染。

3）休克及多器官功能障碍：体液大量丢失、血液浓缩、电解质紊乱、酸碱平衡失调以及细菌大量繁殖、毒素的释放等均可引起严重休克。当肠坏死、穿孔，发生腹膜炎时，全身中毒尤为严重，最后可引起严重的低血容量性休克和感染性休克。肠腔大量积气、积液，高度膨胀引起腹内压增高，膈肌上抬，影响肺的通气及换气功能；同时腹内压增高阻碍下腔静脉血液回流，从而导致呼吸、循环功能障碍。最后可因多器官功能障碍乃至衰竭而死亡。

知识链接　第三间隙与第三间隙效应

第三间隙：存在于体内各腔隙中的一小部分细胞外液，包括胸腔液、心包液、腹腔液、关节液、滑膜液和前房水等，调解体液平衡的作用极小且慢（1%～2%）。

第三间隙效应：是当机体受到感染性或非感染性损伤而造成毛细血管内皮细胞损害、毛细血管通透性增加时，不仅会在损伤区域出现局部的炎性渗出反应，而且在重症时全身毛细血管床都有渗出，大量血浆漏入间质液。如同时有组织低血流灌注和缺氧发生，细胞膜上 Na^+-K^+ 泵活性下降，使间质液中钠、水进入细胞内。这种细胞外液的移位就是所谓第三间隙效应。主要见于严重创伤（烧伤）、绞窄性肠梗阻、急性弥漫性腹膜炎、重症胰腺炎、低血容量休克和腹部大手术病例，表现为创伤组织、腹膜和肠壁水肿以及肠腔和腹腔积液。

（二）身体状况

不同类型肠梗阻的临床表现有其自身的特点，但存在腹痛、呕吐、腹胀及停止排便、排气等共同表现。

1．症状

（1）腹痛：机械性肠梗阻发生时，由于梗阻部位以上肠管强烈蠕动，表现为阵发性绞痛，疼痛多在腹中部。疼痛发作时，患者自觉腹内有"气块"窜动，并受阻于某一部位，即梗阻部位；随着病情进一步发展，可演变为绞窄性肠梗阻，表现为腹痛间歇期缩短，呈持续性剧烈腹痛。麻痹性肠梗阻患者腹痛的特点为全腹持续性胀痛或不适；肠扭转所致闭襻性肠梗阻多表现为突发腹部持续性绞痛并阵发性加剧；蛔虫性肠梗阻多为不完全性，以阵发性脐周腹痛为主。

（2）呕吐：与肠梗阻发生的部位、类型有关。在肠梗阻早期，呕吐多为反射性，吐出物以食物及胃液为主；高位肠梗阻早期便发生呕吐且频繁，吐出物主要为胃及十二指肠内容物；低位肠梗阻时，呕吐出现较迟而少，吐出物可呈粪样；结肠梗阻者，较晚期才出现呕吐；绞窄性肠梗阻呕吐物呈棕褐色液体或血性；麻痹性肠梗阻呕吐多呈溢出性。

（3）腹胀：梗阻发生一段时间后出现腹胀，其程度与梗阻部位及性质有关，高位肠梗阻腹胀不明显，有时可见胃型；低位小肠梗阻及麻痹性肠梗阻腹胀显著，遍及全腹；结肠梗阻时，如果回盲瓣关闭良好，梗阻以上结肠呈闭襻性，腹周膨胀显著。

（4）肛门停止排便、排气：完全性肠梗阻发生后，患者不再排便、排气，但高位肠梗阻早期，由于梗阻部位以下肠腔内残存的粪便和气体仍自行排出或经灌肠后排出，故不能因此而否定肠梗阻的存在；不完全性肠梗阻可有多次少量排便、排气；绞窄性肠梗阻可排血性黏液样粪便。

2．体征

（1）腹部体征

1）视诊：单纯性机械性肠梗阻常可见腹胀、肠型和异常蠕动波；肠扭转等闭襻性肠梗阻的腹胀多不对称；麻痹性肠梗阻则呈均匀性全腹胀。

2）触诊：单纯性肠梗阻有轻度压痛但无腹膜刺激征，绞窄性肠梗阻时有固定压痛和腹膜刺激征。

3）叩诊：绞窄性肠梗阻因腹腔有渗液，可叩及移动性浊音。

4）听诊：机械性肠梗阻时，可闻及气过水声或金属音、肠鸣音亢进；绞窄性或麻痹性肠梗阻则肠鸣音减弱或消失。

（2）全身表现：单纯性肠梗阻早期，多无明显全身性改变，晚期有唇干舌燥、眼窝凹陷、皮肤弹性差、尿少等脱水体征。严重脱水或绞窄性肠梗阻时，出现脉搏细速、血压下降、面色苍白、四肢发冷等中毒性休克征象。

（三）心理 - 社会状况

评估患者的心理情况，有无过度焦虑或恐惧，是否了解围手术期的相关知识；了解患者的家庭、社会支持情况，包括家属对肠梗阻相关知识的掌握程度，对患者心理和经济的支持情况等。

（四）辅助检查

1．实验室检查　若肠梗阻患者出现脱水、血液浓缩时可引起血红蛋白、红细胞比容、尿比重均升高。而绞窄性肠梗阻多有白细胞计数和中性粒细胞比例显著升高。血气分析和血清Na^+、K^+、Cl^-、尿素氮及肌酐检查出现异常结果者表示存在电解质、酸碱失衡或肾功能障碍。呕吐物和粪便检查有大量红细胞或潜血试验阳性，提示肠管有血运障碍。

2．影像学检查　肠梗阻时，小肠内容物停滞，气、液体分离，一般在梗阻发生 4～6 小时后，腹部立位或侧位透视或摄片可见多个气液平面及胀气肠襻；空肠梗阻时，空肠黏膜环状皱襞可显示"鱼肋骨刺"状改变。回肠扩张的肠襻多可见阶梯状的液平面。蛔虫阻塞者可见肠腔内成团的蛔虫成虫体阴影。肠扭转时可见孤立、突出的胀大肠襻。麻痹性肠梗阻时，胃泡影增大，小肠、结肠全部胀气。当怀疑肠套叠、乙状结肠扭转或结肠肿瘤时，可行钡剂灌肠或 CT 检查，以明确梗阻的部位和性质。

（五）治疗效果

处理原则是纠正肠梗阻引起的全身性生理紊乱和解除梗阻。

1．基础治疗　既可作为非手术治疗的措施，又可为手术治疗的术前处理。

（1）体位：采取半卧位为宜。

（2）禁食和胃肠减压：是治疗肠梗阻的主要方法之一，通过胃肠减压，吸出胃肠道内的气体和液体，可减轻腹胀，降低肠腔内压力，改善肠壁的血液循环，减少肠腔内细菌和毒素，促使肠腔恢复通畅，有利于改善局部病变及全身状况。

（3）纠正水、电解质及酸碱失衡：无论采用非手术治疗或手术治疗，纠正水、电解质紊乱及酸碱失衡均为极为重要的措施，输液的量和种类根据呕吐及脱水情况、尿量并结合血液浓缩程度、血清电解质和血气分析结果决定。高位肠梗阻及呕吐频繁者，需要补钾。必要时输全血、血浆或血浆代用品，以补偿已丧失的血浆和血液。

（4）防治感染：遵医嘱应用抗生素，防治细菌感染，减少毒素吸收。

（5）对症护理和观察病情：对起病急骤伴缺水者应留置尿管观察尿量。禁用强导泻剂，禁用强镇痛剂，防止延误病情。单纯性肠梗阻早期可遵医嘱应用解痉药物，期间密切观察腹部症状和体征，防止绞窄性肠梗阻的发生。

2．解除梗阻

（1）非手术治疗：适用于单纯粘连性肠梗阻、麻痹性肠梗阻、蛔虫或粪块堵塞引起的肠梗阻及肠套叠早期。具体措施除上述基础治疗外包括中医中药治疗、口服或胃肠道灌注植物油、针刺疗法、腹部按摩等。

（2）手术治疗：适用于各类绞窄性肠梗阻、因肿瘤或先天性肠道畸形引起的肠梗阻以及经非手术治疗无效者。手术大体可归纳为以下 4 种：

1）解除病因：如粘连松解术、肠切开取异物、肠扭转复位术、肠套叠复位术等。

2）肠切除肠吻合术：如肠肿瘤、炎症性狭窄或局部肠襻已坏死，则应作肠切除肠吻合术。

3）短路手术：如晚期肿瘤已浸润固定，或肠粘连成团，可作梗阻近端与远端肠襻的短路吻合术。

4）肠造口或肠外置术：一般情况极差或局部病变不能切除的低位梗阻患者，可行结肠造口术，暂时解除梗阻。对单纯性结肠梗阻，一般采用梗阻近侧（横结肠）造口，以解除梗阻。如已有肠坏死，则切除坏死肠段并将断端外置作造口术，以后行二期手术治疗。

（六）常见的几种机械性肠梗阻

1．粘连性肠梗阻　是指肠管之间或其他组织粘连后致肠管成角或腹腔内粘连带压迫肠管引起的肠梗阻。临床上最常见，占各类肠梗阻的 20%～40%。

（1）病因：其病因分为先天性和后天性两种。先天性较少见，可因发育异常或胎粪性腹膜炎所致。后天性多见，常由腹腔内手术、炎症、创伤、出血、异物等引起，临床上以腹部手术后发生的粘连性肠梗阻最常见。肠粘连并非一定发生肠梗阻，多有其诱发因素，如肠功能紊乱、饮食不当、剧烈活动、体位突然改变等，使肠襻重量增加，肠襻被牵拉成锐角或肠襻以粘连带为支点发生扭转而导致肠梗阻发生。腹腔内广泛粘连常引起单纯性或不完全性肠梗阻，而局限性的粘连带可使肠管扭曲成锐角，引起肠管受压、扭转及内疝，从而形成绞窄性肠梗阻。

（2）临床表现：粘连性肠梗阻多为小肠梗阻，少数为结肠梗阻，患者多有腹部手术、损伤、腹膜炎病史，以往有慢性肠梗阻症状和多次腹痛发作史者，多为广泛粘连引起的梗阻。如突然出现急性肠梗阻症状，腹痛加重，局部压痛或有腹肌紧张者，可能为粘连带牵拉或压迫肠管引起的绞窄性肠梗阻。

（3）治疗原则：因手术将造成新的粘连或加重粘连，大多数粘连性肠梗阻应争取用非手术治疗。如不见好转甚至病情加重，或怀疑为绞窄性肠梗阻时，须及时进行手术。

2．蛔虫性肠梗阻　指肠道内蛔虫结聚成团并刺激肠管痉挛而致肠腔堵塞。

（1）病因：多见于卫生条件差的 3～10 岁儿童，常发生在不规范服用驱蛔药或发热等情况。

（2）临床表现：蛔虫性肠梗阻多为不完全性，梗阻的部位多位于回肠末端。表现为脐周围阵发性腹痛和呕吐，腹胀不明显，腹部柔软，可触及可变形、变位的条索状包块，无明显压痛。腹部 X 线检查可见成团的蛔虫阴影。

(3) 治疗原则：蛔虫性肠梗阻主要采用非手术疗法，包括禁食、持续胃肠减压、解痉止痛、按摩、纠正水、电解质紊乱和酸碱失衡、口服植物油等。待症状缓解后，服用驱虫药，或经胃管缓慢注入氧气驱虫。经非手术治疗无效或并发肠扭转、肠绞窄时，应手术治疗。手术时应先试用肠外手法挤压，松散蛔虫团，并将其挤入大肠内，术后行驱虫治疗。若肠外驱虫失败，则应行肠管切开取虫，但应尽量取尽，以免发生残留的蛔虫从肠壁吻合口钻出，引起肠穿孔和腹膜炎。

3．肠扭转　指一段肠管沿其系膜长轴旋转而形成的闭襻性肠梗阻。

(1) 病因：常发生与小肠，其次是乙状结肠，因其系膜过长而系膜根部较窄，活动范围大，加之肠内容物突然增加、饱食后剧烈运动等诱发因素而引起肠扭转。肠扭转是最严重的机械性肠梗阻，因肠扭转时肠系膜亦随之扭转，故多伴有肠壁血运障碍，可在短期内发生肠绞窄、坏死，病死率为 15% ~ 40%。

(2) 临床表现：因肠扭转发生的部位不同，其临床表现各有特点。

1) 小肠扭转：多见于青壮年，常在饱食后立即进行剧烈运动或体力劳动而发病。起病急骤，表现为突然发作腹部剧烈绞痛，呈持续性疼痛阵发性加剧；腹痛部位在脐周围，常牵涉腰背部使患者不敢平卧，而取蜷曲侧卧位；呕吐频繁，腹胀不显著或某一部位特别明显；早期即出现休克症状。腹部可触及有压痛的扩张肠襻；腹部 X 线检查符合绞窄性肠梗阻的征象。

2) 乙状结肠扭转：多见于老年男性，习惯性便秘为主要原因。主要表现为腹部绞痛，明显腹胀，呕吐一般不明显。若作低压灌肠，往往灌入量不足 500 ml。钡剂灌肠检查可见钡剂在扭转部位受阻，尖端呈"鸟嘴"形。

(3) 治疗原则：绝大部分患者应急症手术治疗，手术方式是将扭转的肠襻反方向回转复位并加以固定；如肠管已坏死应行肠切除吻合术。

4．肠套叠　是指一段肠管及其系膜套入临近肠腔内，导致肠内容物通过障碍，极易形成绞窄性肠梗阻。

(1) 病因：其发生原因与盲肠活动度过大、肠息肉、肿瘤以及肠功能失调、蠕动异常有关。按套叠发生的部位可分为回结肠套叠、小肠套叠、结肠套叠等型，以回结肠型最多见。

(2) 临床表现：肠套叠多见于婴幼儿，80% 发生在 2 岁以内，常因断奶、改变食物性质造成肠功能失调、肠运动异常而发病。其典型表现为腹痛、血便和腹部包块。腹痛常突然发生，呈阵发性绞痛，患儿表现为阵发性哭闹，伴有呕吐、拒食及果酱样血便，右上腹部可触及表面光滑、稍可活动、有压痛的腊肠样肿块，右下腹触诊有空虚感。患儿可有脱水、电解质紊乱、精神萎靡不振、嗜睡、反应迟钝的全身表现。X 线气钡灌肠检查，可见套叠远端气或钡受阻，呈"口杯状"或"弹簧状"阴影。

(3) 治疗原则：肠套叠发生后即应禁食、输液、控制感染；早期可用空气或钡剂灌肠复位，如复位不成功或病期已超过 48 小时，或怀疑有肠坏死、肠穿孔者，应行手术治疗。

考点：肠梗阻的病因分类，身体状况和几种机械性肠梗阻的临床特点。

【主要护理诊断 / 问题】

1．体液不足　与频繁呕吐、肠腔及腹腔积液、禁食、胃肠减压等因素有关。

2. 腹痛　与肠蠕动增强或肠壁缺血有关。
3. 低效性呼吸型态　与肠膨胀、腹腔积液致膈肌抬高等因素有关。
4. 潜在并发症　术后肠粘连、腹腔感染、肠瘘等。

【护理措施】

（一）非手术治疗护理/手术前护理

1. 一般护理

（1）体位：患者生命体征稳定时，取低半卧位，以缓解腹壁张力，减轻腹胀和腹痛症状，有利于呼吸。

（2）饮食：肠梗阻患者常规禁饮食，当梗阻缓解，患者开始排气、排便，腹痛、腹胀消失12小时后可进流质饮食，忌食易产气的甜食和牛奶等；如无不适，24小时后进半流质饮食；3日后进软食。

（3）胃肠减压：胃肠减压是治疗肠梗阻的重要措施之一，通过胃肠减压吸出胃肠道内的积液、积气，减轻腹胀、降低胃肠道内压力，改善肠壁血液循环，减少肠内细菌和毒素，有利于改善局部和全身状况。胃肠减压期间应观察和记录引流液的颜色、性状和量，若发现有血性液，应考虑有绞窄性肠梗阻的可能。

（4）缓解腹痛：在确定无肠绞窄或肠麻痹后，可应用阿托品类抗胆碱药物，以解除胃肠道平滑肌的痉挛，使腹痛得以缓解。但不可随意应用吗啡类止痛剂，以免掩盖病情。也可采用热敷腹部、针刺足三里等措施以缓解腹胀。

2. 严密观察病情变化，及早发现绞窄性肠梗阻　定时监测体温、脉搏、呼吸和血压，严密观察腹痛、腹胀、呕吐等变化，及时了解患者各项实验室指标。若出现以下情况应警惕绞窄性肠梗阻发生的可能：①腹痛发作急骤，发病开始即表现为持续性剧烈疼痛，或持续性疼痛伴阵发性加剧，有时出现腰背部痛，呕吐出现早、剧烈而频繁；②病情发展迅速，早期出现休克，抗休克治疗后改善不显著；③有明显的腹膜刺激征，体温升高，脉率增快，白细胞计数和中性粒细胞比例增高；④腹胀不对称，腹部有局部隆起或扪及有压痛的肿块；⑤呕吐物、胃肠减压抽出液、肛门排出物为血性，或腹腔穿刺抽出血性液体；⑥经积极的非手术治疗后，症状体征无明显改善；⑦腹部X线检查可见孤立、突出胀大的肠襻，位置固定不变，或有假肿瘤状阴影；或肠间隙增宽，提示腹腔积液。

此类患者因病情危重，多处于休克状态，应在抗休克、抗感染的同时，积极做好术前准备。

3. 记录出入液量和合理补液　密切观察和记录呕吐量、胃肠减压量和尿量等，根据患者脱水程度、血清电解质和血气分析结果合理安排输液种类和输液量。

4. 防治感染　对单纯性肠梗阻晚期，特别是绞窄性肠梗阻患者，遵医嘱应用抗生素以防治细菌感染，减少毒素吸收。

（二）手术后护理

1. 体位　根据麻醉给予适当的卧位，麻醉清醒后。血压、脉搏平稳给予半卧位。

2. 饮食　术后禁食、胃肠减压，待肛门排气后拔除胃管，先少量饮水，无不适，逐步过渡到半流质及普食。要少食多餐，忌生冷、油炸及刺激性食物。

3. 病情观察　术后严密观察患者的生命体征及有无腹痛、腹胀、呕吐及排气、排便改变等腹部症状和体征的变化。发现异常情况及时报告医师并作相应处理。

4．胃肠减压及腹腔引流管护理　妥善固定胃管及腹腔引流管，保持引流通畅，避免受压、折叠、扭曲或滑脱；注意观察并记录引流液的颜色、性状及量。

5．术后并发症观察和护理

（1）肠梗阻：可由于广泛性肠粘连未能分离完全，或手术后肠蠕动减慢，加上腹腔炎症，重新引起粘连而导致。应鼓励患者术后早期活动，如病情平稳，术后24小时即可开始床上活动，以促进机体和胃肠道功能的恢复，防止肠粘连。一旦出现腹痛、腹胀、呕吐等，应积极采取非手术治疗措施，一般多可缓解。

（2）腹腔内感染及肠瘘：如患者有引流管，应妥善固定并保持通畅，观察记录引流液颜色、性质和量。更换引流管时注意无菌操作。监测生命体征变化及切口情况，若术后3～5日出现体温升高、切口红肿及剧烈疼痛时应怀疑切口感染；若出现局部或弥漫性腹膜炎表现，腹腔引流管周围流出液体带粪臭味时，应警惕腹腔内感染及肠瘘的可能。根据医嘱进行积极的全身营养支持和抗感染治疗，局部双套管负压引流。引流不畅或感染不能局限者需再次手术处理。

（三）健康教育

1．饮食指导　少食刺激性强的辛辣食物，宜进高蛋白、高维生素、易消化吸收的食物；注意饮食卫生，避免暴饮暴食；避免饭后立即剧烈活动和体力劳动。

2．保持排便通畅　养成每日按时排便习惯，老年便秘者应注意通过调节饮食、腹部按摩等方法保持大便通畅，无效者可适当给予缓泻剂，避免用力排便。

3．自我监测　指导患者自我监测病情，若出现腹痛、腹胀、呕吐、停止排气、排便等不适，应及时就诊。

考点：肠梗阻的护理要点及健康教育内容。

小结	肠梗阻是最常见的外科急腹症之一，虽然医学有了很大的发展，但肠梗阻死亡率仍较高，约为5%～10%；若再发生肠绞窄，死亡率可上升到10%～20%。粘连性肠梗阻是最常见的一种类型。肠梗阻的主要临床表现是腹痛、呕吐、腹胀，肛门停止排气、排便。这些症状的出现和梗阻发生的急缓、部位的高低、肠腔堵塞的程度有密切关系。 　　肠梗阻的护理措施包括非手术疗法护理和手术后护理，护理措施根据梗阻的原因、性质、部位以及全身情况和病情严重程度而定。不论采用何种护理措施均首先纠正梗阻带来的水、电解质与酸碱紊乱，改善患者的全身情况。护理过程中要严密观察病情变化，配合医生及时准确地做好急救护理工作。

（张宏英　邢增芳）

第十八章 结肠、直肠和肛管疾病患者的护理

> **学习目标**
> 1. 归纳结肠癌、直肠癌、直肠肛管良性疾病的病因、病理生理、术前、术后评估内容。
> 2. 熟记结肠癌、直肠癌、痔、肛裂的临床表现、护理措施及健康教育内容。
> 3. 知道结肠癌、直肠癌、直肠肛管良性疾病治疗原则。

第一节 结、直肠与肛管解剖生理概要

一、结肠、直肠和肛管解剖

（一）结肠

结肠介于小肠与直肠之间，包括盲肠、升结肠、横结肠、降结肠和乙状结肠。成人结肠全长平均约 150 cm（120～200 cm），有结肠袋、结肠带及肠脂垂 3 个解剖标志。结肠肠壁组织由内向外分为黏膜、黏膜下层、肌层和浆膜层。结肠各部的直径不一，自盲肠的 7.5 cm 依次减为乙状结肠末端的 2.5 cm。盲肠以回盲瓣为界与末端回肠相连接。回盲瓣具有括约功能，可防止大肠内容物逆流入小肠，并阻止食物残渣过快进入大肠，有利于食物在小肠内消化和吸收；回盲瓣的存在也使结肠梗阻容易发展为闭袢性肠梗阻。盲肠为腹膜内位器官，故有一定的活动度，其长度在成人约为 6 cm，盲肠过长时易发生扭转。升结肠与横结肠延续段称为结肠肝曲，横结肠与降结肠延续段称为结肠脾曲，肝曲和脾曲是结肠相对固定的部位。升结肠和降结肠为腹膜间位器官，前面及两侧有腹膜遮盖，后面以疏松结缔组织与腹后壁相贴，故其后壁穿孔时可引起严重的腹膜后感染。横结肠和乙状结肠为腹膜内位器官，完全为腹膜包裹，是结肠中活动度较大的部分，乙状结肠若系膜过长则易发生扭转。

（二）直肠

直肠位于盆腔的后部，平骶岬处接乙状结肠，沿骶、尾骨腹面下行，穿过盆隔转向后下，至尾骨平面与肛管相连，形成约 90° 的弯曲。上部直肠与结肠粗细相同，下部扩大成直肠壶腹，是暂存粪便的部位。直肠长度约 12～15 cm，分为上段直肠和下段直肠，以腹膜反折为界。上段直肠的前面和两侧有腹膜覆盖，前面的腹膜反折成直肠膀胱陷凹或直肠子宫陷凹，如该陷凹有炎性液体或腹腔肿瘤盆底种植转移时，直肠指诊可以帮助诊断；如有盆腔脓肿可穿刺或切开直肠前壁进行引流。下段直肠全部位于腹膜外。

男性直肠下段的前方借直肠膀胱隔与膀胱底、前列腺、精囊腺、输精管壶腹及输尿管盆段相邻。女性直肠下段借直肠阴道隔与阴道后壁相邻。直肠后方是骶、尾骨和梨状肌。直肠

的肌层与结肠相同。直肠环肌在直肠下端增厚而成为肛管内括约肌,属不随意肌,受自主神经支配,可协助排便,无括约肛门的功能。直肠纵肌下端与肛提肌和内、外括约肌相连。

直肠黏膜紧贴肠壁,内镜下与结肠黏膜易于区别,看不到结肠黏膜所形成的螺旋形皱襞,但在直肠壶腹部内面有直肠黏膜和环形肌构成的上、中、下3条半月形的直肠横襞,称为直肠瓣,有阻止粪便排出的作用。

直肠下端由于与口径较小且呈闭缩状态的肛管相接,在括约肌收缩状态下,直肠黏膜呈现8～10个隆起的纵形皱襞,称为肛柱。相邻两个肛柱基底之间有半月形皱襞相连,称为肛瓣。肛瓣与肛柱下端共同围成的小隐窝,称肛窦。窦口向上,肛门腺开口于此。窦内容易积存粪屑,易于感染而发生肛窦炎。

肛管与肛柱连接的部位,有三角形的乳头状隆起,称为肛乳头。肛瓣边缘和肛柱下端共同在直肠和肛管交界处形成一锯齿状的环形线,称齿状线。

直肠系膜:直肠系膜指的是在中下段直肠的后方和两侧包裹着直肠的、形成半圈1.5～2.0 cm厚的结缔组织,内含动脉、静脉、淋巴组织及大量脂肪组织,上自第3骶椎前方,下达盆腔。

肛垫:位于直肠、肛管结合处,亦称直肠肛管移行区(痔区)。该区为一环状、约1.5 cm宽的海绵状组织带,富含血管、结缔组织及与平滑肌纤维相混合的纤维肌性组织(Treitz肌)。Treitz肌呈网络状结构缠绕直肠静脉丛,构成一个支持性框架,将肛垫固定于内括约肌上。肛垫似一胶垫协助括约肌封闭肛门。

(三) 肛管

肛管上自齿状线,下至肛门缘,长约1.5～2 cm。肛管内上部为移行上皮,下部为角化的复层扁平上皮。肛管为肛管内、外括约肌所环绕,平时呈环状收缩封闭肛门。

齿状线是直肠与肛管的交界线。胚胎时期齿状线是内、外胚层的交界处,故齿状线上、下的血管、神经及淋巴来源都不同,是重要的解剖学标志。其重要性有以下几方面:①齿状线以上是黏膜,受自主神经支配,无疼痛感;齿状线以下为皮肤,受阴部内神经支配,痛感敏锐。故内痔的注射及手术治疗均需在齿状线以上进行,无麻醉情况下累及齿状线以下部位时将引起剧烈疼痛。②齿状线以上由直肠上、下动脉供应,齿状线以下属肛管动脉供应。③齿状线以上的直肠上静脉丛通过直肠上静脉回流至门静脉;齿状线以下的直肠下静脉丛通过肛管静脉回流至腔静脉。④齿状线以上的淋巴引流主要入腹主动脉旁或髂内淋巴结;齿状线以下的淋巴引流主要入腹股沟淋巴结及髂外淋巴结。

白线位于齿状线与肛缘之间,是内括约肌下缘与外括约肌皮下部的交界处,外观不甚明显,直肠指诊时可触到一浅沟,所以亦称括约肌间沟。

(四) 直肠肛管肌

肛管内括约肌为肠壁环肌增厚而成,属不随意肌。肛管外括约肌是围绕肛管的环形横纹肌,属随意肌,分为皮下部、浅部和深部。皮下部位于肛管下端的皮下,肛管内括约肌的下方;浅部位于皮下部的外侧深层,而深部又位于浅部的深面,它们之间有纤维束分隔。肛管外括约肌组成3个肌环:深部为上环,与耻骨直肠肌合并,附着于耻骨联合,收缩时将肛管向上提举;外括约肌浅部肌环为中环,附着于尾骨,收缩时向后牵拉;皮下部为下环,与肛门前皮下相连,收缩时向前下牵拉。3个环同时收缩将肛管向不同方向牵拉,加强肛管括约肌的功能,使肛管紧闭。

肛提肌是位于直肠周围并与尾骨肌共同形成盆隔的一层宽薄的肌,左右各一。根据肌纤维的不同排布分别称为耻骨直肠肌、耻骨尾骨肌和髂骨尾骨肌。肛提肌起自骨盆两侧壁、斜行向下止于直肠壁下部两侧，左右连合呈向下的漏斗状，对于承托盆腔内脏、帮助排便、括约肛管有重要作用。

肛管直肠环是由肛管内括约肌、直肠壁纵肌的下部、肛管外括约肌的深部和邻近的部分肛提肌（耻骨直肠肌）纤维共同组成的肌环，绕过肛管和直肠分界处，在直肠指诊时可清楚扪到。此环是括约肛管的重要结构，如手术时不慎完全切断，可引起大便失禁。

（五）直肠肛管周围间隙

在直肠与肛管周围有数个间隙，是感染的常见部位。间隙内充满脂肪结缔组织，由于神经分布很少、感觉迟钝，故发生感染时一般无剧烈疼痛，往往在形成脓肿后才就医。由于解剖位置与结构上的关系，肛周脓肿容易引起肛瘘，故有重要的临床意义。在肛提肌以上的间隙有：①骨盆直肠间隙，在直肠两侧，左右各一，位于肛提肌之上，盆腔腹膜之下；②直肠后间隙，在直肠与骶骨间，与两侧骨盆直肠间隙相通。在肛提肌以下的间隙有：①坐骨肛管间隙（亦称坐骨直肠间隙），位于肛提肌以下，坐骨肛管横膈以上，在肛管后相通（此处亦称深部肛管后间隙）；②肛门周围间隙，位于坐骨肛管横膈以下至皮肤之间，左右两侧亦在肛管后相通（亦称浅部肛管后间隙）。

（六）结肠的血管、淋巴管和神经

右半结肠由肠系膜上动脉所供应，分出回结肠动脉、右结肠和中结肠动脉；左半结肠是由肠系膜下动脉所供应，分出左结肠动脉和数支乙状结肠动脉。静脉和动脉同名，经肠系膜上静脉和肠系膜下静脉而汇入门静脉。结肠的淋巴结分为结肠上淋巴结、结肠旁淋巴结、中间淋巴结和中央淋巴结四组，中央淋巴结位于结肠动脉根部及肠系膜上、下动脉的周围，再引流至腹主动脉周围淋巴结。

支配结肠的副交感神经左、右侧不同，迷走神经支配右半结肠，盆腔神经支配左半结肠。交感神经纤维则分别来自肠系膜上和肠系膜下神经丛。

（七）直肠肛管的血管、淋巴和神经

1．动脉　齿状线以上的供应动脉主要来自肠系膜下动脉的终末支-直肠上动脉，其次为来自髂内动脉的直肠下动脉和骶正中动脉。齿状线以下的血液供应为肛管动脉。它们之间有丰富的吻合。

2．静脉　直肠肛管有两个静脉丛。直肠上静脉丛位于齿状线上方的黏膜下层，汇集成数支小静脉，穿过直肠肌层汇成为直肠上静脉，经肠系膜下静脉回流入门静脉。直肠下静脉丛位于齿状线下方，在直肠、肛管的外侧汇集成直肠下静脉和肛管静脉，分别通过髂内静脉和阴部内静脉回流到下腔静脉。

3．淋巴　直肠肛管的淋巴引流亦是以齿状线为界，分上、下两组。上组在齿状线以上，有3个引流方向。向上沿直肠上动脉到肠系膜下动脉旁淋巴结，这是直肠最主要的淋巴引流途径；向两侧经直肠下动脉旁淋巴结引流到盆腔侧壁的髂内淋巴结；向下穿过肛提肌至坐骨肛管间隙，沿肛管动脉、阴部内动脉旁淋巴结到达髂内淋巴结。下组在齿状线以下，有2个引流方向：向下外经会阴及大腿内侧皮下注入腹股沟淋巴结，然后到髂外淋巴结；向周围穿过坐骨直肠间隙沿闭孔动脉旁引流到髂内淋巴结。上、下组淋巴网有吻合支，因此，直肠癌有时可转移到腹股沟淋巴结。

4．神经　以齿状线为界，齿状线以上由交感神经和副交感神经支配。交感神经主要来自骶前神经丛。该丛位于骶前，腹主动脉分叉下方。在直肠固有筋膜外组合成左右两支，向下走行至直肠侧韧带两旁，与来自骶交感干的节后纤维和第 2~4 骶神经的副交感神经形成盆神经丛。骶前神经损伤可使精囊前列腺失去收缩能力，不能射精。直肠的副交感神经对直肠功能的调节起主要作用，来自盆神经，含有连接直肠壁便意感受器的副交感神经。直肠壁内的感受器在直肠上部较少，愈往下部愈多，直肠手术时应予以注意。第 2~4 骶神经的副交感神经形成盆神经丛后分布于直肠、膀胱和海绵体，是支配排尿和阴茎勃起的主要神经，所以亦称勃起神经。在盆腔手术时，要注意避免损伤。

齿状线以下的肛管及其周围结构主要由阴部神经的分支支配。主要的神经分支有肛直肠下神经、前括约肌神经、会阴神经和肛尾神经。肛直肠下神经的感觉纤维异常敏锐，故肛管的皮肤为"疼痛敏感区"。肛周浸润麻醉时，特别是在肛管的两侧及后方要浸润完全。

二、结、直肠肛管的生理功能

结肠的主要功能是吸收水分及部分电解质、葡萄糖，并为粪便提供暂时的储存和转运场所。吸收功能主要发生于右半结肠。结肠黏膜内含杯状细胞，能分泌碱性黏液以保护黏膜并润滑粪便。结肠内含有大量细菌，能分解和发酵食物残渣及膳食纤维，并利用肠内物质合成人体所需的维生素 K、维生素 B 复合体和产生短链脂肪酸等，供人体代谢利用。

直肠有排便、吸收和分泌功能。可吸收少量的水、盐、葡萄糖和一部分药物；也能分泌黏液以利排便。肛管的主要功能是排泄粪便。排便过程有着非常复杂的神经反射。直肠下端是排便反射的主要发生部位，是排便功能中的重要环节，在直肠手术时应予以足够的重视。

第二节 大肠癌患者的护理

案例

男性，55 岁，已婚，工人，因大便习惯改变 1 年余，加重 1 周入院。患者 1 年前开始出现排便次数增加，大便时有出血及黏液，在乡镇医院按"结肠炎"治疗，效果不明显，病情时好时坏。1 周前开始出现腹胀，大便变细，甚至大便困难，排便前有肛门下坠感，有时出现黏液脓血便，就诊于我院，给予收治入院。既往体健。

体格检查：患者神志清晰，焦虑不安，营养良好，全身皮肤黏膜无黄染，肛门指诊可触及直肠明显狭窄，直肠前壁距肛门 7 cm 处可触及一大小 3 cm×4 cm 肿块，可活动，指套上有黏液。

辅助检查：大便常规：潜血（+）。直肠镜检：直肠明显狭窄，直肠前壁距肛门 8 cm 处可触及一大小 3 cm×4 cm 肿块，病理检查示腺癌。

思考：
（1）该患者存在的主要护理问题有哪些？
（2）怎样对该患者进行术前肠道准备。
（3）患者术后饮食应注意什么？

大肠癌是结肠癌及直肠癌的总称，为常见的消化道恶性肿瘤之一。据我国 2001 年统计，其发病率在我国位于恶性肿瘤的第 3 位，居恶性肿瘤致死原因的第 5 位。大肠癌的发生有以下流行病学特点：①世界范围内，结肠癌发病率呈明显上升趋势，直肠癌的发病基本稳定；②不同地区大肠癌的发病率有所差异，发达国家的大肠癌发病率最高，且城市居民的发病率高于农村；③大肠癌的发病率随年龄的增加而逐步上升，尤其以60岁以后大肠癌的发病率及病死率均显著增加；④男性大肠癌发病率及病死率略高于女性；⑤结肠癌根治性切除术后5年生存率一般为60%~80%，直肠癌为50%~70%。此外，我国直肠癌比结肠癌发病率略高，中低位直肠癌所占直肠癌比例高，约为70%；青年人（<30岁）比例较高，占12%~15%。近年来结肠癌发病率明显上升，并且有超过直肠癌的趋势。

【护理评估】

（一）健康史

1．一般情况：①了解患者年龄、性别、饮食习惯，有无烟酒、饮茶嗜好。如需行肠造口则要了解患者的职业、沟通能力、视力情况等。②家族史：了解家族成员中有无家族腺瘤性息肉病、遗传性非息肉病性结肠癌、大肠癌或其他肿瘤患者。③既往史：患者是否有过腺瘤病、溃疡性结肠炎、克罗恩病、结肠血吸虫病肉芽肿病史或手术史，是否合并高血压、糖尿病等。如需行肠造口要了解患者是否有皮肤过敏史。

2．发病原因：结、直肠癌的发病原因尚不清楚，一般认为与以下因素有关：

（1）饮食习惯：大肠癌的发生与高脂肪、高蛋白和低纤维素饮食有一定相关性；此外，过多摄入腌制及油煎炸食品可增加肠道中致癌物质，诱发大肠癌，而维生素、微量元素及矿物质的缺乏均可能增加大肠癌的发病几率。

（2）遗传因素：10%~15%的大肠癌患者为遗传性结直肠肿瘤，常见的有家族性腺瘤性息肉病（FAP）及遗传性非息肉性结肠癌，在散发性大肠癌患者家族成员中，大肠癌的发病率高于一般人群。

（3）癌前病变：多数大肠癌来自腺瘤癌变，其中以绒毛状腺瘤及家族性肠息肉病癌变率最高；而近年来大肠的某些慢性炎症改变，如溃疡性结肠炎、克罗恩病及血吸虫性肉芽肿也已被列为癌前病变。

3．病理生理：大多数结、直肠癌是腺癌。

（1）大体形态有以下三类：①肿块型：肿瘤瘤体较大，向腔内生长，恶性程度低，转移较迟，预后较好，好发于右侧结肠，特别是盲肠。②浸润型：肿瘤沿肠壁环形浸润生长，常致肠腔狭窄，容易引起梗阻，转移出现较早，预后差，好发于左侧结肠。③溃疡型：瘤体向肠壁深层生长，并向周围浸润，早期即可有溃疡，边缘隆起，中央凹陷，常伴有感染，容易引起出血和肠穿孔，转移较早，恶性程度高，是大肠癌最常见的类型（见图18-1）。

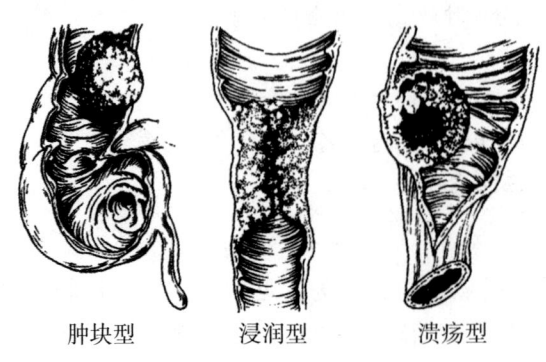

肿块型　　浸润型　　溃疡型

图18-1　大肠癌的类型

(2) 分期：结肠、直肠癌 Dukes 分期：A 期：癌肿局限于肠壁内，未超过浆膜层，无淋巴结转移。B 期：癌肿穿透肠壁或侵及肠壁外组织、器官，尚可整块切除，无淋巴结转移。C 期：癌肿侵及肠壁任何一层，且有淋巴转移。D 期：有远处转移或腹腔转移，或广泛侵及邻近脏器致无法切除。

(3) 扩散和转移方式：①直接浸润：癌细胞可向 3 个方向浸润扩散：环形浸润、肠壁深层浸润及沿纵轴浸润。直接浸润可穿透浆膜层侵蚀邻近器官，如膀胱、子宫、肝、肾。下端直肠癌由于缺乏浆膜层的屏障作用，易向四周浸润，侵犯输尿管、前列腺等。②淋巴转移：是大肠癌最常见的转移途径。结肠癌可沿结肠上淋巴结、结肠旁淋巴结、系膜血管周围的中间淋巴结和系膜血管根部的中央淋巴结顺次转移；晚期出现左锁骨上淋巴结转移。直肠癌的淋巴转移分 3 个方向，即向上沿直肠上动脉、腹主动脉周围的淋巴结转移；向侧方经直肠下动脉旁淋巴结引流到盆腔侧壁的髂内淋巴结；向下沿肛管动脉、阴部内动脉旁淋巴结到达髂内淋巴结。③血行转移：癌肿向深层浸润后，常侵入肠系膜血管。常见为癌肿沿门静脉系统转移至肝，甚至进入体循环向远处转移至肺、脑或骨骼。④种植转移：结肠癌穿透肠壁后，脱落的癌细胞可种植于腹膜或其他器官表面。最常见为大网膜结节和肿瘤周围壁腹膜的散在沙粒状结节，也可融合成团。

(二) 身体状况

结、直肠癌的临床表现与病灶大小、所在部位及病理类型有关。一般认为右侧结肠癌以全身症状、贫血、腹部肿块为主要表现。左侧结肠癌以肠梗阻、便秘、腹泻、便血等症状为著。

1. 结肠癌 结肠癌早期常无特殊症状，发展后主要有下列症状：

(1) 排便习惯与粪便性状改变：常为最早出现的症状。多表现为排便次数增多，腹泻，便秘，粪便中带血、脓或黏液。

(2) 腹痛：也是早期症状之一，常为不确切的持续性隐痛，或仅为腹部不适或腹胀感，出现肠梗阻时则腹痛加重或为阵发性绞痛。

(3) 腹部肿块：肿块多为瘤体本身，有时可能为梗阻近侧肠腔内的积粪。肿块大多坚硬，呈结节状。如为横结肠和乙状结肠早期尚可推动，如癌肿穿透肠壁并发感染时肿块固定，且有明显压痛。

(4) 肠梗阻：一般为结肠癌的晚期症状，多表现为慢性低位不完全肠梗阻，主要表现是腹部胀痛或阵发性绞痛和便秘。当发生完全性梗阻时，症状加剧。左侧结肠癌可以急性完全性结肠梗阻为首发症状。

(5) 全身症状：由于慢性失血、癌肿溃烂、感染、毒素吸收等，患者可出现贫血、消瘦、乏力、低热等；晚期可出现肝肿大、黄疸、腹水、直肠前窝肿块、锁骨上淋巴结肿大及恶病质等。

2. 直肠癌 直肠癌早期多无明显症状，随着病情发展，瘤体增大，癌肿溃烂，继发感染，开始出现症状：

(1) 直肠刺激症状：频繁便意，排便习惯改变；便前肛门有下坠感、里急后重、排便不尽感；晚期有下腹痛。

(2) 肠腔狭窄症状：癌肿侵犯致肠腔狭窄，大便变形、便条变细。若肠管发生部分梗阻，可出现阵发性腹痛、腹胀、肠鸣音亢进等不完全性肠梗阻症状。

(3) 癌肿破溃感染症状：大便表面带血及黏液，甚至脓血便。血便是直肠癌最常见的症状。

(4) 其他症状：癌肿侵犯前列腺、膀胱，可出现尿频、尿痛、血尿。若肿瘤侵犯骶前神经，则有持续性骶尾部剧痛；晚期出现肝转移时，可出现腹水、肝肿大、黄疸、贫血、消瘦、浮肿、恶病质等症状。

（三）心理 - 社会状况

评估患者和家属对所患疾病的认知程度，有无过度焦虑、恐惧等影响康复的心理反应；了解患者及其家属能否接受制定的治疗护理方案，对治疗及未来的生活是否充满信心，能否积极寻求社会及他人的帮助；对结肠造口知识及手术前配合和术后护理知识的掌握程度；对即将进行的手术及手术可能导致的并发症、应用人工肛门袋所造成的不便和生理机能改变是否表现出恐慌、焦虑，有无足够的心理承受能力；了解家庭对患者手术及进一步治疗的经济承受能力和支持程度。

（四）辅助检查

1．实验室检查

（1）大便潜血检查：大规模普查时或对一定年龄组高危人群做结、直肠癌的初筛手段。阳性者再进一步检查。无症状阳性者的癌肿发现率在 1% 以上。

（2）血清癌胚抗原（CEA）：约半数结肠癌、直肠癌患者血清 CEA 升高。CEA 还可作为结肠癌、直肠癌手术后的随访指标，如出现手术后 CEA 降低，以后又升高，应考虑癌肿复发。

2．直肠指诊：直肠指诊简单易行，不需任何设备，比较准确可靠，是诊断直肠癌最重要的方法，由于中国人直肠癌近 75% 为低位直肠癌，能在直肠指诊时触及。因此，凡遇到患者有便血、排便习惯改变、大便变形等症状，均应行直肠指诊。直肠指诊可检查癌肿的部位，但与其距肛缘的距离及癌肿的大小、范围、固定程度、与周围组织的关系等有关。癌肿位于直肠前壁的女性患者，应作阴道检查及双合诊检查。

3．内镜检查：包括直肠镜、乙状结肠镜和纤维结肠镜检查。内镜不但可以在直视下作出肉眼判断，而且可以取活组织作病理学检查，以明确诊断，是诊断结肠、直肠癌的最有效、最可靠的方法。男性患者有泌尿系统症状时，应作膀胱镜检查。

4．影像学检查

（1）钡剂灌肠检查：是结肠癌的重要检查方法，可观察到结肠壁僵硬、皱襞消失、存在充盈缺损及小龛影。但对直肠癌的诊断意义不大。

（2）B 超和 CT 检查：有助了解直肠癌的浸润深度及淋巴结转移情况，还可提示有无腹腔种植转移、是否侵犯邻近组织器官或肝、肺转移灶等。

（3）MRI 检查：对直肠癌的 T 分期及术后盆腔、会阴部复发的诊断较 CT 优越。

（4）PET-CT 检查：即正电子发射体层显像与 X 线计算机断层成像相结合。在对病灶进行定性的同时还能准确定位，大大提高了诊断的准确性及临床实用价值。

（五）治疗与效果

1．根治性手术　手术切除是治疗大肠癌的主要方法，同时辅以化疗、放疗等综合治疗。

（1）结肠癌根治性手术：切除范围包括癌肿所在的肠袢及其所属系膜和区域淋巴结。术式包括右半结肠切除术、横结肠切除术、左半结肠切除术及乙状结肠切除术。

（2）直肠癌根治性手术：切除范围包括癌肿及其两端足够的肠段、受累器官的全部或部分及其周围可能被浸润的组织。手术方式的选择根据癌肿所在的部位、大小、活动度等因素综合判断，主要包括以下几种：

局部切除术：适用于早期瘤体小、局限于黏膜及黏膜下层、分化程度高的直肠癌。

腹会阴联合直肠癌根治术（Miles 手术）：主要适用于腹膜返折以下的直肠癌（目前主要适用于肿瘤下缘距肛缘 5 cm 以内的直肠癌）。

经腹腔直肠癌切除术（直肠低位前切除术，Dixon 手术）：适用于直肠癌下缘距肛缘 5 cm 以上的直肠癌。

经腹直肠癌切除、近端造口、远端封闭手术（Hartmann 手术）：适用于身体情况差，不能耐受 Miles 手术或因急性肠梗阻不宜行 Dixon 手术的患者。

（3）姑息性手术：适用于局部癌肿尚能切除，但已发生远处转移的癌肿患者。若体内存在孤立性转移灶，可一期切除原发灶及转移灶；若转移灶为多发，仅切除癌肿所在的局部肠段，辅以局部或全身化疗及放疗。无法切除的晚期结肠癌，可行梗阻近、远端肠管短路手术，或将梗阻近侧的结肠拉出行造口术，以解除梗阻。晚期直肠癌患者若并发肠梗阻，则行乙状结肠双腔造口。

（4）结肠癌并发肠梗阻的手术：左半结肠发生梗阻大约是右半结肠的 9 倍。右半结肠癌梗阻较适合作一期切除肠吻合术；若患者全身情况差，可先行切除肿瘤、肠道造瘘或短路手术；待病情稳定后，再行二期手术。分期手术常适用于左半结肠癌致完全肠梗阻的患者。

2．非手术治疗

（1）放疗：术前放疗可缩小癌肿体积、降低癌细胞活力及淋巴结转移，使原本无法手术切除的癌肿得以手术治疗，提高手术切除率及生存率。术后放疗多用于晚期癌肿、手术无法根治或局部复发。

（2）化疗：用于处理残存癌细胞或隐性病变，以提高术后 5 年生存率。常用的给药途径有外周静脉给药、区域动脉灌注、门静脉给药、术后腹腔管灌注、肠腔内给药等。化疗方案包括以 5-氟尿嘧啶为基础的联合用药，包括细胞毒的联合用药、细胞毒与生物调节剂等药物。

（3）中医治疗：应用补益脾肾、调理脏腑、清肠解毒、扶正中药制剂。

（4）局部介入等治疗：对于不能手术切除且发生肠管缩窄的大肠癌患者，可局部放置金属支架扩张肠腔；对直肠癌患者亦可用电灼、液氮冷冻和激光烧灼等治疗，以改善症状。

（5）其他治疗：目前尚处于研究探索阶段的治疗还有基因治疗、分子靶向治疗、生物免疫治疗、干细胞研究等。

考点：结肠癌、直肠癌的临床表现。

【主要护理诊断/问题】

1．焦虑/恐惧　与对癌症治疗缺乏信心及担心结肠造口影响生活、工作有关。
2．知识缺乏　缺乏有关术前准备知识及结肠造口术后的护理知识。
3．营养失调，低于机体需要量　与癌肿慢性消耗、手术创伤、放化疗反应等有关。
4．自我形象紊乱　与行肠造口后排便方式改变有关。
5．潜在的并发症　切口感染、吻合口瘘、造口缺血坏死或狭窄、泌尿系统损伤及感染。

【护理措施】

（一）术前护理

1．心理护理　大肠癌患者往往对治疗存在许多顾虑，对疾病的康复缺乏信心。关心体贴患者，指导患者及其家属通过各种途径了解疾病的发生、发展及治疗护理方面的新进展，树立与疾病斗争的勇气及信心。需行肠造口者，术前通过图片、模型及电视录像等向患者解释造口的目的、部位、功能、术后可能出现的情况以及相应的处理方法；必要时，可介绍数位恢复良好、心理健康的术后患者与其交流，使其了解只要护理得当，肠造口并不会对其日常生活、工作造成太大影响，以消除其恐慌情绪，增强治疗疾病的信心，提高适应能力。同时争取家人与亲友的积极配合，从多方面给患者以关怀和心理支持。

2．营养支持　术前补充高蛋白、高热量、高维生素、易于消化的营养丰富的少渣饮食，如鱼、瘦肉、乳制品等。必要时，少量多次输血、输清蛋白等，以纠正贫血和低蛋白血症。若患者出现明显脱水及急性肠梗阻，遵医嘱及早纠正机体水、电解质及酸碱失衡，提高其对手术的耐受性。

3．肠道准备　充分的肠道准备可减少或避免术中污染、术后感染，预防吻合口瘘，增加手术的成功率，具体包括以下几方面：

（1）饮食准备

1）传统饮食准备：术前3日进少渣半流质饮食，如稀饭、蒸蛋；术前1～2日起进无渣流质饮食，并给予蓖麻油30 ml，每日上午1次，以减少、软化粪便。但具体应用时应视患者有无长期便秘史及肠道梗阻等进行调整。

2）肠内营养：一般术前3日口服全营养素，每日4～6次，至术前12小时。此方法既可满足机体的营养需求，又可减少肠腔粪渣形成，同时有利于肠黏膜的增生、修复，保护肠道黏膜屏障，避免术后肠源性感染并发症。

（2）肠道清洁：一般于术前1日进行肠道清洁，目前临床多主张采用全肠道灌洗法，若患者年老体弱无法耐受或存在心、肾功能不全或灌洗不充分者，可考虑配合灌肠法，应洗至粪便清水样，肉眼无粪渣为止。

1）导泻法：①高渗性导泻：常用制剂为甘露醇、硫酸镁、磷酸钠盐等，由于其在肠道中几乎不吸收，口服后使肠腔内渗透压升高，吸收肠壁水分，使肠内容物剧增，刺激肠蠕动增加，导致腹泻。使用过程中应注意甘露醇在天气寒冷时会结晶，故使用前应用温水充分溶解，且应注意甘露醇可被肠道中的细菌酵解，若冲洗不净，术中使用电刀时可能引起爆炸；硫酸镁味苦涩，易诱发呕吐，且需要口服液体量较甘露醇、磷酸钠盐多。此外，高渗性导泻可能导致肠梗阻患者出现急性肠穿孔，应注意观察患者是否出现腹痛、腹胀、恶心、呕吐等，一旦发生立即停止口服液体，予禁食、胃肠减压、纠正水、电解质、酸碱失衡等，必要时做好急诊手术的准备。②等渗性导泻：临床常用复方聚乙二醇电解质溶液。聚乙二醇是一种等渗、非吸收性、非爆炸性液体，通过分子中的氢键与肠腔内水分子结合，增加粪便含水量及灌洗液的渗透浓度，刺激小肠蠕动增加。③中药导泻：常用番泻叶泡茶饮用及口服蓖麻油，前者主要成分为含蒽甙类，有泻热导滞的作用。

2）灌肠法：可用1%～2%肥皂水、磷酸钠灌肠剂及甘油灌肠剂等。其中肥皂水灌肠由于护理工作量大、效果差、易致肠黏膜充血等，已逐渐被其他方法取代，直肠癌肠腔狭窄者，灌肠时应在直肠指诊引导下（或直肠镜直视下），选用适宜管径的肛管，轻柔通过肠腔狭窄部位，切忌动作粗暴。高位直肠癌应避免采用高压灌肠，以防癌细胞扩散。

（3）口服肠道抗生素：多采用肠道不吸收药物，如新霉素、甲硝唑、庆大霉素等；同时由于控制饮食及服用肠道杀菌剂，维生素K的合成及吸收减少，需适当补充。

4．肠造口腹部定位　定位要求：①根据手术方式及患者生活习惯选择造口位置；②患者自己能看清造口位置；③肠造口位于腹直肌内；④造口所在位置应避开瘢痕、皮肤凹陷、皱褶、皮肤慢性病变处、系腰带处及骨突处。确定方法：医师/造口治疗师选定造口位置后做好标记，用透明薄膜覆盖，嘱患者改变体位时观察预选位置是否满足上述要求，以便及时调整。

5. 阴道冲洗　女性患者为减少或避免术中污染、术后感染，尤其癌肿侵犯阴道室后壁时，术前3日每晚需行阴道冲洗。

6. 术晨置胃管及导尿管　有梗阻症状的患者应及早放置胃管，减轻腹胀。术晨放置气囊导尿管，可维持膀胱排空，预防手术时损伤输尿管或膀胱及因直肠切除后膀胱后倾或骶神经损伤所致的尿潴留。

（二）术后护理

1. 病情观察　术后每半小时测量血压、脉搏、呼吸，测量4～6次病情平稳后改为每小时1次；术后24小时病情平稳后延长间隔时间。

2. 体位　病情平稳者，可改半卧位，以利腹腔引流。

3. 饮食

（1）传统方法：术后早期禁食、胃肠减压，经静脉补充水、电解质及营养物质。术后48～72小时肛门排气或结肠造口开放后，若无腹胀、恶心、呕吐等不良反应，即可拔除胃管，经口进流质饮食，但早期切忌进易引起胀气的食物；术后1周进少渣半流质饮食，2周左右可进普食，注意补充高热量、高蛋白、低脂、维生素丰富的食品，如豆制品、蛋、鱼类等。

（2）肠内营养：目前大量研究表明，术后早期（约6小时）开始应用肠内全营养剂可促进肠功能的恢复，维持并修复肠黏膜屏障，改善患者营养状况，减少术后并发症。

4. 活动　术后早期，可鼓励患者在床上多翻身、活动四肢；2～3日后患者情况许可时，协助患者下床活动，以促进肠蠕动的恢复，减轻腹胀，避免肠粘连。活动时注意保护伤口，避免牵拉。

5. 引流管护理

（1）留置导尿管：注意保持尿道口清洁，并清洗会阴部。留置期间注意保持导尿管通畅；观察尿液性质，若出现脓尿、血尿等及时处理。导尿管放置时间约为1～2周，拔管前先试行夹管，可每4～6小时或有尿意时开放，以训练膀胱舒缩功能，防止排尿功能障碍。拔管后若有排尿困难，可予热敷、诱导排尿、针灸、按摩等处理。

（2）腹腔引流管：保持腹腔引流管通畅，避免受压、扭曲、堵塞，观察并记录引流液的色、质、量。根据需要接负压装置，并根据引流液的性状调整压力大小，防止压力过大损伤局部组织，或压力过小导致渗血、渗液积留。5～7日后，待引流液量少、色转清即可拔除引流管。保持引流管口周围皮肤清洁、干燥，定时更换敷料。

6. 肠造口护理

（1）造口局部护理

1）造口开放前护理：肠造口周围用凡士林纱条保护，一般术后3日予以拆除凡士林纱条，及时更换外层渗湿辅料，防止感染。并观察有无肠段回缩、出血、坏死等现象。

2）造口开放初期护理：①人工肛门一般于术后2～3日肠蠕动恢复后开放。观察有无肠黏膜颜色变暗、发紫、发黑等异常，防止造口肠管坏死、感染。②造口开放后患者宜取造口侧卧位，以防流出物污染腹部切口敷料。并预先用塑料薄膜将造口与腹部切口隔开，保护腹壁切口。③每次造口排便后，及时用温开水或0.5%氯已定（洗必泰）溶液清洁造口周围皮肤,用温纱布或棉球由内向外清洗,并涂抹氧化锌软膏;用凡士林纱布覆盖外翻的肠黏膜,外盖厚敷料,起到保护作用。观察造口周围皮肤有无红肿、破溃等现象。

(2) 肠造口观察:①活力:正常肠造口颜色呈新鲜牛肉红色,表面光滑湿润。术后早期肠黏膜轻度水肿属正常现象,1周左右水肿消退。如果肠造口出现暗红色或淡紫色提示肠造口黏膜缺血;若局部或全部肠管变黑,则提示肠管缺血坏死。②高度:肠造口高度一般突出皮肤表面1~2cm,利于排泄物排入造口袋内。③形状与大小:肠造口一般呈圆形或椭圆形,结肠造口比回肠造口直径大。

(3) 指导结肠造口护理用品使用方法

1) 常用的人工肛门袋:有一件式及两件式之分。一件式肛门袋的底盘与便袋合一,只需将底盘上的胶质贴面直接贴于皮肤上即可,其用法简单,但其反复撕脱的频率较高,易出现撕脱性皮炎,清洁不方便。两件式肛门袋的底盘与便袋分离,先将底盘固定于造口周围皮肤,再将便袋安装在底盘上;便袋可随时取下来清洗。此外,可通过防漏药膏、防臭粉等提高防漏、防臭效果。

2) 造口袋的正确使用与更换

一件式造口袋:①取下造口袋:动作轻柔,以免损伤皮肤;②清洁造口及周围皮肤:使用生理盐水或温水彻底清洗造口及周围皮肤,不用乙醇等消毒剂以免刺激黏膜,用清洁柔软的毛巾或纱布轻柔擦拭并抹干,同时观察造口颜色及周围皮肤情况;③裁剪造口袋底板:用造口测量板测量造口的大小、形状,在底板上裁剪合适大小的开口,造口底板孔径大于造口直径0.2 cm;④粘贴造口袋:撕去底板的粘贴护纸,将造口袋底板平整地粘贴在造口周围皮肤上,用手均匀按压造口底板边缘处,使其与皮肤贴合紧密;⑤扣好造口袋尾部袋夹。

两件式造口袋:因其底板和袋子是分开的,因此在粘贴好造口袋底板后,将袋子沿着浮动环扣好于底板上,并确保连接紧密。两件造口袋便于清洁。

(4) 饮食指导:①进食易消化的熟食,防止因饮食不洁导致细菌性肠炎等引起腹泻;②调节饮食,避免食用过多的粗纤维食物以及洋葱、大蒜、豆类、山芋等可产生刺激性气味或胀气的食物;③以高热量、高蛋白、丰富维生素的少渣食物为主(使大便干燥成形);④少吃辛辣刺激食物,多饮水。

(5) 预防造口及其周围常见并发症

1) 造口出血:多由于肠造口黏膜与皮肤连接处的毛细血管及小静脉出血或肠系膜小动脉未结扎或结扎线脱落所致。出血量少时可用棉球和纱布稍加压迫;出血较多可用1%肾上腺素溶液浸湿的纱布压迫或用云南白药粉外敷;大量出血时需缝扎止血。多在术后数小时内发生,主要原因为机械性损伤和血管结扎线脱落。

2) 造口缺血坏死:其主要原因是血供不足,可能是手术中损伤肠边缘动脉、肠造口系膜过紧、肠造口腹壁开口太小或因肠梗阻过久引起肠管水肿导致肠壁长期缺氧。如果发现肠造口失去光泽、颜色变深或发黑,多提示造瘘口血运障碍。应该给予局部热敷,以促进血液循环或通知医师及时进行处理。

3) 皮肤黏膜分离:造成皮肤黏膜分离常见的原因为造口局部坏死、缝线脱落或缝合处感染,对于较浅分离,可给予溃疡粉后再用防漏膏阻隔后贴上造口袋,对较深的分离,因渗液较多,多选用吸收性敷料如藻酸盐类敷料填塞后再贴上造口袋。

4) 结肠造口狭窄:为造瘘口周围皮肤发生瘢痕挛缩所致。手术后1周即开始指导患者定期扩肛(人造肛门),防止瘘口狭窄。方法是每日扩肛一次,食指、中指戴指套涂石蜡油,沿肠腔方向，动作轻柔，避免暴力，以免损伤造口或肠管。

5）造口回缩：正常造口应突出体表，如肠管内陷，可能是造口肠段系膜牵拉回缩、造口感染等因素所致，需手术重建造口。

6）造口脱垂：大多由于乙状结肠保留过长、肠段固定欠牢固、腹壁肌层开口过大、术后腹内压升高等因素引起。轻度脱垂无需特殊处理；中度可手法复位并腹带稍加压包扎；重症者需手术处理。

7）肠造口皮炎：由粪便泄漏、消化液的刺激，肛门袋的黏胶或袋子过敏引起。在使用肛门袋时应用防漏膏可能减少粪便泄漏的机会。3M皮肤保护膜可以借身体的温度渐渐产生黏着性，能避免造口附近皮肤受刺激。应指导患者使用合适的造口用品及正确护理造口。

8）造口旁疝：主要原因为造口位于腹直肌外或腹部肌肉力量薄弱及持续腹压增高等，护理上指导患者避免增加腹压，如避免提举重物、治疗慢性咳嗽、停止结肠灌肠，并佩戴特制的疝气带，旁疝严重者需行手术修补。

（6）帮助患者接纳并主动参与造口的护理：多数患者在术后真实面对时仍表现出悲哀、绝望的消极情绪。因此术后应：①与患者热情交谈，鼓励患者说出内心的真实感受，及时发现其消极情绪反应，针对性地解决。可通过组织讲座、定期举办病友联谊会等方式，让患者及家属多与相同病种的患者或志愿者交流，以排解其孤立、无助感，促使其以积极乐观的态度面对造口。②在进行换药、更换人工肛门袋等护理操作前，应予屏风适当遮挡，以维护患者的尊严，尊重其隐私。③在进行造口护理时，可鼓励患者家属在床边协助，以消除其厌恶情绪。④正确引导患者，树立其自信心，与患者及家属共同讨论进行造口自理时可能出现的问题及解决方法，并适时予以鼓励，促使其逐步获得独立护理造口的能力。⑤当患者及家属熟练掌握造口护理技术后，进一步引导其达到自我认可，以逐渐恢复正常生活，参加适量的运动和社交活动。但应注意掌握活动强度，避免过度增加腹压而致造口脱垂或造口旁疝。⑥避免频繁更换肛门袋影响日常生活、工作。

7．预防和处理术后并发症

（1）切口感染：有肠造口者，术后2～3日内取造口侧卧位，腹壁切口与造瘘口间用塑料薄膜隔开，及时更换渗湿的敷料，避免造口肠管的排泄物污染腹壁切口，并密切观察切口有无充血、水肿、剧烈疼痛及生命体征的变化；对会阴部切口，可于术后4～7日以1∶5000高锰酸钾温水坐浴，2次/日；预防性应用抗生素。合理安排换药顺序，先腹部伤口后会阴部伤口；若发生感染，则开放伤口，彻底引流，应用抗生素。

（2）吻合口瘘：术中误伤、吻合口缝合过紧影响血供、术前肠道准备不充分、患者营养状况不良、术后护理不当等都可导致吻合口瘘。为避免刺激手术伤口，影响愈合，术后7～10日内切忌灌肠。术后严密观察患者有无吻合口瘘的表现，如突起腹痛或腹痛加重，部分患者可有明显腹膜炎体征，甚至能触及腹部包块，若留置有吻合口引流管者可观察到引流出略浑浊液体。一旦发生，应禁食、胃肠减压，行盆腔持续滴注、负压吸引，同时予肠外营养支持。必要时做好急诊手术的准备。

（三）健康教育

1．社区宣教　①建议定期进行粪便潜血试验、乙状结肠镜检、纤维结肠镜检等检查，做到早诊断，早治疗；②警惕家族性腺瘤性息肉病及遗传性非息肉病性结肠癌；③积极预防和治疗结直肠的各种慢性炎症及癌前病变，如结直肠息肉、腺瘤、溃疡性结肠炎、克罗恩病等；④注意饮食及个人卫生，预防和治疗血吸虫病；⑤多进食新鲜蔬菜、水果等高纤维、高维生素饮食，减少食物中动物性脂肪摄入量。

2. 饮食调整　根据患者情况调节饮食，保肛手术者应多吃新鲜蔬菜、水果，多饮水，避免高脂肪及辛辣、刺激性食物；行肠造口者则需注意控制过多粗纤维食物，及过稀、可致胀气的食物。

3. 活动　参加适量体育锻炼，生活规律，保持心情舒畅。避免自我封闭，应尽可能地融入正常的生活、工作和社交活动中。有条件者，可参加造口患者联谊会，学习交流彼此的经验和体会，重拾自信。

4. 做好造口护理的健康宣教：①介绍造口护理方法和护理用品；②指导患者出院后扩张造口，每1~2周一次，持续2~3个月；③若出现造口狭窄，排便困难，及时就诊。④指导患者养成习惯性的排便行为。

5. 指导患者正确进行结肠造口灌洗　其目的是洗出肠内积气、粪便；养成定时排便习惯。连接好灌洗装置，在集水袋内装入500~1000ml约37~40℃温水，经灌洗管道缓慢灌入造口内，灌洗时间约10分钟左右。灌洗液完全注入后，在体内尽可能保留10~20分钟，再开放灌洗袋，排空肠内容物。灌洗期间注意观察，若感到膨胀或腹痛时，放慢灌洗速度或暂停灌洗。灌洗间隔时间可每日1次或每2日1次，时间应相对固定。定时结肠灌洗可以训练有规律的肠道蠕动，使两次灌洗之间无粪便排出，从而达到人为控制排便，养成相似于常人的习惯性排便行为。

6. 复查　每3~6个月定期门诊复查。行永久性结肠造口患者，若发现腹痛、腹胀、排便困难等造口狭窄征象时应及时到医院就诊；行化学治疗、放射治疗患者，定期检查血常规，出现白细胞和血小板计数明显减少时，遵医嘱及时暂停化学治疗、放射治疗。

考点：手术前肠道准备及手术后结肠造口的护理。

第三节　直肠肛管良性疾病患者的护理

案例

男性，40岁，7年前开始出现大便带血，鲜红色，量少，覆盖于粪便表面，曾于当地医院就诊，考虑"内痔"并作治疗，具体不详。近1年来，患者觉排便后肛门口有肿物脱出，有时能自行回纳，但有时需用手回纳，并伴不适、肛周皮肤瘙痒等。数日前感肛门肿物增大，无法用手回纳，且疼痛剧烈难忍。

肛门检查：肛周皮肤红肿，肛门口见一4cm×5cm×5cm大小痔团脱出，明显充血水肿，无法回纳，触痛明显。诊断"混合痔并嵌顿"。

思考：

（1）患者入院后应作哪些处理？

（2）患者经以上处理后症状缓解，若拒绝进一步治疗，护理人员应给予哪些出院指导？

（3）若患者行手术治疗，术后应如何控制排便？

一、痔

痔（hemorrhoid）是直肠下段黏膜下或肛管皮肤下静脉丛淤血、扩张迂曲所形成的静脉团块。痔在肛肠疾病中发病率最高，是成人的常见病，发病率随年龄增长而增高。

【护理评估】

（一）健康史

1. 一般状况　了解患者的年龄、性别、饮食习惯；有无长期站立、坐位或腹内压增高等情况；有无其他直肠肛管疾病及治疗情况；有无其他伴随疾病，如心血管疾病、糖尿病等。

2. 发病原因　目前尚未完全明确，但有两种学说：①肛垫下移学说：肛垫位于直肠末端，由平滑肌、弹性纤维、结缔组织和静脉丛构成；起调节肛管括约肌、完善肛门闭合的作用。由于反复便秘、腹压增高等因素，肛垫向远侧移位，其中的纤维间隔逐渐松弛、直至断裂；同时静脉丛淤血、扩张、融合形成痔。目前肛垫下移学说为多数外科学家所接受。②静脉曲张学说：直肠静脉与肛管静脉为门静脉和下腔静脉吻合交通支；直肠上下静脉无静脉瓣，静脉丛管壁薄、位置浅；末端直肠黏膜下组织疏松，对静脉丛支持不力；当久站久坐、便秘、妊娠等腹内压增高时，静脉回流困难，血液淤滞，易出现静脉扩张。③其他因素：直肠下端和肛管的慢性感染，可引起静脉丛周围炎，使静脉壁纤维化、失去弹性而发生扩张；长期饮酒及进食辛辣食物，可使直肠黏膜充血促使痔的发生；年老体弱、营养不良可使局部组织萎缩无力，可诱发痔的产生。

3. 分类及病理生理　根据痔所在的部位不同，分为内痔、外痔和混合痔3种（图18-2）。

（1）内痔：内痔位于齿状线以上，是直肠上静脉丛扩大曲张所形成的静脉团块，表面为直肠黏膜所覆盖。好发于直肠下端的左侧、右前方和右后方，即截石位的3点、7点和11点处。

（2）外痔：外痔位于齿状线以下，是直肠下静脉丛扩大曲张所形成的静脉团块，表面为肛管皮肤所覆盖。分血栓性外痔、结缔组织性外痔、静脉曲张性外痔，其中最常见的是血栓性外痔。

（3）混合痔：由内痔通过静脉丛和相应部位外痔静脉丛互相吻合并扩张而成。位于齿状线上下，表面被直肠黏膜和肛管皮肤覆盖。

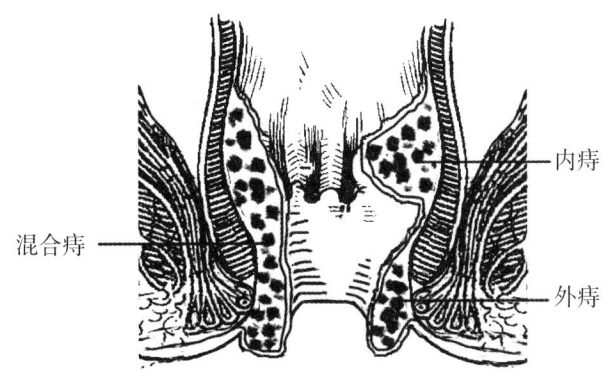

图18-2　痔的分类

（二）身体状况

1. 内痔　主要表现为便血及痔块脱出。其便血的特点是无痛性间歇性便后出鲜血。便血较轻时表现为粪便表面附血或便纸带血,严重时则可出现喷射状出血,长期出血患者可发生贫血,若发生血栓、感染及嵌顿,可伴有肛门剧痛。内痔分为4度:Ⅰ度:排便时出血,无痔块脱出,肛门镜检查可见齿状线以上直肠柱结节状突出;Ⅱ度:便血常见,痔块在排便时脱出肛门,排便后可自行回纳;Ⅲ度:偶有便血,痔块排便时脱出,或在劳累后、步行过久、咳嗽时脱出,无法自行还纳,需用手辅助;Ⅳ度:偶见便血,痔块长期脱出于肛门外,无法回纳或回纳后又立即脱出。

2．外痔　主要临床表现是肛门不适感、常有黏液分泌物流出、有时伴局部瘙痒。若发生血栓性外痔疼痛剧烈,排便、咳嗽时加剧,数日后可减轻,可在肛周看见暗紫色椭圆形肿物,表面皮肤水肿、质硬、压痛明显。

3．混合痔　兼有内痔和外痔的临床表现。内痔发展到Ⅲ度以上时多形成混合痔。混合痔逐渐加重,呈环状脱出肛门外,脱出的痔块在肛周呈梅花状时,称为环状痔。脱出痔块若被痉挛的括约肌嵌顿,以至水肿、淤血,甚至坏死,临床上称为嵌顿性痔或绞窄性痔。

(三) 心理-社会状况

患者对疾病及治疗方法的认识,对手术前的配合、手术后康复知识的了解程度。

(四) 辅助检查

肛门镜检查可确诊,不仅可见到痔的情况,还可观察到直肠黏膜有无充血、水肿、溃疡、肿块等,以及排除其他直肠疾患。

(五) 治疗与效果

首选非手术治疗,以减轻及消除症状为目的,若非手术治疗无效,可考虑手术治疗。

1．非手术治疗

(1) 一般治疗:适应于痔的初期。主要措施有:①改变不良的排便习惯,保持大便通畅;②坐浴;③肛管内纳入含有消炎止痛作用的油膏或有润滑和收敛作用的栓剂;④血栓性外痔可先局部热敷,再外敷消炎止痛剂,若疼痛缓解可不手术;⑤嵌顿性痔初期,清洗后用手轻轻将脱出的痔块还纳,阻止再脱出。

(2) 注射疗法:适用于Ⅰ、Ⅱ度内痔,效果较好。将硬化剂注于痔基底部的黏膜下层,使痔血管及周围发生无菌性炎症反应,局部组织和血管纤维化,静脉闭塞,痔块萎缩。

(3) 红外线凝固疗法:适用于Ⅰ、Ⅱ度内痔,作用与注射疗法相似,通过红外线照射,使痔块发生纤维增生,硬化萎缩。但复发率高,目前临床应用不多。

(4) 胶圈套扎疗法:适用于Ⅰ、Ⅱ、Ⅲ度内痔。将特制胶圈套套入到内痔的根部,利用胶圈的弹性阻断痔的血供,使痔缺血、坏死、脱落而愈合。

2．手术治疗　主要适用于病程长、出血严重、痔核脱出的内痔、混合痔、嵌顿痔及血栓性外痔等。手术方法有:

(1) 痔外剥内扎术:主要用于Ⅲ、Ⅳ度内痔和混合痔的治疗。

(2) 吻合器痔上黏膜环切术:主要用于Ⅱ、Ⅲ度内痔、环状痔和部分Ⅳ度内痔。

(3) 血栓外痔剥离术:用于治疗血栓性外痔。

考点:痔的分类及临床表现。

【主要护理诊断/问题】

1．疼痛　与血栓形成、痔块嵌顿、术后创伤等有关。

2. 便秘　与不良饮食、排便习惯等有关。

3. 知识缺乏　缺乏关于疾病的治疗和预防等方面的知识。

4. 潜在并发症　贫血、尿潴留、创面出血、肛门狭窄、切口感染等。

【护理措施】

（一）非手术治疗护理/术前护理

1. 饮食与活动　嘱患者多饮水，多吃新鲜水果蔬菜，多吃粗粮，少饮酒，少吃辛辣刺激食物。养成良好生活习惯，养成定时排便的习惯。适当增加运动量，促进肠蠕动，切忌久站、久坐、久蹲。

2. 热水坐浴　便后及时清洗，保持局部清洁舒适，必要时用1∶5000高锰酸钾溶液3000 ml坐浴，控制温度在43～46℃，每日2～3次，每次20～30分钟，以预防病情进展及并发症。

3. 痔块回纳　痔块脱出时应及时回纳，嵌顿性痔应尽早行手法复位，注意动作轻柔，避免损伤；血栓性外痔者局部应用抗生素软膏。

4. 术前准备　缓解患者的紧张情绪，指导患者进少渣食物，术前排空大便，必要时灌肠，做好会阴部备皮及药敏试验，贫血患者应及时纠正。

（二）术后护理

1. 饮食与活动　术后1～2日应以无渣或少渣流质、半流质为主。术后24小时内可在床上适当活动四肢、翻身等，24小时后可适当下床活动，逐渐延长活动时间，并指导患者进行轻体力活动。伤口愈合后可以恢复正常工作、学习和劳动，但要避免久站或久坐。

2. 控制排便　术后早期患者会存在肛门下坠感或便意，告知其是敷料刺激所致；术后3日尽量避免解大便，促进切口愈合，可于术后48小时内口服阿片酊以减少肠蠕动，控制排便。之后应保持大便通畅，防止用力排便导致伤口裂开。如有便秘可口服液状石蜡或其他缓泻剂，但切忌灌肠。

3. 疼痛护理　大多数肛肠术后患者创面疼痛剧烈，是由于肛周末梢神经丰富，或因括约肌痉挛、排便时粪便对创面的刺激、敷料堵塞过多等导致。判断疼痛原因，给予相应处理，如使用镇痛药、去除多余敷料等。

4. 并发症的观察与护理

（1）尿潴留：术后24小时内，每4～6小时嘱患者排尿1次。避免因手术、麻醉刺激、疼痛等原因造成术后尿潴留。若术后8小时仍未排尿且感下腹胀痛、隆起时，可行诱导排尿、针刺或导尿等。

（2）创面出血：由于肛管直肠的静脉丛丰富，术后容易因为止血不彻底、用力排便等导致创面出血。通常术后7日内粪便表面会有少量血液，如患者出现恶心、呕吐、心慌、出冷汗、面色苍白等并伴肛门坠胀感和急迫排便感进行性加重，敷料渗血较多，应及时通知医师行相应处理。

（3）切口感染：直肠肛管部位由于易受粪便、尿液等污染，术后易发生切口感染。应注意术前改善全身营养状况；保持肛周皮肤清洁，便后用1∶5000高锰酸钾溶液坐浴；切口定时换药，充分引流。

（4）肛门狭窄：术后观察患者有无排便困难及大便变细，以排除肛门狭窄。如发生狭窄，及早行扩肛治疗。

二、肛裂

肛裂（anal fissure）是齿状线以下肛管皮肤全层裂开后形成的小溃疡。多见于青中年人，常发生在肛管后正中线。

【护理评估】

（一）健康史

1．发病原因　肛裂的病因尚不清楚，与多种因素有关。长期便秘、粪便干结引起的排便时机械性损伤是大多数肛裂形成的直接原因。肛管外括约肌浅部在肛管后方形成的肛管韧带伸缩性差、较为坚硬，肛管与直肠呈角相接，用力排便，肛管后壁承受压力最大，故后正中线易被撕裂。

2．病理生理　急性肛裂边缘整齐，底浅，呈红色，有弹性；慢性肛裂因反复发作、感染，边缘不整齐，底深，呈灰白色，基底及边缘纤维化，质硬。裂口上端的肛门瓣和肛乳头水肿，形成肥大乳头，下端肛门缘皮肤炎性反应、水肿，形成袋状皮垂突出于肛门外，形似外痔，称"前哨痔"。肛裂、前哨痔和肥大肛乳头，称为肛裂"三联征"（图18-3）。

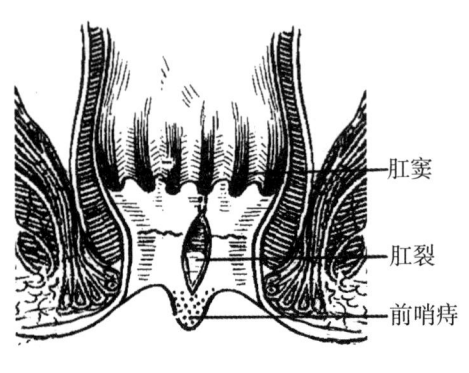

图 18-3　肛裂

（二）身体状况

肛裂典型的临床表现为疼痛、便秘和出血。

1．疼痛　是最主要的症状。排便时肛管裂伤或溃疡面被撑开，粪便刺激溃疡面的神经末梢，患者立刻感觉肛管烧灼样或刀割样疼痛，称为排便时疼痛；便后数分钟疼痛可暂时缓解，称为间歇期；随后由于肛门括约肌痉挛再次出现剧痛，疼痛时间可达半小时，甚至达数小时，称为括约肌挛缩痛；直至括约肌疲劳、松弛，疼痛缓解，以上称肛裂疼痛周期。再次排便时疼痛又可发生。

2．便秘　肛裂形成后患者因惧怕疼痛不愿排便可形成便秘，或原便秘加重；便秘又可引起肛裂或使肛裂加重，如此两者形成恶性循环。便秘既是病因，又是症状。

3．出血　排便时肛管裂伤，创面出血，表现为粪便表面带鲜血或便时滴血，但大量出血少见。

（三）辅助检查

用手轻轻分开臀部，可见肛管后正中线或前正中线部位有梭形创面、典型溃疡和前哨痔。已确诊肛裂者，禁做直肠指检及镜检，以免引起疼痛。

（四）治疗与效果

肛裂治疗的目的是解除肛门括约肌痉挛，中断恶性循环，促进裂口愈合。

急性或初发的肛裂可用坐浴和润便的方法治疗；慢性肛裂可坐浴、润便加扩肛治疗；经久不愈的肛裂，非手术治疗无效且症状较重者，可采用手术治疗。

1．非手术治疗

（1）保持大便通畅：口服缓泻剂或液体石蜡，使大便松软、润滑，增加饮水和膳食纤维，以保持大便通畅。

（2）坐浴：便后用温水或 1∶5000 高锰酸钾溶液坐浴。可改善局部血液循环，促进炎症吸收，缓解括约肌痉挛，减轻疼痛，保持局部清洁，促进裂口愈合。

（3）扩肛疗法：局麻下，先用示指缓慢、均衡地扩张肛门括约肌，逐渐深入中指，持续扩张5分钟。可解除括约肌痉挛，促进溃疡愈合。

2．手术治疗　适用于非手术治疗无效或经久不愈的陈旧性肛裂者。手术方式有肛裂切除术、肛管内括约肌切断术等，治愈率较高，但有肛门失禁的可能。

考点： 肛裂"三联征"的概念，肛裂的临床表现。

【主要护理诊断/问题】

1．疼痛　与粪便刺激及肛管括约肌痉挛、手术创伤有关。
2．便秘　与患者惧怕疼痛不愿意排便有关。
3．潜在并发症　出血、排便失禁等。

【护理措施】

（一）保持大便通畅

指导患者养成每日定时排便的习惯，进行适当的锻炼，必要时可服缓泻剂或液体石蜡等，也可选用蜂蜜、番泻叶等泡茶饮用，以润滑、松软大便利于排便。

（二）调理饮食

鼓励患者多饮水，多食新鲜蔬菜、水果和富含膳食纤维素的食物，少食或忌食辛辣和刺激性食物，防止便秘。

（三）肛门坐浴

每次排便后应坐浴，清洁溃疡面或创面，减少污染，促进创面愈合，水温40～60℃，每日2～3次，每次坐浴20～30分钟。

（四）疼痛护理

遵医嘱适当应用止痛剂，如肌注吗啡、消炎痛栓纳入肛管等。

（五）术后常见并发症的预防和护理

1．切口出血　多发生于术后1～7日，常见原因多为术后便秘、剧烈咳嗽等导致创面裂开、出血。预防措施是保持大便通畅，避免腹内压增高的因素。

2．排便失禁　多由于术中不慎切断肛管直肠环所致。询问患者排便前有无便意，每日的排便次数、量及性状。若有肛门括约肌松弛，于术后3日开始指导患者进行提肛运动。若会阴部皮肤常有黏液及粪便沾染，或无法随意控制排便时，立即报告医师，及时处理。

其他护理措施参见痔的护理。

三、直肠肛管周围脓肿

直肠肛管周围脓肿（perianorectal abscess）是指在直肠肛管周围软组织内或其周围间隙发生的急性化脓性感染，并形成脓肿。多见于青壮年。

【护理评估】

（一）健康史

1．发病原因　绝大部分直肠肛管周围脓肿是由肛腺感染引起，少数因肛周皮肤感染、损伤、内痔、药物注射等引起。

2. **病理生理** 肛腺开口于肛窦，多位于内、外括约肌之间。因肛窦开口向上，便秘、腹泻时易发生肛窦炎，感染延及肛腺后易发生括约肌间感染。直肠肛管周围间隙为疏松的脂肪结缔组织，感染极易蔓延、扩散，形成不同部位的脓肿（图18-4）。

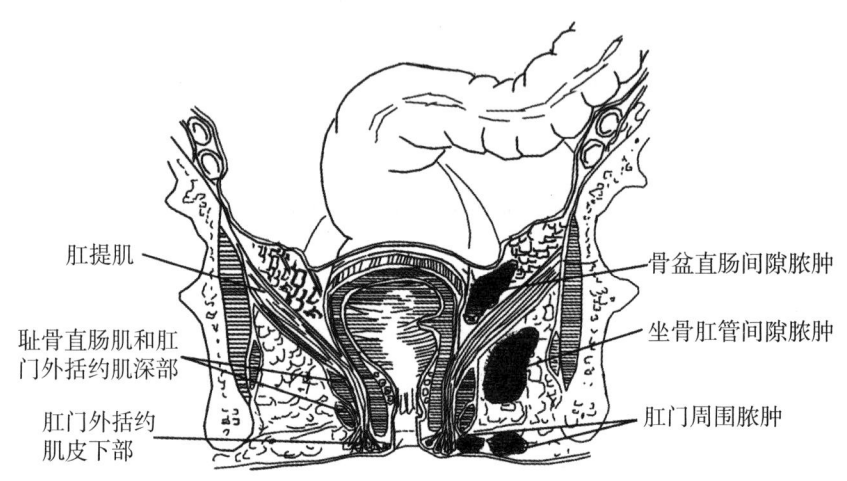

图18-4 直肠肛管周围脓肿

（二）身体状况

不同部位的脓肿，临床表现各具有不同特点。

1. **肛门周围脓肿** 肛门周围皮下脓肿最多见，多由肛腺感染经外括约肌皮下部向外扩散而形成。常位于肛门后方或侧方皮下部，一般不大，位置浅，主要表现为肛门周围持续性跳动性疼痛，行动不便，坐卧不安，全身感染性症状不明显。病变处明显红肿，有硬结和压痛，脓肿形成后有波动感，穿刺可抽出脓液。

2. **坐骨肛管间隙脓肿** 又称坐骨直肠窝脓肿，较多见，由肛腺感染经外括约肌向外扩散到坐骨直肠间隙而形成，也可由肛管直肠周围脓肿扩散而成。由于坐骨直肠间隙较大，形成的脓肿较大而深，容量约60~90ml。发病时患侧肛周持续性胀痛，逐渐加重，然后为持续性跳痛，坐立不安，排便或行走时疼痛加重，有排尿困难和里急后重感；因位置较深，全身症状明显，如头痛、乏力、发热、寒战、恶心、食欲减退等。早期局部症状不明显，后期则出现肛门患侧红肿，双臀不对称；局部触诊或直肠指检时患侧有深压痛，脓肿形成后有波动感。如不及时切开，脓肿多向下进入肛管周围间隙，再由皮肤穿出，形成肛瘘。

3. **骨盆直肠间隙脓肿** 又称骨盆直肠窝脓肿，较少见，多由肛门周围脓肿或坐骨直肠间隙脓肿向上穿破肛提肌进入骨盆直肠间隙引起，也可由直肠炎、直肠溃疡、直肠外伤所引起。由于位置较深，间隙较大，引起的全身症状严重，甚至有脓毒症表现，但局部症状不明显。早期即可出现全身中毒症状，如发热、寒战、全身疲倦不适。局部表现为直肠坠胀感，便意不尽，排便时深感不适，常伴排尿困难。会阴部检查多无异常，直肠指检可在直肠壁上触及肿块隆起，有压痛感或波动感。诊断主要依据穿刺抽脓：经直肠以手指定位，从肛门周围皮肤进针。必要时做肛管超声检查或CT检查证实。

（三）辅助检查

1. **局部穿刺抽脓** 有确诊价值，且可将抽出的脓液行细菌培养检查。

2. 实验室检查　有全身感染症状的患者血常规可见白细胞计数和中性粒细胞比例增高，严重者可出现核左移及中毒颗粒。

3. 直肠超声、MRI 检查　直肠超声可协助诊断。MRI 检查对肛周脓肿的诊断具有价值，可明确与括约肌的关系及有无多发脓肿，部分患者可观察到内口。

（四）治疗与效果

1. 非手术治疗　适用于脓肿未形成前的患者。

（1）抗生素治疗：选用对革兰阴性杆菌及厌氧菌有效的抗生素。

（2）温水坐浴。

（3）局部理疗。

（4）口服缓泻剂或石蜡油以减轻排便时疼痛。

2. 手术治疗　脓肿形成后及早行手术切开引流。现有许多学者采取脓肿切开引流并挂线术，取得良好的临床效果。

【主要护理诊断/问题】

1. 疼痛　与肛周炎症及手术有关。
2. 便秘　与肛门疼痛惧怕排便有关。
3. 体温过高　与脓肿继发全身感染有关。
4. 潜在并发症　肛门狭窄、肛瘘等。

【护理措施】

遵医嘱全身应用抗生素控制感染，有条件时穿刺抽取脓液，并根据药敏试验结果选择合适的抗生素治疗；行脓肿切开引流者，密切观察引流液颜色、量及性状并记录；予以甲硝唑或中成药液等定时冲洗脓腔；告知患者忌食辛辣刺激食物，多食蔬菜、水果、蜂蜜等，鼓励排便；协助患者采取舒适体位，避免局部受压加重疼痛；高热患者给予物理降温。

其他护理措施参见痔的护理。

四、肛瘘

肛瘘（anal fistula）是肛管或直肠下端与肛周皮肤相通的肉芽肿性管道。是常见的直肠肛管疾病之一，多见于青壮年男性。

【护理评估】

（一）健康史

1. 发病原因　大多数肛瘘由直肠肛管周围脓肿发展而来。
2. 病理生理及分类

（1）病理生理：肛瘘由内口、瘘管及外口组成。内口即原发感染灶，外口为脓肿破溃处或手术切开引流部位，内、外口之间为由脓腔周围增生的纤维组织包绕的管道，即瘘管。由于致病菌不断由内口进入，而瘘管迂曲，少数存在分支，常引流不畅，且外口皮肤生长速度较快，常发生假性愈合并形成脓肿。脓肿可从原外口破溃，也可以从他处穿出形成新的外口，反复发作，发展为有多个瘘管和外口的复杂性肛瘘。

(2)瘘管的分类

1)按瘘口与瘘管的数目分类:①单纯性肛瘘:只有一个内口、一个外口和一个瘘管;②复杂性肛瘘:存在一个内口、多个外口和瘘管,甚至有分支(图18-5)。

2)按瘘管所在位置分类:①低位肛瘘:瘘管位于外括约肌深部以下,包括低位单纯性肛瘘和低位复杂性肛瘘;②高位肛瘘:瘘管位于外括约肌深部以上,包括高位单纯性肛瘘和高位复杂性肛瘘。

3)按瘘管与括约肌的关系分类:①肛管括约肌间型;②经肛管括约肌型;③肛管括约肌上型;④肛管括约肌外型。

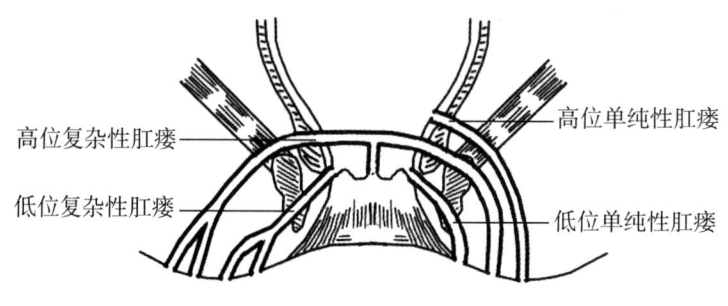

图18-5 肛瘘的分类

(二)身体状况

1.症状 典型症状是肛周外口不断有少量脓性、血性、黏液性分泌物流出,由于分泌物的刺激,使肛周皮肤潮湿、瘙痒,有时形成湿疹。高位肛瘘可有粪便或气体从外口溢出。当外口阻塞或假性愈合时,瘘管中脓液积存,可伴有明显疼痛或形成脓肿,自行破溃或切开引流后症状缓解。

2.体征 体检可见肛周皮肤有单个或多个外口,呈红色乳头状或肉芽组织突起,压之有少量脓液或脓血性分泌物排出。若瘘管位置较浅,可在皮下触及自外口通向肛管的条索状瘘管。直肠指检时内口处有轻度压痛,可触及硬结样内口及条索状瘘管。

(三)辅助检查

确定内口位置对明确肛瘘诊断非常重要。常用辅助检查有:

1.肛门镜检查 有时可发现内口。自外口注入亚甲蓝溶液,肛门镜下可见蓝色液溢入;观察填入肛管至直肠下端白色纱布条蓝染部位,可判断内口的位置。

2.影像学检查 碘油瘘管造影是临床常规检查方法,可明确瘘管分布;MRI检查可清晰显示瘘管位置及与括约肌之间的关系。

3.实验室检查 当发生直肠肛管周围脓肿时,患者血常规检查可出现白细胞计数及中性粒细胞比例增高。

(四)治疗与效果

肛瘘一旦形成,不能自愈,常反复形成脓肿,因此,必须手术切开或切除。手术的关键是尽量减少肛门括约肌的损伤,防止肛门失禁,同时避免瘘的复发。手术方式有以下几种:

1.肛瘘切开术 适用于低位单纯性肛瘘。将瘘管全部切开开放,靠肉芽组织生长使伤口愈合的方法。

2.肛瘘切除术 适用于低位单纯性肛瘘。切开瘘管并将瘘管全部切除至健康组织,敞开创面，不予缝合；若创面较大，可部分缝合，部分敞开，填入油纱布，使创面其由底向外生长逐渐愈合。

3．挂线疗法　将一根橡皮筋穿入瘘管内并拉紧结扎，使被接扎组织发生血运障碍，逐渐坏死，缓慢切开瘘管。一般10～14天被扎组织自行断裂。橡皮筋脱落，暴露创面，逐渐愈合（图18-6）。此法简单，出血少，痛苦少，最大的优点是不会造成肛门失禁。

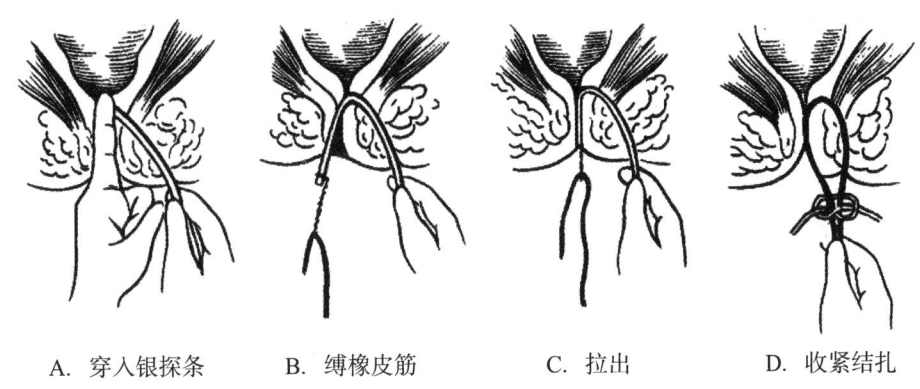

A．穿入银探条　　B．缚橡皮筋　　C．拉出　　D．收紧结扎

图18-6　肛瘘挂线疗法

【主要护理诊断/问题】

1．疼痛　与肛周炎症及手术有关。
2．皮肤完整性受损　与肛周脓肿破溃、皮肤瘙痒、手术治疗等有关。
3．潜在并发症　肛门狭窄、肛门松弛。

【护理措施】

（一）保持大便通畅
术前2～3天行肠道准备；术后3日内控制饮食、排便。
（二）抗感染治疗
急性炎症期，术后早期应用抗生素。
（三）坐浴
术前每日1次，急性炎症期每日2～3次。术后每次排便后应先坐浴，再换药，后期每日2～3次。
（四）病情观察
术后由于创面容易渗血或结扎线脱落造成出血，注意观察敷料渗湿及出血的情况。每2～3日检查一次结扎线松紧度，如有松弛应进行紧缩。观察创面肉芽生长是否健康，伤口能否如期愈合。术后疼痛者适当应用止痛剂。
（五）尿潴留的处理
肛管手术后，因麻醉刺激、创伤、疼痛和肛管内填塞敷料等原因，易造成尿潴留，可通过诱导，针刺或导尿等方法处理。
（六）肛门失禁的观察和护理
手术中如切断直肠肛管环，将造成肛门失禁，肛门失禁后粪便自行外溢，粪便及分泌物刺激肛周引起局部皮肤潮湿、糜烂。一旦发生应保持肛周皮肤清洁、干燥，局部涂氧化锌软膏保护，勤换内裤。轻度失禁者，手术3日后作肛门收缩舒张运动；严重失禁者，行肛门成形术。

（七）健康教育

保持会阴部清洁，勤换内裤。术后观察排便有无变细、大便失禁，发现异常及时就诊。其他护理措施参见痔的护理。

小结

1. 大肠癌包括结肠癌、直肠癌，是消化道常见的恶性肿瘤，发病可能与饮食等有关，41～50岁发病率最高。大体形态有3种，肿块型、浸润型和溃疡型。最主要的转移方式是淋巴转移。结肠癌患者一般以排便习惯及粪便性状的改变为首发症状，腹部不确切的持续性隐痛也是早期症状之一，之后可有腹部肿块、肠梗阻等表现；直肠癌主要表现为直肠刺激症状、黏液血便、粪便变细和排便困难。结肠癌和直肠癌的辅助检查以大便隐血试验为初筛及普查手段。除此之外，X线钡剂灌肠及纤维结肠镜检查是结肠癌检查的主要手段，直肠指诊是诊断直肠癌的最直接和最主要的方法。内镜检查对于结肠癌、直肠癌是最有效和最可靠的检查。手术切除是治疗大肠癌的主要方法。手术前、后都需要完善的护理，除了一般的护理内容之外，大肠癌的患者术前侧重于肠道的准备，包括传统的肠道准备、全肠道灌洗法、口服甘露醇肠道准备法。手术后特别注意结肠造口的护理。

2. 直肠肛管良性疾病主要包括4种：痔、肛裂、直肠肛管脓肿、肛瘘。根据痔的发生部位与齿状线的关系，分为内痔、外痔、混合痔。内痔可分为4期，主要表现为出血及痔核脱出；外痔以肛门不适、潮湿不洁，瘙痒为主要表现，若发生血栓形成及皮下血肿则有剧痛；混合痔则兼有内痔和外痔的临床表现。肛裂患者典型的临床表现是疼痛、便秘和出血。直肠肛管周围脓肿是指发生在直肠肛管周围软组织内或其周围间隙的急性化脓性感染，其临床表现与脓肿发生的部位有关。肛瘘主要由肛门周围脓肿引起，有内口、瘘管、外口3部分组成。直肠肛管良性疾病在非手术治疗期间及手术前、后都需要合理的护理，特别是饮食方面，要注意给患者多饮水，多吃新鲜蔬菜、水果，少吃辛辣刺激性食物，避免饮酒，养成定时排便的习惯，有便秘者，可服用缓泻剂；除此之外，手术后的患者还要注意按要求坐浴。

（袁志勇　武永明）

第十九章 肝胆胰疾病患者的护理

> **学习目标**
> 1. 识别门静脉系统、胆道系统和肝脏的局部解剖。
> 2. 熟记门静脉高压症的临床表现、手术治疗要点及护理措施。
> 3. 熟记胆囊炎、胆石症、原发性肝癌的临床表现、治疗原则和护理措施。
> 4. 分析门静脉高压症、胆囊炎、胆石症、肝脓肿、原发性肝癌的病因、病理生理。

案例

女性,45岁,体重48公斤,列车乘务员,食欲差,6小时前突发性呕鲜血,共4次,总计约900 ml,既往体健。查体:P 110次/分,BP 85/55 mmHg,皮肤、巩膜轻度黄染,心肺无异常,腹部平软,肝右肋下2.5 cm,有质地较硬结节,伴压痛,腹水征(+)。实验室检查:Hb 8.0 g/L, WBC 3.6×10^9/L, HbsAg(+),血清总蛋白56 g/L,清蛋白22 g/L。

思考:
(1) 该患者出血可能的原因是什么?
(2) 为明确诊断还需要进一步做哪些检查?
(3) 在急性出血期间应采取哪些止血措施及护理要点?

第一节 门静脉高压症患者的护理

门静脉高压症指当门静脉系统血流受阻、发生淤滞,引起门静脉及其分支压力增高,继而导致脾大伴脾功能亢进、食管胃底静脉曲张破裂大出血、腹水等一系列临床表现的疾病。

【门静脉解剖概要】

门静脉主干是由肠系膜上、下静脉和脾静脉汇合而成,其中约20%的血液来自脾。门静脉的左、右两干分别进入左、右半肝后逐渐分支,其小分支和肝动脉小分支的血流汇合于肝小叶内的肝窦(肝的毛细血管网),然后汇入肝小叶的中央静脉,再汇入小叶下静脉、肝静脉,最后汇入下腔静脉。所以,门静脉系位于两个毛细血管网之间,一端是胃、肠、脾、胰的毛细血管网,另一端是肝小叶内的肝窦。门静脉和肝动脉的小分支血流还在肝小叶间汇管区借着无数的动、静脉间的小交通支相互沟通,这种动、静脉间的小交通支一般仅在肝内血流量受阻或增加时才开放而被利用。

正常人全肝血流量每分钟约为1500 ml，其中门静脉血流量占60%～80%，平均为75%，静脉血流量每分钟约为1100 ml，肝动脉血占全肝血流量的20%～40%，平均为25%；肝动脉血流量每分钟约为350 ml，由于肝动脉的压力大，血的含氧量高，故门静脉和肝动脉对肝的供氧比例各为50%。门静脉正常压力为13～24 cmH_2O（1.28～2.35 kPa），平均值为1.76 kPa（18 cmH_2O），比肝静脉压高0.49～0.88 kPa（5～9 cmH_2O）。门静脉无静脉瓣，其压力通过流入的血量和流出阻力形成并维持。门静脉血流阻力增加，常是门静脉高压的始动因素。门静脉高压症时，压力可增至2.9～4.9 kPa（30～50 cmH_2O）。

静脉系与腔静脉系之间存在有4组交通支，这些交通支在正常情况下都很细，血流量很少，当门静脉高压时这些交通支往往开放。①胃底、食管下段交通支：门静脉血流经胃冠状静脉、胃短静脉，通过食管胃底静脉与奇静脉、半奇静脉的分支吻合，流入上腔静脉。②直肠下端、肛管交通支：门静脉血流经肠系膜下静脉、直肠上静脉与直肠下静脉、肛管静脉吻合，流入下腔静脉。③前腹壁交通支：门静脉（左支）的血流经脐旁静脉与腹上深静脉、腹下深静脉吻合，分别流入上、下腔静脉。④腹膜后交通支：在腹膜后，有许多肠系膜上、下静脉分支与下腔静脉分支相互吻合。

【护理评估】

（一）健康史

1．一般状况　有无慢性肝炎、肝硬化及血吸虫病史；有无长期大量饮酒史；有无家族遗传史；局部有无腹水、下肢水肿，有无肝、脾肿大和移动性浊音；有无呕血或黑便，有无黄疸、肝掌、蜘蛛痣及皮下出血点；辅助检查包括血常规、肝功能和影像学检查结果有无异常等。

2．发病原因　门静脉高压症约90%以上由肝硬化引起。门静脉血流增加，常是门静脉高压症的始动因素。按阻力增加的部位，可将门静脉高压症分为肝前、肝内和肝后三型。肝内型门静脉高压症又可分为窦前和窦后型。在我国，肝炎后肝硬化是引起窦后阻塞性门静脉高压症的常见病因。血吸虫病是引起肝内窦前阻塞的常见病因。肝前型门静脉高压症的常见病因是肝外门静脉血栓形成（脐炎、腹腔内感染如急性阑尾炎和胰腺炎、创伤等）、先天性畸形（闭锁、狭窄或海绵样变等）和外在压迫（转移癌、胰腺炎等）。这种肝外门静脉阻塞的患者，肝功能多正常或轻度损害，预后较肝内型好。肝后型门静脉高压症的常见病因包括布-加（Budd-Chiari）综合征、缩窄性心包炎、严重右心衰竭。

3．病理生理　门静脉高压症形成后，可以发生脾大、脾功能亢进，交通支扩张和腹水等病理变化：

（1）脾肿大（splenomegaly）、脾功能亢进（hypersplenism）：门静脉血流受阻后导致血流瘀滞，可出现充血性脾肿大。长期充血引起脾内纤维组织增生和脾组织再生，临床上除有脾肿大外，还有白细胞和血小板减少，称为脾功能亢进。

（2）静脉交通支扩张：为了将瘀滞的门静脉血疏通到体循环去，门静脉系和腔静脉系间存在的4个交通支大量开放，逐渐扩张、扭曲形成静脉曲张。

1）食管下段、胃底黏膜下静脉曲张：为最重要的交通支，它离门静脉主干和腔静脉最近，压力差最大，因而发生静脉曲张也最早且最显著。肝硬化患者常有胃酸反流，腐蚀食管下段黏膜引起反流性食管炎，或因坚硬粗糙食物的机械性损伤，以及咳嗽、呕吐、用力排便、重负等使腹腔内压突然升高，可引起曲张静脉的破裂，导致致命性的大出血。

2）其他交通支曲张：如直肠上、下静脉丛扩张可以引起继发性痔；脐旁静脉与腹上、下深静脉交通支扩张，可以引起前腹壁静脉曲张；腹膜后的小静脉也明显扩张、充血。

（3）腹水：门静脉压力升高，使门静脉系统毛细血管床的滤过压增加，同时肝硬化引起的低蛋白血症，血浆胶体渗透压下降及淋巴液生成增加，促使液体从肝表面、肠浆膜面漏入腹腔而形成腹水。门静脉高压症时虽然静脉内血流量增加，但继发刺激醛固酮分泌过多，导致钠、水储留而加剧腹水形成。

（二）身体状况

1．脾大、脾功能亢进　门静脉高压症的早期即可有脾充血、肿大，程度不一，在左肋缘下可扪及；巨脾下缘可达脐下，内侧可超过腹中线。早期肿大脾脏质软、活动；晚期，脾内纤维组织增生而变硬，活动受限。患者伴不同程度脾功能亢进，表现为全血细胞减少，出现贫血和出血倾向。

2．呕血和便血　食管胃底曲张静脉破裂出血，是门静脉高压症最危险的并发症，一次性出血量可达1000～2000 ml，表现为呕血或便血。少量出血时呈柏油样便。由于肝功能损害致凝血功能障碍，脾功能亢进使血小板减少，加之静脉曲张压力增高，故出血不易自止。由于大出血引起肝组织严重缺氧，容易导致肝性脑病。

3．腹水　是肝功能严重损害的表现，大出血后可形成顽固性腹水。常伴腹胀、食欲减退和下肢浮肿。

4．其他　可伴有黄疸、蜘蛛痣、肝掌、痔、脐疝、腹壁静脉曲张。

（三）心理-社会状况

了解患者对突然大量出血是否感到紧张、恐惧；是否因长期、反复发病、骨折和生活受到影响而感到焦虑不安和悲观失望；评估家庭成员能否提供足够的心理和经济支持；患者及家属对门脉高压症诊疗、预防再出血知识了解程度。

（四）辅助检查

1．血常规检查　脾功能亢进时，全血细胞计数减少，白细胞计数降至 3×10^9/L 以下和血小板计数减少至 $70～80 \times 10^9$/L 以下。

2．肝功能检查　血清白蛋白降低而球蛋白升高，白、球蛋白比例倒置，凝血酶原时间延长。肝炎后肝硬化患者的血清转氨酶和血胆红素增高较血吸虫性肝硬化者明显。应行乙型肝炎病原免疫学和甲胎蛋白检查。肝功能分级见表19-1。

表19-1　Child 肝功能分级

检查项目	分级标准		
	A	B	C
血清胆红素（ummol/L）	< 34.2	34.2～51.3	> 51.3
血清清蛋白（g/L）	> 35	30～35	< 30
腹水	无	易控制	难控制
肝性脑病	无	轻	重，昏迷
营养状态	优	良	差，消耗性

3．影像学检查

（1）B超：可了解肝和脾的形态、大小、有无腹水及门静脉扩张。门静脉高压症时门静脉内径≥1.3 cm。

(2) 食管吞钡 X 线检查及内镜检查：在食管为钡剂充盈时，曲张的静脉使食管的轮廓呈虫蚀状改变；排空时，曲张的静脉表现为蚯蚓状或串珠状负影，但在内镜检查时更为明显。

(3) 腹腔动脉造影和肝静脉造影：门静脉系统和肝静脉均可显影，并可确定静脉受阻部位和侧支回流情况，还可为制定手术方式提供参考资料。

(五) 治疗与效果

外科治疗门静脉高压症关键在于预防和控制食管胃底静脉曲张、破裂出血。

1. 食管胃底静脉曲张、破裂出血的治疗

(1) 非手术治疗：对于肝功能严重受损、伴有黄疸及大量腹水的患者（Child C 级）如发生大出血，经外科手术死亡率可高达 60%～70%。对此类患者应尽量采取非手术治疗。

1) 紧急处理：绝对卧床休息；严密监测生命体征变化，防止呕吐物引起窒息；迅速建立有效静脉通道，补充血容量，如脉搏＞120 次/分，收缩压＜90 mmHg（12 kPa），血红蛋白＜90 g/L，估计失血量在 800 ml 以上，应快速输血。

2) 药物止血：常用药物有垂体后叶素、三甘氨酰赖氨基加压素和生长抑制类药物。急性出血控制率可达 80%，若与三腔管压迫合用可达 95%。垂体后叶素一般剂量为 20U 溶于 5% 葡萄糖 200 ml 内，20 分钟内静脉滴注完毕。生长抑素类（如施他宁）目前被认为是首选药物，首次剂量 250μg 静脉冲击注射，以后每小时 250μg 静脉滴注维持，连续 2～5 天。

3) 内镜治疗：经内镜将硬化剂注射到曲张静脉腔（EVS）内，使曲张静脉闭塞，黏膜下组织硬化，以治疗食管静脉曲张出血和预防再出血。对于急性出血的长期疗效优于药物治疗，但可导致食管溃疡、狭窄或穿孔等并发症。比硬化剂注射疗法操作相对简单和安全的是经内镜食管曲张静脉套扎术（EVL），方法是经内镜将要结扎的曲张静脉吸入到结扎器中，用橡皮圈套扎在曲张级静脉基底部。此外，还可经内镜下进行高频电凝、热探头凝固、激光凝固、微波凝固止血等。

4) 三腔管压迫止血：通常用于对血管升压素或内镜治疗食管胃底曲张静脉出血无效的患者。原理是利用充气的气囊分别压迫胃底和食管下段的曲张静脉，达到止血目的。该管有三腔，一通圆形气囊，充 150～200 ml 气后压迫胃底；一通圆柱形气囊，充 100～150 ml 气后压迫食管下段；一通胃腔，经此腔可行吸引、冲洗和注入止血药。

(2) 手术治疗：对 Child A 级、B 级，没有明显的黄疸、腹水的患者应该及早手术治疗。常用手术方式有分流术和断流术。

1) 门体分流术：可分为非选择性分流、选择性分流（包括限制性分流）两类。①非选择性门体分流术：是将入肝的门静脉血完全转流入体循环，代表术式：门静脉与下腔静脉端侧分流术。另外还包括肠系膜上 - 下腔静脉"桥式"分流术和脾 - 腔静脉分流术等。非选择性门体分流术治疗食管胃底曲张静脉破裂出血效果好，但肝性脑病发生率高达 30%～50%，易引起肝衰竭。②选择性门体分流术：目的在于保存门静脉的入肝血流，同时降低食管胃底曲张静脉的压力。代表术式：远端脾 - 肾静脉分流术，即将脾静脉远端与左肾静脉进行端侧吻合，同时离断门 - 奇静脉侧支，包括胃冠状静脉和胃网膜静脉。该术式的优点是肝性脑病发生率低。

2) 断流手术：手术方式很多，以贲门周围血管断离术最有效。该手术包括切除脾、结扎切断贲门周围的 4 组血管：冠状静脉、胃短静脉、胃后静脉、左膈下静脉；同时结扎与静脉伴行同名动脉。

3)肝移植:是治疗终末期肝病并发门静脉高压食管胃底曲张静脉破裂出血的理想方法,既替换了病肝,又使门静脉系统血流动力学恢复正常。但由于供肝短缺、终生服用免疫抑制剂及昂贵的费用等因素,限制了肝移植的临床推广。

2. 严重脾大,合并明显的脾功能亢进,最多见于晚期血吸虫病,也见于脾静脉栓塞引起的门静脉高压症。对于这类患者单纯行脾切除术效果良好。

3. 肝硬化引起的顽固性腹水,有效的治疗方法是肝移植,其他疗法包括 TIPS 和腹腔-上腔静脉转流术。

【主要护理诊断/问题】

1. 体液不足　与食管胃底曲张静脉破裂出血及手术创伤有关。
2. 体液过多(腹水)　与肝功能损害致低蛋白血症、血浆胶体渗透压降低及醛固酮分泌增加有关。
3. 潜在并发症　出血、肝性脑病、门静脉血栓形成、感染、肝肾综合征。
4. 营养失调,低于机体需要量　与肝功能损害、营养摄入不足和消化吸收障碍有关。
5. 知识缺乏　缺乏预防上消化道出血的有关知识。

【护理措施】

(一)非手术治疗护理/术前护理

1. 心理护理　门静脉高压症患者,长期患有肝病,合并上消化道出血时,来势凶猛、出血量大,常紧张、恐惧,对治疗悲观失望,甚至丧失信心。护士应沉着冷静地接待,将患者迅速安置在重症监护室或外科抢救室,配合抢救的同时,保持安静,避免床边讨论,稳定患者情绪,帮助患者树立战胜疾病的信心。

2. 控制出血,维持体液平衡　①恢复血容量,纠正体液失衡:迅速建立静脉通路,按出血量调节输液种类和速度,尽快备血、输血。注意补钾、控制钠的摄入,纠正水、电解质紊乱并预防过度扩容。②止血药物的应用与护理:冰盐水或冰盐水加去甲肾上腺素胃内灌洗至回抽液清澈;低温灌洗液可使胃黏膜血管收缩,减少血流,降低胃分泌及运动而达到止血作用。按时应用止血药,注意药物不良反应;及时清理呕吐物、排泄物,特别是意识不清者呕血时注意防止误吸。

3. 病情观察　定时测量血压、脉搏、呼吸,监测中心静脉压和尿量。准确观察和记录出血的特点,如呕血前常有上腹部不适及恶心感。注意呕血和黑便的颜色、性状、量。

4. 三腔二囊管压迫止血的护理　参见内科护理学相关章节。

5. 预防食管胃底曲张静脉出血　①择期手术术前可输全血,补充维生素 B、C、K 及凝血因子,以防术中和术后出血;②术前一般不放置胃管,必须放置时,应选择细、软胃管,插入时涂大量润滑油,动作轻巧;③注意饮食,避免腹内压增高因素。

6. 控制或减少腹水形成　①注意休息,术前尽量取平卧位,以增加肝、肾血流灌注;②注意补充营养,纠正低蛋白血症;③限制液体和钠的摄入,每日钠摄入限制在 500～800 mg(氯化钠 1.2～2.0 g),少食咸肉、酱菜、罐头等含钠高的食物,遵医嘱合理使用利尿剂,同时记录 24 小时出入量,观察有无低钾、低钠血症;监测腹围和体重:每日测腹围 1 次,每周测体重 1 次。

7. 保护肝功能,预防肝性脑病　①休息与活动:肝功能较差者以卧床为主,安排少量活动；②改善营养状况：给予高能量、适量蛋白、丰富维生素饮食；输入全血及清蛋白纠正贫血和低蛋白血症；③常规给氧，保护肝功能；④药物的应用：遵医嘱给予多磷脂酰胆碱、谷胱甘肽等保肝药物，避免使用红霉素、巴比妥类、盐酸氯丙嗪等有损肝的药物；⑤纠正水、电解质和酸碱失衡；积极预防和控制上消化道出血；及时处理严重的呕吐和腹泻；避免快速利尿和大量放腹水；⑥防止感染；⑦保持肠道通畅：及时清除肠道内积血；防止便秘，口服硫酸镁溶液导泻或酸性液（禁忌肥皂水等碱性液）灌肠；分流术前2日口服肠道杀菌剂，术前晚清洁灌肠。

8．积极做好急症手术的各项常规准备。

（二）术后护理

1．休息与活动 ①断流术和脾切除术后，麻醉作用消失、生命体征平稳后取半卧位；②分流术者，为使血管吻合口保持通畅，取平卧位或低坡半卧位（<15°），1周后可逐步下床活动。

2．严密观察病情 观察并记录生命体征、神志、面色、尿量、引流液的量和颜色等；分流术取自体静脉者，观察局部有无静脉回流障碍；取颈内静脉者观察有无头痛、呕吐等颅内压增高表现。

3．营养支持 术后早期禁食，禁食期间予肠外营养支持。术后24～48小时肠蠕动恢复后可进食流质，以后逐步改为半流质及软食。

4．并发症的观察及护理

（1）出血：定时观察血压、脉搏、呼吸及有无伤口或消化道出血情况。膈下置引流管者应注意记录引流液的性状和量，如在1～2小时吸出200 ml以上血性液体应告知医师，及时妥善处理。

（2）肝性脑病：分流术后患者须定时测定肝功能并监测血氨浓度，观察患者有无轻微的性格异常、定向力减退、嗜睡与躁动交替，黄疸是否加深，有无发热、厌食、肝臭等肝功能衰竭表现。肝性脑病的护理参见内科护理学相关章节。

（3）感染：感染的常见部位为腹腔、呼吸系统和泌尿系统，术后应加强观察。护理措施：①遵医嘱及时使用有效的抗生素；②引流管的护理：膈下置引流管者应保持负压引流系统的无菌、通畅，观察和记录引流液的性状和量；引流液逐日减少、色清淡、每日少于10 ml时可拔管；③加强基础护理：有黄疸者加强皮肤护理，卧床期间防止压疮发生；注意会阴护理；禁食期间注意口腔护理；鼓励深呼吸、咳嗽、咳痰，予以超声雾化吸入，防止肺部并发症。

（4）静脉血栓：断流手术或分流手术后均可形成门静脉系统血栓，以前者为多，特别是脾切除术后发生率更高，应定时行B超等检查以明确有无血栓形成。分流术后如无严重凝血功能障碍建议抗凝治疗，注意监测凝血功能变化。手术后应注意监测血常规和凝血功能，如术后血小板上升达$600×10^9/L$，应观察有无血栓形成的迹象，必要时遵医嘱给予阿司匹林、双嘧达莫等抗凝治疗。

（三）健康教育

1．饮食指导 少量多餐，养成规律进食习惯；进食高热量、丰富维生素饮食，维持足够的能量摄入；进食无渣软食，避免粗糙、干硬及刺激性食物，以免诱发大出血。①肝功能损害较轻者，可酌情摄取优质高蛋白饮食（50～70 g/d）；②肝功能严重受损及分流术后患者应限制蛋白质摄入；③有腹水患者限制水和钠摄入。

2．生活指导 ①避免劳累和过度活动，保证充分休息；一旦出现头晕、心慌、出汗等症状，应卧床休息，逐步增加活动量；②避免引起腹内压增高的因素，如咳嗽、打喷嚏、用力排便、提举重物等，以免诱发曲张静脉破裂出血；③保持乐观、稳定的心理状态，避免精神紧张、抑郁等不良情绪；④用软毛牙刷刷牙，避免牙龈出血，防止外伤；⑤指导患者制定戒烟、酒计划。

3．定期复诊　指导患者及家属掌握出血先兆、基本观察方法和主要急救措施，熟悉紧急就诊的途径和方法。

考点：门静脉高压症的病理及身心状况、护理措施。

案例

男性，55岁，体重78 kg，职业经理，近2个月来出现持续性右上腹部隐痛，食欲减退。近10天疼痛明显加重，体重70 kg，乏力，食欲差，既往有大量酗酒史30年，肝炎病史10年。体检：皮肤、巩膜无黄染，腹部可见蜘蛛痣，浅表淋巴结未肿大，心肺无异常，腹部平软，肝右肋下1.2 cm，有质地较硬结节，伴压痛，移动性浊音（+）。B超：肝右叶实质性占位病变。

思考：

（1）患者初步诊断为什么疾病？要明确诊断需进一步做哪些检查？

（2）如需手术术前你需做好哪些护理准备？

（3）术后如何预防和护理以防肝性脑病的发生？

第二节　肝疾病患者的护理

肝疾病是最常见的腹部疾病之一，包括肝脏的先天性畸形、炎症性疾病、肿瘤、外伤、寄生虫和门静脉高压症等，其与胆道疾病密切相关，相互影响。当肝脏发生病变时可以出现肝肿大、肝区疼痛、黄疸、皮肤瘀点或瘀斑及蜘蛛痣等。

一、肝脏的解剖与生理

（一）肝脏解剖

肝脏是人体中最大的腺体，也是最大的实质性脏器，成人肝脏的重量约为1200～1500 g，约占体重的2%。在胎儿和新生儿时，肝的体积相对较大，可达体重的1/20。肝脏外形右端圆钝厚重，左端窄薄呈楔形，大部分位于右季肋部和上腹部，左外叶达左季肋部与脾相邻；肝上界相当于右锁骨中线第5～6肋间，下界与右肋缘平行，故正常时在右肋缘下不易触及肝下界。肝有上（膈）、下（脏）两面，前后左右四缘。上面隆凸贴于膈，由镰状韧带分为左、右两叶；下面略凹，邻接附近脏器，此面有略呈H形的左右纵沟及横沟，右侧沟窄而深，沟前部有肝圆韧带，右纵沟宽而浅，前部有胆囊窝容纳胆囊，后部有下腔静脉窝通过下腔静脉。横沟内有门静脉、肝动脉、肝管、神经及淋巴管出入称为肝门。由于肝上面借冠状韧带连于膈，故当呼吸时，肝可随膈的运动而上下移动，升降可达2～3 cm。腹上部以及右季肋区如受到暴力打击或肋骨骨折时，可导致肝脏破裂。

肝右叶上方与右胸膜和右肺底相邻，肝右叶后缘内侧邻近食管，肝左叶上方与心脏相连，小部分与腹前壁相邻，肝右叶前面部与结肠相邻，后叶与右肾上腺和右肾相邻，肝左叶下方与胃相邻。

根据肝内血管、胆管的分布规律与肝内分叶的自然界限，将肝以正中裂为界分为左、右两半。左、右半肝又以叶间裂为界分成五叶，即左内叶、左外叶、右前叶、右后叶、尾状叶；左外叶、右后叶又分上、下段，尾状叶也分成左、右二段。

肝的显微结构为肝小叶，是肝结构和功能的基本单位。小叶中央是中央静脉，围绕该静脉为放射状排列的单层肝细胞索，肝细胞索之间为肝的毛细血管网，又称肝窦，肝窦壁上有 Kupffer 细胞，具有吞噬功能。肝窦一端与肝动脉和门静脉的小分支相通，另一端与中央静脉连接。肝小叶之间为结缔组织构成的汇管区，其中包括肝动脉、门静脉和胆管，胆管又分为胆小管和毛细胆管，后者位于肝细胞之间。

（二）肝脏生理功能

1．分泌功能　肝脏每日持续分泌胆汁 600～1000 ml，经胆管流入十二指肠，帮助脂肪消化及吸收脂溶性维生素 A、D、E、K。主要成分有胆汁酸、胆固醇、脂肪酸等。

2．代谢功能

（1）糖代谢：肝是糖异生的主要器官，能将碳水化合物、蛋白质和脂肪转化为糖原，储存于肝内。当血糖降低时，又将糖原分解为葡萄糖释放入血。

（2）蛋白质代谢：肝起合成、脱氨和转氨作用。蛋白质分解产生氨基酸，在肝内重新合成人体代谢所需的多种蛋白质，如清蛋白、球蛋白和多种凝血因子等。若肝严重受损，可出现低蛋白血症和凝血功能障碍。代谢中产生的氨大部分经肝合成尿素，由肾排出；若肝细胞受损，肝的脱氨或转氨作用减退致血氨升高。肝细胞还能合成 ALT 等多种转氨酶，在肝细胞受损时被释放入血，故血中转氨酶含量升高常提示肝功能受损和肝疾病。

（3）脂肪代谢：肝具有维持体内磷脂和胆固醇等脂质恒定的作用，使之保持一定的浓度和比例。

（4）维生素代谢：肝可将胡萝卜素转化为维生素 A 并储存，肝还储存 B 族维生素及维生素 C、D、E 和 K。

（5）激素代谢：肝对雌激素、抗利尿激素和醛固酮等多种激素具有灭活作用。肝硬化时灭活作用减退致激素水平增高：①雌激素增多可引起蜘蛛痣、肝掌和男性乳房发育等；②抗利尿激素和醛固酮增多可引起体内水、钠潴留，导致腹水和水肿。

3．生物转化功能　红细胞破坏释放的游离胆红素在肝细胞内与葡萄糖醛酸结合，形成水溶性结合胆红素。水溶性结合胆红素小部分被吸收入血，大部分与胆汁一起排入胆囊或肠道，在肠道细菌作用下，变为尿胆原和粪胆原，分别随尿液和粪便排出，还有一部分通过肠肝循环再次进入肝。

4．凝血功能　肝除能合成纤维蛋白原、凝血酶原及凝血因子Ⅴ、Ⅶ～Ⅻ外，其存储的维生素 K 对凝血酶原因子Ⅶ、Ⅸ、Ⅹ的合成亦必不可少，所以肝功能严重受损时会出现凝血功能障碍。

5．解毒功能　肝通过分解、氧化和结合等方式使体内代谢过程中产生的毒素或外来有毒物质、药物等失去毒性或排出体外。

6. 吞噬或免疫功能 Kupffer 细胞通过吞噬作用将细菌、抗原抗体复合物、色素和其他碎屑从血液中排除。肝是产生免疫球蛋白和补体的主要器官，亦是处理抗原、抗体的重要场所，对机体免疫起调节作用。

7. 储备与再生功能 肝储存大量血液，当急性失血时，有一定调节血液循环的作用。肝有强大的再生能力，大约 25% 的正常余肝即可维持正常生理功能，行肝部分切除术后，1 个月可见残余肝叶明显增大，6~12 个月可恢复到原来大小。

二、细菌性肝脓肿

肝脓肿是肝受感染后形成的脓肿，属于继发感染性疾病。根据病原菌的不同分为细菌性肝脓肿和阿米巴性肝脓肿，临床上前者较后者多见。细菌性肝脓肿指化脓性细菌引起的肝内化脓性感染。以男性多见，中年患者约占 70%。本章主要介绍细菌性肝脓肿。

【护理评估】

（一）健康史

1. 一般状况 患者有无寒战和高热史、有无肝区疼痛史、有无消化道及全身症状如乏力、食欲减退、恶心及呕吐等。肝区有无压痛和肝大。患者有无胆道疾病史、有无机体任何部位的化脓性病变史、有无消化道感染疾病史、有无腹部手术史、有无肝毗邻部位的感染、有无腹部外伤史及有无药物过敏史等。

2. 发病原因 肝受双重血液供应，又通过胆道与肠道相通，因而易受细菌感染。最常见的致病菌为大肠埃希菌和金黄色葡萄球菌，其次为链球菌、类杆菌属等。近年来出现混合感染的病例较多。当全身细菌性感染，特别是腹腔内感染时，细菌侵入肝脏，如患者抵抗力弱，即可发生肝脓肿。细菌入侵肝的常见途径有：①胆道系统：是最主要的入侵途径和最常见的病因，且为多发性脓肿，以左外叶最多见。如急慢性胆囊炎、胆道蛔虫病、胆管结石并发急性化脓性胆管炎累及胆总管时，细菌沿胆管上行，感染肝而形成肝脓肿。②肝动脉：体内任何部位的化脓性病变，如急性上呼吸道感染、肺炎、痈等并发菌血症时，病原菌随肝动脉入侵在肝内形成多发性脓肿。③门静脉系统：化脓性阑尾炎、化脓性盆腔炎等腹腔感染，菌痢、溃疡性结肠炎等肠道感染及痔核感染等可引起门静脉属支血栓性静脉炎及脓毒栓子脱落经门静脉系统入肝引起细菌性肝脓肿。随着抗菌药的广泛应用，此途径的感染已少见。④淋巴系统：肝毗邻部位的感染，如膈下脓肿或肾周围脓肿时，细菌可经淋巴系统入侵肝。⑤直接入侵：肝开放性损伤时，细菌直接从伤口入侵；肝闭合性损伤伴有肝内小胆管破裂或肝内血肿形成均可导致细菌入侵而引起肝脓肿。⑥隐匿性感染：由于抗生素的广泛应用和耐药，隐匿性肝脓肿的发病率呈上升趋势。

3. 病理生理 细菌侵入肝后，即引起肝的炎症反应，有的自愈，有的形成许多小脓肿。在合理治疗下小脓肿多能吸收机化；但当机体抵抗力下降或治疗不及时，炎症加重，随着肝组织的感染和破坏可形成单发或多发的脓肿；多发脓肿可逐渐扩大并相互融合成为较大脓肿。因此，细菌性肝脓肿可以是单发性，也可以是多发性，单发性肝脓肿多见。

由于肝血供丰富，一旦脓肿形成后，大量毒素被吸收入血，临床出现严重的毒血症表现；当脓肿转为慢性后，脓肿壁肉芽组织生长及纤维化形成，临床症状逐渐减轻或消失；肝脓肿如未能得到适当的控制，感染可向周围扩散引起严重并发症。

（二）身体状况

1．临床表现

（1）症状：①寒战和高热，伴多汗、脉率增快；②肝区持续性胀痛或钝痛，有时可伴有右肩牵涉痛或胸痛；③消化道及全身症状如乏力、食欲减退、恶心、呕吐、腹泻、腹胀及难以止住的呃逆等。

（2）体征：患者呈急性面容。最常见体征为肝区压痛、肝大伴触痛、右下胸部和肝区有叩击痛。若脓肿部位位于右肝前缘比较表浅部位，可伴有右上腹肌紧张和局部明显触痛。严重者或并发胆道梗阻可出现黄疸。病程较长者，常有贫血、消瘦、恶病质等表现。

（3）并发症：细菌性肝脓肿可向周围器官穿透引起严重并发症，死亡率极高。①脓肿自发性穿破游离腹腔引起急性化脓性腹膜炎；②右肝脓肿向上穿破可形成膈下脓肿，向右胸内破溃时形成脓胸；③左肝脓肿偶尔可穿破心包，发生化脓性心包炎，严重者导致心包填塞；④少数肝脓肿可穿破血管壁引起上消化道大出血。

2．鉴别诊断 主要与阿米巴性肝脓肿进行鉴别（表 19-2）。

表 19-2 细菌性肝脓肿与阿米巴性肝脓肿的鉴别

	细菌性肝脓肿	阿米巴性肝脓肿
病史	继发于胆道感染或其他化脓性疾病	继发于阿米巴痢疾
症状	病情急骤严重，全身脓毒症，症状明显，伴寒战、高热	起病较缓慢，病程较长，可有高热或不规则发热、盗汗
血液检查	白细胞计数及中性粒细胞可明显增加。血液细菌培养可阳性	白细胞计数可增加，血清学阿米巴抗体检测阳性。若无继发细菌感染，血液细菌培养阴性
粪便检查	无特殊表现	部分患者可找到阿米巴滋养体
脓液	多为黄白色脓液，涂片和培养可发现细菌	大多为棕褐色脓液，无臭味，镜检可找到阿米巴滋养体；若无混合感染，涂片和培养无细菌
诊断性治疗	抗阿米巴治疗无效	抗阿米巴治疗有效
脓肿	较小，常为多发性	较大，多为单发，多见于肝右叶

考点：细菌性肝脓肿与阿米巴性肝脓肿的鉴别。

（三）心理 - 社会状况

1．认知程度 患者对拟采取的手术方式、疾病预后及手术前、后康复知识的了解和掌握程度。

2．心理承受能力 患者对手术过程、手术可能导致的并发症及疾病预后所产生的恐惧、焦虑程度和心理承受能力。家属对本病及其治疗方法、预后的认知程度及心理承受能力。

3．经济状况 家庭对患者手术的经济承受能力。

（四）辅助检查

1．实验室检查 血白细胞计数明显升高，常大于 20×10^9/L，中性粒细胞可达 90% 以上，有核左移现象及中毒颗粒。肝功能检查可见轻度异常，血清转氨酶升高。

2．影像学检查 ①X 线检查：肝阴影增大；右肝脓肿显示右膈肌抬高，局限性隆起和活动受限；有时示胸腔积液；X 线钡餐造影有时可见胃小弯受压和推移。②B 超：为首选方法，能分辨肝内直径 1~2 cm 的液性病灶，并明确其部位和大小。③CT、MRI、放射性核素扫描：对肝脓肿的定位与定性有很大诊断价值。

3．诊断性肝穿刺　必要时可在 B 超定位下或肝区压痛最剧烈处行诊断性穿刺，抽出脓液即可确诊，脓液送细菌培养。

（五）治疗与效果

细菌性肝脓肿应早期诊断，及时治疗，包括处理原发病变及避免并发症的发生。

1．非手术治疗　适用于急性期尚未局限的肝脓肿和多发性小脓肿。

（1）全身支持治疗：肠内、外营养支持；纠正水、电解质、酸碱失衡；必要时反复多次输血，纠正低蛋白血症；改善肝功能和增强机体抵抗力。

（2）抗生素治疗：一般选用青霉素、氯霉素、氨苄西林、先锋霉素等或根据细菌培养及药物敏感试验结果选择有效抗菌药。使用较大剂量、联合应用抗菌药。

（3）经皮肝穿刺脓肿置管引流术：单个较大的脓肿可在 B 型超声引导下穿刺抽脓，抽出脓液后可向脓腔注入抗菌药，或由穿刺针内插入 PTCD 导管或细硅胶管作持续引流。

（4）中医中药治疗：多与抗菌药和手术治疗配合应用，以清热解毒为主。

2．手术治疗　多发性肝脓肿一般不适于手术治疗，血源性肝脓肿应积极治疗原发病。

（1）脓肿切开引流术：适用于较大的脓肿，估计有穿破可能或已并发腹膜炎、脓胸以及胆源性胰腺炎者。目前常用的手术途径为经腹腔切开引流。如脓肿已向胸腔穿破，或由胆道感染引起的肝脓肿，应同时行胸腔引流和胆道引流。

（2）肝叶切除术：适用于长期的慢性局限性厚壁肝脓肿。

【主要护理诊断/问题】

1．体温过高　与肝脓肿及其产生的毒素吸收有关。

2．疼痛　与肝脓肿致肝包膜张力增大等有关。

3．潜在并发症　腹膜炎、膈下脓肿、胸腔内感染及感染性休克等。

4．营养失调，低于机体需要量　与食欲减退及因感染、高热引起分解代谢增加有关。

5．体液不足　与高热致大量出汗、进食减少有关。

【护理措施】

（一）非手术治疗的护理

1．维持室温 18～22℃，湿度 50%～70%。保持病室空气新鲜，定时通风。

2．患者衣着适量，床褥勿盖过多，及时更换汗湿的衣裤和床单，以保持清洁舒适。

3．除需控制入水量者，保持高热患者每天至少摄入 2000 ml 液体，以防缺水。

4．动态观察体温变化，做好记录。如体温超过 38.5℃需采取头枕冰袋、乙醇擦浴、灌肠（4℃生理盐水）等物理降温措施。必要时用解热镇痛药，如安乃近、柴胡等药物降温措施。

5．观察不良反应　遵医嘱正确合理应用抗菌药，并注意观察药物不良反应。对长期应用抗菌药者应警惕假膜性肠炎及继发性双重感染的发生。

6．肝脓肿系消耗性疾病；应鼓励患者多食高蛋白、高热量、富含维生素和膳食纤维的食物，保证足够的液体摄入量；必要时经静脉输注血制品或提供肠内、外营养支持。

7．其他　根据患者的情况给予适宜的止痛措施。

（二）手术前护理

遵医嘱，并严密观察生命体征和腹部体征，注意脓肿是否破溃引起腹膜炎、膈下脓肿、胸腔内感染等严重并发症。肝脓肿若继发脓毒血症、急性化脓性胆管炎或出现中毒性休克征象时，可危及生命，应立即抢救。

（三）手术后护理

1. 置患者于半卧位，以利于引流与呼吸。
2. 妥善固定引流管，防止滑脱。
3. 严格遵守无菌规则，每天多次或持续用生理盐水冲洗脓腔，观察和记录脓腔引流液的色、质和量。
4. 每天更换引流瓶，防止感染。
5. 引流液少于 10 ml 时，可拔除引流管，改为凡士林纱条引流，适时换药，直至脓腔闭合。

（四）健康教育

1. 及时防治胆道感染、体内任何部位的化脓性病变、腹腔内感染性疾病、肝毗邻部位的感染，以防细菌入侵肝而形成肝脓肿。
2. 加强营养，多吃含能量、蛋白质和维生素丰富的食物和新鲜蔬菜、水果。
3. 注意休息，如体力许可，可适当活动或参加部分工作。
4. 嘱患者和家属注意自我观察有无高热、肝区疼痛等症状及其是否有肝肿大、压痛等体征。若发现及时就诊并作 B 超检查。如患者情况良好，应手术治疗。

三、原发性肝癌

肝恶性肿瘤可分为原发性和转移性 2 类。原发性肝恶性肿瘤源于上皮组织者称为原发性肝癌，最多见；源于间叶组织者称为原发性肝肉瘤，如血管内皮瘤、恶性淋巴瘤、纤维肉瘤等，较少见。转移性肝癌系肝外器官的原发癌或肉瘤转移到肝所致，较原发肝癌多见。

原发性肝癌（简称肝癌）是指发生于肝细胞和肝内胆管上皮细胞的癌，是我国常见的恶性肿瘤之一，死亡率很高。我国高发于东南沿海地区。肝癌可发生于任何年龄，多见于 40～50 岁，男性多于女性，一般男女比例约为 2～3∶1。近年来发病率有增高趋势，死亡率位居我国恶性肿瘤的第二位。

【护理评估】

（一）健康史

1. 一般状况　①了解患者的年龄、性别及是否居住于肝癌高发区；②有无病毒性肝炎、肝硬化等病史；了解饮食和生活习惯，有无长期进食霉变食品和亚硝胺类致癌物等；家族中有无肝癌或其他肿瘤患者；③有无其他部位肿瘤病史和手术史；有无其他系统伴随疾病；有无用药史、过敏史等。

2. 发病原因　病因尚未明确。目前认为可能与下列因素有关。

（1）肝硬化：肝癌合并肝硬化的比率很高，我国大约占 53.9%～90%，肝癌中以肝细胞癌合并肝硬化最多，占 64.1%～94%；而胆管细胞癌很少合并肝硬化。

（2）病毒性肝炎：临床上肝癌患者常有急性肝炎→慢性肝炎→肝硬化→肝癌的病史，研究发现肝癌与乙型（HBV）、丙型（HCV）和丁型（HDV）3 种肝炎有较肯定的关系；乙型肝炎表面抗原（HbsAg）阳性者其肝癌的相对危险性为 HbsAg 阴性者的 10～50 倍。我国 90% 的肝癌患者 HBV 阳性。

(3) 黄曲霉素：主要是黄曲霉素 B_1，主要来源于霉变的玉米和花生等。调查发现，肝癌相对高发区的粮食被黄曲霉素及其毒素污染的程度较高，而且是温湿地带。黄曲霉素能诱发动物肝癌已被证实。

(4) 饮水污染：我国诸多地区均已研究发现肝癌的发生与不洁饮水有关。各种饮水类型与肝癌发病关系依次为：宅沟水（塘水）＞浜沟水（灌溉水）＞河水＞井水。污水中已发现如水藻毒素、六氯苯、氯仿、氯乙烯和苯并芘等数百种致癌或促癌物质。

(5) 其他：亚硝胺、烟酒、肥胖等可能与肝癌发病有关；肝癌还有明显的家族聚集性。

3．病理生理

(1) 大体病理类型：按病理形态肝癌可分为结节型、块状型、弥漫型和小肝癌型 4 种。其中结节型较为常见，但肿瘤最大直径不超过 15 cm，多伴有肝硬化；块状型常为单发，肿瘤直径超过 5 cm，但肝硬化程度轻微；弥漫型最少见，结节大小均等，呈灰白色密布于全肝，肉眼难以与肝硬化相区分，但病情发展迅速，预后差；小肝癌型指单个癌结节最大直径不超过 3 cm，多个癌结节数目不超过 2 个，其最大直径总和小于 3 cm。

(2) 组织学分型：按组织病理学肝癌可分为肝细胞癌（HCC）、肝内胆管细胞癌（ICC）和二者同时出现的混合型肝癌 3 类，其中以肝细胞癌最常见，约占 91.5%，男性多见。

(3) 转移途径：原发性肝癌预后远较其他癌差，早期转移是其重要原因之一。通常先有肝内播散，然后再出现肝外转移（约占 1/3）。其主要的转移途径有：①门静脉系统转移：是最常见的转移途径。原发性肝癌极易侵犯门静脉分支、癌栓经门静脉系统导致肝内播散，甚至阻塞门静脉主干引起门静脉高压症；②肝外血行转移：通过肝静脉进入下腔静脉向全身播散，最多见于肺，其次为骨、脑等。肝外转移多数是血行转移，其次为淋巴转移。③淋巴转移：肝癌转移至肝门淋巴结较为常见，其次为胰周、腹膜后、主动脉旁和左锁骨上淋巴结。④直接浸润转移：肝癌向横膈及附近器官直接蔓延浸润也不少见。⑤腹腔种植性转移：为癌细胞脱落植入腹腔引起腹膜转移和血性腹水。

(二) 身体状况

原发性肝癌临床表现极不典型，早期缺乏典型症状，晚期可有局部和全身症状。

1．症状

(1) 肝区疼痛：最常见和最主要的症状，约有半数以上患者以此为首发症状。多呈间歇性或持续性钝痛、刺痛或胀痛，夜间或劳累时加重。疼痛部位与病变位置有密切关系。

(2) 消化道症状：表现为食欲减退、腹胀、恶心、呕吐或腹泻等，易被忽视，且早期不明显。

(3) 全身症状：①消瘦、乏力：早期不明显，随病情发展而逐渐加重，晚期体重进行性下降，可伴有贫血、出血、腹水和水肿等恶病质表现。②发热：为不明原因的持续性低热或不规则发热，37.5～38℃，个别可达 39℃。其特点是抗生素治疗无效，而吲哚美辛栓常可退热。

(4) 伴癌综合征：即肝癌组织本身代谢异常或癌肿引起的内分泌或代谢紊乱的综合征，较少见。主要有低血糖、红细胞增多症、高胆固醇血症及高钙血症。

2．体征 ①肝大与肿块：为中、晚期肝癌最主要体征。肝呈进行性肿大、质地较硬、表面高低不平、有明显结节或肿块。癌肿位于肝右叶顶部者，肝浊音界上移，膈肌抬高或活动受限，甚至出现胸腔积液。巨大的肝肿块可使右季肋部明显隆起。②黄疸、腹水：晚期可出现贫血、黄疸、腹水、下肢浮肿、皮下出血及恶病质。

3．其他　①肝外转移：如发生肺、骨、脑等肝外转移，可呈现相应部位的临床症状；②合并肝硬化者：常有肝掌、蜘蛛痣、脾大、腹水和腹壁静脉曲张等肝硬化门静脉高压表现；③并发症：患者可出现肝性脑病、上消化道出血、癌肿破裂出血、肝肾综合征及继发性感染等并发症。

（三）心理-社会状况

1．认知程度　患者对拟采取的手术方式、疾病预后及手术前、后康复知识的了解和掌握程度。

2．心理承受能力　患者对手术过程、手术可能导致的并发症及疾病预后所产生的恐惧、焦虑程度和心理承受能力。患者及家属对疾病本身、治疗方案、疾病预后及手术前、后康复知识的了解和掌握程度。

3．经济状况　家庭对患者手术、化疗、放疗等的经济承受能力。

（四）辅助检查

1．实验室检查

（1）肝癌血清标志物检测：①甲胎蛋白（AFP）测定：本法对诊断肝细胞癌有相对专一性，是诊断原发性肝癌最常用的方法和最有价值的肿瘤标志物。正常值 < 20 μg/L；目前 AFP 诊断标准为：AFP ≥ 400 μg/L 且持续 4 周或 AFP ≥ 200 μg/L 且持续 8 周，并排除妊娠、活动性肝炎、肝硬化、生殖胚胎源性肿瘤及肝样腺癌，应考虑为肝细胞癌。②其他肝癌血清标志物：异常凝血酶原（DCP）和岩藻糖苷酶（AFU）对 AFP 阴性的 HCC 诊断有一定价值；γ-谷氨酰转肽酶同工酶Ⅱ（GGT-Ⅱ）有助于 AFP 阳性的 HCC 诊断。

（2）血清酶学：各种血清酶检查对原发性肝癌的诊断缺乏专一性和特异性，只能作为辅助指标。常用的有血清碱性磷酸酶（AKP）、γ-谷氨酰转肽酶（γ-GT）等。

（3）肝功能及病毒性肝炎检查：肝功能异常、乙肝标志或 HCV-RNA 阳性，常提示有原发性肝癌的肝病基础，有助于 HCC 的定性诊断。

（4）肝功能储备测定：目前较常用的有动脉血酮体比测定（AKBR）和吲哚青绿清除试验，有助于判断手术耐受性。

2．影像学检查

（1）B 超：可显示肿瘤的部位、大小、形态及肝静脉或门静脉有无栓塞等，能发现直径为 2～3 cm 或更小的病灶，诊断符合率可达 90% 左右，是目前有较好诊断价值的非侵入性检查方法，并可用作高发人群中的普查工具。

（2）X 线：一般不作为肝癌诊断依据。腹部透视或摄片可见肝阴影增大。如肝右叶顶部癌肿，可见右侧横膈抬高。

（3）CT 和 MRI：有较高的分辨率，可检测到直径为 1.0 cm 左右的微小病灶，诊断符合率达 90% 以上。不仅能显示肿瘤的位置、大小、数目，并能显示其与周围器官和重要血管的关系，有助于制定手术治疗方案。

（4）放射性核素扫描：放射性核素扫描诊断肝癌的阳性率为 85%～90%。但直径小于 3cm 的肿瘤不易在扫描图上表现出来。采用放射性核素发射计算机体层扫描则可提高诊断符合率，能分辨 1～2 cm 病变。

（5）选择性腹腔动脉或肝动脉造影：适用于定性诊断疑似肝癌而其他非侵入性定位诊断方法未能明确定位者及肝内占位性病变使用非侵入性定位诊断方法未能鉴别诊断者。肝动脉造影阳性率可达 90% 以上，小肝癌的阳性率也可达 80% 左右。采用超选择性肝动脉造影或数字减影肝血管造影，可以提高小肝癌的诊断率。由于具有创伤性，一般不选择，必要时才考虑采用。

3. 肝穿刺活组织检查及腹腔镜检查：B超引导下细针穿刺活检（FNA）可以获得肝癌的病理学确诊依据，具有确诊的意义，但有出血、瘤体破裂和肿瘤沿针道转移的危险。经各种检查未能确诊而临床又高度怀疑肝癌者，可行腹腔镜探查以明确诊断。

（五）治疗与效果

早期诊断，尽早采取以手术为主的综合治疗，是提高疗效的关键。故早期实施手术切除仍是目前治疗肝癌最有效的治疗方法。小肝癌的手术切除率高达80%以上，术后5年生存率可达60%~70%。大肝癌目前主张应先行综合治疗，争取二期手术。

1. 手术治疗

（1）肝切除术：癌肿局限于1个肝叶内，可作肝叶切除；已累及1叶或刚及邻近肝叶者，可作半肝切除；若累及半肝，但无肝硬化者，可考虑作三叶切除；位于肝边缘的肿瘤，亦可作肝段或次肝段切除或局部切除；对伴有肝硬化的小肝癌，可采用距肿瘤2 cm以外切肝的根治性局部肝切除术。肝切除手术一般至少要保留30%的正常肝组织，对有肝硬化者，肝切除量不应超过50%。

手术适应证（中华医学会肝外科学组，2004）：①全身状况良好，重要内脏器官功能无严重障碍，肝功能代偿良好、转氨酶和凝血酶原时间基本正常。②肿瘤仅局限于肝的一叶或半叶以内而无严重肝硬化。③第一、第二肝门及下腔静脉未受侵犯。

手术禁忌证：①有明显黄疸、腹水、下肢浮肿、远处转移及全身衰竭等晚期表现者。②手术探查示不能进行切除肝癌的手术。

（2）根治性手术后复发肝癌的手术：肝癌根治性切除术后5年复发率在50%以上。在病灶局限、患者尚能耐受手术的情况下，可再次施行手术治疗。复发性肝癌再切除是提高5年生存率的重要途径。

原发性肝癌是肝移植的指征之一，但术后极易复发，约60%患者在6个月内复发，预后差，一般不考虑。

2. 非手术治疗

（1）局部治疗：由于肝硬化时，受肝功能的限制，一些小肝癌不能采取手术治疗，可在肿瘤局部注入药物或用加热和冷冻的方法杀灭癌细胞，对全身及肝功能影响小，多数患者可耐受。现采用较多的是B超引导下经皮穿刺肿瘤内注射无水酒精、微波加热、射频治疗等。

（2）肝动脉栓塞化疗（transcatheter arterial chemoenbolization, TACE）：原则上肝癌不做全身化疗。TACE为不能手术切除肝癌患者的首选治疗方法；经肝动脉插管化疗，同时做肝动脉结扎，可提高效率。目前也有将导管连接于微型注射泵，将化疗药物做持续性微量灌注；皮下埋藏式灌注装置（微泵），可延长导管使用期限且不易堵塞。对未经手术而估计不能切除者，可行放射介入治疗，即经股动脉达肝动脉作选择性肝动脉插管，经导管注入栓塞剂和抗癌药物。常用的栓塞剂为碘油和明胶海绵。抗癌药物常选用氟尿嘧啶、丝裂霉素、阿霉素、表柔比星、顺铂、卡铂等。经栓塞化疗后，癌组织坏死较明显，有些中晚期肝癌经治疗后癌瘤缩小，为二期手术创造了条件。但重复多次的肝动脉栓塞化疗能加重肝功能损害、食管静脉曲张出血及消化性溃疡。对有顽固性腹水、黄疸及门静脉瘤栓的患者则不适宜。

（3）放射治疗：对一般情况较好，肝功能尚好、不伴肝硬化、黄疸、腹水、脾功能亢进和食管静脉曲张，且癌肿较局限，尚无远处转移而又不适宜手术者，或手术后肝断面仍有残癌或手术切除后复发者，可采用放射为主的综合治疗。

（4）免疫治疗：常有卡介苗、自体或异体瘤苗、胎儿胸腺埋藏、胸腺素、转移因子、免疫核糖核酸、左旋咪唑和白细胞介素-2等。此外，以单克隆抗体为载体的导向治疗、LAK、TIK细胞免疫治疗均已开展，但疗效尚欠肯定，只能作为综合治疗的一种辅助措施。

（5）中医中药治疗：多根据患者病情采取辩证施治、攻补兼施的方法，常与其他治疗配合应用，以改善患者全身情况，提高机体抗病能力。

最近，国内已见采用基因转导的瘤苗治疗原发性肝癌的报道，其临床试验阶段已获得成功并显示出较好的应用前景。

【主要护理诊断/问题】

1. 焦虑/恐惧　与担忧疾病预后和生存期限有关。
2. 疼痛　与肿瘤迅速生长导致肝包膜张力增加、介入治疗、放疗、化疗的不适有关。
3. 营养失调，低于机体需要量　与厌食、胃肠功能紊乱、放疗和化疗引起的胃肠道不良反应、肿瘤消耗等有关。
4. 舒适改变　与疼痛、腹胀、放化疗的副作用及恶病质等有关。
5. 潜在并发症　消化道或腹腔内出血、肝性脑病、膈下积液或脓肿、肺部感染等。

【护理措施】

（一）术前护理

1. 心理护理　大多数肝癌患者因长期乙肝和肝硬化病史心理负担已较重，再加上癌症诊断，对患者和家庭都是致命的打击。鼓励患者说出内心感受和最关心的问题，疏导、安慰患者并尽量解释各种治疗、护理知识。在患者悲痛时，应尊重、同情和理解患者，并让家属了解发泄的重要性。与家属共同讨论制定诊疗措施，鼓励家属与患者多沟通交流。通过各种心理护理措施，减轻患者焦虑和恐惧，树立战胜疾病的信心，以最佳心态接受治疗和护理。

2. 疼痛护理　①评估疼痛发生的时间、部位、性质、诱因和程度，疼痛是否位于肝区，是否呈间歇性或持续性钝痛或刺痛，与体位有无关系，是否夜间或劳累时加重；有无牵涉痛，是否伴有嗳气、腹胀等消化道症状；②遵医嘱按照三级止痛原则给予镇痛药物，并观察药物效果及不良反应；③指导患者控制疼痛和分散注意力的方法。

3. 改善营养状况　宜采用高蛋白、高热量、高维生素、易消化饮食，宜少量多餐。合并肝硬化有肝功能损害者，应适当限制蛋白质摄入；必要时可给予肠内、外营养支持，输血浆或清蛋白等，补充维生素K和凝血因子等，以改善贫血，纠正低蛋白血症和凝血功能障碍，提高手术耐受力。

4. 护肝治疗　嘱患者保证充分睡眠和休息，禁酒。遵医嘱给予支链氨基酸治疗，避免使用红霉素、巴比妥类、盐酸氯丙嗪等有损肝脏的药物。

5. 维持体液平衡　对肝功能不良伴腹水者，严格控制水和钠盐的摄入量；遵医嘱合理补液与利尿，注意纠正低钾血症等水电解质失调；准确记录24小时出入水量；每日观察、记录体重及腹围变化。

6. 预防出血　①改善凝血功能：大多数肝癌合并肝硬化，术前3日开始给予维生素K，适当补充血浆和凝血因子，以改善凝血功能，预防术中、术后出血；②告知患者尽量避免致癌肿破裂出血或食管下段胃底静脉曲张破裂出血的诱因，如剧烈咳嗽、用力排便等致腹内压骤升的动作和外伤等；③应用H_2受体阻断剂，预防应激性溃疡出血；④加强腹部观察：若患者突发腹痛，伴腹膜刺激征，应高度怀疑为肝癌晚期，可采用补液、输血、应用止血剂、支持治疗等综合性方法处理。

7. 术前准备　需要手术患者，除以上护理措施和常规腹部手术前准备外，必须根据肝切除手术大小备充足的血和血浆，并做好术中物品准备，如化疗药物皮下埋藏式灌注装置、预防性抗生素、特殊治疗设备等。

(二) 术后护理

1. 术后一般护理

(1) 减轻或有效缓解疼痛　对肝叶和肝局部切除术后疼痛剧烈者，应给予积极有效的镇痛，若患者有止痛泵则教会患者使用，并观察药物效果反应。指导患者控制疼痛和分散注意力的方法。术后48小时，若病情允许，可取半卧位，以降低切口张力。

(2) 改善营养状况：术后禁食、胃肠减压，待肠蠕动恢复后逐步给予流质、半流质，直至正常饮食。患者术后肝功能受影响，易发生低血糖，禁食期间应从静脉输入葡萄糖液或营养支持。术后2周内适量补充血清蛋白和血浆，以提高机体抵抗力。

2. 并发症的观察及护理

(1) 出血：是肝切除术后常见的并发症之一。术后应注意预防和控制出血：①严密观察病情变化：术后48小时内应有专人护理，动态观察患者生命体征变化。②体位与活动：手术后患者血压平稳，可取半卧位。术后1~2日应卧床休息，不鼓励患者早期活动，避免剧烈咳嗽和打喷嚏等，以防止术后肝断面出血。③引流液的观察：保持引流通畅，严密观察引流液的量、性质和颜色。一般情况下，手术后当日可从肝周引流管引出鲜红血性液体100~300 ml，若血性液体增多，应警惕腹腔内出血。④若明确为凝血机制障碍性出血，可遵医嘱给予凝血酶原复合物、纤维蛋白原、输新鲜血，纠正低蛋白血症。⑤若短期内或持续引流较大量的血性液体，经输血、输液后患者血压、脉搏仍不稳定时，应做好再次手术止血的准备。

(2) 膈下积液及脓肿：是肝切除术后一种严重并发症，膈下积液及脓肿多发生在术后1周左右。若患者术后体温下降后再度升高，或术后发热持续不退，同时右上腹部胀痛、呃逆、脉速、白细胞计数升高，中性粒细胞达90%以上等，应疑有膈下积液或膈下脓肿，B超等影像学检查可明确诊断。护理措施：①保持引流通畅，妥善固定引流管，保持引流通畅以防膈下积液及脓肿发生；每日更换引流袋，观察引流液颜色、性状及量。若引流量逐日减少，一般在手术后3~5日拔除引流管，对经胸手术放置胸腔引流管的患者，应按闭式胸腔引流的护理要求进行护理；②若已形成膈下脓肿，必要时协助医师行B超定位引导下穿刺抽脓或置管引流，后者应加强冲洗和吸引护理；鼓励患者取半坐位，以利于呼吸和引流。③严密观察体温变化，高热者给予物理降温，必要时药物降温，鼓励患者多饮水。④加强营养支持和抗菌药物的应用护理。

(3) 肝性脑病：①病情观察：患者因肝解毒功能降低及手术创伤，易致肝性脑病。肝性脑病常发生于肝功能失代偿或濒临失代偿的原发性肝癌者。应注意观察患者有无肝性脑病的早期症状，若出现性格行为变化，如欣快感、表情淡漠或扑翼样震颤等前驱症状时，及时通知医师。②吸氧：做半肝以上切除的，需间歇吸氧3~4天，以提高氧的供给，保护肝功能。③避免肝性脑病的诱因，如上消化道出血、高蛋白饮食、感染、便秘、应用麻醉剂、镇静催眠药等。④禁用肥皂水灌肠，可用生理盐水或弱酸性溶液（如食醋1~2 ml加入生理盐水

100 ml），使肠道 pH 保持酸性。⑤口服新霉素或卡那霉素，以抑制肠道细菌繁殖，有效减少氨的产生。⑥使用降血氨药物，如谷氨酸钾或谷氨酸钠静脉滴注。⑦给予富含支链氨基酸的制剂和溶液，以纠正支链/芳香族氨基酸的比例失调。⑧肝性脑病者限制蛋白质摄入，以减少血氨来源。⑨便秘者可口服乳果糖，促使肠道内氨的排出。

（4）胆汁漏：是因肝断面小胆管渗漏或胆管结扎线脱落、胆管损伤所致。注意观察术后有无腹痛、发热和腹膜刺激症状，切口有无胆汁渗出或（和）腹腔引流液有无含胆汁。如有上述表现，应高度怀疑胆汁漏，即予调整引流管，保持引流通畅并注意观察引流液的量与性质变化；如发生局部积液，应尽早 B 超定位穿刺置管引流；如发生胆汁性腹膜炎，应尽早手术。

（三）介入治疗的护理

1．介入治疗前准备　注意各种检查结果，判断有无禁忌证。耐心向患者介绍介入治疗（肝动脉插管化疗）的目的、方法及治疗的重要性和优点，帮助患者消除紧张、恐惧心理，争取主动配合。穿刺处皮肤准备，术前禁食 4 小时，备好所需物品及药品，检查导管质量，防止术中出现断裂、脱落或漏液等。

2．介入治疗后的护理

（1）预防出血：术后嘱患者取平卧位，术后 24～48 小时卧床休息；穿刺处砂袋加压 1 小时，穿刺侧肢体制动 6 小时；严密观察穿刺侧肢端皮肤的颜色、温度及足背动脉搏动，注意穿刺点有无出血现象；拔管后局部压迫 15 分钟并局部加压包扎，卧床 24 小时防止局部出血。

（2）导管护理：妥善固定和维护导管；严格遵守无菌原则，每次注药前消毒导管，注药后用无菌纱布包扎，防止逆行感染；注药后用肝素稀释液冲洗导管以防导管堵塞。

（3）栓塞后综合征的护理：肝动脉栓塞化疗后多数患者可出现发热、肝区疼痛、恶心、呕吐、心悸、白细胞计数下降等临床表现，称为栓塞后综合征，其护理措施如下：①控制发热：一般为低热，若体温高于 38.5℃，可予物理、药物降温；②镇痛：肝区疼痛多因栓塞部位缺血坏死、肝体积增大、包膜紧张所致，必要时可适当给予止痛剂；③恶心、呕吐：为化疗药物的反应，可给予甲氧氯普胺、氯丙嗪等；④当白细胞计数低于 4×10^9/L 时，应暂停化疗并应用升白细胞药物；⑤介入治疗后嘱患者大量饮水，减轻化疗药物对肾的毒副作用，观察排尿情况。

（4）并发症的观察及护理：若因胃、胆、胰、脾动脉栓塞而出现上消化道出血及胆囊坏死等并发症时，及时通知医师并协助处理。肝动脉栓塞化疗可造成肝细胞坏死，加重肝功能损害，应注意观察患者的神志，有无黄疸，注意补充高糖、高能量营养素，积极给予保肝治疗，防止肝功能衰竭。

（四）健康教育

1．疾病指导　注意防治肝炎，不吃霉变食物。有肝炎、肝硬化病史者和肝癌高发地区人群应定期作 AFP 检测或 B 超检查，以期早期发现。

2．心理护理　告知患者和家属肝癌虽然是严重疾病，但不是无法治疗，应树立战胜疾病的信心，遵医嘱坚持综合治疗。给予晚期患者精神上的支持，鼓励患者及家属共同面对疾病，尽可能让患者平静舒适地度过生命的最后历程。

3．饮食指导　多吃高热量、优质蛋白质、富含维生素和纤维素的食物。食物以清淡、易消化为宜。若有腹水、水肿，应控制水和食盐的摄入量。

4．自我观察和定期复查　若患者出现水肿、体重减轻、出血倾向、黄疸和乏力等症状及时就诊。定期随访，第 1 年每 1～2 个月复查 AFP、胸片和 B 超检查 1 次，以便早期发现临床复发或转移迹象。

考点： 原发性肝癌患者手术后并发症的预防和护理。

第三节 胆道疾病患者的护理

案例

女性，46岁，上腹部痛、发热、黄疸反复发作7年，每次发作时均到当地医院经抗感染治疗后有所缓解。既往体健。查体：皮肤、巩膜轻度黄染，剑突下深压痛（+），腹部平软，心肺无异常。

B超：胆总管直径为2.2 cm，其内有强回声、后有声影；胆囊壁厚0.5 cm，其内有2个强回声、后有声影；肝内外胆管均有不同程度的扩张；腹水（-）。

思考：
（1）该患者可初步诊断为什么疾病？
（2）如行手术，术前需做哪些护理准备？
（3）简述术后护理措施。

一、概述

（一）胆道系统解剖与生理

1. 胆道系统解剖　胆道系统分肝内和肝外两大系统，包括肝内、肝外胆管、胆囊以及Oddi括约肌等。胆道系统起于肝内毛细胆管，开口于十二指肠乳头。

（1）肝内胆管：起自肝内毛细胆管，逐级汇合成小叶间胆管、肝段/肝叶胆管和肝内左/右肝管。其行径与肝内动脉、门静脉分支基本一致。

（2）肝外胆管：由左右肝管、肝总管、胆囊、胆总管以及Oddi括约肌等组成。

1）肝管和肝总管：肝外的左肝管较长，约0.2～3 cm，位于肝门部横沟内；右肝管较短，约0.2 cm；肝管直径约0.3 cm。左、右肝管在肝门稍下方汇合成肝总管，沿肝十二指肠韧带右前缘下行，与胆囊管汇合成胆总管。成人肝总管长约2～4 cm，直径0.5 cm。

2）胆囊和胆囊管：附贴于肝的脏面，相当于左右肝交界中线前缘，呈梨形，约8 cm×3 cm大小，可贮存胆汁40～60 ml。胆囊分底、体、颈三部分，颈部呈袋状扩大，称Hartmann袋，胆囊结石常窝藏此处。胆囊管自胆囊颈部延续向下而成，长约2～3 cm，直径约0.3 cm。胆囊管靠近肝总管一段内壁平整光滑，靠近胆囊颈一段内壁则有螺旋状黏膜皱襞，称Heister瓣，它是一内在支架，防止胆囊管扭曲，并有调节胆囊内胆汁进、出的功能。胆囊三角（Calot三角）是胆囊管、肝总管和肝下缘构成的三角区，胆囊动脉、肝右动脉和副右肝管在此区穿行，是胆道手术极易发生误伤的危险区域。

3）胆总管：肝总管与胆囊管汇合成胆总管，长约7～9 cm，直径0.6～0.8 cm。根据其行程和毗邻关系，胆总管分为4段，即十二指肠上段、十二指肠后段、胰腺段、十二指肠壁内段。约80%～90%人的胆总管与主胰管在十二指肠壁内汇合形成共同通道，并膨大形成胆胰壶腹，周围有 Oddi 括约肌包绕，开口于十二指肠乳头。另有 15% ~ 20% 个体的胆总管与主胰管分别开口于十二指肠。Oddi 括约肌具有控制和调节胆汁及胰液排放，以及防止十二指肠内容物反流的作用。

2．胆道系统的生理　胆道系统主要的生理功能是输送和调节肝分泌的胆汁进入十二指肠，即分泌、贮存、浓缩和输送胆汁的功能。胆汁由肝细胞和胆管分泌，每日分泌约 800 ~ 1200 ml，其中 3/4 由肝细胞分泌，胆汁中 97% 是水，其他主要成分有胆汁酸盐、胆固醇、卵磷脂、胆色素、脂肪酸和无机盐等，比重 1.011，pH 值 6.0 ~ 8.8。胆汁的功能有排泄各种肝代谢产物；乳化脂肪，激活和刺激胰脂肪酶分泌，水解吸收食物中的脂类；促使胆固醇和各种脂溶性维生素的吸收；中和胃酸；刺激肠蠕动；抑制胆道内致病菌的生长繁殖等。胆汁的分泌受神经内分泌的调节，迷走神经兴奋，胆汁分泌增加；交感神经兴奋，胆汁分泌减少。

胆囊通过吸收、分泌和运动等功能而发挥浓缩、贮存和排出胆汁的作用。胆囊黏膜有很强的吸收胆汁中水和电解质的功能，可将胆汁中约 90% 的水分吸收，使之浓缩 5 ~ 10 倍并储存于胆囊。胆汁的分泌为持续性，但其排放则受神经系统和体液因素的调节，通过胆囊平滑肌收缩和 Oddi 括约肌松弛而实现，并随进食与否而断续进行。胆汁排放时间的长短和量与所进食物的种类和量有关。当胆囊长期炎症或 Oddi 括约肌功能失调时，胆汁排出障碍和胆汁淤滞，易致固体成分析出，形成结石。

(二) 胆石的分类及成因

1．胆石的分类

(1) 按结石所含的化学成分分类：可分为胆固醇结石、胆色素结石和混合性结石三类。

(2) 按结石所在部位分类：分为胆囊结石、肝内胆管结石和肝外胆管结石三类。

2．胆石的成因　胆石的成因十分复杂，是多因素综合作用的结果，主要与胆道感染、代谢异常、致石基因等因素有关。

(1) 胆道感染：胆汁淤积、细菌或寄生虫入侵等引起胆道感染时，细菌产生的 β 葡萄糖醛酸酶和磷脂酶能水解胆汁中的脂质，使可溶性的结合性胆红素水解为游离胆红素，后者与钙盐结合，成为胆红素结石的起源。

(2) 胆管异物：虫卵（蛔虫、华支睾吸虫）或成虫的尸体可成为结石的核心，促发结石形成；胆道手术后的手术线结或 Oddi 括约肌功能紊乱时食物残渣随肠内容物反流入胆道成为结石形成的核心。

(3) 胆道梗阻：胆道梗阻引起胆汁滞留，滞留于胆汁中的胆色素在细菌作用下分解为非结合胆红素，形成胆色素结石。

(4) 脂类代谢异常：脂类代谢异常可引起胆汁的成分和理化性质发生变化，使胆汁中的胆固醇呈过饱和状态并析出、沉淀、结晶而形成结石。此外，胆汁中可能存在的促成核因子及黏液糖蛋白促使成核及结石形成；结石还与糖蛋白含量和葡萄糖二酸-14 内酯的浓度有明显关系，如胆固醇结石好发于高蛋白、高脂肪膳食的人群；胆色素结石多见于高碳水化合物及低脂饮食的人群。

(5) 致石基因及其他因素：近年来研究表明，胆囊结石的发生可由多种未确定的基因及环境因素相互作用而致。如在胆固醇结石易感基因 (Lith 基因) 作用下缩胆囊素受体表达被抑制甚至错误，使胆囊动力受损导致胆囊排空障碍，肥胖、短期内体重迅速下降、妊娠期、生长抑素、高三酰甘油血症、克罗恩病、肝硬化及糖尿病等均为结石的危险因素。此外，在性别差异中，雌激素的水平及其作用可能与胆囊结石形成有关。

二、胆囊结石及胆囊炎

胆囊结石指发生在胆囊内的结石，主要为胆固醇结石或以胆固醇为主的混合型结石，常与急性胆囊炎并存，为常见病和多发病。主要见于成年人，40岁以后发病率随年龄增长呈增高趋势。女性多见。

【护理评估】

（一）健康史

1. 一般状况　了解患者的年龄、性别、劳动强度、妊娠史等；既往有无反酸、嗳气、餐后饱胀等消化道症状；有无呕吐蛔虫或粪便排出蛔虫史；有无胆囊结石、胆囊炎和黄疸病史；有无药物过敏史及其他腹部手术史。

2. 发病原因　胆囊结石的成因十分复杂，是综合性因素作用的结果，目前认为其基本因素是胆汁的成分和理化性质发生了改变，导致胆汁中的胆固醇呈过饱和状态，易于沉淀析出和结晶而形成结石。

3. 病理生理　饱餐、进食油腻食物后胆囊收缩，或睡眠时体位改变致结石移位嵌顿于胆囊颈部，导致胆汁排出受阻，胆囊强烈收缩而发生胆绞痛。结石长时间持续嵌顿和压迫胆囊颈部，或排入并嵌顿于胆总管，临床可出现胆囊炎、胆管炎或梗阻性黄疸。小结石可经过胆囊管排入胆总管，通过胆总管下端时可损伤Oddi括约肌或嵌顿于壶腹部引起胆源性胰腺炎。此外，结石及炎症反复刺激胆囊黏膜可诱发胆囊癌。急性胆囊炎反复发作可形成慢性胆囊炎，慢性胆囊炎约70%~95%的患者合并胆囊结石。

（二）身体状况

约20%~40%的结石患者可终身无症状，而在其他检查、手术或尸体解剖时被偶然发现，称为静止性胆囊结石。也可表现为胆绞痛或急、慢性胆囊炎。症状出现与否与结石的大小、部位、是否合并感染、梗阻及胆囊功能有关。但胆囊结石嵌顿时可出现下列症状和体征。

1. 上腹隐痛　多数患者仅在进食后，特别是进油腻食物后，出现上腹部或右上腹部隐痛不适、饱胀、伴嗳气、呃逆等，常被误诊为"胃病"。

2. 胆绞痛　典型的发作是在饱餐、进油腻食物后或睡眠中突然改变体位等时，由于胆囊收缩或结石上移及迷走神经兴奋，结石嵌顿于胆囊颈部，因而胆囊排空受阻、内压增加致胆囊强力收缩而发生绞痛，具体表现为右上腹阵发性绞痛，剧烈难忍，并向右肩胛部和背部放射，伴有恶心、呕吐。

3. Mirizzi综合征　解剖学变异尤其是胆囊管与胆总管平行是发生本病的重要条件，Mirizzi综合征是特殊类型的胆囊结石，由于胆囊管与肝总管伴行过长或胆囊管与肝总管汇合位置过低，持续嵌顿于胆囊颈部的结石或胆囊管结石压迫肝总管，引起肝总管狭窄；炎症反复发作导致胆囊肝总管瘘，胆囊管消失、结石部分或全部堵塞肝总管。B超可见胆囊增大、肝总管扩张、胆总管正常。

4. 胆囊积液　胆囊结石长期嵌顿但未合并感染时，胆汁中的胆色素被胆囊黏膜吸收，并分泌黏液性物质而致胆囊积液。胆囊存积的液体呈透明无色，称为"白胆汁"。

另外，随胆囊炎症反应程度，患者表现出不同程度的体温升高、脉搏加速等感染征象，严重时可出现感染性中毒症状。

(三) 心理 - 社会状况

了解患者及家属对疾病的认识；患者的社会支持系统情况、家庭经济状况等。

(四) 辅助检查

1. B超　为首选检查项目，对胆囊结石诊断准确率接近100%。急性胆囊炎时可见胆囊结石声影；慢性胆囊炎可见胆囊缩小及排空功能障碍。

2. 实验室检查　血液白细胞计数和中性粒细胞比例较高。

(五) 治疗与效果

1. 手术治疗　胆囊切除术是治疗胆囊结石及其结石性胆囊炎的最佳选择，最常见的有开腹胆囊切除和腹腔镜胆囊切除两种术式。对于无症状的胆囊结石，一般认为不需积极行胆囊切除，可观察和随访。

(1) 适应证：①结石反复发作引起临床症状；②结石嵌顿于胆囊颈部或胆囊管；③慢性胆囊炎；④无症状，但结石已充满整个胆囊。

(2) 手术方式：包括腹腔镜胆囊切除术 (LC)、开腹胆囊切除术 (OC)、小切口胆囊切除术 (OM)，首选LC治疗。LC是指在电视腹腔镜窥视下，通过腹壁的3~4个小戳孔，将腹腔镜手术器械插入腹腔行胆囊切除术。LC具有伤口小、恢复快、瘢痕小等特点，已得到迅速普及。

行胆囊切除术时，若有下列情况应同时行胆总管探查术：①术前病史、临床表现或影像检查证实或高度怀疑胆总管有梗阻者；②术中证实胆总管有病变、胆总管扩张直径超过1 cm、胆管壁明显增厚、发现胰腺炎或胰腺肿块、胆管穿刺抽出脓性或血性胆汁或胆汁内有泥沙样胆色素颗粒；③胆囊结石小，有可能通过胆囊管进入胆总管。术中应争取行胆道造影或胆道镜检查，避免盲目的胆道探查。

2. 非手术治疗　包括溶石治疗、体外冲击波碎石治疗、经皮胆囊碎石溶石等方法，这些方法危险性大、效果不肯定。

【主要护理诊断/问题】

1. 疼痛　与胆囊结石突然嵌顿、胆汁排空障碍致胆囊强烈收缩有关。

2. 知识缺乏　缺乏胆石症和腹腔镜手术的相关知识。

3. 潜在并发症　胆瘘。

【护理措施】

(一) 术前护理

1. 疼痛护理　评估疼痛的程度，观察疼痛的部位、性质、发作时间、诱因及缓解的相关因素，评估疼痛与饮食、体位、睡眠的关系，为进一步治疗和护理提供依据。对诊断明确且剧烈疼痛者，遵医嘱予消炎利胆、解痉镇痛药物，以缓解疼痛。

2. 合理饮食　进食低脂饮食，以防诱发急性胆囊炎而影响手术治疗。

3. LC术前的特殊准备　①皮肤准备：腹腔镜手术进路多在脐部附近，嘱患者用肥皂水清洗脐部，脐部污垢可用松节油或液状石蜡清洁；②呼吸道准备：LC术中需将CO_2注入腹腔形成气腹，达到术野清晰并保证腹腔镜手术操作所需空间的目的。CO_2弥散入血可致高碳酸血症及呼吸抑制，故术前患者应进行呼吸功能锻炼，避免感冒，戒烟，以减少呼吸道分泌物，利于术后早日康复。

（二）术后护理

1. 体位　协助患者取舒适体位，有节律地深呼吸，达到放松和减轻疼痛的效果。

2. LC 术后的护理

（1）饮食指导：术后禁食 6 小时。术后 24 小时内饮食以无脂流质、半流质为主，逐渐过渡至低脂饮食。

（2）高碳酸血症的护理：高磷酸血症表现为呼吸浅慢、$PaCO_2$ 升高。为避免其的发生，LC 术后常规予低流量吸氧，鼓励患者深呼吸，有效咳嗽，促进机体内 CO_2 排出。

（3）肩背部酸痛的护理：腹腔中 CO_2 可聚集在膈下产生碳酸，刺激膈肌及胆囊床创面，引起术后不同程度的腰背部、肩部不适或疼痛等。一般无需特殊处理，可自行缓解。

3. 并发症的观察与护理　观察生命体征、腹部体征及引流液情况。若患者出现发热、腹胀和腹痛等腹膜炎表现，或腹腔引流液呈黄绿色胆汁样，常提示发生胆瘘。一旦发现，及时报告医师并协助处理。

（三）健康教育

1. 合理饮食　少量多餐，进食低脂、高维生素、富含膳食纤维饮食；少吃含脂肪多的食品，如花生、核桃、芝麻等。

2. 疾病指导　告知患者胆囊切除后出现消化不良、脂肪性腹泻等原因，解除其焦虑情绪；出院后如果出现黄疸、陶土样大便等情况应及时就诊。

3. 定期复查　中年以上未行手术治疗的胆囊结石患者应定期复查或尽早手术治疗，以防结石及炎症的长期刺激诱发胆囊癌。

三、胆管结石及急性胆管炎

胆管结石为发生在肝内、外胆管的结石。

【护理评估】

（一）健康史

1. 一般状况　了解患者的年龄、性别、劳动强度、妊娠史等；既往有无反酸、嗳气、餐后饱胀等消化道症状；有无呕吐蛔虫或粪便排出蛔虫史；有无胆囊结石、胆囊炎和黄疸病史；有无药物过敏史及其他腹部手术史。

2. 发病病因

（1）肝外胆管结石分为原发性和继发性胆管结石。继发性胆管结石为胆囊结石排至胆总管内引起，也可因肝内胆管结石排入胆总管引起。原发性胆管结石的成因与胆汁瘀滞、胆道感染、胆道异物、胆管解剖变异等因素有关。

（2）肝内胆管结石病因复杂，主要与胆道感染、胆道寄生虫、胆汁瘀滞、胆道解剖变异、营养不良等有关。肝内胆管结石常呈肝段、肝叶分布，由于胆管解剖位置的原因，左侧结石比右侧多见，左侧最常见的部位为左外叶，右侧为右后叶，可双侧同时存在，也可多肝段、肝叶分布。

3. 病理生理　胆管结石所致的病理生理改变与结石的部位、大小及病史长短有关。结石主要导致：①肝胆管梗阻：胆管结石可引起胆道不同程度的梗阻，阻塞近侧胆管扩张、胆汁淤滞、结石积聚。长时间的梗阻导致梗阻以上的肝段或肝叶纤维化和萎缩，最终引起胆汁性肝硬化及门静脉高压症。②胆管炎：结石导致胆汁引流不畅，容易引起胆管内感染，反复感染加重胆管的炎性狭窄；急性感染可引起化脓性胆管炎、肝脓肿、胆道出血及全身脓毒症。③胆源性胰腺炎：结石嵌顿于壶腹时可引起胰腺的急性和（或）慢性炎症。④肝胆管癌：肝胆管长期受结石、炎症及胆汁中致癌物质的刺激，可发生癌变。

（二）身体状况

1．肝外胆管结石　平时无症状或仅有上腹不适，当结石阻塞胆道并继发感染时，可表现为典型的Charcot三联症，即腹痛、寒战与高热及黄疸。

（1）腹痛：发生在剑突下或右上腹部，呈阵发性绞痛或持续性疼痛伴阵发性加剧，疼痛可向右肩背部放射，常伴恶心、呕吐。系结石嵌顿于胆总管下端或壶腹部刺激胆管平滑肌或Oddi括约肌痉挛所致。

（2）寒战、高热：多发生于剧烈腹痛后，体温可高达39～41℃，呈弛张热。系梗阻胆管继发感染后，脓性胆汁和细菌毒素逆行扩散经门静脉入体循环所致。

（3）黄疸：胆管梗阻后胆红素逆流入血所致。黄疸程度取决于梗阻的程度、部位和是否继发感染。部分梗阻时黄疸较轻，完全性梗阻时黄疸较重；合并胆管炎时胆管黏膜与结石的间隙随炎症的发作及控制而变化，黄疸呈现间歇性和波动性。出现黄疸时，患者可有尿色变黄、大便颜色变浅和皮肤瘙痒等症状。

2．肝内胆管结石　可多年无症状或仅有上腹部和腰背部胀痛不适。绝大多数患者因寒战、高热和腹痛就诊。梗阻和感染仅发生在某肝叶、肝段胆管时患者可无黄疸；结石位于肝管汇合处时可出现黄疸。体格检查可有肝大、肝区压痛和叩击痛等体征。并发肝脓肿、肝硬化、肝胆管癌时则出现相应的症状和体征。

（三）心理-社会状况

了解患者及家属对疾病的认识；患者的社会支持系统情况、家庭经济状况等。

（四）辅助检查

1．影像学检查

（1）B超检查：B超是临床中首选的特殊检查，对胆囊结石的诊断准确率高达95%以上；对肝外胆管结石的诊断准确率亦可达到80%左右；根据胆管有无扩张、扩张部位及程度可对黄疸原因进行定位和定性诊断。

（2）PTC、ERCP、CT、MRI或磁共振胆胰管造影（ERCP）检查，可显示结石部位、大小及胆管梗阻的部位、程度。

2．实验室检查　合并感染时，白细胞计数及中性粒细胞比例明显升高；肝细胞损害时，血清转氨酶及碱性磷酸酶、血清胆红素、尿胆红素升高，尿胆原降低或消失。发生AOSC时，白细胞计数大于$20×10^9$/L，中性粒细胞升高，可见中毒颗粒；血小板计数降低，凝血酶原时间延长。

（五）治疗与效果

胆管结石以手术治疗为主。原则为尽量取尽结石，解除胆道梗阻，去除感染病灶，畅通引流胆汁，预防结石复发。

1．肝外胆管结石的治疗　肝外胆管结石目前以手术治疗为主。常用手术方法有：①胆总管切开取石、T管引流术；②胆肠吻合术；③Oddi括约肌成型术；④内镜括约肌切开取石术。

2．肝内胆管的治疗　反复发作胆管炎的肝内胆管结石主要采用手术治疗。无症状、无局限性胆管扩张的3级胆管以上的结石，一般可不做治疗。常用的手术方法有：①肝切除术；

②胆管切开取石术；③胆肠吻合术；④肝移植术。

【主要护理诊断问题】

1．疼痛　与结石嵌顿胆道致胆道梗阻、感染及 Oddi 括约肌痉挛有关。.

2．体温过高　与胆管结石导致急性胆管炎有关。

3．营养失调，低于机体需要量　与疾病消耗、摄入不足及手术创伤有关。

4．有皮肤完整性受损的危险　与胆汁酸盐淤积于皮下，刺激感觉神经末梢导致皮肤瘙痒有关。

5．潜在并发症　出血、胆瘘、感染等。

【护理措施】

（一）术前护理

1．病情观察　若患者出现寒战、高热、腹痛、黄疸等情况，应考虑发生急性胆管炎，及时报告医师，积极处理。

2．缓解疼痛　观察疼痛的部位、性质、发作的时间、诱因及缓解的相关因素，对诊断明确且剧烈疼痛者，可给予消炎利胆、解痉镇痛药物。禁用吗啡，以免引起 Oddi 括约肌痉挛。

3．降低体温　根据患者的体温情况，采取物理降温和（或）药物降温；遵医嘱应用足量有效的抗生素，以控制感染，恢复正常温度。

4．营养支持　给予低脂、高蛋白、高碳水化合物、高维生素的普通饮食或半流质饮食。禁食、不能经口进食或进食不足者，通过肠外营养途径给予补充。

5．纠正凝血功能障碍　肝功能受损者肌内注射维生素 K_1 10 mg，每日 2 次，纠正凝血功能，预防术后出血。

6．保护皮肤完整性　指导患者修剪指甲，不可用手抓挠皮肤，防止破损。保持皮肤清洁，用温水擦浴，穿棉质衣裤。瘙痒剧烈者，遵医嘱使用外用药物和（或）其他药物治疗。

（二）术后护理

1．病情观察　观察生命体征、腹部体征及引流情况，评估有无出血及胆汁渗漏。对术前有黄疸的，应观察和记录大便颜色并监测血清胆红素变化。

2．营养支持　术后禁食、胃肠减压期间通过肠外营养途径补充足够的热量、氨基酸、维生素、水、电解质等，维持患者良好的营养状态。胃管拔除后根据患者胃肠功能恢复情况，由无脂流质逐渐过渡至低脂饮食。

3．T 管引流的护理

（1）妥善固定：将 T 管妥善固定于腹壁，不可固定于床单，以防翻身、活动时牵拉造成管道脱出。

（2）加强观察：观察并记录 T 管引流出胆汁的颜色、量和性状。正常成人每日分泌胆汁 800～1200 ml，呈黄绿色、清亮、无沉渣、有一定黏性。术后 24 小时内引流量约 300～500 ml，恢复饮食后可增至每日 600～700 ml，以后逐渐减少至每日 200 ml 左右。如胆汁过多，提示胆道下端有梗阻的可能；如胆汁浑浊，应考虑结石残留或胆管炎症未被控制。

（3）保持引流通畅：防止引流管扭曲、折叠、受压。引流液中有血凝块、絮状物、泥沙样结石时要经常挤捏，防止管道阻塞。必要时用生理盐水低压冲洗或用 50 ml 注射器负压抽吸，用力要适宜，以防引起胆管出血。

（4）预防感染：长期带管者，定期更换引流袋，更换时严格遵守无菌操作。引流管周围皮肤以无菌纱布覆盖，保持局部干燥，防止胆汁浸润皮肤引起炎症反应。平卧时引流管的远端不可高于腋中线，坐位、站立或行走时不可高于腹部手术切口，以防胆汁逆流引起感染。

(5) 拔管：若T管引流出的胆汁色泽正常，且引流量逐渐减少，可在术后10～14日试行夹管1～2日；夹管期间注意观察病情，若无发热、腹痛、黄疸等症状，可经T管作胆道造影，造影后持续引流24小时以上，如胆道通畅无结石或其他病变，再次夹闭T管24～48小时，患者无不适可以拔管。拔管后，残留窦道用凡士林纱布堵塞，1～2日内可自行闭合。若胆道造影发现有结石残留，则需保留T管6周以上，再作取石或其他处理。

4．并发症的预防和护理

(1) 出血：可能发生在腹腔或胆管内。腹腔内出血，多发生在术后24～48小时内，可能与术中血管结扎线脱落、肝断面渗血及凝血功能障碍有关。胆管内出血，术后早期或后期均可发生，多为结石、炎症引起血管糜烂、溃疡或术中操作不慎引起。胆肠吻合术后早期可发生吻合口出血，与胆管内出血的临床表现相似。护理措施：①严密观察生命体征及腹部体征；腹腔引流管引流血性液体超过100 ml/h，持续3小时以上并伴有心率增快、血压波动时，提示腹腔内出血；胆管内出血表现为T管引流出血性胆汁或鲜血，粪便呈柏油样，可伴有心率增快、血压下降等休克表现。及时报告医师，防止发生低血容量性休克。②改善和纠正凝血功能：遵医嘱予以维生素 K_1 10 mg 肌内注射，每日2次。

(2) 胆瘘：胆管损伤、胆总管下端梗阻、T管脱出所致。患者若出现发热、腹胀和腹痛等腹膜炎表现，或腹腔引流液呈黄绿色胆汁样，常提示发生胆瘘。护理措施：①引流胆汁：将漏出的胆汁充分引流至体外是治疗胆瘘最重要的原则；②维持水、电解质平衡：长期大量胆瘘者应补液并维持水、电解质平衡；③防止胆汁刺激和损伤皮肤：及时更换引流管周围被胆汁浸湿的敷料，给予氧化锌软膏涂敷局部皮肤。

(三) 健康教育

1．饮食指导　注意饮食卫生，定期驱除肠道蛔虫。

2．定期复查　非手术治疗患者定期复查，出现腹痛、黄疸、发热、厌油等症状时，及时就诊。

3．带T管出院患者的指导　穿宽松柔软的衣服，以防管道受压；淋浴时，可用塑料薄膜覆盖引流管处，以防感染；避免提举重物或过度活动，以免牵拉T管导致管道脱出。出现引流异常或管道脱出时，及时就诊。

考点：肝外胆管结石的身体状况及T型引流管的护理。

四、急性梗阻性化脓性胆管炎

急性梗阻性化脓性胆管炎（AOSC）由急性胆管炎发展至完全性梗阻并形成化脓性细菌感染，是胆道感染疾病中的严重类型，又称急性重症胆管炎。急性胆管炎和AOSC是胆管感染发生和发展的不同阶段。

【护理评估】

(一) 健康史

1．一般状况　了解患者的年龄、性别、劳动强度、妊娠史等；既往有无反酸、嗳气、餐后饱胀等消化道症状；有无结石及胆道感染病史、胆道及腹部手术史；有无药物过敏史。

2．发病原因

（1）胆道梗阻：引起胆道梗阻最常见的原因为胆总管结石，此外还有胆道蛔虫、胆管狭窄、胆肠吻合口狭窄、恶性肿瘤、先天性胆道解剖异常等。

（2）细菌感染：细菌感染途径为经十二指肠逆行进入胆道或经门静脉系统入肝达到胆道。致病菌大多为肠道细菌，以大肠埃希菌、变形杆菌、克雷伯杆菌、铜绿假单胞菌等革兰氏阴性杆菌多见，常合并厌氧菌感染。

3．病理生理　急性梗阻性化脓性胆管炎的基本病理变化是胆管梗阻和胆管内化脓性感染。胆管梗阻及随之而来的胆道感染造成梗阻以上胆管扩张、胆管壁黏膜肿胀，梗阻进一步加重并趋向完全性；胆管内压力升高，胆管壁充血、水肿、炎症细胞浸润及溃疡形成，管腔内逐渐充满脓性胆汁或脓液，使胆管内压力继续升高，当胆管内压力超过 30 cmH_2O 时，肝细胞停止分泌胆汁，胆管内细菌和毒素逆行进入肝窦，产生严重的脓毒血症，大量的细菌毒素可引起全身炎症反应、血流动力学改变和多器官功能障碍综合征。

（二）身体状况

本病发病急，病情发展迅速。除了具有急性胆管炎的 Charcot 三联征外，还有休克及中枢神经系统受抑制的表现，称为 Reynolds 五联征。

1．症状

（1）腹痛：表现为突发剑突下或右上腹持续性疼痛，阵发性加重，并向右肩胛下及腰背部放射。肝内梗阻者疼痛较轻，肝外梗阻时腹痛明显。

（2）寒战、高热：体温持续升高达 39～40℃或更高，呈弛张热。

（3）黄疸：多数患者可出现不同程度的黄疸，肝内梗阻者黄疸较轻，肝外梗阻者黄疸较明显。

（4）神经系统症状：主要表现为神情淡漠、嗜睡、神志不清甚至昏迷；合并休克者可表现为烦躁不安、谵妄等。

（5）休克：口唇发绀，呼吸浅快，脉搏细速达 120～140 次 / 分钟，血压在短时间内迅速下降，可出现全身出血点或皮下瘀斑。

（6）胃肠道症状：多数患者伴恶心、呕吐等消化道症状。

2．体征　剑突下或右上腹部不同程度压痛，可出现腹膜刺激征；肝常肿大并有压痛和叩击痛，肝外梗阻者可触及肿大的胆囊。

（三）心理 - 社会状况

1．认知程度　患者对胆道疾病知识的了解情况及对拟采取的手术方式、手术前、后康复知识的了解和掌握程度。

2．心理承受能力　患者对胆道手术的过程、手术后可能会出现疼痛、胆瘘等并发症及其对预后所产生的恐惧、焦虑程度和心理承受能力。家属对本病及其治疗方法、预后认知的程度及心理承受能力。

3．经济状况　家庭对患者手术治疗的经济承受能力。

（四）辅助检查

1．实验室检查　白细胞计数升高，可达 $20×10^9$/L，中性粒细胞比例升高，细胞质内可出现中毒颗粒。肝功能出现不同程度损害，凝血酶原时间延长。动脉血气分析可见 PaO_2 下降、氧饱和度降低。常伴代谢性酸中毒、低钠血症。

2．影像学检查　B 超可在床边进行，以便及时了解胆道梗阻部位、肝内外胆管扩张情况及病变性质。如病情稳定，可行 CT、MRCP、PTC 及 PTCD 等检查。

(五) 治疗与效果

立即手术解除胆道梗阻并引流，尽早降低胆管内压力，积极控制感染。

1．非手术治疗　既是治疗手段，又是手术前准备。①抗休克治疗：维持有效输液通道以补液扩容，恢复有效循环血量。②抗感染治疗：选用针对革兰氏阴性杆菌及厌氧菌的抗生素，联合、足量用药。③纠正水、电解质及酸碱平衡失调：常见为等渗或低渗性缺水、代谢性酸中毒。④对症处理：包括降温、解痉镇痛、营养支持等。⑤其他治疗：禁食、胃肠减压。短时间治疗后病情无好转者，应考虑使用肾上腺皮质激素保护细胞膜和对抗细菌毒素。

2．手术治疗　主要目的是解除梗阻、降低胆道压力，挽救患者生命。手术力求简单、有效，多采用胆总管切开减压、T 管引流术。在病情允许的情况下，也可采用经内镜鼻胆管引流术或 PTBD。急诊手术常不能完全去除病因，待患者一般情况恢复，1～3 个月后根据病因选择彻底的手术治疗。

【主要护理诊断/问题】

1．体液不足　与呕吐、禁食、感染及胃肠减压等有关。
2．体温过高　与胆道梗阻并继发化脓性感染有关。
3．营养失调，低于机体需要量　与发热及肝功能受损等有关。
4．潜在并发症　胆道出血、胆瘘、全身感染及多器官功能衰竭等。

【护理措施】

(一) 手术前护理

1．病情观察　观察神志、生命体征、腹部体征及皮肤黏膜情况，监测血常规、电解质、血气分析等结果的变化。若患者出现神志淡漠、黄疸加深、少尿或无尿、肝功能异常、PaO_2降低、代谢性酸中毒及凝血酶原时间延长等，提示发生 MODS，及时报告医师，协助处理。

2．维持体液平衡　①观察指标：严密监测生命体征，特别是体温和血压的变化；准确记录24小时出入液量，必要时监测中心静脉压及每小时尿量，为补液提供可靠依据；②补液扩容：迅速建立静脉通路，使用晶体液和胶体液扩容，尽快恢复有效循环血量；必要时使用肾上腺皮质激素和血管活性药物，改善组织器官的血流灌注及氧供；③纠正水、电解质及酸碱平衡失调：监测电解质、酸碱平衡情况，确定补液的种类和量，合理安排补液的顺序和速度。

3．维持正常体温　①降温：根据体温升高的程度，采用温水擦浴、冰敷等物理降温方法，必要时使用药物降温；②控制感染：联合应用足量有效的抗生素，有效控制感染，使体温恢复正常。

4．维持有效气体交换

(1) 呼吸功能监测：密切观察呼吸频率、节律和幅度；动态监测 PaO_2 和血氧饱和度，了解患者的呼吸功能状况，若患者出现呼吸急促、PaO_2下降、血氧饱和度降低，提示呼吸功能受损。

(2) 改善缺氧状况：非休克患者采取半卧位，使腹肌放松，膈肌下降，利于改善呼吸状况；休克取仰卧中凹位。根据患者呼吸型态及血气分析结果选择给氧方式和确定氧气流量或浓度，可经鼻导管、面罩、呼吸机辅助等方法给氧，改善缺氧症状。

5．营养支持　禁食和胃肠减压期间，通过肠外营养途径补充能量、氨基酸、维生素、水及电解质，维持和改善营养状况。凝血功能障碍者，遵医嘱予维生素 K_1 肌内注射。

6．完善术前检查及准备　积极完善术前相关检查，如心电图、B 超、血常规、凝血时间、肝肾功能等。准备术中用药，更换清洁衣服，按上腹部手术要求进行皮肤准备。

（二）术后护理及健康教育

参见本章胆管结石患者的术后护理。

考点：急性重症胆管炎的身体状况和护理措施。

五、胆囊癌

胆囊癌是指发生在胆囊的癌性病变，以胆囊体和底部多见。在所有癌症中所占比例不高，但在胆道系统恶性肿瘤中却是较常见的一种，约占肝外胆管癌的 25%。发病年龄多集中在 50 岁以上的老年人，女性发病率约为男性的 3～4 倍。

【护理评估】

（一）健康史

1．一般状况　了解患者的年龄、性别、职业等状况；患者有无长期酗酒史、肥胖等；有无胆囊结石、急/慢性胆囊炎及胆囊息肉史；患者有无右上腹痛、发热、黄疸等病史；有无腹部手术史；有无食物、药物过敏史。

2．发病原因　尚不清楚，约 85% 的胆囊癌患者合并有胆囊结石，有可能与胆囊黏膜受结石长期物理性刺激、慢性炎症及细菌代谢产物中的致癌物质等因素的作用而导致细胞异常增生有关。近年的流行病学调查显示胆囊癌发病与萎缩性胆囊炎、胆囊息肉样病变有一定的关系，胆囊空肠吻合术后、完全钙化的"瓷化"胆囊和溃疡性结肠炎等亦可能成为致癌因素。

3．病理生理　胆囊癌多发生在胆囊体和底部，癌细胞浸润可使胆囊壁呈弥漫性增厚，乳头状癌突出于囊腔内可阻塞胆囊颈和胆囊管而引起胆囊积液。胆囊癌以腺癌多见，其次是未分化癌、鳞状上皮细胞癌和混合型癌。胆囊癌预后与其分期有关。

（1）病理分期：临床常用的分期方法有 Nevin 分期和 UICC 分期，前者常作为临床选择治疗方法的参考，后者有助于判断预后。

1）Nevin 分期：1976 年 Nevin 将胆囊癌分为五期。Ⅰ期：黏膜内原位癌；Ⅱ期：侵犯黏膜和基层；Ⅲ期：侵犯胆囊壁全层；Ⅳ期：侵犯胆囊壁全层和周围淋巴结转移；Ⅴ期：侵犯或转移至肝和其他内脏器官。

2）UICC 分期：1987 年，国际抗癌联盟按照 TNM 分期将胆囊癌分为 4 期：

Ⅰ期：侵犯黏膜和肌层；

Ⅱ期：侵犯胆囊壁全层；

Ⅲ期：侵犯肝 < 2cm，区域淋巴结转移；

Ⅳ期：侵犯肝 > 2cm，

Ⅴ期：远处淋巴或内脏器官转移。

（2）转移：胆囊癌可直接侵犯周围组织，也可通过淋巴、血液循环及腹腔内种植等途径转移。以淋巴转移多见，通常先累及胆囊周围和门静脉及胆总管淋巴结，然后转移至胰头部、肠系膜上动脉、肝动脉周围淋巴结以及腹主动脉旁淋巴结。肝内转移亦较多见，主要为直接侵犯或淋巴转移所致。

（二）身体状况

胆囊癌发病隐匿，早期无典型或特异性症状。部分患者可因胆囊结石行胆囊切除时意外发现胆囊癌。不同的病变部位及病程可有不同的临床表现。合并结石或慢性胆囊炎者，早期多表现为类似胆囊炎或胆石症的症状，如上腹部持续性隐痛、食欲减退、恶心、呕吐等。当肿瘤侵犯到浆膜层或胆囊床时，可有类似急性胆囊炎和胆囊结石的症状，如右上腹痛、发热、黄疸等。胆囊管梗阻时可触及肿大的胆囊。晚期胆囊癌患者，可能在右上腹触及肿块，此时患者可出现腹胀、腹痛、黄疸、贫血或恶液质等表现。肿瘤也可穿透浆膜，导致胆囊急性穿孔，造成急性腹膜炎、胆道出血等。

（三）心理-社会状况

患者对疾病的发展情况、治疗效果及护理措施的了解程度；患者对手术的心理承受能力；家庭的经济承受能力；家属和社会对患者的关心和支持程度。

（四）辅助检查

1．实验室检查　血清癌胚抗原或肿瘤标记物 CA-199、CA-125 等可有异常升高，但无特异性。

2．影像学检查　B 超、CT 检查可见胆囊壁呈不同程度增厚或显示胆囊内新生物，亦可发现肝内转移灶或肿大的淋巴结；增强 CT 或 MRI 可显示肿瘤的血供情况；B 超引导下经皮胆囊细针穿刺抽吸活检，可帮助明确诊断。

（五）治疗与效果

主要治疗方法是手术，可根据病情和病理分期采取不同的手术方式。

1．手术治疗

（1）单纯胆囊切除术：适用于 Nevin Ⅰ 期病变。

（2）胆囊癌根治性切除术：适用于 Nevin Ⅱ、Ⅲ、Ⅳ 期的胆囊癌。切除范围包括胆囊、胆囊床外 2 cm 肝组织及胆囊引流区淋巴结清扫。

（3）胆囊癌扩大根治术：可用于 Nevin Ⅲ、Ⅳ 期的患者。除根治性切除外，扩大切除范围，包括右半肝或右三叶肝切除、胰十二指肠切除、肝动脉和（或）门静脉重建术。该术式创伤较大。

（4）姑息性手术：主要达到缓解黄疸、瘙痒等症状的目的，用于癌肿晚期不能手术切除者。术式包括肝总管空肠吻合术、PTCD 术、经内镜 Oddi 括约肌切开、胆总管、肝总管内支架置放术等。

2．非手术疗法　癌肿晚期不能手术切除者可根据病情采取放疗、化疗的方法。此外，放疗和化疗也可作为术前、术后的辅助治疗，如利用放射性核素的射线、各种加速器所产生的电子束、质子、快中子、负 π 介子以及其他重粒子等用于癌瘤治疗，但其疗效还有待进一步研究。

【主要护理诊断/问题】

1．焦虑/恐惧　与担心肿瘤预后及病后家庭、社会地位改变有关。

2．疼痛　与肿瘤浸润、局部压迫及手术创伤有关。

3．营养失调，低于机体需要量　与肿瘤所致的高代谢状态、摄入减少及吸收障碍有关。

【护理措施】

（一）非手术治疗的护理

1．卧床休息，指导其分散注意力，采取舒适体位，开导患者保持心情愉快等以减轻焦虑。

2．遵医嘱补液，对症处理，并合理应用止痛药物。

3．提供清淡的饮食，吸氧，保持充足睡眠。

4．对不能手术的患者要遵医嘱进行放疗、化疗等必要的治疗措施。

（二）手术前护理

1．积极主动关心患者，鼓励患者表达内心感受，让患者产生信赖感。

2．说明手术的意义、重要性及手术方案，使患者积极配合准备手术的相关护理。

（三）手术后护理

1．营造良好的进餐环境，提供清淡的饮食。

2．对于因疼痛、恶心、呕吐而影响食欲的患者，餐前可适当用药物控制症状，鼓励患者尽可能经口摄入营养素。

3．不能经口进食或经口摄入不足者，根据其营养状况，给予肠内、肠外营养支持，以改善患者营养状况，提高对手术及其他治疗的耐受性，促进康复。

4．对接受手术治疗的患者，按腹部和胆道手术后患者的护理措施进行相应护理。

（四）健康教育

1．防治胆囊结石，不吃霉变食物。有胆囊结石病史者和胆道疾病高发区人群应定期体格检查，作 AFP 测定、B 超检查，以期早期发现，及时诊断。

2．加强营养，多吃含能量、蛋白质和维生素丰富的食物和新鲜蔬菜、水果。食物以清淡、易消化为宜。

3．注意休息，如体力许可，可适当活动或参加部分工作。

4．自我观察和定期复查。嘱患者和家属注意有无腹水、黄疸、体重减轻和疲倦等症状，必要时及时就诊。定期随访，若发现临床复发或转移迹象，如患者情况良好，可再次手术治疗。

5．面对晚期患者应给予精神上的支持，鼓励患者和家属共同面对疾病，互相扶持，尽可能平静舒适地渡过生命的最后历程。

六、胆管癌

胆管癌指原发于肝外胆管包括左、右肝管至胆总管下端的癌性病变，以 50～70 岁的男性多见，与女性比例约为 1.4∶1。约 50%～75% 的胆管癌发生在上 1/3 段胆管及肝门部胆管。

【护理评估】

（一）健康史

1．一般状况　了解患者年龄、性别、饮食习惯、营养状况、工作环境、劳动强度等。有无反酸、嗳气、消化不良、厌油腻食物、饭后饱胀或因此而引起腹痛发作史，有无呕吐蛔虫或粪便排出蛔虫史。了解既往有无胆道手术史，家族有无类似疾病史。了解有无肝脏肿大、肝区压痛和叩击痛，有无胆囊肿大，有无压痛性包块、Murphy 征阳性等。

2．发病原因　目前尚不明确，但大量研究表明，胆管癌与胆管结石、原发性硬化性胆管炎、先天性胆管扩张症、溃疡性结肠炎、肝管空肠吻合术后及肝吸虫等有关。近年的研究提示，胆管癌的发生还与乙型肝炎、丙型肝炎病毒感染有关。

3．病理分类　按胆管癌的大体形态可分为：

（1）乳头状癌：呈息肉状向官腔内生长，多发于胆管下端。

（2）结节状癌：小而硬化型或结节状，多发于胆管中、上段。

（3）弥漫性癌：广泛浸润胆管，使胆管壁增厚、管腔狭窄，并可向肝十二指肠韧带浸润。

组织学分类中，以腺癌多见，约占95%，此外尚有低分化癌、未分化癌、鳞状细胞癌等。胆管癌生长缓慢，主要沿胆管壁向上、下浸润生长。转移方式主要为淋巴转移，亦可经腹腔种植或血性转移。

（二）身体状况

1．症状

（1）黄疸：大部分患者表现为进行性加重的黄疸，包括巩膜黄染、尿色深黄、大便颜色成灰白或白陶土。

（2）腹痛：表现为上腹部饱胀不适、隐痛、胀痛或绞痛，可向腰背部放射，常伴全身皮肤瘙痒、恶心、厌食、消瘦、乏力等症状；合并感染时出现急性胆管炎的临床表现。

2．体征

（1）黄疸：巩膜、皮肤黄染。

（2）胆囊改变：肿瘤发生在胆囊以下的胆管时，常可触及肿大胆囊，Murphy征可呈阴性；当肿瘤发生在胆囊以上的胆管和肝门部胆管时，胆囊常缩小而不能触及。

（3）肝大：部分患者可出现肝大，质硬，有触痛或叩痛；晚期患者可在上腹部触及肿块，可伴有腹水和下肢水肿。

（三）心理-社会状况

了解患者及其家属对疾病的发展、治疗及护理措施的了解程度；了解患者的心理承受能力，家庭经济承受能力，其家属和社会对患者的关心和支持程度。

（四）辅助检查

1．实验室检查

（1）血生化验检查示血清总胆红素、直接胆红素、AKP、ALP显著升高，肝功能受损害时可出现酶谱异常升高。

（2）肿瘤标记物CEA、CA19-9、CA125可升高或正常。

（3）凝血酶原时间延长。

2．影像学检查

（1）B超检查：可见肝内、外胆管扩张或查见胆管肿瘤，作为首选检查。

（2）CT、MRI检查：可显示胆道梗阻的部位及肿瘤大小等，磁共振成像胰胆管造影在显示胆管扩张方面优于CT。

（3）ERCP：可帮助了解胆总管下段的病变。

（4）核素扫描显影和血管造影：有助于了解肿瘤与血管的关系。

（5）PTC：在超声引导下行PTC可了解胆道情况及穿刺活检，帮助明确诊断。

（五）治疗与效果

主要为手术治疗。中、上段胆管癌在切除肿瘤后行胆管空肠吻合术；下段胆管癌多需行胰十二指肠切除术。肿瘤晚期无法手术切除者，可选择作胆管空肠Roux-en-Y吻合术、U形管引流术、PTCD和经PTCD或ERCP放置内支架引流等。

【主要护理诊断/问题】

1. 焦虑　与担心肿瘤预后及病后家庭、社会地位改变有关。
2. 疼痛　与肿瘤浸润、局部压迫及手术创伤有关。
3. 营养失调，低于机体需要量　与肿瘤所致的高代谢状态、摄入减少及吸收障碍有关。

【护理措施】

（一）非手术治疗的护理

1. 卧床休息，指导其采取舒适体位、低流量吸氧、分散注意力等。
2. 提供清淡的饮食，创造良好的休息环境。
3. 遵医嘱，应用止痛药物及其他处理以缓解疼痛。
4. 对不能耐受手术的患者要遵医嘱，进行放疗、化疗等必要的治疗措施。

（二）手术前护理

1. 积极主动关心患者，鼓励患者表达内心感受，让患者产生信赖感。
2. 说明手术的意义、重要性及手术方案，使患者积极配合检查、手术及护理。
3. 及时为患者提供有利于治疗及康复的信息，增强战胜疾病的信心。

（三）手术后护理

1. 营造良好的进餐环境，提供清淡的饮食，并从流食开始逐渐过渡到普食。
2. 对于因疼痛、恶心、呕吐而影响食欲的患者，餐前可适当用药物控制症状，鼓励患者尽可能经口摄入营养素。
3. 不能经口进食或经口摄入不足者，根据其营养状况，给予肠内、肠外营养支持，以改善患者营养状况，提高对手术及其他治疗的耐受性，促进康复。
4. 对接受手术治疗的患者，按腹部和胆道手术后患者的护理措施进行相应护理。

（四）健康教育

1. 加强营养，多吃含能量、蛋白质及维生素丰富的食物和新鲜蔬菜、水果。
2. 注意休息，如体力许可，可适当活动或参加部分工作。
3. 嘱患者和家属注意有无腹水、黄疸、体重减轻和疲倦等症状，必要时及时就诊。
4. 防治胆管结石，不吃霉变食物。有胆管结石病史者和胆道疾病高发区人群应定期体格检查，以期早期发现，及时诊断。
5. 面对晚期患者应给予精神上的支持，鼓励患者和家属共同面对疾病，互相扶持，尽可能平静舒适地渡过生命的最后历程。

> **考点**：胆汁的肠肝循环、胆囊三角、胆绞痛、Murphy 征、Charcot 三联征、Reynold 五联征。胆石症的病因、临床表现、诊断及治疗。急性梗阻性化脓性胆管炎的护理措施。

第四节　胰腺疾病患者的护理

一、急性胰腺炎

急性胰腺炎是常见的急腹症之一。一般认为该病是由胰腺分泌的胰酶在胰腺内被激活，对胰腺组织自身"消化"而引起的急性化学性炎症。按病理分类可分为单纯性（水肿性）和出血坏死性（重症）胰腺炎。前者病情轻，预后好；后者病情发展快，并发症多，死亡率高。

【护理评估】

（一）健康史

1．一般状况　有无大量饮酒和暴饮暴食史；有无胆道疾病发作史；有无腹部损伤史；有无特异性感染性疾病史；有无腹部尤其是腹正中腹痛及腹胀、恶心、呕吐史等。

2．发病原因　急性胰腺炎的病因比较复杂，目前认为与下列因素密切相关。

（1）胆道疾病：是国内胰腺炎最常见的病因，占急性胰腺炎发病原因的50%以上。由于主胰管与胆总管下端共同开口于十二指肠乳头，当胆总管下端发生结石嵌顿、胆道蛔虫、Oddi括约肌水肿和痉挛、壶腹部狭窄时，可使胆汁逆流入胰管，引起胰腺组织不同程度的损害。由胆道疾病所引起的急性胰腺炎称为胆源性胰腺炎。

（2）过量饮酒和暴饮暴食：酒精除能直接损害胰腺细胞外，还可间接刺激胰腺分泌，引起十二指肠乳头水肿和Oddi括约肌痉挛，阻碍胰液、胆汁引流；暴饮暴食常促使胰液过度分泌，若同时伴有胰管部分梗阻，则更容易导致胰腺炎的发生。

（3）十二指肠液反流：当十二指肠内压力增高，十二指肠液可向胰管内逆流，其中的肠激酶等物质可激活胰液中各种酶，从而导致急性胰腺炎。

（4）创伤：上腹部损伤或手术可直接或间接损伤胰腺组织；特别是经Vater壶腹的操作，如内镜逆行胆管造影和内镜经Vater壶腹胆管取石术等。亦可能导致胰腺损伤，并发急性胰腺炎。

（5）其他：特异性感染性疾病，如腮腺炎病毒、肝炎病毒、伤寒杆菌等感染，可能累及胰腺。其他还有药物因素、高脂血症、高钙血症、妊娠有关的代谢、内分泌和遗传因素等。有少数患者最终因找不到明确的发病原因，被称为特发性急性胰腺炎。

3．病理生理　正常情况下，胰液中的酶原不具活性，仅在十二指肠内被激活后方有消化功能。当胆汁、胰液排出受阻、反流、胰管内压力增高引起胰腺导管破裂、上皮受损，胰液中的大量胰酶被激活而消化胰腺组织时，胰腺发生充血、水肿及急性炎症反应，称为水肿性胰腺炎。若病变进一步发展，或发病初期即有胰腺细胞大量破坏，胰蛋白酶原及其他多种酶原，如糜蛋白酶、弹力纤维酶、磷脂酶A及脂肪酶等被激活，导致胰腺及其周围组织的广泛出血和坏死，则形成出血坏死性胰腺炎。此时胰腺除有水肿外，被膜下有出血斑，甚至血肿；腹膜后和腹膜腔形成血性腹水；大小网膜、肠系膜、腹膜后脂肪组织发生坏死溶解、与钙离子结合形成皂化斑；浆膜下多处出血或血肿形成；甚至胃肠道也有水肿、出血等改变。

（二）身体状况

1．症状

（1）腹痛：是主要症状，常于饱餐和饮酒后突然发作，腹痛剧烈，呈持续性、刀割样。位于上腹正中或偏左，放射至腰背部。有时疼痛呈束带状。疼痛系胰腺包膜肿胀、胰胆管梗阻和痉挛、腹腔内化学性物质刺激所致。

（2）腹胀、恶心、呕吐：与腹痛同时存在。早期呕吐剧烈而频繁，呕吐物为十二指肠内容物，呕吐后腹痛不缓解。随病情发展，因肠管浸泡在含有大量胰液、坏死组织和毒素的血性腹水中而发生麻痹，甚至梗阻，腹胀更为明显，并可出现持续性呕吐。

（3）其他：合并胆道感染时常伴寒战高热。部分患者以突然休克为主要表现。

2．体征

（1）腹膜刺激征：压痛明显，压痛多只限于中上腹部，常无明显肌紧张。急性出血坏死性胰腺炎时，并有肌紧张和反跳痛。

（2）移动性浊音阳性；肠鸣音减弱或消失。

（3）其他：

1）皮下出血：在腰部、季肋部和腹部皮肤出现大片青紫色淤斑，称 Crey-Turner 征；脐周围皮肤出现的蓝色改变，称 Cullen 征。见于少数严重出血坏死性胰腺炎，主要系外溢的胰液沿组织间隙到达皮下，溶解皮下脂肪使毛细血管破裂出血所致。

2）水、电解质紊乱：患者可有程度不等的脱水、代谢性酸中毒、代谢性碱中毒及低血钙，多由于呕吐和胰周渗出所致。

3）休克：出血性坏死性胰腺炎患者可出现休克，表现为脉搏细速，血压下降等。早期以低血容量性休克为主，晚期合并感染性休克。

4）黄疸：胆道结石或胰头肿大压迫胆总管可引起黄疸。

（三）心理 - 社会状况

了解患者及其家属对疾病的发展、治疗及护理措施的了解程度；了解患者的心理承受能力，家庭经济承受能力，其家属和社会对患者的关心和支持程度。

（四）辅助检查

1．实验室检查

（1）胰酶测定：血清、尿淀粉酶测定最为常用。血清淀粉酶在发病 3 小时内升高，24 小时达高峰，5 天后逐渐降至正常；尿淀粉酶在发病 24 小时才开始上升，48 小时达高峰，下降较缓慢，1～2 周恢复正常，血清淀粉酶升高大于 5000 U/L 或尿淀粉酶超过 3000 U/L，具有诊断意义。应注意淀粉酶升高的幅度和病变严重程度不一定成正比。因为严重的出血坏死性胰腺炎，胰腺腺泡广泛破坏，胰酶生成减少，血淀粉酶测定值反而不高。诊断性腹腔穿刺抽取血性渗出液，所含淀粉酶值高也有利于诊断。

（2）血生化检查：血钙下降，主要与脂肪坏死后释放的脂肪酸与钙离子结合形成皂化斑有关；血糖升高，与高血糖素代偿性分泌增多或胰岛细胞破坏、胰岛素分泌不足有关；血气分析指标异常等。

2．影像学检查

（1）腹部 B 超：首选，可发现胰腺肿胀；还可显示是否合并胆道结石和腹水。

（2）胸、腹部 X 线平片：可见横结肠、胃、十二指肠充气扩张，左侧膈肌升高，左侧胸腔积液等。

（3）腹部 CT：对急性胰腺炎有重要诊断价值。可见胰腺弥漫性肿大，密度不均匀，边界模糊，胰周脂肪间隙消失。若在此基础上出现质地不均、液化和蜂窝状低密度区，则提示胰腺出血坏死。

（五）治疗与效果

急性胰腺炎尚无继发感染者，均首先采用非手术治疗。急性出血性坏死性胰腺炎继发感染者需手术治疗。

1．非手术治疗　目的是减少胰腺分泌，防止感染及 MODS 的发生。

（1）禁食与胃肠减压：持续胃肠减压一方面可降低促胰液素、缩胆囊素及促胰酶素的分泌，从而减少胰酶和胰液的分泌，使胰腺得到休息。另一方面可减轻恶心、呕吐和腹胀。

（2）补液、防治休克：静脉输液，补充晶体和胶体溶液，纠正酸中毒，改善微循环，预防和治疗休克。

（3）营养支持：是治疗重症胰腺炎的基本措施之一。视病情和胃肠道功能给予肠内、外营养支持。当血清淀粉酶恢复正常，症状、体征消失后可恢复饮食。

（4）镇痛和解痉：对腹痛较重的患者给予止痛药，如哌替啶等，勿用吗啡，以免引起Oddi括约肌痉挛。

（5）抑制胰腺分泌及抗胰酶疗法：可应用抑制胰腺分泌或胰酶活性的药物。抑肽酶有抑制胰蛋白酶合成的作用。奥曲肽、施他宁则能有效抑制胰腺的外分泌功能。H_2受体阻滞剂，如西咪替丁，可间接抑制胰腺分泌；生长抑素可用于病情比较严重的患者。

（6）抗菌药的应用：急性胰腺炎在发病数小时内即可合并感染，故一经诊断应立即使用抗菌药预防和控制感染，早期选用广谱抗菌药或针对革兰阴性菌的抗菌药，如环丙沙星、甲硝唑等，以后根据细菌培养和药过敏试验结果选择应用。

（7）中药治疗：对恢复肠道功能有一定效果。呕吐基本控制后，经胃管注入中药，常用复方清胰汤加减。注入后夹管2小时。

（8）腹腔灌洗：通过在腹腔和盆腔内置管、灌洗和引流，可将含有大量胰酶和多种有害物质的腹腔渗出液稀释并排出体外。

2．手术治疗

（1）适应证：胰腺坏死继发感染；胆源性胰腺炎；重症胰腺炎经过短期（24小时）非手术治疗、多器官功能障碍仍不能得到纠正；病程后期合并肠穿孔、大出血或胰腺假性囊肿；不能排除其他外科急腹症。

（2）手术方法：清除胰腺和胰周坏死组织或规则性胰腺切除，腹腔灌流引流。若为胆源性胰腺炎，则应同时解除胆道梗阻，畅通引流。术后胃造瘘可引流胃酸，减少胰腺分泌，空肠造瘘可留待肠道功能恢复时提供肠内营养。

【主要护理诊断/问题】

1．疼痛　与胰腺及其周围组织炎症、胆道梗阻有关。
2．有体液不足的危险　与渗出、出血、呕吐、禁食等有关。
3．营养失调，低于机体需要量　与呕吐、禁食、胃肠减压和大量消耗有关。
4．潜在并发症　MODS、感染、出血、胰瘘或肠瘘。
5．知识缺乏　缺乏疾病防治及康复相关知识。

【护理措施】

（一）非手术治疗护理/术前护理

1．疼痛护理　禁食、持续胃肠减压以减少胰液对胰腺及周围组织的刺激。遵医嘱使用抑制胰液分泌及抗胰酶药物，疼痛剧烈时，予解痉、镇痛药物。协助患者膝盖弯曲，靠近胸部以缓解疼痛；按摩背部，增加舒适感。

2．维持水、电解质及酸碱平衡　严密监测生命体征，观察神志、皮肤黏膜温度和色泽，监测电解质、酸碱平衡情况；准确记录24小时出入液量，必要时监测中心静脉压及每小时尿量。发生休克迅速建立静脉输液通路，补液扩容，尽快恢复有效循环血量。重症急性胰腺炎患者易发生低钾、低钙血症，根据病情及时补充。

3. **维持营养供给** 禁食期间给予肠外营养支持。轻型急性胰腺炎一般1周后可开始进食无脂低蛋白流质,并逐渐过渡至低脂饮食。重症急性胰腺炎待病情稳定、淀粉酶恢复正常、肠麻痹消失后,可通过空肠造瘘管行肠内营养支持,并逐步过渡至全肠内营养及经口进食。在患者行肠内、肠外营养支持治疗期间,需注意有无导管性、代谢性或胃肠道并发症的发生。

4. **降低体温** 发热患者给予物理降温,如冷敷、温水或乙醇擦浴,必要时予药物降温;遵医嘱使用敏感、能通过血胰屏障的抗生素控制感染。

5. **心理护理** 由于发病突然、发展迅速、病情凶险,患者常会产生恐惧心理。此外,由于病程长,病情反复及费用等问题,患者易产生悲观消极情绪。因此,应为患者提供安全舒适的环境,了解其感受,予以安慰鼓励并讲解治疗和康复知识,使患者以良好心态接受治疗。

(二)术后护理

胆源性急性胰腺炎患者的护理参见胆管结石患者的护理。本章主要介绍行胰腺及胰周坏死组织清除引流术后患者的护理。

1. **引流管护理** 包括胃管、腹腔双套管、胰周引流管、空肠造瘘管、胃造瘘管及尿管等。在引流管上标注管道名称及安置时间,分清引流管安置部位及作用,将引流管远端与相应的引流装置紧密连接并妥善固定,定期更换引流装置。

(1)腹腔双套管灌洗引流护理:目的是冲洗脱落坏死组织、黏稠的脓液或血块。护理措施:①持续腹腔灌洗:常用生理盐水加抗生素,现配现用,冲洗速度为20～30滴/分钟。②保持引流通畅:持续低负压吸引,负压不宜过大,以免损伤内脏组织和血管。③观察引流液的颜色、量和性状:引流液开始为含血块、脓液及坏死组织的暗红色混浊液体;2～3日后颜色逐渐变淡、清亮。若引流液呈血性,伴脉速和血压下降,应考虑大血管受腐蚀破裂引起继发出血,及时通知医师并做急诊手术准备。④维持出入量平衡:准确记录冲洗液量及引流液量,保持平衡;发现引流管道堵塞应及时通知医师处理,必要时更换内套管。⑤拔管指征:患者体温维持正常10日左右,白细胞计数正常,腹腔引流液少于5 ml/d,引流液的淀粉酶测定值正常,可考虑拔管。拔管后保持局部敷料的清洁、干燥。

(2)空肠造瘘管护理:术后可通过空肠造瘘管行肠内营养支持治疗。护理措施:①妥善固定:将管道固定于腹壁,告知患者翻身、活动、更换衣服时避免牵拉,防止管道脱出;②保持管道通畅:营养液滴注前、后使用生理盐水或温开水冲洗管道,输注时每4小时冲洗管道1次;出现滴注不畅或管道堵塞时,可用生理盐水或温水行"压力冲洗"或负压抽吸;③营养液输注注意事项:营养液现配现用,使用时间不超过24小时;注意输注速度、浓度和温度;观察有无腹胀、腹泻等并发症。

2. **并发症的观察及护理**

(1)出血:术后出血原因包括手术创面的活动性出血、感染坏死组织侵犯引起的消化道大出血、消化液腐蚀引起的腹腔大血管出血或应激性溃疡等。护理措施:①密切观察生命体征,特别是血压、脉搏的变化;②观察有无血性液体从胃管、腹腔引流管或手术切口流出,患者有无呕血、黑便或血便;③保持引流通畅,准确记录引流液的颜色、量和性状变化;④监测凝血功能,及时纠正凝血功能紊乱;⑤遵医嘱使用止血和抑酸药物;⑥应激性溃疡出血应采用冰盐水加去甲肾上腺素胃内灌洗;胰腺及周围无效腔出现大出血时行急诊手术治疗。

(2)胰瘘:患者出现腹痛、持续腹胀、发热、腹腔引流管或伤口流出无色清亮液体时,警惕发生胰瘘。护理措施:①取半卧位,保持引流通畅;②根据胰瘘程度,取禁食、胃肠减压、静脉泵入生长抑素等措施；③严密观察引流液颜色、量和性质，准确记录；④必要时作腹腔灌洗引流，防止胰液积聚侵蚀内脏、继发感染或腐蚀血管；⑤保护腹壁瘘口周围皮肤，用凡士林纱布覆盖或氧化锌软膏涂抹。

（3）肠瘘：出现明显腹膜刺激征，引流出粪便样液体或输入的肠内营养液时，应考虑肠瘘。护理措施：①持续灌洗，低负压吸引，保持引流通畅；②纠正水、电解质紊乱，加强营养支持；③指导患者正确使用造口袋，保护瘘口周围皮肤。

(三) 健康教育

1．减少诱因　治疗胆道疾病、戒酒、预防感染、正确服药以预防复发。

2．休息与活动　劳逸结合，保持良好心情，避免疲劳和情绪激动。

3．合理饮食　少量多餐，进食低脂饮食，忌食刺激、辛辣及油腻食物。

4．控制血糖及血脂　监测血糖及血脂，必要时使用药物控制。

5．定期复查　出现胰腺假性囊肿、胰腺脓肿、胰瘘等并发症时，及时就诊。

二、胰腺癌

胰腺癌是消化系统较常见的恶性肿瘤，我国发病率有逐年上升趋势。男女比例为1.5∶1，好发年龄为40岁以上。早期诊断率不高，中晚期手术切除率低，预后差。胰腺癌中，胰头癌是最常见的一种，约占胰腺癌的70%～80%，其次为胰腺体、尾部癌。

【护理评估】

(一) 健康史

1．一般状况　了解患者的饮食习惯，是否长期高蛋白、高脂肪饮食；是否长期接触污染环境和有毒物质；有无吸烟史，吸烟持续的时间及数量；是否长期大量饮酒。患者腹痛的性质、部位、程度、持续时间，有无放射痛，加重或缓解的因素，药物止痛效果如何；有无恶心、呕吐和腹胀。有无其他疾病，如糖尿病、慢性胰腺炎。家族中有无胰腺肿瘤或其他肿瘤患者。

2．发病原因　病因目前尚不清楚。吸烟、高蛋白和高脂肪饮食、糖尿病、慢性胰腺炎、遗传因素可能与发病有关。

3．病理生理　胰腺癌的组织类型以导管细胞腺癌多见，其次为黏液性囊腺癌和腺泡细胞癌等。胰头癌可经淋巴转移至胰头前后、幽门上下、肝十二指肠韧带、肝总动脉、肠系膜根部及腹主动脉旁淋巴结；晚期可转移至锁骨上淋巴结。胰头癌亦可直接浸润邻近脏器，如胆总管的胰内段、胃、十二指肠、腹腔神经丛。部分经血行转移至肝、肺、骨、脑等处。此外，还可经腹腔种植。

(二) 身体状况

1．腹痛　是最常见的首发症状。早期由于胰管或胆管部分梗阻，造成胰管及胆道压力增高，出现持续性且进行性加重的上腹部钝痛、胀痛，可放射至腰背部；晚期疼痛症状加剧。常因癌肿侵犯胆总管下段，压迫肠系膜上静脉或门静脉，累及十二指肠及腹腔神经丛所致，夜间尤甚，一般止痛药无法缓解。

2．黄疸　梗阻性黄疸是胰头癌的主要症状和体征，由癌肿侵及或压迫胆总管所致。黄疸呈进行性加重，伴皮肤瘙痒、茶色尿，大便可呈陶土色。

3．消化道症状　由于胰液和胆汁排出受阻，患者常有食欲不振、上腹饱胀、消化不良、便秘或腹泻；部分患者可有恶心、呕吐。晚期癌肿侵及十二指肠可出现上消道出血。

4．消瘦和乏力　由于摄食减少、消化吸收障碍、严重疼痛影响睡眠及癌肿消耗，患者在短时期内即可出现明显的消瘦和乏力，同时可伴有贫血、低蛋白血症等营养不良症状。

5．其他　癌肿致胆道梗阻一般无胆道感染，若继发感染，患者则出现反复发热，常被误诊为胆石症。黄疸明显的患者，大多数能扪及腹部肿大的肝脏和胆囊。晚期患者偶可扪及上腹肿块，质硬，固定，可有腹水或远处转移症状。

（三）心理-社会状况

1．患者对胰腺癌相关知识的认识程度、手术治疗胰腺癌及其护理措施的了解程度。

2．患者及家属对根治性手术、姑息性手术，辅以放疗或化疗及其术后并发症如胆瘘等所带来的恐惧、焦虑和心理承受能力。

3．家庭对患者手术、化疗、放疗等的经济承受能力。

（四）辅助检查

1．实验室检查

（1）血清生化学检查：早期血、尿淀粉酶可有一过性升高；尿胆红素阳性。胆道梗阻时血清总胆红素和直接胆红素、碱性磷酸酶升高，转氨酶可轻度升高。少数患者空腹或餐后血糖升高。

（2）血清学标记物：血清癌胚抗原（CEA）、胰胚抗原（POA）、糖类抗原（CA19-9）等血清学标记物水平可升高，其中 CA19-9 是最常用的辅助诊断和随访项目。

2．影像学检查

（1）X 线：钡餐检查可发现十二指肠曲扩大，局部黏膜皱襞异常、充盈缺损、不规则、僵直等；气钡双重造影可提高确诊率。

（2）B 超：可以发现 2 cm 以上的胰腺及壶腹部肿块、胆囊增大、胆管扩张。同时可观察有无肝脏及腹腔淋巴结肿大，近年来内镜超声的应用提高了诊断率，能发现直径 ≤ 1.0 cm 的小胰癌。

（3）CT：能清楚显示肿瘤部位及与之毗邻器官的关系。

（4）ERCP：可直接观察十二指肠乳头部的病变，造影可显示胆管或胰管的狭窄或扩张，并能进行活检。检查的同时可在胆管内植入支撑管，达到术前减轻黄疸的目的。

（5）经皮肝穿刺胆管造影：可显示胆道的变化，了解胆总管下段的狭窄程度。造影后置管引流胆汁可减轻黄疸。其缺点是可能并发胆瘘、出血等。

（6）选择性动脉造影：腹腔动脉造影可显示胰腺癌所造成的血管改变，对判断根治性手术的可能性有一定意义。

3．细胞学检查　收集胰液查找癌细胞，或在 B 超或 CT 指引下，经皮细针穿刺胰腺病变组织，涂片行细胞学检查。

（五）治疗与效果

争取手术切除是最有效的方法。不能切除者行姑息性手术，辅以放疗或化疗。

1．根治性手术

（1）Whipple 胰头十二指肠切除术：适用于无远处转移的壶腹周围癌。切除范围：胰头、远端胃、十二指肠、下段胆总管及部分空肠，同时清除周围淋巴结，再将胰、胆管和胃与空肠吻合，重建消化道。

（2）保留幽门的胰头十二指肠切除术：对无幽门上下淋巴结转移、十二指肠切缘无癌细胞残留的壶腹周围癌，可行此手术。

（3）左半胰切除术：对胰体尾部癌，原则上作胰体尾部及脾切除。

2．姑息性手术　对不能手术切除或不能耐受手术的患者，可行内引流术，如胃空肠或胆囊空肠吻合术，以解除胆道梗阻；伴有十二指肠梗阻者可作胃空肠吻合，以保证消化道通畅；腹腔神经丛封闭有助于减轻疼痛。

3．辅助治疗　可在术前作区域性介入治疗，争取手术的机会。常用化疗药物有 5-FU、丝裂霉素等。

此外，可选用免疫疗法、介入治疗、放射治疗、基因治疗等。

【主要护理诊断/问题】

1．焦虑　与对癌症的诊断、治疗过程及预后的忧虑有关。
2．疼痛　与胰胆管梗阻、癌肿侵犯腹膜后神经丛及手术创伤有关。
3．营养失调，低于机体需要量　与食欲下降、呕吐及癌肿消耗有关。
4．潜在并发症　出血、感染、胰瘘、胆瘘、血糖异常。

【护理措施】

（一）非手术治疗的护理

1．采用舒适体位卧床休息，有节律地深呼吸，以放松和减轻疼痛。
2．清淡饮食，忌油腻食物。
3．对于疼痛剧烈的胰腺癌患者，及时给予有效镇痛，评估镇痛药的效果，保证患者良好睡眠及休息。

（二）手术前护理

1．改善营养状态　营养状况较差的胰腺癌患者，术前需要进行营养支持，通过提供高蛋白、高热量、低脂和丰富维生素的饮食，肠内、外营养或输注人血白蛋白等改善营养状况。有黄疸者，静脉补维生素 K。营养支持治疗期间，应注意观察患者与营养相关的检测指标和人体测量指标，如血清蛋白水平、皮肤弹性、体重等，以了解治疗效果。术前 3 天口服抗菌药以抑制肠道细菌，预防术后感染。术前 2 天给予流质饮食。术前晚清洁灌肠，以减少术后腹胀和并发症的发生。

2．大多数患者是 40 岁左右的中年人，家庭负担较重，很难接受诊断，常会出现否认、悲哀、畏惧和愤怒等不良情绪，加之胰腺癌患者大多就诊晚，手术机会小，预后差，故患者对治疗缺乏信心。护理人员应予以理解，多与患者沟通，了解患者的真实感受，满足患者的精神需要。同时根据患者掌握知识程度，有针对性地介绍与疾病和手术相关的知识，使患者能配合治疗与护理，促进疾病的康复。

（三）手术后护理

1．术后密切观察生命体征、伤口渗血及引流液，准确记录出入量。有出血倾向者，根据医嘱补充维生素 K 和 C，防止出血。术后 1～2 天和 1～2 周时均可发生出血，表现为经引流管引流出血性液、呕血、便血等，患者同时有出汗、脉速、血压下降等现象。出血量少者可予静脉补液，应用止血药、输血等治疗，出血量大者需手术止血。

2．术后禁食、胃肠减压期间，静脉补充营养。肠蠕动恢复并拔除胃管后可给予少量流质，再逐渐过渡至正常饮食。胰腺切除后，胰外分泌功能严重减退，应根据胰腺功能给予消化酶制剂或止泻剂。术后合理使用抗菌药控制感染。及时更换伤口敷料，注意无菌操作。胰十二指肠切除术后，一般放置有 T 管、腹腔引流管、烟卷引流、胰腺断面引流管、尿管等。除妥善固定各种引流管，保持引流通畅外，应注意观察引流液的性质和量，若为混浊或脓性液体，需考虑吻合口瘘或继发感染的可能，应及时通知医师并协助处理；包括取液体作涂片检查和细菌培养以及合理应用抗菌药等。

3．胰瘘　多发生于术后 1 周左右，表现为患者突发剧烈腹痛、持续腹胀、发热、腹腔引流管或伤口流出清亮的液体，引流液测得淀粉酶。应予以持续负压引流，保持引流装置有效。注意用氧化锌软膏保护周围皮肤，多数胰瘘可自愈。

4．胆瘘　多发生于术后的 5～10 天，表现为发热、右上腹痛、腹肌紧张及腹膜刺激征；T 形管引流量突然减少，但可见沿腹腔引流管或腹壁伤口溢出胆汁样液体。此时应保持 T 形管引流通畅，做好观察和记录；予以腹腔引流，加强支持治疗；同时做好手术处理的准备。

5．动态监测血糖水平，对合并高血糖者，应按医嘱调节胰岛素用量，控制血糖在适当水平。若有低血糖表现适当补充葡萄糖。

（四）健康教育

1．年龄在 40 岁以上，短期内出现持续性上腹部疼痛、腹胀、食欲减退、消瘦等症状时，应注意对胰腺作进一步检查。

2．饮食宜少量多餐，以均衡饮食为主。

3．按计划放疗或化疗。放、化疗期间定期复查血常规，一旦白细胞计数小于 4×10^9/L，应暂停放、化疗。

4．术后每 3～6 个月复查一次，若出现进行性消瘦、贫血、乏力、发热等症状，及时到医院复诊。

考点：急性胰腺炎的诊断要点。胰腺癌的护理措施。

小结	门静脉高压症指当门静脉血流受阻、血液淤滞、造成门静脉系统压力持续 > 24 cmH2O（2.35 Kpa）时所引起的临床综合征。约 90% 以上的门静脉高压症是由肝硬化引起。主要的表现是脾大、脾功能亢进、呕血和便血及腹水。可伴有黄疸、蜘蛛痣、肝掌、痔、脐疝、腹壁静脉曲张。根据病史，病因及其临床表现，再结合实验室检查、肝功能检查及影像学检查即可诊断。外科治疗门静脉高压症主要是预防和控制食管胃底静脉曲张破裂出血。 肝的血液供应丰富，是物质交换与能量代谢的重要场所，并担负着重要而复杂的生理功能。细菌性肝脓肿是由于肝具有双重血液供应，又因为胆道与肠道相通，因而受细菌感染的机会多。由于肝血供丰富，一旦脓肿形成后，大量毒素被吸收入血，临床出现严重的毒血症表现。原发性肝癌是我国常见的恶性肿瘤之一，指发生于肝细胞和肝内胆管上皮细胞的癌。近年来发病率有增高趋势，年死亡率位居全国恶性肿瘤第 2 位。早期缺乏特异性表现，晚期可出现局部和全身症状，给早期诊断带来很大困难。但早期手术切除仍是目前治疗肝癌最为有效的方法。

小结

胆道系统分为肝内胆管和肝外胆道两部分；具有分泌、贮存、浓缩和输送胆汁的生理功能，对胆汁排入十二指肠有重要的调节作用。B超声检查是一种安全、快速、经济而又简单准确的检查方法，是普查和诊断胆道疾病的首选方法。胆囊结石往往是先出现结石，随后结石阻塞胆囊颈管，胆汁淤积、细菌繁殖而致胆囊炎；胆管结石和胆管炎常同时存在，互为因果，结石可引起胆管阻塞、胆汁淤滞，发生感染，导致急性胆管炎；当后者发展至完全性梗阻并形成化脓性细菌感染时又称为急性化脓性梗阻性胆管炎，管内胆汁可逆流引起肝急性化脓性感染、肝脓肿、肝坏死、肝衰竭，甚至多脏器衰竭、休克。

急性胰腺炎是由胰腺分泌的胰酶在胰腺内被激活，对胰腺组织自身"消化"而引起的急性化学性炎症。国内大多是由于胆道疾病引发，而国外大多数则是由过量饮酒所造成。主要表现为上腹正中或偏左持续性剧烈腹痛，有时呈束带状，放射至腰背部。同时伴有腹胀、恶心及呕吐等。上述表现结合酶学检测一般可以明确诊断。急性胰腺炎尚无继发感染者，首先采用非手术治疗。急性出血性坏死性胰腺炎继发感染者需手术治疗。

胰腺癌是消化系统较常见的恶性肿瘤，好发年龄为40岁以上。早期诊断率不高，中晚期手术切除率低，预后差。胰腺癌中，胰头癌是最常见的一种，约占胰腺癌的70%～80%，其次为胰腺体、尾部癌。

（武永明　袁志勇）

第二十章　周围血管疾病患者的护理

学习目标	1. 归纳下肢静脉曲张、血栓闭塞性脉管炎、深静脉血栓形成的病因、发病机制、病理生理和护理评估。 2. 解释下肢静脉曲张、血栓闭塞性脉管炎、深静脉血栓形成的诊断要点。 3. 熟记下肢静脉曲张、血栓闭塞性脉管炎、深静脉血栓形成的概念、护理措施及健康教育内容。 4. 知道下肢静脉曲张、血栓闭塞性脉管炎、深静脉血栓的形成及处理原则。

第一节　下肢静脉曲张患者的护理

案例

男性，65岁，教师。5年前发现双小腿蚯蚓样团块，站立时明显，平卧后减轻。久站时常感下肢酸胀易疲劳。近1年来双侧小腿皮肤颜色变深。

体格检查：双侧小腿皮肤色素沉着，浅静脉隆起、曲张，呈蚯蚓样团块；大隐静脉瓣膜功能试验阳性，深静脉通畅试验示深静脉通畅，交通静脉瓣膜功能试验示交通静脉瓣膜功能良好。

思考：
（1）该患者考虑什么疾病？
（2）该患者存在的主要护理问题有哪些？
（3）该患者手术前、后的护理措施。
（4）对该患者出院时的健康教育。

下肢静脉曲张是指下肢浅静脉瓣膜关闭不全，使静脉内血液倒流，远端静脉淤滞，继而病变静脉壁扩张、变性、出现不规则膨出和扭曲。单纯下肢静脉曲张指深静脉通畅情况下的浅静脉曲张，包括大隐静脉曲张和小隐静脉曲张。

【护理评估】
（一）健康史
1．一般状态　患者的年龄、职业、工种，是否长期从事站立工作、重体力劳动；评估患者有无慢性咳嗽、习惯性便秘、妊娠等使下肢静脉血液回流阻力增加的因素。

2. 发病原因　静脉壁薄弱、静脉瓣膜缺陷以及浅静脉内压力升高是引起浅静脉曲张的主要原因。

(1) 先天因素：静脉瓣膜缺陷和静脉壁薄弱是全身支持组织薄弱的一种表现，与遗传因素有关。有些患者下肢静脉瓣膜稀少，有的甚至完全缺如，造成静脉血逆流。

(2) 后天因素：增加下肢静脉瓣膜承受压力和循环血量超负荷是造成下肢静脉曲张的后天因素，如长期站立、重体力劳动、妊娠、慢性咳嗽、习惯性便秘等后天性因素，都可使瓣膜承受过度的压力，逐渐松弛而关闭不全。循环血量经常超负荷，可造成压力升高，静脉扩张可导致瓣膜相对性关闭不全。

(二) 身体状况

原发性下肢静脉曲张以大隐静脉曲张为多见，单独的小隐静脉曲张较为少见；以左下肢多见，但双侧下肢可先后发病。主要临床表现为下肢浅静脉扩张、迂曲，下肢沉重、乏力感。

1. 早期　仅在长时间站立后患肢小腿感觉沉重、酸胀、乏力和疼痛。

2. 后期　曲张静脉明显隆起，蜿蜒成团，可出现踝部轻度肿胀和足靴区皮肤营养性不良，皮肤色素沉着、皮炎、湿疹、皮下脂质硬化和溃疡形成。

(三) 辅助检查

1. 特殊检查

(1) 大隐静脉瓣膜功能试验（Trendelenburg test）：患者平卧，抬高下肢使静脉排空，在大腿根部扎止血带阻断大隐静脉，然后让患者站立，10秒钟内释放止血带，如出现自上而下的静脉逆向充盈，提示大隐静脉瓣膜功能不全。同样的原理在腘窝部扎止血带，可以检测小隐静脉瓣膜的功能。如在未放开止血带前，止血带下方的静脉在30秒内已充盈，则表明有交通静脉瓣膜关闭不全。

(2) 深静脉通畅试验（Perthes test）：用止血带阻断大腿浅静脉主干，嘱患者连续用力踢腿或作下蹲活动连续10余次，随着小腿肌肉泵收缩迫使浅静脉血液向深静脉回流排空。若在活动后浅静脉曲张更为明显，张力增高，甚至出现胀痛，提示深静脉不通畅。

(3) 交通支瓣膜功能试验（Pratt test）：患者仰卧，抬高下肢，在大腿根部扎上止血带，然后从足趾向上至腘窝缠缚第一根弹力绷带，再自止血带处向下缠绕第二根止血带；让患者站立，在向下解开第一根弹力绷带的同时，向下缠绕第二根弹力绷带，如果在两根绷带之间的间隙内出现曲张静脉，提示该处有功能不全的交通静脉。

2. 影像学检查

(1) 下肢静脉造影：可观察下肢静脉是否通畅，瓣膜功能情况以及病变程度。

(2) 血管超声检查：可以观察瓣膜关闭活动及有无逆向血流。

(四) 治疗与效果

治疗原发性下肢静脉曲张的重点是防止病变进展，改善和促进下肢血液循环。

1. 非手术治疗　适用于病变局限、症状较轻者，或妊娠期间发病及症状虽然明显但不能耐受手术者。主要措施有：

(1) 弹力治疗：指穿弹力袜或用弹力绷带外部加压，借助远侧高而近侧低的压力差，使曲张静脉处于萎瘪状态。适用于大多数患者，疗效确切。

(2) 药物治疗：黄酮类和七叶皂甙类药物可缓解酸胀和水肿等症状。

(3) 注射硬化剂：适用于局部轻度静脉曲张或手术后残留的曲张静脉。常用的硬化剂有鱼肝油酸钠、酚甘油等。将硬化剂注入排空的曲张静脉后局部加压包扎，利用硬化剂造成的静脉炎症反应使其闭塞。硬化剂注入后，局部用纱布卷压迫，自足踝至注射处近侧穿弹力袜或缠绕弹力绷带，立即开始主动活动。大腿部维持压迫1周，小腿部6周左右。应避免硬化剂渗漏造成组织炎症、坏死或进入深静脉并发血栓形成。

（4）处理并发症

1）血栓性浅静脉炎：给予抗菌药物及局部热敷治疗。

2）湿疹和溃疡：抬高患肢并给予创面湿敷。

3）曲张静脉破裂出血：局部加压包扎止血，必要时予以缝合止血。

2．手术治疗　适用于深静脉通畅、无手术禁忌证者。最适宜的方法是大隐静脉或小隐静脉高位结扎和曲张静脉剥脱术。近年开展的经皮环扎术、旋切刨吸术、腔内激光、射频和电凝等术式均取得了良好疗效。已确定交通静脉功能不全的，可选择筋膜外、筋膜下或借助内镜作交通静脉结扎术。

【主要护理诊断/问题】

1．皮肤完整性受损　与皮肤营养障碍、慢性溃疡有关。

2．活动无耐力　与下肢静脉回流障碍有关。

3．潜在并发症　小腿曲张静脉破裂出血、深静脉血栓形成等。

【护理措施】

（一）非手术治疗护理/术前护理

1．促进下肢静脉回流，改善活动能力

（1）穿弹力袜或使用弹力绷带：指导患者行走时穿弹力袜或使用弹力绷带，促进静脉回流。穿弹力袜时应平卧并抬高患肢，排空曲张静脉内的血液后再穿，注意弹力袜的长短、压力及薄厚应符合患者的腿部情况。弹力绷带自下而上包扎，包扎不应妨碍关节活动，并注意保持合适的松紧度，以能扪及足背动脉搏动和保持足部正常皮肤温度为宜。手术后弹力绷带一般需维持2周方可拆除。

（2）保持合适体位：采取良好坐姿，双膝勿交叉过久，以免压迫腘窝，影响静脉回流；休息或卧床时抬高患肢30°～40°，以利静脉回流。

（3）避免引起腹内压和静脉压增高的因素：保持大便通畅，避免长时间站立，肥胖者亦有计划地减轻体重。

2．预防或处理创面损伤

（1）观察患肢情况：观察患肢远端皮肤的温度、颜色，是否有肿胀、渗出，局部有无红肿、压痛等感染征象。

（2）加强下肢皮肤护理：预防下肢创面继发感染，做好皮肤湿疹和溃疡的治疗和换药，促进创面愈合。

（二）术后护理

1．观察病情　观察患者有无伤口及皮下渗血、伤后感染等情况，发现异常及时通知医师。

2．早期活动　患者卧床期间指导其作足部伸屈和旋转运动；术后24小时可鼓励患者下地慢慢行走，促进下肢静脉血液回流，避免深静脉血栓形成。

3．保护患肢　活动时避免外伤引起曲张静脉破裂出血，如发现有局部出血、感染和血栓性静脉炎等并发症时，应及时报告医生妥善处理。

（三）健康教育

1. 指导患者进行适当的体育锻炼，增强血管壁弹性。
2. 非手术治疗患者应坚持长期穿弹力袜或使用弹力绷带，术后宜继续使用 1～3 个月。
3. 平时应保持良好的坐姿，避免久站，坐时避免双膝交叉过久，休息时抬高患肢。
4. 去除影响下肢静脉回流的因素，避免用过紧的腰带和紧身衣服。
5. 坚持适量运动，保持大、小便通畅。

考点： 下肢静脉曲张手术前、后的护理要点及健康教育内容。

第二节　血栓闭塞性脉管炎患者的护理

案例

男性，40 岁，患者 4 年前出现右足小趾发冷、疼痛，并呈进行性加重，逐渐发展至右大趾。患者曾接受多家医院中西医结合治疗，疗效不佳，病情加重，疼痛难忍。来诊时，患者自述疼痛，以夜间为重，且患足喜露被外，间歇跛行仅十余米。

体格检查： 双侧足背动脉及右胫后动脉搏动消失，右足底呈蜡白色，皮温明显低于左侧，右小趾色紫红、皮肤菲薄，有欲溃之势。

思考：
（1）该患者存在的主要护理问题有哪些？
（2）该患者手术前、后的护理措施。
（3）对该患者出院时的健康教育。

血栓闭塞性脉管炎（thromboangitisobliterans，TAO）又称 Buerger 病，是一种累及四肢远端中动脉、小动脉、静脉的慢性、阶段性、周期性发作的血管炎性病变，好发于男性青壮年。

【护理评估】

（一）健康史

1. 一般状态　了解患者的年龄、有无吸烟嗜好、营养不良、外伤史等；评估患者居住环境是否寒冷、潮湿，家族中有无同类患者。

2. 发病原因　确切病因尚未明确，相关因素可归纳为两方面：

（1）外来因素：主要有吸烟，寒冷与潮湿的生活环境，慢性损伤和感染。
（2）内在因素：自身免疫功能紊乱，性激素和前列腺素失调以及遗传因素。

上述因素中，主动或被动吸烟是导致本病发生和发展的重要环节。多数患者有吸烟史，戒烟可使病情缓解，再度吸烟常使病情反复。患者动脉中发现免疫球蛋白及 C3 复合物，提示免疫功能紊乱可能是本病发病的重要因素。

3. 病理生理　病变主要累及四肢的中、小动脉和静脉，常起始于动脉，后累及静脉，由远端向近端发展，病变呈节段性分布，两段之间血管比较正常。早期以血管痉挛为主，活动期为受累动静脉管壁全层非化脓性炎症，有内皮细胞和成纤维细胞增生、淋巴细胞浸润、管腔狭窄和血栓形成。后期炎症消退，血栓机化，新生毛细血管形成。动脉周围广泛纤维组织形成，常包埋静脉和神经组织、闭塞血管远端组织可出现缺血性改变，甚至坏死。虽有侧支循环逐渐建立，但不足以代偿，因而神经、肌肉和骨骼等均可出现缺血性改变。

(二) 身体状况

1．临床分期　起病隐匿，进展缓慢，周期性发作。按肢体缺血程度分为三期：

(1) 第一期（局部缺血期）：患肢麻木、发凉、轻度间歇性跛行，可反复出现游走性浅静脉炎。检查发现患肢皮温稍低，色泽较苍白，足背或胫后动脉搏动减弱。此期功能性（痉挛）大于器质性因素。

(2) 第二期（营养障碍期）：症状加重，间歇性跛行明显，疼痛转为持续性静息痛，夜间剧烈。检查患肢皮温显著降低，色泽苍白，或出现紫斑、潮红，小腿肌萎缩，足背或胫后动脉搏动消失。此期动脉已处于闭塞状态，以器质变化为主掺杂一些功能性因素，肢体依靠侧支循环保持存活，腰交感神经阻滞后仍可出现皮温增高。

(3) 第三期（坏死期）：症状继续加重，患肢趾（指）端发黑、坏疽、溃疡形成，疼痛剧烈呈持续性。此期动脉完全闭塞，侧支循环不能保证趾（指）存活。

2．临床表现

(1) 疼痛：是本病最突出的症状。病变早期，由于血管痉挛，血管壁和周围组织神经末梢受到刺激而使患肢（趾、指）出现疼痛、针刺、烧灼、麻木等异常感觉。随着病变进一步发展，肢体动脉狭窄逐渐加重，即出现缺血性疼痛。轻者行走一段路程以后，患肢足部或小腿胀痛，休息片刻疼痛即能缓解，再次行走后疼痛又会出现，这种现象称为间歇性跛行。产生间歇性跛行的机理一般认为是血液循环障碍时，肌肉运动后乳酸等酸性代谢产物积聚，刺激局部神经末梢引起疼痛。重者即使肢体处于休息状态，疼痛仍不能缓解，称为静息痛。此时疼痛剧烈、持续，尤以夜间为甚。患肢抬高疼痛加重，下垂后则略有缓解。患者常屈膝抱足而坐，或将患肢下垂于床旁，以减轻患肢疼痛，形成血栓闭塞性脉管炎的典型体位。一旦患肢发生溃疡、坏疽、继发感染，疼痛更为剧烈。

(2) 发凉、皮温降低：患肢发凉、怕冷，对外界寒冷敏感是血栓闭塞性脉管炎常见的早期症状。随着病情的发展，发凉的程度加重，并可出现动脉闭塞远端的肢体皮肤温度降低。

(3) 皮肤色泽改变：患肢缺血常使皮肤颜色呈苍白色，肢体抬高后更为明显。下述试验有助于了解肢体循环情况：①指压试验：指压趾（指）端后观察局部皮肤或甲床毛细血管充盈情况，如果松压后5秒钟皮肤或甲床仍呈苍白或瘀紫色，表示动脉供血不足。②肢体抬高试验：抬高肢体（下肢抬高70°～80°，上肢直举过头），持续60秒，如存在肢体动脉供血不足，皮肤呈苍白或蜡黄色；下垂肢体后，皮肤颜色恢复时间由正常的10秒延长到45秒以上，且皮肤色泽不均匀呈斑片状；肢体持续处于下垂位时，皮肤颜色呈潮红或瘀紫色。③静脉充盈时间：抬高患肢，使静脉排空、瘪陷，然后迅速下垂肢体，观察足背浅表静脉充盈情况。如果静脉充盈时间大于15秒，表示肢体动脉供血不足。

(4) 游走性血栓性浅静脉炎：40%～50%的血栓闭塞性脉管炎患者发病前或发病过程中可反复出现游走性血栓性浅静脉炎。急性发作时，肢体浅表静脉呈红色条索、结节状，伴有轻度疼痛和压痛。2～3周后，红肿、疼痛消退，留有色素沉着。经过一段时间，相同部位或其他部位又可重新出现。部分患者在尚未出现肢体动脉搏动减弱和肢体慢性缺血征象时，已经存在反复发作的游走性血栓性浅静脉炎，因此，有学者认为游走性血栓性浅静脉炎是血栓闭塞性脉管炎的前驱表现。

（5）肢体营养障碍：患肢缺血可引起肢体营养障碍，常表现为皮肤干燥、脱屑、皲裂，汗毛脱落、出汗减少，趾（指）甲增厚、变形、生长缓慢，肌肉萎缩、肢体变细。严重时可出现溃疡、坏疽，开始多为干性坏疽，继发感染后形成湿性坏疽。

（6）肢体动脉搏动减弱或消失：根据病变累及的动脉不同，可出现足背动脉、胫后动脉、腘动脉或尺动脉、桡动脉、肱动脉等动脉搏动减弱或消失。

（三）心理-社会状况

患者可因患肢疼痛及病变加重而产生忧虑、急躁、悲观反应；后期因疼痛剧烈，一般止痛剂难于奏效，发生肢端坏疽后需截肢，而对治疗、生活丧失信心；也可由于使用麻醉性镇痛剂，出现药物成瘾。

（四）辅助检查

1．一般检查

（1）测定跛行距离和跛行时间。

（2）测定皮肤温度：检查肢体不同部位的皮肤温度，两侧肢体相互对照，可显示患肢皮肤温度降低的程度和范围，有助于了解动脉闭塞的部位和缺血的程度。若双侧肢体对应部位皮肤温度相差2℃以上，提示皮温降低侧动脉血流减少。

（3）肢体抬高试验：患者平卧，患肢抬高70°～80°，持续60秒，若患肢出现麻木、疼痛、皮肤呈苍白或蜡黄色，提示动脉供血不足；再让患者坐起，下肢自然下垂于床缘以下，正常人皮肤色泽可在10秒内恢复正常，若超过45秒且足部皮肤色泽不均匀呈斑片状，甚至出现潮红或发绀者提示患肢有严重循环障碍。

2．特殊检查

（1）多普勒超声血管测定和血流测定：采用多普勒超声诊断仪，直接探查受累动脉，可以显示病变动脉的形态、血管的直径和血液的流速等。并可监听动脉搏动。

（2）电阻抗血流测定：应用血流图测定仪，以测定组织的阻抗，来了解血液供应状况和血管弹性。患肢血流的波形呈升支峰值幅度降低，说明血流量减少；降支下降速度减慢，说明血液流出阻力增加。其改变程度与患肢病变程度相平行。

（3）动脉造影：可清楚显示动脉病变的部位、程度和范围，以及侧支循环情况。但动脉造影可致血管痉挛、加重肢体缺血及损伤血管等不良后果，不宜常规应用，一般在作血管重建性手术前才考虑。

（五）治疗与效果

血栓闭塞性脉管炎的治疗原则是防止病变发展，改善患肢血供，减轻患肢疼痛，促进溃疡愈合。具体方法如下：

1．非手术治疗

（1）一般治疗：

1）坚持戒烟是血栓闭塞性脉管炎的治疗关键，以消除烟碱对血管刺激而引起的血管收缩作用。

2）避免寒冷、潮湿、外伤和注意患肢适当保暖，有助于防止病变进一步加重和出现并发症。但不宜采用患肢局部热敷，以免增加组织氧耗量，造成患肢缺血坏疽。

3）患肢运动练习（Buerger运动）有助于促进患肢侧支循环建立，增加患肢血供。方法是，平卧位，患肢抬高45°，维持2～3分钟；然后坐起，双足自然下垂床边2～5分钟，并作足部旋转、伸屈运动10次；最后将患肢放平休息2分钟。如此重复练习5遍，每日练习3~4次。

4）疼痛是本病最突出的症状，当患肢出现溃疡、坏疽或继发感染时，疼痛更为严重。可适当使用吗啡或哌替啶类止痛剂。为预防药物成瘾，可采用普鲁卡因股动脉内注射及腰交感神经封闭术等。

（2）药物治疗：除了选用抗血小板聚集与扩张血管药物外，可根据中医辨证论治原则予以治疗。

1）扩张血管与抑制血小板聚集：①血管扩张药：具有解除动脉痉挛、扩张血管的作用。适用于第一、第二期患者。对于动脉完全闭塞的患者，则认为血管扩张药不但不能扩张病变的血管，反而由于正常血管的"窃血"作用加重患肢缺血，如妥拉唑啉、烟酸、硫酸镁等。②前列地尔注射液（凯时）：具有扩张血管和抑制血小板聚集的作用，可以改善患肢血供，对缓解静息痛有一定的效果。③低分子右旋糖酐：能减少血液黏滞度、抑制血小板聚集，具有改善微循环、促进侧支循环形成的作用。

2）中医中药治疗：根据中医辨证和西医辨病相结合的方法，采用中药分型治疗。①阴寒型：治则以温经散寒为主，佐以活血化瘀法。方剂选用阳和汤加减。②湿热型：治则以清热利湿为主，佐以凉血化瘀法。方剂选用四妙勇安汤加味或茵陈赤小豆汤加减。③热毒型：治则以清热解毒为主，佐以活血化瘀法。方剂选用四妙活血汤加减。④气血两亏型：治则以补养气血活血法。方剂选用顾步汤加减或人参养荣汤加减。

3）预防或控制感染：对并发感染者，根据细菌培养及药物敏感试验，选用有效抗菌药物。

（3）高压氧疗法：通过高压氧治疗，提高血氧含量，促进肢体的血氧弥散，对减轻疼痛和促进伤口愈合有一定疗效。

（4）创面处理：对干性坏疽创面，应消毒后包扎创面，预防继发感染。感染创面可给予湿敷和换药。

2．手术治疗　目的是增加肢体血供和重建动脉血流通道，改善缺血引起的不良后果。

（1）腰交感神经节切除术：腰交感神经节切除后，能缓解手术侧下肢血管张力，扩张血管，促进侧支循环的建立。适用于腘动脉以下动脉搏动减弱或消失的第一、二期患者。一般术前应行腰交感神经阻滞试验，若阻滞后皮肤温度上升1~2℃以上，术后一般效果较好。若皮肤温度维持原状，说明动脉已经闭塞，血流不能因血管张力的缓解而增进，故不宜行交感神经节切除术。

（2）动脉血栓内膜剥除术：适用于股动脉、腘动脉阻塞，而动脉造影显示胫前、胫后或腓动脉中至少有一支动脉通畅者。血栓内膜剥除术有开放法和半开放法两种。

（3）动脉旁路移植术：适应证与血栓内膜剥除术相同。应用自体大隐静脉或人工血管，在闭塞动脉的近、远端行旁路移植，使动脉血流经移植的血管供给远端肢体。

（4）大网膜移植术：适用于腘动脉及其以下3支动脉广泛闭塞且静脉亦有病变者，分带蒂网膜移植和游离网膜移植两种。

（5）肢体静脉动脉化：适用于动脉广泛性闭塞而静脉正常者。手术将动脉血流引入静脉，利用静脉系统作为向远端肢体灌注动脉血流的通道。分浅静脉型、高位深静脉型和低位深静脉型3种手术类型。

（6）截肢术：趾（指）端已有坏疽，感染已被控制，待坏死组织与健康组织间界线清楚后，可沿分界线行截趾（指）术。若肢体有广泛的坏死，合并毒血症或有难以忍受的剧烈疼痛，经各种治疗均无改善，可考虑行截肢术。

【主要护理诊断/问题】

1．焦虑　与患肢剧烈疼痛、久治不愈、对治疗失去信心有关。
2．疼痛　与肢体反复缺血，组织坏死有关。
3．活动无耐力　与患肢远端供血不足有关。
4．组织完整性受损　与肢端坏疽、脱落有关。
5．潜在并发症　出血、栓塞。

【护理措施】

（一）控制或缓解疼痛

1．绝对戒烟　告知患者吸烟的危害，消除烟碱对血管的收缩作用。
2．患肢保暖　告知患者应注意患肢保暖，避免受寒冷刺激，但应避免用热水袋或热水给患肢直接加温，以免增加组织代谢和耗氧量而加重病情。
3．早期遵医嘱应用血管扩张剂、中医中药等治疗。对疼痛剧烈的中、晚期患者常需使用麻醉性镇痛药物。若疼痛难以缓解，可采用连续硬膜外阻滞方法止痛。

（二）减轻焦虑

由于患肢疼痛和趾（指）端坏死使患者倍受病痛的折磨，甚至对治疗失去信心，医护人员应同情、关心、体贴患者，给患者以心理支持，帮助其树立战胜疾病的信心，积极配合治疗和护理。

（三）预防或控制感染

1．保持足部清洁、干燥　每天用温水洗脚。
2．预防组织损伤　皮肤瘙痒时，可涂止痒药膏，避免用手搔抓，以免皮肤破溃而形成经久不愈的溃疡。
3．预防继发感染　患者有皮肤溃疡或组织坏死时应卧床休息，减少损伤部位的耗氧量；保持溃疡部位的清洁、避免受压及刺激；对已发生感染的创面，应加强创面换药，遵医嘱全身性使用有效抗生素或局部用抗生素湿敷。

（四）促进侧支循环，提高活动耐力

1．鼓励患者坚持每天多走路，以出现疼痛时的行走时间和行走距离作为活动量的指标，以不出现疼痛为度。
2．指导患者进行患肢运动练习（Buerger运动），以促进侧支循环的建立。有如下情况不宜运动：①腿部发生溃疡及坏死时，运动将增加组织耗氧。②动脉或静脉血栓形成时，运动可致血栓脱落造成栓塞。

（五）术后患者护理

1．体位　血管造影术后患者应平卧位，穿刺点加压包扎24小时，患肢制动6～8小时，患侧髋关节伸直、避免弯曲，以免降低加压包扎的效果。静脉血管重建术后抬高患肢30°，并卧床制动1周；动脉血管重建术后患肢平放，卧床制动2周。患者卧床制动期间应做足部运动，促进局部血液循环。
2．病情观察　密切观察生命体征的变化和切口渗血情况；观察患肢远端的皮肤温度、颜色、感觉和足背动脉搏动情况，以判断血管重建术后的通畅度。

3．并发症的观察与护理 若切口处、穿刺点出现渗血或血肿，提示切口处出血；若动脉搏动消失、皮肤温度降低、颜色苍白、感觉麻木，提示动脉栓塞；若动脉重建术后出现肿胀、皮肤颜色发紫、温度降低，可能为重建部位的血管发生痉挛或继发性血栓形成。一旦出现，立即通知医师并协助处理。

（六）健康教育

1．戒烟 劝告患者坚持戒烟，以消除烟碱对血管的收缩作用。

2．体位 患者睡觉或休息时取头高脚低位，使血液容易灌注至下肢。告知患者避免长时间维持同一姿势（站或坐）不变，以免影响血液循环。坐位时应避免将一腿搁在另一腿膝盖上，以防腘动脉、腘静脉受压和血流受阻。

3．保护患肢 切勿赤足行走，以免外伤；注意患肢保暖，避免受寒；鞋子必须合适，不穿高跟鞋；穿棉袜子，勤换袜子，预防真菌感染。

4．指导患者进行患肢功能锻炼，促进侧支循环建立，改善局部症状。

5．指导患者合理使用止痛药物。

考点： 血栓闭塞性脉管炎的护理要点及健康教育内容。

案例

男性，45岁。因车祸就诊，查：颈部两侧压痛，左膝青紫肿胀、压痛，颅脑CT未见异常，X线片未见骨折征象。入院后予抗炎、止血、脱水、降颅压等治疗。伤后29天感右小腿胀痛加重伴淤紫，站立后明显。伤后36天彩色多普勒检查提示：右下肢深静脉血栓形成（血栓段静脉周围可见侧支循环血管）。

思考：

（1）该患者存在的主要护理问题有哪些？

（2）该患者手术前、后的护理措施。

（3）对该患者出院时的健康教育。

第三节　深静脉血栓形成患者的护理

深静脉血栓形成（deep venous thrombosis DVT）是指血液在深静脉系统内不正常凝结，堵塞静脉管腔，导致静脉血液回流障碍的一种疾病。全身主干静脉均可发病，尤以左下肢多见。若未予及时治疗，将造成慢性深静脉功能不全，影响生活和工作，甚至致残。在急性期由于血栓脱落所引发的肺梗死是临床猝死的常见原因之一。

【护理评估】

（一）健康史

1．一般状态 术前评估重点是健康史，身体状况，心理和社会支持状况。术后评估重点是术后患肢血管的通畅程度、抗凝治疗期间有无出血倾向及患者活动情况等。

2. 发病原因 19世纪中期（1946—1956），Virchow提出静脉血栓形成的三大因素，即静脉血流滞缓、静脉壁损伤和血液高凝状态。但在上述3种因素中，任何一个单一因素往往都不足以致病，必须是各种因素的组合，尤其是血流缓慢和高凝状态，才可能引起血栓形成。

3. 病理生理 静脉血栓形成的病理变化，主要是由于血液高凝状态和血流滞缓而发生血栓，血栓与管壁一般仅有轻度粘连，容易脱落，可引起肺栓塞。激发炎症反应后，血栓与血管壁粘连也可较紧密。按照血栓的组成，静脉血栓有3种类型：①红血栓：为常见，组成比较均匀，血小板和白细胞散在性分布在红细胞和纤维素的胶状块内；②白血栓：基本由纤维素、白细胞和成层的血小板组成，只有极少量红细胞；③混合血栓：由白血栓组成头部，板层状的红血栓和白血栓构成体部，红血栓或板层状的血栓构成尾部。静脉血栓形成引起静脉回流障碍，其程度取决于受累血管的大小和部位，以及血栓的范围和性质。阻塞远端静脉压升高，毛细血管瘀血，内皮细胞缺氧，使毛细血管渗透性增加，阻塞远端肢体出现肿胀。深静脉压升高及静脉回流障碍，使交通支静脉扩张开放，阻塞远端血流经交通支进入浅静脉，出现浅静脉扩张。血栓可沿静脉血流方向向近心端蔓延，小腿血栓可继续伸延到下腔静脉，甚至对侧。当血栓完全阻塞静脉主干后，血栓还可逆行向远端伸延。血栓可脱落，随血流经右心，栓塞于肺动脉，而并发肺栓塞。另一方面血栓可以机化、再管化和再内膜化，使静脉管腔能恢复一定程度的通畅。因管腔受纤维组织收缩作用影响，以及瓣膜本身的破坏，可致静脉瓣膜功能不全。

（二）身体状况

主要表现为血栓静脉远端回流障碍的症状，具体如下。

1. 上肢深静脉血栓形成 局限于腋静脉，前臂和手部肿胀、胀痛。发生在腋-锁骨下静脉，整个上肢肿胀，患侧肩部、锁骨上和前胸壁浅静脉扩张。上肢下垂时，肿胀和胀痛加重，抬高后减轻。

2. 上、下腔静脉血栓形成 上腔静脉血栓形成大多数起因于纵隔器官或肺的恶性肿瘤。除有上肢静脉回流障碍的临床表现外，并可出现面颈部、眼睑肿胀，球结膜充血水肿，颈部、前胸壁、肩部浅静脉扩张。常伴有头部胀痛及其他神经系统症状。下腔静脉血栓形成，多系下肢深静脉血栓向上蔓延所致。其临床特征为双下肢深静脉回流障碍，躯干的浅静脉扩张。当血栓累及下腔静脉肝段，影响肝静脉回流时，则有布-加综合征的临床表现。

3. 下肢深静脉血栓形成 可发生在下肢深静脉的任何部位。临床常见的有两类：小腿肌肉静脉丛血栓形成和髂股静脉血栓形成。前者位于末梢，称为周围型；后者位于中心，称为中央型。无论周围或中央型，均可通过顺行繁衍或逆行扩展而累及整个肢体，称为混合型，临床最为常见（图20-1）。

(1) 中央型，髂股静脉血栓形成（中央型），左侧多见，可能与右髂总动脉跨越左髂总静脉，对左髂总静脉有一定压迫有关。起病骤急；局部疼痛，压痛；腹股沟韧带以下患肢肿胀明显；浅静脉扩张，尤腹股沟部和下腹壁

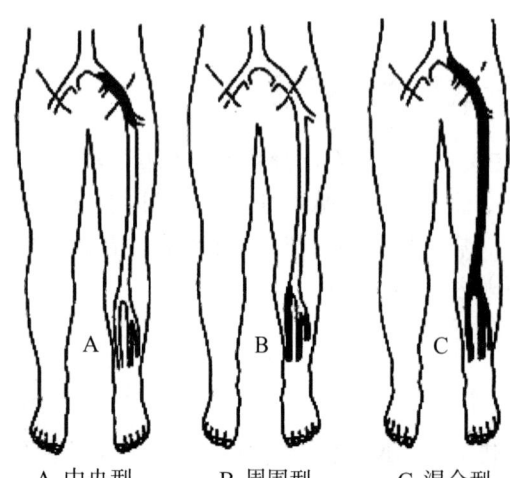

A. 中央型　　B. 周围型　　C. 混合型

图20-1 下肢深静脉血栓形成的类型

明显；在股三角区，可扪及股静脉充满血栓所形成的条索状物，伴有发烧，但一般不超过38.5℃。顺行扩展，可侵犯下腔静脉。如血栓脱落，可形成肺栓塞，出现咳嗽、胸痛、呼吸困难，严重时发生发绀、休克，甚至猝死。

（2）周围型：小腿肌肉静脉丛血栓形成（周围型），为手术后深静脉血栓形成的好发部位。因病变范围较小，所激发的炎症反应程度较轻，临床症状并不明显，易被忽略。通常感觉小腿部疼痛或胀感，腓肠肌有压痛，足踝部轻度肿胀。若在膝关节伸直位，将足急剧背屈，使腓肠肌与比目鱼肌伸长，可以激发血栓所引起炎症性疼痛，而出现腓肠肌部疼痛，称为 Homans 征阳性。因不影响血液回流，浅静脉压一般并不升高。血栓若继续向近侧繁衍，临床表现则日益明显，小腿肿胀，浅静脉扩张，腘窝部沿腘静脉压痛。

（3）混合型：无论髂股静脉血栓逆行扩散，或小腿肌肉静脉丛血栓顺行扩展，只要累及整个下肢深静脉系统，均称为混合型。临床表现为两者表现相加。但后者发病隐匿，症状开始时轻微，直到髂股静脉受累，才出现典型表现。凡发病急骤，无论髂股静脉血栓逆行扩展或小腿肌内静脉丛血栓顺行繁衍，只要血栓滋长，使患肢整个静脉系统，几乎全部处于阻塞状态，同时引起动脉强烈痉挛者，特称为股青肿。疼痛剧烈，整肢广泛性明显肿胀，皮肤紧张、发亮、呈紫绀色，有的可发生水疱，皮温明显降低，足背、胫后动脉搏动消失。全身反应明显，体温常达39℃以上，可出现休克及肢体静脉性坏疽。

（三）心理-社会状况

突发的患肢剧烈疼痛肿胀等常使患者焦虑、悲观。一旦栓子脱落可能引起肺栓塞，有生命危险，加之患者对疾病知识的缺乏，患者往往对生活和治疗失去信心。

（四）辅助检查

小腿肌肉静脉丛血栓形成，症状隐晦，且不典型，常难以确诊。髂股静脉血栓形成、混合型及股青肿，具有较为典型的临床表现，一般诊断多无困难。但是为了确定诊断，明确病变范围，可选用下列辅助检查：

1. 彩色多普勒超声 可直接见到大静脉内的血栓，配合 Doppler 测算静脉内血流速度，并观察对呼吸和压迫动作的正常反应是否存在。此种检查对近端深静脉血栓形成的诊断阳性率可达 95%；对远端者诊断敏感性仅为 50%～70%，但特异性可达 95%。利用多普勒效应，将探头置于较大静脉的体表，可闻及或描记静脉血流音，如该部无血流音，可说明静脉栓塞。应用新型显像仪，还可直接观察静脉直径及腔内情况，可了解栓塞的大小及其所在部位。

2. 放射性核素检查 目前有同位素静脉造影和放射性纤维蛋白原试验两种方法。前者处于实验研究阶段，尚未在临床应用；后者是应用 ^{125} 碘标记的人体纤维蛋白原，其可被新鲜血栓所吸收，每克血栓中含量要比等量血液高 5 倍以上，故在阻断甲状腺吸碘功能后，静脉注射该剂对双下肢进行扫描，如观察到放射剂骤增或集聚，便有助于诊断。该法操作简便，无创伤，正确率高，可以发现较小静脉隐匿型血栓。

3. 深静脉造影 为最准确的检查方法，从足部浅静脉内注入造影剂，在近心端使用压脉带，使造影剂直接进入到深静脉系统而显像，可有效地判断有无血栓，能确定血栓的大小、位置、形态及侧支循环情况。后期行逆行造影，还可了解静脉瓣膜功能情况。

4. 血液检查 血液 D-二聚体是纤维蛋白复合物溶解时产生的降解产物，下肢深静脉血栓形成的同时纤溶系统也被激活，血液中 D-二聚体浓度上升。因此，血液中 D-二聚体浓度测定在临床上有一定的实用价值。

5. 阻抗容积描记法和静脉血流描记法 采用各种容积描记仪，前者应用皮肤电极，后者采用充气袖带，测定气囊带阻断股静脉回流后小腿容积增加程度，以及去除阻断后小腿容积减少速率，从而可判断下肢静脉通畅度，以确定有无静脉血栓形成。当静脉阻塞时，随呼吸或袖带充、放气而起伏的容积波幅度小。这种试验对近端深静脉血栓形成诊断的阳性率可达90%，对远端者诊断敏感性明显降低。

6．静脉测压 站立位足背静脉正常压力一般为130 cmH$_2$O，踝关节伸屈活动时，一般下降为60 cmH$_2$O，停止活动后，压力回升，回升时间超过20秒钟。主干静脉有血栓形成时，站立位无论静息或活动时压力均明显升高，回升时间增快，一般为10秒钟左右。

（五）治疗与效果

1．非手术疗法

（1）卧床休息和抬高患肢：卧床休息1～2周，避免活动和用力排便，以免引起血栓脱落。垫高床脚20～25 cm，使下肢高于心脏平面，可改善静脉回流，减轻水肿和疼痛。开始下床活动时，需穿弹力袜或用弹力绷带，使用时间因栓塞部位而异：小腿肌肉静脉丛血栓形成使用1～2周；腘静脉血栓形成，使用不超过6周；髂股静脉血栓形成，可用3～6个月。

（2）药物治疗：①抗凝治疗：常作为溶栓疗法与手术取栓术的后续治疗，常用的抗凝药物有肝素和香豆素类衍生物（华法灵、新抗凝和新双香豆素等）。抗凝药物具有降低机体血凝功能，预防血栓形成、防止血栓繁衍，以利形成血栓的静脉再通。②溶栓治疗：常用药物有尿激酶、链激酶和纤维蛋白溶酶等，能激活血浆中的纤溶酶原成为纤溶酶，使血栓中的纤维蛋白裂解，达到溶解血栓的目的。③祛聚药物治疗：临床常用的有低分子右旋糖酐、阿司匹林和潘生丁等，能扩充血容量、降低血黏度，防治血小板聚集，常作为辅助治疗。

2．手术疗法 取栓术最常用于下肢深静脉血栓形成，尤其是髂-股静脉血栓病期不超过48小时者，可做Fogarty导管取栓术，效果较好。对于病情继续加重，或已出现股青肿，即使病期较长，也可施以手术取栓，力求挽救肢体。术后辅用抗凝、祛聚疗法2个月，防止再发。

3．慢性期治疗 主要是保守治疗，如穿弹力袜和间歇性腿部充气压迫法等。

【主要护理诊断/问题】

1．焦虑 与知识缺乏、疼痛及对疾病预后担忧有关。

2．疼痛 与深静脉回流障碍或手术创伤有关。

3．自理缺陷 与急性期需绝对卧床休息有关。

4．潜在并发症 出血、肺动脉栓塞。

【护理措施】

（一）缓解疼痛

1．观察和记录 密切观察患者患肢疼痛的部位、程度、动脉搏动、皮肤的温度、色泽和感觉，每日测量、比较并记录患肢不同平面的周径。

2．抬高患肢 患肢宜高于心脏平面20～30 cm，可促进静脉回流并降低静脉压，减轻疼痛与水肿。

3．有效止痛 疼痛剧烈或术后切口疼痛的患者，可遵医嘱给予有效止痛措施，如口服镇痛药物、间断肌内注射哌替啶或术后应用镇痛泵等。

4．非药物性措施 分散患者注意力，如听音乐、默念数字等。

(二)加强基础护理和生活护理,满足卧床患者生理需求。

(三)并发症的预防和护理

1. 预防出血

(1)观察抗凝状况:根据抗凝药物的作用时间观察抗凝状况。①肝素:静脉注射10分钟后即产生抗凝作用,但作用时间短,一般维持3~6小时。维持抗凝血时间超过正常值(试管法,4~12分钟)约2倍为宜。若测得凝血时间为20~25分钟,应请示医师调整用药剂量。②香豆素类药物:一般在用药后20~48小时才开始起效。半衰期长,有药物累积作用,停药后4~10天药物作用才完全消失。用药期间应每日测定凝血酶原时间,测定结果应控制在正常值的20%~30%。

(2)观察出血倾向:应用抗凝药物最严重的并发症是出血。因此,在抗凝治疗时要严密观察有无全身性出血倾向和切口渗血情况。每次用药后应在专用记录单上记录时间、药名、剂量、给药途径和凝血时间、凝血酶原时间的检查化验结果,并签名。

(3)紧急处理出血:若因肝素、香豆素类药物用量过多引起凝血时间延长或出血,应及时报告医师并协助处理,包括立即停用抗凝药、遵医嘱给予鱼精蛋白作为拮抗剂或静脉注射维生素K_1,必要时给予输新鲜血。

2. 预防栓塞

(1)卧床休息:急性期患者应绝对卧床休息10~14天,床上活动时避免动作幅度过大;禁止按摩患肢,以防血栓脱落和导致其他部位的栓塞。

(2)肺动脉栓塞:若患者出现胸痛、呼吸困难、血压下降等异常情况,提示可能发生肺动脉栓塞,应立即嘱患者平卧,避免做深呼吸、咳嗽、剧烈翻动,同时给予高浓度氧气吸入,并报告医师,配合抢救。

(四)其他

1. 饮食 进食低脂、富含纤维素的食物,以保持大便通畅,尽量避免因排便困难引起腹内压增高而影响下肢静脉回流。

2. 术后鼓励患者尽早活动,以免再次血栓形成。恢复期患者逐渐增加活动量,如增加行走距离和锻炼下肢肌,以促进下肢静脉再通和侧支循环的建立。

(五)健康教育

1. 戒烟 告诫患者要绝对禁烟,防止烟草中尼古丁刺激引起血管收缩。

2. 饮食指导 进食低脂、高纤维素的饮食;保持大便通畅,避免腹内压增高影响下肢静脉血液回流。

3. 保护患肢 指导患者正确使用弹力袜以减轻症状。避免久坐及长距离行走,当患肢肿胀不适时及时卧床休息,并抬高患肢高于心脏20~30 cm。

4. 适当运动 鼓励患者加强日常锻炼,促进静脉回流,预防静脉血栓形成。避免膝下垫硬枕、过度屈髋、用过紧的腰带和穿紧身衣物而影响静脉回流。

5. 定期复诊 出院3~6个月后到门诊复诊,告知患者若出现下肢肿胀疼痛,平卧或抬高患肢仍不缓解时,及时就诊。

考点: 深静脉血栓形成患者的护理措施。

小结

下肢静脉曲张是指下肢浅静脉瓣膜关闭不全,使静脉内血液倒流,远端静脉淤滞,继而病变静脉伸长,迂曲而呈曲张状态。包括大隐静脉曲张和小隐静脉曲张。发病原因为静脉壁薄弱、静脉瓣膜缺陷以及浅静脉内压力升高。主要临床表现为下肢浅静脉扩张、迂曲,下肢沉重、乏力感。可出现踝部轻度肿胀和足靴区皮肤营养性变化,如皮肤色素沉着、皮炎、湿疹、皮下脂质硬化和溃疡形成。原发性下肢静脉曲张的治疗措施主要包括患肢穿弹力袜或使用弹力绷带、硬化剂注射和手术疗法3种方法。

血栓闭塞性脉管炎是血管的炎性、节段性和反复发作的慢性闭塞性疾病。常侵袭四肢中、小动脉和伴行的静脉,以下肢多见,好发于青壮年男性,多数有吸烟嗜好;患肢有不同程度的缺血性症状;有游走性浅静脉炎病史;患肢足背动脉或胫后动脉搏动减弱或消失。处理原则是防止病变发展,改善患肢血供,减轻患肢疼痛,促进溃疡愈合。

深静脉血栓形成是指血液在深静脉腔内不正常凝结,阻塞静脉腔,导致静脉回流障碍,如未予及时治疗,急性期可并发肺栓塞,后期则因血栓形成后综合征影响生活和工作能力。全身主干静脉均可发病,尤其多见于下肢,主要引起远端静脉回流障碍的症状。非手术治疗包括祛聚药物、抗凝治疗、溶栓治疗;手术疗法最常用取栓术。

(文兆峰 王美顺)

第五篇 泌尿外科患者护理

第二十一章 泌尿、男性生殖系统疾病患者的护理

学习目标	1. 熟记泌尿、男性生殖系统疾病主要症状,膀胱尿道镜检查的护理。 2. 知道泌尿、男性生殖系统常用检查及标本采集的方法。 3. 说出泌尿系统常见疾病的病因病理、预防措施和诊治原则。 4. 解释泌尿系统常见疾病的身体状况、护理措施及健康教育内容。

第一节 泌尿外科主要症状及常见诊疗技术及护理

一、主要症状

（一）排尿改变

1. 尿频　指排尿次数增多但每次尿量减少。正常人膀胱容量男性约 400 ml，女性约 500 ml。每日排尿次数因年龄、饮水量、气候和个人习惯不同而不同，一般白天排尿 4～6 次，夜间 0～1 次。泌尿外科的尿频为少尿型尿频，患者排尿的次数明显增加，严重时几分钟排尿 1 次，每次尿量仅几毫升。引起尿频的常见原因有泌尿或生殖道炎症、膀胱结石、肿瘤、前列腺增生等，精神因素亦可引起尿频。若排尿次数增加而每次尿量并不减少，甚至增多，可能为生理性，如饮水过多、食用利尿食品；也可能为病理性，如糖尿病、尿崩症或肾浓缩功能障碍等。

2. 尿急　有尿意即迫不及待地要排尿而难以自控，尿量很少，常与尿频同时存在。多见于膀胱炎症或膀胱容量显著缩小、顺应性降低者，亦可见于无尿路病变的焦虑患者。

3. 尿痛　排尿时感到尿道疼痛，可发生在尿初、排尿中、尿末或排尿后。疼痛呈烧灼感，与膀胱、尿道或前列腺感染有关。尿频、尿急、尿痛常同时存在，三者合称为膀胱刺激征。

4. 排尿困难　尿液不能通畅地排出，表现为排尿踌躇及费力、尿线无力、分叉、变细、不尽感、滴沥等。常由膀胱以下尿路梗阻所致，亦可见于神经源性膀胱功能障碍。

5. 尿流中断　排尿突然中断伴疼痛，疼痛可放射至远端尿道，多见于膀胱结石。

6. 尿潴留　膀胱内充满尿液不能排出，分急性与慢性 2 类。急性尿潴留见于膀胱出口以下尿路严重梗阻、腹部或会阴手术后不敢用力排尿者，表现为不能排尿，尿液滞留于膀胱内。慢性尿潴留见于膀胱颈部以下尿路不完全性梗阻或神经源性膀胱，表现为排尿困难、膀

胱充盈，严重时出现充盈性尿失禁。

7．尿失禁　尿液不能控制而自行流出，可分为以下4种类型：①真性尿失禁：又称完全性尿失禁，膀胱失去控尿能力，一直处于空虚状态。常见于因外伤、手术或先天性疾病引起的膀胱颈和尿道括约肌受损。②充盈性尿失禁：又称假性尿失禁，指膀胱功能完全失代偿，膀胱过度充盈，压力增高，当膀胱内压超过尿道阻力时，引起尿液不断溢出。见于前列腺增生等原因所致的慢性尿潴留。③急迫性尿失禁：严重尿频、尿急时膀胱不受意识控制而排空，见于膀胱严重感染。④压力性尿失禁：当腹内压突然增高，如咳嗽、喷嚏、大笑、屏气等时，尿液不随意地流出。主要见于女性，特别是多次分娩或产伤者。

(二) 尿液异常

1．血尿　尿液中含有血液。根据血液含量的多少可分为镜下血尿和肉眼血尿。

(1) 镜下血尿：指借助于显微镜可见尿液中含红细胞。正常人尿液每高倍镜视野可见0～2个红细胞，若新鲜尿离心后，尿沉渣每高倍镜视野红细胞超过3个即有病理意义。

(2) 肉眼血尿：指肉眼能见到尿中有血色或血块。一般在1000 ml尿中含1 ml血液即呈肉眼血尿。肉眼血尿可分为3类：①初始血尿：见于排尿初始阶段，提示膀胱颈部或尿道出血；②终末血尿：见于排尿终末阶段，提示后尿道、膀胱颈部或膀胱三角区出血；③全程血尿：见于排尿全过程，提示出血部位在膀胱及以上部位。

血尿是泌尿系统疾病的重要症状之一，常由泌尿系肿瘤、急性膀胱炎、急性前列腺炎、泌尿系结石或损伤等引起。有些药物如环磷酰胺、别嘌醇、肝素、双香豆素等也能引起血尿。血尿是否伴有疼痛对区分良恶性泌尿系统疾病有重要意义。血尿伴排尿疼痛大多与膀胱炎或尿石症有关，而间歇性无痛血尿常提示泌尿系统肿瘤。

尿液呈红色并不都是血尿。有些药物如大黄、酚酞、利福平、酚红、嘌呤类药物等能使尿液呈红色、橙色或褐色。前尿道出血导致血液自尿道口滴出是尿道滴血。

2．脓尿　是指离心尿沉渣每高倍镜视野白细胞超过5个，见于泌尿系感染。

3．乳糜尿　是指尿液中含有乳糜或淋巴液，尿液呈乳白色，其内含有脂肪、蛋白质及凝血因子Ⅰ。若同时含有血液，尿液呈红褐色，为乳糜血尿，常见于丝虫病。

4．晶体尿　是指尿液中盐类呈过饱和状态，其中有机或无机物质沉淀、结晶，排出时尿澄清，静置后有白色沉淀物。

(三) 尿道分泌物

大量黏稠、黄色的脓性分泌物是淋菌性尿道炎的典型症状。少量无色或白色稀薄分泌物为支原体、衣原体所致非淋菌性尿道炎。慢性前列腺炎患者常在晨起排尿前或大便后尿道口出现少量乳白色黏稠分泌物。血性分泌物提示尿道癌。留置尿管患者由于尿管刺激可使尿道腺分泌增加，表现为尿道外口、尿管周围有少量黏稠分泌物。

(四) 疼痛

为常见的重要症状。泌尿、男性生殖系统的实质性器官炎症使器官肿胀、包膜受牵张而出现疼痛，疼痛常位于该器官所在部位；空腔器官梗阻造成的平滑肌痉挛或肿瘤侵犯邻近神经常引起放射痛。

1．肾和输尿管痛　肾病变所致疼痛常位于肋脊角、腰部和上腹部，一般为持续性钝痛，亦可为锐痛。肾盂输尿管连接处或输尿管急性梗阻、输尿管扩张引起的疼痛为肾绞痛，其特点是突发绞痛、剧烈难忍、辗转不安、大汗、伴恶心、呕吐；呈阵发性发作，持续几分钟至几十分钟，间歇期可无任何症状；疼痛可沿输尿管放射至下腹、膀胱区、外阴及大腿内侧。

2. 膀胱痛 急性尿潴留导致膀胱过度扩张所致，疼痛常位于耻骨上区域。但慢性尿潴留可无疼痛，或略感不适。膀胱炎症常引起锐痛或烧灼痛，可放射至阴茎头部，而女性则放射至整个尿道。

3. 前列腺痛 前列腺炎可引起会阴、直肠、腰骶部疼痛，有时可牵涉至耻骨上区、腹股沟区及睾丸。

4. 阴囊痛 由睾丸或附睾病变引起，睾丸扭转和急性附睾炎时，可引起阴囊剧烈疼痛；肾绞痛或前列腺炎症亦可放射引起睾丸痛；鞘膜积液、精索静脉曲张或睾丸肿瘤，常致阴囊不适、坠胀，多数疼痛不严重。

（五）肿块

腹部肿块可见于肾积水、肾积脓和肾肿瘤等。阴囊内肿块见于睾丸肿瘤、附睾睾丸炎、鞘膜积液等。

（六）男性性功能症状

主要有性欲改变、勃起功能障碍（ED）、射精障碍（早泄、不射精和逆行射精）等。

二、常见诊疗技术

（一）实验室检查

1. 尿液检查 尿液检查应收集新鲜中段尿液。男性包皮过长者，必须翻起包皮，清洗龟头。女性月经期间不应收集尿液送检。尿培养以清洁中段尿为佳，女性可以采用导尿的尿标本。由耻骨上膀胱穿刺而取的尿标本是无污染的膀胱尿标本。新生儿及婴幼儿尿液收集采用无菌塑料袋。

（1）尿常规：是诊断泌尿系统疾病最基本的项目。正常尿液呈淡黄、透明、弱酸性、中性或碱性。大量蔬菜饮食或感染时尿液 pH 升高，而大量蛋白质饮食时尿液 pH 降低。正常尿液尿糖阴性，含极微量蛋白。

（2）尿沉渣：新鲜尿离心后，尿沉渣每高倍镜视野红细胞数 > 3 个为镜下血尿；白细胞 > 5 个为脓尿，同时还可检查尿中有无晶体、管型、细菌等。

（3）尿三杯试验：以排尿最初的 5～10 ml 为第一杯，排尿最后的 5～10 ml 为第三杯，中间部分为第二杯。收集时尿流应连续不断。其检验结果可初步判断镜下血尿或脓尿的来源及病变部位。若第一杯尿液异常，提示病变在尿道；第三杯尿液异常，提示病变在后尿道、膀胱颈部或膀胱三角区；若三杯尿液均异常，提示病变在膀胱及其以上部位。

（4）尿细菌学检查：用于泌尿系感染的诊断和临床用药指导。革兰染色尿沉渣涂片检查可初步判断细菌种类。尿沉渣抗酸染色涂片检查或结核菌培养有助于泌尿系结核的诊断。清洁中段尿培养，若菌落数 > 10^5/ml，提示尿路感染；对于有尿路感染症状的患者，致病菌落数 > 10^2/ml 就有意义。

（5）尿细胞学检查：用于初步筛选膀胱肿瘤或术后随访，对膀胱原位癌的阳性率高。应取新鲜尿液检查，冲洗后收集尿液可提高阳性率。

（6）膀胱肿瘤抗原（BTA）：通过定性或定量方法，测定尿中有无肿瘤相关抗原。定性方法简单，准确率 70% 左右，阳性反应提示尿路上皮肿瘤存在，可作为初筛或随访方法。应避免血尿严重时留取尿标本。

2. 肾功能检查

（1）尿比重：反映肾浓缩功能和排泄废物功能。正常尿比重 1.010～1.030，清晨时最高。当肾功能受损时，肾浓缩功能进行性减弱。尿比重固定或接近于1.010，提示肾浓缩功能严重受损。

（2）血肌酐和血尿素氮：当肾实质损害时，体内蛋白质产物潴留，血肌酐和血尿素氮增高，增高的程度与肾损害程度成正比。血肌酐测定较血尿素氮精确。血尿素氮受分解代谢、饮食和消化道出血等多种因素影响。

（3）内生肌酐清除率：指在单位时间内，肾将若干毫升血浆中的内生肌酐全部清除出体外的比率，接近于用菊糖测定的肾小球滤过率。测定公式：内生肌酐清除率＝尿肌酐浓度/血肌酐浓度×每分钟尿量，正常值为90～120 ml/min。

（4）酚红排泄试验：因为94%的酚红（PSP）由肾小管排泄，所以在特定的时间内，尿中酚红的排出量能反映肾小管的排泄功能。

3．前列腺特异性抗原（PSA） 由前列腺腺泡和导管上皮细胞分泌，是一种含有237个氨基酸的单链糖蛋白，具有前列腺组织特异性。血清PSA是目前前列腺癌的生物学标记，正常值为0～4 ng/ml，如血清PSA＞10 ng/ml应高度怀疑前列腺癌。

4．流式细胞测定（FCM） 利用流式细胞仪定量分析细胞大小、形态、DNA含量、细胞表面标志、细胞内抗原和酶活性等。采用的标本包括尿、血、精液、肿瘤组织等。此项技术可为泌尿、男生殖系肿瘤的早期诊断及预后判断提供较敏感和可靠的信息，亦可用于判断肾移植急性排斥反应及男性生育能力。

5．前列腺液检查 正常前列腺液呈淡乳白色，较稀薄；涂片镜检可见多量卵磷脂小体，白细胞＜10个/高倍视野。前列腺按摩前应作尿常规检查，按摩后再收集5～10 ml初段尿液送检，比较按摩前、后尿白细胞数，对按摩未获前列腺液者为间接检查，对分析是否因前列腺炎引起的尿路感染具有临床意义。怀疑细菌性前列腺炎时应同时进行前列腺液细菌培养和药敏试验。

（二）影像学检查

1．B超检查 广泛应用于泌尿外科疾病的筛选、诊断和随访，亦用于介入治疗。B超检查方便、无创伤，不需使用造影剂，不影响肾功能，可用于肾衰竭患者，亦用于禁忌做排泄性尿路造影或不宜接受X线照射的患者。临床上可用于：①确定肾肿块性质、结石和肾积水；②测定残余尿、测量前列腺体积等；③检查阴囊肿块以判断肿块是囊性还是实质性；④明确睾丸和附睾的位置关系。特殊的探头在直肠及膀胱内作360°旋转检查，有助于膀胱和前列腺肿瘤的诊断和分期。多普勒超声仪可显示血管内血流情况，确定动静脉走向，诊断肾血管疾病、睾丸扭转、肾移植排异反应等。B超引导下行穿刺、引流及活检等更为准确。

2．X线检查

（1）尿路平片（KUB）：是泌尿系统常用的初查方法。尿路平片不仅能显示肾轮廓、位置、大小及腰大肌阴影，还能显示不透光阴影及骨骼系统改变如脊柱侧弯、脊柱裂、肿瘤骨转移、脱钙等。腰大肌阴影消失，提示腹膜后炎症或肾周围感染。侧位片有助于判断不透光阴影（如结石）的来源。摄片前应做好肠道准备，如服用缓泻剂、进食少渣饮食等，清除肠道内气体和粪块，确保平片质量。

（2）排泄性尿路造影：又称静脉尿路造影（IVU），静脉注射有机碘造影剂，注射后5、15、30、45分钟分别摄片。IVU能显示尿路形态，判断有无扩张、推移、受压和充盈缺损等，同时可了解双侧肾功能。肾功能良好者5分钟即显影，10分钟后显示双侧肾、输尿管和部分充盈的膀胱。妊娠，严重肝、肾、心血管疾病以及甲状腺功能亢进及造影剂过敏者为禁忌证。注意事项及护理：①造影前晚服用轻泻剂如蓖麻油、番泻叶等排空肠道，前一日吃少渣饮食，避免食用易使胃肠道胀气的食物，以免粪块或肠内积气影响显影效果；②禁食、禁水6~12小时，使尿液浓缩，增加尿路造影剂浓度，使显影更加清晰；③造影前做碘过敏试验，对离子型造影剂过敏时，可用非离子型造影剂。

（3）逆行肾盂造影：经膀胱尿道镜行输尿管插管，注入12.5%碘化钠或15%有机碘造影剂，能清晰显示肾盂和输尿管形态；亦可注入空气作为阴性比衬，有助于判断透光结石。适用于排泄性尿路造影显示尿路不清晰或禁忌者，以及体外冲击波碎石术中输尿管结石的定位和碎石。禁忌证为急性尿路感染及尿道狭窄。注意事项及护理：造影前行肠道准备，操作中动作轻柔，严格无菌操作，避免损伤。

（4）经皮穿刺肾盂造影：通常在B超指引下经皮穿刺入肾盂，注入造影剂以显示上尿路情况。适用于上述造影方法失败或有禁忌而怀疑梗阻性病变存在者。

（5）膀胱造影：经导尿管将10%~15%有机碘造影剂150~200 ml注入膀胱，可显示膀胱形态及其病变如损伤、畸形、瘘管、神经源性膀胱，较大的膀胱肿瘤可显示充盈缺损。排泄性膀胱尿道造影可显示膀胱输尿管回流及尿道病变。严重尿道狭窄不能留置尿管者，可采用经耻骨上膀胱穿刺注射造影剂的方法进行排泄性膀胱尿道造影，以判断狭窄程度和长度。

（6）血管造影：血管造影的方法主要有经皮动脉穿刺插管、选择性肾动脉造影、静脉造影及数字减影血管造影（DSA）等方法。适用于肾血管疾病、肾损伤、肾实质肿瘤等。亦可对晚期肾肿瘤进行栓塞治疗。禁忌证为妊娠、肾功能不全及有出血倾向者。注意事项及护理：①造影前应作碘过敏试验，进行肝肾功能、凝血功能检查；②造影后穿刺点局部加压包扎，平卧24小时；③造影后注意观察足背动脉搏动、皮肤温度及颜色、感觉和运动情况；④造影后鼓励患者多饮水，必要时静脉输液500~1000 ml以促进造影剂排泄。

（7）淋巴造影：经足背或阴茎淋巴管注入碘苯酯，使腹股沟、盆腔、腹膜后淋巴管和淋巴结显像，可以为膀胱癌、阴茎癌、睾丸肿瘤、前列腺癌的淋巴结转移和淋巴管梗阻的诊断提供依据，也可了解乳糜尿患者的淋巴通路。

（8）CT：有平扫和增强扫描两种方法。因病变在注入造影剂前、后表现不同而被识别。主要用于鉴别肾囊肿和肾实质性病变，确定肾损伤范围和程度，肾、膀胱、前列腺癌及肾上腺等部位肿瘤的诊断与分期，也可显示腹部和盆腔转移的淋巴结。

3. 磁共振成像（MRI） 能显示被检查器官组织的功能和结构，并可显示脏器血流灌注信息，可以提供较CT更为可靠的依据，用于泌尿、男性生殖系肿瘤的诊断和分期，区别囊性和实质性改变，肾上腺肿瘤的诊断等。体内有起搏器或金属植入物的患者不能做MRI。磁共振血管成像（MRA）多用于明确肾动脉瘤、肾动脉狭窄、肾静脉血栓形成、肾癌分期、血管受损及肾移植术后血管情况等。磁共振尿路成像（MRU）又称水成像。无需造影剂和插管而显示肾盏、肾盂、输尿管的形态和结构，是了解上尿路梗阻的无创检查。注意事项及护理：①在进入核磁共振检查室之前，应去除身上带的手机、磁卡、手表、硬币、钥匙、金属皮带、金属项链、金属耳环、金属纽扣等金属饰品或金属物品，否则，检查时可能影响磁场的均匀性，造成图像的干扰，形成伪影，不利于病灶的显示。②由于核磁共振机器及核磁共振检查室内存在非常强大的磁场，因此，装有心脏起搏器者，以及血管手术后留有金属夹、金属支架者，或冠状动脉、食管、前列腺、胆道进行金属支架手术者，绝对严禁作核磁共振检查，否则，由于金属受强大磁场的吸引而移动，可能产生严重后果以致生命危险。③腹部核磁共振检查时，上腹部检查宜空腹，检查前饮300~500 ml的水，使胃内液体与肝脏左叶能形成比较明显的对比而有利于诊断；下腹部检查前半小时左右饮 500 ml 的水，使膀胱充盈，有助于观察膀胱及邻近组织器官病变对其形态产生的变化。

4. 放射性核素显像检查　是通过体内器官对放射线示踪剂的吸收、分泌和排泄过程而显示其形态和功能。可提供功能方面的定量数据，有助于疾病的诊断、治疗评价和随访。包括肾图、肾显像、肾上腺显像、骨显像及阴囊显像等。

（1）肾图：静脉注射由肾小球滤过或肾小管上皮细胞摄取、分泌而不被重吸收的放射线示踪剂，在体外连续记录其滤过或摄取、分泌和排泄的全过程，所记录的双肾时间 - 放射线计数曲线称为肾图。肾图主要用于测定肾小管分泌功能和显示上尿路有无梗阻，是一种分侧肾功能试验，反映尿路通畅及尿排出速率情况。

（2）肾显像：能显示肾形态、大小及有无占位病变，可了解肾功能、测定肾小球滤过率和有效肾血流量。分静态和动态显像，静态显像仅显示核素在肾内的分布图像，动态显像显示肾吸收、浓集和排出的全过程。单光子发射计算机断层照相（SPECT）能观察器官功能的动态过程，亦能摄取矢状、冠状及横断面的解剖和功能像。当肾功能不全时，肾显像比尿路造影要敏感。对肾移植术后并发症如梗阻、外溢、动脉吻合口狭窄的观察很有帮助。

（3）肾上腺皮质和髓质核素显像：对肾上腺疾病有诊断价值，如嗜铬细胞瘤的定位诊断。

（4）阴囊显像：常用于诊断睾丸扭转或精索内静脉曲张等。放射性核素血流检查可判断睾丸的存活及其能力。

（5）骨显像：可显示全身骨骼系统有无肿瘤转移，尤其是确定肾癌、前列腺癌骨转移的情况。

（三）器械检查

1. 导尿管　按材料、形状、大小、用途等有各种类型导尿管，目前最常用的是带有气囊的 Foley 导尿管，它具有操作简便，减少尿漏和不易脱落等优点。规格以法制（F）为计量单位，21F 表示其周径为 21 mm，直径为 7 mm。成人导尿检查，一般选 16F 导尿管为宜。适应证：①收集尿培养标本；②诊断性检查，测定膀胱容量、压力或残余尿，注入造影剂确定有无膀胱损伤；③解除尿潴留，持续引流尿液，膀胱内药物灌注等。禁忌证为急性尿道炎。

2. 尿道探查　通常是金属材料制成。一般选用 18～20 F 尿道探条扩张狭窄的尿道。进入尿道必须很小心，切忌暴力推进，以防后尿道破裂。有时还需要使用线形探条和跟随器导引经尿道进入膀胱。适用于探查尿道狭窄程度及尿道有无结石，治疗和预防尿道狭窄。禁忌证为急性尿道炎。

3. 输尿管镜和肾镜　在椎管内麻醉下，将输尿管镜经尿道、膀胱置入输尿管及肾盂；肾镜通过经皮肾造瘘进入肾盏、肾盂。可以直接窥查输尿管、肾盂内有无病变，亦可直视下取石、碎石、切除或电灼肿瘤，取活体组织作病理学检查。适用于尿石症、原因不明肉眼血尿或细胞学检查阳性、输尿管充盈缺损等。禁忌证为全身出血性疾病、前列腺增生、病变以下输尿管梗阻及其他膀胱镜检查禁忌者等。

4. 膀胱尿道镜　在表面麻醉或骶麻下，经尿道将膀胱镜插入膀胱内的一种内窥镜检查方法，是泌尿外科常用的检查及治疗手段。适应证：①观察后尿道及膀胱病变；②取活体组织做病理检查；③输尿管插管以收集双侧肾盂尿标本或作逆行肾盂造影，亦可放置输尿管支架管作内引流或进行输尿管套石术；④早期肿瘤电灼、电切，膀胱碎石、取石，钳取异物。禁忌证：①尿道狭窄；②急性膀胱炎；③膀胱容量＜50 ml。

(1) 检查前护理

1) 检查前准备：常规膀胱镜检查所需器械（如膀胱尿道镜、光纤线、吊筒等）用福尔马林密闭熏蒸 1 小时备用；相关物品，如冷光源、麻醉润滑剂、生理盐水、氧气等；同时嘱患者检查前排空小便，以利于医生准确地测定膀胱残余尿量。

2) 心理护理：大多数患者对膀胱镜检查知识缺乏了解，害怕检查带来的痛苦和不适，部分患者也会担心检查对今后生活的影响，通常表现为焦虑、紧张，甚至恐惧。因而护士应耐心与患者进行交谈，听取患者意见和要求，充分掌握患者的心理状态，同时详细介绍检查的目的和方法，说明检查的安全性和必要性。消除患者的恐惧心理，取得患者的主动配合。

(2) 检查中护理

1) 检查中配合：患者取膀胱截石位，臀部齐床边，两手放于胸部或身体两侧。检查过程中由于大量的膀胱冲洗液可使患者体温下降、全身发冷，对于年老体弱、心功能不全的患者容易出现全身颤抖伴血压下降、心率减慢等。应严密观察患者的神志、血压、脉搏变化，控制冲洗液的速度，提高室温，一般以 20～22℃为宜，注意患者保暖。对于膀胱内无出血的患者，可将冲洗液加温，一般温度为 38～40℃。

2) 心理护理：①膀胱镜是通过内窥镜经尿道进行，采用截石位。敏感部位的暴露会使患者感到羞涩、紧张。护士应协助医生再次耐心细致地向患者解释膀胱镜检查对疾病诊断的重要性。积极关心患者的感受，给予鼓励和安慰，嘱患者深呼吸，与其交谈，分散其注意力，消除患者的紧张情绪，积极配合检查工作。②膀胱镜检查是在局部麻醉下操作，检查过程中患者处于清醒状态，检查过程中细小的变化也会影响患者的心理反应，因此，医务人员应尽量用医用术语交谈，不可讲与检查无关的话题，以免患者误解，同时避免医生检查时分心失误。

(3) 检查后护理

1) 一般处理：嘱患者适当休息，鼓励其多饮水。

2) 检查后的并发症及处理：①出血：一般患者检查后会出现轻微血尿，嘱患者不必担心，鼓励其多饮水，1～3 天即会消失。②感染：检查 24 小时以后若出现寒颤、发热或全身不适及尿频、尿急、尿痛等不适，应及时就诊。③其他：腹痛、腹胀、大便出血、排尿不畅等，应及时就诊。

3) 心理护理：应及时反馈检查结果，同时向患者传达相关疾病知识，给予鼓励和支持，减轻患者的心理负担。

5. **尿流动力学测定** 借助流体力学及电生理学方法，测定尿路输送、储存、排出尿液的功能，为分析排尿障碍原因、选择治疗方式及评定疗效提供客观依据。通过经皮肾盂穿刺灌注或尿路造影时动态影像学观察上尿路尿动力学变化。分别或同步测定尿流率、膀胱压力容积、压力/流率、漏尿点压力、尿道压力和肌电图，全面了解下尿路功能。目前临床上主要用于诊断下尿路梗阻性疾病（如前列腺增生症）、神经源性排尿功能异常，尿失禁及遗尿症等。

6. **前列腺细针穿刺活检** 可以判断前列腺结节或其他部位异常的良恶性病变。有经直肠或会阴部两种途径。定位可用手指或超声引导，后者可明显提高操作的准确性和减少感染率。

考点： 泌尿、男性生殖系统疾病主要症状；泌尿系统常见检查技术及护理。

（文兆峰　王美顺）

第二节 泌尿系统损伤患者的护理

泌尿系统损伤以男性尿道损伤最多见,肾、膀胱损伤次之,输尿管损伤最少见。由于肾、输尿管、膀胱和后尿道受到周围组织和器官的保护,通常不易受伤。泌尿系统损伤多是胸、腹、腰部或骨盆损伤的合并伤。故当上述部位严重损伤时,应注意有无泌尿系统损伤;当确诊泌尿系统损伤时,亦应注意有无其他脏器合并损伤。

泌尿系统损伤主要表现为出血及尿外渗。大量出血可引起休克。尿外渗可继发感染,严重时可导致脓毒症、肾周围脓肿或尿瘘。

一、肾损伤

案例

男性,38岁,患者入院前3小时不慎从5米高处坠落,伤后右侧上腹部及腰部疼痛,伴恶心,曾呕吐2次,为胃内容物,曾排尿1次,尿色为洗肉水色,无血块、无排尿困难及排尿疼痛。现诉口干。查体:T 36.3℃,P 96次/分,R 16次/分,BP 90/64mmHg,神清。口唇黏膜干燥。腹平软,右上腹压痛,无反跳痛。右侧脊肋角明显压痛,叩击痛,未触及明显包块。辅助检查:血常规:白细胞11.0×10^9/L,红细胞4.0×10^{12}/L,血红蛋白105 g/L。尿沉渣镜检:红细胞满视野。X线检查未见肋骨和骨盆骨折征象,右侧膈肌略抬高。右肾轮廓不清,腰大肌阴影消失(显示右肾周有血肿及尿外渗征象),左肾无异常。尿路平片排泄性尿路造影右肾60分钟未显影。

思考:
(1)该患者的诊断及护理问题有哪些?
(2)该患者手术前、后的护理措施。
(3)对该患者出院时的健康教育。

肾深藏于肾窝,受到肋骨、腰肌、脊椎和前面的腹壁、腹腔内脏器、上面隔肌的保护,正常肾有一定的活动度,故不易受损。但肾质地脆,包膜薄,周围有骨质结构,一旦受暴力打击也可以引起肾损伤,如肋骨骨折的断端可穿入肾实质而使其受到损伤。肾损伤常是严重多发性损伤的一部分。

【护理评估】

(一)健康史

1. 一般状态 患者受伤的时间、地点、部位及致伤原因,伤情,致伤物的性质,暴力的方向及强度,受伤后的病情变化,就诊前采取的急救措施。

2. 发病原因

(1)开放性损伤:因弹片、枪弹、刀刃等锐器致伤,常伴有胸、腹部等其他组织器官损伤,损伤复杂而严重。多见于战伤。

(2)闭合性损伤:因直接暴力(如撞击、跌打、挤压、肋骨或横突骨折等)或间接暴力(如对冲伤、突然暴力扭转等)所致。占肾损伤的绝大部分。多见于交通事故中。

此外，肾本身病变如肾积水、肾肿瘤、肾结核或肾囊性疾病等更易损伤，有时极轻微的创伤也可造成严重的"自发性"肾破裂。偶然在医疗操作中如肾穿刺、腔内泌尿外科检查或治疗时也可能发生肾损伤。

3．病理生理　临床上最多见为闭合性肾损伤，根据损伤的程度可分为以下病理类型（图21-1）。

（1）肾挫伤：损伤仅局限于部分肾实质，形成肾淤斑和（或）包膜下血肿，肾包膜及肾盂黏膜均完整。损伤涉及肾集合系统可有少量血尿。一般症状轻微，可以自愈。大多数患者属此类损伤。

（2）肾部分裂伤：肾实质部分裂伤伴有肾包膜破裂，可致肾周血肿。如肾盂、肾盏黏膜破裂，则可有明显的血尿。通常不需手术治疗，应绝对卧床、止血和抗感染，并注意观察患者的生命体征，经积极治疗多可自行愈合。如病情恶化，仍需手术治疗，有的患者可行选择性肾动脉栓塞术，以阻止肾进一步出血。

（3）肾全层裂伤：肾实质深度裂伤，外及肾包膜，内达肾盂、肾盏黏膜，此时可引起广泛的肾周血肿、血尿和尿外渗。肾横断或碎裂时，可导致部分肾组织缺血。这类肾损伤症状明显，后果严重，均需手术治疗。

（4）肾蒂损伤：肾蒂血管损伤比较少见。肾蒂或肾段血管的部分或全部撕裂时可引起大出血、休克，常来不及诊治就死亡。突然减速或加速运动如车祸、从高处坠落，引起肾急剧移位，肾动脉突然被牵拉，致弹性差的内膜断裂，形成血栓，可导致肾动脉闭塞，造成肾功能丧失。此类损伤多发生于右肾，易被忽略，应迅速确诊并施行手术。

晚期病理改变包括因持续的尿外渗形成假性尿囊肿，血肿及尿外渗引起周围组织纤维化，压迫肾盂输尿管交界处导致肾积水；开放性肾损伤偶可发生动静脉瘘或假性肾动脉瘤；损伤致部分肾实质缺血或肾蒂周围纤维化，压迫肾动脉致其狭窄，引起肾血管性高血压等。

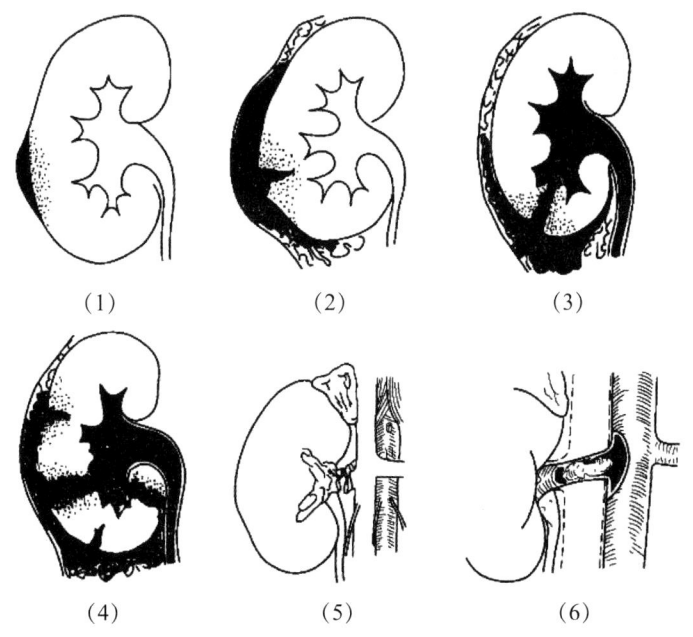

（1）肾挫伤；（2）肾部分裂伤；（3）、（4）肾全层裂伤；（5）、（6）肾蒂损伤。

图 21-1　肾损伤病理类型

（二）身体状况

肾损伤的临床表现与损伤程度有关，常不相同，尤其在合并其他器官损伤时，肾损伤的症状不易被察觉。其主要症状有休克、血尿、疼痛、腰腹部肿块、发热等。

1．休克　严重肾裂伤、肾蒂裂伤或合并其他脏器损伤时，因损伤和严重失血常发生休克，可危及生命。

2．血尿　肾损伤患者大多有血尿。血尿严重程度常与肾损伤严重程度不成正比。肾挫伤或轻微肾裂伤可引起明显肉眼血尿；严重的肾裂伤可能只有轻微血尿或无血尿如肾蒂血管断裂、肾动脉血栓形成，以及肾盂、输尿管断裂或血块堵塞等。

3．疼痛　肾包膜下血肿、肾周围软组织损伤、出血或尿外渗引起患侧腰、腹部疼痛。血液、尿液渗入腹腔或合并腹内脏器损伤时，出现全腹疼痛和腹膜刺激症状。血块通过输尿管时可引起肾绞痛。

4．腰腹部肿块　血液、尿液渗入肾周围组织可使局部肿胀，形成肿块，有明显触痛和肌肉强直。

5．发热　由于血肿、尿外渗易继发感染，甚至导致肾周脓肿或化脓性腹膜炎，可出现高热、寒战，伴有全身中毒症状；严重者可发生感染性休克。

（三）心理-社会状况

评估患者对伤情、手术危险性、术后并发症产生的恐惧、焦虑程度，家属的认知程度。

（四）辅助检查

1．血常规和尿液分析　化验尿液多有红细胞。多次复查血常规，血红蛋白与血细胞比容持续降低提示有活动性出血。血白细胞数增多应注意是否存在感染灶。

2．特殊检查

（1）B超：能提示肾损伤的部位和程度，有无包膜下和肾周血肿、尿外渗，其他器官损伤及对侧肾情况。需注意肾蒂血管情况，如肾动静脉的血流等。

（2）CT：可清晰显示肾皮质裂伤、尿外渗和血肿范围，显示无活力的肾组织，并可了解与周围组织和腹腔内其他脏器的关系，为首选检查。

（3）排泄性尿路造影：使用大剂量造影剂作静脉推注造影，可发现造影剂排泄减少，肾、腰大肌阴影消失，脊柱侧突以及造影剂外渗等。可评价肾损伤的范围和程度。

（4）动脉造影：适宜于排泄性尿路造影未能提供肾损伤的部位和程度，尤其是伤侧肾未显影，作选择性肾动脉造影可显示肾动脉和肾实质损伤情况。有持续性血尿者，作动脉造影可以了解有无肾动静脉瘘或创伤性肾动脉瘤，同时可对肾损伤处行超选择性血管栓塞，以达到止血的目的。

逆行肾盂造影易导致感染，一般不宜应用。

（五）治疗与效果

肾损伤的处理与损伤程度直接相关。轻微肾挫伤经短期休息可以康复，多数肾挫裂伤可用保守治疗，仅少数需手术治疗。

1．紧急处理　有大出血、休克的患者需迅速给予抢救措施，观察生命体征，进行输血、复苏，同时明确有无合并其他器官损伤，做好急诊手术探查的准备。

2．保守治疗

（1）绝对卧床休息2～4周，病情稳定，血尿消失后才能离床活动。通常损伤后4～6周肾挫裂伤才趋于愈合，过早、过多离床活动，有可能再度出血。恢复后2～3个月内不宜参加体力劳动或体育锻炼。

(2) 密切观察：定时测量血压、脉搏、呼吸、体温，注意腰、腹部肿块范围有无增大。观察每次排出的尿液颜色深浅的变化。定期检测血红蛋白和血细胞比容。

(3) 及时补充血容量和热量，维持水、电解质平衡，保持足够尿量。必要时输血。

(4) 早期应用广谱抗生素以预防感染。

(5) 适量使用止痛、镇静剂和止血药物。

3．手术治疗

(1) 开放性肾损伤：几乎所有开放性肾损伤的患者都要施行手术探查，特别是枪伤或从前面腹壁进入的锐器伤，需经腹部切口进行手术，原则是清创、缝合及引流，并探查腹部脏器有无合并损伤。

(2) 闭合性肾损伤：一旦确定为严重肾裂伤、肾碎裂及肾蒂损伤需尽早施行手术。若肾损伤患者在保守治疗期间发生以下情况，需施行手术治疗：①经积极抗休克后生命体征仍未见改善，提示有内出血。②血尿逐渐加重，血红蛋白和血细胞比容继续降低。③腰、腹部肿块明显增大。④有腹腔脏器损伤可能。

4．并发症处理　常由血或尿外渗以及继发性感染等所引起。腹膜后尿囊肿或肾周脓肿要切开引流。输尿管狭窄、肾积水需施行成形术或肾切除术。恶性高血压要作血管修复或肾切除术。动静脉瘘和假性肾动脉瘤应予以修补，如在肾实质内则可行部分肾切除术。持续性血尿可施行选择性肾动脉造影及栓塞术。

【主要护理诊断/问题】

1．焦虑与恐惧　与外伤打击、害怕手术和担心预后不良有关。

2．组织灌注量的改变　与肾裂伤、肾蒂裂伤或其他脏器损伤引起的大出血有关。

3．疼痛　与损伤后局部肿胀、尿外渗有关。

4．有感染的危险　与肾损伤致血肿、尿外渗有关。

【护理措施】

(一) 非手术治疗护理/术前护理

1．心理护理　主动关心、安慰患者及其家属，稳定情绪，减轻焦虑与恐惧。加强交流，解释肾损伤的病情发展情况、主要的治疗护理措施，鼓励患者及家属积极配合各项治疗和护理。

2．休息　绝对卧床休息2～4周，待病情稳定、血尿消失后可离床活动。通常损伤后4～6周，肾挫裂伤才趋于愈合，下床活动过早、过多，有可能再度出血。

3．病情观察　①定时测量血压、脉搏、呼吸，并观察其变化；②观察尿液颜色的深浅变化，若血尿颜色逐渐加深，说明出血加重；③观察腰、腹部肿块的大小变化；④动态监测血红蛋白和血细胞比容变化，以判断出血情况；⑤定时观察体温和血白细胞计数，判断有无继发感染；⑥观察疼痛的部位及程度。

4．维持体液平衡、保证组织有效灌流量　建立静脉通道，遵医嘱及时输液，必要时输血，以维持有效循环血量。合理安排输液种类，以维持水、电解质及酸碱平衡。

5．感染的预防与护理　①保持伤口清洁、干燥，敷料渗湿时及时更换；②遵医嘱应用抗生素，并鼓励患者多饮水；③若患者体温升高、伤口处疼痛并伴有血白细胞计数和中性粒细胞比例升高，尿常规示有白细胞时，多提示有感染，应及时通知医师并协助处理。

6．术前准备　有手术指征者，在抗休克治疗的同时，紧急做好各项术前准备，完善术前检查，除常规检查外，应注意患者的凝血功能是否正常。备皮、配血，条件允许时，术前行肠道清洁。

（二）术后护理

肾部分切除术后患者绝对卧床1～2周，以防继发性出血；严密观察病情，及早发现出血、感染等并发症。

（三）健康教育

1．非手术治疗、病情稳定后患者，出院后3月内不宜从事重体力劳动或剧烈运动；

2．行肾切除术后的患者需注意保护健肾，防止外伤，不使用对肾功能有损害的药物，如氨基糖苷类抗生素等。

考点： 肾损伤的身体状况和护理措施。

二、膀胱损伤

案例

男性，30岁，半小时前墙倒砸伤下腹部。体格检查：血压110/70mmHg，心率85次/分。下腹部压痛（+），导尿有大量血尿。4小时后，尿量仅有100 ml，为血性，同时患者腹痛加重，逐渐蔓延至全腹，移动性浊音阳性。插入导尿管，引流出少量血性尿，注入200 ml生理盐水，片刻后只吸出140 ml。

思考：

（1）该患者存在的主要护理问题有哪些？

（2）该患者需要做哪些检查以确定诊断？

（3）对该患者出院时的健康教育。

膀胱损伤是指膀胱壁在受到外力的作用时发生膀胱浆膜层、肌层、黏膜层的破裂，引起膀胱腔完整性破坏、血尿外渗。膀胱空虚时位于骨盆深处，受到周围筋膜、肌肉、骨盆及其他软组织的保护，除贯通伤或骨盆骨折外，很少受外界暴力损伤。膀胱充盈时，膀胱壁紧张而薄，高出耻骨联合伸展至下腹部，易遭受损伤。

【护理评估】

（一）健康史

1．一般状态　患者受伤的时间、地点、部位及致伤原因，伤情，致伤物的性质，暴力的方向及强度，受伤后的病情变化，就诊前采取的急救措施。

2．发病原因

（1）开放性损伤：由弹片、子弹或锐器贯通所致，常合并其他脏器损伤，如直肠、阴道等损伤，可形成腹壁尿瘘、膀胱直肠瘘或膀胱阴道瘘。

（2）闭合性损伤：当膀胱充盈时，下腹部遭撞击、挤压或骨盆骨折骨片刺破膀胱壁。产程过长,膀胱壁被压在胎头与耻骨联合之间引起缺血性坏死,可致膀胱阴道瘘。

(3)医源性损伤:见于膀胱镜检查或治疗,如膀胱颈部、前列腺、膀胱癌等电切术,盆腔手术、腹股沟疝修补术、阴道手术等可伤及膀胱。

3.病理生理

(1)膀胱挫伤:仅伤及膀胱黏膜或肌层,膀胱壁未穿破,局部出血或形成血肿,无尿外渗,可发生血尿。

(2)膀胱破裂:严重损伤可发生膀胱破裂,分为腹膜外型与腹膜内型两类(图21-2)。

1)腹膜外型:膀胱壁破裂,但腹膜完整。尿液外渗到膀胱周围组织及耻骨后间隙,沿骨盆筋膜到盆底,或沿输尿管周围疏松组织蔓延到肾区。大多由膀胱前壁的损伤引起,伴有骨盆骨折。

2)腹膜内型:膀胱壁破裂伴腹膜破裂,与腹腔相通,尿液流入腹腔,引起腹膜炎。多见于膀胱后壁和顶部损伤。有病变的膀胱(如膀胱结核)过度膨胀,发生破裂,称为自发性破裂。

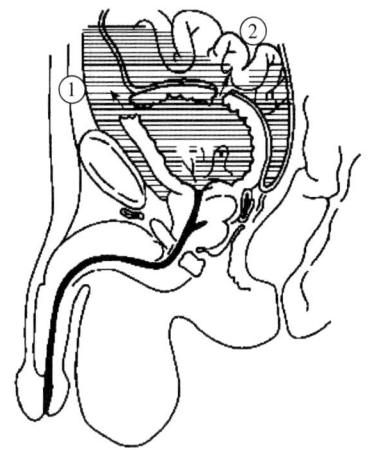

①腹膜内型 ②腹膜外型

图 21-2 膀胱损伤

(二)身体状况

膀胱壁轻度挫伤仅有下腹部疼痛,少量终末血尿,短期内自行消失。膀胱全层破裂时症状明显,腹膜外型或腹膜内型各有其特殊的表现。

1.休克 骨盆骨折所致剧痛、大出血,膀胱破裂引起尿外渗及腹膜炎,伤势严重,常发生休克。

2.腹痛 腹膜外型破裂时,尿外渗及血肿引起下腹部疼痛,压痛及肌紧张。腹膜内型破裂时,尿液流入腹腔而引起急性腹膜炎症状,并有移动性浊音。

3.血尿和排尿困难 膀胱壁轻度挫伤者或仅有少量血尿。而膀胱壁全层破裂时由于尿外渗到膀胱周围或腹腔内,患者可有尿意,但不能排尿或仅排出少量血尿。

4.尿瘘 开放性损伤可有体表伤口漏尿;如与直肠、阴道相通,则经肛门、阴道漏尿。闭合性损伤在尿外渗感染后破溃,可形成尿瘘。

(三)心理-社会状况

评估患者对伤情、手术危险性、术后并发症产生的恐惧、焦虑程度,家属的认知程度。

(四)辅助检查

1.导尿试验 膀胱损伤时,导尿管可顺利插入膀胱(尿道损伤常不易插入),仅流出少量血尿或无尿流出。经导尿管注入无菌生理盐水200 ml至膀胱,片刻后吸出。若液体进出量差异很大,吸出量少于注入量提示膀胱破裂。

2.X线检查 腹部平片可以发现骨盆或其他骨折。膀胱造影自导尿管注入15%泛影葡胺30 ml,拍摄前后位片,抽出造影剂后再摄片,可发现造影剂漏至膀胱外,排液后的照片更能显示遗留于膀胱外的造影剂。腹膜内膀胱破裂时,则显示造影剂衬托的肠袢。也可注入空气造影,若空气进入腹腔,膈下见到游离气体,则为腹膜内破裂。

(五)治疗与效果

膀胱破裂的处理原则:完全的尿流改道;膀胱周围及其他尿外渗部位充分引流;闭合膀胱壁缺损。

1. **紧急处理** 抗休克治疗，如输液、输血、止痛及镇静等。尽早使用广谱抗生素预防感染。
2. **保守治疗** 膀胱挫伤或造影时仅有少量尿外渗，症状较轻者，可从尿道插入导尿管持续引流尿液7～10日，并保持通畅。应用抗生素预防感染，破裂可自愈。
3. **手术治疗** 膀胱破裂伴有出血和尿外渗者，病情严重，须尽早施行手术。
4. **并发症处理** 早期而恰当的手术治疗以及抗生素的应用大大减少了并发症。盆腔血肿宜尽量避免切开，以免发生大出血。若出血不止，用纱布填塞止血，24小时后再取出。出血难以控制时可行选择性盆腔血管栓塞术。

【主要护理诊断/问题】
1. **焦虑与恐惧** 与外伤打击、害怕手术等有关。
2. **组织灌注量改变** 与膀胱破裂、骨盆骨折损伤血管引起出血、尿外渗或腹膜炎有关。
3. **有感染的危险** 与膀胱破裂，尿液流入腹腔或外渗到膀胱周围组织有关。

【护理措施】

（一）非手术治疗护理/术前护理

1. **心理护理** 主动关心、安慰患者及家属，稳定情绪，减轻焦虑与恐惧。加强交流，解释膀胱损伤的病情发展和预后、主要的治疗护理措施，鼓励患者及家属积极配合各项治疗和护理工作。
2. **维持体液平衡、保证组织有效灌流量** ①密切观察病情：定时测量患者的呼吸、脉搏、血压，准确记录尿量；②输液护理：遵医嘱及时输液，必要时输血，以维持有效循环血量和水、电解质及酸碱平衡；注意保持输液管路通畅；观察有无输液反应。
3. **感染的预防与护理** ①伤口护理：保持伤口的清洁、干燥，敷料浸湿时及时更换；②尿管护理：保持尿管引流通畅，观察尿液的量、颜色和性状，保持尿道口周围清洁、干燥；尿管留置7～10日后拔除；③遵医嘱应用抗生素，并鼓励患者多饮水，及早发现感染征象：若患者体温升高、伤口疼痛并伴有血白细胞计数和中性粒细胞比例升高，尿常规示有白细胞时，多提示感染，及时通知医师并协助处理。
4. **术前准备** 有手术指征者，在抗休克治疗的同时，紧急做好各项术前准备。术前检查：除常规检查外，应注意患者的凝血功能是否正常。备皮、配血，条件允许时，术前行肠道清洁。

（二）术后护理

1. **严密观察病情** 及早发现出血、感染等并发症。
2. **膀胱造瘘管护理** 保持引流管通畅，防止逆行感染；注意观察引流液的量、性状及气味；保持造瘘口周围清洁、干燥。膀胱造瘘管一般留置10日左右拔除，拔管前需先夹闭此管，待患者的排尿情况良好后再行拔管，拔管后用纱布堵塞并覆盖造瘘口。

考点：膀胱损伤的护理要点及健康教育内容。

三、尿道损伤

案例

男性，35岁，夜间走路不慎，一条腿滑入阴沟，会阴部骑跨于沟沿上，伤后会阴部肿痛，有瘀斑、尿道口流血，不能排尿，16F导尿管能插入膀胱，流出尿液清。

思考：

（1）该患者考虑什么诊断？
（2）该患者存在的主要护理问题有哪些？
（3）该患者手术前、后的护理措施。
（4）对该患者出院时的健康教育。

尿道损伤多见于男性。在解剖上男性尿道以尿生殖膈为界，分为前、后两段。前尿道包括球部和阴茎部，后尿道包括前列腺部和膜部。球部和膜部的损伤为多见。男性尿道损伤是泌尿外科常见的急症，早期处理不当，会产生尿道狭窄、尿瘘等并发症。前、后尿道损伤各有其特点。

【护理评估】

（一）健康史

1. 一般状态　患者受伤的时间、地点、部位及致伤原因，伤情，致伤物的性质，暴力的方向及强度，受伤后的病情变化，就诊前采取的急救措施。

2. 发病原因

（1）开放性损伤：多因弹片、锐器伤所致，常伴有阴囊、阴茎、会阴部贯通伤。

（2）闭合性损伤：常因外来暴力所致，多为挫伤或撕裂伤。前尿道损伤多见于会阴部骑跨伤时，将尿道挤向耻骨联合下方，引起尿道球部损伤；后尿道损伤多见于骨盆骨折引起尿生殖膈移位，产生剪切样暴力，使尿道膜部撕裂；经尿道器械操作不当也可引起尿道损伤。

3. 病理生理

尿道损伤可有挫伤、裂伤或完全断裂。尿道挫伤时仅有水肿和出血，可以自愈。尿道裂伤引起尿道周围血肿和尿外渗，愈合后引起瘢痕性尿道狭窄。尿道完全断裂使断端退缩、分离，尿道周围血肿和尿外渗明显，可发生尿潴留（图21-3、21-4）。

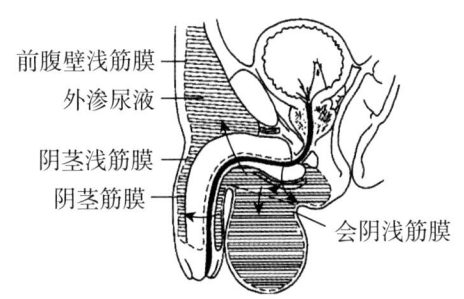

图21-3　前尿道损伤尿外渗

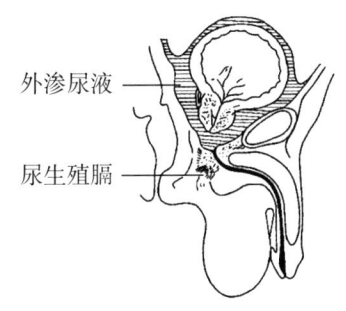

图21-4　后尿道损伤尿外渗

（二）身体状况

1．前尿道损伤

（1）尿道出血：外伤后，即使不排尿时也可见尿道外口滴血。尿液可为血尿。

（2）疼痛：受损伤处疼痛，可放射到尿道外口，尤以排尿时为剧烈。

（3）排尿困难：尿道挫裂伤时因疼痛而致括约肌痉挛，发生排尿困难。尿道完全断裂时，则可发生尿潴留。

（4）局部血肿：尿道骑跨伤常发生会阴部、阴囊处肿胀、淤斑及蝶形血肿。

（5）尿外渗：尿道断裂后，用力排尿时，尿液可从裂口处渗入周围组织，形成会阴、阴茎、阴囊及下腹部尿外渗。尿外渗、血肿并发感染，则出现脓毒症。如为开放性损伤，则尿液可从皮肤、肠道或阴道创口流出，最终形成尿瘘。

2．后尿道损伤

（1）休克：骨盆骨折所致后尿道损伤，一般较严重；常因合并大出血，引起创伤性、失血性休克。

（2）疼痛：下腹部痛，局部肌紧张，并有压痛。随着病情发展，会出现腹胀及肠鸣音减弱。

（3）排尿困难：伤后不能排尿，发生急性尿储留。

（4）尿道出血：尿道口无流血或仅少量血液流出。

（5）尿外渗及血肿：尿生殖隔撕裂时，耻骨后间隙和膀胱、前列腺周围出现血肿及尿外渗。

（三）心理-社会状况

评估患者对伤情、手术危险性、术后并发症产生的恐惧、焦虑程度，家属对损伤的认知程度。

（四）辅助检查

1．病史和体检　骨盆挤压伤患者出现尿储留，应考虑后尿道损伤。直肠指检可触及直肠前方有柔软、压痛的血肿，前列腺尖端可浮动。若指套染有血液，提示合并直肠损伤。

2．X线检查　骨盆前后位片显示骨盆骨折。尿道造影可显示尿道损伤部位及程度，尿道断裂可有造影剂外渗，而尿道挫伤则无外渗征象。

（五）治疗与效果

1．前尿道损伤

（1）紧急处理：尿道球海绵体严重出血可致休克，应立即压迫会阴部止血，采取抗休克措施，尽早施行手术治疗。

（2）尿道挫伤及轻度裂伤症状较轻，尿道连续性存在，一般不需特殊治疗，尿道损伤处可自愈。用抗生素预防感染，并鼓励患者多饮水稀释尿液，减少刺激。必要时插入导尿管引流1周。

（3）前尿道裂伤导尿失败或尿道断裂应即时施行经会阴尿道修补术或断端吻合术，留置导尿管2～3周。尿道断裂严重者，会阴或阴囊形成大血肿，可作膀胱造瘘术。3个月后再修补尿道。也有经会阴切口清除血肿，再作尿道断端吻合术，但是必须慎重而仔细止血。

（4）并发症处理

1）尿外渗：在尿外渗区作多个皮肤切口引流外渗尿液，切口应深达浅筋膜以下，并作耻骨上膀胱造瘘。

2）尿道狭窄：尿道损伤患者拔除导尿管后，需定期作尿道扩张术。对晚期发生的尿道狭窄，可用腔内技术经尿道切开或切除狭窄部的瘢痕组织，或经会阴部切口行尿道吻合术。

若有尿瘘时，要切除或者搔刮瘘管。

2．后尿道损伤

（1）紧急处理：骨盆骨折患者须平卧，勿随意搬动，以免加重损伤。损伤严重伴大出血可致休克，须抗休克。一般不宜插入导尿管，避免加重局部损伤及血肿感染。尿潴留者可行耻骨上膀胱穿刺，吸出膀胱内尿液。

（2）手术治疗：

1）早期处理：通常在病情稳定后，局麻下作耻骨上高位膀胱造瘘。尿道不完全撕裂一般在3周内愈合，恢复排尿。经膀胱尿道造影明确尿道无狭窄及尿外渗后，才可拔除膀胱造瘘管。若不能恢复排尿，造瘘后3个月再行尿道瘢痕切除及尿道端端吻合术。为早期恢复尿道的连续性，避免尿道断端远离形成瘢痕假道，对部分病情不严重、骨盆环稳定的患者，可施行尿道会师复位术并留置导尿管3~4周。

2）并发症处理：后尿道损伤常并发尿道狭窄。为预防尿道狭窄，去除导尿管后先每周1次尿道扩张，持续1个月以后仍需定期施行尿道扩张术。也可用尿道灌注液灌注尿道，灌注液为0.5%利多卡因10 ml，地塞米松5 mg，庆大霉素4万U，每日1次或隔日1次，或尿道扩张后加用尿道灌注。严重狭窄者经尿道切开或切除狭窄部的瘢痕组织，或于受伤后3个月经会阴部切口切除尿道瘢痕组织，作尿道端端吻合术。尿道长度不足者，可切除耻骨联合，缩短尿道断端距离，吻合尿道。后尿道合并直肠损伤时，早期立即修补，并作暂时性结肠造瘘。若并发尿道直肠瘘应等待3~6个月后再施行修补手术。

【主要护理诊断/问题】

1．焦虑与恐惧　与外伤打击、害怕手术等有关。

2．组织灌注量改变　与创伤、骨盆骨折引起大出血有关。

3．有感染的危险　与尿道损伤尿液外渗到周围组织有关。

4．排尿困难　与尿道损伤引起的局部水肿或尿道括约肌痉挛、尿道狭窄有关。

【护理措施】

（一）非手术治疗的护理/术前护理

1．心理护理　尿道损伤以男性青壮年为主，常合并骨盆骨折、大出血，甚至休克，伤情重，故患者及家属的精神负担大，极易产生恐惧、焦虑心理。护士应主动关心安慰患者及家属，稳定情绪，减轻焦虑与恐惧，告诉患者及家属尿道损伤的病情发展、主要的治疗护理措施，鼓励患者及家属积极配合。

2．维持体液平衡、保证组织有效灌流量　①迅速建立2条静脉通路：遵医嘱合理输液、输血，并确保输液通道通畅。②急救止血：迅速止血是抢救的关键，骨盆骨折后易出血，短时间内可出现失血性休克。因此必须有效止血，及时进行骨折复位固定，减少骨折断端的活动，防止进一步损伤血管。

3．感染的预防与护理　①嘱患者勿用力排尿，避免引起尿外渗而致周围组织继发感染；②保持伤口的清洁、干燥，敷料渗湿时应及时更换；③遵医嘱应用抗生素；鼓励患者多饮水，以起到稀释尿液、冲洗尿路的作用；④早期发现感染征象，尿道断裂后血、尿外渗容易导致感染；若患者体温升高、伤口处肿胀疼痛并伴有血白细胞计数和中性粒细胞比例升高、尿常规示有白细胞时，多提示感染，应及时通知医师并协助处理。

4. **密切观察病情** 监测患者的神志、脉搏、呼吸、血压、体温、尿量、腹肌紧张度、腹痛、腹胀等的变化，并详细记录。

5. 骨盆骨折者需卧硬板床，勿随意搬动，以免加重损伤。

6. **术前准备** 有手术指征者，在抗休克的同时，紧急做好各项术前准备。完善常规检查，除常规检查外，应注意患者的凝血功能是否正常。备皮、配血，条件允许时，术前行肠道清洁。

（二）术后护理

1. 引流管护理

（1）尿管：尿道吻合术与尿道会师术后均留置尿管，引流尿液。

1）妥善固定：尿管一旦滑脱均无法直接插入，须再行手术放置，直接影响损伤尿道的愈合。妥善固定尿管，减缓翻身动作，防止尿管脱落。

2）有效牵引：尿道会师术后行尿管牵引，有利于促进分离的尿道断面愈合。为避免阴茎阴囊交界处尿道发生压迫性坏死，需掌握牵引的角度和力度。牵引角度以尿管与体轴呈45°为宜，尿管固定于大腿内侧；牵引力度以 0.5 kg 为宜。维持 2 周。

3）引流通畅：血块堵塞是导致尿管堵塞的常见原因，需及时清除。可在无菌操作下，用注射器吸取无菌生理盐水冲洗、抽吸血块。

4）预防感染：严格无菌操作，定期更换引流袋。留置尿管期间，每日清洁尿道口。

5）拔管：尿道会师术后尿管留置时间一般为 4～6 周，创伤严重者可酌情延长留置时间。

（2）膀胱造瘘管：按引流管护理常规做好相应的护理。膀胱造瘘管留置 10 日左右拔除。

2. **尿外渗区切开引流的护理** 保持引流通畅；定时更换切口浸湿敷料；抬高阴囊以利外渗尿液吸收，促进肿胀消退。

（三）健康教育

1. **定期行尿道扩张术** 经手术修复后，尿道损伤患者尿道狭窄的发生率较高，需要定期进行尿道扩张以避免尿道狭窄。尿道扩张术较为痛苦，应向患者说明治疗的意义，鼓励患者定期返院行尿道扩张术。

2. **自我观察** 若发现有排尿不畅、尿线变细、滴沥、尿液混浊等现象，可能为尿道狭窄，应及时来医院诊治。

> **考点：**泌尿系损伤的身体状况、护理措施及健康教育内容。

（文兆峰　王美顺）

第三节　泌尿系结石患者的护理

案例

男，40 岁，因左腰部阵发性绞痛，辗转不安，排尿不适 2 小时来院急诊，过去有类似发作史，经对症治疗好转。

检查：左肾区明显叩痛，左输尿管走行区脐左有压痛。急查尿常规镜检红细胞 30 个/高倍视野。KUB 示左输尿管走行区上段有一直径约 1.5 cm 结石。

思考：
（1）该患者的诊断与诊断依据。
（2）该患者存在的主要护理问题和首要的处理措施。
（3）该患者手术前、后的护理措施。
（4）对该患者出院时的健康教育。

尿石症又被称为尿路结石（urolithiasis），是肾结石（renal calculi）、输尿管结石（ureteral calculi）、膀胱结石（vesical calculi）和尿道结石（urethral Calculi）的总称，为最常见的泌尿外科疾病之一。按尿路结石所在的部位分为上尿路结石和下尿路结石。上尿路结石指肾和输尿管结石；下尿路结石包括膀胱结石和尿道结石。以上尿路结石多见。

【护理评估】
（一）健康史
1．一般状态
（1）术前评估：了解患者的年龄、性别、职业、居住地、生活环境、饮食特点及饮水习惯；既往有无结石病史，有无代谢和遗传性疾病，有无泌尿系感染、梗阻性疾病，有无甲状旁腺机能亢进、痛风、肾小管酸中毒、长期卧床病史；止痛药物的使用情况。
（2）术后评估：了解患者结石排出情况；尿路梗阻是否解除；肾功能恢复情况；切口愈合情况；有无发生尿路感染、"石街"形成等并发症。
2．发病原因
（1）流行病学因素：①性别和年龄：尿石症的人群发病率为2%～3%，肾结石治疗后在5年内约1/3患者会复发。在我国上尿路结石男女比例相近，下尿路结石男性明显多于女性，约3.7～5.3：1。尿石症好发年龄为25～40岁。儿童多发生于2～6岁，常与畸形、感染、营养不良有关。男性老年人患尿石症与前列腺增生引起尿路梗阻有关，可继发产生膀胱结石。②种族：尿石症的发病率与种族有关，美国人尿结石年发病率为1.64%，其中有色人种患尿石症比白人少。③职业：有资料显示职业与尿石症的发病相关，如高温作业人员、飞行员、海员、外科医师、办公室工作人员等发病率较高，空军中飞行员肾结石的患病率高于地勤人员3.5～9.4倍。④地理环境和气候：尿石症发病有明显的地区差异，山区、沙漠、热带和亚热带地区发病率较高，这主要与饮食习惯、温度、湿度等环境因素有关。我国南方比北方更为多见。⑤饮食和营养：营养成分与饮食结构对尿石症的形成有重要影响，饮食中大量摄入动物蛋白、精制糖，可增加上尿路结石形成的危险性。营养状况好，动物蛋白摄入过多时，容易形成肾结石，主要成分是草酸钙、磷酸钙；营养状况差，动物蛋白摄入过少时容易形成膀胱结石，主要成分是尿酸。在我国目前上尿路结石的发病率远高于下尿路结石。⑥水分摄入与排出：任何影响水的摄入量与损失量平衡的因素如出汗过多，都会使尿液中钙和盐的过饱度增加，有利于尿结石的形成。反之，大量饮水使尿液稀释，能减少尿中晶体形成。⑦疾病：有些尿结石的形成与遗传性疾病有关，如胱氨酸尿症、家族性黄嘌呤尿等。尿结石的形成常表现为家族性，并发现有与之相关的基因突变。先天性畸形如多囊肾、蹄铁形肾、肾盂输尿管连接处梗阻（UPJO）、髓质海绵肾和下尿路畸形等，也与尿石症形成密切相关。代谢紊乱如甲状旁腺功能亢进、高尿酸尿症和高草酸尿症等，以及尿路梗阻和感染等亦为尿结石形成的因素。

（2）尿液因素：①尿液中形成尿结石的物质增加：尿液中钙、草酸或尿酸排出量增加；长期卧床、甲状旁腺功能亢进者尿钙增加；痛风患者、使用抗结核和抗肿瘤药物者尿酸排出增多。②尿 pH 改变：在碱性尿中易形成磷酸镁铵及磷酸盐沉淀；在酸性尿中易形成尿酸结石和胱氨酸结晶。③尿液浓缩：长期饮水少，尿液浓缩，使尿中盐类和有机物质的浓度增高。④尿中抑制晶体形成和聚集的物质不足：如枸橼酸、焦磷酸盐、酸性黏多糖、镁等含量减少。⑤尿路感染时尿基质增加，使晶体黏附。

（3）泌尿系统局部因素：①尿液淤滞：由于机械性因素导致尿路梗阻、尿动力学改变、肾下垂等原因均可引起尿液淤滞，促使结石形成；②尿路感染：泌尿系统感染时，细菌、坏死组织、脓块等均可成为结石的核心，尤其与磷酸镁铵和磷酸钙结石的形成有关；③尿路异物：长期留置尿管、小线头等可形成结石的核心而逐渐形成结石。

3．病理生理　尿路结石在肾和膀胱内形成，绝大多数输尿管结石和尿道结石是结石排出过程中停留该处所致。输尿管结石常停留或嵌顿于 3 个生理狭窄处，即肾盂输尿管连接处、输尿管跨越髂血管处及输尿管膀胱壁段，以输尿管下 1/3 处最多见；尿道结石常停留在前尿道膨大部位。尿路结石可引起泌尿道直接损伤、梗阻、感染或恶性变。所有这些病理生理改变与结石部位、大小、数目、是否继发炎症和梗阻程度等因素有关。

泌尿系统各部位的结石都能造成梗阻，致结石以上部位积水。位于肾盏的结石可使肾盏颈部梗阻，引起肾盏积液或积脓，进一步导致肾实质萎缩、瘢痕形成，甚至发展为肾周围感染。肾盏结石进入肾盂或输尿管后可自然排出，或停留在泌尿道任何部位。当结石堵塞肾盂输尿管连接处或输尿管时，可引起急性完全性尿路梗阻或慢性不完全性尿路梗阻。前者在及时解除梗阻后，不影响肾功能；后者往往导致肾积水，使肾实质受损、肾功能不全。结石可引起局部损伤、梗阻、感染，梗阻与感染也可使结石增大，三者互为因果加重泌尿系损害。

尿路结石以草酸钙结石最常见，磷酸盐、尿酸盐、碳酸盐次之，胱氨酸结石罕见。通常尿结石以多种盐类混合形成。草酸钙结石形成的原因尚不明，其质硬，不易碎，粗糙，不规则，呈桑椹样，棕褐色，平片易显影。磷酸钙、磷酸镁铵结石与尿路感染和梗阻有关，易碎，表面粗糙，不规则，常呈鹿角形，灰白色、黄色或棕色，平片可见多层现象。尿酸结石与尿酸代谢异常有关，其质硬，光滑，多呈颗粒状，黄色或红棕色，纯尿酸结石不被平片所显影。胱氨酸结石是罕见的家族性遗传性疾病所致，质坚，光滑，呈蜡样，淡黄至黄棕色，平片亦不显影。

（二）身体状况

1．肾和输尿管结石　单侧多见，双侧占 10%。主要表现为与活动有关的肾区疼痛和血尿。其程度与结石的部位、大小、活动与否及有无损伤、感染、梗阻等有关。

（1）疼痛：①肾结石可引起肾区疼痛伴肋脊角叩击痛。肾盂内大且移动小的结石及肾盏结石可无明显临床症状，活动后出现上腹和腰部钝痛。②结石活动或引起输尿管梗阻时可引起肾绞痛，典型的表现为突发性疼痛，剧烈难忍，多在深夜至凌晨发作，持续数分钟至数小时不等。疼痛位于腰部或上腹部，并沿输尿管放射至同侧下腹和会阴部，可至大腿内侧。疼痛性质为刀割样阵发性绞痛，发作时患者精神恐惧，坐卧不安，面色苍白、冷汗，甚至休克，可伴有恶心、呕吐。结石位于输尿管膀胱壁段或输尿管口，可伴有膀胱刺激征及尿道和阴茎头部放射痛。

(2)血尿：通常患者都有肉眼或镜下血尿，后者更为常见，有时活动后镜下血尿是上尿路结石的唯一临床表现。血尿的多少与结石对尿路黏膜损伤程度有关。如果结石引起尿路完全性梗阻或固定不动（如肾盏小结石），则可能没有血尿。

(3)并发症：结石继发急性肾盂肾炎或肾积脓时，可有畏寒、发热、脓尿、肾区压痛。结石引起肾积水时，可在上腹部触及增大的肾脏；双侧尿路完全性梗阻或孤立肾上尿路完全性梗阻时，可导致无尿，甚至出现尿毒症。

2．膀胱结石　原发性膀胱结石多发于男孩，与营养不良和低蛋白饮食有关，其发生率在我国已明显降低。继发性膀胱结石常见于良性前列腺增生、膀胱憩室、神经源性膀胱、异物或肾、输尿管结石排入膀胱。

典型症状为排尿突然中断，疼痛放射至远端尿道及阴茎头部，伴排尿困难和膀胱刺激症状。由于排尿费力，腹压增加，可并发脱肛。常有终末血尿。并发感染时，膀胱刺激症状加重，并有脓尿。若结石位于膀胱憩室内，仅表现为尿路感染。

3．尿道结石　绝大多数来自肾和膀胱。有尿道狭窄、尿道憩室及异物存在时亦可致尿道结石。见于男性，多数尿道结石位于前尿道。

典型症状为排尿困难，点滴状排尿，伴尿痛，严重者可发生急性尿潴留及会阴部剧痛。前尿道结石可沿尿道扪及，后尿道结石经直肠指检可触及。

（三）心理-社会状况

评估患者是否担心尿石症的预后；是否了解该病的治疗方法；患者及家属是否了解尿石症的预防方法。

（四）辅助检查

1．实验室检查　尿常规检查常能见到肉眼或镜下血尿。伴感染时有脓尿。有时可见较多白细胞或晶体。若考虑患者的尿路结石与代谢状态有关时，应测定血及尿的钙、磷、尿酸、草酸等。此外应作肾功能测定。

2．影像学检查

（1）B超：能显示结石的特殊声影，还能显示肾积水引起的肾包块和肾实质萎缩情况等，可发现泌尿系平片不能显示的小结石和X线透光结石。用于指引经皮介入肾造口术或经皮肾镜诊断和治疗的路径。膀胱结石能发现强光团及声影，可同时发现膀胱憩室、良性前列腺增生等。

（2）X线检查：确定结石的存在及特点。① 泌尿系X线平片：能发现95%以上的尿路结石。结石过小、钙化程度不高、纯尿酸结石及基质结石常不显示。② 排泄性尿路造影：可显示结石所致的尿路形态和肾功能改变。有X线透光的尿酸结石可显示充盈缺损。③ 逆行肾盂造影：常用于其他方法不能确定结石的部位或结石以下尿路系统病情不明时。膀胱结石时膀胱区平片能显示绝大多数结石。

（3）平扫CT：很少作为结石患者首选的诊断方法，能发现以上检查不能显示的或较小的输尿管中、下段结石。

（4）放射性核素肾显像：评价治疗前肾功能的受损情况和治疗后肾功能恢复情况；确定双侧尿路梗阻患者功能较好的肾。

3．内镜检查　包括肾镜、输尿管镜和膀胱镜检查。通常在泌尿系平片未显示结石，排泄性尿路造影有充盈缺损而不能确诊时，借助于内镜可以明确诊断和进行治疗，如膀胱镜检查能直接见到膀胱结石，并可发现膀胱病变。

（五）治疗与效果

1. 肾和输尿管结石

（1）病因治疗：如切除甲状旁腺瘤，原有的尿路结石会自行溶解、消失；解除尿路梗阻，可以避免结石复发。

（2）非手术治疗：结石直径＜0.6 cm，表面光滑，无尿路梗阻、无感染，纯尿酸结石或胱氨酸结石的患者，可行非手术治疗。直径＜0.4 cm，表面光滑的结石，90%能自行排出。

1）饮食疗法：调节饮食结构可显著降低结石复发率。①水化疗法：大量饮水是防治各种成分尿路结石简单而有效的方法。其作用是增加尿量，有利于促进较小结石自行排出；降低尿中形成结石物质的浓度，减少晶体沉积以阻止结石继续生长；减少尿路感染的机会。每日饮水量2500～4000 ml，保持每日尿量在2000 ml以上。②食物疗法：根据结石成分、代谢状态等调节食物构成。含钙结石应减少含钙食物的摄入量，如牛奶、奶制品、豆制品、巧克力、坚果类食品。草酸盐结石的患者应限制摄入含草酸多的食物，如浓茶、菠菜、番茄、芦笋、花生等。尿酸结石的患者应低嘌呤饮食，忌食动物内脏，限制各种肉类和鱼虾类等富含嘌呤的高蛋白食物。胱氨酸结石的患者应限食含蛋氨酸的食物，如蛋、奶、肉、小麦等。

2）药物治疗：对已排出的结石或经手术取出的结石做结石成分分析，确定药物治疗的方案。①调节代谢：别嘌醇可降低血、尿的尿酸含量，可治疗尿酸结石；卡托普利有预防胱氨酸结石形成的作用；a-巯丙酰甘氨酸和乙酰半胱氨酸有溶石作用。②调节尿pH：调节尿pH可以增高结石的溶解度。口服枸橼酸钾、碳酸氢钠等以碱化尿液，有利于尿酸结石和胱氨酸结石的溶解和消失；口服氯化铵使尿酸化，有利于防止感染性结石的生长。③中药和针灸：可解痉、止痛，对结石排出有促进作用，常用中药有金钱草、车前子等；常用针刺穴位是肾俞、膀胱俞、三阴交、阿是穴等。④控制感染：根据尿细菌培养药物敏感试验选用合适的抗菌药物控制感染。⑤解痉止痛：主要治疗肾绞痛，常用药物有阿托品、哌替啶，同时应用钙通道阻滞剂、吲哚美辛、黄体酮等也可缓解肾绞痛。

3）体外冲击波碎石（extracorporeal hock wave lithotripsy，ESWL）在X线或B超定位下，利用高能冲击波聚焦后作用于结石，使结石裂解，直至粉碎成细砂，随尿液排出体外。临床实践证明它是一种安全有效的非侵入性治疗，大多数的上尿路结石可采用此方法治疗。

适应证：适用于肾、输尿管上段结石，输尿管下段结石治疗的成功率比输尿管镜取石低。

禁忌证：结石远端尿路梗阻、妊娠、出血性疾病、严重心脑血管病、安置心脏起搏器者、血肌酐≥265 μmol/L、急性尿路感染、育龄妇女输尿管下段结石以及过于肥胖、肾位置过高、骨关节严重畸形、结石定位不清等，不适宜采用此法。

碎石效果与结石部位、大小、性质、是否嵌顿等因素有关。肾、输尿管上段＜2.5 cm的结石，肾功能正常者，碎石成功率可达90%左右。结石体积过大常需多次碎石，但再次治疗间隔时间不少于7日。

（3）手术治疗

1）经皮肾镜取石或碎石术（percutaneous nephrolithotomy，PCNL）：经腰背部细针穿刺直达肾盏或肾盂，扩张并建立皮肤至肾内的通道，插放肾镜，直视下取石或碎石。较小的结石通过肾镜用抓石钳取出；较大的结石无法直接取出者应将结石粉碎。碎石用机械、超声、液电、激光或气压弹道法等。取石后要安置肾造瘘管引流尿液。

适应证：此法适用于＞2.5 cm的肾盂结石、部分肾盏结石及鹿角形结石。对结石远端尿路梗阻、质硬的结石、残留结石、复发结石、有活跃性代谢疾病及需要手术者尤为适宜。

禁忌证：凝血机制障碍、对造影剂过敏、过于肥胖穿刺针不能达到肾或脊柱畸形者不宜采用此法。

并发症：有肾实质撕裂或穿破、出血、漏尿、感染、动/静脉瘘、损伤周围脏器等。

此法可与 ESWL 联合应用治疗复杂性肾结石。

2）输尿管镜取石或碎石术（ureteroscopic lithotomy or lithotripsy，URL）：输尿管镜经尿道插入膀胱，沿输尿管直视下套石或取石。若结石较大可用超声、液电、激光或气压弹道碎石。

适应证：此法适用于中、下段输尿管结石，因肥胖、结石梗阻、停留时间长而用 ESWL 困难者，亦可用于 ESWL 治疗所致的"石街"。

禁忌证：下尿路梗阻、输尿管细小、狭窄或严重扭曲等不宜采用此法。

并发症：有感染、粘膜下损伤、假道、穿孔、撕裂等，远期可有输尿管口狭窄、闭塞或逆流等。

3）腹腔镜输尿管取石（laparoscopic ureterolithotomy,LUL）：适用于直径＞ 2 cm 的输尿管结石，或经 ESWL、输尿管镜手术治疗失败者。手术途径有经腹腔和经后腹腔两种。手术时需用导尿管排空膀胱及鼻胃管对肠胃道减压，以利于施行手术。取石后要安置双"J"管于输尿管腔内引流尿液。

4）开放手术：由于腔内泌尿外科及 ESWL 技术的普遍开展，大多数上尿路结石已不再用开放手术。开放手术适用于结石远端存在梗阻、部分泌尿系统畸形、结石嵌顿紧密、其他治疗无效、肾积水感染严重或病肾功能丧失的尿石症患者。

主要术式有：①肾盂切开取石术：适用于结石＞ 1 cm，或合并梗阻、感染的结石。②肾实质切开取石术：适用于肾盏结石，尤其是肾盂切开不易取出或多发性肾盏结石。③肾部分切除术：适用于结石在肾一极或结石所在肾盏有明显扩张、实质萎缩和有明显复发因素者。④肾切除术：因结石导致肾结构严重破坏，功能丧失，或合并肾积脓，而对侧肾功能良好，可将患肾切除。⑤输尿管切开取石术：适用于嵌顿较久或其他方法治疗无效的结石

2．膀胱结石　主要采用手术治疗。膀胱感染严重时，应用抗生素；若有排尿困难，则先留置导尿，以引流尿液及控制感染，同时治疗病因。①经尿道膀胱镜取石或碎石：大多数结石应用碎石钳机械碎石，并将碎石取出，适用于结石＜ 2～3cm 者；较大的结石需采用液电、超声、激光或气压弹道碎石。②耻骨上膀胱切开取石术：为传统的开放手术方式，适用于结石过大、过硬或膀胱憩室病变时。

3．尿道结石　前、后尿道结石的处理原则各异：①前尿道结石采用阴茎根阻滞麻醉下，压迫结石近端尿道以阻止结石后退。向尿道内注入无菌液状石蜡，轻轻向尿道远端推挤，然后将结石钩出或钳出。尽量不作尿道切开取石，以免尿道狭窄。②后尿道结石可用尿道探条将结石轻轻推入膀胱，再按膀胱结石处理。

【主要护理诊断/问题】

1．疼痛　与结石刺激引起的炎症、损伤及平滑肌痉挛有关。

2．知识缺乏　缺乏预防尿石症的知识。

3．潜在并发症　感染、出血等。

【护理措施】

(一) 非手术治疗的护理

1. 缓解疼痛 嘱患者卧床休息，局部热敷，指导患者做深呼吸、放松以减轻疼痛。遵医嘱应用解痉止痛药物，并观察疼痛的缓解情况。

2. 促进排石 鼓励患者大量饮水、多活动。大量饮水可稀释尿液、预防感染、促进排石。在病情允许的情况下，适当做一些跳跃运动或经常改变体位，有助于结石排出。

3. 病情观察 观察尿液颜色与性状、体温及尿液检查结果，及早发现感染征象。观察结石排出情况，做结石成分分析，以指导结石治疗与预防。

(二) 体外冲击波碎石的护理

1. 术前护理

(1) 心理护理：向患者及家属解释 ESWL 的方法、碎石效果及配合要求，解除患者的顾虑。

(2) 术前准备：术前 3 日忌食产气食物，术前 1 日口服缓泻药，术日晨禁食；教患者练习手术配合体位、固定体位，以确保碎石定位的准确性；术晨行泌尿系统 X 线平片（KUB 平片）复查，了解结石是否移位或排出，复查后用平车接送患者，以免结石因活动再次移位。

2. 术后护理

(1) 一般护理：术后卧床休息 6 小时；鼓励患者多饮水，增加尿量。

(2) 采取有效运动和体位：鼓励患者多进行跳跃运动，叩击腰背，促进排石。指导患者采用正确的排石体位：①结石位于中肾盏、肾盂、输尿管上段者，碎石后取头高脚低位；②结石位于肾下盏者取头低位；③肾结石碎石后，一般取健侧卧位，同时叩击患侧肾区，利于碎石由肾盏排入肾盂、输尿管；④巨大肾结石碎石后可因短时间内大量碎石突然积聚于输尿管而发生堵塞，引起"石街"和继发感染，严重者引起肾功能改变。因此，巨大肾结石碎石后宜取患侧卧位，利于结石随尿液缓慢排出。

(3) 观察碎石排出情况：用纱布或过滤网过滤尿液，收集碎渣结石。碎石后复查腹部平片，观察结石排出情况。

(4) 并发症的观察与护理：①血尿：碎石术后多数患者出现暂时性血尿，一般无须处理。②发热：感染性结石患者，由于结石内细菌播散而引起尿路感染，往往引起发热。遵医嘱应用抗生素，高热者采用降温措施。③疼痛：结石碎片或颗粒排出可引起肾绞痛，应给予解痉止痛等处理。④"石街"形成：是 ESWL 常见且较严重的并发症之一。ESWL 后过多碎石积聚于输尿管内，可引起"石街"；患者有腰痛或不适，可继发感染和脏器受损等，需立即经输尿管镜取石或碎石。

(三) 内镜碎石术的护理

1. 术前护理

(1) 心理护理：向患者及家属解释内镜碎石术的方法与优点。术中的配合要求及注意事项，解除患者的顾虑，使其更好地配合手术与护理。

(2) 术前准备：①协助做好术前检查：除常规检查外，应注意患者的凝血功能是否正常，若患者近期服用阿司匹林、华法林等抗凝药物，应嘱患者停药，待凝血功能正常后再行碎石术。②体位训练：术中患者需取截石位或俯卧位。俯卧位使患者呼吸循环受到影响，可能引起不舒适。因此，术前指导患者作俯卧位练习，从俯卧 30 分钟开始，逐渐延长至 2 小时，以提高患者术中体位的耐受性。③术前 1 日备皮、配血，术前晚行肠道清洁。

2. 术后护理

(1) 病情观察：观察患者生命体征，尿液颜色和性状。

(2) 引流管护理：

1) 肾造瘘管：经皮肾镜取石术后常规留置肾造瘘管，目的是引流尿液及残余碎石渣。护理：①妥善固定：向患者及家属解释置管的目的及妥善保护好各引流管的重要性，告知患者翻身、活动时勿牵拉造瘘管，以防造瘘管脱出。②引流管的位置：不得高于肾造瘘口，以防引流液逆流引起感染。③保持引流管的通畅：勿压迫、折叠管道。若发现肾造瘘管堵塞，挤捏无效时，可协助医师在无菌操作下作造瘘管冲洗。用注射器吸取少量（5～10 ml）生理盐水，缓慢注入造瘘管内再缓慢吸出，反复多次，直至管道通畅。在操作过程中切不可过度用力，以免因压力过大造成肾损伤。④引流液观察：观察引流液的量、颜色和性状，并做好记录。⑤拔管：术后 3～5 日，引流尿液转清、体温正常，可考虑拔管。拔管前先夹闭 24～48 小时，观察有无排尿困难、腰腹痛、发热等反应。拔管后 3～4 日内，应督促患者每 2～4 小时排尿 1 次，以免膀胱过度充盈。

2) 双"J"管：碎石术后于输尿管内放置双"J"管，可起到内引流、内支架的作用，还可扩张输尿管，有助于小结石的排出，防止输尿管内"石街"形成。护理：①术后指导患者尽早取半卧位，多饮水、勤排尿，勿使膀胱过度充盈引起尿液反流；②鼓励患者早期下床活动，避免活动不当（如剧烈活动、过度弯腰、突然下蹲等）引起双"J"管滑脱或上下移位；③双"J"管一般留置 4～6 周，经 B 超或腹部摄片复查确定无结石残留后，膀胱镜下取出双"J"管。

(3) 并发症的观察与护理

1) 出血：PCNL 术后早期，肾造瘘管引流液为血性，一般 1～3 日内颜色转清，不需处理。若术后短时间内造瘘管引出大量鲜红色血性液体，需警惕大出血。此时，应安慰患者，嘱其卧床休息，及时报告医师处理。除应用止血药、抗生素等处理外，可夹闭造瘘管 1～3 小时，使肾盂内压力增高，达到压迫止血的目的。若出血停止，患者生命体征平稳，重新开放肾造瘘管。

2) 感染：术后密切观察患者体温变化；遵医嘱应用抗生素，嘱患者多饮水；保持各引流管通畅，留置尿管者应清洁尿道口与会阴部；肾造瘘口应定时更换敷料，保持皮肤清洁、干燥。

(四) 健康教育

1. 尿石症的预防　结石的发病率和复发率很高，因而适宜的预防措施对减少或延迟结石复发十分重要。

(1) 嘱患者大量饮水。

(2) 饮食指导：含钙结石者应合理摄入钙量，适当减少牛奶、奶制品、豆制品、巧克力、坚果等含钙量高的食物；草酸盐结石者，限制浓茶、菠菜、番茄、芦笋、花生等食物；尿酸结石者，不宜食用含嘌呤高的食物，如动物内脏、豆制品、啤酒，避免大量摄入动物蛋白、精制糖和动物脂肪。

(3) 药物预防：草酸盐结石患者可口服维生素 B_6 以减少草酸盐排出；口服氧化镁可增加尿中草酸溶解度。尿酸结石患者可口服别嘌醇和碳酸氢钠，以抑制结石形成。

(4) 特殊性预防：伴甲状旁腺功能亢进者，必须摘除腺瘤或增生组织，鼓励长卧床者多活动，防止骨脱钙，减少尿钙排出。尽早解除尿路梗阻、感染、异物等因素。

2. 双"J"管的自我观察与护理 部分患者行碎石术后带双"J"管出院，期间若出现排尿疼痛、尿频、血尿时，多为双"J"管膀胱端刺激所致，一般多饮水和对症处理后可缓解。嘱患者术后 4 周回院复查并拔除双"J"管。

3. 复查 定期行 X 线或 B 超检查，观察有无残余结石或结石复发，若出现腰痛、血尿等症状，及时就诊。

考点：泌尿系结石的身体状况、预防和护理措施。

（王美顺　文兆峰）

第四节　肾结核患者的护理

案例

男性，42 岁，已婚，主因"尿频、尿急、尿痛伴肉眼血尿 3 月余"入院。

患者于 3 个月前无明显诱因渐出现尿频、尿急、尿痛，约半小时至一小时排尿一次，排尿初始及终末为肉眼血尿，尿色鲜红，偶伴血块。于当地医院检查尿常规有多数红、白细胞，给予氟哌酸、环丙沙星口服，疗效不明显，现尿频、尿急症状加重，自觉体重略有下降。

体格检查：左肾区轻微叩击痛，双肾未及。双输尿管走行区无压痛，未扪及包块，膀胱区无压痛，左阴囊附睾尾可及 3 cm 大小不规则硬结，与阴囊皮肤无粘连，压痛不明显，血常规正常，尿常规：RBC 满视野，WBC 20～30 个/HP，蛋白（＋＋），pH 5.0。胸片右上肺有陈旧结核灶。B 超：左肾内部正常结构消失，可探及多个大小不等液性区，肾实质变薄并有破坏，右肾未见异常，右输尿管下段扩张，膀胱容量小于 50ml。

思考：

（1）该患者的诊断与诊断依据。

（2）该患者存在的主要护理问题有哪些？

（3）该患者手术前、后的护理措施。

（4）对该患者出院时的健康教育。

泌尿及男性生殖系统结核是全身结核病的一部分，其中最主要的是肾结核（renal tuberculosis）。肾结核绝大多数起源于肺结核，少数继发于骨关节结核或消化道结核。肾结核是由结核杆菌引起的慢性、进行性、破坏性病变。结核杆菌自原发感染灶经血行播散引起肾结核，如未及时治疗，结核杆菌随尿流下行可播散到输尿管、膀胱、尿道致病。含有结核杆菌的尿液还可以通过前列腺导管、射精管进入生殖系统，引起前列腺、精囊、输精管、附睾和睾丸结核，男生殖系统结核也可以经血行直接播散引起。

【护理评估】

（一）健康史

1. 一般状态 了解患者的年龄、性别、职业、有无吸烟、饮酒；既往有无肺结核、骨关节结核或消化道结核病史，以及患结核病后是否接受全程的抗结核治疗，有无与结核患者密切接触史。

2．发病原因

（1）血液或淋巴播散：肾结核绝大多数起源于肺结核，少数起源于骨、关节结核或消化道结核。肺结核经血行播散引起肾结核要经过3～10年或更长时间。

（2）直接蔓延：邻近部位有结核如脊柱结核的寒性脓肿溃破到肾区，直接感染肾脏。

3．病理生理　①结核杆菌经血行感染进入肾，主要在双侧肾皮质的肾小球周围毛细血管丛内，形成多发性微小结核病灶。由于该处血循环丰富，修复力较强，如患者免疫状况良好，感染细菌的数量少或毒力较小，这种早期微小结核病变可以全部自行愈合，临床上常不出现症状，称为病理型肾结核。但此期肾结核可以在尿中查到结核杆菌。如果患者免疫能力低下，细菌数量多或毒力较强，肾皮质内的病灶不愈合逐渐扩大，结核杆菌经肾小管达到肾髓质，由于该处血流缓慢、血循环差，易发展为肾髓质结核。病变在肾髓质继续发展，穿破肾乳头到达肾盏、肾盂，发生结核性肾盂肾炎，出现临床症状及影像学改变，称为临床型肾结核。绝大多数为单侧病变。少数患者全肾广泛钙化时，其内混有干酪样物质，肾功能完全丧失，输尿管常完全闭塞，含有结核杆菌的尿液不能流入膀胱，膀胱继发性结核病变逐渐好转和愈合，膀胱刺激症状也逐渐缓解甚至消失，尿液检查趋于正常，这种情况称之为"肾自截"。但病灶内仍存有大量活的结核杆菌，仍可作为病源复发，不能因症状不明显而予以忽视。②输尿管结核表现为黏膜、黏膜下层结核结节、溃疡、肉芽肿和纤维化，病变是多发性的。病变修复愈合后，管壁纤维化增粗变硬，管腔呈节段性狭窄，致使尿流下行受阻，引起肾积水，加速肾结核病变发展，肾功能受到进一步损害，甚至发展成为结核性脓肾，肾功能完全丧失。输尿管狭窄多见于输尿管膀胱连接部，其次为肾盂输尿管连接处，中段者较少见。③膀胱结核起初为黏膜充血、水肿，散在结核结节形成，病变常从病侧输尿管口周围开始，逐渐扩散至膀胱的其他处。结核结节可互相融合形成溃疡、肉芽肿，有时深达肌层。病变愈合致使膀胱壁广泛纤维化和瘢痕收缩，使膀胱壁失去伸张能力，膀胱容量显著减少（不足50 ml），称为挛缩膀胱（contractcd bladder）。膀胱结核病变及挛缩膀胱常可致健侧输尿管口狭窄或闭合不全，膀胱内压升高，导致肾盂尿液梗阻或膀胱尿液反流，引起对侧肾积水。挛缩膀胱和对侧肾积水都是肾结核常见的晚期并发症。膀胱壁结核溃疡向深层侵及，偶尔可穿透膀胱壁与邻近器官形成瘘，如结核性膀胱阴道瘘或膀胱直肠瘘。④尿道结核主要发生于男性，常为前列腺、精囊结核形成空洞破坏后尿道所致，少数为膀胱结核蔓延引起。其病理改变主要是结核性溃疡、纤维化导致尿道狭窄，引起排尿困难，加剧肾功能损害。

（二）身体状况

肾结核常发生于20～40岁的青壮年，男性较女性多见。儿童和老人发病较少，儿童发病多在10岁以上，婴幼儿罕见。约90%为单侧性。肾结核症状取决于肾病变范围及输尿管、膀胱继发结核病变的严重程度。肾结核早期常无明显症状及影像学改变，只是尿检查有少量红细胞、白细胞及蛋白，呈酸性，尿中可能发现结核杆菌。随着病情的发展，可出现下列典型的临床表现。

1．尿频、尿急、尿痛　是肾结核的典型症状之一。尿频往往是最早出现的症状，常是患者就诊时的主诉。最初是因含有结核杆菌的脓尿刺激膀胱黏膜引起，以后当结核病变侵及膀胱壁，发生结核性膀胱炎及溃疡，尿频加剧，并伴有尿急、尿痛。晚期膀胱发生挛缩，容量显著缩小，尿频更加严重，每日排尿次数达数十次，甚至出现尿失禁现象。

2. 血尿　是肾结核的重要症状，常为终末血尿。少数肾结核因病变侵及血管，也可以出现全程肉眼血尿；出血严重时，血块通过输尿管偶可引起肾绞痛。肾结核的血尿常在尿频、尿急、尿痛症状发生以后出现，但也有以血尿为初发症状者。

3. 脓尿　是肾结核的常见症状。肾结核患者均有不同程度的脓尿，严重者尿如洗米水样，内含有干酪样碎屑或絮状物，显微镜下可见大量脓细胞。也可以出现脓血尿或脓尿中混有血丝。

4. 腰痛和肿块　肾结核虽然主要病变在肾，但一般无明显腰痛。仅少数肾结核病变破坏严重和梗阻，发生结核性脓肾或继发肾周感染，或输尿管被血块、干酪样物质堵塞时，可引起腰部钝痛或绞痛。较大肾积脓或对侧巨大肾积水时，腰部可触及肿块。

5. 男性生殖系统结核　男性肾结核患者中约有50%～70%合并生殖系统结核。虽然病变主要从前列腺、精囊开始，但临床上表现最明显是附睾结核，附睾可触及不规则硬块。输精管结核病变时，变得粗硬并呈"串珠"样改变。

6. 全身症状　肾结核患者的全身症状常不明显。晚期肾结核或合并其他器官活动结核时，可以有发热、盗汗、消瘦、贫血、虚弱、食欲不振和血沉快等典型结核症状。严重双肾结核或肾结核对侧肾积水时，可出现贫血、浮肿、恶心、呕吐、少尿等慢性肾功能不全的症状，甚至突然发生无尿。

(三) 心理-社会状况

患者和家属对泌尿系统结核治疗方法、预后的认知程度，对晚期病变多次手术的心理和家庭经济承受能力。

(四) 辅助检查

1. 尿液检查　尿呈酸性，尿蛋白阳性，有较多红细胞和白细胞。尿沉淀涂片抗酸染色约50%～70%的病例可找到抗酸杆菌，以清晨第一次尿液检查阳性率最高，至少连续检查3次。若找到抗酸杆菌，不应作为诊断肾结核的唯一依据，因包皮垢杆菌、枯草杆菌也是抗酸杆菌，易和结核杆菌混淆。尿结核杆菌培养时间较长但可靠，阳性率可达90%，这对肾结核的诊断有决定性意义。

2. 影像学诊断　包括B超、X线、CT及MRI等检查。对确诊肾结核，判断病变严重程度，决定治疗方案非常重要。

(1) B超：简单易行，对于中晚期病例可初步确定病变部位，并可显示有无对侧肾积水及膀胱挛缩。

(2) X线检查：泌尿系统平片 (KUB) 可见到病肾局灶或斑点状钙化影或全肾广泛钙化。静脉尿路造影 (IVU) 是诊断泌尿系统结核的标准方法，可以了解患侧肾功能、病变程度与范围。早期表现为肾盏破坏，边缘不整呈虫蚀样改变，随着病变进展，肾盏失去杯形，不规则扩大或模糊变形。若肾盏颈纤维化狭窄或完全闭塞时，可见空洞充盈不全或完全不显影。肾破坏严重肾功能丧失时，表现为不显影。逆行尿路造影可以显示病肾空洞性破坏，输尿管僵硬，管腔节段性狭窄且边缘不整。

(3) CT和MRI：CT对中晚期肾结核能清楚地显示扩大的肾盏、肾盂、皮质空洞及钙化灶，三维成像还可以显示输尿管全长病变。MRI对了解上尿路积水情况有特殊意义。

3. 膀胱镜检查　可见膀胱黏膜充血、水肿、浅黄色结核结节、结核性溃疡、肉芽肿及瘢痕等病变，以膀胱三角区和患侧输尿管口周围较为明显。结核性肉芽肿易误诊为肿瘤，必要时取活组织检查明确诊断。患侧输尿管口可呈"洞穴"状（"高尔夫球洞征"），有时可见混浊尿液喷出。膀胱挛缩容量小于50 ml或有急性膀胱炎时，不宜作膀胱镜检查。

（五）治疗与效果

1. 营养支持　给予高热量、高蛋白的食物，保证休息，以改善全身的营养状况。

2. 药物治疗　适用于早期肾结核，如尿中有结核杆菌而影像学上肾盏、肾盂无明显改变，或仅见一、两个肾盏呈不规则虫蚀状，在正确应用抗结核药物治疗后多能治愈。抗结核药物种类很多，首选药物有吡嗪酰胺、异烟肼、利福平和链霉素等杀菌药物，其他如乙胺丁醇、环丝氨酸、乙硫异烟胺等抑菌药为二线药物。药物治疗最好用三种药物联合服用的方法，并且药量要充分，疗程要足够长。

3. 手术治疗　凡药物治疗6~9个月无效，肾结核破坏严重者，应在药物治疗的配合下行手术治疗。肾切除术前抗结核治疗不应少于2周。

（1）肾切除术：肾结核破坏严重，而对侧肾正常，应切除患肾。双侧肾结核一侧广泛破坏呈"无功能"状态，另一侧病变较轻，在抗结核药物治疗一段时间后，择期切除严重的一侧患肾。肾结核对侧肾积水，如果积水肾功能代偿不良，应先引流肾积水，保护肾功能，待肾功能好转后再切除无功能的患肾。

（2）保留肾组织的肾结核手术：如肾部分切除术，适于病灶局限于肾的一极；结核病灶清除术，适于局限于肾实质表面闭合性的结核性脓肿，与肾集合系统不相通。上述结核病变经抗结核药物治疗3~6个月无好转，可考虑作此类手术。近年这类手术已很少采用。

（3）解除输尿管狭窄的手术：输尿管结核病变致使管腔狭窄引起肾积水，如肾结核病变较轻，功能良好，狭窄较局限，狭窄位于中上段者，可以切除狭窄段，行输尿管对端吻合术；狭窄靠近膀胱者，则施行狭窄段切除，输尿管膀胱吻合术，放置双J形输尿管支架引流管，术后1~2个月拔除。

（4）挛缩膀胱的手术治疗：肾结核并发挛缩膀胱，在患肾切除及抗结核治疗3~6个月，待膀胱结核完全愈合后，对侧肾正常、无结核性尿道狭窄的患者，可行肠膀胱扩大术。挛缩膀胱的男性患者往往有前列腺、精囊结核引起后尿道狭窄，不宜行肠膀胱扩大术，尤其并发对侧输尿管扩张肾积水明显者，为了改善和保护积水肾仅有的功能，应施行输尿管皮肤造口、回肠膀胱或肾造口术。

【主要护理诊断/问题】

1. 焦虑与恐惧　与病程长、病肾切除、担心预后有关。
2. 排尿障碍　与结核性膀胱炎、膀胱挛缩有关。
3. 潜在并发症　出血、感染、尿瘘、肾衰竭、肝功能受损。

【护理措施】

（一）术前护理

1. 一般护理　指导患者进食高热量、高蛋白、高维生素及易消化的饮食，多饮水以减轻结核性脓尿对膀胱的刺激，卧床休息，避免劳累，改善并纠正全身营养状况。

2. 药物治疗的护理　患者术前均进行一定时间的抗结核治疗，定期协助做好尿液常规和尿结核杆菌检查、泌尿系造影，以观察药物治疗效果。及早发现药物的副作用和对肝、肾的损害，及时处理。

3. 心理护理　临床肾结核为进行性疾病，不经治疗不能自愈，向患者讲明全身治疗可增强抵抗力，合理的药物治疗及必要的手术治疗可消除病灶、缩短病程；患者常害怕手术后肾功能恢复不好而感到忧虑，若需施行肾切除时，会认为自己少了一个肾脏而有失落感，护理人员需给予解释，剩下的肾脏若功能良好，则排泄能力并不受影响。

4．术前宣传教育　教会患者深呼吸，有效咳嗽。说明术后翻身的重要性，争取患者的护理配合。

（二）术后护理

1．病情观察　注意观察患者的血压、脉搏及有无发生术后出血的迹象。当肾部分切除或肾病灶切除的患者出现大量血尿；肾切除患者伤口内引流血性液体24小时未减少，每小时超过100 ml并达300～500 ml；术后7～14天因咳嗽、便秘等情况突然出现虚脱、血压下降、脉搏加快等症状时，均提示有内出血可能，应尽快通知医生并协助处理。

2．观察健侧肾功能　一侧肾切除，另一侧肾能否完成代谢需要，这是肾手术后护理观察最关键的一点。因此要准确记录24小时尿量3天，且观察第一次排尿的时间、尿量、颜色。如手术后6小时仍没有排尿或24小时尿量减少，说明健侧肾功能可能有障碍，或者因手术刺激，引起反应性的一时肾功能不良所致，应通知医生，遵医嘱及时用药。

3．体位　肾切除患者血压平稳后可取半卧位，鼓励其早期活动，以减轻腹胀、利于引流和机体恢复。保留肾组织的手术患者，应卧床7～14日，减少活动，以避免继发性出血或肾下垂。

4．引流管的护理　观察并记录各引流管引流液的量、质、色变化。

5．止痛　适当应用镇痛剂及镇静剂，减轻疼痛，利于活动、咳痰和恢复。

6．预防感染　结核病灶使免疫能力低下，加之手术打击可能继发感染。①术后3天内每天测4次体温，及时观察白细胞变化。②保证抗生素的正确应用，预防感染发生。③切口敷料浸湿要及时更换。④保持引流通畅，早期拔管，避免异物刺激使分泌物增加，减少感染机会。

7．术后抗结核治疗3～6个月，以防止结核再发。

（三）健康教育

1．向患者讲述术前、术后在饮食、卧床、带管等方面的注意事项。

2．抗结核用药指导

（1）术后继续抗结核治疗6个月以上，以防结核复发。

（2）用药要坚持早期、联合、规律、足量、全程，切不可随意间断或减量、减药，不规则用药可产生耐药性而影响治疗效果。

（3）用药期间需注意药物毒副作用，定期检查肝、肾功能、测听力、视力等，若出现恶心、呕吐、耳鸣、听力下降等症状，需及时就诊。

3．讲述避免焦虑情绪，保持愉快心情，良好的心理素质对结核病的治疗意义。

4．告诫患者勿用或慎用对肾脏有害的药物，如氨基糖苷类、磺胺类抗生素等，尤其是双侧肾结核、孤立肾结核、肾结核对侧肾积水的患者更应注意。

5．指导患者加强饮食营养，避免劳累，以增强机体抵抗力，促进康复。

6．嘱患者及家属不能单纯根据症状好转判断药物治疗效果，1年内应每月检查尿常规和尿结核杆菌1次，每3～6个月作泌尿系造影检查1次，5年不复发可认为治愈。

考点： 肾结核手术前、后的护理要点及健康教育内容。

（文兆峰　王美顺）

第五节 良性前列腺增生症患者的护理

案例

男性，72岁，因排不出小便，下腹疼痛、不思饮食10小时，由家人送到医院。追问病史，患者近两年来曾数次发生急性尿潴留。检查：T 37.3℃，P 82次/分，BP 130/75 mmHg。患者痛苦貌，膀胱区膨隆，叩浊音，肛诊前列腺边缘增宽，中央沟消失。

思考：
（1）该患者的诊断与诊断依据。
（2）该患者存在的主要护理问题和首要的处理措施。
（3）该患者手术前、后的护理措施。
（4）对该患者出院时的健康教育。

良性前列腺增生症简称前列腺增生症，俗称前列腺肥大症。是男性老年人的常见病。一般自40岁前列腺有不同程度的增生，多在50岁以后出现症状，年龄越大发病率越高，症状越重。

【护理评估】

（一）健康史

1. 一般状态　了解患者年龄及生活习惯，有无烟酒嗜好；饮食习惯，摄入液体是否足够；有无定时排尿的习惯。既往有无尿潴留、尿失禁、腹股沟疝、内痔或脱肛等情况；有无其他慢性病，如高血压、糖尿病、脑血管疾病等。

2. 病因　其病因尚不清楚，目前公认老龄和有功能的睾丸是发病的两个重要因素。组织学上前列腺增生的发病率随年龄的增长而增加。前列腺间质细胞和腺上皮细胞的相互影响，各种生长因子的作用，随年龄增长而出现的睾酮、双氢睾酮及雌激素水平的改变和失去平衡是前列腺增生的主要因素。

3. 病理生理　增生多起源于围绕尿道精阜部的腺体，增生的前列腺可将外围的腺体压扁形成假包膜（外科包膜），与增生腺体有明显界限。增大的腺体使尿道弯曲、伸长、受压成为引起排尿困难或梗阻的机械性因素。随着长期膀胱出口梗阻，黏膜出现小梁、小室、憩室。逼尿肌的代偿性肥大可发生不稳定的逼尿肌收缩。晚期逼尿肌失代偿，膀胱不能排空，残余尿量增多，可出现充溢性尿失禁。长期排尿困难可发生尿液的膀胱输尿管反流，最终引起肾积水和肾功能损害。由于慢性尿潴留，容易继发感染和结石。

（二）身体状况

1. 尿频　是前列腺增生症的最初症状，往往开始表现夜间尿频。

2. 排尿困难　进行性加重的排尿困难是前列腺增生症最主要的症状。表现为排尿等待、费力、尿线变细、断续、滴沥等。排尿困难与增生腺体大小不一定成正比。如前列腺增生突向膀胱内者，排尿困难症状早而且明显。

3. 尿潴留　梗阻逐渐加重，可因受凉、饮酒、药物等因素而致急性尿潴留。残余尿量过多时可出现慢性尿潴留，或发生充溢性尿失禁。

4．其他　合并感染时可出现膀胱刺激。增生的腺体表面黏膜血腔破裂时，可发生不同程度的肉眼血尿。长期梗阻可引起严重肾积水、肾功能损害。长期排尿困难可发生腹股沟疝、痔或脱肛等。

5．肛诊检查　肛诊可触及前列腺增大，表面光滑无结节，质韧有弹性，中央沟变浅或消失。

（三）心理 - 社会状况

评估患者是否有焦虑及生活不便；患者及家属是否了解治疗方法及护理方法。

（四）辅助检查

1．血尿常规及肾功能检查　可了解有无感染及肾功能情况。

2．B 超　可经腹壁或直肠测量前列腺体积，判断增生腺体是否突入膀胱，以及膀胱有无结石、憩室，肾脏有无积水。并可测定膀胱残余尿量。

3．尿流动力学检查　可确定前列腺增生患者排尿的梗阻程度。检查时要求排尿量在 150～200 ml，如最大尿流率＜15 ml/s 提示排尿不畅；如＜10 ml/s 则提示梗阻严重，常为手术指征之一。如果排尿困难主要由于逼尿肌功能失常引起，应行尿流动力学检查，以确定有无下尿路梗阻及评估逼尿肌功能。

4．血清前列腺特异抗原（PSA）测定　当前列腺有结节或质地较硬时，PSA 测定有助于排除前列腺癌。PSA 敏感性高，但特异性有限。

（五）治疗与效果

1．非手术治疗

（1）观察随访：无明显症状或症状较轻者，一般无需治疗，但需密切随访。

（2）药物治疗：适用于刺激期和代偿早期的前列腺增生患者。

1）α_1 受体阻滞剂：可有效降低膀胱颈及前列腺平滑肌张力，减少尿道阻力，改善排尿功能。常用药物有特拉唑嗪、哌唑嗪、阿夫唑嗪、多沙唑嗪及坦索罗辛等。

2）5α 还原酶抑制剂：激素类药物，在前列腺内阻止睾酮转变为双氢睾酮，使前列腺体积缩小，改善排尿症状。一般服药 3 个月后见效，停药后易复发，需长期服用。对于体积较大的前列腺，与 α 受体阻滞剂同时服用疗效更佳。

3）植物类药：目前临床也常使用一些植物类药物（包括中草药），其作用机制不十分清楚，部分患者能达到治疗目的。

2．手术治疗　前列腺增生梗阻严重、残余尿量较多、症状明显而药物治疗效果不好、身体状况能耐受手术者，应考虑手术治疗。手术方式有经尿道前列腺电切术（TURP）、经尿道前列腺汽化切除术（TUVP）、耻骨上经膀胱前列腺切除术和耻骨后前列腺切除术。目前常用 TURP 和 TUVP 术式，手术创伤小，效果较好，尤其适用于高龄体弱者。

3．其他疗法　用于尿道梗阻严重而又不能耐受手术者。主要包括激光治疗、经尿道气囊高压扩张术、前列腺尿道网状支架、经尿道热疗、体外高强度聚焦超声等。

【主要护理诊断 / 问题】

1．排尿障碍　与膀胱出口梗阻有关。

2．急性疼痛　与逼尿肌功能不稳定、导尿管刺激、膀胱痉挛有关。

3．潜在并发症　TUR 综合征、手术后出血、尿失禁。

【护理措施】

(一) 非手术治疗的护理/术前护理

1. 心理护理 尿频尤其是夜尿频繁不仅令患者生活不便,而且严重影响患者的休息与睡眠;排尿困难与尿潴留也给患者带来极大的身心痛苦。护士应理解患者,协助其更好地适应前列腺增生给生活带来的不便,向患者解释前列腺增生的主要治疗方法,使患者增加对疾病的了解,鼓励患者树立战胜疾病的信心。

2. 急性尿潴留的预防与护理

(1) 预防:避免因受凉、过度劳累、饮酒、便秘引起的急性尿潴留。鼓励患者勤排尿、不憋尿;冬天注意保暖,防止受凉;多摄入粗纤维食物,忌辛辣食物,防便秘。

(2) 护理:急性尿潴留者应及时留置导尿管引流尿液,恢复膀胱功能,预防肾脏损害。插尿管时,若普通导尿管不易插入,可选择尖端细而稍弯的前列腺导尿管,如无法插入尿管,可行耻骨上膀胱穿刺或造瘘以引流尿液。同时做好留置导尿或膀胱造瘘管的护理。

3. 药物治疗的护理 观察用药后排尿困难的改善情况及药物的副作用。α受体阻滞剂的副作用主要有头晕、直立性低血压等,应在睡前服用,用药后卧床休息,以防止跌倒。服药期间定时测量血压,并观察药物的不良反应。服药后如出现头晕、恶心等症状需及时告知医师。5α还原酶抑制剂起效缓慢,需在服药 4~6 个月才有明显效果,告知患者应坚持长期服药。

4. 其他 夜尿频繁者,嘱患者白天多饮水,睡前少饮水,睡前在床边准备便盆,如需起床如厕,应有家属或护士陪护,以防跌倒。

5. 术前准备 ①前列腺增生患者大多为老年人,常合并慢性病,术前应协助做好心、脑、肝、肺、肾等重要器官功能的检查,评估其对手术的耐受力;②慢性尿潴留者应先留置尿管引流尿液,改善肾功能;尿路感染者,应用抗生素控制炎症;③术前指导患者有效咳嗽、排痰的方法;术前晚灌肠,防止术后便秘。

(二) 术后护理

1. 观察病情 持续心电监护,密切观察患者意识、体温、脉搏、血压、呼吸等的变化。

2. 饮食 术后6小时无恶心、呕吐者,即可进流食。患者宜进食易消化、富含营养与纤维的食物,以防便秘。留置尿管期间鼓励患者多饮水,以稀释尿液、预防感染。

3. 膀胱冲洗的护理 术后生理盐水持续冲洗膀胱 3~7 日,防止血凝块形成致尿管堵塞。护理:①冲洗液温度:控制在 25~30℃,可有效预防膀胱痉挛的发生;②冲洗速度:根据尿色而定,色深则快、色浅则慢;③确保膀胱冲洗及引流通畅;若血凝块堵塞管道致引流不畅,可采取挤捏尿管、加快冲洗速度、施行高压冲洗、调整导管位置等方法;如无效可用注射器吸取无菌生理盐水进行反复抽吸冲洗,直至引流通畅;④观察、记录引流液的颜色与量:术后均有肉眼血尿,随冲洗持续时间的延长,血尿颜色逐渐变浅;若尿液颜色加深,应警惕活动性出血,及时通知医师处理;准确记录尿量、冲洗量和排出量,尿量=排出量-冲洗量。

4. 膀胱痉挛的护理 前列腺切除术后患者可能因逼尿肌不稳定、导管刺激、血块堵塞冲洗管等,发生膀胱痉挛。患者表现为强烈尿意、肛门坠胀、下腹部痉挛,膀胱冲洗速度减慢,甚至逆流,冲洗液血色加深,尿道及膀胱区疼痛难忍等症状。及时安慰患者,缓解其紧张焦虑情绪;术后留置硬脊膜外麻醉导管者,按需定时注射小剂量吗啡有良好效果;也可口服硝苯地平、丙胺太林、地西泮或生理盐水内加入维拉帕米冲洗膀胱。

5．并发症的观察与护理

（1）TUR综合征：行TURP的患者因术中大量冲洗液被吸收，血容量急剧增加，出现稀释性低钠血症。患者可在几小时内出现烦躁、恶心、呕吐、抽搐、昏迷，严重者出现肺水肿、脑水肿、心力衰竭等，称为TUR综合征。术后加强病情观察，注意监测电解质变化。一旦出现，立即予氧气吸入，遵医嘱给予利尿剂、脱水剂，减慢输液速度，静脉滴注3%氯化钠纠正低血钠等。

（2）尿失禁：拔尿管后尿液不随意流出。术后尿失禁的发生与尿道括约肌功能受损、膀胱逼尿肌不稳定和膀胱出口梗阻等因素有关。多为暂时性，一般无需药物治疗，可作膀胱区及会阴部热敷、针灸等，大多数尿失禁症状可逐渐缓解。指导患者作提肛训练与膀胱训练，以预防术后尿失禁。

（3）出血：指导患者术后逐渐离床活动；保持排便通畅，预防大便干结及用力排便时腹内压增高引起出血；术后早期禁止灌肠或肛管排气，以免造成前列腺窝出血。

6．引流管护理

（1）导尿管：术后利用导尿管的水囊压迫前列腺窝与膀胱颈，起到局部压迫止血的目的。护理：①妥善固定导尿管：取一粗细合适的无菌小纱布条缠绕尿管并打一活结置于尿道外口，将纱布结往尿道口轻推，直至压迫尿道外口，注意松紧度合适；将导尿管固定于大腿内侧，稍加牵引，防止因坐起或肢体活动致气囊移位，影响压迫止血效果；②保持尿管引流通畅：防止尿管受压、扭曲、折叠；③保持会阴部清洁，用碘伏擦洗尿道外口，每日2次。

（2）各导管的拔管时间：①TURP术后5～7日尿颜色清澈，即可拔除导尿管；②耻骨后引流管术后3～4日，待引流量很少时拔除；③耻骨上前列腺切除术后10日拔除导尿管；④膀胱造瘘管通常留置10～14日后拔除。

（三）健康教育

1．生活指导　避免诱发急性尿潴留因素。前列腺切除术后1～2个月内避免久坐、提重物，避免剧烈活动，如跑步、骑自行车、性生活等，防止继发性出血。

2．康复指导　若有溢尿现象，指导患者继续作提肛训练，以尽快恢复尿道括约肌功能。

3．自我观察　TURP患者术后可能发生尿道狭窄。术后若尿线逐渐变细，甚至出现排尿困难者，应及时到医院检查和处理。附睾炎常在术后1～4周发生，故出院后若出现阴囊肿大、疼痛、发热等症状应及时去医院就诊。

4．性生活指导　前列腺经尿道切除术后1个月、经膀胱切除术2个月后，原则上可恢复性生活。前列腺切除术后常会出现逆行射精，但不影响性交。少数患者可出现阳痿，可先采取心理治疗，同时查明原因，再进行针对性治疗。

5．定期复查　定期作尿流动力学、前列腺B超检查，复查尿流率及残余尿量。

考点： 良性前列腺增生症的身体状况及手术前、后的护理要点。

（王美顺　文兆峰）

第六节 泌尿系统肿瘤患者的护理

案例

男性，56岁，间歇无痛肉眼血尿1年余，尿中有不规则血块及轻度膀胱刺激症状。患病以来体重下降约5 kg。B超提示：膀胱左侧壁有一直径5 cm大小肿物，侵及膀胱壁达全层，左输尿管扩张。入院后一般检查：体温正常，P 68次/分，R 18/次分，BP 160/90 mmHg。

思考：

（1）为明确诊断，下一步应该做什么检查？

（2）如做膀胱部分切除术，术前应做哪些常规检查准备？

（3）出院后健康指导包括哪些？

泌尿及男性生殖系统各部位均可发生肿瘤，大多数为恶性。欧美国家以前列腺癌最常见。在我国最常见的是膀胱癌，其次是肾癌，少数为肾盂癌。婴幼儿最常见的是肾母细胞瘤。过去较多见的阴茎癌现已很少见，而以往少见的前列腺癌有明显增长趋势。

一、肾癌

肾癌是起源于肾实质泌尿小管上皮系统的恶性肿瘤，也称为肾细胞癌，是最常见的肾实质恶性肿瘤，高发年龄为50～70岁，男女之比为2∶1。

【护理评估】

（一）健康史

1. 一般状态　了解患者的年龄、性别、吸烟史以及是否有食用咖啡、腌制品等习惯，是否为橡胶、印刷、塑料、皮具、染料等行业的工作人员；既往是否有过血尿、膀胱炎、血吸虫病、宫颈癌等疾病；有无泌尿系统肿瘤的家族史。

2. 发病原因　肾癌的病因尚未清楚。吸烟可能是肾癌的危险因素，目前认为还与环境污染、职业暴露（如石棉、皮革等）、染色体畸形、抑癌基因缺乏等有关。

3. 病理生理　肾癌常累及一侧肾，多单发，双侧发病者仅占2%左右。瘤体多数为类圆形的实性肿瘤，外有假包膜。

（1）组织学分型：肾癌起源于肾小管上皮细胞，近期研究表明，远曲小管和集合管也可能参与肾癌的发生。肾癌可在肾实质的任何部位发生，但在肾上下极多见。其病理类型主要有透明细胞癌、颗粒细胞癌和未分化癌等，以透明细胞癌最常见。透明细胞为圆形或多角型，体积大，边缘清晰，细胞核小且深染，细胞质透明，这是因细胞质中富含糖原和脂质，在切片和染色过程中被溶解而造成的。颗粒细胞癌为圆形、多边形或不规则形态，细胞质中充满细小的颗粒，细胞质较少，恶性程度较高。此两种类型的肿瘤细胞可单独存在，也可同时出现于同一个肿瘤中，可组成混合性肾癌。肾未分化癌细胞呈梭形，核分裂相较多，呈肉瘤样结构，恶性程度更高。

（2）转移途径：肾癌穿透假包膜后直接侵犯肾筋膜和邻近器官组织，向内侵及肾盂肾盏，也可以通过肾静脉、下腔静脉形成癌栓，经血液和淋巴途径转移。最常见的转移部位是肺，其他为肝、骨骼、脑、肾上腺等。淋巴转移最先到肾蒂淋巴结。

(二) 身体状况

1．无症状 目前，临床上约有20%～40%肾癌是因健康体检或其他原因体检而发现的，无任何症状或体征，且其发现率逐年升高，大部分为较早期病变，预后较好。

2．典型局部症状 血尿、腰痛、腹部肿块，称为"肾癌三联征"，3项都出现者仅占10%左右，大部分患者只出现"三联征"中的1个或2个症状，都是病变发展至较晚期的临床表现。

(1) 血尿：约40%～50%的肾癌患者出现间歇性、无痛性、全程肉眼血尿。少数情况为镜下血尿。大量血尿有血块形成时可出现肾绞痛、排尿痛、排尿困难，甚至尿潴留。

(2) 肿块：肾脏位于腹膜后，位置深，腹部触诊时摸不到，只有当肿瘤较大或位于肾下极才可触及到肿块，约10%～40%患者可扪及腹部肿块。

(3) 疼痛：肿瘤出血致肾被膜下血肿可出现钝痛或隐痛，有血块形成致尿路梗阻时可出现绞痛和排尿困难。肿瘤侵犯临近组织器官如腰大肌或神经可引起持续而严重的腰背部疼痛。疼痛发生率为20%～40%。

3．全身表现 10%～40%的患者出现副瘤综合征，表现为高血压、贫血、体重减轻、恶病质、发热、红细胞增多症、肝功能异常（Stauffer's syndrome）、高钙血症、高血糖、红细胞沉降率增快、神经肌肉病变、淀粉样变性、溢乳症、凝血机制异常等。约2%～3%的病例出现精索静脉曲张或腹壁静脉扩张。

4．转移症状 约10%患者以转移症状就诊。初诊病例中25%～30%已有转移，可由于肿瘤转移所致的骨痛、骨折、咳嗽、咯血等症状就诊。尸检发现常见转移部位是肺（50%～60%）、淋巴结（30%～40%）、骨（30%～40%）、肝（20%～40%）、同侧肾上腺（20%～25%）、对侧肾上腺（10%～20%）、脑（5%～8%）、心（5%～6%）、脾（5%）、小肠（4%）和皮肤（2%～3%）。

(三) 心理 - 社会状况

评估患者对疾病是否知情，是否能接受患病的事实，家属对患者的支持情况；患者及家属对采取的手术方式、手术并发症的认知程度与接受情况，以及家庭经济的承受能力。

(四) 辅助检查

1．X线检查 为诊断肾脏肿瘤的非常重要方法，特别是随着设备技术不断更新，X线检查的准确性也在明显提高。

(1) 尿路平片：在平片上可见患者患侧肾影不规则增大，腰大肌影模糊，有10%肾癌肿块内或肿块周围可见钙化。

(2) 肾盂造影：静脉肾盂造影或逆行肾盂造影是诊断肾脏肿瘤的最基本方法。

(3) 腹主 - 肾动脉造影：是肾肿瘤早期诊断及定性诊断的一项重要手段。

(4) 下腔静脉造影：5%～15%肾癌的静脉内有瘤栓，造影可了解下腔静脉、肾静脉内有无瘤栓、下腔静脉有无受到肿瘤压迫和浸润等改变。

2．CT检查 主要用来确诊肾占位性病变，对囊性和实质性肿块的鉴别，准确率达93%。

3．MRI检查 MRI检查的优点：①一次扫描可获得肾脏横断面、冠状面和矢状面的图象；②没有CT图象中存在的伪影；③不需注射造影剂。MRI可十分清晰地显示肾实质肿块，并与肾囊肿作鉴别。

4．超声诊断 B型超声显像是近年来诊断肾脏肿瘤的重要方法之一，由于超声检查方法简便，无创伤性，因而在肾脏肿瘤的诊断中已被广泛应用。超声图像还能显示肾癌的范围、癌肿有无侵入邻近器官、肝脏或脾脏有无转移、肾蒂及腹膜后淋巴结是否肿大。因此，对肾癌的临床分期有一定帮助。

5．放射性核素检查 放射性核素检查对脏器功能的了解有重要价值，即能用显像技术来反映脏器功能，又能显示脏器形态。对一些不能作X线造影的患者更为适宜。

（1）放射性核素肾扫描：这是一种简便、无痛苦的检查方法。但灵敏度不高。

（2）放射性核素 ^{99m}Tc 动态肾显像。

（3）肾的肿瘤标记。

（五）治疗与效果

1．根治性肾切除术 是最基本肾癌的治疗方法，手术范围包括切除病肾、肾周脂肪、肾周围筋膜、近侧1/2输尿管、区域淋巴结。肾肿瘤已累及肾上腺时，需切除同侧肾上腺、肾门旁淋巴结。经腹途径可提供良好显露。近年开展的腹腔镜肾癌根治术具有创伤小、术后恢复快等优点。

2．肾动脉栓塞术 是指通过经皮穿刺选择性肾动脉插管，注入栓塞物质，使动脉闭塞。

3．其他 肾癌具有多药物耐药基因，对放疗及化疗不敏感。免疫治疗如干扰素-α（INF-α）、白细胞介素-2（IL-2）对预防和治疗转移癌有一定疗效。

【主要护理诊断/问题】

1．焦虑与恐惧 与恐惧癌症、害怕手术、担心疾病预后有关。

2．营养失调，低于机体需要量 与长期血尿、癌肿消耗、手术创伤有关。

3．潜在并发症 出血、感染、尿瘘等。

【护理措施】

（一）术前护理

1．营养支持 指导患者选择营养丰富的食品，改善就餐环境和提供色香味较佳的饮食，以促进患者食欲。对胃肠功能障碍者，通过静脉途径给予营养，贫血者可予少量多次输血以提高血红蛋白水平及患者抵抗力，保证术后顺利康复。

2．心理护理 主动关心患者，倾听患者诉说，适当解释病情，告知手术治疗的必要性和可行性，以稳定患者情绪，争取患者的积极配合。

（二）术后护理

1．卧床与休息 术后生命体征平稳后取健侧卧位，避免过早下床。行肾全切术的患者术后一般需卧床3~5日，行肾部分切除术者常需卧床1~2周。

2．并发症的观察和护理

（1）出血：术后定时测量血压、脉搏、呼吸及体温的变化，观察意识。若患者术后引流液量较多、色鲜红且很快凝固，同时伴血压下降、脉搏增快，常提示有出血，应立即通知医师处理。护理措施：①遵医嘱应用止血药物；②对出血量大、血容量不足的患者给予输液和输血；③对经处理出血未能停止者，积极做好手术止血准备。

（2）感染：保持切口的清洁、干燥，敷料渗湿时予及时更换；遵医嘱应用抗生素，并鼓励患者多饮水；若患者体温升高、伤口处疼痛并伴有血白细胞计数和中性粒细胞比例升高、尿常规示有白细胞时，多提示有感染，应及时通知医师并协助处理。

（三）健康教育

1. 保证充分的休息，适度身体锻炼及娱乐活动，避免重体力活动，戒烟，加强营养，增强体质。

2. 定期复查B超、CT和血尿常规，及时发现肾癌复发或转移。

二、膀胱癌

膀胱癌是指发生在膀胱黏膜上的恶性肿瘤。是泌尿系统最常见的恶性肿瘤，也是全身十大常见肿瘤之一。占我国泌尿生殖系肿瘤发病率的第1位，而在西方其发病率仅次于前列腺癌，居第2位。2012年全国肿瘤登记地区膀胱癌的发病率为6.61/10万，列恶性肿瘤发病率的第9位。膀胱癌可发生于任何年龄，甚至于儿童。其发病率随年龄增长而增加，高发年龄50～70岁。男性膀胱癌发病率为女性的3～4倍。

【护理评估】

（一）健康史

1. 一般状态　了解患者的年龄、性别、吸烟史以及是否有食用咖啡、腌制品等习惯，是否为橡胶、印刷、塑料、皮具、燃料等行业的工作人员；既往是否有过血尿、膀胱炎、血吸虫病、宫颈癌等疾病；有无泌尿系统肿瘤的家族史。

2. 病因

（1）长期接触某些致癌物质：已肯定的化学致癌物有2-萘胺、联苯胺、4-氨基双联苯、4-硝基双联笨、2-氨基-1-萘酚等。某些职业人员，如染料、纺织、皮革、橡胶、塑料、油漆、印刷等，发生膀胱癌的危险性显著增加。

（2）吸烟：是最常见的致癌因素，大约1/3膀胱癌与吸烟有关。吸烟致癌可能与香烟中含有多种芳香胺的衍生物有关。吸烟量越大、吸烟史越长，发生膀胱肿瘤的危险性也越大。

（3）膀胱慢性感染与异物长期刺激：膀胱结石、膀胱憩室、膀胱白斑、埃及血吸虫病膀胱炎等会增加发生膀胱癌的危险。

（4）其他：长期大量服用镇痛药非那西丁、内源性色氨酸的代谢异常等，均可能为膀胱癌的病因或诱因。宫颈癌行盆腔放疗的妇女发生膀胱移行细胞癌的概率明显增加。近年大量研究资料表明，多数膀胱癌是由于癌基因的激活和抑癌基因的缺失等诱导形成，使移行上皮的基因组发生多处病变，导致细胞无限增殖，最后形成癌。

3. 病理生理

（1）根据组织发生学，膀胱肿瘤可以分为上皮性肿瘤和非上皮性肿瘤。上皮性肿瘤占膀胱肿瘤的95%以上，以尿路上皮为主，占90%，其次为鳞癌和腺癌，分别占3%～7%和2%。其他少见的类型还有小细胞癌、类癌、恶性黑色素瘤等。近20%～30%的尿路上皮癌有区域性鳞状或腺样化生，是预后不良的指标。按照肿瘤生长方式分3类，一类是肿瘤和间质共同向膀胱腔内生长成为乳头状瘤或乳头状癌，占70%；另一类是肿瘤在上皮内浸润性生长，形成内翻性乳头状瘤或浸润性癌，占25%；非乳头和非浸润性者（原位癌）占5%。肿瘤侵犯膀胱壁以3种方式进行：肿瘤浸润呈一致密团块的包裹性浸润，占70%；孤立的凸出式浸润，占27%；沿肌肉内平行或垂直于黏膜表面的淋巴管浸润扩散，占3%。由于肿瘤实际侵犯膀胱壁的范围远比临床所见广泛，故肿瘤不能被充分切除而易复发，这是临床上膀胱肿瘤易复发的重要原因之一。膀胱肿瘤可发生在膀胱的任何部位，但以三角区和输尿管口附近最多，约占一半以上，其次为膀胱侧壁、后壁、顶部、前壁。非上皮来源的恶性肿瘤主要来自间叶组织，占全部膀胱肿瘤的2%以下，如横纹肌肉瘤、平滑肌肉瘤、淋巴瘤、血管肉瘤等。

由于膀胱癌多发生于膀胱侧壁和三角区近输尿管开口处，故易阻塞输尿管口引起肾盂积水和肾盂肾炎。肿瘤可为单发性或多发性，大小不等，从数毫米至数厘米，外观呈乳头状或扁平。乳头状癌在膀胱黏膜表面形成乳头状突起，有蒂与膀胱黏膜相连，有时呈息肉状或菜花状。分化不好，恶性程度较高的肿瘤多无蒂，基底宽，突出于黏膜表面，并向壁内作不同程度的浸润。有些肿瘤不形成突起，表现为膀胱黏膜局部增厚呈扁平斑块状。这种类型早期可局限于黏膜内，但多数浸润至黏膜下，其恶性程度往往比乳头状癌高，表现可有溃疡形成、出血和伴发感染。

根据组织学类型可将膀胱癌分为移行细胞癌、鳞状细胞癌和腺癌，有些为混合性。其中以移行细胞癌为最常见，腺癌很少见。

（2）膀胱癌的转移途径包括血道、淋巴道、直接扩散、种植转移等。淋巴道转移发生最早，是最常见的转移途径，最多转移至闭孔淋巴结，其次为髂外淋巴结，骶前、髂内、髂总和膀胱周围淋巴结。晚期患者常发生血行转移，常见转移脏器为肺、肝、骨、肾上腺等处。膀胱癌可侵出膀胱壁直接侵及前列腺、尿道、子宫、阴道等处，甚至直接侵及盆壁和腹壁。种植转移常发生在术中，是术后发生切口和尿道残端复发的原因之一。

（二）身体状况

1. 症状

（1）血尿：是膀胱癌最常见和最早出现的症状。常表现为间断性无痛性肉眼全程血尿，可自行减轻或停止，易给患者造成"好转"或"治愈"的错觉而贻误治疗。

（2）膀胱刺激症状：尿频、尿急、尿痛，多为膀胱癌的晚期表现，常因肿瘤坏死、溃疡或并发感染所致。

（3）其他：三角区及膀胱颈部肿瘤可梗阻膀胱出口，造成排尿困难、甚至尿潴留；骨转移患者可出现骨痛，腹膜后转移或肾积水患者可出现腰疼。

2. 体征　多数患者无明显体征。当肿瘤增大到一定程度，可触及下腹部肿块。发生肝或淋巴结转移时，可扪及肿大的肝或锁骨上淋巴结。

（三）心理 - 社会状况

评估患者对疾病是否知情，是否能接受患病的事实，家属对患者的支持情况；患者及家属对采取的手术方式、尿流改道、手术并发症的认知程度与接受情况，以及家庭经济的承受能力。

（四）辅助检查

1. 尿脱落细胞学检查　可找到癌细胞；前列腺癌前列腺特异性抗原（PSA）升高。

2. 影像学检查

（1）B超：膀胱充盈情况下可以看到肿瘤的位置、大小等特点；

（2）CT、MRI：除能观察到肿瘤大小、位置外，还能观察到肿瘤与膀胱壁的关系；可以发现肿瘤浸润膀胱壁深度以及局部转移肿大的淋巴结；

（3）IVU：可了解肾盂、输尿管有无肿瘤以及膀胱肿瘤对上尿路的影响，如有患侧肾积水，常提示肿瘤已侵及输尿管口。膀胱造影可见充盈缺损。

3．膀胱镜检查　是诊断膀胱癌最直接、最重要的检查方法，可以显示肿瘤的部位、数目、大小、形态等。观察到肿瘤后应获取组织做病理检查。

（五）治疗与效果

1．手术治疗　原则上 T_a、T_1 及局限性 T_2 期肿瘤，可采用保留膀胱的手术；较大、多发、反复发作的 T_2 期和 T_3、T_4 期肿瘤，应行膀胱全切除术。

（1）经尿道膀胱肿瘤切除术：适用于表浅膀胱肿瘤（T_a、T_1）的治疗，切除范围包括肿瘤基底部分周边 2 cm 的膀胱黏膜。

（2）膀胱部分切除术：适用于 T_2 期分化良好、局限的膀胱肿瘤。切除范围包括距离肿瘤缘 2 cm 以内的全层膀胱壁，如肿瘤累及输尿管口，切除后需作输尿管膀胱吻合术。

（3）根治性膀胱全切术：适用于反复复发、多发或侵犯膀胱颈、三角区的膀胱肿瘤。切除包括膀胱、前列腺和精囊。膀胱切除术后须行尿流改道和膀胱替代。最常用的是回肠或结肠代膀胱术，分非可控性和可控性，后者又分为异位可控和正位可控性肠代膀胱术（如原位新膀胱术：是在全膀胱切除后，利用消化道的某一部分，制成储尿囊，与尿道吻合，重建下尿路功能。）。

2．化学治疗　有全身化疗及膀胱灌注化疗等方法。全身化疗多用于有转移的晚期患者，药物可选用甲氨蝶呤、长春新碱、阿霉素、顺铂及氟尿嘧啶等。为预防复发，对保留膀胱的患者，术后可采用膀胱内灌注化疗药物，常用药物有卡介苗（BCG）、丝裂霉素、吡柔比星、表柔比星、阿霉素及羟基喜树碱等。每周灌注 1 次，8 次后改为每月 1 次，共 1～2 年。

3．放射治疗　作为辅助治疗，但其治疗效果尚未定。

【主要护理诊断/问题】

1．焦虑与恐惧　与恐惧癌症、害怕手术、担心疾病预后有关。
2．营养失调，低于机体需要量　与长期血尿、癌肿消耗、手术创伤有关。
3．自我形象紊乱　与膀胱全切除、尿流改道术后排尿方式改变有关。
4．潜在并发症　出血、感染、尿瘘等。

【护理措施】

（一）术前护理

1．心理护理　解释手术、尿流改道术对于疾病治疗的重要性，告知患者术后尿流改道可自行护理且不影响日常生活，同时鼓励家属多关心支持患者，增强患者应对疾病的信心。

2．饮食与营养　进高热量、高蛋白、高维生素及易于消化的饮食，必要时通过静脉补充，纠正营养失调的状态。

3．肠道准备　行肠道代膀胱术者，需作肠道准备。术前 3 日进少渣半流质饮食，术前 1～2 日起进无渣流质饮食，口服肠道不吸收抗生素，术前 1 日及术晨进行肠道清洁。

4．其他　术前 2 周戒烟，积极处理呼吸道感染。对拟行造口的患者，协助医师/造口治疗师选定好造口位置，并做好标记。

（二）术后护理

1．病情观察与体位　密切观察生命体征、意识与尿量的变化。生命体征平稳后，患者取半坐卧位，以利伤口引流及尿液引流。

2．引流管护理　膀胱全切除、尿流改道术后留置的引流管较多，包括：①输尿管支架管：术后双侧输尿管放置支架管的目的是支撑输尿管、引流尿液。护理时应妥善固定，定时挤捏代膀胱的引流管以保持引流通畅，引流袋位置低于膀胱以防止尿液反流。观察引流尿液颜色、量、性状，发现异常立即通知医师处理。输尿管支架管一般于术后 10～14 日后拔除。②代膀胱造瘘管：原位新膀胱术后留置代膀胱造瘘管的目的是引流尿液及代膀胱冲洗。术后 2～3 周，经造影新膀胱无尿瘘及吻合口无狭窄后可拔除。③导尿管：原位新膀胱术后常规留置导尿管，目的包括引流尿液、代膀胱冲洗及训练新膀胱的容量；护理时应经常挤捏，避免血块及黏液堵塞。待新膀胱容量达 150 ml 以上可拔除。④盆腔引流管：目的是引流盆腔的积血、积液，也是观察有无发生活动性出血与尿瘘的重要途径，一般术后 3～5 日拔除。

3．代膀胱冲洗　为预防代膀胱的肠黏液过多引起管道堵塞，一般术后 3 日开始行代膀胱冲洗，每日 1～2 次，肠黏液多者可适当增加次数。方法：患者取平卧位，用生理盐水或 5% 碳酸氢钠溶液作冲洗液，温度控制在 36℃左右，每次用注射器抽取 30～50 ml 溶液，连接代膀胱造瘘管注入冲洗液，低压缓慢冲洗，并开放导尿管引出冲洗液。如此反复多次，至冲洗液澄清为止。

4．造口护理　及时清理造口及周围皮肤黏液，使尿液顺利流出。术后造口周围皮肤表面常可见有白色粉末状结晶物，系由细菌分解尿酸而成。先用白醋后用清水清洗。

5．并发症的观察与护理

（1）出血：膀胱全切术创伤大，术后易发生出血。密切观察病情，若患者血压下降、脉搏加快，引流管内引出鲜血，每小时超过 100 ml 以上且易凝固，提示活动性出血，应及时报告医师处理。

（2）感染：监测体温变化，保持伤口的清洁、干燥，敷料渗湿时及时更换，引流管固定良好，引流通畅，更换引流袋严格执行无菌技术。遵医嘱应用抗生素，若患者体温升高、伤口处疼痛、引流液有脓性分泌物或有恶臭，并伴有血白细胞数升高、中性粒细胞比例升高、尿常规示有白细胞时，多提示有感染，应及时通知医师并协助处理。

（3）尿瘘：术后代膀胱若分泌黏液过多易堵塞导尿管，导致贮尿囊压力增大，易发生尿瘘。此外尿瘘的发生还与手术操作及腹压增高等因素有关。尿瘘常发生的 3 个部位是输尿管与新膀胱吻合处、贮尿囊、新膀胱与后尿道吻合处。①表现：主要表现为盆腔引流管引流出尿液、切口部位渗出尿液、导尿管引流量减少，患者出现体温升高、腹痛、白细胞计数升高等感染征象；②护理措施：嘱患者取半坐卧位，保持各引流管通畅，盆腔引流管可作低负压吸引，同时遵医嘱使用抗生素。采取上述措施后尿瘘通常可愈合。仍不能控制者，协助医师手术处理。

6．膀胱灌注化疗的护理　膀胱灌注化疗主要用于保留膀胱的患者，术后早期，每周 1 次。嘱患者灌注前 4 小时禁饮水，排空膀胱。常规消毒外阴及尿道口，置入导尿管，将化疗药物或 BCG 溶于生理盐水 30～50 ml 经导尿管注入膀胱，再用 10 ml 空气冲注管内残留的药液，然后钳夹尿管或拔出。药物需保留在膀胱内 1～2 小时，协助患者每 15～30 分钟变换 1 次体位，分别取俯、仰、左、右侧卧位。灌注后嘱患者多饮水，每日饮水 2500～3000 ml，起到生理性膀胱冲洗的作用，减少化疗药物对尿道黏膜的刺激。

（三）健康教育

1．自我护理　①非可控术后患者更换尿袋的动作要快，避免尿液外流，并准备足够纸巾吸收尿液；睡觉时调整尿袋方向与身体纵轴垂直，并接引流袋将尿液引流至床旁的容器中（如尿盆），避免尿液压迫腹部影响睡眠；②可控膀胱术后患者自我导尿应注意清洁双手及导尿管，间隔3～4小时导尿1次；外出或夜间睡觉可佩带尿袋避免尿失禁。

2. 原位新膀胱训练　新膀胱造瘘口愈合后指导患者进行新膀胱训练，包括：①贮尿功能：夹闭导尿管，定时放尿，初起每30分钟放尿1次，逐渐延长至1～2小时。放尿前收缩会阴，轻压下腹，逐渐形成新膀胱充盈感。②控尿功能：收缩会阴及肛门括约肌10～20次/日，每次维持10秒；③排尿功能：选择特定的时间排尿，如餐前30分钟、晨起或睡前；定时排尿，一般白天每2～3小时排尿1次，夜间2次，减少尿失禁。

3. 定期复诊　保留膀胱手术后，每3个月进行1次膀胱镜检查，2年无复发者改为每半年1次；根治性膀胱手术后，终生随访，进行血生化、腹部B超、盆腔CT、上尿路造影等检查。

考点：膀胱癌、肾癌的身体状况及手术前、后的护理要点。

小结

泌尿及男性生殖系统常见疾病护理的学习重点是：

1. 泌尿系统损伤以男性尿道损伤最多见，其次是肾、膀胱损伤，输尿管损伤最少见，泌尿系损伤多是胸、腹、腰部或骨盆损伤的合并伤。泌尿系损伤的主要病理表现是出血和尿外渗，可引起休克、血尿、肿块、感染等一系列表现。护理要点是注意生命体征的监测，维持有效循环血量和体液平衡，预防感染，各种引流管的护理要点是妥善固定、定时观察、保持引流通畅、防止逆行感染、根据病情拔管。

2. 泌尿系结石以上尿路结石最常见，主要表现是与活动有关的疼痛和血尿，腹部平片可显示多数结石。治疗方法有非手术治疗、体外冲击波碎石和手术治疗，特别要加强体外冲击波碎石患者的护理。膀胱结石典型表现是排尿突然中断并感疼痛。

3. 肾癌的主要表现是血尿（间歇性、无痛性肉眼血尿）、肿块和疼痛及肾外症状。最主要的治疗为根治性肾切除。膀胱癌的主要表现是血尿（间歇性、无痛性肉眼血尿）、尿频及尿痛、排尿困难和尿潴留。最主要的检查为膀胱镜检查。凡保留膀胱的手术治疗，半数以上患者2年内复发，因此术后应进行膀胱灌注化疗。

4. 泌尿系结核最常见的为肾结核，肾结核病变在肾，表现在膀胱，最典型的表现为膀胱刺激症状。早期肾结核以药物规律抗结核治疗为主，晚期肾结核采取手术治疗。

5. 良性前列腺增生症的典型表现是进行性排尿困难。常用手术方式为TURP，术后护理重点为观察有无TUR综合征，做好膀胱冲洗。

（王美顺　文兆峰）

第六篇 骨外科患者护理

第二十二章 骨与关节疾病患者的护理

> **学习目标**
> 1. 说出骨折愈合的分期、影响愈合因素、常见并发症及治疗原则。
> 2. 解释骨折、关节脱位的概念、病因、身体状况及护理措施。
> 3. 说出常见四肢骨折及关节脱位的常见病因、临床特点及治疗原则。
> 4. 描述脊柱骨折的临床表现及处理原则。
> 5. 解释颈椎病、腰椎间盘突出症的病因、分类、治疗原则及护理要点。
> 6. 描述急性血源性骨髓炎、骨关节结核、骨肿瘤的病因、临床特点及治疗护理要点。
> 7. 知道断肢（指）再植的概念、急救及术后血管危象的观察和预防。

第一节 骨折患者的护理

案例

男性，28岁，车祸致左小腿疼痛、畸形、活动受限4小时入院。4小时前骑自行车回家，被迎面而来的汽车撞倒，被人送来医院。入院检查，左小腿中段畸形，局部肿胀，有瘀斑，约3 cm×5 cm大小，皮肤完整，触之局部有反常活动、骨擦音及骨擦感，左足趾活动正常，足背动脉搏动有力，感觉正常。拍X线片报告为：左胫腓骨中段横形骨折。入院行手法复位，小腿石膏绷带外固定。第2天夜间，患者疼痛难忍，检查发现，左足肿胀明显，皮肤发白，温度降低，足背动脉搏动减弱，诊断为左小腿骨筋膜室综合征。立即解除石膏固定，并切开减压，症状明显好转。

思考：
（1）骨折的身体状况及处理原则有哪些？
（2）骨折后的常见并发症有哪些？
（3）骨筋膜室综合征的形成机制是什么？如何预防和及早发现？

一、骨折概述

骨的连续性或完整性中断称为骨折（fracture）。健康骨骼受外力作用造成的骨折，如车祸、爆炸、跌伤，称外伤性骨折；当患者全身性疾病或骨本身的病变如骨肿瘤、骨髓炎、骨结核、骨质疏松症时，轻微外力即可导致骨折，称病理性骨折。以前者多见。好发于四肢。

知识链接

骨筋膜室

骨筋膜室是由骨、骨间膜、肌间隔和深筋膜形成的密闭腔隙。骨间隔和深筋膜为坚韧的纤维组织，其中有血管、神经通过，故室内容积增减的缓冲余地很小，任何导致骨筋膜室容积骤减或骨筋膜室的内容物体积剧增的因素均可引起骨筋膜室综合征。

（一）病因

1．**直接暴力** 骨骼受直接暴力作用的部位发生骨折，常伴有不同程度软组织损伤（图22-1（1））。

2．**间接暴力** 暴力通过传导、杠杆、旋转和肌肉收缩等作用，使着力点远处的骨骼发生骨折，骨折部位的软组织损伤往往比较轻（图22-1（2））。

3．**肌肉牵拉** 肌肉突然强烈收缩，可拉断附着部位的骨质，如股四头肌剧烈收缩可造成髌骨横断骨折（图22-1（3））。

4．**积累劳损** 长期、反复轻微的直接或间接损伤使肢体某一特定部位骨折，如远距离行军导致第二、三跖骨骨折，经久不愈，称行军骨折。

5．**病理性骨折** 有病骨骼遭受轻微外力或肌肉拉力，即发生骨折，如骨质疏松、骨肉瘤、骨髓炎等引起的骨折。此类骨折一般要先治疗骨病，骨折才能愈合，康复时间较长。

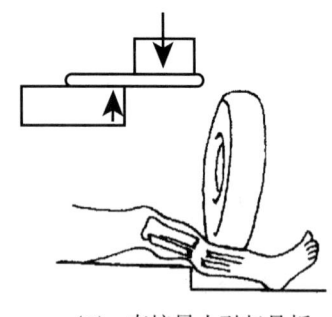 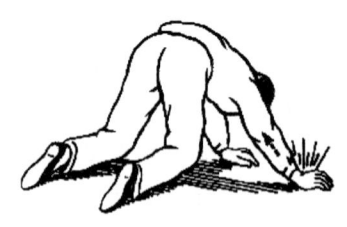 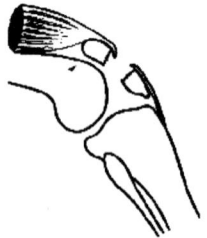

（1）直接暴力引起骨折　　（2）间接暴力引起骨折　　（3）肌肉强力收缩引起骨折

图22-1　骨折的原因

（二）分类

1．**根据骨折是否与外界相通分类**

（1）闭合性骨折：骨折处皮肤或黏膜完整，骨折断端与外界不相通。

（2）开放性骨折：骨折同时有皮肤或黏膜破损，骨折断端直接或间接与外界相通，细菌可侵入伤口，容易发生感染，如骨盆骨折合并有膀胱损伤或尿道断裂，尾骨骨折致直肠破裂。

2．根据骨折的程度和形态分类

（1）不完全性骨折：骨折连续性和完整性仅部分中断，骨的支架作用依然存在，如裂缝骨折、儿童的青枝骨折。

（2）完全性骨折：骨折后骨骼分成两段或两段以上，骨折断端可发生移位，骨的支架作用完全丧失（图22-2）。

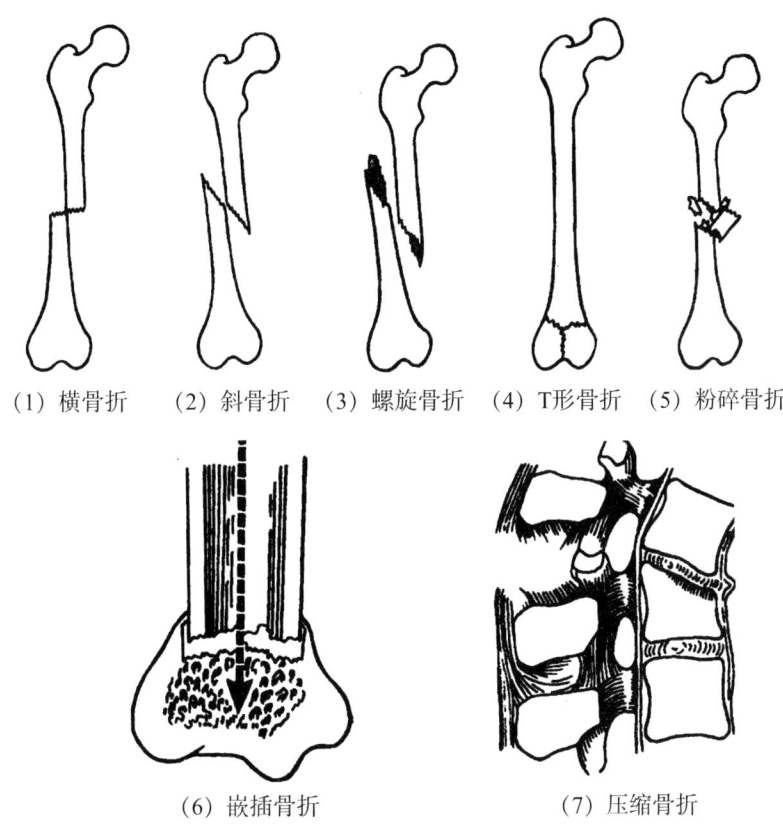

（1）横骨折　（2）斜骨折　（3）螺旋骨折　（4）T形骨折　（5）粉碎骨折

（6）嵌插骨折　　　　　（7）压缩骨折

图 22-2　完全骨折

3．根据骨折端的稳定程度分类

（1）稳定性骨折：骨折断端不易移位或复位后不易再发生移位的骨折，如裂缝、青枝、横形、压缩、嵌插骨折等。

（2）不稳定性骨折：骨折断端易移位或复位后易再移位的骨折，如斜形、螺旋、粉碎性骨折等。

4．根据骨折发生的时间分类

（1）新鲜骨折：骨折后2周内，在此期血肿机化尚未完成，应抓紧时机及早处理，骨折断端愈合效果较好。

（2）陈旧骨折：骨折已有2周以上，骨折断端已有纤维组织包裹，难以进行良好的复位，愈合较慢，常造成畸形愈合或延迟愈合。

（三）移位

大多数骨折段均有不同程度的移位，常见有以下5种（图22-3）。

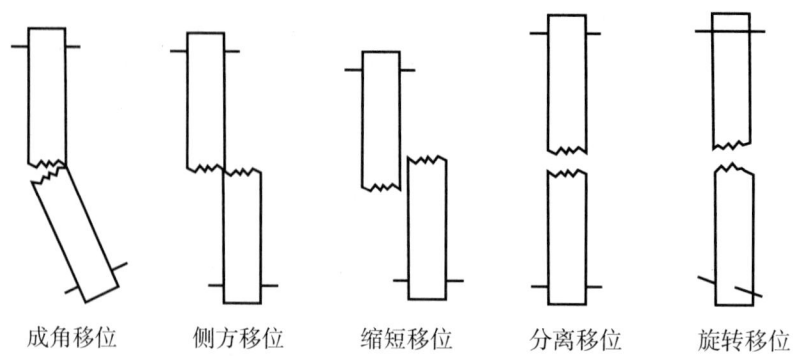

图 22-3　骨折段移位的类型

1．成角移位　两骨折段的纵轴交叉成角，以其顶角的方向为准有向前、后、内、外成角移位。

2．侧方移位　以近侧骨折段为基准，远侧骨折段向前、后、内、外的侧方移位。

3．缩短移位　两骨折段相互重叠或嵌插，使其长度缩短。

4．分离移位　主要是因重力作用，两骨折段在纵轴上相互分离，形成间隙。

5．旋转移位　远侧骨折段围绕骨的纵轴发生扭转。

以上5种移位常多种形式同时存在。影响移位的因素主要有：①外界暴力的性质、大小和作用方向；②肌肉的牵拉，不同骨折部位，肌肉起止点不同，肌肉牵拉造成不同方向移位。③远侧骨折段的重量；④不恰当的搬运和治疗。这些因素在骨折复位固定后依然会对骨折段产生影响，影响骨的愈合，所以在护理过程中要注意去除这些因素。

（四）骨折的愈合

1．愈合过程　骨折愈合是一个复杂而连续的过程，从组织学和细胞学的变化，通常将其分为三个阶段，但三者之间又不可截然分开，而是相互交织逐渐演进。

（1）血肿炎症机化期：骨折导致骨髓腔、骨膜下和周围组织血管破裂出血，在骨折断端及其周围形成血肿。伤后6～8小时，由于内、外凝血系统的激活，骨折断端的血肿凝结成血块。而且严重的损伤和血管断裂使骨折端缺血，可致其部分软组织和骨组织坏死，在骨折处引起无菌性炎症反应。缺血和坏死的细胞所释放的产物，引起局部毛细血管增生扩张、血浆渗出、水肿和炎性细胞浸润。中性粒细胞、淋巴细胞、单核细胞和巨噬细胞侵入血肿的骨坏死区，逐渐清除血凝块、坏死软组织和死骨，而使血肿机化形成肉芽组织。肉芽组织内成纤维细胞合成和分泌大量胶原纤维，转化为纤维结缔组织，使骨折两端连接起来，称为纤维连结。这一过程约在骨折后2周完成。

（2）原始骨痂形成期：骨内、外膜增生，新生血管长入，成骨细胞大量增生，合成并分泌骨基质，使骨折端附近内、外形成的骨样组织逐渐骨化，形成新骨，即膜内成骨。由骨内、外膜紧贴骨皮质内、外形成的新骨，分别称为内骨痂和外骨痂。填充于骨折断端间和髓腔内的纤维组织逐渐转化为软骨组织，并随着成骨细胞侵入软骨基质，软骨细胞发生变性而凋亡，软骨基质经钙化而成骨，即软骨内成骨，形成环状骨痂和髓腔内骨痂，即为连接骨痂。连接骨痂与内、外骨痂相连，形成桥梁骨痂，标志着原始骨痂形成。这些骨痂不断钙化加强，当其达到足以抵抗肌收缩及剪力和旋转力时，则骨折达到临床愈合，一般约需4～8周。

（3）骨板形成塑形期：原始骨痂中新生骨小梁逐渐增粗，排列逐渐规则和致密。骨折端的坏死骨经破骨和成骨细胞的侵入，完成死骨清除和新骨形成的爬行替代过程。原始骨痂被板层骨所替代，使骨折部位形成坚强的骨性连接。随着肢体活动和负重，在应力轴线上成骨细胞相对活跃，有更多的新骨使之形成坚强的板层骨；而在应力轴线以外破骨细胞相对活跃，使多余的骨痂逐渐被吸收而清除。髓腔重新沟通，骨折处恢复正常骨结构，在组织学和放射学上不留痕迹。这一过程为骨性愈合期，约在骨折后8～12周开始，成人一般需要2～4年。

2．影响骨折愈合的因素

（1）全身因素

1）年龄：不同年龄骨折愈合差异很大。如新生儿股骨骨折2周可达坚固愈合，成人股骨骨折一般需3个月左右。儿童骨折愈合较快，老年人则所需时间更长。

2）健康状况：健康状况欠佳，特别是患有慢性消耗性疾病者，如糖尿病、营养不良症、恶性肿瘤以及钙磷代谢紊乱，骨折愈合时间明显延长。

（2）局部因素

1）骨折的类型和数量：螺旋形和斜形骨折，骨折断面接触面大，愈合较快。横形骨折断面接触面小。愈合较慢。多发性骨折或一骨多段骨折，愈合较慢。

2）骨折部位的血液供应：这是影响骨折愈合的重要因素，骨折的部位不同，骨折段的血液供应状况也不同，一般有以下四种情况：①两骨折段血液供应均良好，多见于干骺端骨折。许多小血管从关节囊、韧带和肌腱附着处进入骨内，血液供应丰富，骨折愈合快，如胫骨髁骨折、桡骨远端骨折等。②一骨折段血液供应较差，如胫骨干中、下1/3骨折，由于胫骨干主要靠从其中、上1/3交界处后侧面进入髓腔内的滋养动脉自上而下来的血液供应，骨折后滋养动脉断裂，远侧骨折段仅靠骨膜下小血管维持，血液供应明显减少，骨折愈合较慢。③两骨折段血液供应均差，如胫骨中、上段和中、下段两处同时发生骨折，上段骨折仅一骨折段血液供应较差，下段骨折处则两骨折段血液供应均差，因此上段骨折较下段骨折愈合快。④骨折段完全丧失血液供应。如股骨颈囊内骨折，股骨头血液供应几乎完全中断，容易发生缺血性坏死。

3）软组织损伤程度：严重的软组织损伤，特别是开放性损伤，可直接损伤骨折段附近的肌肉、血管和骨膜，破坏从其而来的血液供应，影响骨折的愈合。

4）软组织嵌入：若有肌、肌腱等组织嵌入两骨折端之间，不仅影响骨折的复位，而且阻碍两骨折端的对合及接触，骨折难以愈合甚至不愈合。

5）感染：开放性骨折，局部感染可导致化脓性骨髓炎，出现软组织坏死和死骨形成，严重影响骨折愈合。

（3）治疗方法的影响

1）反复多次的手法复位，可损伤局部软组织和骨外膜，不利于骨折愈合，应予避免。手法复位的优点是能较好地保持骨折部位的血供，但常较难达到解剖复位，凡已达到功能复位标准者，则不宜再行复位。

2）切开复位时，软组织和骨膜剥离过多影响骨折段血供，可能导致骨折延迟愈合或不愈合，应在严格的手术指征情况下使用，并尽可能少地干扰和破坏局部血液供应。

3）开放性骨折清创时，过多地摘除碎骨片，造成骨质缺损，影响骨折愈合。

4）骨折行持续骨牵引治疗时，牵引力过大，可造成骨折段分离，并可因血管痉挛而致局部血液供应不足，导致骨折延迟愈合或不愈合。

5) 骨折固定不牢固，骨折处仍可受到剪力和旋转力的影响，干扰骨痂生长，不利于骨折愈合。

6) 过早和不恰当的功能锻炼，可能妨碍骨折部位的固定，影响骨折愈合。

3. 骨折临床愈合标准　临床愈合是骨折愈合的重要阶段，此时患者已可拆除外固定，通过功能锻炼，逐渐恢复患肢功能。其标准为：①局部无压痛及纵向叩击痛；②局部无异常活动；③X线片显示骨折处有连续性骨痂，骨折线已模糊；④拆除外固定后，如为上肢能向前平举1kg重物持续达1分钟；如为下肢不扶拐能在平地连续步行3分钟，并不少于30步；连续观察2周骨折处不变形。

考点：骨折的概念、骨折的类型、骨折的愈合。

二、骨折患者的护理

【护理评估】

（一）健康史

1. 一般情况　了解患者的年龄、职业特点、运动爱好、日常饮食结构、有无酗酒等。

2. 受伤情况　了解患者受伤的原因、部位和时间，受伤时的体位和环境，外力作用的方式、方向与性质，伤后患者功能障碍及伤情发展情况，急救处理经过等。

3. 既往史　重点了解与骨折愈合有关的因素，如患者有无骨质疏松、骨折、骨肿瘤病史或手术史。

（二）身体状况

1. 骨折的一般表现

(1) 疼痛和压痛：骨折局部有疼痛，常因移动骨折部位而疼痛加剧。骨折局部压痛，四肢长骨可有纵向的叩击痛。

(2) 肿胀与瘀斑：骨折断端局部软组织肿胀，严重时可影响肢体血液循环。血肿扩散至皮下，可产生瘀斑。

(3) 功能障碍：骨折使肢体失去骨骼的支架作用，并因局部肿胀、疼痛、肌肉痉挛收缩等原因而影响肢体功能，尤其合并血管、肌腱或神经损伤时，更易造成功能障碍。

(4) 伤口与出血：开放性骨折有皮肤破损，甚至有骨外露，损伤的组织可出血不止，有的伤口可被严重污染。

2. 骨折的特有体征

(1) 畸形：完全性骨折患者，因移位而造成局部肢体形态发生改变，尤以四肢长骨骨折明显，常发生成角、肢体周径变粗、长度变短等畸形。

(2) 反常活动（假关节活动）：在肢体非关节部位出现不正常的类似关节样活动。

(3) 骨擦音或骨擦感：骨折断端移动时，互相摩擦，可听到骨擦音或有骨擦感。

以上3种体征为骨折特有，只要发现其中之一，即可确诊。但未见此3种体征时，也可能有骨折，如青枝骨折、嵌插骨折、裂缝骨折。两骨折端之间有软组织嵌入时，也可以没有骨擦音或骨擦感。反常活动及骨擦音或骨擦感两项体征只能在检查时加以注意，不可故意摇动患肢使之发生，以免增加患者的痛苦或骨折端刺伤血管、神经。

3. 全身表现

(1) 休克：多见于多发性骨折、骨盆骨折、股骨骨折、脊柱骨折等，患者常因大量失血、广泛软组织损伤、剧痛或合并重要内脏器官损伤引起休克。

(2) 体温升高：一般骨折后体温正常，出血量较大的骨折，如股骨骨折、骨盆骨折，血肿吸收时可出现低热，但一般不超过38℃。如果开放性骨折或手术切开复位后体温高于39℃，应考虑有感染。

4. 合并损伤　骨折常有合并伤，有时其危险性比骨折本身还大，如肋骨骨折合并气胸，脊柱骨折合并脊髓损伤，这些合并伤可同时或延后出现，所以在治疗护理过程中要高度重视。

5. 并发症

(1) 早期并发症

1) 休克：多见于多发性骨折、骨盆骨折、股骨干骨折时，引起大量出血，常伴较重的软组织损伤，易出现创伤性或出血性休克。

2) 感染：开放性骨折容易发生感染，严重可导致化脓性骨髓炎、脓毒症。

3) 脂肪栓塞：骨折后由于骨髓腔内血肿张力过大，脂肪滴进入破裂的静脉窦，随血循环进入肺、脑、肾等器官引起栓塞，多见于成人粗大骨干骨折后48小时内。如出现肺脂肪栓塞综合征，患者表现为呼吸困难、发绀、心率增快、血压降低等。若为脑脂肪栓塞，患者表现为意识障碍、烦躁、谵妄、抽搐等。

4) 血管损伤：邻近骨折部位的重要动脉或静脉有损伤可能，如肱骨髁上骨折可损伤肱动脉，股骨下1/3骨折可损伤腘动脉，胫骨上段骨折可损伤胫前或胫后动脉。

5) 神经损伤：骨折直接损伤或石膏绷带过紧压迫所致。常见有上肢骨折，可能损伤桡神经、正中神经和尺神经；腓骨小头和腓骨颈骨折时损伤腓总神经。

6) 脊髓损伤：多发生在颈段和胸腰段脊柱骨折和（或）脱位时，可造成损伤平面以下躯体截瘫。

7) 内脏损伤：肋骨骨折可合并肺实质损伤，引起血胸或血气胸；骨盆骨折可合并后尿道损伤和膀胱损伤。

8) 骨筋膜室综合征：骨筋膜室内的肌肉和神经因急性缺血而产生的一系列早期症状和体征。好发于前臂掌侧和小腿。由于骨折时形成的血肿和组织水肿使室内容物体积增加或外包扎过紧、局部压迫使骨筋膜室容积减小而致骨筋膜室内压增高，压迫血管造成严重急性缺血，而发生的一系列病理改变。主要表现：患肢持续性剧烈疼痛且进行性加剧、肿胀、皮肤张力增高，有时有水疱，肢体远端毛细血管充盈时间延长，动脉搏动减弱，甚至消失，患肢麻木，手指或足趾呈屈曲状态，肢体活动障碍，被动活动剧痛。严重者可出现休克，肾功能衰竭，甚至死亡。一旦确诊，应立即切开减压。

(2) 晚期并发症

1) 压疮：骨折患者长期卧床，骨隆起处，如骶尾部、股骨大粗隆部等局部软组织可因血液供应障碍而形成压疮。

2) 坠积性肺炎：骨折患者若长期卧床不起，特别是老年、体弱和伴有慢性病的患者，易发生坠积性肺炎。应鼓励患者积极进行功能锻炼，使其尽早下床活动。

3) 缺血性肌挛缩：是肢体重要血管损伤及骨筋膜室综合征的严重后果。上、下肢重要动脉损伤后，肢体血液供应不足或因肢体肿胀、包扎过紧，可造成前臂或小腿的肌肉群缺血、坏死、纤维化、瘢痕挛缩。最多见于肱骨髁上骨折所造成的前臂缺血性肌痉挛，形成特有的"爪形手"畸形。

4) 骨化性肌炎：又称损伤性骨化。由于关节扭伤、脱位或关节附近骨折，骨膜剥离形成骨膜下血肿，处理不当使血肿扩大、机化并在关节附近软组织内形成广泛骨化，造成关节活动功能障碍。多见于肘关节，如肱骨髁上骨折。

5）关节僵硬：患肢长时间固定，静脉和淋巴回流不畅，关节周围组织中浆液纤维性渗出和纤维蛋白沉积，发生纤维粘连，并伴有关节囊和周围肌挛缩，致使关节活动障碍。是骨关节损伤最常见的并发症。

6）创伤性关节炎：关节内骨折未能准确复位，关节面不平整或畸形愈合，致使关节活动时出现疼痛。多见于膝、踝等负重关节。

7）急性骨萎缩：损伤所致关节附近的痛性骨质疏松，亦称反射性交感神经性骨营养不良。好发于手、足骨折后，典型症状是疼痛和血管舒缩紊乱。疼痛与损伤程度不一致，随邻近关节活动而加剧，局部有烧灼感。早期皮温升高，水肿及汗毛、指甲生长加快，随之皮温低、多汗、皮肤光滑、汗毛脱落。致手或足肿胀、僵硬、寒冷、略呈青紫达数月之久。

8）缺血性骨坏死：也叫无菌性坏死，骨折后骨膜破坏，滋养血管断裂，造成骨折段缺少血液供应，骨骼因缺血而坏死，最常见于股骨颈骨折后，股骨头缺血坏死。

9）其他：如愈合障碍、畸形愈合、泌尿系感染和结石等。

（三）心理-社会状况

骨折多发生比较突然，受到较大暴力打击，患者及家属没有心理准备，常担心有无生命危险和将来是否留下残疾；多发性损伤患者多需住院和手术等治疗，由此形成的压力可影响患者与家庭成员的心理状态和相互关系。故应评估患者和家属的心理状态、家庭经济情况和社会支持系统。

（四）辅助检查

1. 实验室检查　①血常规检查：骨折致大量出血时可见血红蛋白和红细胞比容降低；②血钙、血磷检查：在骨折愈合阶段，血钙和血磷水平常升高；③尿常规检查：脂肪栓塞综合征时尿液中可出现脂肪球。

2. 影像学检查

（1）X线检查：对骨折的诊断和治疗具有重要价值。凡疑为骨折者应常规进行X线检查，可以显示临床上难以发现的不完全性骨折、深部的骨折、关节内骨折和小的撕脱性骨折等。即使临床上已表现为明显骨折者，X线检查可以帮助了解骨折的类型和骨折端移位情况，对于骨折的治疗具有重要指导意义。骨折的X线检查一般应拍摄包括邻近一个关节在内的正、侧位片，必要时应拍摄特殊位置的X线片。有时不易确定损伤情况时，尚需拍对侧肢体相应部位的X线片，以便进行对比。有些轻微的裂缝骨折，急诊拍片未见明显骨折线，如临床症状较明显者，应于伤后2周拍片复查，常可出现骨折线。

（2）CT和MRI：可发现结构复杂的骨折和其他组织的损伤，如椎体骨折、颅脑骨折。

（3）骨扫描：有助于确定骨折的性质和并发症，如有无病理性骨折。

（五）治疗与效果

骨折治疗的基本原则是及时而正确的复位、有效而可靠的固定、合理的功能锻炼。

1. 复位　复位是将移位的骨折段恢复正常或接近正常的解剖关系，重建骨骼的支架作用，是骨折固定和康复治疗的基础。临床根据对位（两骨折端的接触面）和对线（两骨折端在纵轴上的关系）是否良好衡量复位程度。复位标准包括解剖复位和功能复位。前者指骨折段通过复位恢复了正常的解剖关系，对位和对线完全良好。后者指经复位后，骨折段虽未恢复正常的解剖关系，但在骨折愈合后对肢体功能无明显影响。

复位的方法包括手法复位（又称闭合复位）和切开复位。

（1）手法复位：是指通过非手术方法，达到骨折端复位，包括手法复位和牵引复位。多数骨折均可通过手法复位获得满意效果。若肢体肿胀严重，甚至有张力性水疱或血运不佳时，可抬高患肢待消肿后再行复位。手法复位步骤包括解除疼痛、肌肉松弛、对准方向和拔伸牵引。手法复位原则是将远侧骨折段对准近侧骨折段所指的方向。复位时应争取达到解剖复位或接近解剖复位，如不易达到则进行功能复位，注意不能为了追求解剖复位而反复进行多次复位。

（2）切开复位：即手术切开骨折部位的软组织，暴露骨折段，在直视下将骨折复位。适用于手法复位或牵引复位失败、骨折间有软组织嵌入、关节内骨折、并发主要血管或神经损伤、多处多段骨折、陈旧骨折不能手法复位者。优点是可达解剖复位；有效内固定；方便护理。缺点是分离软组织和骨外膜，影响血供；增加软组织损伤，易于感染；需再手术拔除内固定器材。

2．固定　将骨折维持在复位后位置直至骨折愈合，是骨折愈合的关键。常用方法有外固定和内固定两类。

（1）外固定：是利用外固定器械在体表固定骨折部位，常用方法有小夹板、石膏绷带、外展架、持续牵引和外固定器等。

1）小夹板固定：是利用有一定弹性的木板、竹板或塑料板制成的长、宽合适的小夹板，在适当部位加固定垫，用横带绑在骨折部肢体的外面，以固定骨折。此法主要适用于四肢闭合性管状骨折。其优点是能有效地防止再移位；外扎横带和固定垫的压力可进一步矫正骨折端侧方或成角移位；固定范围一般不包括骨折上、下关节，便于及早进行功能锻炼，防止关节僵硬；治疗费用低。缺点是必须掌握正确的原则和方法，绑扎太松或固定垫应用不当易致骨折再移位；绑扎太紧可产生压迫性溃疡、缺血性肌肉挛缩，甚至坏疽等。

2）石膏绷带固定：用熟石膏（无水硫酸钙）的细粉末撒在特制的稀孔纱布绷带上，做成石膏绷带，用温水浸泡后，包在患者需要固定的肢体上，5～10分钟即可硬结成形，并逐渐干燥坚固，对患肢起有效的固定作用。优点是可根据肢体形状塑形，固定作用确实可靠，可维持时间较长。缺点是无弹性，不能调节松紧度，固定范围一般须超过骨折部的上、下关节，无法进行关节活动，易引起关节僵硬。近年来采用树脂绷带固定者日渐增多。

3）外展架固定：用铅丝夹板、铝板或木板支撑固定，或将可调节的外展架用石膏绷带或粘胶带固定于患者胸廓侧方，可将肩、肘、腕关节固定于功能位。外展架使患肢处于抬高位，有利于消肿、止痛，且可避免因肢体重量的牵拉导致骨质分离移位，如肱骨骨折。

4）持续牵引固定：既有复位作用，也是外固定。方法包括皮肤牵引、骨牵引和兜带牵引等。皮牵引是将宽胶布条或乳胶海绵条粘贴在皮肤上或利用四肢尼龙泡沫套进行牵引。骨牵引是用骨圆钉或不锈钢针贯穿骨端松质骨，通过螺旋或滑车装置予以牵引。应根据患者的年龄、性别、肌肉发达程度、软组织损伤情况和骨折的部位来选择牵引的方法和牵引重量，如牵引重量太小，达不到复位和固定的目的；重量过大，可发生骨折分离移位。

5）外固定器固定：骨折复位后将钢针穿过远离骨折处的骨骼，利用夹头在钢管上的移动和旋转矫正骨折移位，最后用金属外固定器固定。外固定器主要用于开放性骨折，或闭合性骨折伴有局部软组织损伤或感染等情况。具有固定可靠、易于处理伤口、不限制关节活动、可早期功能锻炼等优点。

（2）内固定：是手术切开复位后，利用对人体无害的金属固定器材，如接骨钢板、螺丝钉、髓内钉、带锁髓内钉和加压钢板等将骨折段固定在解剖复位的位置。内固定后可早期活动，预防长期卧床引起的并发症，尤其适合老年患者。

3．功能锻炼　是骨科治疗的重要组成部分，是促进肢体功能恢复、预防并发症的重要保证。在不影响固定的情况下，尽快地恢复患肢肌、肌腱、韧带、关节囊等软组织的舒缩活动。早期合理功能锻炼是骨折愈合的保证。通过锻炼可减少废用性肌萎缩、关节僵硬等并发症。原则上越早越好，活动范围和活动量应循序渐进，以主动活动为主，配合被动活动与肌肉按摩，这是骨折患者护理内容的重要组成部分。骨科患者的功能锻炼分为3个阶段。

早期（伤后1～2周）：此期功能锻炼的主要目的是促进肢体血液循环，消除肿胀。以患肢肌肉舒缩活动（肌肉等长收缩运动）为主，骨折上、下关节保持不动。

中期（伤后2～3周开始）：此时病变部位肿胀已消退，局部疼痛减轻，骨折处已有纤维连接。以骨折处远近端关节活动（肌肉等张运动）为主。根据骨折的稳定程度，逐渐增加病变肢体的运动范围和运动强度，并在医务人员指导和健肢的帮助下进行，以防肌萎缩和关节僵硬。

后期（伤后6～8周开始）：此期骨折已初步达到临床愈合，外固定已拆除，是康复治疗的关键时期，应重点做以关节活动为主的全面功能锻炼。并辅以物理治疗和药物熏洗，促进关节活动范围和肌力的恢复。

（六）术后评估

1．固定情况　评估石膏固定、小夹板固定或牵引术是否维持于有效状态。

2．并发症　评估术后是否出现骨折晚期并发症。

3．康复程度　了解患者是否按计划进行功能锻炼，功能恢复情况及有无活动障碍引起的并发症。

4．心理状态和认知程度　评估患者对康复训练和早期活动是否配合，对出院后的继续治疗是否了解。

【主要护理诊断/问题】

1．焦虑/恐惧　与疼痛、长期卧床及担忧预后有关。

2．有外周神经血管功能障碍的危险　与骨和软组织损伤、外固定不当有关。

3．疼痛　与骨折部位神经损伤、软组织损伤、肌肉痉挛和水肿有关。

4．潜在并发症　休克、脂肪栓塞综合征、骨筋膜室综合征、关节僵硬、骨化性肌炎、缺血性骨坏死及缺血性肌挛缩等。

5．知识缺乏　缺乏骨折治疗、护理、预防并发症及康复训练等相关知识。

【护理措施】

（一）现场急救护理

骨折急救的目的是用简单而有效的方法抢救患者生命、保护患肢、安全而迅速地转运，以便获得妥善的治疗。现场急救的原则是抢救生命、包扎伤口、妥善固定、快速转送。

1．抢救生命　骨折患者，尤其是严重骨折者，往往合并其他组织和器官的损伤。应检查患者全身情况，注意动作轻柔、迅速、准确，避免反复搬动患者，根据病情轻重缓急采取相应的紧急救护。首先处理休克、昏迷、呼吸困难、窒息或大出血等可能威胁患者生命的紧急状况。

2. **包扎止血** 开放性骨折患者应尽量用无菌或清洁的敷料（布料）包扎伤口，以减少污染。绝大多数伤口出血可用加压包扎止血；大血管出血时可用止血带止血，最好使用充气止血带，并记录所用压力和时间。止血带应每隔1小时放松1～2分钟，以防肢端缺血坏死。若有骨折断端已戳出伤口并已污染，又未压迫重要血管或神经，则不应现场复位，以免将污物带到伤口深处，导致深层组织污染。若在包扎时骨折端自行滑入伤口内，应做好记录，以便入院后清创时进一步处理。

3. **妥善固定** 凡疑有骨折者均应按骨折处理。用简单的方法将骨折做原位固定，可减轻患者痛苦，防止骨折断端刺伤周围血管和神经，加重损伤，同时有利于转送。骨折有明显畸形，并有穿破组织或损伤附近重要血管、神经的危险时，可适当牵引患肢，使之变直后再进行固定。固定材料可用特质夹板，或就地取用的木板、木棍或树枝等，若无任何可利用的材料，可将骨折的上肢固定于胸部，骨折的下肢与对侧健肢捆绑固定。对疑有脊柱骨折者应尽量避免移动，可采用3人平托法或滚动法将患者移至硬担架、木板或门板上，严禁1人抬头1人抬脚，或用搂抱的方法搬运，以免造成或加重脊髓损伤。颈椎损伤者需有专人托扶头部并沿纵轴向上略加牵引，搬运后用砂袋或折好的衣服放在颈两侧以固定头颈部。

4. **快速转送** 患者经初步处理后，应快速而平稳地送至就近的医院进行治疗。转运患者时应防止加重损伤，转送过程中应及早给患者输液以防治休克。

（二）一般护理

1. **卧床护理** 骨折患者大都需要较长时间卧床休息，应选择硬板床，最好选用骨科特制的硬板牵引床。卧床期间做好生活护理，指导患者在患肢固定制动期间进行力所能及的活动，为其提供必要的帮助，如协助进食、进水、排便和翻身等。对长期卧床患者应定时翻身叩背，鼓励咳嗽、咳痰，练习深呼吸，以防发生压疮和坠积性肺炎等并发症。骨折后应遵医嘱抬高患肢或安置合适体位、保证有效固定、积极进行功能锻炼等以预防下肢深静脉血栓、急性骨萎缩和关节僵硬等并发症的发生。

2. **饮食护理** 指导患者进食高蛋白、高维生素、高热量、高钙和高铁的饮食，提供丰富营养，促进骨折愈合；多吃水果蔬菜，保持大便通畅，防止便秘；长期卧床骨质脱钙，应增加饮水量，预防泌尿系感染和结石。

3. **减轻疼痛** 骨折患者的疼痛可由多种原因造成，如复位达不到要求、局部感染、包扎过紧、外固定对肢体的压迫、肌紧张、搬动肢体时未保护等。在护理过程中要注意患者疼痛的变化，及时查明原因并予以排除。疑与复位、感染有关应及时报告医师进行处理，包扎过紧可适当放松包扎，搬动肢体时要轻柔并予以保护，指导患者放松患肢，可采用热疗方法降低肌张力减轻疼痛。疼痛严重时可遵医嘱给予止痛药。护理操作时动作应轻柔准确，严禁粗暴搬动骨折部位。

4. **肢体缺血护理** 骨折局部内出血、包扎过紧、不正确使用止血带或患肢严重肿胀等原因均可导致患肢血液循环障碍。应严密观察肢端有无剧痛、麻木、皮温降低、皮肤苍白或青紫、脉搏减弱或消失等血液灌注不足表现。一旦出现应对症处理，如调整外固定松紧度，定时放松止血带等。若出现骨筋膜室综合征应及时切开减压，严禁局部按摩、热敷、理疗或使患肢高于心脏水平，以免加重组织缺血和损伤。

5. **观察病情** 观察患者的意识、体温、脉搏、血压、呼吸、尿量和末梢循环。如毛细血管再充盈时间、患肢骨折远端脉搏情况、皮温和色泽、有无肿胀及感觉和运动障碍，如有异常应及时报告医师并协助进行处理。观察伤口有无渗血及红、肿、热、痛、流脓等感染征象。

(三）并发症的观察及护理

1．脂肪栓塞综合征 一经确诊，应及时将患者转入急救室或ICU；取半坐位以利改善呼吸，给予高浓度氧气吸入，尽早使用呼吸机辅助呼吸，减轻和抑制肺水肿发生；监测生命体征和血气分析，控制液体输入量和速度，防止酸碱平衡失调；遵医嘱应用肾上腺皮质激素，减轻肺水肿，消除脂肪栓塞。

2．骨筋膜室综合征 好发于前臂掌侧和小腿。应密切观察石膏固定肢体的末梢血液循环。注意评估"5P"征：疼痛（pain）、苍白（pallor）、感觉异常（paresthesia）、麻痹（paralysis）及脉搏消失（pulseless）。若患者出现肢体血液循环受阻或神经受压的征象，应立即放平肢体，并通知医师全层剪开固定的石膏，严重者需拆除，甚至行肢体切开减压术。

3．失用综合征 由于肢体长期固定、缺乏功能锻炼，导致肌萎缩；同时大量钙盐逸出骨骼可导致骨质疏松；关节内纤维粘连致关节僵硬。因此石膏固定期间，应加强肢体的功能锻炼。

4．骨化性肌炎 损伤后应及时复位、固定，减轻骨膜损伤和出血，早期功能锻炼，以患者自主肌肉活动为主，勿活动受伤关节，以防加重出血。

5．出血 手术切口或创面出血时，血液或渗出液可能渗出石膏外，用记号笔标记出范围、日期，并详细记录。如血迹边界不断扩大需及时报告医师，必要时协助医师开窗以彻底检查。

6．急性骨萎缩 骨折早期抬高患肢、主动功能锻炼可预防。发生后治疗困难，以功能锻炼、物理治疗为主，必要时用交感神经封闭。

7．缺血性肌挛缩 注意严密观察骨折远端肢体血液循环状况，及时调整外固定的松紧度。

（四）石膏固定患者的护理

石膏绷带固定是骨折复位后常用的外固定方法，优点是可根据肢体的形状塑形，固定作用确实可靠，可维持较长时间。缺点是无弹性，不能调节松紧度，固定范围较大，一般须超过骨折部的上、下关节，无法进行关节活动功能锻炼，易引起关节僵硬。

1．固定前准备

（1）用物准备：石膏绷带，根据需要选取长、宽及厚度（上肢一般是8～10层，下肢12～14层）；衬垫；油布；棉花；桶内盛40℃的温水（浸石膏用）；普通绷带（若干卷）；剪刀等辅助用具。

（2）患者准备：①评估患者，做好相应的解释，取得合作。②X拍片，以备术后对照。③将拟石膏固定的肢体用肥皂及清水清洁并擦干；有伤口者，提前换药更换敷料，胶布要纵行粘贴，防止影响血液循环和便于日后开石膏窗时揭取。

2．固定中配合及护理

（1）解释：核对、评估拟固定部位的状况，向患者解释目的及注意事项，以便取得合作。

（2）体位：将患者置于关节功能位，特殊情况根据需要摆放。由助手维持或借助器具维持，切不可中途变换体位。

（3）覆盖衬垫：在石膏固定处的皮肤表面覆盖一层衬垫，可用棉织筒套、棉垫或棉纸平整地包绕在将要固定部位，骨隆突部位衬垫适当加厚，以防局部受压形成压疮。

（4）浸泡石膏绷带：将备好的石膏绷带放入35～40℃温水桶内，待气泡出净后用手握住两端取出并轻轻向中心挤压出多余水分。

（5）石膏绷带包扎

1) 管型石膏包扎：①操作者将绷带平铺在肢体表面，由肢体的近端向远端以滚动方式迅速环形缠绕，松紧适度，不可拉紧绷带，以免造成肢体血液循环障碍。每圈与前圈重叠约1/3，同时两手相互配合，即一手缠绕绷带另一手向相反方向抹平，使每层石膏紧密贴合，不留空隙（切忌翻转）。②助手托扶肢体时，应用手掌，切忌用手指，以免在石膏上留下手指压痕，硬化后形成隆起压迫肢体。③四肢石膏固定需要露出手指或脚趾，以便观察肢体血液循环、感觉和运动等情况，同时便于手指、足趾的功能锻炼。④遇到周径不等处要摺走，使绷带贴合紧密。绷带边缘、关节处及骨折部位要多加2～3层。⑤对髋人字型石膏、蛙式石膏要在会阴区留有足够空隙。

2) 石膏托包扎：是将与肢体相应宽度的石膏绷带按所需长度铺开叠层，一般需8～10层，然后从两头卷起成卷，再浸入温水中，用时将其取出后迅速摊开，安放在肢体的伸面和屈面，再用普通绷带包扎固定。包扎时应暴露远端以便观察。

(6) 塑形、修理、包边、标明日期：包扎完毕即可剪去多余部分，并用手掌适当捏塑及整理，使其按骨折整复的要求及肢体形态进行塑形；将衬垫从内向外拉出一些包住石膏边缘，以防干后压迫或磨擦皮肤，在石膏表面涂上石膏糊，使表面平滑。用记号笔在石膏外标明固定日期及预定拆石膏的日期。

(7) 开窗：石膏未干前，为便于局部检查或伤口引流、更换敷料等，可在相应部位石膏上开窗。方法是确定开窗范围并标记，用石膏刀沿着标记内侧斜切，边切边将切下的石膏向上拉直至完全切开。已开窗的石膏需用棉花填塞后包好，或将石膏盖放回原处，用绷带加压包紧，防止软组织向外突出。

(8) 促进干固：包扎完毕应在10～20分钟内放好肢体，避免活动，以防变形、折裂。约需30分钟保持静止等其硬化，从初步硬化到完全干固需24～72小时。必要时可用灯烤或热风吹干。

(9) 剪开、拆除：如发现石膏过紧，尤其影响血运及压迫神经时必须剪开减压。石膏拆除时，一般用石膏刀、石膏剪、电锯等全层切开后用撑开器撑开拆除取下。

3. 石膏固定后护理

(1) 患肢抬高，以利淋巴和静脉回流，减轻肢体肿胀，冬季注意远端保暖。

(2) 观察肢体远端血液循环，注意皮肤色泽、温度、感觉、动脉搏动、肢体活动及肿胀等情况。如有患肢剧痛、青紫、感觉减退，应考虑患肢缺血，及时报告医师并协助进行处理。

(3) 肢体骨折后，局部软组织肿胀，如石膏绷带包扎过紧，可在石膏压迫部位引起组织缺血性坏死，造成压迫性溃疡，对于患者在石膏包扎后诉局部持续疼痛应引起高度注意，尤其组织坏死后疼痛可减轻，但不久石膏内可闻到臭味。

(4) 石膏绷带完全硬化后，即可开始固定范围内的肌肉舒缩活动及固定范围以外的关节屈伸锻炼。

(5) 注意石膏有无潮湿、污染、变形、断裂和过紧、过松，确保石膏固定的有效性。

(6) 保护石膏边缘的皮肤，可涂保护剂进行保护。

(7) 禁止将异物放入石膏内或搔抓石膏下皮肤。

(8) 拆除石膏时协助医师保护好组织。

(9) 石膏绷带拆除后，每日用温水清洁患肢皮肤并涂皮肤保护剂，鼓励患者进行功能锻炼。

4．并发症的预防及护理

（1）骨筋膜室综合征：主要原因有两种，一是骨筋膜室内肿胀出血，压力增高，多见于前臂和小腿骨折。二是肢体包扎过紧，尤其是石膏绷带包扎，预防措施是包扎石膏绷带时不要牵拉，并密切观察，及时发现，迅速减压。

（2）压疮：主要原因有石膏凹凸不平和骨隆突处放置的衬垫不平整，造成局部组织受压，缺血坏死。预防措施主要包括：①包扎前垫好衬垫，尤其骨突出部位应加较厚的棉垫；②包扎时需用手掌托扶，严谨指尖按压；③卧床期间协助患者翻身，更换体位。如局部出现持续疼痛应警惕压疮发生，嘱咐患者及家属不得向石膏内塞垫，必要时更换石膏。

（3）废用性骨质疏松、关节僵硬：石膏固定范围大，固定时间长，长期卧床导致骨质脱钙，出现骨质疏松，常合并有泌尿系结石；关节因固定不动易发生僵直。预防措施是加强功能锻炼。

（4）化脓性皮炎：长期石膏固定皮肤脱屑、不洁、出汗、石膏摩擦或局部组织受压、坏死而造成；皮肤瘙痒、水疱，或用异物伸入石膏抓痒，可引起局部损伤感染。

（5）石膏综合征：采用石膏背心固定的患者，由于上腹部包裹过紧，可导致腹痛、呕吐，胸部受压可出现呼吸窘迫等表现。

（五）牵引固定患者的护理

持续牵引在骨折治疗中是一种常用措施，有复位、固定、预防畸形的作用，持续牵引的时间有时可达数月，患者要长期卧床，躯体移动受限，所以在护理过程中既要保持牵引的有效性，又要重点防止因长时间牵引而带来的各种护理问题。

1．牵引的种类

（1）皮肤牵引：又称间接牵引，以胶布条粘贴在肢体皮肤上，或用特制的肢体护套套在肢体上，连接牵引绳并通过滑轮悬垂适当重物，达到骨折断端复位固定的作用。此法比较简便，但牵引力量不宜太大，牵引时间不能过久，一般为2～4周，通常用于小儿或老年人，牵引重量一般为体重的1/10，约5 kg（图22-4）。

（2）骨牵引：利用粗细不同的钢针穿过骨质进行直接牵引，故又称直接牵引，可施加较大的牵引力对抗肌肉的收缩力量。常用于青壮年的下肢牵引，大腿牵引重量为体重的1/7～1/10，小腿牵引重量为体重的1/10～1/15，上肢牵引重量为体重的1/15～1/20。骨牵引常用部位：尺骨鹰嘴、股骨髁上、胫骨结节、跟骨、颅骨等（图22-5）。

（3）布兜牵引：用布带或海绵兜带按体形制成各种吊带，套住骨折部位，用牵引绳通过滑轮进行牵引，常用的有颌枕吊带可用于颈椎骨折或颈椎病牵引，骨盆悬吊牵引可用于骨盆骨折。

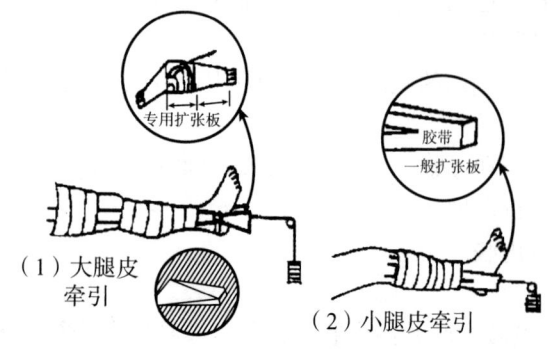

图22-4 皮牵引

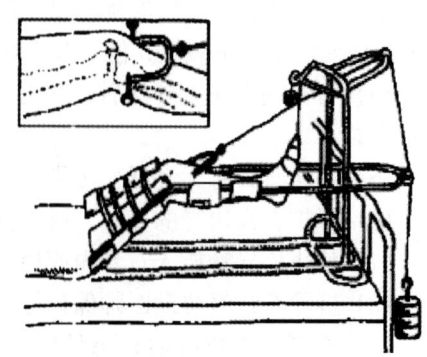

图22-5 骨牵引

2. 牵引前准备

(1) 用具准备：牵引架、胶布、绷带、牵引绳、滑轮、扩展板、砝码、棉花及安息香酸酊等。扩展板是一个木质方板，其宽度在下肢牵引时应超过踝关节内外踝的间距，以免胶布压迫肢体隆突部的皮肤。

(2) 患者准备：评估患者，解释牵引的目的、操作方法及注意事项，取得合作；以温肥皂水清洗伤肢，剃除较长汗毛，消毒；询问过敏史。

3. 协助牵引　设置对抗牵引，摆放合适体位，协助医师安装牵引装置。

4. 牵引术后的护理

(1) 皮牵引：应随时观察患肢的血液循环，如有青紫、肿胀、发冷、麻木、疼痛、运动障碍等情况，应详细检查并报告医师。定时检查肢体固定的松紧度及牵引的胶布粘贴情况，及时调整，防止过紧影响肢体血运循环或过松达不到牵引效果；如皮肤有水疱、红肿，可消毒、涂药处理，严重的停止皮牵引或改用其他牵引方法。

(2) 骨牵引：应避免钢针滑动，调整钢针时要严格消毒，防止感染。保护穿针处皮肤清洁，每日用75%乙醇滴注穿针处2次以预防感染。如有血痂，不必去除。牵引针的两端套上有胶皮盖的小瓶，以免刺伤皮肤或划破被褥。

(3) 布兜牵引：注意观察牵引布兜的位置，患者有无不适、疼痛等，给予及时处理。

5. 保持有效牵引

(1) 牵引装置：皮牵引注意胶布或绷带有无松脱、扩展板的位置，并整理。颅骨牵引时注意定期拧紧牵引弓的螺母，防止脱落。

(2) 牵引重量：牵引重锤应保持悬空，牵引重量不可随意增加或减轻。定时测定患肢长度并与健侧对比。

(3) 牵引绳：不随意放松，也不应受其他外力影响，如被服、用物不可压在牵引绳上。

(4) 保持反牵引：抬高床尾或床头，形成反牵引力，如下肢牵引抬高床尾，颅骨牵引抬高床头。皮牵引抬高 10～15 cm，骨牵引抬高 20～25 cm。身体移位抵住了床头或床尾应及时调整。

(5) 牵引方向：告知患者及家属始终保持正确位置，牵引方向与患肢长轴成直线，牵引绳不可脱离滑轮。

6. 并发症的防护

(1) 足下垂：腓总神经损伤和跟腱挛缩是引起足下垂的常见原因。下肢皮牵引时，包缠绷带不能压迫腓骨头颈部，以免压迫引起腓总神经麻痹；胫骨结节牵引时，进针应从外向内，有助于防止损伤腓总神经。牵引期间，可用托足板保持踝关节于中立位。

(2) 压疮：长时间卧床，骨隆突部位，如肩胛部、骶尾部、足跟、踝关节等处容易受压发生褥疮。可用棉垫、气垫、软枕等加以保护；局部按摩，增加血液循环，也利于预防压疮。

(3) 坠积性肺炎：指导患者练习上身起卧，进行深呼吸及有效咳嗽，促进肺泡扩张，协助翻身、拍背、给予雾化吸入等。不影响牵引效果情况下，协助患者定时适当变换体位。

(4) 泌尿系感染和结石：鼓励患者多饮水，保持排尿通畅；留置尿管时应及时更换尿袋和冲洗膀胱。

(5) 血栓性静脉炎：指导患者进行肢体的功能锻炼，练习关节活动和患肢肌肉等长收缩；肢体肌肉按摩促进静脉血液回流。

(6) 牵引针孔感染：保持牵引针孔周围皮肤清洁，防止牵引针左右滑动，在针孔处滴

75%乙醇,每日2次,无菌敷料覆盖。如针孔感染,应及时处理,必要时拔针换位牵引。

(7) 牵引针滑脱:主要是钻孔过浅、重量过大引起骨质撕脱。预防方法是选好钻孔部位和注意深度,重量不要过大,颅骨牵引每日检查并拧紧牵引弓螺母。

(8) 关节僵硬:骨折复位固定后,要遵循循序渐进的原则进行功能锻炼。

(六) 小夹板固定患者的护理

1. 注意肢端血液循环和感觉,以防固定过紧而致血液循环障碍。
2. 压垫处持续疼痛,应立即调整,以防形成压疮。
3. 经常检查绑扎绷带的松紧度,以绷带结头能上下移动1 cm为标准。
4. 定期X线复查,了解骨折愈合情况。
5. 根据不同骨折部位和不同阶段,指导患者进行功能锻炼。

(七) 心理护理

骨折患者的性格、年龄、职业、文化修养、社会环境不同,心理差异很大,特别是伤势较重,可能致残的患者,情绪往往很低落,不愿配合治疗和护理,不利于骨折康复,所以加强心理护理十分重要。

1. 有针对性地进行健康教育,经常与患者及家属进行交流,掌握患者的心理状态。
2. 对有残疾的患者,要保护他们的自尊心,使之能面对现实,鼓起勇气,战胜伤残。
3. 及早进行功能锻炼,鼓励患者从事力所能及的活动,最大限度地生活自理,使其不断增强对自己和生活的信心。
4. 让患者及时了解自己康复的进展,并让患者参加康复计划的制定,掌握有关康复知识。
5. 鼓励患者多参加有益的娱乐活动,让住院生活变得丰富多彩,保持心情愉快。

(八) 健康教育

1. 向患者及家属讲解有关骨折的知识,介绍骨折固定和进行功能锻炼的方法和意义,指导家属协助患者坚持按计划进行功能锻炼的方法,预防骨折后期并发症。
2. 教育患者要保持良好的心态。鼓励患者出院后最大限度地进行生活自理。
3. 告知患者若骨折远端肢体肿胀或疼痛明显加重,肢体感觉麻木、肢端发凉,夹板、石膏或外固定器松动等,应立即到医院复查并评估功能恢复情况或给予相应处理。
4. 指导患者及家属评估家庭环境的安全性,妥善放置可能影响患者活动的障碍物。指导患者安全使用步行辅助器械或轮椅。步行训练需有人陪伴,以防摔倒。

考点:骨折的治疗原则、骨折的急救措施、身体状况及护理要点。

(鄂桂艳 余峰彬)

第二节 常见四肢骨折患者的护理

案例

男性,21岁,交通肇事后来诊。患者主诉小腿局部剧烈疼痛,不能活动。检查发现,左小腿上段部分软组织损伤,肿胀较重,出现反常活动。入院第2天出现患肢小腿部剧烈疼痛、进行性加重,严重肿胀,足趾麻木,足背动脉搏动微弱等症状。

思考：
(1) 该患者可能发生了什么问题？
(2) 应首先采取哪些处理措施？
(3) 如何护理该患者？

常见的四肢骨折主要有锁骨骨折、肱骨干骨折、肱骨髁上骨折、尺桡骨干骨折、桡骨远端骨折、股骨颈骨折、股骨干骨折、髌骨骨折、胫腓骨干骨折。

【护理评估】

（一）健康史

1. 一般状况　了解患者受伤时的体位和环境，伤后立即发生的功能障碍及其变化情况。了解急救处理的经过和治疗经过。如无暴力致伤史，应了解有无全身或局部疾病史。

2. 发病原因　分为外伤性骨折和病理性骨折，外伤性骨折是正常骨因暴力引起，病理性骨折是各种原因导致的骨结构变得薄弱，在轻微外力作用下即可造成骨折。

3. 病理生理

（1）锁骨骨折：儿童及青壮年多见，幼儿多为青枝骨折，成人多为短斜形骨折。多数是间接暴力引起斜形或横行骨折，以中外 1/3 交界处多见；少数是直接暴力引起粉碎型或横型骨折，多在着力处。骨折近端受胸锁乳突肌牵拉向上、后移位；远端受上肢重量及胸大肌上份肌束的牵拉向下、前移位。

（2）肱骨干骨折：肱骨干骨折是指肱骨外科颈下 1～2 cm 至肱骨髁上 2 cm 内的骨折。青壮年多见。肱骨中下 1/3 骨折易损伤桡神经。直接暴力常由外侧打击肱骨干中段导致横形或粉碎性骨折。间接暴力常由手掌或肘部着地，暴力上传，加之身体倾倒产生的剪式应力，导致肱骨中下 1/3 段斜形或螺旋形骨折。

骨折线在三角肌止点以上时，近段受胸大肌、背阔肌和大圆肌的牵拉向前、内移位；远端因三角肌、喙肱肌、肱二头肌、肱三头肌牵拉向上、外移位。骨折线位于三角肌止点以下时，近端受三角肌牵拉向外、前移位，远端因肱二头肌、肱三头肌拉牵拉向上移位（图 22-6）。肱骨中下 1/3 骨折多有成角、短缩、旋转畸形，桡神经紧贴骨面而易受伤，易导致骨不连。

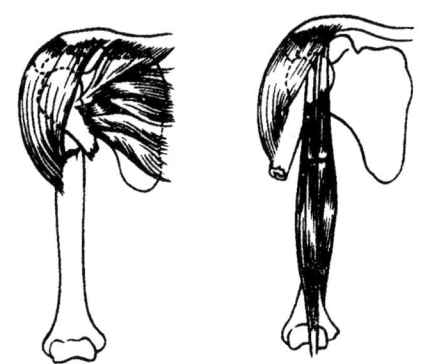

图 22-6　肱骨干骨折移位

（3）肱骨髁上骨折：指肱骨干与肱骨髁交界处的骨折。多发生于 10 岁以下儿童，易并发前臂缺血性肌挛缩，导致爪形手畸形。伸直型最多见，占 90% 以上，多由间接暴力（跌倒时肘伸直或半屈，手掌着地）引起；近骨折端向前下、远骨折端向后上移位，骨折线斜向后上；骨折近段常损伤正中神经和肱动脉造成前臂缺血性肌挛缩；骨折远端侧方移位可挫伤桡神经或尺神经。伴有侧方暴力时，可发生尺偏型和桡偏型（图 22-7）。屈曲型较少见。直接暴力（跌倒时肘屈，肘着地）。近端向后下，远端向前上，骨折线斜向前上（图 22-8）。

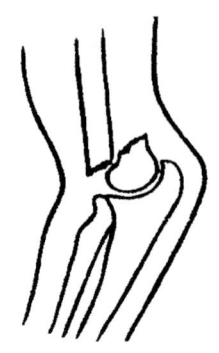
图 22-7 肱骨髁上骨折伸直型

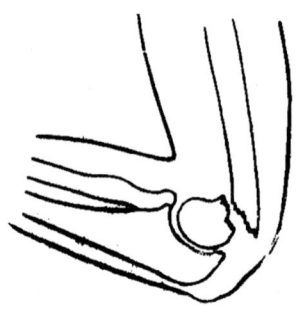
图 22-8 肱骨髁上骨折屈曲型

(4) 尺桡骨干骨折：尺桡骨干双骨折常见，青少年多见，易并发骨筋膜室综合征。①直接暴力，两骨折线在同一平面，呈横形、粉碎或多段骨折。组织损伤严重。②间接暴力，跌倒时手掌着地，暴力传导至桡骨中 1/3 先造成横形骨折，再通过骨间膜向内下传导致低位尺骨斜形骨折。③扭转暴力，尺桡双骨在极度旋前或旋后位相互扭转，造成方向一致、成角相反、平面不同（高尺低桡）、复位困难的螺旋、斜形骨折。尺桡骨干骨折可分单骨折和双骨折。尺骨上 1/3 骨折合并桡骨小头脱位，称孟氏骨折（Monteggia fracture）。桡骨干下 1/3 骨折合并尺骨小头脱位，称盖氏（Galeazzi）骨折。

(5) 桡骨远端骨折：指距桡骨下端关节面 3 cm 以内的骨折。骨质疏松中老年人多见。多由间接暴力引起，根据受伤的机制不同可分 3 种类型：

1) 伸直型（Colles 骨折）：最常见，跌倒时腕背伸，前臂旋前，掌心着地，多为横形骨折。远段背侧、桡侧移位，近段掌侧移位。

2) 屈曲型（Smith 骨折）：较少见，又称"反 Colles"骨折。跌倒时腕掌屈，手背着地。远端掌侧、桡侧移位，近端背侧移位。

3) 纵斜型（Barton 骨折）：桡骨远端关节面骨折伴腕关节脱位。跌倒时腕背伸，前臂旋前，手掌或手背着地。远端向背、掌侧移位。

(6) 股骨颈骨折：多发生在中老年人，以女性多见。常出现骨折不愈合和股骨头缺血性坏死。股骨颈骨折的发生常与骨质疏松导致骨质量下降有关，使患者在遭受轻微扭转暴力时即发生骨折。患者多在走路时滑倒，身体发生扭转倒地，间接暴力传导致股骨颈发生骨折。青少年股骨颈骨折较少见，常需较大暴力才会引起，且多为不稳定型。

1) 按骨折部位分类：①股骨头下骨折；②经股骨颈骨折；③股骨颈基底骨折（图 22-9）。前两类属于关节囊内骨折，由于股骨头的血液供应大部分中断，因而骨折不易愈合和易造成股骨头缺血坏死。基底骨折属于囊外骨折，由于两骨折端的血液循环良好而较易愈合。

2) 按远端骨折线与两侧髂嵴连线的夹角（Pauwels 角）分类：①外展骨折：Pauwels 角 < 30°，由于骨折面接触多，不容易再移位，属于稳定性骨折；②内收骨折：Pauwels 角 > 50°，由于骨折面接触较少，容易再移位，属于不稳定性骨折（图 22-10）。

3) 按移位程度分类：常采用 Garden 分型，可分为：①不完全骨折；②完全骨折但不移位；③部分移位的完全骨折；④完全移位的完全骨折。

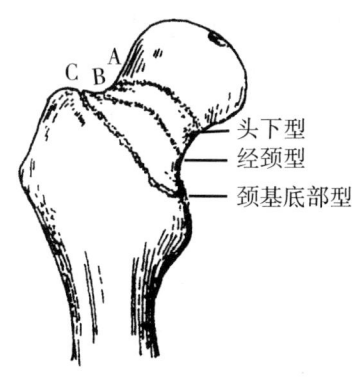 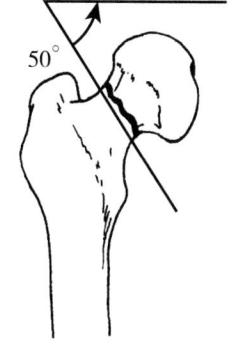 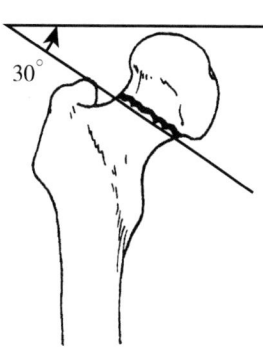

图 22-9　按骨折部位分型　　　　图 22-10　按 Pauwels 角分型

（7）股骨干骨折：指股骨粗隆下 3 cm 至股骨髁上 3 cm 的骨折。多见于青壮年。股骨是人体最粗、最长、承受应力最大的管状骨，遭受强大暴力才能发生股骨干骨折。直接暴力容易引起横形或粉碎性骨折。间接暴力常导致斜形或螺旋形骨折。

1）股骨上 1/3 骨折：由于髂腰肌、臀中肌、臀小肌和外旋肌群的牵拉，使近骨折端向前、外及外旋方向移位；远骨折端则由于受内收肌群的牵拉而向内、后方向移位；造成向外成角和短缩畸形。

2）股骨中 1/3 骨折：由于受内收肌群的牵拉，使骨折向外成角畸形。

3）股骨下 1/3 骨折：远骨折端受腓肠肌的牵拉以及肢体的重力作用而向后移位，压迫或损伤腘动脉、腘静脉、胫神经或腓总神经；又由于股前、外、内的肌肉牵拉，使近骨折端向前上移位，形成短缩畸形（图 22-11）。

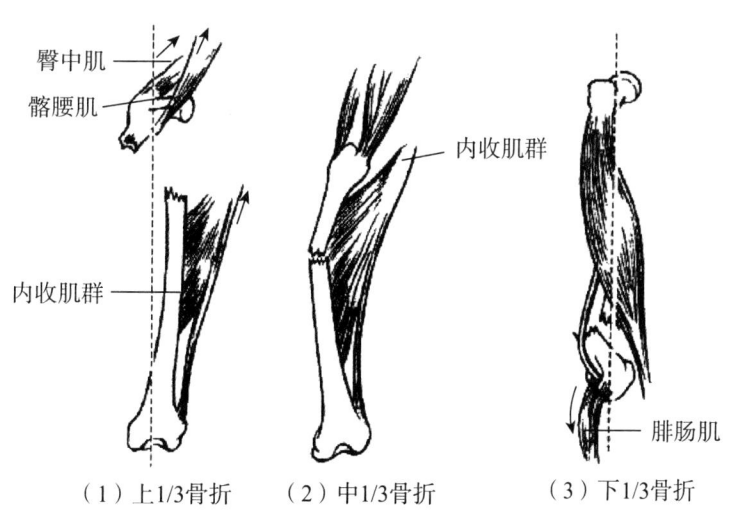

图 22-11　股骨干骨折移位

（8）髌骨骨折：髌骨骨折为关节内骨折。直接暴力撞击引起髌骨粉碎性骨折。间接暴力引起股四头肌强烈收缩导致髌骨横形骨折。

（9）胫腓骨干骨折：胫腓骨干骨折指胫骨平台以下至踝以上部位发生的骨折。在青壮年及儿童四肢中是最常见的骨折。①常因直接暴力打击或压轧伤所致。骨折线在同一平面，呈横形、短斜形或粉碎性骨折。因胫骨内侧紧贴皮下，直接暴力常引起开放性骨折。②间接暴力，多由高处坠落足跟着地、滑倒身体发生扭转所致。骨折线在不同平面（高腓低胫），呈斜形或螺旋形骨折。儿童胫腓骨多"青枝骨折"，长跑运动员可见腓骨"疲劳性骨折"。

（二）身体状况

四肢骨折身体状况也表现为一般表现、专有体征及全身表现。

1. 锁骨骨折　①症状：肿胀、疼痛、活动受限。②体征：局部压痛、畸形、摸到骨折端、骨擦感。健手托患肘，头偏患侧。可并发气胸、锁骨下动脉损伤、臂丛神经损伤。

2. 肱骨干骨折　①症状：患侧上臂出现疼痛、肿胀、皮下瘀斑、上肢活动受限。②体征：患侧上臂可见畸形、压痛、骨擦感、反常活动、骨传导音减弱。若合并桡神经损伤，出现垂腕、各手指掌指关节不能伸直、拇指不能外展、前臂旋后障碍、手背桡侧皮肤感觉减退或消失。

3. 肱骨髁上骨折　①症状：伸直型者儿童外伤后肘部肿胀、疼痛、皮下瘀斑。肘后突畸形，半屈曲位，与肘关节后脱位相似，但肘后三角关系正常（表22-1）。②体征：局部压痛，有骨摩擦音及假关节活动，肘前扪及骨折断端。肱动脉挫伤或受压，因血管痉挛致前臂缺血，出现剧痛，手部皮肤苍白、发凉、麻木，被动伸指疼痛，桡动脉搏动减弱或消失等缺血性肌挛缩（Volkmann肌挛缩）表现，可导致爪形手或后遗肘内翻畸形。

表22-1　伸直型肱骨髁上骨折与肘关节后脱位区别

	肘外形	肘后三角	肘功能
伸直型髁上骨折	上臂短	正常	部分活动
肘关节脱位	前臂短	改变	弹性固定

4. 尺桡骨干骨折　①症状：患侧前臂出现疼痛、肿胀、畸形，旋转受限。②体征：检查可发现畸形、反常活动、骨擦音或骨擦感。严重者出现疼痛进行性加剧、肢体肿胀、手指呈屈曲状态、皮肤苍白发凉、毛细血管充盈时间延长等骨筋膜室综合征的早期临床表现。

5. 桡骨远端骨折　①症状：伤后腕关节局部疼痛和皮下瘀斑、肿胀、功能障碍。②体征：患侧腕部压痛明显，腕关节活动受限。伸直型骨折由于远骨折端向背侧移位，从侧面观腕关节呈"餐叉样"畸形；又由于其远骨折端向桡侧移位，从正面观呈"枪刺刀样"畸形（图22-12）。屈曲型骨折者受伤后腕部出现下垂畸形。X线拍片可见典型移位。伸直型骨折者可见骨折远端向背侧和桡侧移位；屈曲型骨折者可见骨折远端向掌侧和桡侧移位。屈曲型骨折移位方向与伸直型相反。

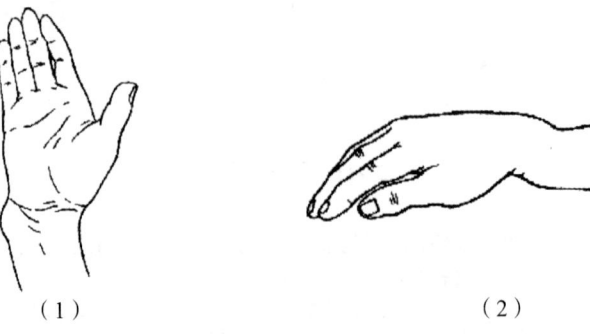

（1）正面观呈枪刺刀样畸形　　　（2）侧面观呈餐叉样畸形

图22-12　Colles骨折畸形

6. 股骨颈骨折　①症状：中老年人有摔倒受伤史，伤后感髋部疼痛，下肢活动受限，不能站立和行走。②体征：患肢短缩、外旋畸形。患侧大转子突出，局部压痛和轴向叩击痛。嵌插骨折的患者受伤后仍能行走，但数日后髋部疼痛逐渐加重，活动后更痛，甚至完全不能行走，提示可能受伤时的稳定骨折发展为不稳定骨折。

7. 股骨干骨折　①症状：受伤后患肢疼痛、肿胀，远端肢体异常扭曲，不能站立和行走。②体征：患肢明显畸形，可出现反常活动、骨擦音。单一股骨干骨折因失血量较多，可能出现休克前期表现；若合并多处骨折，或双侧股骨干骨折，发生休克的可能性很大，甚至可以出现休克表现。若骨折损伤腘动脉、腘静脉、胫神经或腓总神经，可出现远端肢体相应的血液循环、感觉和运动功能障碍。

8. 髌骨骨折　①症状：膝关节肿胀、疼痛，活动困难，不能自动伸直。②体征：可摸出骨折间凹陷。

9. 胫腓骨干骨折　①症状：患肢疼痛、肿胀，不敢站立和行走。②体征：患肢有骨擦感、反常活动和短缩、成角畸形。由于胫腓骨表浅，骨折常合并软组织损伤，形成开放性骨折，可见骨折端外露。胫骨上 1/3 骨折可致胫后动脉损伤，引起下肢严重缺血甚至坏死。胫骨中 1/3 骨折可引骨筋膜室压力升高，胫前区和腓肠肌区可有张力增加。胫骨下 1/3 段骨折由于血运差，软组织覆盖少，容易发生延迟愈合或不愈合。腓骨颈有移位的骨折可损伤腓总神经，可出现相应感觉和运动功能障碍。

（三）心理 - 社会状况

参见本章第一节骨折患者的护理。

（四）辅助检查

参见本章第一节骨折患者的护理。

（五）治疗与效果

四肢骨折治疗遵循骨折治疗的一般原则：复位、固定、功能锻炼。

1. 锁骨骨折　①手法复位外固定：成人无移位、儿童青枝骨折可用三角巾悬吊 3～6 周。移位的中段骨折手法复位后用横 "8" 字绷带固定 1 月。②切开复位内固定：适用于手法复位外固定后再移位、开放性骨折、合并神经或血管损伤、锁骨外端骨折、喙锁韧带断裂、陈旧骨折不愈合等。常用钢板、克氏针、8 字钢丝等内固定。

2. 肱骨干骨折　①手法复位外固定：横形、短斜形骨折适合手法复位，复位后小夹板或 U 型石膏固定（成人 6～8 周，小儿 4～6 周），三角巾悬吊。中下 1/3 骨折手法复位时禁用反折手法，以免损伤桡神经。②切开复位内固定：适用于反复手法复位失败、对位对线不良愈合后影响功能、分离移位或有软组织嵌入、合并（桡）神经血管损伤、陈旧骨折不愈合或畸形愈合影响功能、同一肢体多发骨折、损伤 8～12 小时内污染不重的开放性骨折。方法是手术切开复位，内固定（钢板螺钉、带锁髓内针）。合并桡神经损伤者，术中严格探查，神经断裂者应行一期修复；若为挫伤者，应切开神经外膜减压，减轻神经继发性病理改变。

3. 肱骨髁上骨折　①手法复位外固定：手法复位后用后侧石膏托在屈肘位固定 4～5 周，屈肘角度以能清晰地扪到桡动脉搏动，无感觉运动障碍为宜。受伤时间长，局部组织损伤严重，出现骨折部严重肿胀时，应卧床休息，抬高患肢，或用尺骨鹰嘴悬吊牵引，牵引重量 1～2kg，同时加强手指活动，待 3～5 日肿胀消退后进行手法复位。②切开复位内固定：手法复位失败或有神经血管损伤者，在切开直视下复位后作内固定。

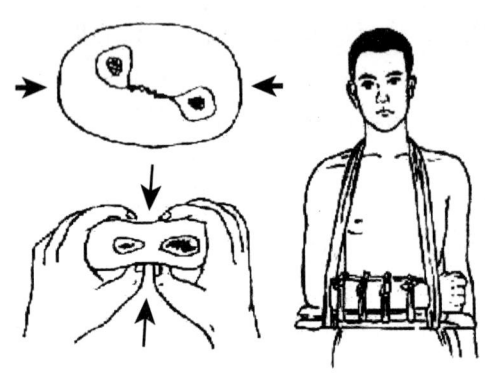

图 22-13 尺桡骨干骨折手法复位后防旋小夹板固定

4. 尺桡骨干骨折 ①手法复位外固定：除了要达到良好的对位、对线以外，特别注意防止畸形和旋转。复位成功后可采用石膏固定，即用上肢前、后石膏夹板固定，待肿胀消退后改为上肢管形石膏固定。一般 8～12 周可达到骨性愈合。也可采用小夹板固定，即在前臂掌侧、背侧、尺侧和桡侧分别放 4 块小夹板并捆扎，将前臂放在防旋板上固定，再用三角巾悬吊患肢（图 22-13）。②切开复位内固定：在骨折部位选择切口，在直视下准确对位，用加压钢板螺钉固定或髓内针固定。

5. 桡骨远端骨折 ①手法复位外固定：对伸直型骨折者，手法复位后在旋前、屈腕、尺偏位用超腕关节石膏绷带或特制小夹板固定 2 周（图 22-14）。水肿消退后，在腕关节中立位改用前臂管形石膏或继续用小夹板固定。屈曲型骨折的处理原则基本相同，复位手法相反。②切开复位内固定：严重粉碎性骨折移位明显、手法复位失败或复位后外固定不能维持复位者，可行切开复位，用松质骨螺钉、T 形钢板或钢针固定。

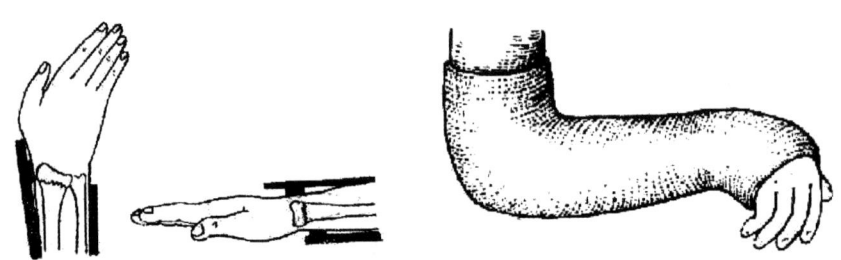

图 22-14 Colles 骨折掌屈尺偏位固定

6. 股骨颈骨折

(1) 非手术治疗：无明显移位的骨折、外展型或嵌插型等稳定性骨折者，年龄过大、全身情况差、或合并有严重心、肺、肾、肝等功能障碍者，可选择非手术治疗。患者可穿防旋鞋，下肢 30°外展中立位皮肤牵引，卧床 6～8 周。对全身情况很差的高龄患者应以挽救生命和治疗并发症为主，骨折可不进行特殊治疗。

(2) 手术治疗：对内收型骨折和有移位的骨折、65 岁以上老年人的股骨头下型骨折、青少年股骨颈骨折、股骨颈陈旧骨折不愈合以及影响功能的畸形愈合等，应采用手术治疗。①闭合复位内固定：对所有类型股骨颈骨折患者均可进行闭合复位内固定术。闭合复位成功后，在股骨外侧打入多根空心加压螺钉内固定或动力髋钉板固定。②切开复位内固定：对闭合复位困难或复位失败者可行切开复位内固定术。经切口在直视下复位，用加压螺钉固定。③人工髋关节置换术：对全身情况尚好的高龄患者股骨头下型骨折，已合并骨关节炎或股骨头坏死者，可选择单纯人工股骨头置换术或全髋关节置换术。

7. 股骨干骨折 ①非手术治疗：儿童股骨干骨折多采用手法复位、小夹板固定、皮肤牵引维持方法治疗。3 岁以下儿童采用垂直悬吊皮牵引（图 22-15），即将双下肢向上悬吊，牵引重量应使臀部离开床面，持续牵引3~4周。成人股骨干骨折闭合复位后，可采用Braun架固定持续牵引，或Thomas架平衡持续牵引，一般需要牵引8~10周。也可采用手法复位、外固定器固定方法治疗。②手术治疗：非手术疗法失败、多处骨折、合并神经血管损伤、老年人不宜长期卧床者、陈旧骨折不愈合或有功能障碍的畸形愈合等患者，可行切开复位内固定。加压钢板螺丝钉内固定是较常用的方法，带锁髓内钉固定是近几年出现的固定新方法。

8．髌骨骨折　①非手术治疗：适用于无移位的髌骨骨折。髌骨骨折后应尽可能恢复其完整性。恢复关节面的平整，修补断裂的肌腱和破裂的关节囊，防止创伤性关节炎、滑囊炎等并发症。方法是伸膝位石膏托或支架固定4~6周，6周后膝关节主动屈伸活动训练。若关节积血，则穿刺抽血、加压包扎。②切开复位内固定：适用于移位＞0.5 cm的横形骨折。方法是切开复位后用张力带钢丝固定（图22-16）；上下极骨折块太小可切除后钢丝重建髌韧带，伸直位石膏固定4~6周；粉碎骨折、软骨面不平者应先手术复位、钢丝环扎后伸直位石膏固定6~8周；严重粉碎，无法恢复髌骨软骨面完整性者应摘除髌骨、修补韧带关节，伸直位石膏固定3~4周。

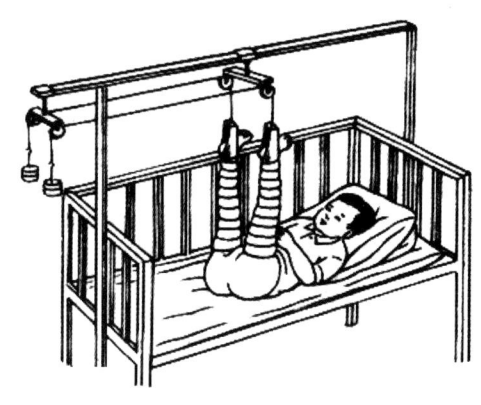

图22-15　垂直悬吊皮牵引

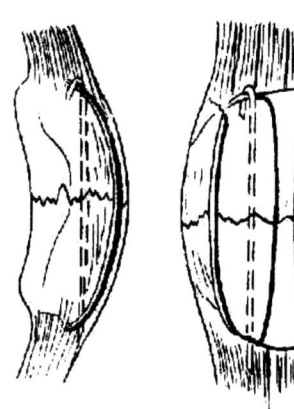

图22-16　髌骨骨折张力带钢丝固定

9．胫腓骨干骨折　治疗目的是矫正畸形，恢复胫骨上、下关节面平行关系和肢体长度。

（1）非手术治疗：①手法复位内固定：稳定的胫腓骨干横形骨折或短斜形骨折可在手法复位后用小夹板或石膏固定，6~8周可扶拐负重行走。单纯胫骨骨折，石膏固定6~8周后可下地活动；单纯腓骨干骨折若不伴有胫腓上下关节分离，也无需特殊治疗，用石膏固定3~4周。②牵引复位：不稳定的胫腓骨干双骨折可采用跟骨结节牵引，小夹板固定。6周后去除牵引，改用小腿功能支架固定，或行长腿石膏固定，可下地负重行走。

（2）切开复位内固定：适用于手法复位失败、损伤严重或开放性骨折者，应切开复位，选择钢板螺钉或髓内针固定。若固定牢固，手术4~6周后可负重行走。

【主要护理诊断/问题】

1．有外周神经血管功能障碍的危险　与骨折、软组织创伤、石膏固定不当有关。

2．疼痛　与骨折局部软组织创伤、肿胀、血肿压迫、肌痉挛、骨折断端移动刺激、固定不当、感染等因素有关。

3．躯体移动障碍　与肢体骨折、制动或石膏固定、牵引有关。

4. 有感染的危险　与组织损伤、开放性骨折、牵引或应用外固定架有关。

5. 潜在并发症　脂肪栓塞、骨筋膜室综合征、下肢深静脉血栓、关节僵硬、骨化性肌炎、创伤性关节炎、肌萎缩、缺血性骨坏死及缺血性肌挛缩。

6. 焦虑/恐惧　与疼痛、肢体活动受限、长期卧床生活不能自理及担忧预后、残疾有关。

7. 知识缺乏　缺乏骨折相关的诊疗、护理、预后及术后功能锻炼等知识。

【护理措施】

（一）一般护理

参见本章第一节骨折患者的护理。

（二）常见四肢骨折患者的护理

1. 肱骨干骨折

（1）减轻疼痛：及时评估患者疼痛程度，遵医嘱给予止痛药物。

（2）体位：用吊带或三角巾将患肢托起，以促进静脉回流，减轻肢体肿胀疼痛。

（3）指导功能锻炼：复位固定后尽早开始手指屈伸活动，并进行上臂肌肉的主动舒缩运动，但禁止做上臂旋转运动。2~3周后，开始主动腕、肘关节屈伸活动和肩关节的外展、内收活动，逐渐增加活动量和活动频率。6~8周后加大活动量，并作肩关节旋转活动，以防肩关节僵硬或萎缩。

2. 肱骨髁上骨折

（1）观察病情：观察石膏绷带或夹板的松紧度，必要时及时调整，以免神经、血管受压，影响有效组织灌注。观察前臂肿胀程度及手的感觉运动功能，如果出现高张力肿胀，手指发凉，感觉异常，手指主动活动障碍，被动伸指剧痛，桡动脉搏动减弱或消失，即应确定骨筋膜室高压的存在，须立即通知医师，并做好手术准备。如果已出现5P征，则即使手术也难以避免缺血性肌挛缩，从而遗留爪形手畸形。

（2）体位：用吊带或三角巾将患肢托起，以减轻肢体肿胀疼痛。

（3）指导功能锻炼：复位固定后尽早开始手指及腕关节屈伸活动，并进行上臂肌肉的主动舒缩运动，有利于减轻水肿。4~6周后外固解除，开始肘关节屈伸活动。手术切开复位且内固定稳定的患者，术后2周即可开始肘关节活动。若患者为小儿，应耐心向患儿及其家属解释功能锻炼的重要性，指导锻炼的方法，使家属能协助进行功能锻炼。

3. 尺桡骨干骨折

（1）病情观察和脱位：参见肱骨髁上骨折。

（2）局部制动：支持并保护患肢在复位后体位，防止腕关节旋前或旋后。

（3）指导功能锻炼：复位固定后尽早开始手指伸屈和用力握拳活动，并进行上臂和前臂肌肉的主动舒缩运动。2周后局部肿胀消退，开始练习腕关节活动。4周以后开始练习肘关节和肩关节活动。8~10周后拍片证实骨折已愈合，才可进行前臂旋转活动。

4. 桡骨远端骨折

（1）病情观察和脱位：参见肱骨髁上骨折。

（2）局部制动：参见尺桡骨干骨折。

（3）指导功能锻炼：复位固定后尽早开始手指伸屈和用力握拳活动，并进行前臂肌肉舒缩运动。4~6周后可去除外固定，逐渐开始腕关节活动。

5．股骨颈骨折

（1）搬运和移动：尽量避免搬运或移动患者，必须搬运移动时应将髋关节与患肢整个托起，防止关节脱位或骨折断端移位造成新的损伤。在病情允许的情况下，指导患者借助吊架和床栏更换体位、坐起、转移到轮椅上以及使用助行器、拐杖行走的方法。

（2）并发症的预防与观察：参见本章第一节骨折患者的护理

（3）健康教育：①非手术治疗：卧床期间保持患肢外展中立位，即平卧时两腿分开30°，腿间放枕头，脚尖向上或穿"丁"字鞋。不可使患肢内收或外旋，坐起时不能交叉盘腿，以免发生骨折移位。指导患者进行股四头肌等长收缩、踝关节和足趾屈伸旋转运动，在非睡眠状态下每小时练习1次，每次5～20分钟，以防止下肢深静脉血栓、肌萎缩和关节僵硬。在锻炼患肢的同时，指导患者进行双上肢及健侧下肢全范围关节活动和功能锻炼。一般8周后复查X线片，若无异常可去除牵引后在床上坐起；3月后可扶拐患肢不负重活动，逐渐换单拐部分负重活动；6月后X线显示骨折愈合牢固后，可完全负重行走。②内固定治疗：卧床期间不可使患肢内收，坐起时不能交叉盘腿。若骨折复位良好，术后早期即可扶双拐下床活动，逐渐增加负重重量，X线证实骨折愈合后可弃拐负重行走。③人工关节置换术：卧床期间两腿间垫枕，保持患肢外展中立位，同时进行患肢股四头肌等长收缩、踝关节和足趾屈伸旋转运动。手术后3个月内，应尽量避免屈髋大于90°和下肢内收超过身体中线，如下蹲、坐矮凳、坐沙发、跪姿、盘腿、过度内收或外旋、交叉腿站立、跷二郎腿或过度弯腰拾物等动作均应避免。上楼时健肢先上，下楼时患肢先下。嘱患者不做有损人工关节的活动，如爬山、爬楼梯和跑步等。

6．股骨干骨折

（1）病情观察：由于股骨干骨折失血量较大，应观察患者有无脉搏增快、皮肤湿冷、血压下降等低血容量性休克表现。因骨折可损伤下肢重要神经或血管，应观察患肢血液供应，如足背动脉搏动和毛细血管充盈情况，并与健肢比较，同时观察患肢是否出现感觉和运动功能障碍等。一旦出现异常，及时报告医师并协助处理。

（2）牵引护理：参见本章第一节骨折患者的护理。

（3）指导功能锻炼：患肢复位固定后，可在维持牵引条件下作股四头肌等长舒缩运动，并活动足部、踝关节和小腿。在X线拍片证实有牢固的骨折愈合后，取消牵引，进行较大范围的运动。有条件时，可在牵引8～10周后，改用外固定架保护，早期不负重活动，以后逐渐增加负重。

7．胫腓骨干骨折

（1）病情观察：参见本章第一节骨折患者的护理。

（2）指导功能锻炼：复位固定后尽早开始趾间和足部关节的屈伸活动，做股四头肌等长舒缩运动及髌骨的被动运动。有夹板固定者可进行踝关节和膝关节活动，但禁止在膝关节伸直情况下旋转大腿，以防发生骨不连。去除牵引或外固定后遵医嘱进行踝关节和膝关节的屈伸练习和髋关节各种运动，逐渐下地行走。

（三）健康教育

（1）注意安全，加强锻炼，进食含钙丰富的食品或适当地补充钙剂，预防骨质疏松，提高身体的协调性，减少骨折发生的可能。

（2）骨折治疗周期长，患者情绪难免有波动，教育患者保持良好的心态，有利于骨折的愈合。

(3）为使患肢关节功能最大程度地恢复，出院时告知患者按照计划坚持进行肢体锻炼，预防骨折后期并发症，如关节僵硬，并指导患者最大限度地自理。

（4）带石膏出院的患者，应向患者及家属详细讲解与石膏绷带固定有关的护理知识及可能发生的问题。如出现肢体肿胀，石膏内有疼痛，骨折远端肢体发凉、麻木、石膏松动、裂开、石膏下有异味等应立即到医院复查。

（5）交待出院后内固定去除时间及来院复诊的指征及有关事项。

考点： 肱骨干、肱骨髁上、尺桡骨干、Colles、股骨颈、股骨干、胫腓骨干骨折。

（余峰彬　王兴英）

第三节　脊柱骨折与脊髓损伤患者的护理

案例

女性，32岁。因车祸致双下肢麻木、运动丧失8小时入院。8小时前被迎面而来的大卡车撞倒，伤后感腰背部疼痛，活动困难。被人扶起坐立后感疼痛加剧，双下肢麻木不能活动。送医院骨科，经检查后诊断为L_1压缩性骨折合并截瘫。经充分术前准备后于入院第2天行脊髓探查减压术，术中见脊髓水肿、无断裂。术后第3天，双下肢仍然不能活动，家属及患者十分着急，不停地询问护士医生。

思考：

（1）作为护士，你该怎样对患者及家属进行解释？

（2）患者存在的主要护理问题有哪些？

（3）截瘫发生的原因是什么？

（4）脊柱骨折患者如何急救搬运？

一、脊柱骨折

脊柱骨折（fracture of the spine）又称脊椎骨折，约占全身骨折的5%～6%，其中以胸腰段（$T_{10}～L_2$）脊柱骨折多见。脊柱骨折可并发脊髓或马尾神经损伤，特别是颈椎骨折-脱位合并有脊髓损伤者，能严重致残甚至致命。

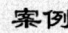　**知识链接**　　**脊柱的三柱分类学说**

1983年，Denis根据400多例胸腰椎损伤的治疗经验，提出三柱分类概念。每块脊椎骨分为椎体和附件两部分。可以将整个脊柱分成前、中、后3柱（图22-17）。前柱包括椎体的前2/3、纤维环的前半部分和前纵韧带。中柱包括椎体的后1/3、纤维环的后半部分和后纵韧带。后柱包括后关节囊、黄韧带、脊椎附件、关节突、棘上韧带、棘间韧带。其中中柱和后柱包

裹了脊髓和马尾神经，此处损伤可以累及神经系统，特别是中柱损伤，碎骨片和髓核组织可以突入椎管的前半部导致脊髓损伤，因此对每个脊柱骨折患者都必须了解有无中柱损伤。胸腰段脊柱（$T_{10} \sim L_2$）处于两个生理弧度的交汇处，是应力集中部位，因此该处骨折十分常见。

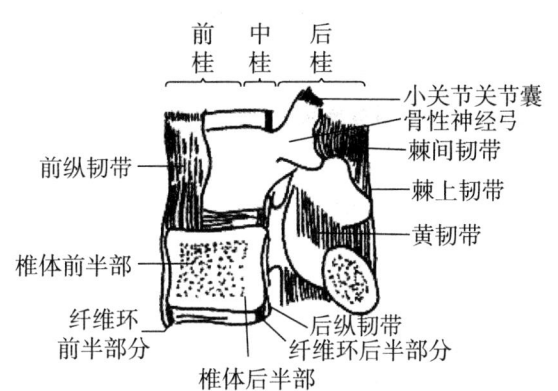

前柱-椎体的前2/3，纤维环的前半部分和前纵韧带；
中柱-椎体的后1/3，纤维环的后半部分和后纵韧带；
后柱-后关节囊，黄韧带，骨性神经弓，棘上韧带，棘间韧带和关节突。

图22-17 胸腰椎的解剖结构，示3个纵轴的稳定性

【护理评估】

（一）健康史

1. 一般状况　了解受伤方式、姿势、搬运方式及急救处理经过，有无昏迷史和合并伤；既往有无脊柱骨折手术、服用激素史。

2. 病因与分类　暴力是本病的主要原因，多数脊柱骨折因间接暴力引起，少数为直接暴力所致。间接暴力多见于从高处坠落时头、肩、臀或足部着地，由于地面对身体的阻挡，使暴力传导致脊柱造成骨折。直接暴力所致的脊柱骨折多见于战伤、爆炸伤、直接撞伤等。

（1）胸腰椎骨折的分类：胸腰椎骨折可以有6种类型的损伤（图22-18）。

1）单纯性楔形压缩性骨折：脊柱前柱损伤的结果。多因高处坠落时身体猛烈向前屈曲引起，椎体通常成楔形，后方的结构很少受影响，脊柱仍保持稳定。

2）稳定性爆破型骨折：脊柱前柱和中柱损伤的结果。多因高空坠落时脊柱保持垂直，胸腰段脊柱的椎体受力最大，因挤压而破碎。由于后柱不受影响，脊柱稳定。但破碎的椎体与椎间盘可突出于椎管前方，损伤脊髓而产生神经症状。

3）不稳定性爆破型骨折：前、中、后3柱同时损伤的结果。由于脊柱不稳定，会出现创伤后脊柱后突和进行性神经症状。

4）Chance骨折：为椎体水平状撕裂性损伤。属不稳定骨折，临床较少见。

5）屈曲-牵拉型损伤：前柱部分因压缩力量而损伤，中、后柱则因牵拉的张力而损伤。中柱部分损伤形成后纵韧带撕裂；后柱部分损伤表现为脊椎关节囊破裂、关节突脱位、半脱

位或骨折。由于黄韧带、棘间韧带和棘上韧带都有撕裂，因此是潜在性不稳定型骨折。

6）脊柱骨折-脱位：又名移动性损伤。通常3个柱均毁于剪力。在强大暴力作用下，椎管的对线、对位完全被破坏，脊椎在损伤平面横向移位，脱位程度重于骨折。但关节突完全脱位时，下关节突移至下一节脊椎骨的上关节突前方，互相阻挡，称关节突交锁。此类损伤极为严重，伴脊髓损伤，预后差。

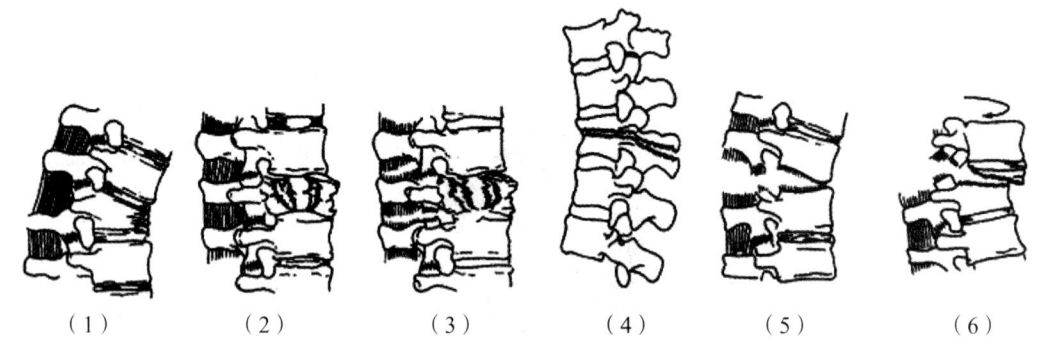

（1）单纯性楔形压缩性骨折；（2）稳定性爆破型骨折；（3）不稳定性爆破型骨折；
（4）Chance骨折；（5）屈曲-牵拉型损伤；（6）骨折-脱位

图 22-18　胸腰段脊柱骨折的分类

（2）颈椎骨折的分类：

1）屈曲型损伤：前柱压缩、后柱牵张损伤的结果。①前方半脱位（过屈型扭伤）：脊椎后柱韧带破裂的结果，完全性破裂者的棘上韧带、棘间韧带，甚至脊椎关节囊和横韧带都有撕裂；不完全性破裂者仅有棘上韧带和部分棘间韧带撕裂。30%～50%可发生迟发型脊椎畸形及四肢瘫痪，因此是一种隐匿型颈椎损伤。②双侧脊椎间关节脱位：因过度屈曲后中后柱韧带断裂，使脱位的脊椎关节突超越至下一个节段小关节的前方与上方，大都有脊髓损伤。③单纯性楔形（压缩性）骨折：较多见，尤其多见于骨质疏松者。除有椎体骨折外，还有不同程度的后方韧带结构破裂。

2）垂直压缩所致损伤：多见于高空坠落或高台跳水者。①第一颈椎双侧性前、后弓骨折：又名Jefferson骨折，CT显示清楚。②爆破型骨折：为下颈椎椎体粉碎性骨折，多见于C_5和C_6椎体，粉碎的骨折片不同程度凸向椎管内，因此瘫痪发生率可高达80%，易合并颅脑损伤。

3）过伸损伤：①过伸性脱位：最常发生于急刹车或撞车时，惯性迫使头部过度仰伸后又过度屈曲，使颈椎发生严重损伤。②损伤性枢椎椎弓骨折：来自于颏部的暴力使颈椎过度仰伸，在枢椎后半部形成强大的剪切力量，使枢椎的椎弓不堪忍受而发生垂直状骨折。以往多见于被缢死者，故又叫缢死者骨折。目前多发生于高速公路上的交通事故。

4）齿状突骨折：受伤机制还不清楚，暴力可能来自水平方向，从前至后经颅骨而至齿状突。

（二）身体状况

1. 症状

（1）局部疼痛：颈椎骨折患者可有头颈部疼痛，活动受限，患者常用双手扶住头部；胸腰椎骨折因腰背肌痉挛、局部疼痛，患者不能站立或站立时腰背无力、疼痛加剧，翻身困难。

（2）腹痛、腹胀：腹膜后血肿刺激腹腔神经节，使肠蠕动减慢，常出现腹痛、腹胀、肠蠕动减慢等症状。

2．体征

（1）局部压痛和肿胀：后柱损伤时中线部位有明显压痛，局部肿胀。

（2）活动受限和脊柱畸形：颈、胸、腰段骨折患者常有活动受限，胸腰段脊柱骨折时常可摸到后凸畸形。严重者常合并脊髓损伤，造成截瘫。

（三）心理-社会状况

患者的心理状态取决于损伤的程度、范围和预后。尤其是伴有脊髓损伤的患者必须面对自身形象、自尊、独立性和角色关系等的改变，且常由于生活方式的改变而承受高度的压力。该压力可影响患者心理状态及与家庭成员等的关系。故应评估患者、亲属及朋友等的心理状态和承受能力，家庭经济情况，家属及社会支持系统对患者的态度和照顾及支持程度。

（四）辅助检查

1．X线 是首选的检查方法，有助于明确骨折的部位、类型和移位情况。

2．CT 凡有中柱损伤或有神经症状者均需作CT检查，可以显示出椎体的骨折情况、椎管内有无出血和碎骨片。

3．MRI 用于观察和确定脊髓损伤的程度和范围。

（五）治疗与效果

1．抢救生命 伴有颅脑、胸、腹脏器损伤或并发休克时，首先处理紧急问题，抢救生命。

2．卧硬板床 胸腰椎骨折和脱位，单纯压缩骨折椎体压缩＜1/5或年老体弱不耐受复位固定者卧硬板床，腰部加枕垫高，使脊柱过伸。

3．复位固定 较轻的颈椎骨折和脱位者用颌枕吊带卧位牵引复位，牵引重量3 kg；明显压缩移位者采用持续颅骨牵引复位，牵引重量3～5 kg，必要时可增加到6～10 kg。X线证实复位后可改用头颈胸石膏固定约3个月，石膏干硬后即可起床活动。胸腰椎单纯压缩骨折时，椎体压缩高度超过1/5的青少年及中年患者可用两桌法或双踝悬吊法仰复位，复位后即包过伸位石膏背心。石膏干硬后鼓励患者起床活动，固定约3个月。对有神经症状、骨折块挤入椎管内以及不稳定性骨折等损伤严重的患者，应行切开复位内固定。

4．腰背肌锻炼 胸腰椎单纯压缩骨折椎体压缩＜1/5者在伤后1～2天开始利用背伸肌的肌力及背伸姿势，使脊柱过伸复位。严重的胸腰椎骨折和骨折脱位者也应通过腰背肌功能锻炼，使骨折获一定程度的复位。

【主要护理诊断/问题】

1．有皮肤完整性受损危险 与活动障碍和长期卧床有关。

2．有失用综合征的危险 与脊柱骨折长期卧床有关。

3．潜在并发症 脊髓损伤、失用性肌萎缩、关节僵硬。

【护理措施】

（一）非手术治疗的护理

1．保持皮肤完整，预防压疮 间歇轴式翻身、保持病床清洁干燥平整、避免营养不良。

2．维持躯体正常的功能状态 妥善复位与固定；观察患者的活动能力；鼓励患者生活逐步自理。

3．并发症的预防和护理

（1）脊髓损伤：观察肤色、温度和有无体温调节障碍；搬运患者时避免脊髓损伤；做好相应护理。

（2）失用性肌萎缩和关节僵硬：保持适当体位，预防畸形；全范围关节活动；腰背肌功能锻炼（图22-19）；生活能力训练。

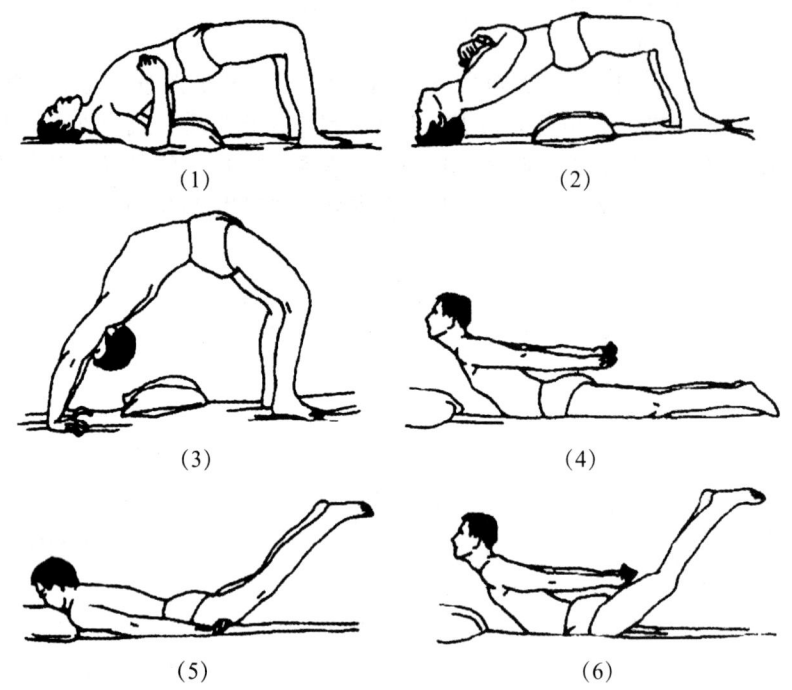

仰卧法：（1）五点支撑法；（2）三点支撑法；（3）四点支撑法；（4）、（5）、（6）俯卧法

图22-19　腰背肌功能锻炼

（二）手术治疗的护理

1．手术前护理　除术前一般常规准备外，重点是皮肤准备。

2．手术后护理　术后密切观察生命体征，直至平稳。观察伤口有无渗血、末梢血运、感觉与运动。观察伤口有无感染迹象，及时换药，必要时遵医嘱使用有效抗生素。颈椎手术后的患者搬动时要有专人扶持头部，防止旋转及屈伸活动。颈部保持中立位，平卧2小时以压迫止血。腰椎术后需平卧8小时以压迫止血，翻身时应保持肩、髋在同一平面上，严防扭曲。卧床期间加强基础护理，预防压疮。拆线后用石膏围领固定并给予相应的护理，注意观察石膏的松紧度，过紧会影响患者的呼吸。拆线后让患者适当进行腰背肌功能锻炼，6～8周后练习坐起、站立等。

（三）健康教育

向患者及家属讲解脊柱骨折相关治疗、护理及康复的方法和意义，取得配合。脊柱骨折治疗周期长，患者情绪不稳定，交待患者家属及亲友多关心患者，指导患者保持健康良好的心态。教会患者及家属皮肤护理及预防压疮的方法。鼓励患者继续功能锻炼。根据患者病情，定期返院检查，提供相关康复指导。

> **知识链接**
>
> ### 脊柱骨折急救搬运
>
> 原则：防止再损伤，防止牵拉及旋转。保证颈、胸、腰在一纵轴线上。木板搬运、平托法、滚动法。禁止搂抱或一人抬头，一人抬脚。
>
> 搬运：对疑有胸腰椎骨折的患者，应将患者躯体伸直，由3人站在同侧用平托或滚动法将患者移至硬板上，行动一致，严防躯干扭曲而损伤脊髓（图22-20）。颈椎骨折搬运时应专人固定头部，并沿纵轴略加牵引。移至木板后头部用沙袋或衣物固定。
>
>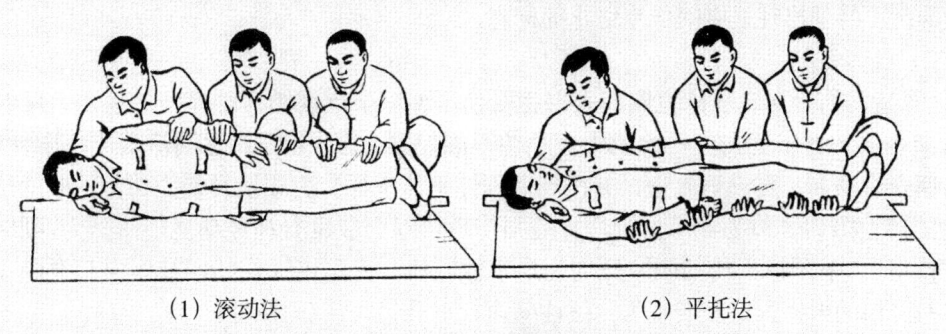
>
> （1）滚动法　　　　　　　　　（2）平托法
>
> **图 22-20** 脊柱骨折患者的搬运

考点： 脊柱骨折临床表现、急救及处理原则。

二、脊髓损伤

脊髓损伤（spinal injury）是脊柱骨折的严重并发症，由于椎体移位或碎骨片突出于椎管内，使脊髓或马尾神经产生不同程度的损伤，多发生于颈椎下部和胸腰段。受伤平面以下感觉、运动、反射等功能部分或完全丧失。

【护理评估】

（一）健康史

1．一般状况　①受伤史：患者多有严重外伤史，如高空坠落，重物撞击腰背部，因塌方而被泥土、矿石掩埋等。应详细了解患者受伤的时间、原因和部位，受伤时的体位、症状和体征，搬运方式，现场急救情况，有无昏迷史和其他部位复合伤等。②既往史和服药史：评估患者既往健康情况，有无脊柱受伤或手术史，近期是否因其他疾病而服用激素类药物等。

2．发病原因　分为原发性与继发性两种。原发性脊髓损伤是由外力直接或间接损伤脊髓造成的。继发性脊髓损伤是由各种原因引起的椎管内小血管出血形成血肿、压缩性骨折等导致脊髓压迫引起。

3．病理生理　根据脊髓损伤的部位和程度可出现不同病理变化。

（1）脊髓震荡：最轻微，伤后立即发生弛缓性瘫痪（损伤平面以下感觉、运动、括约肌功能完全丧失），组织学无病理变化，数分钟或数小时内可完全恢复。

（2）脊髓挫伤与出血：脊髓实质性破坏，外观完整，但脊髓内部出血、水肿、挫伤、软化、瘢痕，预后差别大。

(3) 脊髓断裂：脊髓连续性完全或不完全中断。

(4) 脊髓受压：移位的骨块、碎骨片与破裂的椎间盘挤入椎管，直接压迫；血肿和皱褶的黄韧带压迫。去除压迫脊髓功能可部分或完全恢复；压迫过久脊髓血循环出现障碍而发生软化、萎缩或瘢痕形成，瘫痪难以恢复。

(5) 马尾神经损伤：腰2以下骨折脱位。受伤平面以下弛缓性瘫痪。

(6) 脊髓休克：各种脊髓损伤后立即发生损伤平面以下驰缓性瘫痪，是失去高级中枢控制的一种病理生理现象，称脊髓休克，2～4周后根据脊髓实质性损伤程度的不同而发生损伤平面以下不同程度的痉挛性瘫痪。脊髓休克与脊髓震荡是两个完全不同的概念。球海绵体反射或深腱反射的出现是脊髓休克终止的标志。

(二) 身体状况

1. 脊髓损伤　在脊髓休克期间表现为受伤平面以下出现驰缓性瘫痪，运动、反射及括约肌功能丧失，有感觉丧失平面及大、小便不能控制，2～4周后逐渐演变成痉挛性瘫痪，表现为肌张力增高，腱反射亢进，并出现病理性椎体束征。胸腰段脊髓损伤使下肢的感觉与运动功能产生障碍，称为截瘫。颈段脊髓损伤后，双上肢也有神经功能障碍，为四肢瘫痪，简称"四瘫"。上颈椎损伤的四肢瘫均为痉挛性瘫痪，下颈椎损伤的四肢瘫由于脊髓颈膨大部位和神经根的毁损，上肢表现为驰缓性瘫痪，下肢仍为痉挛性瘫痪。

脊髓半切征：又名 Brown-Sequard 征。损伤平面以下同侧肢体的运动及深感觉消失，对侧肢体痛觉和温觉消失。

2. 脊髓圆锥损伤　正常人脊髓终止于第1腰椎体的下缘，因此第1腰椎骨折可发生脊髓圆锥损伤，表现为会阴部皮肤鞍状感觉缺失，括约肌功能丧失致大、小便不能控制和性功能障碍，两下肢的感觉和运动仍保留正常。

3. 马尾神经损伤　马尾神经起自第2腰椎的骶脊髓，一般终止于第1骶椎下缘，马尾神经损伤很少为完全性的。表现为损伤平面以下驰缓性瘫痪，有感觉及运动功能障碍及括约肌功能丧失，肌张力降低，腱反射消失，没有病理性椎体束征。

4. 脊髓损伤后各种功能丧失的程度　可以用截瘫指数来表现。"0"代表功能完全正常或接近正常；"1"代表功能部分丧失；"2"代表功能完全丧失或接近完全丧失。一般记录肢体自主运动、感觉及两便的功能情况。相加后即为该患者的截瘫指数，如某患者自主运动完全丧失，而其他两项为部分丧失，则该患者的截瘫指数为 2+1+1=4，3种功能完全正常的截瘫指数为0，3种功能完全丧失则截瘫指数为6。从截瘫指数可以大致反映脊髓损伤的程度、发展情况，便于记录，还可比较治疗效果。

(三) 心理 - 社会状况

脊髓损伤的患者必须面对自身形象、自尊、独立性和角色关系等的改变，且常由于生活方式的改变而承受高度的压力。该压力可影响患者心理状态及与家庭成员等的关系。故应评估患者、亲属及朋友等的心理状态和承受能力，家庭经济情况，家属及社会支持系统对患者的态度和照顾及支持程度。

(四) 辅助检查

参见脊柱骨折部分相关内容。

(五) 治疗与效果

原则是保存生命，预防进一步损伤；加强功能锻炼，预防并发症。

1. 非手术治疗

(1) 紧急救治：保持气道通畅和有效通气；输液、输血；减轻脊髓水肿和继发损伤（地塞米松、甘露醇）；留置导尿；胃肠减压。

(2) 固定和局部制动：颌枕带牵引或颅骨牵引、石膏背心、腰围或支具固定防止移位而再损伤。

2．手术治疗

(1) 脊髓减压术：解除对脊髓的压迫。

(2) 植骨融合内固定术：恢复脊柱稳定性。手术指征：脊柱骨折-脱位关节交锁；脊柱骨折复位不满意或仍有不稳定因素；影像显示有碎骨片突至椎管内压迫脊髓；截瘫平面不断上升提示椎管内有活动性出血。

【主要护理诊断/问题】

1．低效性呼吸型态　与脊髓损伤、呼吸肌无力、呼吸道分泌物存留有关。
2．体温过高或体温过低　与脊髓损伤、自主神经功能紊乱有关。
3．尿潴留　与脊髓损伤，逼尿肌无力有关。
4．便秘　与脊髓神经损伤、液体摄入不足、饮食和活动受限有关。
5．自身形象紊乱　与受伤后躯体运动障碍或肢体萎缩变形有关。
6．有皮肤完整性受损的危险　与肢体感觉及活动障碍有关。
7．躯体移动障碍　与脊髓损伤、瘫痪、牵引制动等有关。

【护理措施】

（一）非手术治疗的护理

1．保证有效气体交换，防止呼吸骤停

(1) 病情观察：观察患者呼吸功能，如呼吸频率、节律、深浅，有无异常呼吸音，有无呼吸困难表现等。若患者呼吸>22次/分钟、鼻翼煽动、摇头挣扎、嘴唇发绀等，则应立即吸氧，寻找和解除原因，必要时协助医师行气管插管、气管切开或呼吸机辅助呼吸等。

(2) 给氧：给予氧气吸入，根据血气分析结果调整给氧浓度、流量和持续时间，改善机体的缺氧状态。

(3) 减轻脊髓水肿：遵医嘱给予地塞米松、甘露醇、甲泼尼龙等治疗，以避免因进一步脊髓损伤而抑制呼吸功能。

(4) 保持呼吸道通畅：指导患者深呼吸和咳嗽、咳痰，每2小时协助翻身叩背1次，遵医嘱给予雾化吸入，经常做深呼吸和上肢外展运动，以促进肺膨胀和有效排痰。对不能自行咳嗽、咳痰或有肺不张者及时吸痰。对气管插管或气管切开者做好相应护理。

(5) 预控感染：已经发生肺部感染者应遵医嘱选用合适的抗生素，注意保暖。

2．维持正常体温　患者体温升高时，应以物理降温为主，如冰敷、酒精或温水擦浴、冰盐水灌肠等，必要时给予输液和冬眠药物。夏季安置在阴凉的房间，对低温患者应以物理复温为主，如使用电热毯、热水袋或电烤架等逐渐复温，但要防止烫伤。

3．尿潴留的护理

(1) 留置导尿或间歇导尿：在脊髓休克期应留置导尿，持续引流尿液并记录尿量，以防膀胱过度膨胀。2～3周后改为每4～6小时定时开放1次尿管，或白天每4小时导尿1次，夜间每6小时导尿1次，以预防泌尿系感染和膀胱萎缩。

(2) 排尿训练：3周后部分患者排尿功能可逐渐恢复，但脊髓完全性损伤者则需要进行排尿功能训练。方法：当膀胱胀满时，鼓励患者增加腹压，用右手由外向内、由轻至重均匀按摩下腹部，待膀胱收缩为球状，紧按膀胱底向前下方挤压，在膀胱排尿后用左手按在右手背上加压，待尿液不再流出时，可松手再加压一次，将尿排尽，训练自主性膀胱排尿，争取早日拔除导尿管，这种方法对马尾神经损伤者特别有效。同时，根据患者病情训练膀胱的反射排尿功能。

(3) 预防泌尿道感染：鼓励患者每日饮水量最好达3000 ml以上，以稀释尿液；尽量排尽尿液，减少残余尿；每日清洁会阴部；根据需要更换尿袋及导尿管；必要时做膀胱冲洗，以冲出膀胱中积存的沉渣；定期检查残余尿量、尿常规和中段尿培养，及时发现泌尿系感染征象。一旦发生感染，应抬高床头，增加饮水或输液量，持续开放导尿管，遵医嘱应用广谱抗生素。

4．预防便秘　脊髓损伤后，肠道的神经功能受到破坏而发生失调。结肠蠕动减慢、活动减少和饮水减少是导致便秘的原因。脊髓损伤72小时内患者易发生麻痹性肠梗阻或腹胀。

护士应指导患者多食含膳食纤维的食物、新鲜水果和蔬菜，多饮水。在餐后30分钟作腹部按摩，从右到左，沿大肠走行的方向，以刺激肠蠕动。对顽固性便秘者可遵医嘱给予灌肠或缓泻剂。部分患者通过持续的训练可逐渐建立起反射性排便，方法为用手指按压肛门周围或者扩张肛门，刺激括约肌，反射性地引起肠蠕动。当反射建立后用手指按压肛门时即可有大便排出。

5．压疮护理　截瘫患者长期卧床，皮肤知觉丧失，骨隆突部位的皮肤长时间受压于床褥和骨隆突之间而发生神经营养性改变，皮肤出现坏死，称为压疮。最常发生的部位为骶尾部、股骨大转子、髂嵴和足跟等处。对患者应加强皮肤护理，预防压疮。

6．增强生活自理能力　评估患者完成日常生活活动的情况及肌力情况。协助患者2小时翻身一次，按摩肢体，活动关节；保持肢体功能位；配合医生、理疗师，帮助患者进行康复锻炼。教会患者如何自行完成从床上移至轮椅、穿衣、进食、沐浴等日常活动，提高患者生活自理能力。脊髓损伤完全丧失行走能力的患者必须使用拐杖、轮椅，应掌握拐杖、轮椅的使用技巧。

(1) 拐杖：拐杖高度应为患者直立时腋窝到地面的距离，拐杖顶端用软垫包裹，底端应有橡胶垫，以防滑倒，行走时应以上肢臂力及腋下拐顶共同支撑身体重量。

(2) 轮椅：选择患者身材合适的轮椅型号。使用轮椅时，身体置于座位中部，抬头背向后靠。当从轮椅站起或移动时，应先将闸制动。长期使用轮椅应注意预防压疮。

7．指导正确功能锻炼　对瘫痪肢体，指导患者及家属每日2~3次，每次30~60分钟，做关节的全范围被动活动和肌肉按摩。对未瘫痪的部位，可以通过举哑铃和拉拉力器等方法增强上肢力量，通过挺胸和俯卧撑等增强背部力量，为今后的自理活动做准备。增强患者的自信心。

8．心理护理：帮助患者掌握正确的应对技巧，提高其自我护理能力，发挥其最大潜力。家庭成员和医务人员应相信并认真倾听患者的诉说。可让患者和家属参与制定护理计划，帮助患者建立有效的社会支持系统，包括家庭成员、亲属、朋友、医务人员和同事等。

(二) 手术治疗的护理

参考脊柱骨折手术治疗的护理。

(三) 健康教育

1．指导患者出院后继续康复锻炼，并预防合并症的发生。

2. 指导患者练习床上坐起，使用轮椅、拐杖或助行器等移动工具，练习上下床和行走方法，提高自护能力。

3. 指导患者及家属应用无菌导尿技术进行间歇导尿，预防长期留置导尿而引起泌尿系感染。

4. 告知患者定期返院检查，进行理疗有助于刺激肌肉收缩和功能恢复。

考点：脊髓损伤分类、临床表现、治疗原则和护理措施。

（余峰彬　王兴英）

第四节　关节脱位患者的护理

案例

男性，22岁。因左髋脱位复位后出现疼痛、跛行2年入院。2年前，乘车回家，途中车祸，事后以左髋脱位到某医院治疗，给予局麻后手法复位，1周后出院，下地行走。随着时间推移，逐渐出现疼痛、跛行，越来越重，近几月来明显加重，今日来院就诊，拍片诊断为"股骨头坏死"，收入院治疗。

思考：
（1）股骨头坏死的原因是什么？
（2）髋关节脱位复位后应做哪些护理？
（3）髋关节脱位复位后什么时间可下地行走？

一、概述

关节脱位是指构成关节的关节面失去正常的对合关系。脱位常见于青壮年和儿童；四肢大关节中以肩关节和肘关节脱位最常见，髋关节次之，膝、腕关节脱位少见。

【护理评估】

（一）健康史

1. 一般状况　评估年龄、出生时的情况、对运动的喜好等；外伤史：评估患者有无突发外伤史、受伤后的症状和疼痛的特点、受伤后的处理方法；既往史：患者以前有无类似外伤病史、有无关节脱位习惯、既往脱位后的治疗及恢复情况等。

2. 发病原因及分类

（1）发病原因：①创伤：由外来暴力间接作用于正常关节引起的脱位，如跌倒时手掌撑地使肘关节脱位。此类脱位多发生于青壮年，是导致脱位最常见的原因。②先天性关节发育不良：胚胎发育异常导致关节先天性发育不良，出生后即发生脱位且逐渐加重，如由于髋臼和股骨头先天发育不良或异常引起的先天性髋关节脱位。③病理改变：关节结构发生病变，骨端遭到破坏，不能维持关节面正常的对合关系，如关节结核或风湿性关节炎所导致的脱位。④习惯性脱位：创伤性脱位后，关节囊及韧带松弛或在骨附着处被撕脱，使关节结构不稳，轻微外力即可导致脱位；如此反复，形成习惯性脱位。如习惯性肩关节脱位、习惯性颞下颌关节脱位。

（2）分类：①按脱位程度分类：分为全脱位与半脱位。前者指关节面对合关系完全丧失，后者指关节面对合关系部分丧失。②按脱位发生的时间分类：分为新鲜性脱位与陈旧性脱位。脱位时间未超过2周称新鲜脱位；脱位时间超过2周称陈旧性脱位。③按脱位后关节腔是否与外界相通分类：分为闭合性脱位与开放性脱位。闭合性脱位患者局部皮肤完好，脱位处不与外界相通；开放性脱位者脱位关节腔与外界相通。

此外，还可以按远侧骨端的移位方向进行分类，分为前脱位、后脱位、侧方脱位、中央脱位等。

3．病理生理　关节脱位后由于骨端移位、关节囊破裂、关节腔积血可逐渐发生机化、粘连，影响关节功能。同时可伴有关节周围韧带、肌腱、血管、神经损伤，甚至发生撕脱性骨折。

（二）身体状况

1．一般表现　关节疼痛、肿胀、局部压痛及关节功能障碍。髋关节后脱位，髋部疼痛，关节功能障碍明显，肿胀不明显。

2．特有体征

（1）畸形：关节脱位处明显畸形，如关节变粗大，患肢出现旋转、内收或外展、变长或缩短。

（2）弹性固定：脱位关节周围肌痉挛，关节囊与韧带牵拉，使患肢固定在异常的位置，被动活动感到弹性阻力。

（3）关节盂空虚：脱位后可在体表摸到正常关节所在部位有空虚感，在邻近异常位置可扪及移位的骨端。若肿胀严重则难以触知。

3．并发症　早期全身可合并复合伤、休克等，局部可合并骨折和神经血管损伤。晚期可发生骨化性肌炎、骨缺血性坏死和创伤性关节炎等。

（三）心理-社会状况

评估患者的心理状态，对本次治疗有无信心。患者所具有的知识和对治疗、护理的期望。

（四）辅助检查

常用X线检查。关节正侧位片可确定有无脱位以及脱位的类型、方向、程度及有无合并骨折等，以防止漏诊或误诊。

（五）治疗与效果

关节脱位的治疗原则是复位、固定、功能锻炼。

1．复位　以手法复位为主，最好在脱位后3周内进行，早期复位容易成功，且功能恢复好。若脱位时间较长，关节周围组织发生粘连，空虚的关节腔被纤维组织充填，导致手法复位常难以成功。若发生以下情况，应考虑行手术切开复位：①合并关节内骨折；②经手法复位失败或手法难以复位；③有软组织嵌入；④陈旧性脱位经手法复位失败者。关节脱位复位成功的标志是被动活动恢复正常、骨性标志恢复、X线检查提示已复位。

2．固定　即将复位后的关节固定于适当位置，以修复损伤的关节囊、韧带、肌肉等软组织。固定时间视脱位情况而定，一般为2～3周。陈旧性脱位经手法复位后，固定时间应适当延长。

3．功能锻炼　鼓励早期活动，在固定期间要经常进行关节周围肌肉和患肢其他关节的主动活动，防止肌萎缩及关节僵硬。固定解除后，逐步扩大患部关节的活动范围，并辅以理疗、中药熏洗等手段，逐渐恢复关节功能。功能锻炼过程中切忌粗暴的被动活动，以免增加损伤。

【主要护理诊断/问题】
1. 疼痛　与关节脱位引起局部组织损伤及神经受压有关。
2. 躯体移动障碍　与关节脱位、疼痛、制动有关。
3. 潜在并发症　血管、神经受损。
4. 有皮肤完整性受损的危险　与外固定压迫局部皮肤有关。
5. 知识缺乏　缺乏有关复位后继续治疗及正确功能锻炼的知识。

【护理措施】
（一）体位
抬高患肢并保持患肢于关节的功能位，以利于静脉回流，减轻肿胀。
（二）缓解疼痛
1. 局部冷热敷　受伤24小时内局部冷敷，达到消肿止痛目的；受伤24小时后局部热敷，以减轻肌肉痉挛引起的疼痛。
2. 避免加重疼痛的因素　进行护理操作和移动患者时，托住患肢，动作轻柔，避免不适活动加重疼痛。
3. 镇痛　对轻度疼痛者，可应用心理暗示、转移注意力或松弛疗法等非药物镇痛方法缓解疼痛，必要时遵医嘱应用镇痛剂，以减轻患者痛苦和利于休息。
（三）观察病情
移位的骨端可压迫邻近的血管和神经，引起患肢缺血、感觉、运动障碍。定时观察患肢远端血运、皮肤颜色、温度、感觉和活动情况等；若发现患肢苍白、发冷、患侧瘀肿、疼痛加剧、感觉麻木等，应及时通知医师并配合处理。
（四）保持皮肤完整性
对使用牵引或石膏固定的患者，注意观察皮肤色泽和温度，避免因固定物压迫而损伤皮肤。髋关节脱位后需长时间卧床的患者，鼓励其经常更换体位，保持床单位整洁等，预防压疮发生。对于皮肤感觉功能障碍的肢体，防止烫伤和冻伤。
（五）心理护理
关节脱位多由外伤事故造成，患者常焦虑、恐惧以及自信心不足等，在生活上给予帮助，加强沟通，耐心开导，使之心情舒畅，从而愉快地接受并配合治疗。
（六）健康教育
向患者和家属讲解关节脱位治疗和康复的知识。说明复位后固定的目的、方法、重要意义及注意事项，使其充分了解固定的重要性、必要性及复位后必须固定的时限。讲解功能锻炼的重要性和必要性，并指导其进行康复锻炼，使患者自觉按计划实施。固定期间进行肌肉舒缩活动及邻近关节主动活动，切忌被动活动；固定拆除后，逐步进行肢体的全范围功能锻炼，防止关节粘连和肌肉萎缩。习惯性反复脱位者需保持有效固定并严格遵医嘱坚持功能锻炼，避免各种导致再脱位的原因。

考点：关节脱位病因、专有体征、治疗护理。

二、常见关节脱位

（一）肩关节脱位

参与肩关节运动的包括肱盂关节、肩锁关节、胸锁关节及肩胸关节，以肱盂关节的活动最重要，故临床上习惯将肱盂关节脱位称为肩关节脱位。肱盂关节由肱骨头和肩胛盂构成，是全身活动范围最大的关节。由于肱骨头面大，肩胛盂浅而面小，肱骨头相对大而圆，关节囊和韧带松弛薄弱，这虽有利于肩关节活动，但亦使关节结构不稳定，容易发生脱位。

1．病因与分类　肩关节脱位好发于青壮年，以男性居多，多由间接暴力引起。当身体侧位跌倒时，手掌或肘部撑地，肩关节呈外展、外旋位和后伸位，肱骨头在外力作用下突破关节囊前壁，滑出肩胛盂而致脱位；当肩关节极度外展、外旋和后伸时，肱骨颈或肱骨大结节抵触于肩峰时构成杠杆的支点，使肱骨头向盂下滑出发生脱位。若肩关节后方受到直接暴力的碰撞，可使肩关节前方关节囊出现破口，肱骨头滑出肩胛盂窝而位于关节囊的前方，发生肩关节前脱位。

肩关节脱位分为前脱位、后脱位、下脱位和上脱位。由于肩关节前下方组织薄弱，因此以前脱位多见。根据脱位的方向肩关节前脱位又可分为盂下脱位、喙突下脱位、锁骨下脱位及胸内脱位，其中以喙突下脱位多见（图22-21）。肩关节脱位常合并肱骨大结节撕脱骨折和肩袖损伤。

2．临床表现

（1）症状：肩关节疼痛，周围软组织肿胀，活动受限。患肢轻度外展，用健手托扶患肢前臂，头和躯干向患侧倾斜。

（2）体征：肩关节脱位后，关节盂空虚，肩峰突出，肩部失去正常饱满圆钝的外形，呈"方肩"畸形（图22-22）。上臂保持轻度外展前屈位；关节盂空虚，在外侧可摸到移位的肱骨头；Dugas征，即患侧手掌搭到健侧肩部时患侧肘部不能贴近胸壁，而患侧肘部紧贴胸壁时，患侧手掌不能搭到健侧肩部。

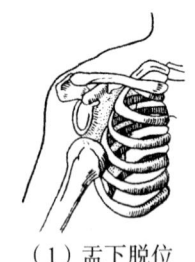 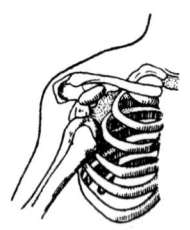 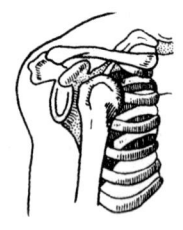 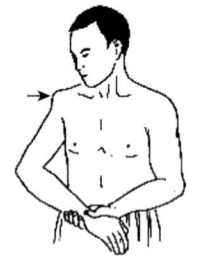

（1）盂下脱位　　（2）喙突下脱位　　（3）锁骨下脱位

图22-21　肩关节前脱位　　　　　图22-22　患者的姿势和方肩畸形

3．辅助检查　X线检查能帮助明确脱位的类型及发现是否合并有骨折。

4．处理原则

（1）复位：①手法复位：对于新鲜性肩关节脱位，手法复位多能获得成功。常用手牵足蹬法（Hippocrate）（图22-23）和牵引回旋法（Kocher）（图22-24）复位。②切开复位：当合并大结节骨折、肩胛盂骨折移位、软组织嵌入时，应积极采取手术治疗。

（2）固定：单纯性肩关节脱位复位后肩关节固定于内收、内旋、屈肘90°位，腋窝处垫棉垫，上臂用绷带或胶布固定于胸壁，前臂用三角巾悬吊固定3周，勿过早去除外固定，否则易致习惯性脱位。合并大结节骨折者应延长1～2周。

(3) 康复治疗：固定期间需活动腕部与手指；解除固定后，鼓励患者主动锻炼肩关节各个方向的活动，如弯腰、垂臂、甩肩锻炼，方法是弯腰90°，患肢自然下垂，以肩为顶点作圆锥形环转，范围由小到大；4周后手指爬墙外展、爬墙上举、滑车带臂上举、举手摸顶锻炼。配合作理疗、按摩，效果更好。

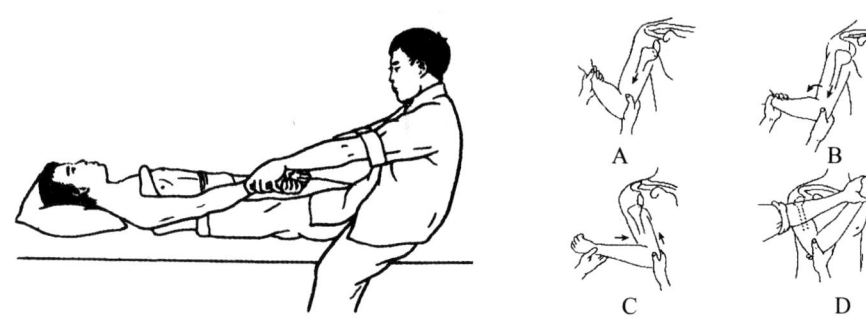

图 22-23　手牵足蹬法复位　　　　　　图 22-24　牵引回旋法复位

（二）肘关节脱位

肘关节脱位的发生率仅次于肩关节脱位，好发于10～20岁青少年，多为运动损伤。合并周围骨折和神经血管损伤的风险很大。

1. 病因与分类　外伤是导致肘关节脱位的主要原因。当肘关节处于半伸直位时跌倒，手掌着地，暴力沿尺、桡骨向近端传导，尺骨鹰嘴处产生杠杆作用，前方关节囊撕裂，使尺、桡骨向肱骨后方脱出，发生肘关节后脱位。当肘关节处于内翻或外翻位时遭受暴力，可发生尺侧或桡侧侧方脱位。当肘关节处于屈曲位时，肘后方遭受暴力可使尺、桡骨向肱骨前方移位，发生肘关节前脱位。临床以肘关节后脱位最常见。

2. 临床表现

（1）症状：肘关节局部疼痛、肿胀，功能受限。肘关节弹性固定于半屈近于伸直位，患者以健手支托患肢前臂。

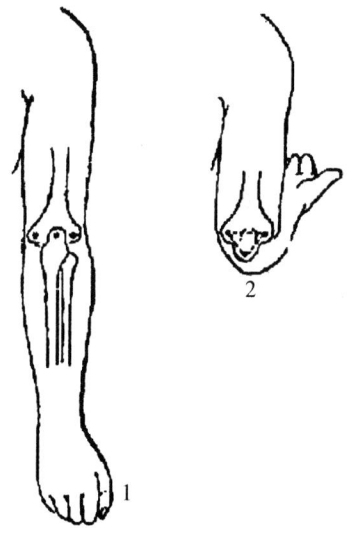

图 22-25　肘后三角

（2）体征：肘部变粗后突，前臂缩短，肘后三角关系（图22-25）失常。鹰嘴突高出内外髁，肘前可触及肱骨下端。若肘关节局部肿胀明显，易压迫周围血管、神经。正中神经损伤表现为拇指、示指、中指的感觉迟钝或消失，不能屈曲，拇指不能外展对掌，形成典型的"猿手"畸形。尺神经损伤表现为手部尺侧皮肤感觉消失，小鱼际肌及骨间肌萎缩，掌指关节过伸，拇指不能内收，其余四指不能外展及内收，呈"爪形手"畸形。

3. 辅助检查　X线检查帮助明确脱位的类型、移位情况及有无合并骨折。对于陈旧性关节脱位，X线检查有助于明确有无骨化性肌炎或缺血性骨坏死。

4. 处理原则

（1）复位：常用推拉法复位，在肘关节内麻醉或臂丛麻醉下，术者站在患者的前面，将患者的患肢提起，环抱术者的腰部，使肘关节置于半屈曲位置。以一手握住患者腕部，沿前臂纵轴作持续牵引,另一拇指压住尺骨鹰嘴突,亦沿前臂纵轴方向作持续推挤动作直至复位。复位成功的标志为肘关节恢复正常活动,肘后三点关系恢复正常。

(2) 固定:复位后用超关节夹板或长臂石膏托固定肘关节于屈曲90°,再用三角巾悬吊胸前2～3周。

(3) 康复治疗:在固定期间即应开始肌锻炼,嘱患者作肱二头肌收缩动作,并活动手指与腕部。解除固定后应及早练习肘关节屈、伸和前臂旋转活动。以主动锻炼为主,切不可粗暴扳拉,以免加重关节损伤,发生骨化性肌炎。

(三) 髋关节脱位

髋关节由股骨头和髋臼构成,是人体最大的杵臼关节。髋臼为半球形,深而大,周围有强大韧带和肌肉附着,结构相当稳定,故往往只有强大暴力才能导致髋关节脱位;约50%髋关节脱位同时合并有骨折。

1. 病因与分类　髋关节脱位分为前脱位、后脱位和中心脱位3种类型,以后脱位最常见,约占全部髋关节脱位的85%～90%。后脱位是由于髋关节在屈曲、内收位时受到来自股骨长轴方向的暴力,使韧带撕裂,股骨头向后突破关节囊而造成后脱位。若髋关节在屈曲和轻度内收位,同样外力可使髋臼顶部后缘骨折,股骨头向后脱位。如髋关节在中位或轻度外展位,暴力可引起髋臼骨折,股骨头沿骨折处向盆腔方向移位,叫作中心脱位,很少见。如髋关节处于外展位,股骨大粗隆与髋臼上缘相顶撞,以此为支点继续外展,暴力沿股骨头长轴冲击,可发生前脱位。股骨头可停留在闭孔或耻骨嵴处。

2. 临床表现

(1) 症状:髋关节疼痛,主动活动功能丧失,被动活动时引起剧烈疼痛。

(2) 体征:不同方位脱位时,其体征有所区别。

1) 后脱位:髋关节弹性固定于屈曲、内收、内旋位,足尖触及健侧足背,患肢短缩畸形。腹沟部关节空虚,臀部可触及向后上突出移位的股骨头(图22-26)。大转子上移,高出髂坐线(髂前上棘与坐骨结节之连线,即Nelaton's line)。合并坐骨神经损伤时,表现为大腿后侧、小腿后侧及外侧和足部全部感觉消失,膝关节的屈肌,小腿和足部全部肌瘫痪,足部出现神经营养性改变。

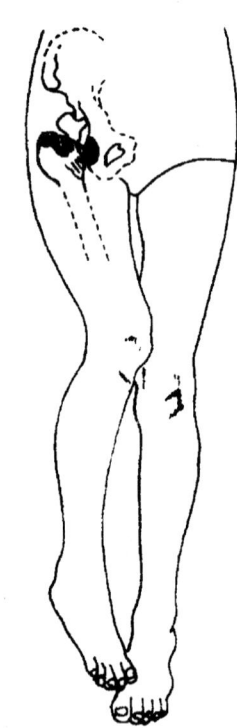

图22-26　髋关节后脱位典型畸形

2) 前脱位:髋关节呈明显外旋、轻度屈曲和外展畸形,患肢很少缩短,合并周围骨折也较少。

3. 辅助检查　X线前、后、侧和斜位检查可明确脱位类型及骨折情况,必要时行CT检查髋臼后缘及关节内骨折情况。

4. 处理原则

(1) 复位:脱位后力争在24小时内、麻醉状态下进行闭合复位,常用的复位方法有提拉法

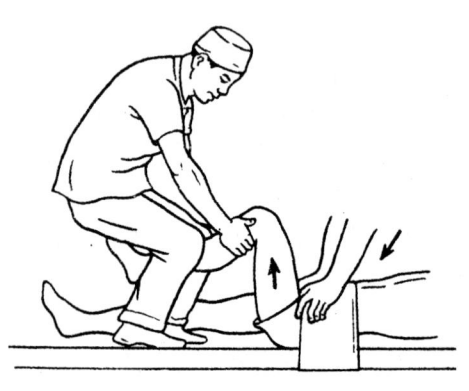

22-27　提拉复位法

（Allis）（图 22-27）和问号法（图 22-28）。闭合复位不成功时采用手术切开复位，同时将伴发的骨折进行复位内固定。小儿髋关节脱位后 12 小时内可行闭合复位；对不能行闭合复位需手术治疗的患儿，术后行骨牵引或人字形石膏固定 4～6 周以维持髋关节的稳定。

（2）固定：髋关节复位后用单侧髋人字石膏固定 4～5 周，或持续皮牵引，穿丁字鞋固定患肢 2～3 周，以保持患肢处于伸直、外展位，防止髋关节处于屈曲、内收、内旋的功能位，禁止患者坐起。

（3）康复治疗：固定期间鼓励患者进行股四头肌收缩锻炼及未固定关节的活动。去除外固定后，持双拐下地活动，3 个月内患肢不能负重，以免发生股骨头缺血坏死或因受压而变形。3 个月后，经 X 线检查证实股骨头血供良好者，可尝试去拐步行、完全负重活动。

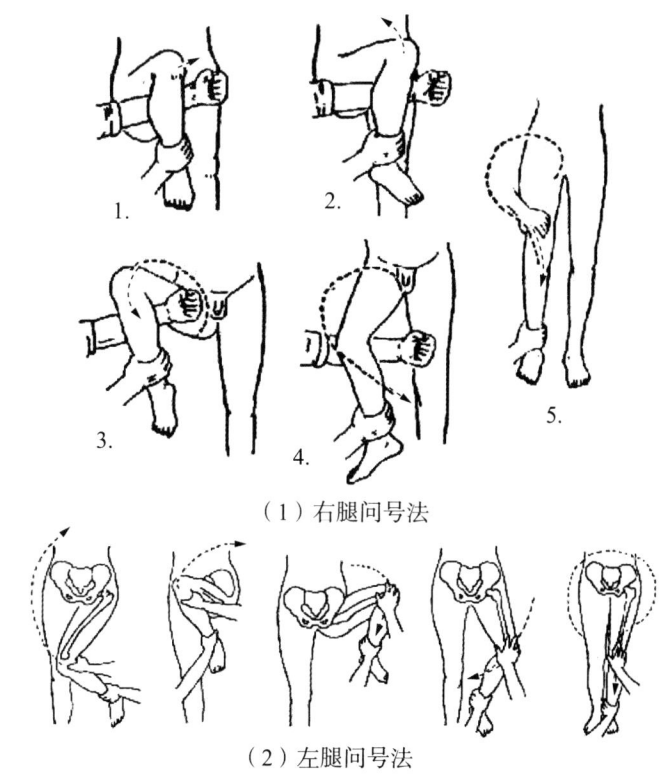

（1）右腿问号法

（2）左腿问号法

图 22-28 问号复位法

考点：肩关节脱位、肘关节脱位、髋关节脱位的表现特点、固定姿位及康复治疗。

（余峰彬　王兴英）

第五节 颈肩痛和腰腿痛患者的护理

> **案例**
>
> 男性，56岁，近10个月来逐渐出现双下肢麻木，尤以左下肢明显，双下肢无力，行走不便。检查，蹒跚步态；剑突以下平面的感觉、痛觉均减退；双上肢肱二头肌反射增强；双下肢感觉、痛觉减退，尤以左下肢明显；双下肢肌力减退，尤以右下肢明显；右下肢Babinski征阳性；MRI示颈椎病，准备行手术治疗。
>
> 思考：
> （1）手术前应协助患者做哪些准备？
> （2）术后应注意观察哪些方面以及时发现并发症？
> （3）如何指导患者术后功能锻炼？

颈肩痛和腰腿痛多由慢性损伤及无菌炎症引起，是以病患部位疼痛、肿胀甚至功能受限为主的一组症状。常见疾病包括颈椎病、肩周炎、腰椎间盘突出症、腰肌劳损等。起病比较隐蔽，症状常不典型或疼痛时轻时重，有时甚至可自行缓解，因而不被患者所认识。

一、颈椎病

颈椎病（cervical spondylosis）是指因颈椎间盘退行性变及其继发的椎间关节退行改变，刺激或压迫相邻脊髓、神经、椎动脉、食管等组织，并引起相应的症状和体征。颈椎病为50岁以上人群的常见病，男性多见，好发部位为颈5～6、颈6～7。

【护理评估】

（一）健康史

1. 一般状况　患者年龄、职业；既往有无颈部急、慢性损伤史和肩部长期固定史，以往的治疗方法和效果；家族中有无类似病史。

2. 发病原因　颈椎病的发病原因主要有颈椎间盘退行性变、损伤、颈椎先天性椎管狭窄三个方面。

（1）颈椎间盘退行性变：是颈椎病发生和发展的最基本原因。随着椎间盘退变，椎间盘的纤维环和髓核的蛋白多糖和水分逐渐减少，髓核弹性和韧性逐渐降低，椎间盘渐变薄，引起其生物力学性能的改变，导致椎间盘破裂或脱出，使椎间盘失去支撑作用。椎间盘退行性变使椎间隙变窄，关节囊及韧带松弛，椎间关节失去了稳定性；进而继发椎体及关节突、钩椎关节增生骨赘，前后纵韧带及黄韧带变性、增厚或钙化，使颈椎管或椎间孔等变形、狭窄，以致刺激、压迫、损伤了相邻的神经根、脊髓、椎动脉。

（2）损伤：包括慢性和急性损伤。慢性损伤是引起颈椎椎体及关节退行性变最为常见的因素，是指超过正常生理活动范围的最大限度的各种超限活动所引起的损伤，常有过度劳累，如长期伏案和计算机操作，或不良睡眠姿势等。慢性损伤可加速颈椎退行性变的发展过程。急性损伤可使退行性变的椎间盘、椎体及韧带等损伤加重而诱发颈椎病。

(3) 先天性椎管狭窄：颈椎管的矢状内径对颈椎病的发展有密切关系。由于胚胎时期或发育过程中椎弓根过短，致使椎管的矢状内径偏小，当小于正常（正常成人椎管的矢状内径平均为 14～16 mm）时，即使颈椎退行性变比较轻，也可出现压迫或刺激脊髓、神经、血管的临床症状和体征。

3．分类及发病机制　颈椎病是颈椎间盘变性、颈椎骨质增生以及由此而引起的一系列临床症状的总和。根据受压部位和临床表现的不同，可分为 4 型，有的患者以 1 型为主，同时伴有其他类型的表现，称为复合型颈椎病。

(1) 神经根型颈椎病：此型最常见，占 50%～60%，主要是由于颈椎退行性病变，髓核的破裂并向侧后方突出，钩椎关节或关节突关节增生、肥大，压迫或刺激颈神经根所致。

(2) 脊髓型颈椎病：此型占 10%～15%。主要是由于中央后突髓核、椎体后缘骨赘、增生肥厚的黄韧带、钙化的后纵韧带等刺激或压迫脊髓所致。

(3) 交感神经型颈椎病：由于颈椎退行性病变刺激或压迫颈椎旁的交感神经后纤维所致。

(4) 椎动脉型颈椎病　由于颈椎横突孔增生狭窄，上关节突增生肥大可直接刺激或压迫椎动脉；颈椎退变后稳定性下降，活动时椎间关节过度移动而牵拉椎动脉；颈交感神经兴奋，反射性引起椎动脉痉挛，从而引起椎-基底动脉供血不足。

(二) 身体状况

不同类型颈椎病其临床表现各异。

1．神经根型颈椎病

(1) 症状：表现为颈、肩部疼痛，可向上肢放射，颈部僵硬，上肢麻木。上肢肌力减退、手指动作不灵活。当用力咳嗽、打喷嚏及颈部活动时疼痛加重。

(2) 体征：颈肌痉挛，头偏向患侧，肩部上耸，颈、肩部有压痛，颈、肩关节有不同程度活动受限，上肢腱反射减弱或消失。上肢牵拉（臂丛牵拉，Eaton）试验阳性，即检查者一手扶住患侧颈部，一手握住腕部，使患者上肢外展，两手向相反方向牵拉，出现患侧上肢放射性疼痛及麻木感（图 22-29）。压头试验（Spurling）阳性，即患者

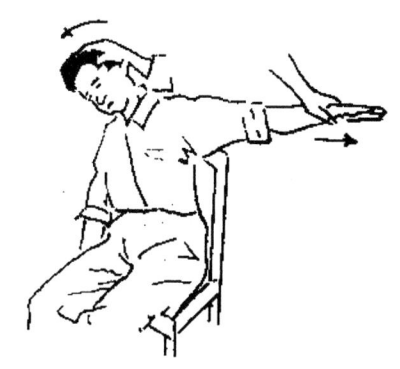

图 22-29　上肢牵拉试验

端坐，使头部后仰并偏向患侧，检查者站立于患者背后，用单手掌或双手掌在患者头顶部向下加压，患者出现颈部疼痛并向患侧上肢和手部放射。

2．脊髓型颈椎病　由于脊髓型颈椎病的颈椎退变结构压迫脊髓，所以为颈椎病诸型中症状最严重的类型。

(1) 症状：上肢表现有手部麻木，活动不灵活，尤其是精细活动失调，手握力减退；下肢无力、步态不稳，有踩棉花样感觉，足尖拖地；躯干部有束胸感；后期出现大、小便功能障碍，表现为尿频或排尿、排便困难等。

(2) 体征：肌力减弱，四肢腱反射活跃或亢进，腹部放射、提睾反射和肛门反射减弱或消失。Hoffmann 征、髌阵挛及 Babinski 征等阳性。

3．交感神经型颈椎病　表现为一系列交感神经兴奋或抑制的症状。①交感神经兴奋症状：头昏、头痛，转动时加重，伴恶心、呕吐、视力下降、眼部胀痛、血压升高、心跳加速、心律不齐、心前区痛、头颈及上肢易出汗或无汗、耳鸣、听力下降。②交感神经抑制症状：头昏、眼花、流泪、鼻塞、心动过缓、血压下降及胃肠胀气等。

4．椎动脉型颈椎病

（1）症状：①眩晕：最常见，多伴有复视、耳鸣、耳聋、恶心、呕吐等症状，头颈部活动和姿势改变可诱发或加重眩晕；②头痛：表现为发作性胀痛，以枕部、顶部为主，发作时可有恶心、呕吐、出汗、流涎、心慌、憋气以及血压改变等自主神经功能紊乱症状；③猝倒：为本型特有的症状，表现为四肢麻木、软弱无力而跌倒，多在头部突然活动或姿势改变时发生，倒地后再站起来可继续正常活动。

（2）体征：颈部压痛，活动受限。

（三）心理-社会状况

评估患者及家属对疾病的认知、心理状态；有无焦虑、恐惧等不良情绪；家庭及社会对患者的支持程度。

（四）辅助检查

1．实验室检查　脊髓型颈椎病行脑脊液动力学试验显示椎管有梗阻现象。

2．影像学检查　颈椎X射线检查可见颈椎曲度改变，生理前凸减小、消失或反常，椎间隙变窄，椎体后缘骨赘形成，椎间孔狭窄。CT、MRI可见椎间盘突出，颈椎管矢状径变小，脊髓受压。

3．椎动脉造影　显示椎动脉局部受压、梗阻、血流不畅的迹象。

（五）治疗与效果

1．非手术治疗　主要适用于神经根型、椎动脉型、交感神经型，原则是去除压迫因素，消炎止痛，恢复颈椎稳定性。包括颌枕带颈椎牵引、围领或颈托制动、理疗、推拿按摩（脊髓型禁忌）、药物对症治疗及改善不良工作体位与睡眠姿势等。

2．手术治疗　适用于非手术治疗无效及脊髓型颈椎病，反复发作或症状进行性加重者。常采用经前路及前外侧径路摘除椎间盘，以解除对脊髓、神经根及椎动脉的压迫，同时行椎间植骨融合及内固定以稳定脊柱；经后路椎管扩大成形术尤其适用于先天性椎管狭窄。

知识链接

肱骨外上髁炎

肱骨外上髁炎又称网球肘（tennis elbow），是前臂伸肌总腱附着点处的慢性损伤性炎症。好发于前臂劳动强度较大的中老年人，发生和职业有密切的关系，多见于木工、钳工、泥瓦工和网球运动员。

表现为肱骨外上髁处明显疼痛，放射至前臂。有局限性压痛点，肘关节活动正常。伸肌腱牵拉（Mills）试验阳性（图22-30）：伸肘、屈腕、握拳，前臂旋前引起肘外侧剧痛。

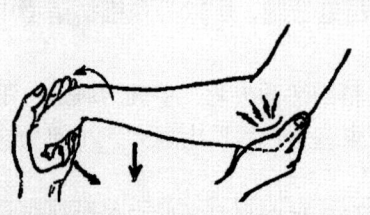

图22-30　伸肌腱牵拉试验

治疗原则：①一般治疗：休息、局部热敷或红花油等外用，症状重、发病急者可三角巾悬吊患肢，腕部制动1~2周；②痛点阻滞：在肱骨外上髁压痛最明显处注射1%利多卡因每周1次，3次为1个疗程；③物理治疗：可在压痛点处行激光、超激光等治疗；④手术治疗：对反复发作者，可根据具体情况选择皮下神经血管束切除术、伸肌总腱附着点松解术等。

【主要护理诊断/问题】

1. 低效性呼吸型态 与颈髓水肿、植骨块脱落或术后颈部水肿有关。
2. 潜在并发症 术后出血、脊髓神经损伤等。
3. 躯体活动障碍 与颈肩痛及活动受限有关。
4. 有受伤的危险 与肢体无力及眩晕有关。
5. 知识缺乏 缺乏疾病防治知识和手术后康复知识。

【护理措施】

(一) 非手术治疗的护理

1. 心理护理 关心、尊重患者；做好解释与安慰，消除患者的焦虑情绪；使患者以积极的心态配合治疗与护理。
2. 注意休息 避免劳累，眩晕症状明显者，应卧床休息，颈部制动，以减轻症状。
3. 颌枕带牵引的护理 适用于脊髓型以外的各型颈椎病。患者取坐位或卧位进行牵引，每日2次，每次0.5～1小时，牵引重量为2～6kg；若无不适可采取持续牵引，每日持续牵引6～8小时，2周为1疗程。对于有些不便来医院治疗的患者，可教会患者及家属在家牵引的方法及注意事项。
4. 颈托或围领的应用 主要用于限制颈椎过度活动，对患者的行动不受影响。注意协助患者选择规格合适的颈托或围领，并教会患者使用方法，告诉患者使用注意事项。
5. 局部推拿按摩 可以减轻肌肉痉挛，改善局部血液循环。手法要由轻到重，推拿过程中要注意患者反应等。一般每日2次，每次20～30分钟。推拿按摩应由专业人员操作，以防发生颈椎骨折、脱位和脊髓损伤。脊髓型颈椎病禁忌推拿按摩。
6. 药物治疗 目前尚无治疗颈椎病的特效药物，所用药物均属对症治疗，一般应用非甾体抗炎药，肌肉松弛剂及镇静止痛剂。
7. 局部封闭疗法 采用局部痛点注射肾上腺皮质类固醇，如醋酸泼尼松龙等。操作时应注意：①诊断明确；②严格无菌技术；③注射部位准确；④如果注射3次仍无效，则应停止注射。此操作应由专业人员（麻醉师）执行。常规方法是定点→消毒→注射→包扎。
8. 自我保健 定时改变头颈体位，纠正及改变工作中的不良姿势及睡眠姿势，做颈部的轻柔活动。睡觉时选用合适的枕头，要求平卧时颈椎不前屈为宜；侧卧时枕头高度以肩的宽高为宜，以保持颈肌松弛状态。

(二) 手术治疗的护理

1. 手术前护理 除术前一般护理外，主要是术前适应性准备等。

(1) 心理护理：向患者解释病情，告知其治疗周期较长，术后恢复可能需要数月甚至更长时间，让患者做好充分的思想准备。对患者焦虑的心情表示理解，向患者介绍治疗方案及手术的必要性、手术目的及优点，介绍目前的医疗护理情况和技术水平，使其产生安全感，愉快地、充满信心地接受手术。

(2) 术前训练

1) 呼吸功能训练：目的是增加肺活量，促进痰液排出，减少术后并发症。术前要求患者戒烟1周，以减少术后并发症的发生。锻炼方法：①深呼吸训练：吸气时双肩放松，气体由鼻吸入，然后屏住2秒左右用口慢慢呼出。②有效咳嗽训练：先深吸气后连续小声咳嗽，将痰液咳至支气管口后用力咳嗽，将痰呼出。③吹气球训练：鼓励患者一次性将气球吹得尽可能大，放松 5～10 秒后重复以上动作，每次 10～15 分钟，每日 3 次。

2）气管、食管推移训练：适用于颈椎前路手术患者，以适应术中反复牵拉气管、食管的操作，避免术后出现呼吸困难、咳嗽、反复吞咽困难等并发症。指导患者用 2～4 指在颈部皮外插入预备做切口侧的内脏鞘与血管神经鞘间隙处，持续将气管、食管向非手术侧推移，使气管推移超过中线，动作应轻柔幅度由小到大。训练中如出现局部疼痛、恶心、呕吐、头晕等不适，可休息 10～15 分钟后再继续，直至患者能适应。训练从术前 3～5 天开始，每次 10～20 分钟，每日 3 次；以后逐渐增至每次 30～60 分钟，每日 4 次，直到能够耐受才能手术。

3）体位训练：颈椎手术由于对术中、术后有着特殊的要求，为适应这些要求，术前应加以锻炼，有利于术中的管理。①仰卧位训练：颈前路手术者，术前应训练仰卧位。方法是：患者平卧，肩后垫一薄枕，使颈部后伸，充分暴露颈部，每天锻炼 2 次，从 30 分钟开始直至 2 小时。②俯卧位训练：颈后路手术者术前应训练俯卧位。方法是：患者取俯卧位，两手平放于身体两侧，胸部用被子或枕头垫起，额部垫一薄枕，注意不要将口鼻捂在枕头上，以免影响呼吸。开始每次 30～40 分钟，每日 2～3 次，以后逐渐增加至每次 3～4 小时，每日 1 次。

4）配置合适的颈托：为了达到充分减压的目的，术中需切除较多的椎体骨质及椎间盘组织，并填塞植骨，其稳定性受到影响，因而配置适当的外固定，对限制颈部活动、帮助切口愈合、促进植骨融合很有必要。可以选择适宜型号的前后两片式颈托，松紧可自由调节，并让患者试戴一段时间，直至达到既能控制颈部活动，又感到比较合适为度，以利于术后获得良好的外固定，为早期下床活动打下良好基础。

2．手术后护理

（1）呼吸道的护理：密切监测生命体征，注意呼吸频率、深度和脉搏节律、速率的改变，保持呼吸道通畅，低流量给氧。呼吸困难是颈前路手术最危急的并发症，多发生于术后 1～3 日内。常见的原因有：①术中牵拉气管、食管引起喉头水肿。②切口内出血压迫气管。③咽痛、颈部制动影响呼吸道分泌物排出。④手术刺激脊髓可使脊髓水肿或脊神经根水肿造成呼吸肌麻痹。⑤移植骨块松动、脱落压迫气管。术后要严密观察患者的呼吸频率、节律及面色的变化，发现异常及时报告医师，并做好气管切开及再手术的准备。因此，颈椎手术患者床旁应常规备气管切开包以便急需时使用。

（2）切口护理：密切观察切口敷料的渗血情况及颈部有无肿胀。如敷料被血液浸透，应及时更换，防止血液凝固对颈部造成束缚引起呼吸困难。一般术后 24 小时内不宜戴颈围，以便观察切口及颈部情况。

（3）体位护理：颈椎活动时在椎体与植骨块之间产生界面间的剪切力，易使植骨块移位脱出。若植入骨移位可压迫或刺破食管、气管和血管，导致食管瘘、呼吸道梗阻、颈部血肿等严重并发症。因此，术后要严格限制颈部活动，患者平卧于硬板床上，头部制动，头颈部两侧用沙袋垫实，使患者头颈部置于自然中立位，脊柱保持水平，24 小时内尽可能减少颈部的活动次数及幅度，切忌扭转、过屈或过伸。翻身时保持头、颈、肩、躯干成一直线。

（4）颈脊髓神经功能的观察和护理：颈前路减压术的最终目的就是尽可能恢复已受损的颈部脊髓功能。因此术后应密切观察四肢及躯体感觉和活动情况，术后 6～8 小时内每隔 30 分钟让患者按指令活动手指和足趾，以判断脊髓神经传导功能恢复情况；术后 48 小时内注意检查上下肢活动功能、肛门张力、膀胱功能，如上下肢麻木感减轻，说明神经功能在逐步恢复。若发现有双下肢感觉、运动进一步减退，提示有脊髓受压，应立即报告医师处理。

（5）术后并发症的观察及护理：喉上神经和喉返神经损伤是前路手术最常见的并发症。如患者术后声音低沉、进食呛咳为喉上神经损伤，禁用流食，给予固体食物，并补液，及时清理呼吸道内分泌物；下颈椎手术易损伤喉返神经，可引起声带麻痹，表现为声音嘶哑、憋气，应鼓励患者进行发音训练，也可应用有利于神经恢复的药物。颈前路手术还易发生肺感染、失用性肌萎缩、血栓性静脉炎、下肢深静脉血栓等并发症，应采取针对性预防措施。

（6）预防压疮的护理：颈椎术后严格制动，应加强皮肤护理，既要求勤翻身，又要注意翻身方法。具体措施是：患者回房后平卧2小时后，酌情每2～4小时轴线翻身1次；翻身时脊柱要保持平直，勿屈曲、扭转，避免拖、拉、推，应将患者抬起，翻后对患者要取舒适卧位，注意保持床铺整洁、无渣屑皱褶。

（7）饮食护理：术后禁食6小时，清醒后可先给予温开水饮用，无呛咳、恶心等异常现象，嘱患者可进流食，术后1～2天进半流食，术后1周进普通饮食。饮食宜清淡、易消化、高营养，以增强机体抵抗力。

3．康复训练

（1）手功能锻炼：脊髓型颈椎病脊髓受压后，可造成手指间肌麻痹，导致手指并拢及握拳障碍，因此术后早期应主要锻炼手的提、握功能，如拇指对指练习、手握拳然后用力伸指、分指练习等。

（2）四肢及关节锻炼：对于术前不全瘫痪或完全瘫痪的患者，术后第1天生命体征平稳后即可开始康复锻炼，被动或主动活动四肢及关节，循序渐进，运动幅度由小到大，以不引起疼痛为度。

（3）离床活动：术后第3天，可戴颈围离床活动，活动量因人而异，以不疲劳为度；鼓励患者生活自理，注意避免暴力牵拉双臂引起脊髓再损伤。

4．健康教育　健康教育应贯穿于护理全过程，使患者了解每项治疗、护理措施的目的和作用，以取得患者的积极配合，提高护理质量。出院患者的出院指导内容包括：

（1）术后3个月内戴颈围保护颈部，避免颈部屈伸和旋转活动。

（2）若颈部出现剧烈疼痛或吞咽困难、有梗塞感，可能为植骨块移位或脱落，应及时回院复查。

（3）术后3个月，经拍X光片示植骨椎间隙已完全融合后，可进行颈部功能锻炼，开始时做颈部屈伸、旋左、旋右活动，然后再做颈部旋转活动。功能锻炼要循序渐进，若出现颈部不适时应暂时停止。

（4）选择合适枕头，以中间低两端高、透气性好、长度超过肩宽10～16cm、高度以头颈部压下后一拳头高为宜。

（5）长期伏案工作者，宜定期远视，以缓解颈部肌肉的慢性劳损。

考点：颈椎病好发部位、病因、类型及身体状况、护理要点。

二、腰椎间盘突出症

腰椎间盘突出症（hernia of intervertebral discs）是指腰椎间盘变性、纤维环破裂，髓核组织突出刺激和压迫马尾神经或神经根所引起的一种综合征，是腰腿痛最常见的原因之一。腰椎间盘突出症可发生于任何年龄，最多见于中年人，20～50岁为多发年龄，男性多于女性。

【护理评估】

(一) 健康史

1. 一般状况　①了解患者性别、年龄、职业、营养状况、生活自理能力。②既往史：是否有先天性的椎间盘疾病、既往有无腰部外伤、慢性损伤史，如经常弯腰、搬运重物和慢性腰拉伤，是否做过腰部手术。③外伤史：评估患者有无急性腰扭伤或损伤史。询问受伤时患者的体位、外来撞击的着力点、受伤后的症状和腰痛的特点和程度、致腰痛加剧或减轻的相关因素、有无采取制动和治疗措施。④家族史：家族中有无类似病史。

2. 发病原因　导致腰椎间盘突出的原因有内因和外因，内因主要是腰椎退行性变，外因有外伤、劳损、受寒受湿等。

(1) 主要病因

1) 椎间盘退行性变：是腰椎间盘突出的基本病因。随年龄增长、纤维环和髓核水分减少，弹性降低，椎间盘变薄，易于脱出。

2) 外伤：外伤是椎间盘突出的重要因素，特别是儿童与青少年的发病，与之密切相关。

3) 职业：职业与腰椎间盘突（脱）出的关系十分密切，例如，汽车驾驶员长期处于坐位和颠簸状态，在驾驶汽车时椎间盘内压力较高，可达 $0.5\ kPa/cm^2$，在踩离合器时压力可增加至 $1\ kPa/cm^2$，容易造成腰椎间盘突出。从事重体力劳动和举重运动者因过度负荷更易造成椎间盘退变，因在弯腰状态下，如果提 20 kg 的重物，椎间盘内的压力可增加到 $30\ kPa/cm^2$ 以上。

4) 遗传因素：本病有家族性发病的报告，有色人种发病率较低。

5) 腰骶先天异常：腰骶段畸形可使发病率增高，包括腰椎骶化、骶椎腰化、半椎体畸形、小关节畸形和关节突不对称等，可使下腰椎承受的应力发生改变，从而构成椎间盘内压升高和易发生退变、损伤的因素。

(2) 诱发因素：本病除椎间盘的退行性变所致外，各种诱发因素亦具有重要作用，大致有以下几种：

1) 增加腹压：临床上约有 1/3 的病例于发病前有明确的增加腹压的因素，如剧烈的咳嗽、喷嚏、屏气、用力排便等。

2) 腰姿不正：无论是睡眠时还是在日常生活、工作中，当腰部处于屈曲位时，椎间隙内的压力也较高，如突然加以旋转，则易诱发髓核突出。

3) 突然负重：突然使腰部负荷增加，不仅有可能引起腰部扭伤，也易引起髓核突出。

4) 妊娠：妊娠期间体重突然增长，腹压增高，肌肉、韧带相对松弛，易引起椎间盘膨出。

5) 受寒与受湿：寒冷或潮湿可引起小血管收缩、肌肉痉挛，使椎间盘的压力增加，造成退变的椎间盘破裂。

3. 病理生理

(1) 病理：由于椎间盘组织承受人体躯干及上肢的重量，在日常生活及劳动中，劳损较其他组织更为严重。因其仅有少量血液供应，营养极为有限，从而极易退变。一般认为人在20岁以后，椎间盘即开始退变，髓核的含水量逐渐减少，椎间盘的弹性和抗负荷能力也随之减退。在外力及其他因素的影响下，椎间盘继发病理性改变，以致纤维环破裂，髓核突出（或脱出）压迫周围神经组织引起腰腿痛和神经功能障碍。腰椎间盘突出症多发生在脊柱活动度大、承重较大或活动较多的部位，以腰 4～5 及腰 5 骶 1 多见，发生率约占 90%。

(2) 分类：腰椎间盘后外侧突出（侧突型）多见，即压迫一侧神经根；少数由后侧中央突出（中央型），引起双侧神经根症状及肛门会阴区麻痹。根据病理变化和CT、MRI检查结果，腰椎间盘突出症可分为4型：

1) 膨隆型：纤维环有部分破裂，隆起，但表层完整；多经保守治疗缓解。

2) 突出型：纤维环完全破裂，髓核突向椎管，突出的髓核有薄层纤维环膜覆盖；常需手术治疗。

3) 脱垂游离型：纤维环、后纵韧带完全破裂，破裂突出的椎间盘组织游离于椎管内；多需微创或传统手术治疗。

4) Schmorl结节及经骨突出型：Schmorl结节指髓核经上、下软骨板裂隙突入椎体松质骨内。经骨突出型指髓核沿椎体之间的血管通道向前纵韧带方向突出，形成椎体前缘的游离骨块。临床仅出现腰痛，无神经根症状，无需手术治疗。

（二）身体状况

1．主要症状

（1）腰痛及坐骨神经痛：因髓核膨出或突出，压迫了纤维环外层、后纵韧带及神经根所致。早期患者表现仅有腰痛，可呈急性剧痛或慢性隐痛，以后逐渐发生坐骨神经痛，腰痛最早，坐骨神经痛最常见，部分患者腰痛与坐骨神经痛表现同时出现。坐骨神经痛是沿坐骨神经走行方向的放射痛，从下腰部放射到臀部、大腿后方，甚至到小腿外侧、足背或足外侧，同时伴有麻木感。咳嗽、排便或打喷嚏时因腹压增高而使疼痛加剧。

（2）马尾神经受压综合征：是因中央型突出或巨大型突出的髓核组织压迫马尾神经所致。表现为会阴区感觉麻木、排便和排尿功能障碍以及性功能障碍。

2．体征

（1）因疼痛致腰部活动受限，以前屈受限最明显。由于疼痛引起腰背肌保护性痉挛，可出现腰部强直，生理前凸消失，腰椎侧弯。

（2）在相应的病变椎间隙、棘突旁侧有深压痛、叩痛，并伴有下肢放射痛。

（3）直腿抬高试验及加强试验阳性，即让患者仰卧，膝伸直，被动抬高患侧下肢至60°以内发生坐骨神经痛，为直腿抬高试验阳性，此时稍降低患肢高度至疼痛缓解，再将踝关节被动背屈，如又出现坐骨神经痛为加强试验阳性（图22-31）。

（4）感觉、腱反射异常，肌力下降。常见第5腰神经受损，小腿前外侧及足背内侧痛觉、触觉减退，踝、趾背伸力减弱。第1骶神经根受损时，外踝附近及足外侧痛觉、触觉减退，趾及足跖屈力减弱，部分患者出现膝反射或跟腱反射减弱或消失。马尾神经受压时可出现肛门反射减弱或消失。

（三）心理-社会状况

观察患者的情绪变化，了解其对疾病的认识程度及对手术的了解程度，有无紧张、恐惧心理；评估患者家庭及支持系统对患者的支持帮助能力等。

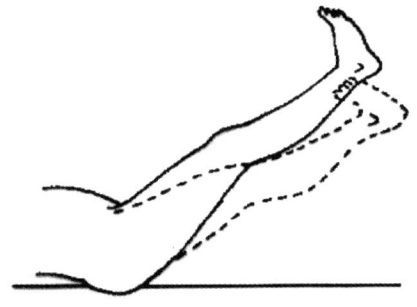

图22-31 直腿抬高试验和加强试验

（四）辅助检查

影像学检查是诊断腰椎间盘突出症的重要手段。

1．X线 能直接反映腰部有无侧突、椎间隙有无狭窄等。

2．CT 可显示黄韧带是否增厚及椎间盘突出的大小、方向等。

3．MRI 能显示椎管的形态，全面反映各椎体、椎间盘有无病变及神经根和脊髓受压情况，对疾病的诊断有较大价值。

（五）治疗与效果

1．非手术治疗 适用于年轻、初次发作或病程短且卧床休息后症状明显缓解者；影像学检查无椎管狭窄和严重突出者。80%～90%的患者可经非手术治愈。

（1）绝对卧床休息：包括卧床大、小便。卧床休息可以减少椎间盘承受的压力，缓解脊柱旁肌肉痉挛引起的疼痛。一般卧床3周或至症状缓解后，可戴腰围下床活动，3个月不弯腰负重。

（2）骨盆牵引：牵引可增大椎间隙，减轻对椎间盘的压力和对神经的压迫，改善局部循环和水肿。多采用骨盆持续牵引，抬高床脚作反牵引。牵引重量一般为7～15 kg，持续2周；也可采用间断牵引法，每日2次，每次1～2小时。

（3）皮质激素硬膜外注射：皮质激素可减轻神经根周围的炎症与粘连，常选用长效皮质类固醇制剂加2%利多卡因经硬膜外注射，每周1次，3次为一疗程。

（4）物理疗法：正确的理疗、推拿和按摩可缓解肌痉挛及疼痛，减轻椎间盘压力和对神经根的压迫。

（5）髓核化学溶解法：将胶原酶注入椎间盘或硬脊膜与突出的髓核之间，达到选择性溶解髓核和纤维环、缓解症状的目的。

2．手术治疗 有10%～20%的患者需要手术治疗。

（1）手术指征：①急性发作，具有明显马尾神经症状；②诊断明确，经系统的保守治疗无效，或保守治疗有效但经常反复发作且疼痛较重，影响工作和生活；③病史虽不典型，但影像学检查证实椎间盘对神经或硬膜囊有严重压迫；④合并腰椎管狭窄症。

（2）手术类型：根据椎间盘位置和脊柱的稳定性选择手术类型。椎板切除术和髓核摘除术：①摘除或切除1个或多个椎板、骨赘及突出的髓核，减轻神经压迫，是最常用的手术方式。②椎间盘切除术：将椎间盘部分切除。③脊柱融合术：在椎体间插入一楔形骨块或骨条以稳定脊柱。④经皮穿刺髓核摘除术：在X线监控下插入椎间盘镜或特殊器械，切除或吸出椎间盘，以达到减轻椎间盘内压力和缓解症状的效果。

【主要护理诊断/问题】

1．慢性疼痛 与椎间盘突出压迫神经、肌肉痉挛及术后切开疼痛有关。

2．便秘 与马尾神经受压、长期卧床有关。

3．躯体移动障碍 与疼痛、肌肉痉挛、牵引或手术有关。

4．潜在并发症 肌肉萎缩、神经根粘连、脑脊液漏、尿潴留。

5．知识缺乏 缺乏腰椎间盘突出症防治方面的知识。

【护理措施】

（一）手术前护理

1．心理护理 了解患者的心理活动，给予解释和安慰，解除焦虑或顾虑。鼓励患者多与家属交流，使家属能够帮助他们克服困难；介绍患者与病友交流，以增加自重和自信心。

2．卧硬板床 卧床时椎间盘承受的压力比站立时降低50%，故卧床休息可减轻负重和体重对椎间盘的压力，缓解疼痛。卧床时抬高床头20°，侧卧时屈髋屈膝，双腿分开，腿下垫枕，避免脊柱弯曲的"蜷缩"姿势，放松背部肌肉，以降低椎间盘压力，减小椎间盘后突倾向，减轻疼痛，增加舒适。仰卧位时可在膝、腿下垫枕，避免头前倾、胸部凹陷等不良姿势；俯卧位时可在腹部及踝部垫枕，以放松脊柱肌肉。

3．佩戴围腰　围腰能增强腰椎的稳定性，对腰椎起到保护和制动作用。卧床3周后，戴围腰下床活动。

4．保持有效牵引　牵引前在牵引带压迫的髂缘部位加减压保护贴，预防压疮。牵引期间观察患者体位、牵引线及重量是否正确。经常检查牵引带压迫的髂缘部位的皮肤有无发红、破损、压疮等，加强皮肤护理。

5．有效镇痛　因疼痛影响入睡时，遵医嘱给予镇痛剂等药物，缓解疼痛，保证充足睡眠。

6．术前适应性准备　术前教会患者正确翻身、床上使用便盆及术后功能锻炼的方法，以提高术后护理的质量。

7．完善术前准备　术前常规戒烟、训练床上排便，根据对手术的了解程度，向患者解释手术方式及术后可能出现的问题，如疼痛、麻木等，告知其医护人员将采取的措施，增加其对手术及术后护理的认知度。

（二）手术后护理

1．观察病情　包括生命体征以及下肢皮肤的颜色、温度、感觉和运动恢复情况；观察手术切口敷料有无渗液及渗出液的颜色、性状、量等，渗湿后及时更换敷料，以防感染；观察患者术后有无疼痛、疼痛严重者予以镇痛剂或镇痛泵。

2．体位护理　术后平卧硬板床，2小时后轴线翻身，即翻身时指导患者双手交叉放于胸前，双腿自然屈曲，一名护士扶托患者的肩背部，另一名护士托患者的臀部及下肢，同时将患者翻向一侧，头下、肩背部、臀部及胸前垫软枕支撑。

3．引流管护理　防止引流管脱出、折叠，观察并记录引流液的颜色、性质和量，有无脑脊液漏出，是否有活动性出血，有异常及时报告医师。

4．功能锻炼　为预防长期卧床所致的肌萎缩、关节僵硬等并发症，患者宜早期行床上肢体功能锻炼。若患者不能进行主动锻炼，在病情许可的情况下，由医护人员或家属协助活动各个关节、按摩肌肉，以促进血液循环，预防并发症。

（1）四肢肌肉、关节功能锻炼：卧床期间坚持定时活动四肢关节，以防关节僵硬。

（2）直腿抬高锻炼：术后1日开始进行股四头肌舒缩和直腿抬高锻炼，每分钟2次，抬放时间相等，每次15～30分钟，每日2～3次，以能耐受为限；逐渐增加抬腿幅度，以防神经根损伤。

（3）腰背肌锻炼：指导患者进行腰背肌锻炼，以增加腰背肌肌力、预防肌萎缩和增强脊柱稳定性。一般术后7日开始，用五点支撑法，1～2周后采取三点支撑法；每日3～4次，每次50下，循序渐进，逐渐增加次数。腰椎有破坏性改变、感染性疾病、内固定物植入、年老体弱及心肺功能障碍的患者不宜进行腰背肌锻炼。

（4）行走训练：一般卧床2周后借助腰围或支架下床活动，根据手术情况适当缩短或延长下床时间。正确指导患者起床，方法为：协助患者系好腰围或支架，抬高床头，先半卧位30秒；然后移向床的一侧，将腿放于床边，胳膊将身体支撑起，移到床边休息30秒；无头晕、眼花等不适后，再在护士或家属的扶助下利用腿部肌肉收缩使身体由坐位改为站立位。躺下时按相反顺序进行。

5．并发症的观察与护理　常见并发症为肌肉萎缩、神经根粘连和脑脊液漏，需予以积极预防。如卧床练习四肢关节，以预防肌肉萎缩；术后第1天直腿抬高，防止神经根粘连和脑脊液漏。

(1) 监测生命体征：及时测量体温、脉搏、血压和呼吸，观察下肢感觉、运动情况，并与健侧和术前对比，评估患者术后疼痛情况有无缓解。

(2) 加强引流液的观察：若引流袋内引出淡黄色液体，同时患者出现头痛、呕吐等症状，应考虑发生脑脊液漏，须立即报告医师予以处理；同时适当抬高床尾，去枕平卧位7~10日。脑脊液漏期间，须监测和补充电解质；预防颅内感染发生。

(三) 健康教育

1. 指导患者采取正确卧、坐、立、行和劳动姿势（图22-32），减少急、慢性损伤发生的机会。

(1) 保持正确坐、立、行姿势：坐位时选择高度合适、有扶手的靠背椅，保持身体与桌子距离适当，膝与髋保持同一水平，身体靠向椅背，并在腰部垫一软枕；站立时尽量使腰部平坦伸直、收腰、提臀；行走时抬头、挺胸、收腹，利用腹肌收缩支持腰部。

(2) 变换体位：避免长时间保持同一姿势，适当进行原地活动或腰背部活动，以解除腰背肌疲劳。长时间伏案工作者，积极参加课间操活动，以避免肌肉劳损。勿长时间穿高跟鞋站立或行走。

(3) 合理应用人体力学原理：如站位举起重物时，高于肘部，避免膝、髋关节过伸；蹲位举重物时，背部伸直勿弯；搬运重物时，宁推勿拉；搬抬重物时，弯曲下蹲髋膝，伸直腰背，用力抬起重物后再行走。

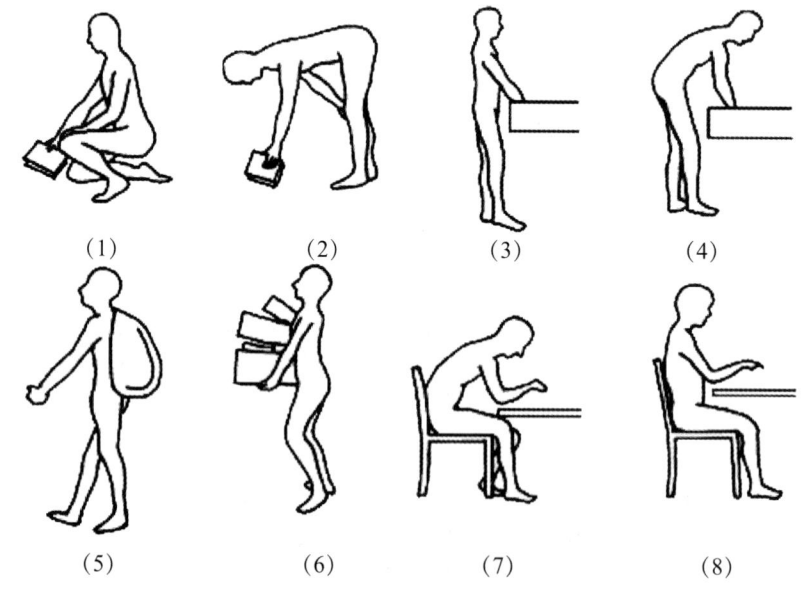

正确的姿势 (1)、(3)、(5)、(8)　　不正确的姿势 (2)、(4)、(6)、(7)

图 22-32　生活中坐、站、行和劳动姿势

(4) 采取保护措施：腰部劳动强度过大的工人、长时间开车的司机，应佩戴腰围保护腰部。

2. 加强营养　加强营养可缓解机体组织及器官退行性变。

3. 佩戴腰围　脊髓受压的患者，可佩戴腰围，直至神经压迫症状解除。

4. 积极参加体育锻炼　适当的体育锻炼可以锻炼腰背肌，增加脊柱稳定性。参加剧烈运动时，运动前应有预备活动，运动后有恢复活动，切忌活动突起突止，应循序渐进。

考点： 腰椎间盘突出症好发部位、病因、临床特点、治疗、护理。

（余峰彬　王兴英）

第六节　骨与关节感染患者的护理

案例

男性，11岁，2天前出现左侧膝部轻微疼痛感，但能够行走，今晨仍坚持上学，下午放学时腿部疼痛加剧，一拐一拐的走回家中。患肢不敢着地，卧床时不敢伸直，呈半屈膝状态，同时自觉全身发冷伴寒战，随后发热，体温未测。1周前患急性扁桃体炎现已经消退。体格检查：抬入病室，急性病容，精神不振，T 39.4℃，P 105次/分。左下肢关节呈半屈位，未见肿胀，表皮无异常，膝关节前下方皮温高于对侧，有压痛，被动活动时疼痛加剧，膝关节X线平片未见异常。WBC $10.5×10^9$/L。

思考：
（1）该儿童初步诊断为何种疾病？
（2）应进一步做哪些检查？
（3）X线平片是否可以作为急性骨髓炎的早期诊断依据？为什么？
（4）应该如何进行护理？

一、急性血源性骨髓炎

急性血源性骨髓炎是指身体其他部位化脓性病灶中的细菌经血流传播引起骨膜、骨皮质和骨髓的急性化脓性炎症。多见于12岁以下儿童，男性多于女性。好发部位为长骨的干骺端，如胫骨近端、股骨远端、肱骨近端，还可见于脊椎骨及髂骨。

【护理评估】

（一）健康史

1. 一般状况　了解患者有无其他部位感染和受伤史，病程长短，采取过哪些治疗措施，治疗效果如何。疾病有无反复，既往有无药物过敏史和手术史等。

2. 发病原因

（1）细菌的侵入：最常见的致病菌是金黄色葡萄球菌，约占80%，其次为乙型溶血性链球菌，约占16%，其他包括大肠埃希菌、肺炎双球菌等。发病前多有身体其他部位的原发性化脓性病灶。如疖、痈、扁桃体炎、咽喉炎、中耳炎等。由于儿童骨骼生长较快，干骺端毛细血管网丰富，弯曲成为血管襻，使该处血流缓慢，细菌易于沉积。

（2）机体抵抗力下降：常见于外伤失血、营养不良、全身疾病等。在原发病灶处理不当或机体抵抗力下降的情况下，化脓性致病菌侵入血循环，菌栓进入骨营养动脉，在长骨干骺端的毛细血管内繁殖而引发本病。

3．病理生理　早期以骨质破坏和坏死为主，晚期以新生骨形成为主。大量菌栓进入长管状骨的干骺端，阻塞小血管，迅速发生骨坏死，并形成局限性骨脓肿。脓液沿哈佛管进入骨膜下间隙将骨膜掀起成为骨膜下脓肿，致骨密质外层缺血坏死。脓液穿过骨膜流向软组织筋膜间隙而形成脓肿。脓肿亦可穿破皮肤排出体外，形成窦道；穿入附近关节继发化脓性关节炎（图22-33）。脓液进入骨髓腔，破坏骨髓组织、骨松质及内层骨密质的血液供应，形成大片死骨。在死骨形成的同时，病灶周围的骨膜因炎性充血和脓液刺激而产生新骨，包围于骨干之外，成为"骨性包壳"，包壳将死骨、脓液和炎性肉芽组织包裹，形成感染的骨性死腔，此时进入慢性骨髓炎期。

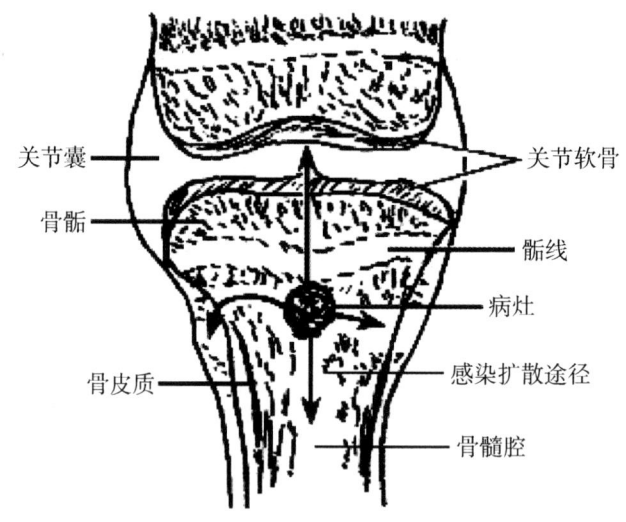

图 22-33　急性骨髓炎的病理变化

（二）身体状况

1．全身中毒症状　起病急，全身中毒症状明显，有高热（39℃以上）、寒战、脉快、头痛、食欲下降等症状；儿童可表现为烦躁不安、呕吐、惊厥，严重时出现感染性休克。

2．局部表现　早期局部剧痛，进行性加重，活动加剧，患肢呈半屈曲状，皮温升高，干骺端有深压痛，肿胀不明显。3～4天骨膜下脓肿形成，局部肿胀、压痛明显，或有波动感。脓肿破溃进入周围组织时疼痛反而减轻。后期脓肿可穿破皮肤形成窦道或蔓延至附近关节引起化脓性关节炎。由于骨骼被炎症破坏，1～2周后可出现病理性骨折。

（三）心理-社会状况

此病好发于儿童，活动时疼痛加剧，高热引起惊厥，因担心留下后遗症，患者及家属产生焦虑、恐惧等不良心理。

（四）辅助检查

1．实验室检查　早期血白细胞计数和中性粒细胞比例增高；红细胞血沉降率加快；血细菌培养可为阳性。

2．局部分层穿刺　可抽得脓液，作涂片检查、细菌培养及药物敏感实验有助明确诊断。

3．影像学检查

（1）X线摄片：早期无特殊表现。发病2周后，X线片表现为层状骨膜反应和干骺端稀疏，继之出现骨髓端散在虫蚀样骨破坏、骨膜反应和新骨形成。病变进一步发展，密质骨变薄，并内层和外层依次出现不规则，可见死骨形成，围绕骨干形成骨包壳。少数患者伴病理性骨折。

(2) CT、MRI检查：CT可较早发现骨膜下脓肿。MRI有助于早期发现骨组织炎性反应。

(3) 核素骨显像：发病48小时后，可发现感染灶核素浓聚，对早期诊断有一定价值。

(五) 治疗与效果

1. 非手术疗法

(1) 全身支持疗法：加强支持疗法，提高机体抵抗力。高热时降温、补液、补充维生素；纠正水、电解质和酸碱平衡紊乱；必要时给予少量多次输新鲜血液，以增强患者全身抵抗力。

(2) 抗感染治疗：早期、联合、足量应用抗生素治疗。发病3~5日内抗生素治疗多可控制感染。一般选择半合成青霉素或头孢菌素类与氨基糖苷类抗生素联合应用，然后根据细菌培养和药物敏感试验结果，调整为敏感的抗生素，并持续应用至少3周，直至体温正常，局部红肿、热、痛等症状消失；另外在停抗生素前，红细胞沉降率和C反应蛋白水平必须正常或明显下降。

(3) 局部制动：患肢做持续性皮肤牵引或石膏托固定于功能位，以利于炎症消散和减轻疼痛，同时也可防止关节挛缩畸形及病理性骨折或关节脱位。

2. 手术疗法　手术的目的在于引流脓液、减压或减轻毒血症症状，防止急性骨髓炎转变为慢性骨髓炎。若经非手术治疗2~3日不能控制感染，局部分层穿刺抽得脓液或炎性液体，即应作局部钻孔引流或开窗减压术（图22-34），可阻止疾病向慢性骨髓炎发展。在干骺端钻孔或开窗减压后，应于骨腔内放置2根引流管作持续冲洗引流。近端放置较细的引流管，连接用于冲洗的输液瓶，每日24小时连续滴入含有抗生素的溶液1500~2000 ml；远端放置较粗的引流管作吸引，连接负压引流瓶。连续冲洗持续到引出液清亮，体温正常；连续3次细菌培养结果阴性，即可拔管。

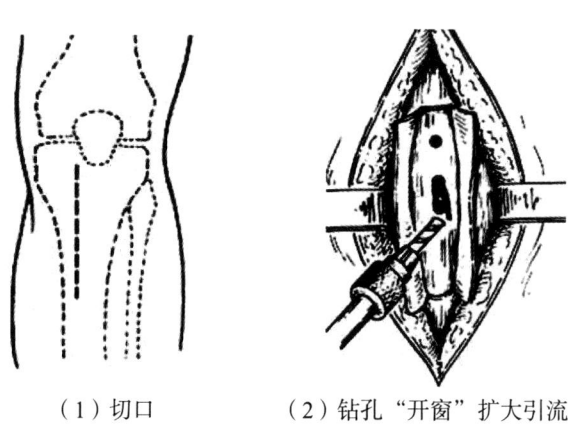

(1) 切口　　　　(2) 钻孔"开窗"扩大引流

图22-34　左侧胫骨急性骨髓炎切开引流术

若急性骨髓炎早期没有得到及时的诊断和恰当治疗，往往易演变成慢性，故早期有效处理是治疗的关键。

【主要护理诊断/问题】

1．体温过高　与化脓性感染有关。
2．疼痛　与化脓性感染和手术有关。
3．组织完整性受损　与化脓性感染和骨质破坏有关。
4．潜在并发症　化脓性关节炎、感染性休克、肢体畸形等。

【护理措施】

（一）手术前及非手术治疗的护理

1．心理护理　多关心、同情、安慰患者及家属，尤其儿童，介绍相应的疾病护理知识，稳定情绪，减轻恐惧和焦虑。

2．密切观察病情　注意生命体征及神志、患肢疼痛与肿胀变化情况，如有感染性休克及脓肿形成应及时与医师联系，并协助处理。

3．用药护理　遵医嘱正确使用抗生素，注意用药效果、毒副作用；一般体温恢复正常后继续用药2~3周；并根据药敏试验或细菌培养结果及时调整用药。有窦道者应加强皮肤护理，及时更换敷料。

4．局部制动　患者应卧床休息，抬高患肢制动，以减轻肿胀和疼痛，防止炎症扩散；防止畸形和病理性骨折。一般用石膏托或皮牵引使患肢固定于功能位。搬动患肢时动作要轻，防止继发损伤。

5．加强营养　鼓励患者多饮水，给予高蛋白、高糖、高维生素、易消化饮食，加强营养。必要时遵医嘱输入新鲜血液、白蛋白、氨基酸等营养物质，以增强机体抵抗力。遵医嘱补液，防止代谢性酸中毒的发生。

6．维持正常体温　如体温升至39℃以上应给予物理降温或药物降温，并做好高热护理。

7．术前准备　做好常规术前准备，窦道口周围皮肤要保持清洁，严格备皮。

（二）手术后护理

1．术后一般护理　患者采取适当卧位，合理膳食，协助并指导患者适当活动，防止肌肉萎缩。

2．病情观察　严密观察生命体征、伤口及引流情况，及时更换敷料，如有异常，及时联系医师。

3．引流管的护理　遵医嘱做好导管持续冲洗与负压吸引，保持引流通畅，及时更换敷料并记录引流的出入量及引出液的性质。每日向骨窗内滴入1500~2000 ml的对细菌敏感的抗生素溶液，剂量为全身用药的2~3倍，输液瓶应高于床60~70 cm，引流瓶应低于患侧肢体50 cm，术后12~24小时应快速滴入，以后减慢至50~60滴/分，逐渐减量直至体温正常，连续3次细菌培养阴性即可拔管。先拔冲洗管，引流管继续引流1~2天后再拔出。

4．功能锻炼　急性炎症控制后，指导患者进行适当功能锻炼，防止肌肉萎缩及关节僵直。X线检查局部骨包壳坚固方可负重。注意防止跌倒导致病理性骨折。

（三）健康教育

1．介绍有关急性血源性骨髓炎的基本知识及预后。
2．向患者及家属强调出院后继续用抗生素的重要性，并指导用药。
3．指导患肢康复训练，促进功能恢复。
4．鼓励患者最大限度地进行生活自理，增强患者对康复的信心。

5. 指导患者及家属进行饮食调整，以满足患者机体的需要。

6. 局部疼痛时应及时返院复诊。

知识链接

慢性骨髓炎

慢性骨髓炎多是因急性骨髓炎未能得到及时恰当的处理演变而成，易反复发作。病理特点是急性炎症消退后，局部留有大小不等的死骨，周围有新生骨包壳及死腔，慢性窦道经久不愈；窦道口周围皮肤长期受炎性分泌液的刺激可发生鳞状上皮癌。死骨、死腔、窦道是慢性骨髓炎的标志。

患者静止期局部可无症状；全身衰弱、消瘦、贫血，有反复发作的低热，急性发作时局部红、肿、热、痛明显，因窦道长久流脓，其周围皮肤出现色素沉着或湿疹样皮炎；患肢局部可增粗、变形；幼年发病因骨垢破坏，患肢呈现短缩或内、外翻畸形；病灶附近关节可僵直或挛缩。

X线可见骨质增厚、硬化、包壳形成，内有死骨或死腔。

一般应加强营养及全身支持；避免意外，防止骨折；手术前、后应用大量抗生素控制感染，术后应固定患肢，做好伤口护理。

考点：急性血源性骨髓炎的护理措施。

二、骨与关节结核患者的护理

为骨与关节的特异性感染，好发儿童与青少年，30岁以下占80%。骨与关节结核是一种继发性结核病，原发病灶为肺结核或消化道结核，在我国，原发于肺结核的占大多数。发生部位以脊柱最多见（腰椎最多、胸椎其次、颈椎少见），约占骨与关节结核发病率的50%，其次是膝关节、髋关节、肘关节、肩关节。

【护理评估】

（一）健康史

1. 一般状况　了解患者年龄、饮食和日常活动情况，此次发病诱因；既往有无结核病史或与结核病患者密切接触史；采用的治疗方法和用药情况；有无药物过敏史和手术史等。家族成员中有无结核病史。

2. 发病原因　由于结核杆菌经血液循环大部分被清除，只有少部分侵入骨质或滑膜，不一定会立刻发病。它在骨关节内可以潜伏若干年，当机体抵抗力下降时可引起骨结核或滑膜结核。另外慢性劳损、外伤可降低骨、关节的局部抵抗力成为诱因，少数也可因骨、关节旁的淋巴、胸膜等结核侵入所致。

3. 病理生理　根据病变部位和发展情况不同，骨关节结核可分为3种类型：单纯性骨结核、单纯性滑膜结核和全关节结核。最初病理变化是单纯性骨结核或滑膜结核，病灶只局限于长骨的干骺端或关节腔，此时治疗得当，病情可被控制，关节功能不受影响。如病变进一步发展，关节的骨端、软骨和滑膜同时受累，则称为全关节结核。受累的骨与关节出现结核性浸润、肉芽增生、干酪样坏死及寒性脓肿(冷脓肿)形成，滑膜骨质、软骨逐渐被破坏。晚期可导致病理性关节脱位、骨折、骨关节畸形、强直，甚至脊髓、神经根受压而截瘫。

(二)身体状况

1．症状

(1)全身表现：发病缓慢，一般不明显，可有低热、脉快、食欲减退、盗汗、消瘦、乏力、贫血等慢性结核中毒症状，在病变活动期表现较明显。

(2)局部表现

1)局部疼痛：早期病变部位有轻度疼痛，随病情发展逐渐加重，活动更明显。脊柱结核多为钝痛，咳嗽、打喷嚏、持重物时疼痛加重；髋关节结核早期即有髋部疼痛，患儿常主诉同侧膝部疼痛；膝关节发生单纯性滑膜结核时疼痛较轻，发展为全关节结核时可有剧烈疼痛；小儿的髋关节和膝关节结核常有"夜哭"现象；肩关节结核早期有酸痛感，以肩关节前侧为主，有时可放射到肘部及前臂。

2)肿胀和压痛：浅表关节结核可有肿胀和积液，并有压痛，后期肌肉萎缩，关节呈梭形肿胀。

3)寒性脓肿和窦道：结核脓肿无红、热等急性炎症反应，故又称"冷脓肿"，破溃后形成经久不愈的窦道，易并发混合性感染。脊柱结核合并寒性脓肿可压迫脊髓造成截瘫，也可流至腰背部及腹股沟区；髋关节结核脓肿多在股三角区或臀部；膝关节和肩关节结核脓肿形成后一般局限在病灶附近。

2．局部体征

(1)脊柱结核：脊柱生理弯曲改变，以胸段后突畸形明显，呈"驼背"状。由于干酪样物质、死骨和坏死的椎间盘压迫脊髓，出现肢体感觉、运动和括约肌功能障碍，甚至完全性截瘫。局部有压痛和叩击痛。由于病变部位疼痛及周围肌肉的保护性痉挛，常有活动受限或者姿势异常，如腰椎结核的患者，腰椎活动度受到限制，当捡拾地上物品时，常需要挺腰屈膝屈髋下蹲，此称为拾物试验阳性。

(2)髋关节结核：早期患肢外旋、外展、屈曲、相对变长。后期由于关节面软骨破坏，患肢出现内旋、内收、屈曲畸形，相对变短。髋关节前后方有压痛，粗隆部可有叩击痛，关节运动障碍。当让患者平卧两下肢伸平时，见腰部生理性前屈加大；让患者双手抱紧健侧屈曲的膝部时，腰部平置，则患侧髋、膝关节自动呈屈曲状态，此为托马斯（Thomas）征阳性，说明患侧髋关节有屈曲畸形存在，髋关节过伸试验、"4"字试验均阳性。

(3)膝关节结核：早期局部呈梭形肿胀（因膝关节上、下肌发生废用性萎缩），形成"鹤膝"；晚期为全关节结核，膝关节呈屈曲位，当十字韧带破坏，发生膝关节脱位时，小腿向后方移位，可并发膝外翻畸形。

(4)肩关节结核：肩关节外展、外旋受限，三角肌萎缩。

(三)心理-社会状况

评估患者及家属对长期治疗的心理承受能力和康复期望，家属对患者的态度，患者家庭经济状况和支持程度等。

(四)辅助检查

1．实验室检查　贫血、血沉加快、混合型感染时白细胞增多，脓液结核菌培养一般阳性率为70%。

2．X线检查　早期X线检查无明显改变，6~8周后可有骨质疏松和钙化的破坏性病灶，周围有软组织肿胀影。病变进一步发展，可见边界清楚的囊性变并伴有明显硬化反应和骨膜炎。

3．CT　一般只用于比较隐蔽或难于明确诊断和定位的脊柱结核和髋关节结核。能发现X线不能发现的病灶，确定软组织病变程度，清晰显示病骨、死骨和寒性脓肿。

（五）治疗与效果

1．非手术治疗

（1）全身支持疗法：加强营养，注意休息，必要时遵医嘱卧床休息，以提高机体抵抗力。贫血严重者，可给予少量多次输血。混合感染者，应根据细菌培养和药敏试验结果选用抗生素。

（2）局部制动：根据病变部位和病情轻重分别用夹板、石膏绷带和牵引等方法使病变关节制动，以保持关节于功能位，防止病理性骨折，预防与矫正患肢畸形。一般小关节固定4周，大关节延长至12周左右。

（3）合理应用抗结核药物

1）全身用药：目前以异烟肼、利福平和乙胺丁醇为一线药，异烟肼和利福平为首选。应遵循早期、联合、适量、规律和全程应用的原则，以增加药效，降低细菌的耐药性。一般维持用药2年。

2）局部注射：最适用于早期单纯性滑膜结核，局部注射抗结核药物，可使局部药物浓度增高，增强杀菌效果，减少全身反应。常用药为异烟肼或链霉素，或两药合用。一般不主张冷脓肿反复穿刺抽脓与注入抗结核药，因可诱发混合感染和窦道的产生。

2．手术治疗　在非手术治疗不能控制病变发展，死骨明显形成，脓肿较大，经久不愈的窦道，或合并截瘫等，应在积极的术前准备下行脓肿切开排脓、病灶清除术、关节融合术及关节成形术或人工关节置换术。

治愈标准：①全身情况良好，体温正常，食欲好，血沉正常。②局部无明显症状，无脓肿或窦道。③X线片显示脓肿消失或钙化，无死骨或已被吸收、替代，骨质疏松好转，病灶边缘骨轮廓清晰或关节已融合。符合上述三项者表示病变已停止。④起床活动一年或工作半年后仍能保持上述三项指标者，表示已基本治愈。

【主要护理诊断／问题】

1．疼痛　与局部炎症反应、手术等有关。

2．活动障碍　与患肢疼痛、制动、手术、截瘫有关。

3．营养失调，低于机体需要量　与疾病慢性消耗有关。

4．皮肤完整性受损　与脓肿破溃形成窦道有关。

5．焦虑　与疾病的慢性过程、长期用药、担心预后有关。

6．潜在并发症　失用综合征、病理性骨折、关节脱位、截瘫。

7．知识缺乏　缺乏与本病相关的治疗与护理、康复知识。

【护理措施】

（一）非手术治疗的护理

1．一般护理

（1）卧床休息并制动：一般用夹板、皮牵引、石膏绷带或支架固定制动患肢，以缓解疼痛，防止病理性骨折、关节畸形或截瘫的发生及发展。

（2）加强营养，提高机体抵抗力：给予高蛋白、高热量、富含维生素、易消化的饮食，每日热量及蛋白供应应高于正常；有贫血或严重低蛋白血症的患者，根据医嘱给予少量多次输新鲜血或人体清蛋白，将血红蛋白提升至 100 g/L 以上。

2．合理应用抗结核药物　应观察药物疗效及毒性反应、不良反应。如体温下降、食欲增加、体重增加、局部疼痛减轻、血沉接近或恢复正常说明药物有效；如出现眩晕、口周麻木、耳鸣、听力异常等副作用或肝、肾功能受损，应及时调整药物。

3．皮肤护理　长期卧床的患者，注意皮肤及生活护理。换药时，应严格无菌操作，注意消毒隔离措施，避免混合感染的发生。

4．心理护理　注意了解患者心理状态，解除患者的顾虑。尤其是脊柱结核手术患者，因担心手术失败或预后不良等影响日后生活和工作，故心理压力较大，护士应耐心向患者及家属解释手术的意义，以使患者提高对手术的信心，积极配合手术治疗。

（二）手术治疗的护理

1．术前护理　除一般的常规准备外，应纠正患者的营养状况，提高对手术的耐受力，调节患者的心理因素，解除患者的顾虑。术前应用抗结核药物至少 2 周，有窦道合并感染者应用广谱抗生素至少 1 周。

2．术后护理

（1）严密观察病情：按时监测生命体征，注意观察肢端的颜色、温度、感觉及毛细血管充盈反应等，发现异常应及时报告医师，并协助处理。

（2）局部制动：脊柱结核病灶清除术或植骨融合术后，必须局部确切制动，保持脊柱伸直位，避免继发损伤及植骨块脱落等。髋关节结核术后，置患肢外展 15°、伸直中立位；膝关节结核术后，下肢抬高，膝关节屈曲 10°～15°。

（3）应用抗生素：术后需持续抗结核治疗 3～6 个月。无化脓性感染者用广谱抗生素 1 周，以预防感染；如继发化脓性感染，需继续应用 2～3 周，直至伤口愈合。

（4）功能锻炼：鼓励患者适当主动活动病变以外的关节，防止关节僵直。活动量应根据患者的病情而定，原则是循序渐进，持之以恒，以最大限度地恢复肢体的功能。

（5）并发症护理：①截瘫：按截瘫的护理常规，向患者及家属说明卧床的必要性，预防截瘫的并发症，如压疮、泌尿系感染、呼吸系感染、肢体畸形等。②气胸：密切观察胸椎结核患者术后的呼吸情况，发生气胸时应及时吸氧，并行胸腔闭式引流，注意保持引流通畅，做好引流护理。

（三）健康教育

积极治疗结核原发病，是预防骨与关节结核的最主要措施。介绍骨与关节结核的治疗原则及方法，以使患者配合治疗。告诉患者遵医嘱坚持用药的重要性，注意药物的毒、副作用，如出现耳鸣、听力异常应立即停药，同时注意肝、肾功能受损及多发性神经炎的发生。病情变化，及时复诊。

考点：骨关节结核患者的护理措施。

（鄂桂艳　余峰彬）

第七节 骨肿瘤患者的护理

案例

女性，20岁，半年前左大腿下方发现一包块，无其他不适感，仅一周左膝部出现疼痛，因持续疼痛而就诊。体格检查：左大腿下端可触及6 cm×7 cm×6 cm肿块，质地较硬，有压痛，股骨中下段增粗。CT检查见股骨中下段骨密度增高，结构紊乱，并见层状骨膜增生，在骨膜下形成Codman三角状新骨，病变软组织境界不清。临床初诊为：成骨型骨肉瘤。

思考：
（1）该患者的主要护理诊断有哪些？
（2）如何做好手术前、后的护理？

骨肿瘤是指发生在骨组织或附属组织的肿瘤。发病率为所有肿瘤的2%～3%，男性发病率稍高于女性。病因尚不完全明确，但骨肿瘤的发生具有年龄和部位的特点，如骨肉瘤多见于10～20岁青少年，骨巨细胞瘤多见20～40岁成人，而骨髓瘤则老年人居多。解剖部位对肿瘤的发生也有意义，许多肿瘤好发于长骨的干骺端，如股骨远端、胫骨近端和肱骨近端，而骨骺则很少发生。骨肿瘤分原发性和继发性两类，前者来自骨及其附属组织，后者是由其他部位的恶性肿瘤通过血液或淋巴液转移而来。良性肿瘤中骨软骨瘤发病率最高，恶性肿瘤中骨肉瘤发病率最高。

【护理评估】

（一）健康史

1. 一般情况　年龄、性别、职业、工作环境、生活习惯；有无外伤骨折、肿瘤史。

2. 发病原因　尚不完全明确，常与患者的年龄、性别、职业、工作环境和生活习惯有关。特别注重有无发生肿瘤的相关因素，如长期接触致癌物、放射线；外伤史、骨折史、既往肿瘤史及家族史等。

3. 病理生理　一般原发性骨肿瘤好发于长管状骨的干骺端，但其结构各具特点。

（1）骨软骨瘤：是由于长管状骨的干骺端骨生长方向异常和长骨干骺端再塑型的异常所致，其结构包括正常骨组织和覆盖上面的软骨帽，随着年龄的增长而增大，当骨骺线闭合（生长年龄结束）时瘤体也停止生长。骨软骨瘤有单发和多发两种，以单发多见，又称为外生骨疣；多发少见，有遗传倾向，常合并骨发育异常，又称遗传性多发性骨软骨瘤。约有1%单发性骨软骨瘤可恶变，多发比单发恶变率高。

（2）骨巨细胞瘤：好发于股骨下段和胫骨上段，是发生于骨松质的溶骨性肿瘤，起源于骨髓结缔组织间充质细胞，由基质细胞和多核巨细胞构成，是介于良、恶性之间的交界瘤。目前被视为潜在恶性肿瘤。

（3）骨肉瘤：是最常见的原发性骨肿瘤，瘤体一般呈梭形，恶性程度高，预后差。以长管状骨的干骺端，尤以膝关节上下骨端最多见。肿瘤细胞直接形成类骨样组织，故称为成骨肉瘤。多经血道转移到肺。

(二) 身体状况

骨肿瘤主要有以下症状和体征。

1. **疼痛与压痛** 疼痛是恶性肿瘤的重要症状,开始时为间歇性、轻度疼痛,以后发展为持续性剧痛、夜间明显,并有局部压痛。良性肿瘤生长缓慢,多无疼痛或仅有轻度疼痛,少数良性肿瘤,如骨样骨瘤可因反应骨的生长而产生剧痛;良性肿瘤恶变或合并病理性骨折,疼痛可突然加重。

2. **局部肿块和肿胀** 良性骨肿瘤生长缓慢,病程长,通常被偶然发现。恶性肿瘤局部肿胀和肿块常发展迅速,表面可有皮温增高和浅静脉怒张。

3. **功能障碍和压迫症状** 位于长骨干骺端的骨肿瘤多邻近关节,由于疼痛、肿胀和畸形,可使关节活动受限。肿块巨大时,可压迫周围组织引起相应症状,如脊柱肿瘤可压迫脊髓,出现截瘫;位于盆腔的肿瘤可引起机械性梗阻,表现为便秘与排尿困难。

4. **病理性骨折** 轻微外伤引起病理性骨折常为某些骨肿瘤的首发症状,也是恶性骨肿瘤和骨转移癌的常见并发症。

5. **其他** 晚期恶性骨肿瘤可出现贫血、消瘦、食欲不振、体重下降、低热等全身症状。恶性骨肿瘤可经血流和淋巴向远处转移,如肺转移。

(三) 心理-社会状况

恶性骨肿瘤患者常见的心理状态为疑虑、惊恐、自卑、失望。在确诊之前,焦虑不安,一旦确诊,对生活失去信心,精神萎靡。患者害怕肢体缺失,被抛弃,更担心医治无效,甚至对死亡发生预感性悲哀。应评估患者及家属对疾病及手术的认知程度、心理承受能力、经济状况;对康复知识的掌握程度,对预后的认知情况。

(四) 辅助检查

1. **实验室检查** 怀疑骨肿瘤时,必须测定血钙、磷、碱性磷酸酶和酸性磷酸酶。溶骨性肿瘤(如骨巨细胞瘤)血钙升高;成骨性肿瘤(骨肉瘤)血清碱性磷酸酶增高;男性酸性磷酸酶升高为前列腺癌骨转移;尿中出现本-周蛋白应考虑浆细胞性骨髓瘤。

2. **X线检查** 可见骨破坏或吸收、骨膜反应、骨折及病损等,不同肿瘤有其各自特征性病变。骨软骨瘤可见病灶处长管状骨干骺端有蒂状、鹿角状骨性突起,皮质和骨松质与正常骨相连,软骨帽不规则钙化(图22-35)。骨巨细胞瘤可见病灶部位骨前后端呈偏心性溶骨性破坏,皮质膨胀变薄,肥皂泡样改变,无骨膜反应(图22-36)。骨肉瘤可见长管状骨干骺端骨质呈浸润性破坏,边界不清,排列不整齐,结构紊乱的肿瘤骨。骨膜下的三角状新骨(Codman三角)沿新血管沉积的反应骨和肿瘤骨呈"日光放射"现象(图22-37)。

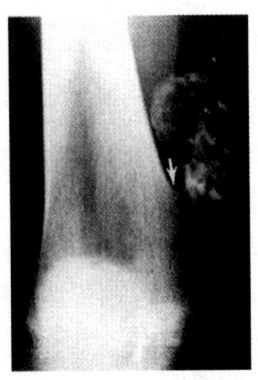

图22-35 骨软骨瘤骨性突起图

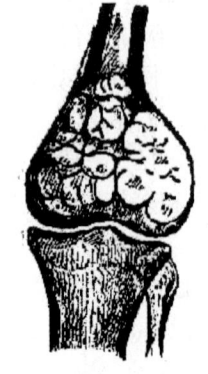

图22-36 骨巨细胞瘤肥泡皂

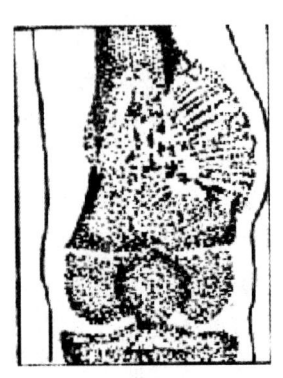

图22-37 骨肉瘤日光放射

3．病理学检查 是唯一能定性的方法，对肿瘤确诊、指导治疗极为重要。可分为穿刺活检和手术切取或切除活检两种。

（五）治疗与效果

骨肿瘤的治疗应以外科分期为指导，选择适当的治疗方案，尽量做到既切除肿瘤，又可保全肢体。

1．良性骨肿瘤的外科治疗

（1）刮除植骨术：适用于良性骨肿瘤及瘤样病变。术中彻底刮除病灶至正常骨组织，使用药物或烧灼方法杀灭残存肿瘤细胞。刮除后空腔内置入充填材料。填充材料中以自体骨移植愈合较好，但来源少、完全愈合较慢、疗程长；也可使用骨水泥等其他生物活性骨修复材料。

（2）外生性骨肿瘤切除术：将肿瘤自基底部正常骨质处切除，如骨软骨瘤切除术，手术的关键是完整切除肿瘤骨质、软骨帽及软骨外膜，防止复发。

2．恶性骨肿瘤的外科治疗 通常采用以手术治疗为主，化学治疗、放射治疗和生物治疗为辅的综合治疗。

（1）保肢治疗：化疗技术的不断成熟，促进和发展了恶性骨肿瘤的保肢治疗。保肢治疗与截肢治疗的生存率和复发率相同。手术的关键是采用合理外科边界完整切除肿瘤，切除范围包括肿瘤实体、包膜、反应区及其周围部分正常组织，即在正常组织中完整切除肿瘤，截骨平面应在肿瘤边缘以外2cm，软组织切除范围为反应区外1~2cm。

（2）截肢术：对于病变广泛和对其他辅助治疗无效的晚期高度恶性骨肿瘤，截肢术仍是一种重要有效的治疗方法。但对于截肢术的选择须持慎重态度，严格掌握手术适应证，选择安全截肢平面，同时也应考虑术后假肢的制作与安装。

3．化学治疗 化学药物治疗，特别是新辅助化疗的应用，大大提高了恶性骨肿瘤患者的生存率和保肢率。目前主张术前化学治疗，术后再根据细胞的反应交替应用不同化疗方案。

4．放射疗法 可抑制和影响恶性骨肿瘤细胞的繁殖能力。对于某些骨肿瘤术前、术中、术后配合放疗可控制病变和缓解疼痛，减少局部复发率。

5．其他治疗 包括血管栓塞治疗、温热-化学疗法、干扰素、白细胞介素-2、淋巴因子活化的杀伤细胞、集落刺激因子和单克隆抗体等的治疗。

【主要护理诊断/问题】

1．恐惧/焦虑 与肢体功能障碍和对预后担心有关。
2．疼痛 与肿瘤压迫或浸润神经、病理性骨折、手术创伤、术后幻肢痛有关。
3．躯体活动障碍 与肢体疼痛、关节功能障碍、制动有关。
4．知识缺乏 缺乏疾病的诊断、治疗、预后及术前配合和术后康复等方面知识。
5．潜在并发症 病理性骨折。

【护理措施】

（一）术前护理

1．心理护理 与患者和家属沟通，了解疾病对患者本人和家庭带来的影响，理解患者的情绪反应。向患者及家属介绍目前骨肿瘤的治疗方法和进展，手术治疗、放疗或化疗的重要性，鼓励患者积极配合治疗。介绍治疗成功患者与其交流，以树立战胜疾病的信心。骨肿瘤术前各种检查项目较多，充分做好解释工作，促使患者配合术前准备。对于拟行截肢术的患者，给予精神上的支持，与患者一起讨论术后可能出现的问题，并提出可能的解决方案，使患者在心理上对截肢术有一定的准备。

2. 缓解疼痛

(1) 非药物止痛：指导患者避免诱发或加重疼痛。协助患者采取适当体位，如肿瘤局部固定制动，以减轻疼痛；进行护理操作时避免触碰肿瘤部位，尽量减少诱发或加重疼痛的护理操作。与患者讨论缓解疼痛的有效措施，如缓慢地翻身和改变体位，转移注意力等。

(2) 药物止痛：WHO推荐疼痛三阶梯疗法及护理参见第八章肿瘤患者的护理。

3. 预防病理性骨折　对骨破坏严重者应用小夹板或石膏托固定患肢；对下肢肿瘤及卧床患者，变换体位或搬运患者时动作要轻，避免暴力。

4. 加强营养，提高耐受能力　鼓励患者进食高蛋白、高热量、高维生素、易消化的食物，多食水果蔬菜、多饮水，对放、化疗食欲低下者应注意保证营养，必要时行静脉营养、输血、补液，维持水、电解质平衡。

5. 化疗或放疗副作用的观察及护理参见第八章肿瘤患者的护理。

(二) 术后护理

1. 促进关节功能恢复　①术后抬高患肢，预防肿胀。保持肢体功能位，预防关节畸形。膝部手术后，膝关节屈曲15°；髋部手术后，髋关节外展中立或内旋，防止发生内收、外旋脱位。②术后早期卧床休息，避免过度活动，以后可根据康复状况开始床上活动和床旁活动。③教会患者正确应用拐杖、轮椅协助活动。

2. 提供康复相关知识　告知患者长期卧床及制动后可能发生的后遗问题，在适当的时候需进行功能锻炼。①术前与患者讨论功能锻炼的方法，指导下肢手术患者做股四头肌等长收缩锻炼；②术后48小时开始做肌肉的等长收缩，促进血液循环，防止关节粘连；③行人工关节置换术者，术后一般不需要外固定，2～3周后开始关节的功能锻炼；④术后3周进行患处远侧和近侧关节的活动；术后6周进行重点关节的活动，加大活动范围；⑤有条件时可辅助理疗、利用器械进行活动。

3. 截肢术后护理

(1) 体位：术后24～48小时抬高患肢，预防肿胀。下肢截肢者，每3～4小时俯卧20～30分钟，并将残肢以枕头支托；仰卧位时，不可抬高患肢，以免造成膝关节的屈曲挛缩。术后残肢应用牵引或夹板固定在功能位置，以防发生关节挛缩。

(2) 并发症的观察与护理：

1) 观察和预防术后出血：注意观察截肢术后肢体残端的渗血情况，创口引流液的性质和引流量。保持各引流管通畅。截肢术后患者床旁应常规放置止血带，以备急用。对于渗血较多者，可用棉垫加弹力绷带加压包扎；若出血量较大，血压急剧下降，脉搏细弱，应警惕残端血管破裂或血管结扎线脱落，须立即以砂带压迫术区或在出血部位的近心端扎止血带止血，并告知医师，配合处理。

2) 术后伤口感染：按时换药观察伤口渗出情况。若伤口剧痛或跳痛并伴体温升高，局部有波动感，可能有术区深部感染，应报告医师及时查找原因，调整抗生素种类及剂量，必要时局部穿刺或及时拆除缝线，充分引流。

3) 幻肢痛：绝大多数截肢患者在术后相当长的一段时间内感到已切除的肢体仍然有疼痛或其他异常感觉，称为幻肢痛。这可能是由于术前肿瘤压迫周围组织造成的剧烈疼痛对大脑皮层中枢刺激形成兴奋灶，术后短时间内未能消失所致。疼痛多为持续性，尤以夜间为甚，属精神因素性疼痛。护士应引导患者注视残肢，接受截肢的现实。应用放松疗法等心理治疗手段逐渐消除幻肢感。必要时适当给予安慰剂治疗或交替给予安眠药与一般镇痛药止痛。对于幻肢痛持续时间长的患者，可轻叩残肢，或用理疗、封闭、神经阻断的方法消除幻肢痛。适当的残肢活动和早期行走亦有利于缓解症状。幻肢痛大多可随时间延长而逐渐减轻或消失。

（3）残肢功能锻炼：一般术后2周，伤口愈合后开始功能锻炼。方法是：俯卧位练习大腿内收、后伸；肩关节进行外展、内收及旋转运动；用弹力绷带每日反复包扎，均匀压迫残端，促进软组织收缩；当残端瘢痕不敏感，伤口愈合牢固后，可进行残端按摩、拍打及蹬踩，增加残端的负重能力。制作临时义肢，鼓励患者拆线后尽早使用，以消除水肿，促进残端成熟，为安装义肢做准备。

（三）健康教育

1. 心理指导　指导患者保持平稳心态，树立战胜疾病的信心；对于截肢者，介绍类似经历的患者现身说法，消除患者的心理顾虑或障碍，促使患者逐渐接受和坦然面对自身形象。

2. 康复指导　帮助患者制定康复锻炼计划，指导患者按计划锻炼，调节患肢适应能力；指导患者正确使用各种助行器，如拐杖、轮椅等，以最大程度恢复患者的生活自理能力。

3. 自我监测　教会患者自我检查和监测，定期复诊；按时接受化疗或放疗；发现有肢体肿胀及疼痛及时就医。

考点： 鉴别骨软骨瘤、巨细胞瘤、骨肉瘤的临床特点；骨肿瘤患者的护理措施。

（鄂桂艳　余峰彬）

第八节　断肢（指）再植患者的护理

案例

男性，24岁。工作不慎右手拇指电锯伤，与右拇指掌指关节处仅有少量皮肤相连，急诊在臂丛神经阻滞麻醉下行右拇指离断再植术，术后返回病房。T 37.0℃，P 84次/分，BP 120/80 mmHg，R 20次/分。神志清楚，眼结膜无苍白，给予患者平卧位，右上肢制动、抬高30°，局部用侧照灯保温中，观察再植右拇指色红润，皮温略高于健指，饱满度及弹性佳，毛细血管充盈时间迅速。术后患者应用了止痛泵，自述无疼痛。

思考：

（1）就目前情况患者的护理问题有哪些？

（2）护士应该为患者做哪些健康教育？

外伤所致肢（指）体断离，没有任何组织相连或虽有残存的损伤组织相连，但在清创时必须切除的，称为完全性断肢（指）；肢（指）体骨折或脱位，断面相连组织少于断面总量的1/4，主要血管断裂，如果不修复血管远端肢（指）体将发生坏死的，称为不完全性断肢

(指)。

断肢（指）再植是对完全离断或不完全离断的肢（指）体，采用显微外科技术对其进行清创、血管吻合、骨骼固定以及修复肌腱和神经，将肢（指）体重新缝合到原位，使其完全存活并恢复一定功能的精细手术。随着显微外科技术的发展。我国的断肢（指）再植取得一系列突破性进展，技术水平一直处于国际领先水平。目前，我国已较普遍开展断肢（指）再植手术，再植成活率在90%以上，并有多例双手10指同时断离再植成活的报道。在注重再植成活率提高的同时，更加注重再植肢体的功能恢复。

知识链接　　　　**断肢再植之父——陈中伟**

1963年1月，我国上海第六人民医院陈中伟教授，为工人王存柏接活了完全离断的右前臂，功能恢复良好。该病例曾于1963年9月在罗马举行的第20届国际外科学术会议上报道，被一致认为是世界上断肢再植成功的首次报道。

【护理评估】

（一）健康史

1. **一般状况**　了解患者的年龄、工作性质；受伤原因、现场急救情况及离断肢（指）体保存情况；既往有无血管性疾病及高血压、糖尿病、冠心病等病史。

2. **病理生理**　肢体离断后，组织通过有氧和随后的无氧代谢，形成细胞内的中毒，使细胞和细胞膜结构受损，蛋白质和离子通透性障碍，导致组织细胞死亡。虽然各种组织对缺血的耐受性不一，但这种变化随时间延长而加重。特别是肌肉丰富的高位断肢，常温下6～7小时，肌组织变性释放出的钾离子、肌红蛋白和肽类有毒物质积聚在断肢的组织液和血液中。再植后，有毒物质进入全身可引起严重的全身毒性反应。而断掌、断指和断足，由于肌组织较少，这种变化较轻。

（二）再植条件

1. **全身情况**　全身情况良好是断肢（指）再植的必要条件，若有重要器官损伤应先抢救，可将断肢（指）置于4℃冰箱内，待全身情况稳定后实施再植。

2. **肢体的条件**　与受伤的性质有关，如切割伤断面整齐，污染较轻，血管、神经、肌腱等重要组织挫伤轻，再植成活率高，效果较好；辗压伤受伤部位组织损伤严重，但切除辗压部分后，可使断面变整齐，在肢体一定范围缩短后再植成功率仍可较高；撕脱伤局部组织损伤广泛且血管、神经、肌腱从不同平面撕脱，常需复杂的血管移植或移位方能再植，成功率和功能恢复均较差。

3. **再植时限**　再植的时限与断肢的平面有明显关系。再植时限原则上是越早越好，应分秒必争。一般以6～8小时为限，如伤后早期将断肢（指）冷藏保存，可适当延长再植时限。上臂和大腿离断，时限宜严格控制，断指再植可延长至12～24小时。再植成功率随时限的延长而降低，功能也会越差。

4. **离断平面**　肢（指）体离断的平面与再植时限对手术后全身情况的影响及功能恢复有明显关系。末节断指再植的成功，使断指再植已无明显的平面限制，而且越是远端的断指，再植术后功能越好。

5. 年龄　青年人出于生活和工作的需要，对断肢（指）再植要求强烈，应尽量设法再植。小儿修复能力和适应能力强，亦应争取再植。老年人断肢（指）机会较少，且多有慢性器质性疾病，选择再植应慎重。

6. 以下情况不宜再植　①患全身性慢性疾病，不允许长时间手术或有出血倾向者；②断肢（指）多发性骨折及严重软组织挫伤，血管床严重破坏，血管、神经、肌腱高位撕脱者；③断肢（指）经刺激性液体及其他消毒液长时间浸泡者；④在高温季节，离断时间过长，断肢（指）未经冷藏保存者；⑤患者精神不正常、本人无再植要求且不能合作者。

（三）心理-社会状况

评估患者有无恐惧、悲观、自卑等心理反应；评估患者及家属对手术后功能锻炼知识的了解程度。

（四）治疗与效果

1. 急救处理　断肢（指）的现场急救包括止血、包扎、保存断肢（指）和迅速转送。

（1）止血、包扎：对断肢（指）完全离断者首先控制近端出血。由于血管离断后发生回缩痉挛及凝血块常使血管闭塞，一般采用敷料局部加压包扎止血即可；大动脉（如肱动脉、腘动脉）出血时用止血带止血，每隔1小时放松15分钟，以免压迫过久导致肢体坏死。放松止血带时按压肢体近心端主干血管，以减少创口出血。离断部位较高，如在肩下或髋下，无法使用止血带，而加压包扎又不能控制出血时，可用止血钳夹住血管断端。

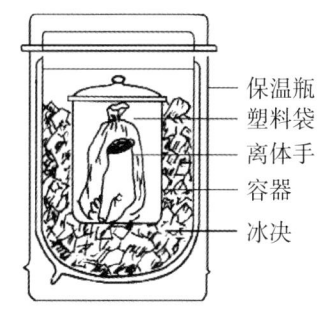

图22-38　断肢（指）的保存方法

（2）断肢（指）保护：①完全离断的肢（指）体，原则上不做任何无菌处理，禁忌冲洗、涂药或浸泡。对断肢（指）进行干燥冷藏，将离断的肢（指）体用无菌敷料或清洁布类包好放入塑料袋内，再将其放入加盖的容器中，然后将容器放入存有冰块或雪糕的封闭容器内保存（图22-38）。避免断肢（指）与冰块直接接触而冻伤，同时也要避免融化的冰水浸泡断肢（指），造成组织细胞肿胀。不可用任何液体浸泡断肢（指），包括生理盐水、乙醇等。②对不完全离断的断肢（指）体，包扎止血后，用夹板固定，以减轻疼痛及深部组织的进一步损伤。③如断肢（指）仍在机器中，应将机器拆开取出断肢（指），切不可强行拉出断肢（指）或将机器倒转，以免加重损伤。④到达医院后，立即检查断肢（指），刷洗消毒后用肝素盐水从动脉端灌注冲洗血管，然后用无菌敷料包好，放在无菌盘内，置入4℃冰箱内冷藏。若为多个手指离断，应分别包好，标记后放入冰箱，按再植顺序逐个取出，以缩短热缺血时间。

（3）迅速转运：迅速将患者和断肢（指）送往医院，力争在6小时内进行再植手术。转送途中注意监测患者的生命体征，了解有无其他并发症，积极防治休克；昏迷患者尤其注意保持呼吸道通畅。

2. 再植的基本原则和程序

（1）彻底清创：清创既是手术的重要步骤，又是对离断肢体组织损伤进一步了解的过程。一般应分两组对肢体的近、远端同时进行清创，除遵循一般创伤的清创原则外，要仔细寻找和修整需要修复的重要组织，如血管、神经、肌腱，并分别予以标记。在肢体血循环恢复后，需再次对无血供的组织进行彻底切除。

(2) 重建骨的连续性：修整和缩短骨骼，其缩短的长度应以血管与神经在无张力下缝合、肌腱或肌肉在适当张力下缝合、皮肤及皮下组织能够覆盖为标准。为恢复骨的支架作用，可根据情况选用螺丝钉、克氏针、钢丝、髓内针或钢板行骨骼内固定；骨骼内固定的要求是简便迅速，剥离较少，确实稳固，愈合较快。

(3) 缝合肌腱：重建骨支架后，先缝合肌腱再吻合血管。一方面缝合的肌腱或肌组织作为适当的血管床，有利于吻合血管张力的调节。另一方面可避免先吻合血管再缝合肌腱时的牵拉对血管吻合口的刺激和影响。缝合的肌肉和肌腱应以满足手部和手指主要功能为准，不必将断离的所有肌腱缝合。如前臂远端可缝合拇长屈肌、指深屈肌、屈腕肌和拇长伸肌、拇长展肌、指总伸肌和腕伸肌等，其他肌腱可不予缝合。断指再植时缝合伸指肌腱和指深屈肌腱。

(4) 重建血液循环：将动、静脉彻底清创至正常部位，在无张力下吻合，如有血管缺损应行血管移位或移植。一般主要血管均需吻合，如尺、桡动脉和手指的双侧指固有动脉等。吻合血管的数目尽可能多，动、静脉比例以1∶2为宜。一般先吻合静脉，后吻合动脉。也可先吻合一根静脉，再吻合一根动脉，开放血管夹，恢复肢体血运，然后再吻合其余静脉和动脉。

(5) 缝合神经：神经应尽可能在无张力状态下行一期缝合，如有缺损应立即行神经移植修复。可采用神经外膜缝合或束膜缝合。

(6) 闭合创口：断肢（指）再植的创口应完全闭合，不应遗留任何创面。在清创时应充分估计，以适当缩短骨骼来满足软组织修复的需要。皮肤直接缝合时，为了避免环形瘢痕，可采用Z字成形术，使直线创口变为曲线创口。如还有皮肤缺损，应采用中厚或全厚皮片覆盖创面或采用局部皮瓣转移修复。

(7) 包扎：温生理盐水洗去血迹，以便与健侧对比观察再植肢体皮肤颜色。多层松软敷料包扎，指间分开，指端外露，便于观察血液循环。手、腕功能位石膏托固定。固定范围根据断肢（指）部位，从手指至前臂近端，必要时超过肘关节或整个上肢。

(五) 术后评估

了解手术过程，观察再植肢（指）体皮肤颜色、温度、毛细血管充盈时间、动脉搏动情况，有无血管危象和感染征象等。定时评估患肢（指）感觉和运动功能恢复程度，以及肢（指）体功能锻炼情况。

【主要护理诊断/问题】

1. 焦虑/恐惧　与急性创伤、担心肢（指）体伤残或功能障碍有关。
2. 疼痛　与创伤、手术及心理状态有关。
3. 组织灌注量改变　与血管痉挛、血管栓塞有关。
4. 有失用综合征的危险　与不能进行有效的功能锻炼有关。
5. 潜在并发症　休克、感染、急性肾功能衰竭、断肢（指）再植失败。
6. 功能障碍性悲哀　与再植手术失败或对长期功能锻炼缺乏信心有关。

【护理措施】

(一) 术前护理

1. 心理护理　意外伤残会给患者带来严重心理创伤。再植手术仅能恢复一定功能，患者也可因手术失败而再次面临截肢及残障的打击。因此，术前要向患者介绍手术的目的和方法，给予关心、安慰和心理支持，且说明通过治疗和长期功能锻炼有助于恢复患肢功能，解除患者及其家属的忧虑，鼓励其勇敢面对现实，积极配合，力争手术成功。

2．病情观察　监测生命体征，严密观察有无其他器官损伤，以及离断肢（指）体的局部情况。

3．环境准备　病房应安静、舒适、通风，空气新鲜，限制人员探视，室温保持在20～25℃。

（二）术后护理

1．密切观察全身反应　一般低位断肢和断指再植术后全身反应较轻。高位断肢再植，特别是缺血时间较长的高位断肢再植，患者可出现休克、肾衰竭等。

（1）休克的预防与处理：患者因创伤大、出血多、手术时间长，容易出现低血容量性休克。低血压、血容量不足易使吻合段血管栓塞，使再植的肢（指）体缺血而致手术失败。因此，术中应补充血容量；术后严密观察病情变化，以便及早发现休克迹象，并采取积极有效的处理措施，如输血、输液，维持收缩压在100 mmHg以上。另外，如果肢（指）体创伤严重、高平面断离、缺血时间长或严重感染等可使大量毒素吸收，导致中毒性休克。患者常出现中枢神经系统症状，如神志不清、四肢痉挛、抽搐、口吐白沫、牙关紧闭等。因此，除严密观察有无一般休克征象以外，还应注意观察有无神志改变和神经系统体征。若发生中毒性休克而危及患者生命时，应及时截除再植的肢体。

（2）肾功能监测：急性肾衰竭是断肢再植术后极其严重的并发症，可导致患者死亡。主要致病原因是长时间低血压、肢体挤压伤、断离肢体缺血时间长、清创不彻底、肢体并发感染等。应严密观察患者尿量，测定尿比重，详细记录液体出入量，如每日排尿量不足500 ml或每小时尿量不足30 ml，及时通知医师予以处理。同时严密观察患者神志、有无水肿、心律失常、恶心、呕吐、皮肤瘙痒等尿毒症症状。

2．血管危象的观察、预防与处理　定期观察再植肢体血液循环，及时发现和处理血管危象。

（1）再植肢（指）体血液循环观察的指标有：皮肤颜色、皮肤温度、毛细血管回流试验、指（趾）腹张力及指（趾）端侧方切开出血等。正常情况下，再植肢体的指（趾）腹饱满、颜色红润，早期颜色可比健侧稍红，皮温亦可比健侧稍高，毛细血管回流良好，以上指标应综合分析并进行正确判断。一般术后48小时内易发生血管危象，如未能及时发现，将危及再植肢（指）体的成活。因此，术后应每1～2小时观察一次，与健侧对比，并作好记录。

（2）临床表现：①如果颜色变苍白，皮温下降，毛细血管回流消失，指（趾）腹干瘪，指（趾）腹切开不出血（正常切开后在1～2秒钟内流出鲜红色血液），说明动脉血供中断；②如颜色由红润变成紫灰色，指腹张力降低，毛细血管回流缓慢，皮温降低，指（趾）腹侧方切开缓慢流出淡红色血液，则是动脉血供不足的表现；③如指（趾）腹由红润变成暗紫色，且指腹张力高，毛细血管回流加快，皮温从略升高而逐渐下降，指（趾）腹切开立即流出暗紫色血液，不久又流出鲜红色血液，且流速较快，指（趾）腹由紫逐渐变红，则是静脉回流障碍。

（3）预防措施：①体位：抬高患肢，使之处于略高于心脏水平面，以利于静脉回流，减轻肢体肿胀。术后患者平卧10～14天，勿侧卧，以防患侧血管受压影响患肢血管的血流速度。勿坐起，包括吃饭及大小便时，因坐起可导致患肢血管压力的改变而可能危及血供。

②肢体加温：再植肢体局部用落地灯照射，即利于血液循环观察，也利于局部保温。一般用60～100 W 侧照灯，照射距离30～40 cm。但在患肢血液循环较差的情况下则不宜照射，以免增加局部组织代谢。③止痛：应用麻醉性止痛药，即可止痛，亦可保持血管扩张，防止血管痉挛。④抗凝解痉药物使用：适当应用抗凝解痉药物，如低分子右旋糖酐、复方丹参注射液、山莨菪碱等。⑤防寒、戒烟：严防寒冷刺激；严禁患者及其他人员在室内吸烟，以防刺激患肢（指）血管发生痉挛。

（4）处理：血管危象由血管痉挛或栓塞所致，一旦发现应立即通知医师，首先解除血管外的压迫因素，完全松解包扎，如血液循环无好转，再拆除部分缝线，清除积血降低局部张力，并应用解痉药物如罂粟碱、山莨菪碱、妥拉苏林等，有条件者可行高压氧治疗。经短时间观察仍未见好转者，多为血管栓塞，应立即行手术探查，去除血栓，重新吻合。

3．抗感染 伤口感染可直接威胁再植肢（指）体的成活，严重时还可以危及患者的生命。术中应严格无菌操作，彻底清创，伤口放置引流，并应用抗生素预防感染。患肢（指）伤口愈合前，保持局部干燥、清洁，敷料浸湿后及时更换。如有高热，应打开创口，观察是否有局部感染。当感染严重危及患者生命时，应将再植肢（指）体截除。

4．功能锻炼 是术后康复护理的重要环节，遵循循序渐进、主动的原则，按计划进行，不可操之过急。在肢（指）体成活、骨折愈合拆除外固定后，进行主动和被动功能锻炼，并适当辅以物理治疗，促进功能恢复。一般做法如下：

（1）术后3周左右：再植肢（指）体血液供应基本平稳，软组织已愈合，此期康复护理的重点是预防和控制感染。可用红外线理疗等方法，促进淋巴回流，减轻肿胀，促进伤口一期愈合。未制动的关节可做轻微的伸屈活动，以免因长期制动而影响关节活动。

（2）术后4～6周：骨折端愈合尚不牢固，康复护理的重点是预防关节僵直、肌肉和肌腱萎缩。应以主动为主，练习患肢（指）伸屈、握拳等动作；被动活动时动作轻柔，并对再植部位进行妥善保护。

（3）术后6～8周：骨折已愈合，康复护理的重点是促进神经功能的恢复，软化瘢痕，减少粘连。应加强受累关节的主动活动，患手做提、挂、抓的使用练习，并配合理疗、中药熏洗等，促进肢体运动和感觉功能的恢复。

(三) 健康教育

1．注意安全，加强劳动保护。

2．告知患者术后恢复的注意事项，如出院后坚持戒烟，不到有吸烟人群的场所，寒冷季节注意保暖。

3．讲解术后功能锻炼的意义和方法，协助患者制定功能锻炼计划，坚持再植肢（指）体的分期功能锻炼。

4．遵医嘱定期复查，发现异常及时就诊。

考点： 断肢（指）再植的概念、急救及术后血管危象的观察和预防。

（高　文　余峰彬）

小结	通过骨与关节疾病患者护理内容的学习，要求重点掌握下列内容： 1. 骨折、关节脱位的概念、发病原因、特有表现、急救方法、处理原则、护理措施。尤其是骨折、关节脱位的专有体征、急救措施；石膏绷带固定、牵引、小夹板固定的护理措施；骨折患者功能锻炼方法；脊柱骨折患者防止继续损伤的措施等。 2. 颈椎病、腰椎间盘突出症的原因、临床分型及表现、治疗方法及自我保健预防措施等。 3. 断肢（指）再植的急救、观察及护理措施。

参考文献

[1] 李乐之，路潜. 外科护理学. 5版. 北京：人民卫生出版社，2012，8.
[2] 曹伟新，李乐之. 外科护理. 4版. 北京：人民卫生出版社，2007，4.
[3] 熊云新. 外科护理学. 2版. 北京：人民卫生出版社，2010，6.
[4] 李梦樱. 外科护理学. 北京：人民卫生出版社，2001，6.
[5] 党世民. 外科护理学. 北京：人民卫生出版社，2008，11.
[6] 王前新. 外科护理学. 北京：高等教育出版社，2003，12.
[7] 陈传波，余晓齐. 外科护理学. 郑州：郑州大学出版社，2007，6.
[8] 鲁连桂. 外科护理学第. 2版. 北京：人民卫生出版社，2011，2.
[9] 郭桂芳. 外科护理学. 北京：北京医科大学出版社，2001，1.
[10] 夏泉源. 临床护理. 北京：人民卫生出版社，2005，5.
[11] 吴在德，吴肇汉. 外科学. 7版. 北京：人民卫生出版社，2012，2.
[12] 全国护士执业资格考试用书编写专家委员会. 2012全国护士执业资格考试指导. 北京：人民卫生出版社，2011，12.
[13] 薛富善，袁凤华. 围手术期护理学. 北京：科学技术文献出版社，2001.
[14] 曹伟新. 外科护理学. 3版. 北京：人民卫生出版社，2002.
[15] 吴阶平，裘法祖. 黄家驷外科学. 6版. 上册. 北京：人民卫生出版社，2000，12.
[16] 杨宗城. 烧伤治疗学. 3版. 北京：人民卫生出版社，2006，10.
[17] 范继承，许凤琴. 外科门诊技术手册. 北京：人民军医出版社，2006，1.
[18] 张劲公. 食管贲门外科学. 北京：中国协和医科大学出版社，2005.
[19] 李军改，杨玉南. 外科护理学. 北京：科学技术出版社，2011，2.